甘肃科学技术出版社

赵文金 主 编

# 赵文金中医学术思想及疑难杂症医案精粹

甘肃科学技术出版社

**图书在版编目（CIP）数据**

赵文金中医学术思想及疑难杂症医案精粹／赵文金
主编． -- 兰州 ： 甘肃科学技术出版社，2020.12
（2023.9重印）
ISBN 978-7-5424-2526-3

Ⅰ．①赵… Ⅱ．①赵… Ⅲ．①疑难病－中医临床－经
验－中国－现代 Ⅳ．①R249.7

中国版本图书馆CIP数据核字(2020)第235678号

**赵文金中医学术思想及疑难杂症医案精粹**

赵文金　主编

责任编辑　何晓东
封面设计　雷们起

出　版　甘肃科学技术出版社
社　址　兰州市城关区曹家巷1号　730030
电　话　0931-2131570(编辑部)　0931-8773237(发行部)

发　行　甘肃科学技术出版社　　　印　刷　三河市铭诚印务有限公司
开　本　889毫米×1294毫米　1/16　印　张　48.5　插　页　8　字　数　1200千
版　次　2020年12月第1版
印　次　2023年9月第3次印刷
印　数　3601~4650
书　号　ISBN 978-7-5424-2526-3　　定　价　680.00元

# 编委会

主　　编：赵文金

执行主编：赵多明

副 主 编：赵哲章　巩　婷　史晓伟　李娟芳　李彦龙

　　　　　李浩冉　牛炳蔚　郁增年　高彦峰

编　　委：（按姓氏笔画排序）

　　　　　王　涛　李建花　严治梅　张小鹏　陈丽娟

　　　　　赵天来　赵辉章　赵　华　赵小娟　赵紫玮

　　　　　赵家康　赵家铎　潘艳花　薛亚萍

# 从医笔记——感悟中医心系患者

　　中医是世界观，中医是方法论。中医学既是一门自然科学，又是一门富涵文、史、哲、天文、地理、四时物候等人文知识的科学。"天将降大任于斯人也，必先苦其心志，劳其筋骨，饿其体肤，空乏其身，行拂乱其所为，所以动心忍性，曾益其所不能""鞠躬尽瘁，死而后已"更是中医人必备的品质。

　　荀子《强国学》梁灏通有言："学医不精，不若不学医"。中医经典学是祖国医学领域的一块瑰宝，有着几千年久的历史，有着不可撼之力的地位。从《黄帝内经》中要求习医者"上穷天纪下及地理"，孙思邈在《大医精诚》中明确指出学医者当"博极医源精勤不倦"，学习中医经典名著随便中医人的必修课，精研《黄帝内经》、《伤寒论》、《金匮要略》、《难经》、《神农本草经》等经典著作，并在临床实践中具体施诊、闻、问、切四诊之法，通过寒热、表里达到阴虚实，辨阴阳的目的，由症及证，由标到本的诊断过程。正可谓"有诸内必形于其外""治病必求于本"。

　　正如荀子所说："不积跬步，无以致千里；不积小流，无以成江海"。从医五十余载，一直秉持学无止境、精益求精的学习态度，深知中医学博大精深，而吾仅所悟以冰山一角，始一直潜心研究中医学名家学说，把把结合临床实事，探寻最好的治病之方，解患者病痛。

　　"路漫漫其修远兮，吾将上下而求索"，医学之路不尽如此。然而，"千里之行始于足下"，我相信只要莘莘学子努力走好脚下的每一小步，就是迈出中医之路的一大步。

赵文金

二〇一八年八月十二日于兰州

# 关于民间中医的一点思考

　　笔者扎根民间五十余载，深切体会到民间中医的伟大。民间中医是一种数典无间的孺子牛精神，她最喜写中医的精髓代代传承，至今仍在民间流传的一些单方、偏方、验方、秘方，都是历代临证实践的结晶。从屠呦呦发现青蒿素，到张亭栋发现砒霜治疗白血病，他们每个的经历无不启智我们民间中医的重要性。多观察、多试验、多验证，再小的星火也终能绽放光芒。现代中医被认可的成果也大多来自于民间中医药，如云南白药、三九胃泰、季德胜蛇药、小夹板固定治疗骨折、手法腰椎间盘复位等等，都是弘扬民间医药所致的成果。近现代的中医教育当初完全是政府从民间遴选优秀的中医来，举办大学、带博士；首批的30位国医大师全部有民间中医的经历，80%以上的为师徒或家传培养。中医的历史也几乎是民间中医药的发展史，神农尝百草日遇七十毒，是对中医中药来自民间实践的形象写照。

　　中医药来自民间，民间的实践是中医药产生、发展壮大的土壤，这是一个基本的事实和规律。我们今天要想很好的发展中医药事业，干好中医药工作，无论是继承还是创新，都不能忽视民间中医药这一中医药的源头，应当正本清源，认识到民间中医药的重要性，重视民间中医药工作。

　　　　　　　　　　　　　　　　赵文金

　　　　　二〇二〇年四月十八日于兰州。

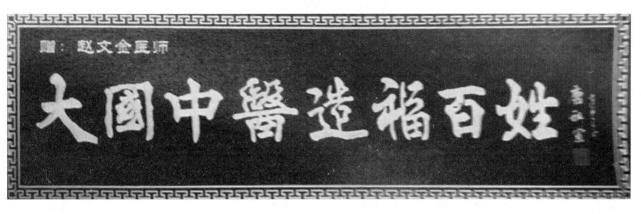

恭祝赵文金大夫医作出版

深钻细研宏扬中医瑰宝

攻坚克难但求德艺双馨

马千里 八十四岁 甲午春

总结提炼临床经验

继承创新诊疗思维

赵文金中医临床经验学术论文集出版

戊戌孟夏 孙光荣 书贺于京

妙手

回春

赵文金大夫

丁亥冬牛向林
敬赠檀东鐾书

传承巾医国粹

谱写济世华章

贺文金仁兄中医临床江绵出版
壬辰新春治国志

研歧黄臻修仁术弘
正道大医无疆效悬
壶德艺超群似神医
患者颂扬

甲午年于云城
世界艺术大师雪鹤山人敬撰并书

贺赵文金大夫德艺双馨

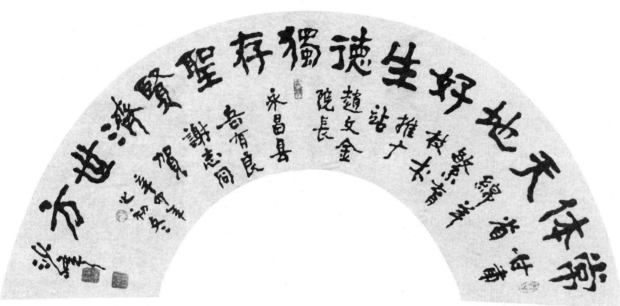

德生好也术体孙
独存圣贤满世方

推广
站
赵文金
院长
吾�良
谢志同
永昌县

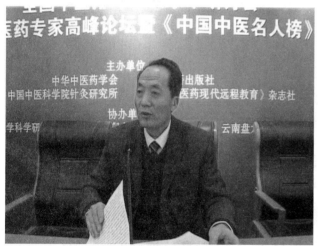

医药专家高峰论坛暨《中国中医名人榜》

主办单位
中华中医药学会　　　　　出版社
中国中医科学院针灸研究所　医药现代远程教育》杂志社
协办单
学科学研　　　　　　　云南盘

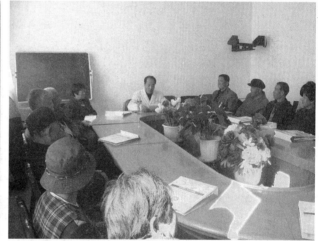

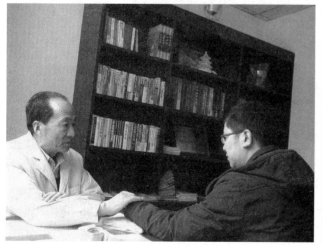

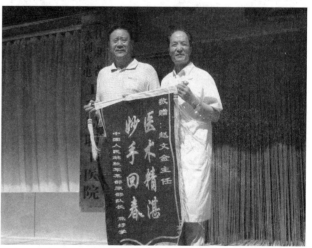

医术精湛
妙手回春

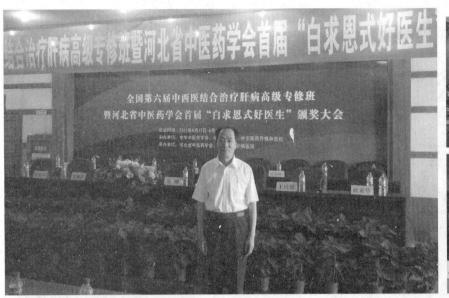

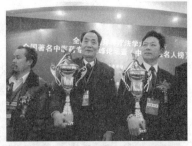

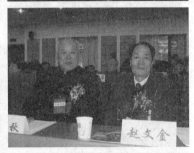

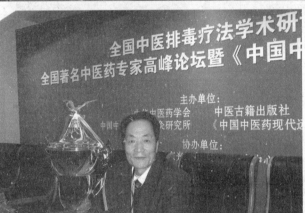

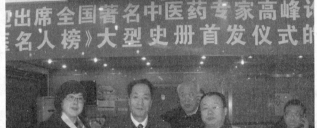

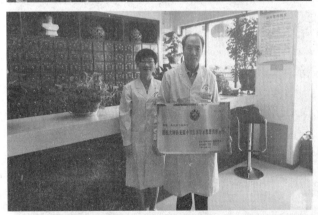

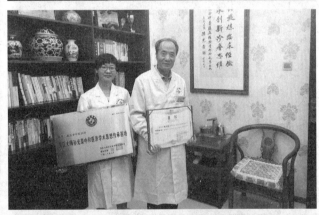

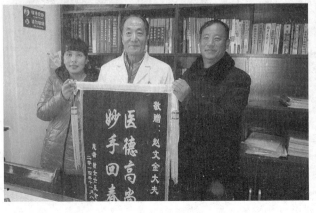

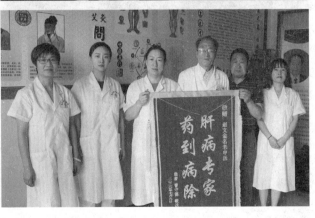

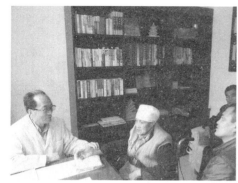
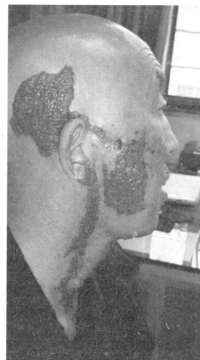
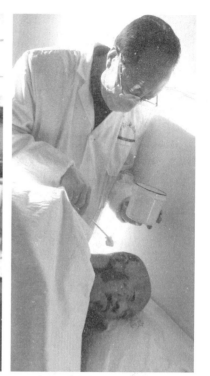
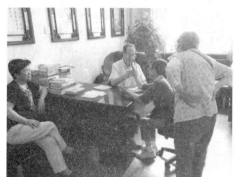
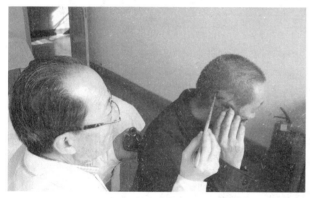
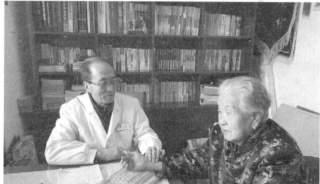
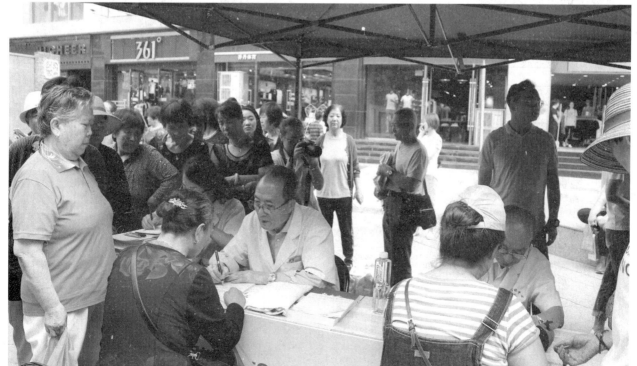

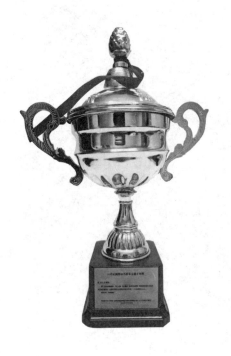
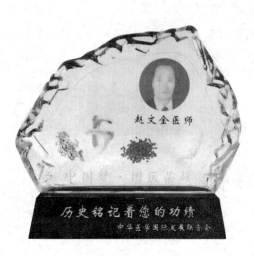
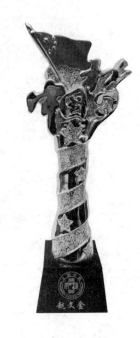

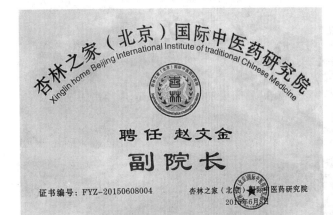

杏林之家（北京）国际中医药研究院
Xinglin home Beijing International Institute of traditional Chinese Medicine

聘任 赵文金
副院长

证书编号：FYZ-20150608004 　　杏林之家（北京）国际中医药研究院
2015年6月8日

甘肃省基层名中医
赵 文 金
甘肃省人力资源和社会保障厅
甘肃省卫生和计划生育委员会
二〇一六年三月十日

中医适宜技术推广服务站
赵 文 金
中国民间中医药研究所开发协会
中医适宜技术推广分会
二〇一五年九月二十五日

兰州市城关区名中医
赵 文 金
兰州市城关区人民政府
二〇一四年十二月九日

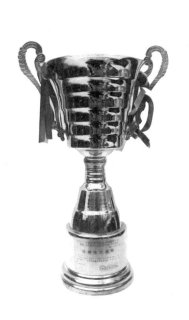 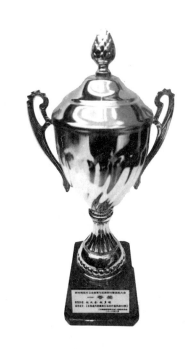

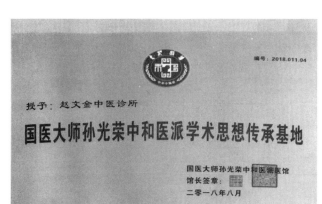

授予：赵文金中医诊所

编号：2018.011.04

国医大师孙光荣中和医派学术思想传承基地

国医大师孙光荣中和医派医馆
馆长签章：
二零一八年八月

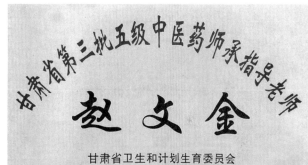

甘肃省第三批五级中医药师承指导老师

赵文金

甘肃省卫生和计划生育委员会
甘肃省人力资源和社会保障厅
二〇一七年五月二十六日

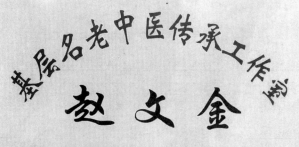

基层名老中医传承工作室

赵文金

兰州市城关区靖远路街道社区卫生服务中心
二〇一九年四月二日

授予：赵文金中医诊所

国医大师孙光荣中和医派学术思想传承基地

国医大师孙光荣中和医派医馆
二零一八年八月

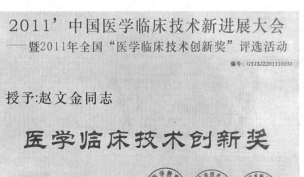

2011'中国医学临床技术新进展大会
——暨2011年全国"医学临床技术创新奖"评选活动

编号：GYJXJZ201110233

授予：赵文金同志

医学临床技术创新奖

中国医学临床技术新进展大会组委会
2011年9月

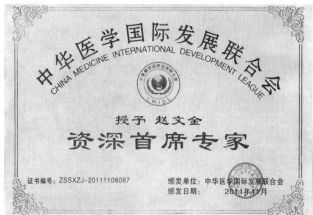

授予 赵文金
资深首席专家

证书编号：ZSSXZJ-20111108087

颁发单位：中华医学国际发展联合会
颁发日期：2011年11月

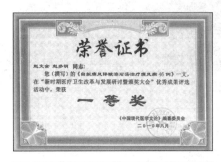
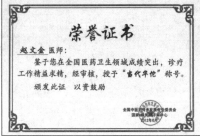
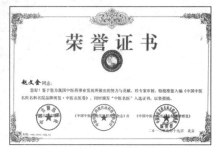
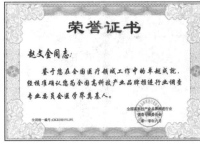
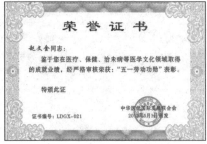
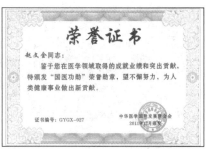
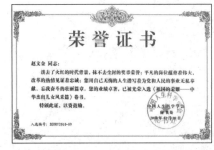
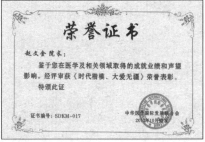
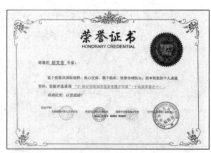
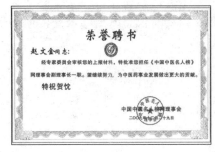
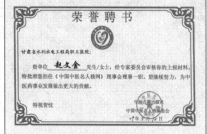
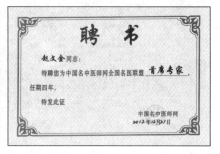

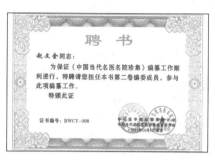

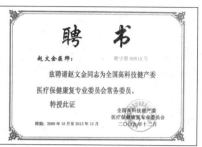

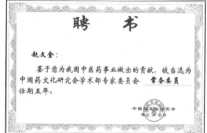

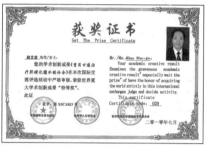

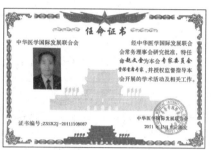

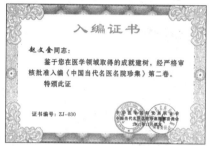

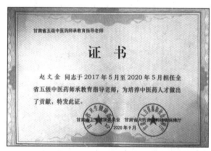

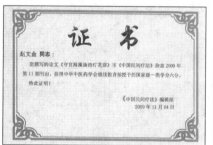

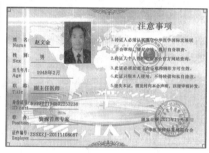

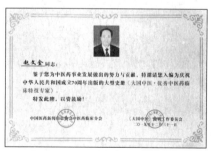

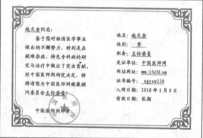

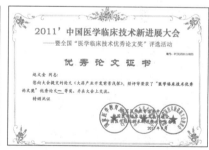

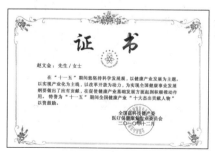

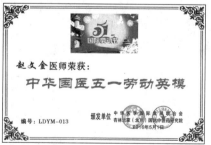

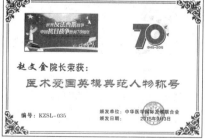

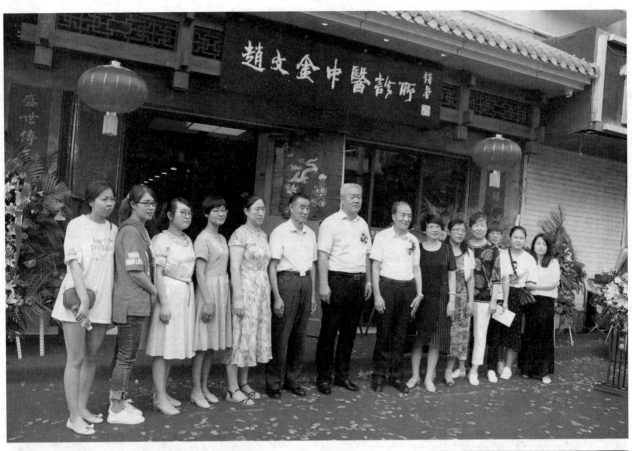

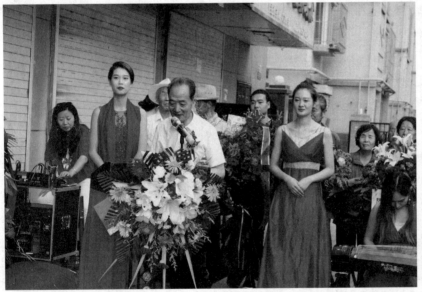

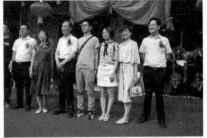

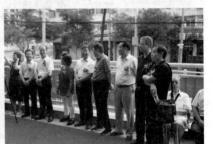

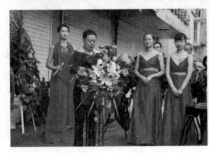

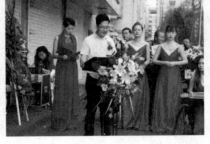

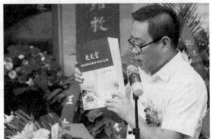

# 序　言

## （一）

　　中医药文化源远流长，博大精深，蕴含着丰富的哲学思想和人文精神，是中华民族的宝贵财富，是华夏文明的重要标志。回眸历史，多少哲人先贤遍尝百草、鞭辟向里、研精覃思、融通各家，才奠定了中医药学发展的基础，为中华民族的繁衍昌盛做出了不可磨灭的贡献。随着社会的发展、疾病谱的改变、药源性疾病的增多、健康观念的转变，在世界范围内，回归自然、重视天然药物防治疾病已经成为时代潮流，具有先进防治疾病理念的中华传统医学正逐渐为世界所关注和接受，为各国患者所青睐与喜欢。展望未来，中华传统医学前景光明但任务艰巨，需要一代又一代的有识之士将发扬中华传统医学的重任肩负起来，风雨兼程，砥砺前行！同时应顺应时代潮流，在继承中创新，在创新中发展，不断将中医药文化发扬光大！

　　赵文金大夫正是这样一位有理想、有情怀的中华传统医学的传承者、践行者。他怀揣理想信念，谨记大医精神，在中医药学的知识海洋里刻苦钻研、广泛涉猎，遍览历代经典，采撷诸家精髓，经过数十年如一日的实践创新，实现了由乡村医生向中医学专家的成功蜕变；他谨记"德不近佛者不可为医，才不近仙者不可为医"的教诲，时刻不忘先哲"医乃仁术，德善从之"的遗训，严格要求自己，积极投身中医实践，努力提高自身的专业技术和医疗水平；他重视职业道德的修炼，修身养性，谦逊真诚，热情友善，陶冶情操，荡涤心灵，不断提升自身的人生境界。在临床工作中，他始终以患者为中心，不辞辛苦、任劳任怨；对于慕名而来的全国各地患者，他总是尽心尽力给予及时诊治，总是想尽一切办法、尽最大能力帮助贫困患者，赢得广大患者的好评。他多次被评为省级及全国优秀共产党员和先进工作者，为同行树立了标杆，为医者做出了表率；他还多次参加全国中医药学术研讨会议，交流临床经验体会，受到与会专家、学者的赞赏。

　　赵文金大夫长期在基层医院工作，他用实际行动诠释了一名从基层医院成长起来的中医专家的医路历程。他非常注重名老中医经验的整理、挖掘、继承及运用，积累了一系列治疗疑难杂症和危急重症的成功案例。对内、外、妇、儿等各科疾病均进行了大量的诊治和研究，尤其对各型肝炎、肝硬化腹水、类风湿病、强直性脊柱炎、高脂血症、糖尿病、痛风病、肾病综合征、肺心病、难治性心功能不全、癫痫病、再生障碍性贫血、原发性血小板减少性紫癜、肿瘤病、银屑病、不孕症等病疗效显著。

　　《赵文金中医学术思想及疑难杂症医案精粹》是赵文金大夫学术思想和临床经验的总结。本书包括学术思想篇、专病论证篇、特色医案篇、验方简析篇、疑难杂症篇、民间骨伤妙方治疗篇、学术论文篇等，共计七篇。学术思想篇集中概述了赵老的中医思想、中医理念、中医态度和中医主张。"思、辨、调、养、活"是赵老中医学术思想的核心和精髓，它不仅诠释了赵老的中医思维，蕴含了赵老的学术态度，印证了赵老的成长历程，体现了赵老独到的中医临床治则治法。该篇着重强调，传承和弘扬中医是每一个中医人的历史使命；中医的传承与创新关键在于中医思维的构建；要想成为一名好中医，就必须重视传统中华文化的熏陶，重视中医经典著作的学习，力求做到辨证与辨病结合，宏观与微观结合，理论与临床实践结合。专病论治篇对内科常见病证的病因病机、辨证论治进行了深入的探析和科学的论治，颇具实践性、实效性和指导性。特色医案篇收集的医案真实可靠，按语分析一语中的，画龙点睛。验方简析篇所述方剂配伍严谨，用药有稀松平常者，有出其不意者，对有毒或非常用中药的用法进行详细介绍，难能可贵，不可多得。疑难杂症篇内容涉及内科、外科、妇科、儿科、骨伤科、男科、传染病、精神神经疾病等，其中经方、时方加减妙用，秘方、配方灵活搭配，思路十分缜密，内容非常丰富，体现了作者雄厚的中医理论功底和方剂运用能力。民间骨伤妙方治疗篇收集了可供临床借鉴使用且行之有效的民间骨伤妙方，并倾注了作者的临床感悟和心得，具有点石成金之妙。学术论文篇收集的重要论文和部分疑难杂病的研究成果，对拓展临床思路、丰富临床实践具有重要的参考价值，对深入理解中医学理论精髓和中医文化具有重要借鉴意义。

　　综上所述，本书内容丰富翔实，字里行间充满作者对中医学的无限热爱，对中医文化的无限崇敬，对中医理论的深刻认识和独到见解，充分体现了作者丰富而扎实的中医临床经验和基本功，体现了作者良好的职业操守和高尚的人格魅力。该书作为基层中医工作者的智慧和经验，在临床实践中具有较强的指导性、较好的操作性；同时，该书很好诠释了中医药文化的内涵和意义，必将在传承中医药文化方面发挥积极的推动作用。

　　该书是赵文金大夫的呕心之作，也是他五十余年从医生涯的人生积淀。有感于赵老成才之路的艰辛、曲折、锲而不舍；有感于赵老对中医文化的敬仰和独到理解；有感于赵老酷爱中医事业，积极乐观向上的人格魅力，济世救人的宽阔胸怀；有感于赵老对其学术经验不私于心而公之于世，为中医药学伟大的宝库增光添彩的精神，本人欣然接收赵老邀请而为本书作序。

　　五十余年风雨兼程，悬壶济世慎终如始。衷心希望赵老幸福平安，健康永驻！希望中医学的后来者能勇于担当、开拓进取，为中医学的发扬光大做出更大贡献！

甘肃省中医药大学教授

二〇一九年二月二十八日

# 序　言

## （二）

　　"中国医药学是一个伟大的宝库"，历史源远流长，内容博大精深。在数千年的历史发展长河中，为中华民族的繁衍生息，自然传承发挥了巨大作用。中医学是中国人民在长期的劳动实践和与疾病做斗争的过程中，不断积累经验，逐步形成的独特而系统的科学理论和诊疗方法，有着悠久的历史，秉承传统之精粹，广纳四海之新风，凝聚着中华民族的智慧，已深深扎根于人民群众之中，在政治、经济、文化生活中，具有非常重要的地位，是中国卫生事业的特色和优势，是中华民族对人类文明的伟大贡献。因此，继承和发扬中医学，是中医人与生俱来的光荣使命。

　　赵文金大夫初涉中医药行业，便被中医药学文化的魅力深深吸引，他以"疗君亲之疾，救贫贱之厄"的职业信念和"大医习业""大医精诚"的专业精神，以"水滴不间断，能使石头穿"的顽强毅力和"大丈夫生世有几时，安能蝶变垂羽衣"的豪迈气概，在中医药学的知识海洋里，刻苦钻研，孜孜以求，广泛涉猎，倾心集纳，吸收历代纷华，采撷各家精髓，用中医中药知识武装了自己的头脑，用历代名医名士的精神塑造了自己的心灵，不负平生所学，一展胸中抱负。他对自己肩负的工作恪尽职守，一丝不苟，全心全意为提高人民群众的健康水平忘我工作，全心全意为患者服务。他为患者看病，技高一筹，对症治疗，能很快驱除病魔对黎民百姓的困扰和摧残。赵大夫很好地传承了中华民族的瑰宝——中医药文化，并在弘扬和发展中医药文化方面正在进行着有益的探索！

　　赵文金大夫从事中医药工作五十多年，习勤不止，笔耕不辍，呕心沥血。现将其所感所悟所思汇集成册，付梓印行，广撒远播，开化心智，促进人类的健康。这是一件泽及一方，泽及天下后世，具有深远意义的事情。

　　杏林春满，赵大夫用辛劳和智慧耕耘着杏林。在这片春意盎然的沃土上，愿绽放出更加艳丽的花朵！

　　杏林功德，世荣垂远！

赵多祝

二〇一三年十月九日

# 前 言

中医药学是中华之瑰宝,民族之骄傲。发掘、传承、发展中医药学是中医人的历史使命。但学好中医,并非易事,需超常之毅力和非凡之功夫,须持"大医习业"之精神方能为之。

其一,医道精微。只有孜孜以思、孜孜以求,方能明思善辩、洞达其微。中医学是中华传统文化与自然科学的有机统一,具有"科学性"与"人文性"的双重属性。《内经》有医者必须"上知天文,下知地理,中知人事"的明训,通医必先通文理。因此,在掌握藏象、经络、病机、治则的基础上,还必须通晓中国古代哲学、文学及史学等知识,才能全面掌握中医学术。明代张景岳在《类经图翼》自序中指出:"不有精敏之思,不足以察隐;不有果敢之勇,不足以回天;不有圆融之智,不足以通变;不有坚持之守,不足以万全。凡此四者,缺一不可。"清代程国彭在《医学心悟》中指出:"此道精微。思贵专一,不容浅尝者问津;学贵沉潜,不容浮躁者涉猎。"因此,要通晓博大精深之中医思想,医者必须要具备"精敏之思""果敢之勇""圆融之智""坚持之守";要掌握至精至微之中医学术,医者必须做到"思贵专一""学贵沉潜"。这是医者从医的基本素质和行为准则。

其二,医道艰辛。只有矢志不渝、锲而不舍,方能融会贯通、豁然开悟。中医理论,博大精深;中医典籍,浩如烟海。孙思邈在《千金要方》中写道:"青衿之岁,高尚兹典;白首之年,未尝释卷。"南宋医学家史崧言:"夫为医者,在读医书耳,读而不能为医者有矣,未有不读书而能为医者也。"读书,就是在读经验,读方法,读智慧,读操守。读书,是医者成为"大医"的前提条件,手不释卷,勤读一生,更是一代代中医人的职业操守和生活常态。此外,医者还须"勤求古训,博采众方"。中医典籍为我们开启了一扇扇智慧之门,历代医家为我们积累了无数宝贵的经验,许多古方是先贤在临床上经过千锤百炼累积而来的,显示出卓越的疗效。"上以疗君亲之疾,下以救贫贱之厄,中以保身常全"乃医者之职责。只有虚心学习,潜心研究,博采众长,才能有所参悟,有所收获,才能聚力而行,行而致远。

"大医习业",必须具备稳固的知识结构,拥有扎实的医学基础,方能懂医理、知药性、通脉法,进而达到"大医精诚"。本人从事中医临床五十余年,先后多次到各大医院进修学习,在医道上勤求古训,博采众贤之长,尊道贵德,内外兼修,积累了丰富的临床经验,对内科病证诊治富有精辟独特见解,擅长于中医脾胃病、肝胆病、热病血证、男科病、妇科病、儿科病的诊治,尤其对原发性肝癌、内分泌病、皮肤病、消化系统疑难病症等有独到的治疗方法;运用中医动态诊察,遵从整体观念、辨证论治为特色的理法遣方之道诊治肝硬化腹水、银屑病、痛风病、哮喘、老年肺心病、胆结石、泌尿系结石、肾病综合征、风湿血液病及肿瘤病等各种疑难杂症等有独特专长,疗效显著。在临床实践中,潜心研究中医中药,在家传秘方的基础上锐意创新,自拟养肝化瘀抗癌散、重用甘遂治疗肝硬化腹水及原发性肝癌、痛风降酸溶石汤治疗痛风、蚤休壁虎汤治疗乳癖等有显著效果。临床诊治以病人为中心,待病人如亲人,全心全意为患者服务,深受患者的尊敬和信赖。

吾本杏林中人,踏着先辈的足迹,谨记先贤的教诲,从事中医临床工作五十余年,救治疑难杂症患者数以万计,业医以来,注重名老中医经验的整理、挖掘、继承及运用,学验俱丰;勤勤恳恳、兢兢业业,不敢有丝毫懈怠,唯恐不能尽中医传承之职责。值此科学、文化百花齐放、百家争鸣之盛世,名医大家竞相整理古籍、著书立说以为今用,本人深受鼓舞!回顾五十余载的从医历程,心潮澎湃、感触颇多,思之良久,决定将多年从医心得编撰成册,权且命名为《赵文金中医学术思想及疑难杂症医案精粹》,将自己的学术思想和临床经验汇集成册,付梓于世,以飨读者,启迪后生。

因中医学博大精深、术业有专攻,加之时间紧迫,书中所著学术见解有所欠缺之处,还望业内贤士,不吝赐教,共勉指正。

《赵文金中医学术思想及疑难杂症医案精粹》在编写过程中亦得到香兴福、金智生、赵多明、巩婷、史晓伟、李娟芳、李彦龙、李浩冉、王涛等同仁的鼎力相助,特此致谢!

赵文金

二〇一九年二月二十八日于兰州

中医学是祖先留给我们的一份宝贵的文化遗产，其丰富的思想内涵及价值犹如一座丰富的宝藏，取之不尽，用之不竭，有待于我们用心去挖掘、利用。

大医精诚。作为医生，只有拥有精湛的医术和高尚的医德，方能成就"至精至微之事"，方能"普救含灵之苦"。

学习中医必须要尊道贵德、内外兼修，要锲而不舍、终身为之，要不断学习、温故纳新，要爱好广泛、开阔思路，要立足临床、注重实践，要知常达变、敢于创新。只有这样，才能成为一名德才兼备的好中医。

我是从乡村保健站走出来的中医工作者。五十余年来，我以自己的实际行动兑现了一名中医工作者的庄重承诺——传承中医，治病救人。平凡的岗位需要不平凡的精神，单调乏味的工作照样能衬托人生的本色。人生不易，唯有不忘初心，方得始终；唯有慎终如始，方能成就人生！

什么是幸福?平安是幸福，健康是幸福，但我认为，有一份自己钟爱并为之奋斗终生的事业是人生最大的幸福。

博大精深之中医文化，肇自远古，上下数千年，源远流长。作为中医人，我们有义务、有责任继承与发扬中医学，并为之孜孜不倦、坚持不懈。

——作者手记

敬贺赵文金先生著作成书：

继承创新发展中医药事业，
收集民间验方为人类造福！

赵玉明 敬贺
丙申六月于兰州

敬贺赵文金先生著作成书：

妙手回春须当宅心仁厚
良药苦口贵在追本溯源

牛焕篇 祝贺
丙申六月于兰州

敬贺赵文金先生著作成书：

功在当代　利在千秋

束希华 祝贺
丙申十月于上海

# 目 录
CONTENTS

## 特色医案篇

## 疑难杂症篇

**民间骨伤妙方治疗篇**

**学术论文篇**

学 术 思 想 篇

# 第一章　悬壶济世书大爱　妙手回春铸医魂

## ——赵文金中医学术思想概述

从医五十余载,在漫长的职业生涯中,我始终秉承"上疗君亲之疾,下救贫贱之厄"的中医理念,怀揣"承祖业丹心为民,医百病妙手回春"的中医情怀,潜心研究,旁及百家,洞明药性,悬壶济世,开启了一段不平凡的岁月华章,凝练出了"思、辨、调、养、活"的中医论治思想,以实际行动诠释了"大医精诚"的从医之道和价值追求。

**一、构建中医思维,突出一个"思"字**

思是智慧之母。《礼记·中庸》十九章有云:"博学之,审问之,慎思之,明辨之,笃行之。"它强调了为学的几个层次,或者说是几个递进的阶段,其中"思"是一个很关键的环节。从医五十余载,一直秉承中医的研习和传承是一个追求"术、理、道"的过程,其中"术"是医术,是技术,"理"是医理,是法则,"道"是医道,是规律。"术、理、道"三者相辅相成,缺一不可,而连接和打通中医"术、理、道"三个层次的,是思考,是思维,是思想。只有善思考、会思维、有思想的人,方能"博极医源,精勤不倦",方能精其术、明其理、悟其道。"医乃仁术,德善从之",因此,中医人应坚持中医理念,坚守中医信念,构建中医思维。

1. **从传统文化中汲取中医智慧**

中医学博大精深、源远流长,是科学知识与传统文化的有机结合体。中医文化植根于中国传统文化,是传统文化、哲学思想、思维方式和价值观念的体现。"医乃至精至微之术,学中医,需要禀赋,更需要心性",我认为,至真至纯的态度是习得中医、传承中医的先决条件。中医人须精读百家医典,通晓传统文化,方能入得中医门,行得中医事。只有在熟练掌握藏象、经络、病机、治则的基础上,在通晓传统哲学、文学、史学等知识的前提下,才能全面掌握中医学真谛,才能建构起自己的中医思维。《黄帝内经》中有医者必须"上知天文,下知地理,中晓人事"的明训。通医理必先通文理,精医术必先善思辨。一个不会思考、判断,并且不懂得变通的人是很难在中医学上有所建树的。因为,医学研究的主体和客体都是人,而人是具有自然和社会双重性的复杂的高级动物,人体的双重性决定了医学研究的复杂性。《黄帝内经》早已认识到了这一特点,认为"形与神俱,不可分离",形成了既重视解剖生理,又重视精神情志的理论体系,认识并建立了"形+神+环境"的思维模式。另外,因时代和环境的变化及风俗习惯的不同,其辨证论治亦不同。因此,我认为中医的辨证施治,除了把握各种辨证方法外,还必须因时、因地、因人制宜,强调心身同治。

### 2. 在临床实践中熟练运用中医思维

中医思维是指用中医的思维模式、治则治法去治病,即辨证论治,而不是辨病论治,中医治疗的核心是证候而不是病。中医的理论基础是阴阳、五行、精气。在中医理论中,阴阳,是对事物属性的划分,是宇宙间对立双方属性的概括。光明、积极、向上、温热、清扬等都属于阳;而黑暗、消极、趋下、寒凉、沉浊等都属于阴。传统医学将这种阴阳对立的思想引入中医的辨证论治,便有了阳证和阴证之分。根据阴阳变化使用药物,便有了中医最基本的用药思想——阴病治阳、阳病治阴。五行,是木、火、土、金、水五种物质的运动及其变化。在阴阳的基础上,古人又从另外一种角度将万事万物分成五种性质,即木、火、土、金、水,木曰曲直,火爱炎上,土爱稼穑,金曰从革,水曰润下。这五种物质之间,相生相克相乘相侮,这便形成了中医的五行脏腑理论。精气,是宇宙万物的共同本源,也是推动宇宙万物发生发展及其变化的动力源泉。如果说阴阳、五行是在解释事物属性和性质,那么精气就是在解释事物的根本了。古人将一切能看得见、摸得着的叫作精,将一切看不见摸不着的叫作气。阴阳五行精气学说为中医奠定了一个思想基础,即帮助医生判断疾病的属性,辨别疾病的性质,把握疾病的根本,从而为遣方用药确立思路、创造条件。因此,本人认为,想学好中医,必须掌握中医学的理论与临床特点,必须尽早建立并不断强化中医学思维。首先,要加强对中医经典著作的学习,《黄帝内经》《难经》《伤寒杂病论》《金匮要略》等中医经典中不但系统阐述了人体与疾病等方面的医学知识,而且蕴含着大量有关整体观念、天人相应、阴阳五行等哲学思想和社会人文知识,应当认真学习,并加以掌握。正如北京中医大家刘渡舟所言:"学习中医要从学习经典入门,既要明其义,又要背其文,不背点书,是没有功夫可言的。"其次,要尽早从事中医临床实践,根据中医学四诊八纲进行辨证论治,观察中医中药在诊治常见病、多发病、疑难重症等方面的疗效,从而进一步强化中医学思维方法。

## 二、注重辨证论治,彰显一个"辨"字

辨证论治是中医诊断、治疗疾病的重要原则和方法,也是中医学术的特点和精华所在。所谓辨证,就是根据"四诊"(望诊、闻诊、问诊、切诊)收集的资料,通过分析、综合,辨清疾病的病因、性质、部位以及邪正关系,进而概括、判断为某种性质的证。论治又称施治,是根据辨证的结果,确定相应的治疗方法。辨证和论治是诊治疾病过程中相互联系且不可分离的两个部分。辨证是决定治疗的前提和依据,论治是治疗的手段和方法。辨证论治,必须在"辨"字上下功夫,要能"辨"得出症状和体征,要能"辨"得清病因和病机,还要能"辨"得明它是属于哪种性质的证。"人以天地之气生,四时之法成",故人的生理活动、病理变化必然受诸如时令气候节律、地域环境等因素的影响。加之患者的性别、年龄、体质等的差异,也对疾病的发生、发展、转归产生一定的影响,故在辨证论治时必须因时、因地、因人而采取不同的治疗方法。因此,我在诊治疾病时一直遵从"辨证与辨病相结合,辨证要因时、因地、因人而异"的中医辨证思维。

辨证与辨病相结合是中西医结合诊治疾病的基本思路。虽然张仲景在《伤寒杂病论》中早就提出辨病、辨证相结合的理论,但是时隔千年,疾病谱已经发生了变化;同时,中医学的发展也需要与时俱进,要不断利用现代科学技术来充实自己的理论,完善自己的理论体系。传统医学以辨证诊断为擅长,西医以辨病诊断为优势,只有将两种诊断方法有机地结合起来,才能形成比较完

整的诊断方法。在治疗上,根据病的中医证型,运用各种先进的技术,尤其是病理组织学、影像学、内窥镜、基因诊断等,判断证的微观变化,全面考虑,以更好地发挥中医药的优势;同时考虑西医辨病的长处,或重点选用某些合适的治法,如西药放化疗、手术等配合治疗,取长补短,达到更好的治疗目的。在临床中,确有"无证可察,从病论治""有病无法,从证论治"的情况。如慢性肝炎的无症状期,虽然有时中医无证可辨,但病理变化却在进展,不能因为没有症状而否认疾病的存在。此时,若从医病的角度出发,或从几个客观指标上考虑用药也可起到提高疗效的作用。再如隐匿性肾炎,中医学运用"四诊合参,辨证论治"的原则,用药、用针等的确可以提高疗效,改善患者的临床症状。因此,二者需有机结合,不可偏废。

### 三、重视后天之本,凸显一个"调"字

中医认为,脾胃乃后天之本,气血生化之源。脾胃居中土,与其他脏腑关系密切,脾胃有病很容易影响其他脏腑。肝、心、脾、肺、肾分别对应木、火、土、金、水,五脏对五行,很容易出现相生相克的疾病传变现象。明代《古今医鉴》中说:"调理脾胃,为医中之王道也。"陈修园说:"药物入胃,所以能生效胜邪者,必赖胃气之施化也。"若脾胃虚弱,不能行药力,则药亦不能胜病也。所以有"脾胃一伤,四脏皆无生气"的说法。因此,调护脾胃,就是保护后天之本。这是中医辨证论治的一个基本法则。

#### 1. 辨证首重脾胃

《医宗必读》曰:"谷入于胃,洒陈于六腑而气至,和调于五脏而血生,而人资之以为生者也。故曰后天之本在脾。"《素问·玉机真脏论》云:"五脏者,皆禀气于胃。胃者,五脏之本也。"可见,胃气的盛衰对五脏的功能有重要影响。经过不断的临床摸索与验证,我认为生命活动的继续与精气血津液的化生和充实,均赖于脾胃运化的水谷精微,而疾病的发生、转归多与脾胃密切相关。故临证时强调"四季脾旺不受邪""内伤脾胃,百病由生""百病皆由脾胃衰而生也"的观点。再者,不论何脏之病,皆宜先调护脾胃,正所谓"百病之成,皆伤脾胃""脾通四脏,一荣俱荣,一损俱损"。

#### 2. 用药忌伤脾胃

古人云:用药如用兵。知人善任,可以以一当十;同样,识药性药理,并注意药物间配伍,方能取得实效。清代《医学集成》中强调:"每治他病,且须照顾脾胃,不可一意攻伐,忘其根本。"选方用药时,应时刻不忘顾护脾胃,处处留意勿伤脾胃之气,以免影响后天生化之本。临证时,主张苦寒峻攻,中病即止;润燥相适,寒温有制;阴阳相济,切忌蛮补。

#### 3. 升降相因调脾胃

脾气以升为顺,胃气以降为和,脾气上升有赖于胃气之降,胃气之降又有赖于脾气之升。脾气升,则肝肾之阴精上升以济心肺;胃气降,则心肺之阳气下达肝肾。脾胃斡旋,升降有序,脏腑功能即平衡协调。若脾胃升降失常,则变证丛生,即"清气在下,则生飧泄,浊气在上,则生䐜胀"。《临证指南医案》曰:"脾胃之病,虚实寒热,宜燥宜润,固当详辨,其升降二字,尤为重要。"《医经余论》云:"脾以健而运,胃以通为补,健脾宜升,通胃宜降。故治脾以燥药升之,所谓阳光照之也;治胃以润药降之,所谓雨露滋之也。"治脾之法,以升为主,升中寓降,以降助升;调胃之法,以降

为先,降中寓升,以升助降。具体体现在补气健脾、升降举陷、调中降气、升清降浊等方法中。

### 四、主张攻补兼施,强调一个"养"字

中医很注重养生。中医养生,就是"治未病",是指通过各种方法颐养生命、增强体质、预防疾病,从而达到延年益寿的一种医疗活动。在诊疗过程中,尤其是针对一些危病重病,中医也十分重视病人的养护、调养。所谓"养",即"保养、调养、补养"之意,即在诊疗过程中,固护正气,补养身体。本人潜心研究,博采众方,大胆创新,在治疗肿瘤方面积累了丰富的临床经验,探索出了一套行之有效的治疗方案。

#### 1. 攻补结合,固护正气

肿瘤的发生、发展、传变快,且病死率高。肿瘤即使经手术切除,其病理状态也没有被完全纠正,产生肿瘤的源头也没有根除。因此,无论手术切除与否,无论是否正在进行化疗,都必须用中药纠正机体气血阴阳失衡,消除产生肿瘤的根基,这是中医治疗的主要任务。中医的补益法能很好地完成这个任务。肿瘤总体属于本虚标实、虚实夹杂,扶正抑瘤、攻补兼施则为治疗肿瘤的总则。机体五脏六腑、十二经脉,任何一个部位正气亏虚都有可能形成瘤毒;邪正相争,正气渐损、邪气渐盛,瘤毒便可扩张到另外一个正气亏虚部位,从而形成瘤毒转移的局面。机体正气源于肾脏、充于脾胃,"有胃气则生,无胃气则死",故保护胃气是治疗肿瘤的首要原则。开胃气,可修复放疗、化疗对脾胃运化功能的损伤,可解除由于患者情绪波动、肝气郁结对脾胃的损伤,可增强消化吸收功能,提高患者抗病能力,鼓舞其战胜疾病的信心。由此可见,瘤毒无论发病,还是转移,均与脾胃受损、气血生化不足、机体正气亏虚相关。因此,攻补之间,要以注重脾胃、培护正气、顾及五脏为主,在辨证施治的原则下,谨守病机,随证加减治疗。临床常常可采用参、苓、术、姜、枣、草等顾护脾胃。

在攻补兼施中,施用补益药的目的应该是补益身体,提高免疫力,而不是靠其直接抑杀肿瘤。对肿瘤患者什么情况下该用补药,该用多大剂量,尚有不同看法。我认为施用补益药的关键在于掌握恰当的时机和药物剂量,必须通过中医辨证方可。肿瘤患者呈现热毒、湿热等实热证时,不宜使用补益药,特别是温热的补气壮阳药。如果患者已经出现虚象,可酌情选用补气药或补阴药。有些切除肿瘤后的患者,已无任何症状,作为平日的保健品,可以使用补益药,但用量不宜过大,切不可过急过猛。最好少用鹿茸、高丽参等过于燥热的药,以比较平润的药,如灵芝、冬虫夏草、西洋参等为宜。常采用黄芪、当归等补气生血;采用五味子、山药、枸杞子等滋养阴液;采用木香、砂仁等淡渗利湿、强健脾胃;采用附子、肉桂等温补阳气,可以取得较为理想的效果。

#### 2. 巧用虫药,攻坚散结

肿瘤的发病因素主要因脏腑功能失调,正气亏虚,以致不正之气侵入人体脏腑、筋骨、皮肉,留滞不去而成。其病机不外两方面:正虚、积聚。但不同阶段,治法应有所侧重。

攻邪法包括很多种,最主要有解毒法、活血法、散结法。这几种方法在使用时也应注意适应症,不可滥用。解毒法中根茎枝叶类药物毒性较小,如白花蛇(可用乌梢蛇替代,剂量加大)舌草、半枝莲、猫爪草、山豆根、垂盆草、重楼、蜂房、金银花、白英等,而我在临床上更多使用毒性较大之虫类药物,如斑蝥、蟾酥、蝼蛄、蟋蟀、蜈蚣、土鳖虫、壁虎、全蝎子、刺猬皮等,常收效显著。虫类

药物虽然自身毒性较大,但其多入血分,解毒破坚力量更强,如果能够配伍以健脾养胃、解毒调和之药,去其毒性,取其效用,对于各阶段肿瘤的治疗具有事半功倍的作用。

在临床实践中,常根据证候虚实,分期采用不同的虫类药物:①肿瘤初起,正气内存,邪气尚浅的情况下,治当以祛邪为主,故常重用全蝎、蜈蚣、斑蝥、蟾酥、水蛭等攻坚除积、破血消症、祛毒散结之品;②肿瘤中期或术后、放化疗后、长期带瘤生存等患者,正邪交争或余邪尚留,正气受损,治宜扶正祛邪、攻补兼施,可予守宫、地龙、僵蚕、地鳖虫、九香虫等活血通络、化痰散结,这些药物攻逐之力不强,又可循络直达病所,取祛邪不伤正之意;③肿瘤晚期,患者正气极虚,治疗应以补益扶正为要,予蛤蚧、蜂房、冬虫夏草、九香虫等大补元阴元阳。

此外,很多虫类药物药力偏活血消瘀,往往耗伤阴血,加之肿瘤发病时正气已虚,且其生长需耗损大量的气血津液,导致脾胃失却濡养、中气虚弱;而脾胃运化功能日衰,又影响精血的化生,阳气不能生长,五脏之气不生,以致正气更虚。因此在运用虫类药时应时时不忘固护脾胃之气,不可一味攻逐,以致正气愈虚,无力抗邪,犯虚虚之戒。需要指出的是,相当一部分虫类药有毒性作用,在用量上不宜过大,应中病即止,以防出现呕血、便血、泄泻、腹痛、过敏等毒副反应。

### 3. 善用丸散,内调外治

肿瘤按照发病部位可分为体表肿瘤和体内肿瘤。对于良性肿瘤,无论是发自体内还是发自体表,现代医学通过手术切除都可获得良效。但是对于体表的恶性肿瘤,或是体内恶性肿瘤的体表转移,或是体内肿瘤引起的难消性腹水、出汗、便秘等,现代医学往往束手无策。这时候,人们往往会想起中医,但是,一提到中医,人们的第一反应是苦苦的汤药。其实祖国医学的宝库十分丰富,而中医外治法就是这个宝库里闪闪发光的明珠。中医外治法在传统中医学中历史悠久,甚至早于内服法成为人类克服病痛的手段。早在《灵枢·痈疽》中就有"发于腋下赤坚者,名曰米疽,治之以砭,涂之以豕膏"的记载。豕膏是指用豕脂调制的软膏剂。《理瀹骈文》曰:"切于皮肤,彻于肉里,摄入吸气,融入渗液""皮肤隔而毛转通,不见脏腑恰直达脏腑"。可见古贤早已认识到外治法治疗的机理。《伤寒杂病论》还创用了塞鼻、灌耳、舌下含药、润导、粉身等法。孙思邈《千金要方》所用外治技术,共有27种之多。"变汤药为外治,实开后人无限法门。"譬如我在诊治恶性黑色素瘤时,常在内服汤药、丸剂的同时,外用自制腐蚀皮仙膏(由猪皮、黄连、斑蝥、大黄、食盐、血余炭、鸦胆子、炉甘石、生石灰、牛黄、纯碱等组成)外敷,能够快速消散瘤体;对于消化系统肿瘤导致的胃脘部和肝区疼痛,外用自制癌痛腰带[由半枝莲、白花蛇(可乌梢蛇替代剂量加大)舌草、莪术、三棱、党参、元胡、川楝子、当归、白刺果、白术、干姜、生地、乳香、丹参等组成]束于腹部,能够明显减缓患者的癌性疼痛;对于癌性出汗,用癌性汗停散(由五味子、黄芪、五倍子、冰片、小麦粉、夜交藤、远志等组成)外敷肚脐,可达到敛汗安神的疗效。当然,外治法并不能取代内调之法。

对于肿瘤的治疗要分期论治,临床可分为急性期和稳定期。肿瘤虽然是可防的,但是对于已发生的肿瘤,如果能将其长时间固定于稳定期,也算是抗瘤的重大胜利。中药汤剂在肿瘤急性期有着它独特的优势,能够在很大度程上将其固定于稳定期。但是,我们都希望稳定期越长越好,这样就需要一种简单方便的方法来稳定它。汤药煎煮麻烦费时,故在肿瘤稳定期的维持上可采用中药丸、散剂来实现,如自制脑瘤丸治疗脑干肿瘤、自制扶正抗癌丸治疗恶性黑色素瘤、自制扶正瘿瘤丸治疗甲状腺肿瘤、自制复方硇砂斑蝥噎膈丸治疗消化系统恶性肿瘤引起的噎膈、自制鼓胀逐水保肝丸和复方膨胀散治疗肝硬化腹水。这些丸、散剂的应用,在很大程度上弥补了中药汤剂的不足,明显减轻了患者煎药和服药的麻烦与痛苦,提高了患者的依存性和临床疗效。

**五、强调急缓有度,体现一个"活"字**

在长年累月诊治疾病的过程中,我也总结出一套原则和方法,那就是治危重症需胆大心细,治慢性病善于守方,灵活自如,适时变通。很多人认为中医只能治疗一些慢性病症,其实,中医在危重症中一样可以发挥很积极的治疗效果。这需要医生对危重症的治疗,要做到胆大心细,迅速抓住疾病的现证特点,治之宜准、宜狠、宜快,以解除患者病痛,即所谓胆大。但这必须建立在小心谨慎、周密思考的基础之上。正如唐代大医孙思邈所说:"胆欲大而心欲小。"胆大心细,必须有扎实的基本功和丰富的实践经验。明代医家张介宾言:"治病用药,本贵精专,尤宜勇敢。若新暴之病,虚实既得其真,即当以峻剂直攻其本,拔之甚易。若逗留畏缩,养成深固之势,则死生系之,谁其罪也。"这段话是说治疗急性病必须有胆有识,否则将贻害无穷。这就要求医者要精研《伤寒杂病论》《肘后备急方》《备急千金要方》和历代温病名家的著作,不但要继承前贤的经验,还要很好地利用现代先进的诊疗技术和诊疗经验,在实践中加以验证提高。只有达到明辨证候,缜密处方,理论与实践相结合,才能临证若定、游刃有余。对于慢性病的治疗,不但有方,更需守方。这里所指的守方,是在辨证的基础上,病情若相对稳定不变,才可守方勿替。一些慢性病的形成,是由量变到质变而来,非一朝一夕之故,则其消失,也需要一个渐变的过程。医者应当知道,在慢性病量变过程中,病势相对稳定,有时医者、病人都觉察不出。就中晚期胃癌而言,本质是脾虚,从而导致脏腑虚损,气血亏虚,邪盛正衰,所以症状各异,但"脾虚标实"是基本病机,故我在临证时常使用补益(健脾)与攻邪(祛痰、通腑、清热、解毒)联合运用的治法,临床观察显示能提高中晚期胃癌的疗效。

"思、辨、调、养、活"是我从医五十余年的经验总结,是中医临床实践的辨证法和方法论,更是中医学术思想的具体体现。我坚信,几十年如一日,兢兢业业,习勤不止,潜心钻研,终集大成;半世纪慎终如始,扶危济困,救死扶伤,妙手回春。我将尽我所能将自己多年临证中医思维、遣方处药原则用文字形式记录下来,留给同行及后生晚辈参阅,以期为中医事业的发展贡献自己的力量。

# 第二章　我的中医之路

　　回忆就像一杯佳酿,唇齿留香,回味无穷。人应该生活在美好憧憬与甜美回忆之中,这样的人生就会多一份动力,多一份执着,多一份欣慰。近来,我时常念及过往,回忆从事中医临床实践、管理工作五十余年来所走过的历程、所经历的风风雨雨。我是从乡村保健站走出来的中医工作者,当过"乡村医生",读过中专,上过大学,担任过科室主任和医院院长,支援过边疆山区的医疗卫生事业,在省城兰州从事中医事业二十余年,成功治疗过许许多多的疑难杂症,挽救了无数个生命和家庭。每当回首往事的时候,我禁不住心潮起伏、百感交集!

## 一、青春无悔

　　这是一个不同寻常的年代,而生活在这个年代的人们无一例外地会被印上时代的烙印。中华人民共和国成立后,中国实行优先发展重工业的工业化战略,卫生系统也长期将人力、物力和财力集中在城市,直到 1965 年,中国广大农村还没有彻底改变缺医少药的落后面貌。为此,中共中央发出了"把医疗卫生工作的重点放到农村去"的号召,解决长期以来农村"一无医二无药"的困境,保证广大人民群众的健康。这一号召一方面促使卫生部门逐步将人力、物力和财力转向农村;另一方面极大鼓舞了广大医务工作者投身农村医疗建设的热情,激发了农村群众彻底改变疾病丛生的落后面貌的决心。为了彻底改变农村医疗卫生的恶劣状况以及扫除对农村卫生工作的忽视态度与偏差认识,"半农半医"的乡村医生制度迅速被提上议事日程,不脱产,以学中医为主、中西医结合的"乡村医生"就此诞生了。

　　我出生在农村,成长在农村,亲眼看见过农村缺医少药以及地方病、流行性疾病在农村肆虐的状况——老百姓有病无处求医,被疾病折磨得痛苦万分,只好用一些民间流传的土方、单方、偏方治疗疾病。母亲素来体弱多病,我记得小时候她备尝疾病折磨的痛苦,这促使我从年幼时就树立了学医的志向——继承祖业,为民学医,救贫贱之厄。"山不辞土,故能成其高;海不辞水,故能成其深。"人生,有理想,才能奋进;有追求,才能成功。我早年蒙中医李永海老前辈的指导,后由生产大队、公社推荐于 1968 年到公社卫生院、县红医班,先后师从当地的民间中医刘积山、县人民医院中医科许明山等老前辈,刻苦钻研、学习临床经验和中医学知识,从此走上了医学道路,开启了一个农村青年的中医生涯。在从师学医的几年里,我时刻谨记父亲的教诲——"一定要立志学医,普济众生,解决农村缺医少药的问题"。

　　为了学得更好的医技服务于人民群众,1973 年我又到武威地区卫生学校中西班学习, 并拜名医王海如为师虚心学习中医理论及临床知识。王老是武威地区乃至甘肃省一代中医名家,不仅讲学是名师,而且临床经验非常丰富,在治疗内、外、妇、儿疑难杂病方面颇有独到之处,治学有方,配方严谨。在王老师的指导下,我勤奋学习,精心研读了《黄帝内经》《难经》《本草纲目》《金匮要略》等经典医著,开阔了视野,提高了认识,加深了对中医名典的理解。两年后,我顺利完成甘肃省武威地区卫生学校的学习任务,为以后的中医生涯奠定了坚实的基础。

## 二、苦乐年华

中医学是一个极其复杂的体系,有太多难以厘清的东西。中医学不仅具有医学和自然科学的属性,也是人文和科学的统一。中医药既是医术,也是医道,是中华传统文化的宝贵结晶。为了进一步提高自身素养,更好地献身中医事业,我于1984年踏入大学的门槛——北京中医学院。在学校,我珍惜时光、克服困难、坚持不懈、刻苦学习,按计划完成了14门必修课程,阅读了大量的中医典籍,得到了各位授课老师的赞扬与欣赏。

在北京中医学院的学习辛苦而难忘。医古文老师成燕平、中医基础理论老师刘燕池、中医内科学老师田德禄、中药学老师高学敏、《温病条辨》选读老师胡定邦、《金匮要略》选读老师苏宝刚、中医各家学说老师鲁兆麟、方剂学老师李庆业、针灸学老师何树槐、《黄帝内经》选读老师王洪图、《伤寒杂病论》选读老师聂惠民、中医外科学老师王沛、中医妇产科学老师许润三、中医儿科学老师钱琳等各位老前辈为了振兴中国中医事业,提高中医队伍素质,认真备课,精心施教,旁征博引,娓娓道来,谆谆教诲,震聋发聩,不仅激发了全体学员学习中医的兴趣,而且更加坚定了我们献身中医事业的决心。在学习方法传授上,我记忆最深的是王玉川教授,他告诫同学们,要学习就必须达到预期的目的,获得优异的成绩,否则虽有登山之路,未必能攀登上顶峰;虽有渡海之舟,亦不一定能到达彼岸。学习中医,并非易事,必须要目的明确、态度端正,必须要树立信心、讲求方法。只有思想上明确了这一点,才能充满信心,以百折不挠的顽强精神去克服各种各样的困难。他还告诉我们要学习鲁迅先生的学习精神,正如《读书杂谈》强调的要建立,独立思考学习的态度,"自己观察、自己思索、自己做主"。这种方法可以使我们加深对教材内容的理解和记忆,并可"举一反三、闻一知十",不断提高学习效率,锻炼自己发现问题、解决问题的能力。他时常鼓励我们:只要同学们珍惜时间,刻苦自励,就没有学不会的知识。天下没有不学而能的天才,一个人的知识和学问,是日积月累起来的。中国历史上有"悬梁""刺骨""囊萤""映雪""凿壁偷光"等苦读成才的例子,这正是所谓的"书山有路勤为径,学海无涯苦作舟"。虽然古人的这些做法早已过时,但是他们那种勤奋苦读的精神是值得我们学习的。这些可贵精神一直勉励我们锲而不舍地学习、研究,并撰写学习心得、学术论文,也激励我们在各自的工作岗位上为振兴中医事业做出更大的贡献。三年之后,我顺利完成大学的学习任务并以优异的成绩毕业。之后我又得到香兴福中医博士的悉心指导,进一步攻读隋唐以来的各家学说,诸如《巢氏病源》《景岳全书》《温病条辨》《医学心悟》《丹溪心法》等各家专著,掌握各种疾病的辨证要点,对书中的要点和难点用心研磨,细心体会,并开始做摘录和注释、写心得笔记,从那时起我逐渐养成了勤动笔墨、勤看书的良好习惯。在随教授出诊的过程中,我细心观察并领悟田德禄教授及各位恩师诊病的临床思维,认真抄录老师的处方,空闲时间向老师请教,日积月累,渐渐加深了对大学医古文、古典医学理论知识及中医内科学、中医基础理论、中药学、方剂学、针灸学、中医外科学、中医妇产科学、中医儿科学、中医各家学说的理解,掌握了治病的要领。可以说,是北京中医学院及香兴福博士、田德禄教授带我领会了中医学的真谛。

中华传统医学,历史悠久,群英荟萃,名医辈出,各有所长。中医药理论具有独特的生理观、病理观以及疾病的防治观,其本质特征就是从整体功能和运动变化的角度来把握生命的规律和疾病的演变。在临床实践中,个性化的辨证施治、人性化的治疗方法、多样化的干预手段、天然化的用药和诊疗方向,这些都体现了中医药理论"天人合一""天地一体""天地人和"的整体思想和"以人为本,大医精诚"的核心价值。我深知,要想在学业上有所成就,只学一两家理论及临床经验不行,要广开思路,因此我一面遵从严师的学术思想,又博采众家之长,广泛收集名医名案,结合自己的临床加以运用,悉心比较,为逐步形成自己的中医理论体系及学术思想打下了深厚的理论基础。

### 三、风雨兼程

1985年,我告别了亲爱的家乡,响应"到边疆去,到山区去,到祖国最需要的地方去"的号召为了更好地服务偏远山区人民、切实解决偏远山区农牧民看病难的问题,逐步改变偏远山区大病或急病救治难的现状,我去到甘肃省皇城绵羊育种试验场职工医院工作。皇城绵羊育种试验场现已改为甘肃省绵羊繁育技术推广站,是隶属甘肃省农牧厅的直属科研单位。

"万事开头难。"每到一个新的单位,我首先要熟悉、适应工作环境,尽快协调与同事们的关系,以便打开工作局面。甘肃省皇城绵羊育种试验场地处甘肃西南部,在祁连山脚下,海拔高、气候差,山大沟深,地方偏僻,交通不便,医院条件简陋,缺医少药问题严重,给当地人民群众的工作和生活带来了许多困难。医疗工作是关乎人民群众健康的大事,作为共产党员,我清楚意识到哪里有困难就应该到哪里去,治病救人的事有条件要干,没有条件创造条件也要干。为了解决职工、家属、周边农牧民看病困难的问题,为了保障职工身心健康,为了医学科研事业的发展,我顾不了环境之艰苦,条件之简陋,困难之重重,义无反顾、全身心地投入当地的医疗工作。由于我对待患者一视同仁,认真负责,细致入微,从不马虎;对待工作从不逃避,从不敷衍,尽量使临床工作做到系统化、规范化、条理化;对待同事谦和宽容,关爱有加,从不计较同事的短处,凡事多想别人的优点。这使我很快打开了工作局面,我的业务专长得到了很好的发挥。

"酒香不怕巷子深",在省、地、县上级部门的关心支持下,在场党委的领导下,在全体员工的共同努力下,医院的条件在一天天地发生着变化,地处大山深处的甘肃省皇城绵羊育种试验场职工医院成了远近闻名的"香饽饽",远道而来的患者络绎不绝地拥向我们的职工医院。在山区临床医疗实践的过程中,我深切地体会到,医务工作者要始终以党和人民的利益为重,认真贯彻执行党的各项方针政策,时刻高标准严格要求自己,时刻不忘自己的职责和为人民服务的信念,刻苦钻研业务,兢兢业业,勤勤恳恳,无私奉献。要当好一名山区医院的医生,就必须克服困难,灵活自如地应用中医理论知识及临床经验,才能达到药到病除的效果,才能为山区人民解除痛苦。

"人的生命,似洪水奔流,不遇着岛屿和暗礁,难以激起美丽的浪花。"通过一个时期的理论参悟与临床实践,我更加坚信"勤奋是收获的奠基石",只有通过努力,才会有收获。我决心扎根山区,用自己吃苦耐劳、刻苦学习的精神和认真踏实、严谨细致的作风,去弥补这一切的不足。于是,我将个人全部的精力和时间投入羊场卫生事业中去。在日常工作中,不畏艰险,风雨无阻,对待每一位患者一视同仁、和蔼可亲;在医德医风上,从不受名利驱使,不为无聊之事所羁绊,心系患者,心无旁骛,克服一切困难,挤出宝贵时间,以救死扶伤为己任;下班后,一旦有急诊,不管刮风下雨,路途远近,随叫随到,从不耽误一个患者的病情。由于这些辛勤付出,短短几个年头,我的医德医术受到了广大职工家属、周边乡村农牧民及附近县市病人及家属的认可和赞誉,良好的口碑在远近地区广为传颂,我也多次被省、地、县上级部门及场党委评为先进工作者和优秀共产党员。

1991 年,我开始担任皇城绵羊育种试验场职工医院的院长。担任院长以后,我的工作任务更重,业务更加繁忙。我在干好本职工作的同时,积极为职工开展防病治病、儿童预防接种等工作,逐步解决职工家属和周边乡村农牧民看病难的问题,逐步改善医疗卫生工作条件差的问题。除此之外,还负责场里分配的几百亩种植油菜籽的创收任务。其间,我夜间经常出急诊,并坚守夜间岗位,照顾住院病人,可以说工作不分白昼黑夜,不分上下班,没有节假日,就这样拼命苦干了10 余年。由于长期的加班加点和超负荷运转,自己的身体开始垮了。2001 年春天,我在放水浇地、下水堵渠坝的过程中,因寒水刺骨受凉,引起肺部感染,感冒发烧咳嗽 50 多天,但因工作量大未及时治疗,感染症状加重,出现呼吸困难、胸疼胸闷、高烧不退、干咳气喘,且发现身体明显消瘦,为此我不得不先后辗转到金昌职工医院、武威地区医院、兰医一院、兰医二院等大医院就医,后经兰州军区陆军总医院确诊为右下肺叶占位性病变,8~10cm 病灶。各大医院的专家建议立即住院手术治疗,但因当时自己压力非常大,精神状况极差,加之手术恢复时间长,工作无人开展,经过单位领导、职工及家属亲人的关心,亲朋好友的帮助,给我邀请省内外名中医会诊,用中医辨证尝试治疗;同时我又用自己积累下来的验方金瘤丸结合中药汤剂大量送服,通过清热解毒、化瘀通络、滋阴润肺、益气养血、软坚散结、健脾补肾之法进行治疗。经过一段时间的坚持,临床效果显著。据我分析,这个病乃毒邪积聚,蕴结而成毒瘤,故自拟方剂对症下药,攻积散结、解毒化瘀,益气养血、活血化瘀,补肾培元、止咳化痰。治疗三个月后,自我感觉精神上大有好转,症状有明显缓解,后经省级医院复查,病灶缩小到 3cm 左右,这使我更加认识到中草药对治疗大病可以起到无法估量的作用。切身的体会令我感到中医药的博大精深与疗效,于是在今后的工作中常将这些体会应用于临床。因气候原因以及自身的年龄和体质无法继续坚持在甘肃省皇城绵羊育种试验场职工医院工作,经本人申请、组织同意后按照病退休息治疗,于 2003 年离开了我的第二故乡甘肃省皇城绵羊育种试验场职工医院。

2003 年夏天,我经甘肃省水利水电工程局职工医院聘请到该院中医科坐诊并任中医科主任。为了回报局党委、院领导及郁增年院长及同仁们的关心,我只能利用一切有利资源,加倍努力为患者治病,发挥余热,同时继续回顾总结自己的医疗经验,为振兴中医事业做出积极的努力。

**四、品味收获**

长期的临床工作及管理工作教会了我学习与思考。我深知要当一名好中医,必须加强三方面的磨炼。首先,必须熟练掌握中医基本技能。何谓基本技能,我认为就是应用中医基础理论诊治疾病的熟练技术及过硬工夫。作为一名医生,在疾病诊断上,要娴熟运用自身的临床经验与判断,尽可能让病人及早地、准确地得到诊断治疗。许多患者来自偏远地区,那里交通不便、医疗条件差,出门看病很不容易,要想不耽误患者病情,避免发生生命危险,这就要求医生有过硬的临床经验和丰富的应变技术,熟能生巧,辨证施治,灵活加减应用中药处方,达到药到病除的目的。这正是中医不同于西医的一个重要而显著的特征。其次,要认真谨慎地选方用药。临床上究竟怎样遣用方药,又须遵守哪些使用法则?中医治病取决于临床药物的合理使用,这是直接关系到治疗效果的关键所在。药物本归补偏救弊之用,但药物既可治病,也可致病,不可乱用药物,不能无的放矢,"用药犹如用兵",只有对症下药,才能达到药到病除的效果。最后,要正确处理中、西医治病的辩证关系。中医学与西医学是两个不同的医学体系,对某种疾病的认识二者既有相同点也有不同点。中医学是以研究人体的形态功能、研究疾病发生发展的规律及其调节控制规律为主的医学体系,它并不着眼于揭示人体的实体结构和生理病理过程的确切机制,而是对人体进行整体宏观的研究。中医学认为人体是一个复杂的由多因素动态组成的生命有机体,各脏腑经络之间从功能上相互联系、相互制约,使整个人体成为一个机能密切联系的整体。所以在诊治疾病时,中医学首先从整体出发,始终贯穿着唯物辩证法观点,统筹考虑疾病与自然、社会、环境的统一性。西医学是以实体分析为其特征,对人体和疾病的认识是根据脏器病变的性质、解剖名称及病原体、病毒等来确定疾病的。西医有自身的长处,而中医有其独到的优势。西医对常见病多发病的治疗有辨病明确、解释浅显易懂、用药对症显效快、用药方便等优点,但对疑难病和不能够解释的疾病远期疗效差,而中医治病,发现早、治疗彻底、对机体没有损伤或损伤小、预后稳定。

总之,作为医生,我们应有扎扎实实的医学基本功底。对于疾病应以"四诊"所获的依据综合分析,去粗取精、去伪存真、由表及里、由此及彼,治病求因选方要讲究适宜,特别是要很好地掌握应用中医的治疗大法——"汗、吐、下、和、温、清、消、补"八法,同时要注意药物的配伍和用量以及随症加减。科学施诊、合理科学对症用药是中医治病的关键环节,但并不是诊断正确开完药方就一定能取得理想的疗效,耐心解说、争取患者配合是中医须具备的另一项基本功。俗话说,"七分用药,三分心情",耐心地做病人的说服工作,使其"亲其道、信其言",积极配合医生的治疗,才会达到理想的疗效,才能当一名治病救人的好医生。

中医药学必须在继承和创新中发展。如果没有继承,就不可能传承发展中医药的特色优势;如果没有创新,中医药事业就不会有新的、更大的发展。近几年来,中医药借改革优势,乘改革开放春风充分发挥自身特长,取得了较好的经济和社会效益,我们应抓住中医药发展的历史机遇。我们可以自豪地说,中华传统医学在经济全球化的浪潮中将会发挥越来越重要的作用,将会走向世界,造福全人类。因此在临床工作中,我注重理论研究,大胆实践创新,使本职工作有了新的突破。特别对各类型肝炎、肝硬化腹水、痛风病、皮肤病、再生障碍性贫血、原发性血小板减少性紫癜、急慢性白血病、高血压病、强直性脊柱炎、银屑病、高脂血症、哮喘病等治疗颇有独到之处。我巧妙运用中医辨证论治并结合中医临床用药,目前临床中对各种肿瘤通过运用扶正固本、清热解毒、活血化瘀、攻坚散结之法效果显著。

"人生是一座富矿,有待于自身去开采。"作为一名中华传统医学的传承者,我深感肩上责任之重大。近几年,我一边勤奋工作,一边利用业余时间把原来因工作忙搁置的心得、体会及论文条分缕析地进行了整理,在整理过程中,得到了亲人孙辈赵多明硕士的大力支持。截至目前,我参与撰写著作五部,担任《中国中医名人榜》(中医古籍出版社)特邀编委、《中国当代名医名院珍集》(中医古籍出版社)编委、《中国名中医诊疗绝技》(中医古籍出版社)副主编、《华佗中藏经》(中医古籍出版社)特邀主编、《大国中医》特邀主编,撰写了40余篇具有一定理论与临床指导意义的文章,并全部被收录和发表在医学核心期刊及各种大型医学书籍上,如《中医杂志》《陕西中医杂志》《中国民间疗法》《中国中医药现代远程教育杂志》《西部中医药杂志》《中国中医名医名科名院品牌博览》(上、下册)(中医古籍出版社)《国医人物》(中医古籍出版社)、《世界重大学术思想(成果)获奖宝典》(世界文献出版社)、《深入学习科学发展观理论与实践(医疗卫生篇)》(中央文献出版社)、《中华百业功勋人物大典》(上、下册)(中国新闻联合出版社)、《中国领导干部论坛(医疗卫生篇)》(中共中央党校出版社)、《共和国拓荒者》(中国科学文化出版社)、《第八届中国东盟博览会、传统医药国际交流论坛暨推介会特刊》以及《中国民间中医医药研究开发协会、中医适宜技术推广分会论文精选》等,引起了全国中医药专家及同仁们的认可和关注,起到了广泛的借鉴和交流作用。

保尔·柯察金说过,"人最宝贵的东西是生命,生命属于每个人只有一次,人的一生应当这样度过:当他回首往事的时候,他不因虚度年华而悔恨,也不因碌碌无为而羞愧。在他临死的时候,他能够这样说:我的整个生命和全部精力,都献给了世界上最壮丽的事业——为人类的解放而斗争。"这句话影响、激励了我大半辈子,是我人生的向导、理想的源泉、前进的动力。人生的道路并不平坦,但最难超越的不是荆棘与挫折,而是自己;人生暮年,有诸多感慨与惆怅,"锦瑟无端五十弦,一弦一柱思华年",但我认为人生最悲哀的是不能给自己一个交代。回忆我50余年的从医生涯,虽没有干过多少轰轰烈烈的事业,但我没有虚度年华,也没有碌碌无为,而是以自己的实际行动兑现了一名中医工作者的庄重承诺——传承中医,治病救人。平凡的岗位需要不平凡的精神,单调乏味的工作照样能衬托人生的本色。人生不易,唯有不忘初心,方得始终;唯有慎终如始,方能成就人生!

# 第三章　影响我从医生涯的三大因素

伟大的教育家陶行知先生曾说过："人生天地间，各自有禀赋。为一大事来，做一大事去。"每个人的一生都有一件大事等着你，而这件大事不是老天爷送给你的，也不是父辈家庭替你设计好的，而是需要你自己踏踏实实干出来的。俄国伟大的科学家门捷列夫说："终身努力，便成天才。"天才取决于执着，天才取决于勤奋，天才取决于毅力。当一个人花一辈子的精力去追求一个宏大目标的时候，那么他一定会取得骄人的成绩，达到理想的境界。

我之所以走上中医之路，一是家乡"崇尚中医"之风气的影响，二是时代的烙印，三是家庭及个人的因素。走上中医之路，我备尝了各种艰辛，同时也感知到医生的重大责任，理解了中医的神圣使命，也体验了这份光荣职业带给我的充实与快乐。我体会到：英雄字典中无"难"字，成功字典中无"败"字。一个人有求知的欲望，才能有扎实的专业知识储备；一个人有健康的体魄，才能有成功的希望。

## 一、甘肃中医药文化及其影响

甘肃省位于祖国西北，黄河上游，历史悠久，人杰地灵，被誉为"河岳根源、羲轩桑梓"，不仅是华夏文化的发祥地之一，也是中医药学的发祥地之一。几千年来，中医药学博大精深，形成了完整的理论体系、独特的诊疗方法和有效方药，对人类防治疾病和医学科学的发展，产生了极为重要的影响，为中华民族的繁衍生息做出了不可磨灭的贡献。甘肃是一个中医药文化厚重的省份，在人文景观、文化遗产、中药资源等方面有着得天独厚的优势，是"中华医学之祖"岐伯、"针灸鼻祖"皇甫谧的故里，敦煌医学和武威汉代医简蜚声中外。甘肃中医药有着得天独厚的优势，岷归、红芪、纹党、铨黄、灵冬(款冬花)、甘州枸杞、西牛黄、秦艽、麝香(可人工合成替代或不用)、安西锁阳、肉苁蓉、西(甘)草、狼毒、雄黄等大宗药材自古至今都享有盛誉。甘肃中医药文化源远流长，5000年的积淀，厚重而博大，辉煌的中医成就，造就了许多名医大家——古代有岐伯、封衡、皇甫谧、吴褆、张好问、石坚、刘一明、张振濯、陈至义、杨维仁等，近代有慕元春、秦霖熙、杨建春、丁彦龙、王继志、王仁山、岳毓兰、葛正儒、张鼎成、甘惠廷等，国医大师周信有，全国名老中医王自立、宋贵杰、图布旦、郭宪章、曹玉山、王惠兰、刘国安、韩芳林、吴立文、王新舜、赵健雄、裴正学、张士卿、王道坤、刘宝厚、贾斌、谢君国、廖志峰、何天有、刘东汉、李永寿等，他们刻苦研读经典医学著作，兢兢业业行医治病，在繁忙的临床之余，认真做好科研、教学工作，乃至著书立说，为中医药事业的发展添砖加瓦，令人备受鼓舞。因此，在这样丰饶的中医药文化的土壤里，陇原儿女世世代代将从医作为人生的崇高理想，一个家庭中如果能出一位当地闻名的中医，这无疑是一件光宗耀祖的幸事。

## 二、时代的烙印

20 世纪 60 年代,中国农村的医疗条件比较落后,普遍缺医少药。1965 年,中共中央"把医疗卫生工作的重点放到农村去"的号召,将农村医疗建设推向了一个新的历史阶段。自那以后,中国以农村合作医疗制度为依托,建立了集"预防、医疗、保健"为一体的三级医疗网,实现了"小病不出村、大病不出乡"的农村卫生改革。在此过程中,上百万"乡村医生"发挥了关键作用,他们成为中国三级医疗网的"网底"。

为了响应党的号召,18 岁的我当上了"乡村医生"。"火红的年代火红的心,革命青年有理想",我决心努力成为一名中医人,发愤成才,为乡村百姓解除病痛,为农村尽早摆脱缺医少药的局面贡献力量。少年时代,我的启蒙老师为家乡民间中医李永海老前辈,我遵从他的谆谆教诲,初步掌握了一些中医基础知识。但踏进中医学的大门后我才发现,中医之难,难于上青天。除了枯燥乏味之外,需要掌握和涉猎的知识很繁杂,需要从中医基础理论、中医诊断、中药、方剂等四大经典开始,还需逐步涉猎中医内外妇儿各科,并广泛阅读吸纳各家学说的思想及观点。我初步感受到,没有终身从医的志向,没有"活到老,学到老"的决心,没有潜心研究、孜孜以求的治学态度,学习中医只能是一知半解、半途而废。

1968 年,先后师从当地中医人刘积山老师,县人民医院中医科许明山等老前辈,学习临床经验和古医典籍。1973 年我又到武威卫生学校中西班进修学习,在此期间跟随名师王海如先生学习《黄帝内经》《难经》《本草纲目》《金匮要略》等经典医著。1984 年,我踏入了梦寐以求的大学门槛,在北京中医学院开始了为期三年的深造学习,师从戚燕平、田德禄、刘燕池、高学敏、李庆业、何树槐、王洪图、聂惠民、胡定邦、苏宝刚、鲁兆麟、王沛、许润三、钱琳及王玉川等国家名医大师及老前辈,开阔了眼界,提升了医学水平,进一步完善、充实了我的中医理论体系。之后我又得到香兴福中医博士的悉心指导,进一步攻读隋唐以来的各家学说,诸如《巢氏病源》《景岳全书》《温病条辨》《医学心悟》《丹溪心法》等,掌握多种常见病、多发病的辨证要点,领悟并掌握了中国传统医学的真谛。不断地学习,执着地追求,使我领会了中华医学的博大精深,也使我更加坚定了我的中医之路。

## 三、家庭及个人的因素

"生命至重,有贵千金,一方济之,德逾于此。"中华民族历来重视养生保健,历来追求健康幸福的生活。但由于历史原因及客观条件的制约,直到 20 世纪六七十年代,农村缺医少药以及地方病、流行性疾病肆虐的局面依然很严峻。在我年少时,母亲平素体弱多病,备尝疾病的折磨,加之家庭条件差,无法带母亲到大医院诊治,最终使整个家庭蒙上一层生活的阴影与遗憾。因此,从小我就立志长大后要成为一名治病救人的医生。父亲是当地有一定声望的农民,他思想开放、待人随和、粗通医术,常用一些民间偏方为乡里邻居祛除病痛。小时候,他常教导我,为人在世,不能一事无成,要为百姓做好事,为家族争光,这对我人生观、价值观的形成产生了积极的影响。

我热爱中华传统文化,我深爱着我所从事的中医事业,认为能为患者服务是我的荣幸,并欣喜于药到病除带来的成就感,这是我从医 50 余年从不间断的主要原因。兴趣是最好的老师,也是推动自身专业发展的最大动力。爱一行，专一行，才能干好一行。自从步入中医生涯以来，我的临床实践及科研几乎从未停止过。我注重中医研究，因为潜心研究能提升自身的专业深度，能推动自身的专业发展。中医是注重传承与创新的学科，从事中医的人必须牢牢把握关乎中医本质的核心内容，树立正确的中医科学观，认真规划、设计好自身的学习途径，向古圣先贤学习，向当代名医大家学习，向自己的临床经验学习，并通过持之以恒的业务自修和文化积累厘清中医学习之路、丰富中医学习内涵、提升中医学习境界。今天的中医不仅要有坐堂行医的本领，还应具备创新发展的信念和能力。当我们视野更宽、思维更广的时候，不仅可以给予自己一个更为广阔的发展天地，也可以为我们的中医学科开启一扇扇发展之门。我十分重视临床疗效，因为临床疗效是检验理论正确与否的唯一标准。作为一名医生，治好患者的疾病就是最大的成就，因此我非常珍视门诊临床工作，愿意竭尽全力为更多的患者解除疾苦，平素非紧急情况，决不轻易停诊闭馆。现在有许多年轻医学生，虽中医理论知识扎实，但总有一种空虚与无力感，究其原因，与缺乏临床实践经验息息相关。

　　一个人的发展，客观环境、条件十分重要，但同时也需要个人的努力。反观我50余载的行医路，我认为客观因素就像是一扇窗，它让你领略到了美好的风景，为你指明了努力的方向，甚至像一把梯子，可以带给你信心和勇气，让你的攀登多了一些胜算、少了一些困难，但人要实现自己的理想，归根结底要靠自身的努力。在我的从医历程中，如果没有家乡"崇尚中医"之风气的熏陶，如果没有我所处的那个火热年代的影响，如果没有那么多名师的指点、鼓励与帮助，我可能不会选择走中医这条路，或者我的中医之路不可能走得这么执着、这么彻底、这么有成就感。我感谢党和国家的好政策，感谢养育我的家乡，感谢我经历的时代，感谢我的亲人，感谢我的恩师！一个能善于利用主客观条件的人，一个能事业上执着追求的人，也一定是一个能够享受精彩人生的成功者。

# 第四章 《黄帝内经》的学术地位及指导意义

《黄帝内经》是中国现存最早的一部医学著作,也是中国传统医学四大经典著作之一,被称为"医学哲学之宗"。它集完整的理论体系与丰富的临床实践于一体,开启中医学研究之先河,奠定后世医学研究之基础,是祖国医药学发展的哲学源泉。

《黄帝内经》包括《素问》81篇和《灵枢》81篇,各9卷,与《难经》《伤寒杂病论》《神农本草经》并称为中国传统医学四大经典巨著。《黄帝内经》成书于大约2000年前的秦汉时期,是中国医学宝库中现存最早的一部医学典籍。正如《淮南子·修务训》所说,"世俗之人多尊古而贱今,故为道者必托之于神农黄帝而后能入说"。冠以"黄帝"之名,其意在溯源崇本,借以说明中国医药文化发祥甚早。《黄帝内经》起源于轩辕黄帝,代代口耳相传,经后世医家增补发展创作而成,是对中国劳动人民长期与疾病做斗争的经验总结。

## 一、《黄帝内经》的学术地位

《黄帝内经》吸纳古代哲学思想和自然科学的成就,集中国古代医学之大成,奠定了中医学的理论基础,开创了中医学独特的理论体系。《黄帝内经》重"道",讲"阴阳之道""天地之道""升降之道",还讲"医之道""养生之道"及"养长之道",这是受到《老子》万物源于"道"思想的影响。此外老子、庄子的"清静无为""道法自然""聚气养气""求生之厚,长生久视"等思想,更是直接影响了《黄帝内经》未病先防、既病防变理论的形成。《黄帝内经》以道家理论为基础,以"天人合一"思想为指导,总结了春秋至战国时期的医疗经验和学术理论,吸收了秦汉以前有关天文学、历算学、生物学、地理学、人类学、心理学等成果,并运用阴阳学说、五行理论及"天人合一"的思想,对人体的解剖、生理、病理以及疾病的诊断、治疗与预防做了全面的阐述,是一部研究疾病生理、病理及疾病诊断、治疗的医学巨著,被历代医家奉为"圭臬",尊为"医宗"。

《黄帝内经》是中国医学领域中最早体现唯物主义思想的开篇巨著。《黄帝内经》的"形神合一"观和"天人相应"观,是其"整体恒动观"的具体运用,也是唯物主义思想的充分体现。"形神"问题即身心关系问题,《黄帝内经》一方面认为形为神之本,"形体不敝,精神不散",即神必须依附于形体才能存在,且其功能也只有在身体健康时才能正常发挥;另一方面认为神为形之主,神本于形,同时也反作用于形。"精神内伤,身必败亡""得神者昌,失神者亡",说明"神"可以直接影响"形",决定"形"的存亡。正因为神为形之主,所以"神"在疾病发展转归方面发挥着重要的作用。"天人相应"观,是指人的生老病死与自然界天地二气的正常运行密切相关,人只有顺应天地阴阳的变化,不违四时的规律,了解十二经脉的道理,才能达到阴平阳秘、精神乃至的和谐状态。《黄帝内经》将人体视为与自然界相统一的有机体,强调人体的生理机能与自然界变化的一致性,无论是治病还是养生,都离不开人体内外环境统一的"天人相应"的整体观念。

《黄帝内经》折射出了古代先哲"人本主义"的思想光芒,体现出了中医"和"文化的强大生命力。《黄帝内经》主张"法于阴阳,和于术数,食饮有节,起居有常,不妄作劳"以及"内无眷慕之累,外无伸宦之形"的养生原则,其倡导的"以人为本"的生命观是充满生命气息活力和生命律动的文化范式。因此,《黄帝内经》是人文的,而不是纯自然的,它"以人为本",具有一种强烈的人文关怀精神。《黄帝内经》主张"天人合一"的思想,反映在《生气通天论》《四气调神大论》《阴阳应象大论》等篇章,都是强调人与自然的不可分割性及整体性。《黄帝内经》提出人体的异质性,正如《灵枢·阴阳二十五人》所指,因此要"辨证论治"。《黄帝内经》亦强调人体解剖,如《灵枢·经水篇》说,"若夫八尺之士,皮肉在此,外可度量切循而得之,其死可解剖而视之"。在疾病诊治方面,《黄帝内经》明确指出"病为本,工为标",在疾病诊察时应注重个体差异性,严格辨证施治、遣方处药。

**二、《黄帝内经》的现实意义**

《黄帝内经》奠定了祖国传统医学在世界医疗史上的地位,是中国传统文化的瑰宝。中国传统文化是儒、道、释三种流派思想长期融合、发展而来的,其中以儒家思想为主体。众所周知,道家的阴阳学说是中医的理论基石,从阴阳角度来看,儒家崇阳抑阴,道家崇阴抑阳,医家是既崇阴又崇阳,既不抑阴也不抑阳。《黄帝内经》曰:"一阴一阳谓之道。"强调阴平阳秘的和谐状态,若阴阳偏甚,则邪气乘虚而入而致病。中医学是阴阳的"和合"派,是《周易》"阴阳和合"思想的最完美的继承者。中华传统文化历来强调"天人合一""以人为本""以和为贵",正如《周易》之《乾卦·象传》所指出的"保和太和,乃利贞""和"是一种调和的状态,是中国文化的最高价值趋向。因此,《黄帝内经》是采纳诸子百家之长,吸纳传统文化精髓,是中医理论体系的开创者。

《黄帝内经》创立了一套独特的医学体系。从科学意义上讲,《黄帝内经》关于疾病的诊疗思路有别于西医学,即非对抗性诊疗的思想,倡导"和合"的思想,是以调和为主的治疗方法。科学应该是多元的,它绝不仅仅是17世纪牛顿力学定理产生以后的现代科学形态。现代科学有三个基本特征:一是逻辑推理,二是数学描述,三是实验验证。《黄帝内经》则提供了一个以"整体论、模型论、过程论"为特征的科学形态,它具有人文科学的性质,强调个体性、特殊性,它不是"放之四海而皆准"的公理。西方科学是讲究唯物论的,是建立在物的层面上的,而中国哲学是不能用西方哲学"唯物、唯心"的模子来套用的,中国哲学是"物心合一"的,是生生不息的,它不是物的哲学,而是人的哲学,是生命哲学。中医就是以"生命哲学"作为其理论基础的科学。在这样一种哲学基础上建立起来的科学,当然不可能等同于西方在唯物论基础上建立起来的科学。但长期的实践证明,中医学这种科学形态对解决人的生命问题是有用的、有效的。因此,中医学是一种具有人文科学色彩的医学体系。

《黄帝内经》对现代医学仍具有广泛的指导意义。"理、法、方、药"齐备的中医学理论体系具有两大基本主张——整体观念和辨证论治,而《黄帝内经》具有科学的指导思想和严谨的治学方法。第一,要整体把握生命规律,《黄帝内经》倡导"整体观念",认为人是一个有机整体,构成人体的各个组织器官,在结构上相互沟通,在功能上相互联系、相互协调、相互为用,在病理上相互作用、相互影响。《黄帝内经》的脏象理论是以五脏为中心组成五个功能系统,并通过经络将六腑、五体、五官、九窍、四肢、百骸等全身组织器官联系成一个整体。第二,要辩证对待生命运动。《黄帝内经》认为,一切事物都有着共同的物质根源,一切事物都不是一成不变的,各个事物不是孤立的,它们之间是相互联系、相互制约的,生命运动及其健康与疾病都是普遍联系和永恒运动变化的。"阴平阳秘,精神乃治"是对正常生理活动的概括,一旦阴阳失和,即是病态,即"阴胜则阳病,阳胜则阴病""阴阳离决,精气乃绝"。《黄帝内经》理论体系就是运用阴阳对立统一的观点来分析解释人体的生理、病理现象。疾病的发生发展既然是阴阳失调所致,那么协调阴阳就成为治病的基本准则。第三,学会用功能解释生命本质(即取类比象)。《黄帝内经》云:"夫候之所始,道之所生。""候"是表现于外的各种征象;"道"是法则和规律的意思,说明根据事物的外在表现,可以总结出事物变化的法则和规律。《黄帝内经》关于生命本质及其规律的认识,主要是通过对自然现象和人体生理、病理现象的观察总结概括而来。人体的脏腑藏于体内,医家无法了解其生理活动情况,但可以通过观察人体表现在外的生理病理现象,来把握生命的本质及其活动规律。

总之,《黄帝内经》是中国古代的一部经典之作,是中国古代先哲优秀思想及智慧的结晶。手捧先哲之经典,踏寻先哲之足迹,仰望星空之浩瀚,穿越历史之天空,感悟先贤思想与智慧之深远,感触颇多,受益匪浅。

# 第五章　谈中医学的继承与创新

中医学历史悠久,源远流长。从古至今,它创造了一个又一个医学奇迹,被西方学者称为中国的"第五大发明"。但令人遗憾的是,近一个多世纪以来,随着西医学的引进与发展,曾为中华民族繁衍昌盛做出不可磨灭之贡献的国粹——中医学——却被边缘化,渐渐不受国人重视,人们对它越来越陌生。随着老一辈中医名家逐渐离去,祖国医学的精华得不到传承,祖国医学的内在价值得不到认可,中医人变得越来越没底气。中医学发展,困难重重,这不能不令人担忧。

## 一、科学认识中医学的历史地位与价值

### 1. 中医学是中华民族历代先贤哲人认识自然的智慧结晶

中医学有着几千年的历史,《通志》这样记载炎帝:"民有疾病未知药石,乃味草木之滋,察寒湿之性,而知君臣佐使之义,皆人尝而身试之,一日之间而遇七十毒,或云神农尝百草之时,一日百死百生,其所得三百六十物,以应周天之数。后世传承为书,谓之《神农本草》,又作方书以救时疾。"《帝王世纪》也有对炎帝"尝味草药,宣药疗疾,救夭伤人命"的记载。由此可见,中医药的起源,应归功于炎帝神农氏。古代没有现成的经验,更没有科学仪器对其分析和检测,完全是依靠一代又一代中医药学家在实践中摸索和总结。如成编于战国秦汉时代的著作《黄帝内经》,是中国医学文献中第一部经典著作,2000多年来,一直被中国医学家视为圭臬。它的理论精深,内容丰富,是中国医学的理论渊薮。春秋时期的《诗经》中,就记载了一些可以做药的植物,先秦重要古籍《山海经》也明确地提到120多种做药的植物。到了汉代,中国出现了一本专门讲医药的书——《神农本草经》,以"神农"命名,收录了炎帝神农氏流传下来的药方,记载药物365种,分成上、中、下三品。这本书是中国现存最早的医药学专著。公元281年,东晋著名的炼丹家、医药学家和制药家葛洪,号抱朴子,写出了《肘后备急方》。这部书中记载的治病良方,均为当时容易采摘的植物草药,且经济实惠,更重要的是灵验有效,深受老百姓的欢迎。到了南北朝时期,南朝博物学家陶弘景总结整理出了《神农本草经集注》一书,共收集药物730种。陶弘景还首创了按治疗性能对药物分类的方法。隋唐时期,"药王"孙思邈广泛收集民间的有效而简便的药方,还亲自到家乡附近的五台山去采药,亲自炮制并使用,经过长期的努力,他在70岁时把搜集到的方子汇辑起来,编成了《千金要方》。30年后,已是百岁高龄的孙思邈又把自己后30年所积累的方子编成另一部佳作,起名《千金翼方》。这两部书一共记载药方6500多个,不仅数量繁多,且药方疗效显著。唐朝时期,李绩主持编修了一本药物学著作《新修本草》,在唐高宗显庆四年(公元659年)编修完毕,书中共记载药物844种,分9类。该书图文并茂,是中国古代的第一部药典。在宋元时期,有《开宝本草》《嘉祐本草》《本草图经》《本草衍义》和《证类本草》等流传。到了明代,著名药物学家

李时珍著成举世闻名的《本草纲目》,这部著作历时 29 年,编成于明神宗万历六年(公元 1578 年),共 52 卷,记载药物 1892 种,其中载有新药 374 种,收入方剂 10 096 则,书中还绘制了 1160 幅精美的插图,约 190 万字,分为 16 部、60 类。《本草纲目》被西方称为"东方医药巨典"。这些经典著作所收录的本草和治病方剂,是中国劳动人民特别是中医药学家在长期的实践探索过程中总结出来的,是中国劳动人民的创造,是他们智慧的结晶,是经过长期实践检验的,是中华民族的瑰宝,具有极其重要的历史价值。

### 2. 中医学是体现中国古代哲学思想的生命科学

"望、闻、问、切"四大诊法是中医学诊断疾病的基本方法。脉诊在中国有悠久的历史,它是中国古代医学家长期医疗实践的经验总结。传说中的上古医生僦贷季、鬼臾区等已经讨论了脉诊,到春秋战国时期,脉诊已经达到了相当高的水平,名医扁鹊就以脉诊著名。《黄帝内经》《难经》等著作对脉诊进行了许多详细论述。东汉名医张仲景年轻时曾拜南郡名医张伯祖为师,刻苦钻研,完全掌握张伯祖的传授。之后,张仲景勤求古训,深入研读《黄帝内经》《难经》,并广泛收集当时的医学著作,将商代伊尹水煎草药的知识扩大,进一步丰富了方剂学的内容。张仲景在临床实践中,治疗过多种流行热病和危重杂病,积累了丰富的临床经验。张仲景在具有丰富的临床经验和渊博的医学理论知识的基础上,总结并归纳出中医学的辨证施治规律,于公元 196—204 年编撰《伤寒杂病论》一书。这本书首次提出辨证论治理论体系,并总结于治疗热性病的六经辨证方法和治疗杂病的脏腑经络辨证方法,是继《黄帝内经》《难经》之后,贡献于人类的又一部中医巨著。从《伤寒杂病论》中可以看出脉诊已经广泛用于临床,并且有进一步的发展和提高。到了晋代,名医王叔和综合前代有关脉学的知识和经验,写成了《脉经》一书,成为中国现存最早的脉学专著。书中把脉分成 24 种,对每种脉象做了说明,并且叙述了各种切脉方法和各种杂病的脉诊,把脉诊和病症进一步结合起来,使脉学成为更加实用的学问。中医还有一门独特的治疗技术——针灸,从旧石器时代到现在一直在应用,而且从中国传播到了世界上许多国家。中国的传统医学源远流长,其中以针灸术的历史最为悠远,可以算得上是整个中医学的发端。

### 3. 中医学是华夏文明的亮丽名片,是中华民族的宝贵财富

中医学有几千年的辉煌历史,它为中华民族的繁衍昌盛做出了巨大的贡献。中医文化植根于中国传统文化,是传统文化思维、哲学思想、思维方式和价值观念的具体体现。中医学认为,人与自然是统一的有机整体,人的生老病死都与大自然息息相关。基于此,把人置于自然、社会之中考察中医,医学家就自然而然地把自然科学、社会科学、人文科学、人体生命科学等学科的相关知识吸收到中医学之中,用于探讨人体生命的本质、特征以及防治疾病的规律。几千年来,中医就是用这种理论与方法去解决疑难杂症的。中医的症候是客观的、动态的、丰富多彩的,它是通过四诊(望、闻、问、切)手段获取机体在某一时间条件下,对各种内外因素反应而呈现的生理、病理状态信息的综合判断的表述。望诊、问诊、脉诊、舌诊都是中医重要的临床诊断手段,是中医辨证的重要组成部分。如果脱离了中医的诊断手段,就不能体现中医的特色,也无法达到中药的疗效。中医治病是辨证治疗,"同病异治,异病同治",所以它不是一病一方的重复,而是治疗原则的灵活运用。中医是把人放在自然环境和社会环境中进行大规模的实验,以观察社会和自然对人的影响,从而得出了许多结论,譬如"天人合一""生气通天""异法方宜"等。在中医理论的指导

下,在人体进行整体生理和病理状态的用药实验,通过药证观察,反复实践,反复总结,逐步确立了药物归经、升降浮沉、四气五味等理论以及方剂的"七情合和"理论、药证方证的辨证纲领。经过历代医家的不断临床试验和充实完善,才形成了今天见到的各类名方以及八纲、六经,脏腑辨证,三焦辨证,卫气营血辨证,气血辨证等辨证论治思维模式。中医药文化充满了辩证法,是经得起检验的、科学的治疗方法。

## 二、理性分析中医药发展所面临的困境

中医药的伟大历史作用和价值不容否认,正因如此,国家提出了"中西医并重"和中西医"长期并存,共同发展"的方针,并将"发展传统医药"写入了《宪法》。但长期以来,形成的习惯,仍导致了目前普遍重西医轻中医、中医地位不高、发展面临困境的局面。这主要表现在以下方面:

### 1. 中医教育出现了严重偏差

中医学是中国传统文化的一部分,需要学生有丰厚的国学底子和传统的哲学思想,但近年来中医教育出现了严重的西医化倾向。在语言教学上,对外语要求严格,而对中文要求不高,古汉语训练缺乏,使得许多学生看不懂中医古籍;课程安排上,中西医课时几乎相等,中医理论训练严重不足,甚至将《黄帝内经》等医学经典作为选修课;技能培养上,西医各科实验与实践占比多,而中医望、闻、问、切等训练相对匮乏。毕业后,学生普遍不会用中医辨证思想看病,多半转行西医,或名为中医而实以西医为主。读研深造者,大都不是在中医理论及临床上提高,而是遵循西医教育方法,要求硕士做到细胞水平、博士做到分子水平才能毕业。不少中医硕士、博士不会用中医理论与技能临证看病,难以称为真正的中医。

### 2. 片面否定师徒传承,中医药学后继乏人

师徒传承是中医人才培养的传统方式,几千年来造就了一批批中医名家。中医的精髓和技能往往"只可心授、不可言传",故自古师徒如父子,自当尽心传授。但现行医疗制度基本否定师徒传承,使其无立足之地。纯正中医后继乏人,这已成为中医发展的严重制约。现在,全国著名老中医已所剩无几,均已达耄耋之年;20世纪50年代主要按传统方式培养的国内知名中医也已为数不多,且均已年逾古稀;其后主要按西医式教育培养的中医,在中医上有成就者甚少。据统计,全国名老中医目前已不足300人,基本能用中医思路看病的中医不过几万名。尤其可怕的是,许多中医基本上不会用中医思路看病,只会看化验单,中医药学后继乏人。

### 3. 受西医的冲击与挤压,中医发展的空间狭小

目前全国有2800多家中医院,但没有一家是真正意义上的中医医院,几乎都是中西医"结合"医院,中医院变成二流西医院。究其原因,一方面,20世纪60年代后期以来培养的多数中医已不能充分掌握望、闻、问、切和辨证论治的精髓,只能借助仪器化验辨病;另一方面,医院为了生存,大量购买西药与医疗设备。西药进出价差大,检测化验收费高,医生创收、医院盈利、医院评等级均要靠它。中医药虽然简、便、廉、验,但若靠它收费,医院难以存活,医生只有受穷。据统计,2001年全国等级中医医院的药品收入中,中药只占40%,西药则占60%,有些甚至是三七开。可以说,目前多数中医院已经改姓"西"了,中医已无真正的临床基地。

**4. 以西医标准评判中医, 贬低甚至否认中医成果**

中西医是两个不同的理论和实践体系, 各自有一套临床方法与评判标准。但在现行医疗理念与制度下, 中医的诊病、治病与验效, 新中药的开发、评审与推广, 基本采用西医标准来判定。贬低甚至根本就不承认中医临床"实践标准", 对中医的发展产生了消极影响。

对以上种种现象的分析, 我们不难得出一个结论: 中医药面临的困局, 既有观念问题, 也有制度问题, 还有中医自身的问题。中医药的长足发展, 一要靠观念更新, 二要靠制度建设, 三要靠人才队伍的建设。首先, 在对待中华传统文化上, 我们不能妄自菲薄, 要坚定文化自信, 以"对历史负责的态度"来对待、传承、发展中医药文化。其次, 要积极构建促进中医药发展的制度文化, 建立适合传统医学发展的中医药标准, 鼓励中医药的创新发展。再次, 要加强中医传统文化的继承, 加强中医药研究, 加强基层中医院的中医特色建设, 防止中医院的"西医化现象", 鼓励更多的有志青年献身中医事业。中医理论博大精深, 发展中医药首先是要学习与继承, 否则就成了无源之水。

## 三、积极推动中医学的继承和创新工作

中医学的传承是关乎中医药生死存亡的大事, 是中医学能否延续和发展壮大的根本, 是中医事业的生命线。中医学要发展, 中医事业要进步, 重点在后继人才的培养, 在中医学的传承。

**1. 树立正确的中医科学观**

中医的科学性、经验性、文化性与中医传承息息相关, 中医人必须牢牢把握关乎中医本质的核心内容。中医大家、博士生导师、国医大师颜德馨说, 中医的传承包括术、理、道三个层次。"道"是自然界万事万物之规律, 也是人体生老病死之规律。"阴阳""五行"这些指导中医基础理论及临床辨证论治的哲学观, 既是中医学的认识论和方法论, 也是中医思维的源头活水。离开了"道", 中医就无所谓继承, 更谈不上弘扬。"理"是"道"在调整人体生理病理过程中的表现, 中医的"道"通过"理"实现自己的存在及能动作用。名老中医的治法治则、学术理论是中医的"道"在临床上最鲜活、最具生命力的东西, 也是传承工作中最需要挖掘整理、总结归纳, 并使之系统化的精髓, 是当前中医传承工作的重中之重。"术"是病人对中医治疗最直观的体验, 望闻问切、提拉捻拨、针灸推拿, 各种中医理论指导下具体的诊断技术和治疗手法皆为"术"的范畴。学术思想、治则治法都是通过一个个具体的"术"来实现疗效的。把中医的"术"推广好、传承好, 对提升中医临床疗效有十分现实的临床意义。"术""理""道"三者相辅相成, 缺一不可。在这三者背后, 有一个共同的强大支撑体系, 那就是中华民族的传统文化。浩瀚的中华医道无不浸透、闪烁着传统中华文化优秀哲学思想的光辉, 中华文化是中医"术""理""道"存在和延续的基础, 也是进一步推动三者发展的文化源泉。因此学习、传承中医, 必须要反复研习中华传统文化, 没有良好的传统文化根基是不可能传承好中医的精华和本源的。

**2. 养成独特的中医学思维**

中医作为一门有理有据且有用的学科, 有其独特的科学性、人文性和文化性, 是独具特色的中国科学思维方式。无数前辈学者在谈到中医传承的问题时, 无一例外地会强调中医思维的培养。中医思维是中医科学观的意识思维的体现。没有形成正确的中医思维, 造成了越来越多的中

医学子对于中医学理论的掌握仅限于"知其然"而"不知其所以然",从而陷入了经验主义藩篱,在诊断疾患和处判针药的过程中,步入了"过分依赖医学检验结果"和"机械照搬名方开药"的不归路,有悖于中医辨证论治的基本理念。中医科学观的产生,离不开中国古代哲学的指导,中医学的许多概念,如阴阳、五行、整体观念以及"观物取象"及"取类比象"等认识事物的方式,皆源自中国古代哲学思想。也可以说,中医学就是中国哲学思想在生命科学领域的体现,是其载体之一。所以,想要准确传承中医药、创新中医药,要求我们中医人树立正确的中医科学观;而树立正确的中医科学观,又要求我们从中医传统的哲学思维中去汲取智慧,寻找方法。

### 3. 重视三种经验的学习积累

树立正确的中医科学观,正确把古圣先贤、当代名医和个人的经验有机结合,是中医学习、传承的有效途径。一是学习古圣先贤的经验。古圣先贤的经验是中华传统医学的宝藏,需要用心挖掘,方能得到真知。他们的经验就存在于浩若烟海的中医典籍之中,中医人应当反复地阅读、研习中医典籍。中医作为一门"以人为本"的医学,没有"包医百病"的神方,有的是诸多"同病异治、异病同治"的典型案例和"以不变应万变"的灵活方法。因此反复地阅读中医典籍,是了解各式各样案例、掌握中医辨证论治精神实质的重要途径,也是学习积累古代先贤经验的有效方法。二是学习当代名医名师的经验。名医名师在临床上积累了大量的实践经验,对于中医典籍也有着独到、成熟的见解看法,通过名医名师的口传心授,对医书和临床上遇到的问题现场进行答疑解惑是弥足珍贵的,可以说学习名医名师的经验是跨越书本和实践所遇难题的捷径。三是向自己学习,学会总结与反思。个人经验的积累也是专业发展的重要一环,没有临床经验,就谈不上是成熟的医师,没有临床经验的积淀,也就谈不上自身专业的成熟与发展。因此要注重"知行合一""理论联系实际",将在中医典籍中学习到的古人的智慧和跟名医名师学到的经验在临床中进行验证,最终形成属于自己的经验,才标志着一名中医基本完整地完成了传承阶段。

### 4. 要与时俱进地发展中医

没有传承,中医就缺乏自身的优势,没有创新,中医就得不到发展。中医现代化是整个中医界关注的大问题,必须认真对待。中医虽然具有复杂而科学的理论与方法,但还不够系统,有些术语和概念还需要用现代语言去表述,有些理论范式还需要运用现代理论去规范,因此需要对中医传统理论与方法进行创造性的现代转化,包括概念的现代转化,命题的现代转化,理论范式的现代转化以及科研方法和程序的现代转化等。但中医的现代转化是扬弃,是在原根上嫁接,而不是妄自菲薄、自我否定,更不是"节外生枝"。要根据中医自身的体系结构,积极吸纳现代科学理论与方法,从中寻找、定位、丰富传统医学中具有现代意义和价值的理论和方法,即给传统中医理论赋予现代内涵,使其成为现代化的中医理论体系。从中医整体观念出发,借鉴系统生物学理论,从整体、细胞、分子水平上入手,借用细胞生物学、分子免疫学、生物化学、分子生物学等技术,并结合数学、物理、化学、信息学、天文学、气象学、地理学、心理学、社会学、环境科学以及哲学等学科中相关的方法和成果,进行多层次、全方位、多学科联合攻关。《黄帝内经》就是多学科融合的典范,它牢牢地把握住了"宏观、整体、系统"六个字,吸收融合了古代多学科的知识,并在反复实践中将其同化成自己的新理论,为我们树立了榜样。因此,创新是关乎中医药学可持续发展的大问题,必须引起我们的高度重视。

令人欣慰的是,目前国家对中医事业的传承工作十分重视,出台了很多切实可行的办法,中医药界的同道也进行了大量卓有成效的探索和实践。2009 年 5 月 7 日,《国务院关于扶持和促进中医药事业发展的若干意见》中明确提出要做好中医药继承工作,研究名医的学术思想、技术方法和诊疗经验,总结中医药学重大学术创新规律。2015 年 4 月 24 日,国务院办公厅发布《中医药健康服务发展规划(2015—2020 年)》,更加明确了中医药创新发展的思路,坚定了中国发展中医药事业的立场,是一段时期内指导中医药发展的纲领性文件。

我们坚信,经过一代代中医人的不懈努力,中医药的发展必将再次迎来一个明媚的春天。

# 第六章　大医精诚：医者永恒的职业追求

中华文明，源远流长；传统美德，博大精深。中华民族历来重视人的品德教育。《左传》载："太上有立德，其次有立功，其次有立言，虽久不废，此之谓不朽。"把实现道德理想看作是人生的最高境界，摆在人生"三不朽"的第一位，强调"立德"的重要性，即"万事从做人开始"。唐代的孙思邈对天下从医者提出了"大医精诚"的职业要求，成为后世医家推崇、遵循、践行的德才标准。

《大医精诚》出自唐代孙思邈所著之《备急千金要方》第一卷，是中医学典籍中专门论述医德和医术的一篇重要文献，为后世历代习医者所必读。《大医精诚》论述了两个问题：一是"精"，即要求医者要有精湛的医术，认为医道是"至精至微之事"，习医之人必须"博极医源，精勤不倦"；二是"诚"，即要求医者要有高尚的品德修养，要具备"见彼苦恼，若己有之"的怜悯心，策发"大慈恻隐之心"，进而发愿立誓"普救含灵之苦"，且不得"自逞俊快，邀射名誉""恃己所长，经略财物"。可以说，"大医精诚"的思想是儒家"仁义观"在中医学界的重要体现，它引领一代又一代的行医人为提升医德医术而不懈努力，为中医事业的传承而鞠躬尽瘁。

医生首先要有"仁爱之心"。"仁心"是医生从事好中医事业的基础。在中国古代，医术又称作"仁术"，这是对医生职业道德境界的要求，而孙思邈眼中的"大医"就是指品德好、医术高的医生。他指出，"凡大医治病，必当安神定志，无欲无求，先发大慈恻隐之心，誓愿普救含灵之苦"。他要求医生对待病人要有"慈悲同情之心"，要有"普救含灵之苦"的决心，还要安定神志、心无旁骛、无欲无求，这样才能给予病人最佳的救治和竭尽全力的帮助。"医者仁心"体现在，"人之痛如自身之痛"。无论病人身份贵贱、地位高低，只要病人来求医，医生就应当视病人如亲人，视"人之痛"为"己之痛"，全力以赴地为患者诊治。《黄帝内经》曰："天覆地载，万物悉备，莫贵于人。"医学是直接服务于人的生命科学，对生命的轻视和对患者的冷漠，是医家之大忌。自古以来，历代医家强调对生命的敬畏和终极关怀，也将此作为衡量医德高低的重要标准。"医者仁心"，还应体现在"疗效就是生命"上。"病家求医，性命相托"，医生的天职就是治病救人、祛除病痛。如果患者的疾苦不能得到有效救治，对患者来说，既要忍受疾病的折磨，也要承担经济上的负担。治病救人、药到病除是医生的职业理想和追求。如果是"药到病未除"或者是"贵药病未治"，那么对患者来说就是最大的不负责。因此医生不能"恃己所长，经略财物"，不应受名利的驱动，应该忠诚事业、淡泊名利，能抛却内心的私欲，经得起利益的诱惑，科学施治，对症下药，为患者祛除病痛。只有仁者才能爱人，面对病人的痛苦，百姓的苦难，利用医术济世救人是医家最好的仁爱之举。只有具有"仁心""仁术"的仁爱之人，才能担当救死扶伤的济世重任。

其次，医生须有高明的医术。医学的根本任务在于济世救人，良好的医德必须以精湛的医术为载体。"德为才之帅"，有德之人必有才，是谓"厚德载物"也。医生对专业、对医术持什么态度，这也是医德问题。一个人专业的发展、提升需要高尚品德的引领和支撑。南宋著名哲学家、教育家朱熹认为，"敬业者，专心致志事其业"。一个具有良好医德的医生，一定是一个具有精湛医术的医生，是一个爱岗敬业的医生，是一个持续追求职业发展的医生。因此中国历代医家都把"精术"作为"立德"的根本和基础，把精湛的医术视为医德内涵的重要组成部分。医学乃"至精至微之事"，故"学者必须博极医源，精勤不倦"。作为身负济世救人重任的医者，必须具有坚实的医学基础和较高的医学素养，必须具有精湛的医疗技术。孙思邈说："凡欲为大医，必须谙《素问》《甲乙》《黄帝针经》《明堂流注》……"必须"涉猎群书"，"博极医源，精勤不倦，不得道听途说，而言医道已了"，否则"如无目夜游，动致颠殒"。医生必须严谨笃学、刻苦学习、精研医理、勤求古训、博采众长，努力探求至精至微之医理，掌握至纯至熟之医术。医术是医生的立业之本，是挽救生命、祛除病痛，为患者服务的先决条件。一个医生若无精良医术，即使有"仁爱之心"，也不能被认为是一个合格的医生，因为医生的服务对象是人，人命大于天，分秒中的诊断便决定着一条性命的去留、一个家庭的悲欢。因此，医生要敬重医学事业，方能潜心研究业务，方能耐得住寂寞、经得住诱惑，方能持续不断地追求医德医术的新境界。

再次，医生须有良好的个人修养。《大医精诚》认为，一名医生要在具备精湛医术的基础上，力求做到"大医治病""大医之体""为医之法"等多方面的要求，方能达到"大医"的标准。"夫大医之体，欲得澄神内视，望之俨然，宽裕汪汪，不皎不昧。"一个德才兼优的医生应具备"思想纯净，知我内省，目不旁视"的思想境界和"气度宽宏，堂堂正正，不卑不亢"的浩然正气。要做到这一点，必须要有很高的职业境界和人格修炼。"夫为医之法，不得多语调笑，谈谑喧哗，道说是非，议论人物，炫耀声名，訾毁诸医，自矜己德"，此为医生的准则，医者应该是慎于言辞，不能随意跟别人开玩笑，不大声喧哗，谈说别人的短处，炫耀自己的名声，诽谤攻击其他医生，借以夸耀自己的功德。医生的个人修养是"为医之法"的内在要求，也是医生必备的品德和素养。一个具有人格魅力的医生，一定是在性格、气质、能力、道德品质等方面很出色的医生，一定是具有超强感召力和影响力的医生，一定是同行敬重、患者信赖、社会尊敬的医生，也一定是德艺双馨的好医生。因此，要当一名受人尊重的好医生，就必须努力做到虚心好学，取长补短；尊重同行，谨言慎行；宽以待人，严于律己；淡泊名利，勤奋敬业；坚持原则，认真做事，不断提升自身的人格修养。

何为"精诚"？"精诚"者，"真心诚意"是也。《庄子·渔父》曰："真者，精诚之至也，不精不诚，不能动人。"作为医生，只有拥有精湛的医术和高尚的医德，方能成就"至精至微之事"，方能"普救含灵之苦"。

# 第七章　努力做一名德艺双馨的好中医

祖国医学不仅担负着治病救人、为人民的健康保驾护航的职责,还肩负着继续发扬与传承中华民族传统医学的历史重任,也意味着巨大的社会责任。从古至今,学医者都励志成为德才兼备、德艺双馨的医者,作为中医人的我更不例外。做一名好中医,首先必须有良好的职业道德与职业操守。正如医学泰斗裘法祖所言:"德不近佛者不可为医,才不近仙者不可为医。"千百年来,要求从医者德才兼备、"医者父母心"。"医乃仁术,善德为本",道德根文化,是中医学的母体;中医是岐黄之术,岐黄源于道。因此,中医学的理法方药及辨证论治思想均建立在道德根文化的基础之上,表现在培养中医学人才的全过程之中。中医学人才的培养离不开修身明德的道德实践,离不开内外兼修夯实自身涵养的文化熏陶。传统中医是"仁心仁术",是德智同工的技术,是文化与知识紧密结合的一门生命科学,单凭智慧无法真正深刻掌握,需要具备一定的道德素质,才能够真正掌握中国道德根文化中这一有别于西医学的学科。《黄帝内经》中"以德论疾"的故事影响着一代又一代的中医人,人只有"尊道贵德",才能"精气神内守,正气内存,邪不内生"。

那么,何为医德?医德是调整医务人员与病人、医务人员之间以及与社会之间关系的行为准则。"病家求医,寄以生死",因此,医生首先要热爱病人、关心病人、尊重病人,"视患者为至亲",尽心尽力地为病人治愈疾病、减除病痛。其次,医生要热爱医学事业,热爱本职工作。只有爱事业、爱岗位的人,才能自觉支撑起自身的专业发展,才能更好地为病患服务。再次,医生必须具有良好的个人修养,要真诚地对待每一位患者。人的体质、性格、职业、生活环境及成长背景千差万别,同一种疾病也会表现出相去甚远的演变与转归。有的患者性格温和,有的患者脾气暴躁,作为一名医生,要一视同仁、态度谦和、面对患者需动之以情,晓之以理,耐心地为患者服务,以取得患者的信任与配合,争取达到药到病除的目的。最后,医生必须具备奉献精神。医学以保障全人类的生命健康为首要职责,作为一名医生断不可唯利是图、先己后人、先私后公,医学的发展需要全体医疗工作者的无私奉献。因此,中医人要不断加强道德修炼,努力提升自身的道德素养。

要做一名好中医,除了提高自身的职业道德修养之外,还必须重视加强自身的专业素养,提高自身的医术水平,因为医术是中医的立业之本,是中医为患者服务的基本前提。只有德才兼备的中医,才是真正意义上的好中医。

第一,树立理想信念,献身中医事业。理想就像人生航向的指南针,有理想的人,才会有信念、有追求。作为一名中医人,就必须要有为中医事业奋斗终生的信念,要有勇于攀登中医学术高峰的理想,要有为患者竭诚服务的决心。只有有了这样的信念,才会看得高、走得远,才能更好地为中医事业做出积极的努力。中医历来对传承弟子有严格的要求,强调"志不坚则智不达""术不轻传""得其人方传",即意志不坚者不传,心术不纯者不传,天资不慧者不传,非精勤不息者不传,非通文达理者不传。"中医理论,博大精深,典籍浩如烟海,穷其一生都难以遍览群书,况且医道之理,非博不能通,非通不能精,非精不能专,只有热爱中医事业,方能以'清苦'为舟,才能渡得'学海';只有以'勤勉'为径,方能攀得'书山'。而且要以患者为宗师,勤于临床、不断体悟,方能步入中医之殿堂。"中医学术渊深,天机敏妙,非聪慧之人,难以精通其道,况尚有诸多"口不能言""言不能谕"者,全靠心领神会,只有悟性好、聪慧过人者,才能继承和弘扬老师的学术思想,成就一番事业,成为一代名医。因此,学习中医,必须潜心研习,用心揣摩,方能锻炼心智、涵养情操;必须要能吃得起苦,耐得住寂寞,方能乘风破浪、勇往直前,成功迈向理想的彼岸。

第二,研读中医典籍,打牢专业根基。中医学不仅是一门应用科学,也是一种文化现象,与悠久的华夏文明一脉相承、休戚相关。中医典籍汗牛充栋,但理论体系只有一个,要反复研读四大中医经典,《黄帝内经》是登堂之阶,《伤寒杂病论》《金匮要略》是入室之门。还要用心研习《温病条辨》《脾胃论》《医宗金鉴》《临证指南医案》《医学衷中参西录》《丹溪心法》《医学心悟》等历代名著,为自身的专业提升打下坚实的理论根底。中医学含着丰富的中华传统文化,学习中医,要善于学习传统文化和历史,关注各行各业,真正的中医人在某种程度上是一名杂家。有诸多建树的中医名家,不但研习儒道学说和文、史、经、哲,而且对琴、棋、书、画、篆刻等传统技艺也有所擅长,因为中医植根于悠久的华夏文明,没有扎实的传统文化基础,就不能真正领会中医学理论的真谛,也无法真正形成中医的思维方式。因此,医者要上知天文、下知地理、中知人事,方能悟得中医经典之深邃、医理之浩繁,方能正确施诊、对症下药。

第三,注重知行合一,重视学习方法。中医是一门注重实践的学科,是一门传承性很强的学科。学习中医首先要重视学习积累前辈的经验,必须要善于向书本学习、向同行前辈学习、向自己学习,学习中医典籍中的思想和理论,学习古圣先贤的智慧,学习当代名医名师的经验,还要注重不断总结反思自己的临床经验,不断推陈出新。其次,要重视临床经验的总结,做到早临床,多临床、会临床、验临床,做到知行合一,力求理论与实践的有机结合,不断丰富自身的临床经验。"熟读王叔和,不如临诊多",中医的"望、闻、问、切"是要在实践中去揣摩和掌握的,中医的理法方药是在一个个具体的病人身上得到验证的,离开了临证实践,中医就没有生命力。再次,学习中医,拜师学习是必不可少的,也是非常重要的,跟师抄方,不要只注意方和药,关键是要领悟老师的临证思维,要学"法"而不是单纯抄方。有些时候中医治病,药方不同,但治法相通。比如治疗风寒感冒,吃热汤面可以,喝生姜红糖水亦可,其法是相通的,都是辛温解表法,所以说抄方不是简单的重复,而是要领悟老师的思维方式。最后,要广泛涉猎学术流派、名家医案。学习中医,必须要广泛涉猎各个学术流派的医学著作,特别是名家的临床医案。因为医案是中国历代名医的诊疗经验擅,广泛参阅医案,是中医专业成长的有效途径。"医者喜阅医案,果能于先生之书熟读深思,又何患不得真门径哉!""广征博涉",方能取众家之长,方能在纷杂的病机中寻幽探微,游刃有余。

成就一名德艺双馨的中医,绝非易事,需要国家大政方针的引领与支撑,需要良好社会环境的熏陶与影响,需要中医名家的指导与点拨,也需要自身的不懈追求与努力。但对自身而言,临床 50 余年的经历告诉我,学习中医必须要尊道贵德、内外兼修,要锲而不舍、终身为之,要不断学习、温故纳新,要爱好广泛、开阔思路,要立足临床、注重实践,要知常达变、敢于创新。只有这样,才能成为一名德才兼备的好中医。

专 病 论 治 篇

# 第一章　呼吸系统疾病

## 感冒临床体会

感冒是风邪侵袭人体所引起的以鼻塞、流涕、喷嚏、咳嗽、头痛、发热恶寒、全身不适等为主要临床表现的常见外感疾病。感冒又有"伤风""冒风""伤寒""冒寒""重伤风"等名称。

### 一、病理探究

感冒的病因,主要由于感受风邪疫毒所致,尤其是气候突然变化、寒暖失常、正气虚弱的情况下更容易发生。

1. 外因:风邪疫毒是引起感冒的外因。风邪为"六淫"之首,可在不同季节与时令之气相合伤人,如"春之湿、夏之暑、长夏之湿、秋之燥、冬之寒"均可与风邪相合而侵袭人体,故春季多风热,夏季多挟暑湿,秋季多兼燥气,梅雨季节多挟湿邪,冬季多为风寒。若四时六气反常,气候突变,寒温失常,就会出现"春温而反寒,夏热而反冷,秋凉而反热,冬寒而反温"的表现,此正所谓"非其时而有其气"。"非时之气"容易使人体不相适应而感邪为病,更容易挟疫毒侵入人体,因而具有流行性、传染性,病情较重且不限于季节的特征,正如《诸病源候论·时气病诸候》所说:"夫时气病者,此皆因岁时不和,温凉失节,人感乖戾之气而生,病者多相染易。"因此,感冒以外感风邪为主因,而风邪多与时气,或非时之气挟疫毒相合伤人而为病。

2. 内因:体虚失调、抵抗力下降是引起感冒的内因。《素问·评热病论》指出:"邪之所凑,其气必虚。"《素问·生气通天论》也指出:"清静则肉腠闭拒,虽有大风苛毒,弗之能害。"若生活起居失常,寒暖失调或过度疲劳都能使肌腠不密,肺卫调节疏懈,身体卫外功能减弱,而外邪侵袭时容易发病;若年老体衰或先天不足、后天失养以及久病、重病之后,身体正气虚弱,肌腠空虚,收表不固,稍不谨慎,外邪极易侵袭而为体虚感冒。一般来说,阳虚之人易感风寒外邪,阴虚之体易感风热、燥热之邪,痰湿偏盛者易感外湿,湿热偏盛者易感暑湿。因此,在人体防御能力下降,或体质禀赋出现偏差、失调的情况下,很容易使内外因相合而引发感冒。

感冒的病位在肺卫,因为风性轻扬,多犯上焦,故"伤于风者上先受之"(《素问·太阴阳明论》)。肺居胸中,位于上焦,主气,司呼吸,开窍于鼻,外合皮毛,职司卫外,不耐邪侵。皮毛肌腠又称之为卫表,外邪从口鼻、皮毛入侵,肺卫首当其冲,故感邪后很快出现卫表及上焦肺系症状,以致卫表失和,肺失宣肃而为病。卫表失和而见恶寒发热、头痛身痛,肺失宣肃而见鼻塞、流涕、咳嗽、咽痛等症。

由于四时六气的不同以及人体素质的差异,故临床表现的病候有风寒、风热以及挟湿、挟暑、挟燥、挟虚的不同。在病程中又可见寒与热的转化及错杂,若感受风寒湿邪,则皮毛闭塞,邪郁于肺,肺气失宣;若感受风热暑燥,则皮毛疏汇不畅,邪热犯肺,肺失清肃;若感受时行疫毒,则病情多重;若体虚外感,邪易入里,容易变生他病。

## 二、辨证论治

### (一)辨证要点

1. 辨风寒风热:寒热性质不同,治法迥异,因此首先要辨清感冒偏风寒,还是偏风热。通过临床风证特点、发病季节及体质特点,病因追寻一般不难判断。下列简表可予以比较:

| | | 风寒 | 风热 |
|---|---|---|---|
| 病因追寻 | | 多有感冒风凉史 | 受凉史不明显 |
| 发病季节 | | 多冬季 | 多春季 |
| 体质特点 | | 一般体质,或是虚体质 | 一般体质,或阴虚,或阳盛之体 |
| 症状表现 | 发热轻重等证 | 恶寒重,发热轻,头痛、身痛、鼻塞流清涕 | 发热重,怕冷轻,头痛、鼻塞流黄稠涕 |
| | 渴与不渴 | 口不渴 | 口渴 |
| | 咽喉红肿疼痛与否 | 咽不痛、不肿、咽痒 | 咽痛或红肿 |
| | 舌脉 | 苔白,脉浮紧 | 苔薄黄,脉浮数 |

2. 辨兼挟症:结合时令,辨感冒是否挟暑、挟湿、挟燥、挟食。挟湿者多见于梅雨季节,以身热不扬、头胀如裹、骨节疼痛、胸闷口淡或甜等为特征;挟暑者多见于长夏,以身热有汗、心烦口渴、小便短赤、舌苔黄腻为特征;挟燥者多见于秋季,以身热头痛、鼻燥咽干、咳嗽无痰或少痰、口渴舌红等为特征;挟食者多见于节日喜庆活动之后,以身热脘胀纳呆、恶心腹泻、苔腻等为特征。

3. 辨轻重虚实

一般感冒多实证,病情多较轻;虚人感冒多虚实夹杂,病情随体质与感邪而轻重不一;时行感冒,一般也为实证,病情多较重。将三种感冒比较如下:

| | 一般感冒 | 虚人感冒 | 时行感冒 |
|---|---|---|---|
| 年龄 | 青壮年多见 | 中老年多见 | 任何年龄 |
| 体质 | 形体壮实 | 形体虚弱 | 任何体质,虚人易感 |
| 慢性病史 | 多无 | 多有 | 不一定 |
| 诱因 | 寒温失调过度疲劳 | 稍不谨慎 | 时疫流行期,接触患病之人 |
| 证候特点 | 形实,邪实,症实 | 虚实夹杂,寒热错综,病情轻重不一 | 多实证,也有虚实相兼,病情较重 |
| 传染性 | 无 | 无 | 有 |

（二）鉴别诊断

感冒与伤寒、风热感冒及温病之间的区别很关键。伤寒在太阳病阶段，温病在卫分或上焦阶段，与感冒有很多相同之处，但在治疗与预后方面都有不同。《景岳全书·伤风》指出："伤风之病，本由外感，但邪甚而深者，遍传经络而为伤寒，邪轻而浅者，上犯皮毛，即为伤风。"故结合临床，感冒与伤寒、温病的鉴别主要有两点：一是病情的轻重，二是有无传变。感冒病情较轻，病变局限在肺卫，而伤寒和温病的病情较重，以发热恶寒为主证；就传变过程而言，伤寒按六经传变，而温病则按卫气营血传变。

（三）治则要点

治疗感冒，应根据"邪在肺卫"的特点，采取"解表达邪"的原则，即风寒治以辛温发汗，风热治以辛凉清解，暑湿杂感当清暑祛湿解表，挟湿、化燥则随证加减，若病情较重，应该采用辛温或辛凉重剂，病有入里之势则当采用"表里双解"之法。时行感冒一般多属风热类型，治疗除用辛凉解表外，可加用清热解毒之品如贯众、银花、连翘、板蓝根、大青叶等，如病邪入里又当从温病进行论治。体虚感冒，应辨别患者气、血、阴、阳亏虚的具体情况，分别给予益气解表、养血解表、滋阴解表、助阳解表等治法，扶正祛邪兼顾。治疗感冒，一般不宜表散太过（即过分的发汗），这样会导致津液耗伤、正气虚弱。除体虚感冒外，一般也不宜早进补益，否则可造成外邪留连，甚至内传于里。体虚感冒又不宜单用发汗，需标本兼顾，扶正与解表兼顾。

（四）分型论治

1. 风寒感冒

主证：轻者鼻塞声重，打喷嚏，时流清涕，咽痒，痰清稀色白；重者恶寒重，发热轻，无汗，头痛，肢节疼痛。

兼证：

(1)挟湿则见头重体倦，胸闷泛恶，纳呆腹泻口淡，不渴；

(2)挟痰浊见咳嗽痰多，胸闷食少；

(3)挟气滞见胸闷不舒，甚则胁肋疼痛；

(4)寒包火者，既见风寒重证，又见口渴咽痛、咳嗽气急、痰黄黏稠以及心烦、溲赤、便秘等内热证。

舌脉：舌苔薄白而润，脉浮或浮紧，挟湿或痰浊则苔白腻，脉滑，挟气滞则脉有弦意，寒包火则苔黄脉数。

分析：风寒上受，肺气失宣，故鼻塞声重，流清涕，咽痒，咳嗽。寒为阴邪，故口不渴或渴喜热饮，痰清稀色白。风寒之邪外束肌表，卫阳被郁，故见恶寒，发热，无汗。清阳不展，络脉失和则头痛，肢节疼痛。舌苔薄白而润，脉浮紧俱为表寒之象。

治法：辛温解表，宣肺散寒。

方药：①葱豉汤；②加味荆防败毒散。前方用葱白通阳散寒，豆豉透表达邪，多加苏叶、杏仁宣肺化痰，荆芥、防风以助辛温发散之力。此方多用治风寒感冒轻证。后方以荆芥、防风、生姜辛温散寒，柴胡、薄荷疏表退热，川芎活血散风治头痛，前胡、桔梗、枳壳、茯苓、生甘草宣肺理气，化痰止咳，羌活、独活祛风散寒，兼能除湿，为治肢体疼痛的主方。方中人参对体虚者有扶正祛邪之效,体实者可减去。此方多用治风寒感冒重证。

加减:

(1)风寒挟湿,可加厚朴、陈皮、苍术、半夏或根据证情改用羌活胜湿汤疏风散湿。

(2)挟痰浊者,可加二陈汤化痰除湿。

(3)挟气滞者,可加用香附、苏梗等理气疏肝。

(4)寒包火者,可用麻杏石甘汤解表清里。外寒重者,加荆芥、防风以解表;里热甚者,加黄芩、知母、栀子以清热;表里皆实者,也可用防风通圣散加减。

方药举例:豆豉 15g    苏叶 15g    羌活 10g    独活 10g    茯苓 20g

桔梗 10g    白前 10g    川芎 20g    甘草 6g    白刺果 100g

白芷 20g    炙杏仁 10g    炒枳壳 10g    生姜 10g    焦三仙各 10g

姜半夏 10g    炒苍术 20g

中药引子:生姜 3 片、红枣 20 枚、红砂糖 30g、葱白 30g(水煎服)。

加减:若症属表寒重者,加炙麻黄 6g、桂枝 20g,以疏散风寒;鼻塞流涕重者,可加辛夷(包煎)6g、苍耳子 6g,以疏风通窍。

注意事项:凡无外感风寒湿邪者少用。

2. 风热感冒

主证:发热,微恶风寒,汗出不畅,头痛,鼻塞流浊涕,口干而渴,咽喉红肿疼痛,咳嗽,痰黄黏稠。

兼证:

(1)风热重证,或感受时疫之邪,可见高热不退,恶寒或有寒战、头痛、鼻咽干燥、口渴心烦;

(2)风热挟湿可见头重体倦,胸闷,泛恶,小便黄赤;

(3)夏令挟暑湿者,可见发热较高,汗出而身热不退,身体沉重、口渴、小便短少或黄赤。

(4)秋令挟燥邪者,可见口唇鼻咽干燥、口渴、干咳无痰或咳痰不爽。

舌脉:苔薄黄,脉浮数。若风热重症,则舌红苔黄;挟湿,苔黄腻;挟暑湿,苔黄腻,脉濡数;挟燥邪,舌红少津,脉略数。

分析:风热犯表,热郁肌腠,卫表失和,故见身热,微恶风寒,汗出不畅。风热上扰,则见头胀痛;风热之邪熏蒸则咽喉肿痛,咽燥口渴,鼻流浊涕;风热犯肺,肺失清肃,则咳嗽,痰稠色黄,苔白微黄,脉浮数为风热侵于肺卫之征。

治法:辛凉解表,清肺透邪。

方药:银翘散。方中银花、连翘辛凉透表,清热解毒;薄荷、荆芥、豆豉疏风解表,透热外出;桔梗、牛蒡子、甘草宣肺祛痰,利咽消肿;竹叶、芦根甘凉清热,生津止渴。

加减:

①一般头疼甚者,加桑叶、菊花等以清利头目;若咳嗽痰多,加用杏仁、贝母、瓜蒌皮等以止咳化痰;咽喉红肿,疼痛甚者,加板蓝根、马勃、元参等以清热解表利咽。

②风热重症,或时疫外感,可在此方基础上加葛根以解肌,加黄芩、石膏以清热,加知母、花粉以生津止渴。

③风热挟湿者,可在此方基础上加藿香、佩兰等以化湿。

④暑令挟暑湿者,可加香薷饮,并根据时令特点加鲜荷叶、荷梗、鲜藿佩、西瓜皮、六一散等以清化暑湿。

⑤秋季挟燥邪者,可加杏仁、梨皮、瓜蒌皮,也可加桑杏汤以疏风清燥、肃肺养阴。

方药举例:荆芥 20g    薄荷 10g(后煎)    豆豉 10g    金银花 20g    连翘 10g
         桔梗 10g    甘草 10g    炒牛蒡子 10g    鲜芦根 30g    浙贝母 10g
         防风 20g    鱼腥草 30g    炙枇杷叶 20g    知母 10g    虎杖 15g
         蒲公英 20g    玄参 20g

中药引子:雪梨 1 个(切片)、白萝卜 50g、蜂蜜 50g(水煎服)。

加减:若咳嗽较重者,可加桑叶 20g、炙杏仁 10g 以化痰止咳;里热较盛、咽喉红肿疼痛者,可加板蓝根 30g、黄芩 10g 以清热解毒。

注意事项:阴虚热病动风者忌用。

**3. 体虚感冒**

(1)气虚感冒

主证:恶寒发热,头疼鼻塞,咳嗽痰白,倦怠无力,气短懒言。

兼证:体胖多汗,面色不华,年老或素有喘证,胃脘痛等病。

舌脉:舌淡苔薄白,脉浮无力。

分析:气虚卫外不固,风寒束表,肺气不宣,故见表证。素体虚弱,故见气短懒言,倦怠无力。舌脉为气虚,邪在卫表之象。

治法:益气解表。

方药:参苏饮。方中人参(多用党参代替)、茯苓、甘草以益气、扶正祛邪;用苏叶、葛根以疏风解表;用前胡、桔梗、枳壳、半夏、陈皮以宣肺理气、化痰止咳。

加减:

①若气虚较甚者,可加用黄芪,也可用补中益气汤加苏叶等以益气、升阳解表。

②若气虚自汗稍不慎易感外邪者,可用玉屏风散以益气固表、止汗祛风。

方药举例:党参 30g    苏叶 10g    茯苓 20g    甘草 10g    浮小麦 30g
         白刺果 100g    前胡 10g    桔梗 10g    炒枳壳 10g    姜半夏 10g
         炒白术 30g    陈皮 10g    炙杏仁 10g    川芎 10g    橘红 10g

中药引子:生姜 5 片、红枣 20 枚、红糖 30g(水煎服)。

加减:若症属表虚自汗明显,加黄芪 30g 以益气固表;恶风、肢体酸痛,加桂枝 20g、炒白芍 30g 以调和营卫。

注意事项:不宜与藜芦同用。

(2)阳虚感冒

主证:身热较轻,恶寒微重,头痛身痛,面色发白,四肢不温,语声低微。

兼证:年老体弱,或伴有长期五更泻,水肿虚劳属脾肾阳虚者。

舌脉:舌质淡胖,苔薄白,脉沉无力。

分析:阳气不足,不能温养肌表,故有外寒症状,如语声低微,四肢不温,舌淡体胖,脉沉无力。感受风寒病邪后,表寒更为明显,故风寒多热少症状。风寒束表,阳气不展,络脉失和故头身疼痛。

治法:助阳解表。

方药:参附再造丸。方中以附子、桂枝助阳。气属阳,阳虚气也虚,故人参、黄芪、炙甘草以益气;用羌活、防风、细辛以解表散寒。本方助阳益气与疏表散寒并举,使发汗而不伤正,补益而不恋邪。

方药举例:炙附片 10g(先煎)　　桂枝 20g　　党参 20g　　生黄芪 30g　　山楂 30g
　　　　　　羌活 10g　防风 20g　　细辛 5g　　桔梗 10g　　白刺果 100g　　甘草 10g
　　　　　　炙杏仁 10g 白前 10g　　茯苓 30g　　生姜 10g　　砂仁 10g　　焦三仙各 10g

中药引子:红枣 20 枚、红糖 50g、白萝卜 50g(水煎服)。

加减:若症属恶寒无汗及阳虚的程度不太重者,也可先用麻黄附子细辛汤。

注意事项:热证、阴虚阳亢者忌用,不宜与半夏、瓜蒌、花粉、贝母、白芨同用;阴虚热盛之证及孕妇忌用。

### 4. 血虚感冒

主证:头疼身热,微寒无汗,面色不华,唇甲色淡,心悸头晕。

兼证:产后或月经淋漓过多,肌衄,便血等出血病后。

舌脉:舌淡苔白,脉细或浮而无力。

分析:阴血亏虚,故见头晕心悸、面色不华、唇甲色淡。血虚卫不固,易感外邪而见头痛身热、微恶风寒及无汗等表证。舌质淡,脉细,或浮而无力是血虚外感的征象。

治法:养血解表。

方药:葱白七味饮。本方用葱白、豆豉、葛根、生姜以解表;用地黄、麦冬以滋阴养血,养血而发汗,不致因发汗更伤阴血。

加减:若症属恶寒重,可加苏叶、荆芥,亦可用荆防合四物汤。热重者,加银花、连翘或黄芩,或用柴胡合四物汤;出血未止者,可加阿胶珠、藕节、白芨、三七等。

方药举例:全当归 20g　　白芍 20g　　川芎 20g　　党参 20g　　鸡血藤 30g
　　　　　　荆芥 20g　　防风 10g　　柴胡 10g　　桔梗 10g　　白术 20g
　　　　　　熟地 20g　　炙甘草 10g　炙杏仁 10g　葛根 20g　　炒酸枣仁 20g
　　　　　　茯苓 20g

中药引子:生姜 5 片、红枣 20 枚、红糖 50g、鲜白萝卜 50g(水煎服)。

加减:若症属心烦口渴较甚者,加竹叶 10g、天花粉 10g 以清热生津;咽干咳嗽不爽者,加炒牛蒡子 20g、瓜蒌 30g 以化痰利咽。

注意事项:湿热中阻、肺热痰火、阴虚阳亢等不宜用;又因其润燥滑肠,大便溏泻者慎用。

### 5. 阴虚感冒

主证:头痛身热,微恶风寒,无汗或微汗,或寐中盗汗,头晕心烦,口渴咽干,手足心热,干咳少痰,或痰中带血丝。

兼证:阴虚体质,或体弱病后而常有五心烦热、失眠便秘等见证。

舌脉:舌红,苔剥脱或无苔,脉细数。

分析:阴虚生内热,故见头晕心烦,手足心热;阴虚津少,故口渴咽干,干咳少痰。由于素体阴虚,感邪后邪从热化,故头痛身热,微恶风寒,此为常见风热之证。舌红苔剥,或无苔,脉细数均为阴虚内热之象。

治法:滋阴解表。

方药:加减葳蕤汤。方中以玉竹滋阴生津,以助汗源;葱白、豆豉、桔梗、薄荷发汗解表,以疏散外邪;白薇清热和阴,清而能透;大枣、甘草甘润和中,可助玉竹之养阴。全方发汗而不伤阴,滋阴而不留邪。

加减:

①若表证较重,酌加荆芥、薄荷以祛风解表;

②若咽干,咳嗽,咯痰不爽,加牛蒡子、瓜蒌皮以利咽化痰;

③若心烦口渴较甚,加竹叶、天花粉以清热除烦、生津止渴。

方药举例:玉竹20g    白薇10g    麦冬10g    沙参30g    生地30g    豆根10g
             元参20g    甘草10g    桔梗10g    玉蝴蝶6g    金银花20g    鱼腥草30g
             炒牛蒡子20g    鲜芦根30g    荆芥20g

中药引子:冬果梨一个(切片)、蜂蜜50g、大米50g(水煎服)。

加减:若症属心烦口渴较甚者,加竹叶10g、天花粉10g以清热生津;咽干咳痰不爽,加牛蒡子10g、瓜蒌皮20g以化痰利咽;咳痰带血,加生地黄20g、鲜茅根30g以清热止血。

以上虚人感冒虽以"气虚、阳虚、血虚、阴虚"进行分类,但临床上还可见"气阴两亏、气血不足、阴阳俱虚"等证,需详细辨证,兼顾用药。感冒是临床上常见的外感病,除注意防寒保暖,在气候冷热变化时随时增减衣服外,服用防治方药比较有效。冬春风寒季节,可用贯众、紫苏、荆芥各20g,甘草10g,水煎温服,连服3d。夏月暑湿季节,可用藿香、佩兰各10g,薄荷6g煮汤以代饮料(鲜者用量可加)。如时邪疫毒盛行,可用贯众15g、板蓝根(或大青叶)20g、生甘草10g,煎服,每日一剂。室内可用食醋熏蒸,每立方米空间用食醋5~10ml加水1~2倍,稀释后加热熏蒸2h,隔日一次做消毒,以防传染。

总之,感冒是由于风邪疫毒,在人体卫外功能减弱、不能调节适应之时,从皮毛、口鼻入侵,而致邪犯肺卫、卫外不和等临床见证的外感疾病。辨证时,首先应当根据恶寒、发热的孰轻孰重、渴与不渴、咽喉疼痛与否以及舌苔的黄白、脉象的数与不数等来区别风寒、风热两大类型,再看有无挟暑、挟湿、挟燥、挟食,同时还要分清是一般感冒、虚人感冒,还是时疫感冒。一般感冒病情较轻,属于表实证,虚人感冒多有气虚、血虚、阴虚、阳虚的见证,时疫感冒,病情较重,发病急,传播快,流行广,多属风热证类。治疗感冒以"解表达邪"为原则,根据风寒、风热而分别用"辛温、辛凉"之法,挟暑者配以清暑,挟湿者配以祛湿化痰,挟燥者配以润燥肃肺,挟食者配以消导化滞。虚人感冒根据气虚、血虚、阴虚、阳虚的不同,分别于解表中合用益气、养血、滋阴、助阳等法扶正与祛邪兼顾。既不能发表太过以防伤正,又不宜过进补益,以防邪恋。时疫感冒,要积极防治,需用清热解毒药加以治疗。一般而言,感冒属轻浅之疾,只要能及时而恰当处理,即可较快痊愈,但对年老体弱、婴幼患者及时疫重证,病情容易发生传变,必须加以重视。

注意事项:脾胃虚寒有痰积瘀滞者禁用恶巴豆、畏雷丸、僵蚕、反藜芦。

【附方】

(1)葱豉汤(《肘后备急方》):葱白、豆豉。

(2)荆防败毒散(《外科理例》):荆芥、防风、羌活、独活、柴胡、前胡、川芎、枳壳、茯苓、甘草。

(3)羌活胜湿汤(《内外伤辨感论》):羌活、独活、川芎、蔓荆子、甘草、防风、藁本。

(4)二陈汤(《太平惠民合剂局方》):半夏、陈皮、茯苓、甘草。

(5)银翘散(《温病条辨》):银花、连翘、苦桔梗、薄荷、竹叶、生甘草、荆芥穗、淡豆豉、牛蒡子。

(6)新加香薷饮(《温病条辨》):香薷、鲜扁豆花、厚朴、金银花、连翘。

(7)桑杏汤(《温病条辨》):桑叶、杏仁、沙参、浙贝母、豆豉、山栀、梨皮。

(8)参苏饮(《太平惠民和剂局方》):人参、苏叶、葛根、前胡、法半夏、茯苓、橘红、甘草、桔梗、枳壳、木香、陈皮、姜、枣。

(9)补中益气汤(《脾胃论》):人参、黄芪、白术、甘草、当归、陈皮、升麻、柴胡。

(10)玉屏风散(《世医得效方》):黄芪、白术、防风。

(11)参附再造丸(《通俗伤寒论》):人参、附片、桂枝、羌活、黄芪、细辛、炙草、防风。

(12)麻黄附子细辛汤(《伤寒论》):麻黄、附子、细辛。

(13)葱白七味饮(《外台秘要》):葱白连根、干葛根、新豉、生姜、麦门冬、干地黄、劳水。

(14)四物汤(《太平惠民和剂局方》):当归、白芍、川芎、熟地。

(15)加减葳蕤汤(《通俗伤寒论》):玉竹、葱白、桔梗、白薇、豆豉、薄荷、炙甘草、大枣。

# 第二章　心血管系统疾病

## 心悸临床体会

"心悸"是指病人自觉心中悸动,惊惕不安,甚则不能自主,或同时见有脉象的相应变化,如疾、数、促、结、代、运等脉象单独或相兼出现的一种病证。临床一般多呈阵发性,常因情志波动或劳累而发作,偶尔也有久发不止者。

### 一、病理探究

心悸的形成常与精神因素、体质因素及浊邪因素有关。精神因素主要指惊恐、郁怒,体质因素主要为心血不足、肾阴亏损、阳气虚衰,浊邪因素不外痰、火、水、饮、瘀血及气滞作乱。临床上常见的病因病机主要包括以下几点:

#### 1. 心虚胆怯

由于禀赋不足,后天调养不当,或平素心虚胆怯之人,突受惊恐,如耳闻巨响,目睹异物,或遇险临危,使心惊神慌不能自主,渐至稍惊则心悸不已,正如《济生方·惊悸论治》中所说:"惊悸者,心虚胆怯之所致也。且心者君主之宫,神明出焉,胆者中正之官,决断出焉,心气安逸,胆气不怯,决断思虑,得其所矣。或因事有所大惊,或闻巨响,或见异相,登高涉险,惊忤心神,气也涩郁,遂使惊悸。"此外如大怒伤肝,大恐伤肾,怒则气逆,恐则精却,阴虚于下,火逆于上,亦可动撼心神,而发惊悸。又有痰热内蕴,复加郁怒,胃失和降,痰火互结,上扰心神,而致心悸发生,此即《丹溪心法·惊悸怔忡》中"痰因火动"之说。

#### 2. 心血不足

心主血,心藏神,阴血亏损,心失所养,不能藏神,故神不安而志不宁可诱发本病,正如《丹溪心法·惊悸怔忡》中所说:"怔忡者血虚,怔忡无时,血少者多。"因此,久病体虚、失血过多容易导致心悸;若思虑过度、劳伤心脾,不但耗伤心血,又能影响脾胃生化之源,渐至气血两亏,不能上奉于心者,亦能发生心悸。

#### 3. 阴虚火旺

久病体弱,或房劳过度,或遗泄频繁,胎产过多,伤及肾阴,或肾水素亏之人,水不济火,虚火妄动,上扰心神,而致心悸,正如刘完素《素问玄机原病式·火类》所谓"水衰火旺而扰火之动也,故心胸躁动,谓之怔忡。"

### 4. 心阳不足

大病久病之后,阳气虚衰,不能温养心脉,故心悸不安,此即《伤寒明理论·悸》所说,"其气虚者,由阳气内弱,心下空虚,正气内动而悸也。"

### 5. 水饮凌心

脾胃阳虚,不能蒸化水液,停聚而为饮,饮邪上犯,心阳被抑,因而引起心悸,正如《伤寒明理论·悸》所说,"其停饮者,由水停心下,心主火而恶水,水既内停,心不自安,则为悸也。"

### 6. 瘀血阻络

因瘀血阻滞心络而导致心悸,其原因主要有二:一是由于心阳不振,血液运行不畅;一是由于痹证发展而来,正如《素问·痹论篇》所说,"脉痹不已,复感于邪,内舍于心"及"心痹者,脉不通,烦则心下鼓"。《医宗必读·悸》亦解释说,"鼓者,跳动如击鼓也。"可见风寒湿邪搏于血脉,内犯于心,以致心脉痹阻,营血运行不畅,亦能引起惊悸、怔忡。

综上所述,心悸的病位在心,而与脾、肾、肝密切相关,病理特点为心神不宁。就病因病机概括而言,不外虚、实两个方面,虚者正气虚也,即人体阴、阳、气、血亏损,使心失所养,从而失去主血脉、主神明的功能。实者为气、痰、饮、瘀阻滞心脉,使心气被抑,血脉运行障碍。虚实可以互相夹杂转化,如实证日久,正气亏虚,可见有阴、阳、气、血亏损,而虚证又往往夹有实象,如阴虚可以生内热,灼津成痰,故阴虚常夹痰热。阳虚水湿不能运化,聚生痰饮,水饮内停,水气凌心,故阳虚常夹痰饮。气血虚则血脉运行不利,可导致血瘀之症,痰火内盛、火灼津液伤阴可致阴虚,而水饮内停、阴寒内盛,伤阳可致阳虚。在论治过程中,应高度关注虚实夹杂转化的规律。

## 二、辨证论治

### (一)辨证要点

对于"心悸"一病,应从病人有"心跳""心慌"而不能自主的症状来确立诊断。对于已确诊为心悸的病症,首先当辨其标本虚实,本虚当审之气、血、阴、阳,判断其在哪方面虚甚,标实当辨痰、饮、水、火、瘀血、气滞,判断何邪为主作祟。这主要通过心悸特点及脉象与脉证合参来辨别。

### 1. 心悸特点

虚者若心气虚,心阳虚,则见空虚而悸、气短,活动后加剧。心血虚,心阴虚,则见虚烦而悸,思虑劳神后加剧。

实者如痰火扰心,常见心悸烦躁、胸中烦热及少眠乱梦等热象,痰气上逆则见心悸易惊、胸满胁胀之症状。饮邪上犯之心悸多为惊而眩晕、胸闷、喘憋,或有水肿。瘀血阻络之心悸则心悸惕,多兼心痛或胸痹,唇舌紫暗或有瘀斑。

### 2. 脉象与脉证合参

数脉(一息五至以上),滑数有力为痰火内盛,细数无力为阴虚火旺。

迟脉(一息四至以下)主寒证,沉迟无力多属阳虚内寒。

结代脉:促、结、代三种脉象单独或两种相合出现,通常统称为结代脉。正常人情绪变化或过于激动、悲伤时,痰火内盛之体均可见脉结代,但短时间内即可消失,而气血不足、心血瘀阻者较为多见。若在疾病严重阶段出现,则由心气衰败、气血瘀阻所致,结代脉渐渐恢复正常搏动,是心气恢复的表现,若结代脉加重并渐趋停止,并见神昏抽搐等证,此为心气欲绝之危象。

首先,当辨虚、实二证。由于心悸一证,本虚标实夹杂者甚多,心气虚、心阳虚多伴有瘀血、水饮,心血虚、心阴虚多夹有虚热或痰火,故辨证时还当特别注意虚、实二证的相兼与夹杂。

其次,当辨心悸证候的轻重与危象。若因外来因素而诱发,心悸阵作,时间较短,且可自行恢复正常的,病情较轻;若无外因而腿肿持续,稍活动则心悸加重,或伴有喘憋、水肿者,病情重;若怔忡,大汗淋漓,四肢厥冷,唇口青紫,呼吸微弱,脉渐欲绝,甚者神昏,为心阳衰微欲脱的危急证候。

此外,还当注意"惊悸"与"怔忡"的区别与联系。因惊悸与怔忡之病因不同,故在病情程度上又有轻重之别,正如《秘传证治要诀及类方·怔忡》所说:"怔忡与惊悸若相类而实不同。"怔忡常由内因引起,并无外惊,自觉心中惕惕,稍劳即发,病来虽渐,但全身情况较差,病情较为深重;惊悸则相反,常由外因而成,偶受外来刺激,或因惊恐,或因恼怒,均可发病,发则心悸,时作时止,病来虽速,但全身情况较好,病势浅而短暂。

惊悸与怔忡辨别如下:

| | 惊悸 | 怔忡 |
|---|---|---|
| 病因 | 多因外受惊恐恼怒引发(平素心虚胆怯)。 | 多由内因所成(素体脏腑亏虚)久病遇劳即发。 |
| 病情 | 病浅易治,可自行缓解。 | 病深难治,持续发作。 |
| 主证 | 心卒动而不宁。 | 心中躁动不安。 |
| 病性 | 实中带虚(多痰火为患心虚胆怯),多功能性。 | 虚证为多,也有虚中夹实(多气血不足,心血瘀阻),多器质性。 |
| 治则 | 以镇惊为主。 | 以补虚为主。 |

(二)治疗法则

心悸一病,当分清虚实而论治。凡气血、阴阳亏虚不能营养心神之虚证,治宜分别选用养血、益气、滋阴、温阳等法;凡因痰火、水饮、气滞、瘀血阻滞心脉之实证,治宜分别采取化痰清火、化痰蠲饮、行气活血等方法。虚实兼夹者,病情较为复杂,当分清主次缓急,互相兼顾,补虚与祛邪并施,或有所侧重。因心中悸动不安为本病临床主要症状,故又常在补虚及祛邪基础上,酌情配伍镇心安神或养心安神的一些方药。

(三)分型论治

1. 心虚胆怯证

主证:心悸不宁,善惊易恐、食少纳呆。

兼证:坐卧不安,少寐多梦。

舌脉:舌苔薄白或如常,脉象虚数,结代或弦滑促。

证候分析:惊则气乱,心神不能自主,而致心悸。心不藏神,心中惕惕,则善惊易恐,坐卧不安,少寐多梦。脉虚数,结代或弦滑促为心神不安、气血逆乱之象。本型病情较轻,时发时止,重者怔忡不宁,心慌神乱,不能自主。

治法：镇惊定志，养心安神。

方药：《医学心悟》安神定志丸加琥珀、磁石、朱砂治之，用龙齿、琥珀、磁石以镇惊宁心，用朱砂拌茯神、菖蒲、远志以安神定志，用人参(可用党参代)益心气。

加减：若心气虚不甚明显，一般不用人参；若惊悸心虚胆怯，可加炙甘草以补益心气；若心阴不足，加炒柏子仁、炙五味子、炒酸枣仁以养心安神收敛心气；若心悸而烦，善惊痰多，食少泛恶，舌苔黄腻，脉象滑数者，是因痰热内扰、胃失和降、心神不安之故，可用黄连温胆汤以清痰热、和胃降浊，痰热清则心自安。方中也可加入酸枣仁、炙远志等以安神养心。

方药举例：人参 10g　　琥珀 3g(细末冲服)　　龙齿 30g　　磁石 30g(先煎)

石菖蒲 15g　　炙远志 15g　　茯神 30g　　丹参 30g　　太子参 20g

炙甘草 15g　　生龙牡各 30g(先煎)　　朱砂 0.5g(细末分次冲服)　　麦冬 10g

炙五味子 30g　　制白刺果 100g　　炒白术 30g　　炒山药 30g　　焦三仙各 15g

中药引子：生姜 5 片、红枣 20 枚、红砂糖 30g(水煎服)。

加减：对于心气虚损明显者，加党参 30g、炙黄芪 50g 以加强益气之功；兼心阳不振者，加桂枝 20g、炙附子 10g(先煎)以温通心阳；兼心血不足者，加阿胶珠 12g、制何首乌 20g、龙眼肉 15g 以滋养心血；兼心气郁结、心情烦闷、精神抑郁者，加炙柴胡 20g(细末冲服)、郁金 20g、合欢皮 30g、绿萼梅 15g 以疏肝解郁。

注意事项：朱砂不能过量或持续服用，可致汞中毒；灵磁石重镇之品多伤气，故可暂用而不可久服。

### 2. 心脾两虚证

主证：心悸，头晕乏力。

兼证：面色不华，神疲倦怠。

舌脉：舌质淡薄苔，脉象细弱或结代。

证候分析：心血不足，不能养心，故而心悸；心血亏虚，不能上营于脑，故而头晕；心主血脉，其华在面，血虚故面色不华；血亏气弱，故倦怠无力神疲。舌为心之苗，心主血脉，心血不足，故舌质淡红，脉象细弱。

治法：补血养心，益气安神。

方药：《济生方》归脾汤加减。方中当归、龙眼肉补养心血，人参、炙黄芪、炒白术、炙甘草益气健脾，以资生血之源，炒酸枣仁、茯神、远志安神定志，再辅木香行气，使之补而不滞。

加减：若症见心动悸而脉结代者，为气虚血少，血不养心所致，宜用炙甘草汤益气养血、滋阴复脉。方中炙甘草甘温复脉、以利心气，人参、大枣补气益胃，桂枝、生姜辛温通阳，地黄、阿胶(细末冲服)、麦冬、火麻仁滋阴补血，以养心阴，诸药相配能使气血充盈，则心动悸，脉结代之症可解。若热病后期，损及心阴而致心悸者，可用生脉散益气养阴。本方人参补益元气，麦冬养阴，五味子收敛耗散之肺气，三药合用，有益气养阴之功。

方药举例：党参 30g　　炙黄芪 50g　　炒白术 30g　　当归 30g　　炙远志 15g

茯神 20g　　麦冬 15g　　五味子 20g　　炙甘草 20g　　木香 6g

炒酸枣仁 30g　　陈皮 10g　　龙齿 30g　　炙百合 15g　　浮小麦 30g

中药引子：生姜 5 片、红枣 20 枚、红砂糖 30g(水煎服)。

加减:若症兼阳虚者,加炙附子10g(先煎)、煅龙骨30g(先煎)、煅牡蛎30g(先煎);若阴虚者,重用麦冬20g,加生地黄20g、阿胶珠15g(细末冲服)、北沙参20g、玉竹20g、石斛20g以养阴;纳呆腹胀者,加炒陈皮15g、炒谷芽30g、炒麦芽30g、炒神曲20g、炒山楂30g、炒鸡内金30g、炒枳壳15g,以行气消食;失眠多梦者,可加合欢皮30g、夜交藤30g、炒柏子仁15g、炒莲子心10g,以养心安神。

注意事项:有实邪者及阳虚阳盛者慎用。

### 3. 阴虚火旺证

主证:心悸易惊,心烦少寐,五心烦热,口干,盗汗;思虑劳心,则症状加重,伴有耳鸣,腰酸,头晕目眩。

兼证:手足心热,腰酸耳鸣,头晕目眩。

舌脉:舌红少津,少苔或无苔,脉象细数。

证候分析:肾阴不足,水不济火,肾水不能上济于心,以致心火内动,扰动心神,故心悸而烦,不能安眠。阴虚于下,则见腰酸,阳扰于上,则眩晕耳鸣,手足心热。舌质红,脉细数,皆为阴虚火旺之证。

治法:滋阴清火,养心安神。

方药:《摄生秘剖》天王补心丹,或《医学发明》朱砂安神丸为治。二方同为滋养阴血、清心安神之剂。天王补心丹适宜偏于阴虚而火不甚旺者,方中生地、元参、麦冬、天冬等养阴清热,当归、丹参补血养心,人参补益心气;朱砂、茯苓、远志、枣仁、柏子仁安养心神,五味子收敛心气,桔梗引药上行,以通心气。朱砂安神丸对虚烦咽燥、口干口苦等热象较著者相宜,方中朱砂重镇安神,当归、生地养血滋阴,黄连清心火,使心肾相通,水火既济,则神得安宁。诸药相伍,有泻心火、养心阴、补心血、宁心神四种功效,为治疗心神不安、烦躁心悸的常用方药。

加减:若症属阴虚火旺而兼见五心烦热,梦遗腰酸者,为阴虚相火妄动之故,可用《医宗金鉴》知柏地黄丸化裁,以滋阴降火。

| 方药举例:麦冬10g | 五味子10g | 生地30g | 北沙参30g | 元参20g |
|---|---|---|---|---|
| 北丹参30g | 太子参30g | 苦参10g | 炙甘草10g | 白芍20g |
| 当归20g | 丹参30g | 制白刺果100g | 桔梗10g | |

中药引子:生姜5片、红枣20枚、红砂糖30g、大米30g、冬瓜50g(水煎服)。

加减:若症属肾阴亏虚,虚火妄动,遗精腰酸者,加炙龟板30g(先煎)、熟地黄20g、知母15g、黄柏10g,或加服知柏地黄丸以滋阴降火;若口燥咽干,口舌生疮者,酌加石斛15g、炒莲子心10g以增强养阴清心之效;汗多者,加浮小麦30g、知母20g、麻黄根15g以养心敛汗;脉弱者,加炙黄芪50g以补气生脉。

注意事项:腹满便溏、湿邪壅滞者忌用。

### 4. 心阳不振证

主证:怔忡胸闷,体倦懒言,胸闷气短。

兼证:面色苍白,形寒肢冷。

舌脉:舌质淡,苔白,脉象虚无力。

证候分析:久病体弱,损伤心阳,心失温养,故心悸不安。胸中阳气不足,故胸闷气短。心阳虚弱,血液运行迟缓,肢体失于温煦,故形寒肢冷,面色苍白。舌质淡白,脉象虚弱,或沉细而数,或沉迟结代,均为心阳不足、鼓动无力之征。

治法:温补心阳,安神定悸。

方药:《伤寒论》桂枝甘草龙骨牡蛎汤加减。方中桂枝、甘草温补心阳,龙骨、牡蛎安神定悸,可加人参、附子以温阳益气。

加减:若症见病情严重、汗出肢冷、面青唇紫,喘憋不能平卧者,当知此为心阳欲脱之心悸危候,应在上方基础上重用人参、附子,加服黑锡丹以回阳救逆。若心中空虚而悸,脉沉迟,形寒肢冷尤甚,此为心肾阳气皆虚、阴寒内盛的症状,可用麻黄附子细辛汤加党参、炙甘草治之。

方药举例:炙附片 15g(先煎)　　桂枝 20g　　炙黄芪 50g　　黄精 20g　　炙甘草 15g

生龙牡各 30g(先煎)　　党参 30g　　酒当归 20g　　炮干姜 6g　　炒白术 30g

茯苓 30g　　炒小茴香 10g　　元肉 10g　　制白刺果 100g

中药引子:生姜 5 片、红枣 20 枚、红砂糖 30g(水煎服)。

加减:若症属形寒肢冷者,加人参 10g(另煎),重用炙黄芪 50g,再加鹿茸 3g 以温阳散寒;若大汗出,重用人参 15g(单煎)、黄芪 100g、煅龙骨 30g(先煎)、煅牡蛎 30g,加山茱萸 30g、浮小麦 30g 以益气敛汗,或用参茸汤另煎服;兼水饮内停者,加葶苈子 20g(包煎)、五加皮 15g、车前子 15g(包煎)、泽泻 15g 以利水化饮;夹瘀血者,加紫丹参 30g、赤芍 30g、川芎 20g、桃仁 15g、红花 15g 活血化瘀;兼阴伤者,加麦冬 15g、枸杞子 20g、玉竹 15g、炙五味子 20g 以养阴。

注意事项:阳虚热盛者及孕妇禁用。

### 5. 水饮凌心证

主证:心悸胸憋,下肢浮肿,形寒肢冷,伴有头晕,恶心呕吐。

兼证:眩晕肢冷,胸脘痞满,小便短少,渴不欲饮,恶心吐涎。

舌脉:脉象弦滑,舌质淡胖,苔白滑。

证候分析:水为阴邪,赖阳气化之,今阳虚不能化水,水邪内停,上凌于心,故见心悸。阴邪乘于阳位,故见胸憋;水饮凌心犯肺,故见喘咳;气化不利,水液内停,则渴不欲饮,小便短少或下肢浮肿;阳气不能达于四肢,不能充于肌表,故形寒肢冷;水饮中阻,清阳不升,则见眩晕;气机不利,故胸膈痞满。舌苔白滑、脉象弦滑,亦为水饮内停之象。

治法:振奋心阳,化气行水。

方药:《金匮要略》苓桂术甘汤加减。方中茯苓淡渗利水,桂枝、甘草通阳化气,白术健脾去湿。

加减:若症属水饮上逆、恶心呕吐者,加半夏、陈皮、生姜之品以和胃降逆;若肾阳虚衰,不能制水,水气凌心,证见心悸喘咳,不能平卧,小便不利,浮肿较甚者,此属心悸危候之列,宜用真武汤加减,以温阳行水,恰如丽日当空,则阴霾自散。若心脾阳气虚弱,水饮停聚,水气凌心,证见心悸水肿,倦怠乏力者,可用春泽汤加减。此方药物即五苓散加人参,具有益气健脾、化气行水之功。

方药举例:党参 30g　　炮附子 10g(先煎)　　桂枝 30g　　茯苓 30g　　猪苓 15g

泽泻 20g　　白术 30g　　赤芍 20g　　炙甘草 20g　　生姜 10g

制白刺果 100g　　葶苈子 15g

中药引子:生姜 5 片、红枣 20 枚、红砂糖 30g、白萝卜 30g(水煎服)。

加减:若症属气虚者,加黄芪 50g、人参 10g(单煎)以补气;水肿较甚者,重用猪苓 30g、车前子 30g(包煎)、生薏米 30g、赤小豆 30g 以利水消肿;若腹中胀满,加炒莱菔子 20g、姜厚朴 15g、炒麦芽 30g 以消滞行气;若肾阳不振,酌加肉桂 10g 以补火祛寒、温阳行水。

注意事项:无水肿及孕妇忌用。

### 6. 心血瘀阻证

主证:心悸不安,阵发心痛,面唇色暗。

兼证:胸闷不舒,唇甲青紫。

舌脉:舌质紫暗或有瘀斑,脉涩或结代。

证候分析:心主血脉,心脉瘀阻,心失所养,故心悸不安,血瘀气滞。心阳被抑,则胸闷不舒;心络挛急,则心痛时作;脉络瘀阻,故见唇甲青紫。舌质紫暗,或有瘀斑,脉涩或结代,皆为瘀血蓄积、心阳阻遏之征。

治法:活血化瘀,理气通络。

方药:选用《素庵医案》桃仁红花煎加减。方中桃仁、花红、丹参、赤芍、川芎活血化瘀,延胡索、香附、青皮理气通脉,生地、当归养血和血。

加减:可加入桂枝、甘草以通阳气,加龙骨、牡蛎以镇心神。诸药合用,使心络通畅,则悸痛自止。若痰瘀闭阻者,兼见痰多泛恶、纳呆、舌苔厚腻、脉滑等症,可合入瓜蒌薤白半夏汤以宽胸化痰。

方药举例:丹参 30g　赤芍 30g　川芎 30g　红花 20g　瓜蒌 30g　薤白 6g　枳实 10g　姜半夏 15g　党参 30g　郁金 15g　炒元胡 30g　檀香 10g　益母草 30g　茯苓 30g　炒陈皮 15g

中药引子:生姜 5 片、红枣 20 枚、红砂糖 30g、白萝卜 30g(水煎服)。

加减:气滞血瘀者,加炙柴胡 20g、制香附 20g 以升降气机;络脉痹阻、胸部窒闷者,加沉香 6g(后煎)、降香 10g 以行气活血;夹痰浊,胸满闷痛,苔浊腻,胸痛甚者,加炙乳没各 15g、炒五灵脂 15g、生蒲黄 10g(包煎)、三七粉 10g(分次冲服)以祛瘀止痛。

注意事项:无瘀滞者禁用,不宜与藜芦同用,孕妇慎用。

总之,心悸是病人自觉心中悸动,甚则不能自主的病证,有惊悸、怔忡之区别。在临床上大致分为"心虚胆怯、心血不足、阴虚火旺、心阳不足、水饮凌心、心血瘀阻"等六个类型。每个类型各有特点,临证时应当详细辨别,随证施治,才能取得应有的疗效。治疗心悸的原则当滋润以养阴血,甘温以补阳气,辛温以通阳,重镇以降逆,活血通络,清热化痰,并根据不同的病情而灵活运用。现将上述治疗原则,概括为"镇、养、化、温"四法:

(1)镇

指镇心定悸法。多用于心胆素虚,又受惊恐引发之惊悸,也用于七情过激、恼怒气逆、心肝火旺所致之心悸。在心气虚衰、心阳欲脱、怔忡不止时,也常配用于"益气、回阳、固脱"方剂。凡用镇心定悸法,患者多有心悸善惊易恐或心中空虚、惕惕而动、坐卧不宁、少寐多梦等心神不宁见症,常用药物为磁石、朱砂、琥珀、生铁落、生龙骨、生牡蛎、生龙齿、珍珠母、紫石英等,代表方剂为磁朱丸。

(2)养

指养血安神和养阴消火法。①养血安神法:凡由思虑过度,劳伤心脾,或饮食不节,损伤脾胃致化源不足,心肝血虚,或久病体弱,或失血过多而致之心悸,需用养血安神法,患者常有心悸头晕、面色无华、倦怠乏力、舌淡苔薄、脉细或脉细而结代等见症。此法在用养血药的同时,多配用益气健脾之品,常用药物为丹参、当归、白芍、何首乌、夜交藤、柏子仁、枣仁、党参、茯神等。代表方剂为归脾汤、养心汤、炙甘草汤等。②养阴清火法:凡久病体虚或热病伤阴而致心阴不足或肾水亏耗之人,阴虚而火旺,虚火上扰,或因肾水不足、心肾不交、心火妄动、心神不宁者所致之心悸,当用养阴清火法。患者常见心烦而悸、少寐乱梦、头晕目眩、腰酸耳鸣、手足心热、舌红少苔、脉弦细数或促、结等证,常用药物为生地、元参、丹参、黄连、阿胶、旱莲草、女贞子、麦冬、五味子、山栀、连翘、莲子心等,其代表方剂为朱砂安神丸、天王补心丹、知柏地黄丸、黄连阿胶汤等。

(3)化

指化痰清热和化瘀活血法。①化痰清热法:凡脾胃受伤而健运失司,痰湿内生,蕴久化热,或情志不遂,肝气久郁化火,煎熬津液为痰,或阳盛之体,过食肥甘辛辣之人,常容易生痰化热。由痰热内停、扰动心神而致心悸者,可用化痰清热法,患者常见心悸善惊、胸脘痞闷、烦躁痰盛、夜寐多梦、面赤口渴、苔黄腻、脉弦滑数或促结等证。常用药物为陈皮、半夏、胆南星、天竺黄、竹沥水、菖蒲、远志、郁金、苦参等。代表方剂为温胆汤、黄连温胆汤、导痰汤、小陷胸汤等。②化痰活血法:凡由风寒湿邪所致之痹证,因邪气久羁,脉痹不已,内舍于心而致心血瘀阻,或心气不足、心阳不振、无力鼓动血行导致瘀血内停以及缘于感受外邪或体内气、血、痰、水等运行失常所引起的气滞血瘀、气虚血瘀、热与血结、湿阻血聚、寒凝血泣、痰瘀互阻等均系导致心悸之诱因。临床所见为病程日久或久治不愈,心悸不宁,伴胸闷而痛、口唇指甲紫暗、唇舌齿龈有瘀斑、瘀点,脉涩、结代等象。凡有血瘀存在,应当采用化瘀活血法,常用药物为桃仁、红花、丹皮、赤芍、丹参、生蒲黄、五灵脂、苏木、三七、琥珀等,其代表方剂有失笑散、血府逐瘀汤等。

(4)温

指温通心阳和温阳行水法。①温通心阳法:凡大病久病之后,阳气虚衰,不能温煦心脉,或胸阳不展,气机痹阻所致之心悸惕动,皆可用此法。患者常有心中空虚、惕惕而动、面色苍白、胸闷气短、胸痛彻背、形寒肢冷、舌淡苔白,脉细弱或沉细、结代等象。常用药物为桂枝、薤白、荜茇、白酒、人参、干姜、炮附子、肉桂心等。代表方剂为桂枝甘草汤、桂甘龙牡汤及瓜蒌薤白白酒汤等。②温阳行水法:凡脾肾阳虚,不能蒸化水液,而致水饮内停,水饮之邪上逆,凌心犯肺,故症见心悸喘憋,当用温阳行水法。患者常有心悸眩晕、胸脘痞满、浮肿尿少、渴不欲饮,甚或恶心、咯吐痰涎、苔白水滑、脉滑或结代等症,常用药物为茯苓、泽泻、桂枝、白术、附片、猪苓等,其代表方剂为苓桂术甘汤、五苓散、真武汤等。

"镇、养、化、温"四法,临床上常互相配合使用,但谨守病机、灵活立法是取得疗效的关键。心悸初期,治疗及时,比较容易恢复。若失治或误治,病情也可由轻转重,由实转虚。如年迈体衰,心病及肾,真气亏损者,治疗较难,恢复亦慢。对心悸危候,应及时抢救。临床上掌握心悸发生的时间长短以及服药后病情的转归(好转或恶化)是极为重要的。在治疗期间,应尽量使病人避免精神刺激,营造良好的生活环境,充分休息。加强生活护理,少食辛辣油腻食物,对本病的治疗与恢复十分重要。

# 第三章　消化系统疾病

## 胃脘痛临床体会(附:吐酸、嘈杂)

一般将两侧肋下缘连线以上至鸠尾形似梯形的部位称为胃脘部,而将由脾胃功能障碍所引起的胃脘部疼痛称之为"胃脘痛",又称"胃痛"。

### 一、病理探究

胃脘痛在临床上极为多见。一般而言,早期表现多属实证,其病主要在胃,间可旁及于肝,晚期则以虚为主,亦有虚实夹杂者,其病主要在脾,或脾胃同病,亦即所谓"实则阳明,虚则太阴"。胃脘痛发生的常见原因可概括为病邪犯胃、饮食不节、肝气郁结及脾胃虚弱等几个方面。

#### 1. 外邪犯胃

外受风寒暑湿之邪,最易客于胃腑,胃气受伤,轻则气机壅滞,重则不降而逆上,证见胃脘作痛。外邪之中,当以寒邪、暑邪伤胃居多。冬令以寒邪为主,寒主收引,气机不畅,故作胃痛,如《素问·举痛论》所言,"寒气客于胃肠之间,膜原之下,血不得失,小络急引故痛……"夏季以暑邪为主,暑必夹湿,湿热中阴,气机逆乱,亦生胃痛。

#### 2. 饮食不节

胃主受纳,开窍于口,若饮食不节,饥饱失调,寒热不适,或过食肥甘,酷嗜烟酒以及过用伤胃药物,则可伐伤胃气,导致气机阻滞而发生疼痛。从目前临床来看,以过食肥甘、嗜好烟酒最为常见,故其病机多是生湿蕴热,积于中州,阻碍气机而引起胃痛。《医学正传》指出:"致病之由,多是纵恣口腹,喜为辛酸,恣饮热酒煎煿,复餐寒凉生冷,朝伤暮损,日积月深,自郁成积……故胃脘疼痛。"

#### 3. 情志不畅

各种精神因素,如气郁恼怒伤肝,肝气失于流泄而郁结,横逆犯胃证,气机阻滞。忧思焦虑伤脾,脾气不运,气机失畅,故能引起胃痛。即如《素问·六元正纪大论》所言,"木郁之发……民病胃脘当心而痛。"气为血帅,血为气配,气滞日久,病及血络,气血瘀阻,胃痛日甚,气郁化火,煎熬津液,阴津耗伤,则胃痛缠绵。

#### 4. 脾胃虚弱

思虑劳倦过度,失血过多,久病伤及脾胃,或素体脾胃虚弱,运化无权,气机升降无力,中焦气机阻滞,故而胃痛。中气不升而反下陷,脾运失司,胃气阻滞,则可胃痛。若脾胃阳虚,阴寒内生,脉络失于温养,则拘急作痛。胃阴受伤,胃失濡养,气机失调,亦致胃痛。

综上所述,胃痛与胃、肝、脾关系最为密切,初起病位主要在胃,间可旁及于肝,久病则主要在脾,或脾胃同病。胃为阳土,主受纳、腐熟水谷,以和降为顺。胃气一伤,初则壅滞,继而上逆,此即气滞为病。究其原因,首先是胃气的壅滞,无论外感、食积均可造成;其次肝气郁结,横逆犯胃,亦可造成气机阻滞,即所谓肝胃气滞。气为血帅,故气滞日久,必致血涩,终致血瘀。另外,"气有余便是火",气机不利,蕴久化热,肝胃蕴热可暗耗阴液,或血脉瘀阻而新血不生,阴血虚少则胃阴不足。胃病日久,必内传脾,脾为阴土,主运化输布,以升为健,故脾气受伤,轻则中气不足,运化欠力,进则中气下陷而为壅滞。再者,脾胃虚寒,则胃络失温。总之,其病因虽有前述种种不同,病机尚有虚实寒热、在气在血之异,但其发病原理却有共同之点,即所谓"不通则痛"。若久病损伤胃络,则可见呕血、便血等证。

### 二、辨证论治

#### (一)辨证要点
应注意鉴别以下五点:

##### 1. 辨寒热
遇寒受凉或过食生冷则胃中绞痛,得温可减,伴口淡不渴者属寒;胃脘灼痛,痛势急迫,得冷饮则适,伴口干口苦者属热。

##### 2. 辨虚实
凡属暴痛,痛热剧烈,痛而拒按,食后痛甚或痛而不移者属实,而疼痛日久,痛势绵绵,痛而喜按,得食痛减,痛无定处者属虚。壮年新病者多实,年衰久病者多虚,补则痛剧者为实,攻而痛甚者为虚。

##### 3. 辨气滞血瘀
从疼痛的性质而言,若以胀痛为主,伴有嗳气者属于气滞,痛如针刺或刀割者属于血瘀。从疼痛的部位而言,痛处游走不定,攻冲作痛者为气滞,痛处固定或扪之有包块者为血瘀。从病程分析,初病、病在经属气滞,久病不愈者,多属血瘀。

##### 4. 辨在胃、在肝、在脾
在胃:胃病初犯,多由外感、伤食所致,症见胃脘胀满,疼痛,嗳气倒饱,大便不爽,脉滑等。
在肝:胃痛反复发作,多与情志不遂有关,胃脘胀痛连胁,窜走不定,太息为快,脉弦等。
在脾:胃痛日久,胃中隐痛,饥饿为甚,进食可缓,面色萎黄,疲乏无力,大便溏薄,脉缓等。

##### 5. 胃痛与真心痛的区别
胃痛多有胃病史,除胃脘疼痛外,尚伴有嗳气、泛酸、纳食不香、大便不调等症,结合胃肠道钡餐造影、胃镜等可以诊断。

真心痛多有心脏病史,除有心窝部疼痛症以外,多见于中年以上,伴胸闷憋气、心慌心悸、唇甲紫黯、脉代结等症,结合心电图及生化检查可资鉴别。

由于在胃在肝以实证居多,初病在气,其中受寒、冒暑、伤食、积热又多发胃病,致胃气壅滞;情志不遂则使肝病,致肝胃气滞,气滞郁久化热或久病入络。在脾以虚多见,虚中夹实间或有之,脾病或见脾气虚弱,或见中气下陷,或见脾阳不振。故胃脘痛之治疗,治胃当以理气和胃通降为主,依病因之异,或散寒,或祛暑,或消食,或清热,或消瘀,分别施治;治肝以疏肝解郁为主,化热则清肝,入络则行血;治脾以健脾益气为主,下陷则升提,虚寒则温补。

(二)分型论治

1. 胃气壅滞

(1)寒邪犯胃

主证:突然发作,疼痛如绞,得温则减,多有受寒病史。

兼证:畏寒,遇寒疼甚,口不渴,喜饮热汤,饮入疼痛稍减。

舌脉:舌苔薄白,脉浮紧。

证候分析:突受寒邪之侵或过食生冷之物,寒邪客胃。寒主收引,阳气郁遏不得舒展,胃腑拘急故作胃痛,痛如刀绞。寒得温则散,故胃痛得温熨或饮热汤则减。阳气不达四末,故见手足不温,甚则畏寒喜暖,苔薄白,脉浮紧亦为寒盛之象。

治法:散寒止痛。

方药:轻症可用局部热熨,或服生姜热汤,或艾灸中脘、足三里等即可止痛,重者则以良附丸加味调之。方中以高良姜、香附温中散寒,行气止痛,再加荜澄茄、桂枝、荜拨、吴萸等以增加散寒止痛之力。若兼外感,症见恶寒身痛等时,可加苏叶、豆豉及桂枝等以辛温疏解,或合用香苏饮以疏表散寒止痛;若因夏日露宿,感受阴暑而致胃痛者,应加香薷、藿香、佩兰以芳化和中。

方药举例:炒吴萸 10g　　高良姜 10g　　制香附 10g　　桂枝 20g　　姜半夏 10g
　　　　　荜澄茄 6g　　　生姜 10g　　　焦三仙各 10g　炒陈皮 10g　　苏叶 10g
　　　　　白刺果 100g　丁香 3g(后煎)　焦白术 20g　　炒小茴香 10g　姜厚朴 15g
　　　　　炒白蔻 10g(捣后煎)　　　　　制紫苏 15g

中药引子:生姜 5 片、红枣 20 枚、白萝卜 30g、红砂糖 30g(水煎服)。

加减:兼风寒表证者,加防风 20g、羌活 15g 以疏风散寒解表;寒热错杂者,加炒黄连 10g、炒吴茱萸 6g 以辛散郁热,苦降蕴火,温化寒邪,调和阴阳;寒夹食滞者,宜加炒枳实 10g、熟军 10g(后煎)、焦三仙各 10g 以消食导滞;四肢酸楚者,加葛根 20g。

注意事项:凡肺脾有郁火实热者禁用。

(2)饮食停滞

主证:胃脘胀痛,以胀为主,得嗳气或矢气则舒。

兼证:嗳气倒饱,饥时稍舒,进食加重,甚则呕吐不消化食物,吐后痛减,或大便不畅。

舌脉:舌苔白厚或腻,脉滑。

证候分析:饮食不节,伐伤胃气,受纳腐气失司,食滞气壅,故胃脘胀痛。以胀为主,得嗳气则气滞得泄,得呕吐则食积得减,故胀痛稍缓。饮食伤胃,食滞于中,蕴久化热,则嗳气倒饱,饥时稍适。饮食停滞,升降失司,传导不力,故大便不畅。舌苔白厚或腻、脉象滑均为食积之象。

治法:消食导滞。

方药:保和丸合香苏饮加减。保和丸合二陈汤和中化痰、消痞除满,加神曲、山楂、谷麦芽等以消食导滞,苏梗以理气消胀、和胃降逆,香附以调气和血,再加连翘清热祛腐,以除食积蕴久所化之热。若胃脘胀痛明显,可加枳实、厚朴、莱菔子、大腹皮、槟榔等以宽中下气;若时值暑日,进食不洁或酸馊之物而见上症者,则加藿香、佩兰、荷叶等以芳化湿浊、调和胃气;若感觉风寒,兼见泻热,则改用枳实导滞丸化裁。

方药举例:苏梗 10g    制香附 15g    炒陈皮 15g    连翘 20g    焦三仙各 15g

     姜半夏 15g    茯苓 30g    炒槟榔 15g    炒莱菔子 20g    炒砂仁 10g(后煎)

     炒刀豆子 15g    制白刺果 100g    姜厚朴 15g    炒枳壳 15g    炒鸡内金 30g

     炒白术 30g    茯苓 20g    炒陈皮 15g    熟军 10g(后煎)

中药引子:生姜 5 片、红枣 20 枚、白萝卜 20g、大米 30g(水煎服)。

加减:若症属停食感寒兼恶寒发热表证,加紫苏叶 12g、荆芥穗 15g 以疏解表邪;兼胃气上逆,呕吐呃逆明显,加橘皮 12g、姜半夏 9g 以降逆止呕;食积郁热,加连翘 15g、黄连 6g 等以清泻郁热。

注意事项:气虚下陷及无积滞者禁用。

## 2. 肝胃气滞

主证:胃脘胀痛,连及两胁,攻撑走窜,每因情志不遂而加重。

兼证:喜太息。

舌脉:舌苔薄白,脉象弦滑。

证候分析:肝气郁结,横逆犯胃,肝胃气滞,故胃脘胀痛。气病多游走,胁为肝之分野,故胃痛连及两胁,攻撑走窜,每因情志不遂而加重。气机不畅,故以太息为快。苔薄白、脉弦滑亦为肝胃不和之象。

治法:疏肝理气,和中止痛。

方药:柴胡疏肝散加减。

此方由四逆散加味而成,其功用在于"疏肝理气,调和脾胃"。方中青皮、陈皮以疏理气机,川芎疏血中之气,香附调气中之血,共奏疏肝理气、和中止痛之效,还可加郁金以疏肝解郁。若胀满明显,可加香橼皮、佛手、绿萼梅以理气消胀;若疼痛较著,加元胡、川楝子以理气活血止痛;若气郁化热,舌边尖红,心烦易怒,可加山栀、丹皮清泄肝热。值得注意的是,肝体阴而用阳,则切忌过用香燥疏泄之品,以免耗伤阴液,反致脘痛缠绵难愈。

方药举例:醋炒柴胡 15g    炒枳壳 20g    炒白芍 20g    制香附 20g

     炙甘草 20g    炒青陈皮各 10g    焦三仙各 20g    旋覆花 10g

     广郁金 15g    佛手 15g    川芎 10g    炒川楝子 10g    炙延胡 15g

     制白刺果 100g    当归 20g    八月札 10g

中药引子:生姜 5 片、红枣 20 枚(水煎服)。

加减:若症属肝郁化热、嘈杂反酸明显者,加炒吴茱萸 6g、姜黄连 10g 以清泻肝胃之郁热;脘胁胀满、腹痛便溏兼脾虚者,加太子参 20g(炒)、陈皮 10g、炒白术 30g 以健脾疏肝;呃逆者,加旋覆花 20g(包煎)、代赭石 30g(先煎)以顺气降逆;吞酸甚者,加海螵蛸 20g、煅瓦楞子 30g(先煎),或煅牡蛎 30g(先煎)以和胃制酸。

注意事项:凡阴虚于下、阳盛于上血虚者禁用。

### 3. 肝胃郁热

主证:胃脘灼痛,痛势急迫。

兼证:嘈杂泛酸,口干口苦,渴喜凉饮,烦躁易怒。

舌脉:舌红苔黄,脉弦滑数。

证候分析:"气有余便是火",气机壅滞,郁久化热,热积中州,故胃脘灼痛;痛势急迫亦有二热移胃者,症见脘胁烦痛,坐卧不宁,泛酸嘈杂,胃热灼津,故口干口苦而喜凉饮;热扰神明,故烦躁易怒。舌红苔黄、脉弦滑数亦为肝胃蕴热之象。

治法:泄热和胃。

处方:胃热津伤时,以白虎汤加味;胃肠蕴热、腑气不通时,用泻心汤;肝热移胃,以化肝煎加减。

白虎汤以生石膏为主清泄胃热,知母清热除烦,粳米、甘草益胃和中。津伤较重者,加芦根、花粉生津以清热;胀痛较著时,加佛手、香橼皮、元胡等以理气和胃止痛;胃热积久,腑气不通,则宜釜底抽薪。泻心汤功效卓著,以黄连、川芎、栀子、大黄清胃通腑,腑气得通,气机调畅,疼痛自解。若属肝胃蕴热则化肝煎最宜,方中以陈皮、青皮理气调肝,贝母散结开郁,白芍敛肝柔肝,丹皮、栀子清泄肝热,还可加左金丸以苦辛通降。

目前,烟酒太过也是引起胃痛的重要因素,而烟酒皆属火热之品,太过则致胃中积热而烧灼作痛。治疗时宜清热与生津同治或清热与除湿合参,结合症状舌脉而施治。另外,邪热蕴久则可成毒,故胃黏膜早期见充血、水肿,久则糜烂、渗血,甚成溃疡。此时选用连翘、银花、公英、地丁、苡仁、土贝母以清热解毒,对胃病治疗有其积极意义。所以在清胃药物的选择上,清热解毒类药值得提倡。

方药举例:醋炒柴胡 20g　炒黄芩 10g　　姜半夏 10g　　　佛手 10g
　　　　　姜黄连 10g　　香橼皮 10g　　制延胡索 10g　　炒吴茱萸 6g
　　　　　炒川楝子 15g　连翘 20g　　　焦三仙各 15g　　制白刺果 100g
　　　　　炒白术 30g　　制香附 15g　　炒鸡内金 30g　　蒲公英 30g

中药引子:生姜 5 片、红枣 20 枚、红砂糖 20g、白萝卜 30g(水煎服)。

加减:若症属胃脘胁胀满、腹痛便溏者,加太子参 20g、炮肉豆蔻 10g(去油)、炒陈皮 10g;呃逆者,加旋覆花 10g(包煎)、代赭石 30g(先煎)、丁香 3g 以顺气降逆;吞酸者,加海螵蛸 20g、煅瓦楞子 30g(先煎)以和胃制酸。

注意事项:阴虚有火无气滞症状者忌用。

### 4. 瘀血阻滞

主证:胃脘疼痛,痛有定处而拒按,痛如针刺或刀割。

兼证:病程日久,面色晦暗无华,唇黯;女子月经愆期,色黯。

舌脉:舌质紫暗,有瘀斑、瘀点,脉涩。

证候分析:胃乃多气多血之腑,初病在气,久病入络,瘀血内停,故胃痛而有定处,拒按,状如针刺或刀割;瘀血阻滞,新血不生,故血色晦暗,口唇紫黯,女子则月事不调,愆期色暗。舌质紫黯,或有瘀斑瘀点,脉涩亦是血瘀之证。

治法:活血化瘀,理气止痛。

方药:失笑散合丹参饮加减。方用生蒲黄、炒五灵脂、丹参活血止痛,檀香、砂仁理气止痛,痛甚可加三七粉冲服以化瘀止痛。若病久正气已衰、血脉空虚时,可加四物汤养血活血;脾气虚寒,则加炙黄芪、党参健脾益气以助血行;若瘀血日久,血不循常道而外溢引起出血时,应参考吐血、便血篇处理。

方药举例:炒五灵脂10g　　生蒲黄10g　　丹参30g　　　檀香10g　　　生甘草10g
　　　　　炒枳壳20g　　　炒川楝子15g　姜半夏10g　　炒陈皮10g　　炒桃仁15g(捣)
　　　　　三七粉10g(分次冲服)　　酒当归30g　　制白刺果100g　炒鸡血藤30g
　　　　　红花15g

中药引子:生姜5片、红枣20枚、红砂糖30g、大米20g(水煎服)。

加减:若症属肝胃郁热迫血妄行,加黄芩20g、牡丹皮10g以清热泻火、凉血止血;若面色萎黄、四肢不温、舌淡脉弱,属脾胃虚寒、脾不统血,加党参30g、炙黄芪30g以益气健脾;若出血量多,加阿胶15g(烊化兑服)、白芨20g、地榆炭20g,或十灰散以加强止血之功。

注意事项:孕妇慎用。

**5. 胃阴不足**

主证:胃脘隐痛或灼痛。

兼证:嘈杂似饥,饥不欲食,口干不喜饮,咽干唇燥,大便干结。

舌脉:舌红少苔,脉象细数。

证候分析:胃属阳土,喜润恶燥,气郁化热,热伤胃津,或瘀血不去,新血不生,均可致胃阴不足。阴虚胃络失养,则见胃痛隐隐;阴虚火旺,扰动胃腑,则见灼热而痛;阴津不足,胃纳失司,当见嘈杂似饥,饥不欲食;阴液匮乏,津不上承,故口干唇燥;阴液不能润肠道,则大便干结。舌红少苔,脉象细数皆为阴虚有热之象。

治法:养阴益胃。

处方:养胃汤合芍药甘草汤加减。方中沙参、麦冬、玉竹、花粉、石斛养阴益胃,芍药、甘草酸甘化阴、缓急止痛,更配川楝子清热凉肝、理气止痛,扁豆理脾和胃,合而奏效。气滞明显者,酌加佛手、香橼皮轻清气而不伤阴;津伤液亏者,可加乌梅以生津;大便干结者,酌加火麻仁、瓜蒌仁以润肠;若兼肝阴不足,症见脘痛连胁者,可加枸杞子、生地、郁金、香附。

方药举例:炒丹参30g　　麦冬10g　　玉竹15g　　　生白芍20g　　生甘草10g
　　　　　佛手10g　　　香橼皮10g　炒川楝子20g　乌梅10g　　　炒火麻仁30g(泥)
　　　　　姜半夏10g　　沙参20g　　白术30g　　　天冬15g　　　淡竹叶10g
　　　　　炒陈皮15g

中药引子:生姜5片、红枣20枚(水煎服)。

加减:若症属胃脘灼痛、嘈杂泛酸,加姜黄连10g、炒吴茱萸6g以疏泻肝胃郁热;若肝火伤阴,加炒牡丹皮 20g、炒栀子 10g 以清泻肝热而养阴;若肝胃火盛、灼烁肾阴,加炒黄柏 10g、知母 10g、熟地黄 20g 以泻火滋阴;胃火盛者,加石膏 30g(先煎)、熟军 10g(后煎)以清胃泻火。

注意事项:无瘀血者及孕妇忌用。

**6. 脾胃虚寒**

主证:胃脘隐痛,绵绵不止,喜暖喜按,得食则缓。

兼证:神疲乏力,面色不华,四肢不温,食少便溏,泛吐清水。

舌脉:舌淡而胖,苔薄白,脉沉细或虚弱。

证候分析:胃病及脾,阳气虚衰。阳虚则阴寒内生,故胃中隐痛绵绵,喜暖喜按,得食暂缓。脾主四肢,阳气既不达血末,故四肢不温;脾虚不运,传导失常,则食少便溏;阳虚不化,饮邪停聚,胃失和降,上逆则可见泛吐清水。脾为气血生化之源,故脾虚则化源不足,气血亏少,机体失养而见神疲乏力,面色不华。舌淡而胖,苔薄白,脉沉细或虚弱亦为脾胃虚寒之象。

治法:温中健脾。

方药:黄芪建中汤加减。方用黄芪、炙甘草、红枣、饴糖补益中气,白芍敛阴和营、缓急止痛,桂枝、生姜温中散寒。若胃脘冷痛较甚者,加荜拨、荜澄茄;泛酸者,加黄连汁、炒吴茱萸、煅牡蛎、海螵蛸;呕吐清水较多者,加半夏、茯苓、陈皮、吴茱萸。若脾胃虚寒不明显,但见胃脘隐痛、喜按喜暖、面黄肢倦、舌淡苔薄、脉沉细者,可用香砂六君子汤调理;兼见血虚,可选当归补血汤;若胃脘腹痛、气短神疲者,可用补中益气汤化裁为治;如因寒盛而痛甚、四肢不温者,亦可用大建中汤以扶助阳气、温散阴寒。

方药举例:炙黄芪 30g  炙桂枝 20g  炒白芍 20g  生姜 10g  炮干姜 6g
醋炒延胡索 20g  炙甘草 10g  大枣 20  枚饴糖 30g(冲服)
姜半夏 10g  党参 20g  桂枝 20g  茯苓 20g  荜澄茄 10g
三七粉 10g(分三次冲服)  赤芍 30g

中药引子:生姜 5 片、红枣 20 枚、红砂糖 30g、大米 30g(水煎服)。

加减:若症属泛吐痰涎者,加炒陈皮 15g、白术 30g 以健脾化痰;嘈杂泛酸者,加海螵蛸 20g、煅瓦楞子 30g(先煎)、炒吴茱萸 6g 以暖肝制酸;内寒盛者,加制附子 10g(先煎)、蜀椒 2g、桂枝 20g、肉桂 6g 以温中散寒。

注意事项:阴虚及热证忌用,孕妇禁用。

综上所述,胃痛的发生,其病位在胃,久病及脾,与肝脏有密切关系。胃痛初起,无论外邪侵犯,饮食所伤或肝郁横逆,均可使胃气受伤。其中前二者(外邪、伤食)只伤在胃,病以气滞为主,胃和降之性失司,轻者壅滞,甚则上逆,而后者(肝郁横逆)则属肝胃同病,与前者稍有不同,治亦略异。前者以疏通胃气为法,方用香苏散(苏梗易苏叶),后者则以疏调肝胃为法,方用柴胡疏肝散。此外,因化热伤阴或久病致瘀者,亦有在胃在肝之别。胃病日久,以致脾虚,则当辨为脾胃所虚,中气下陷或脾胃虚寒,应区别论治。胃痛之初,在胃在肝者多,其病多实;胃痛日久,在脾者多,其病多虚,或脾胃俱病,虚实并见,寒热错杂,临证时必须详察细审,辨证施治。

# 吐 酸

"吐酸"泛指"吐酸水",临证则有寒热之分、肝胃之别。高鼓峰《医家心法·吞酸》言之精辟,"凡是吞酸,尽属肝木曲直作酸也。河间主热,东垣主寒;毕竟东垣言其因,河间言其化也。盖寒则阳气不舒,气不舒则郁而为热,热则酸矣;然亦有不因寒而酸者,尽是水气郁甚,熏蒸湿土而成也,或吞酸或吐酸也。又有饮食太过,胃脘填塞,脾气不运而酸者,是怫郁之极,湿热蒸变,如酒缸太热则酸也。然总是木气所致。"不难看出,吐酸一证不离肝胃不和,然酸总为肝味,故当治肝为本。分述如下。

热证:多由肝郁化热、胃失和降所致。《黄帝内经》云:"诸呕吐酸,皆属于热。"症见吐酸而兼口苦、口干心烦,脉多弦数,治宜泄肝和胃,方用左金丸加减(黄连、吴萸、煅瓦楞子、乌贼骨、川贝等)。

寒证:多由脾胃虚寒所致。症见吐酸而兼脘闷纳呆,饮食不慎则益甚,苔白,脉象弦细。治宜温中和胃,方用香砂六君子汤加减(党参、茯苓、白术、砂仁、木香、半夏、陈皮、生姜、吴萸等)。有积食者加神曲、谷麦芽以消食。兼夹湿浊而舌苔白腻者,可加苍术、厚朴、藿香、佩兰等以化湿浊。

# 嘈 杂

"嘈杂"是指脘中嘈扰不宁,懊恼不可名状而言。正如《景岳全书·嘈杂》所说:"其为病也,则腹中空空,若无一物,似饥非饥,似辣非辣,似痛非痛,而胸膈懊恼,莫可名状,或得食而暂止,或食已而复嘈,或兼恶心,或渐见胃脘作痛。"其症有胃热、胃虚和血虚之别。

胃热:嘈杂而兼口渴喜冷饮、口臭心烦,苔黄,脉数。治宜和中清热,方用温胆汤为治(半夏、陈皮、茯苓、枳实、竹茹、甘草),热甚者,可加黄连、山栀等。

胃虚:嘈杂兼口淡无味、食后脘胀、舌淡脉虚,治宜健脾和胃,方用四君子汤(党参、茯苓、白术、甘草)加山药、扁豆等。

血虚:嘈杂而兼面白无华、心悸头眩、舌淡脉细,治宜补益心脾,方用归脾汤加减(党参、黄芪、白术、当归、茯苓、远志、酸枣仁、木香、龙眼肉、甘草、生龙骨、生牡蛎等)。

# 呕吐临床体会

胃中之物上逆,经口而出,谓之"呕吐",是由胃失和降、气逆于上所致。前人以无物有声谓之"呕",有物无声谓之"吐"。其实,呕与吐常同时发生,难以截然分开,所以一般并称为"呕吐"。此外,无物无声谓之"恶心",其与"呕吐"只是轻重之别,二者病理相同,治疗亦无差异,故予以一并讨论。

## 一、病理探究

胃主受纳,腐熟水谷,以降为和,若邪气扰胃,或胃虚失和,气逆于上,则发生呕吐。脾主运化,以升为健,与胃互为表里,为气机升降枢纽,若脾气失健,清气不升,影响胃气下行,失其和降而上逆,因而作吐,其病理变化为脾虚胃实或脾胃俱虚。此外,呕吐的发生,与肝、肺二脏功能失调不无关系。肝属春木,主升发疏泄,肺归秋金,司治节肃降。肝肺之气既升且降,协助脾胃调和气机升降,故若肝气拂郁,横逆犯胃,则可挟胃气上逆作呕,肺失肃降,虽易作喘作咳,亦常影响胃之和降,而致呕吐,或呕咳或呕喘并作。引起呕吐的病因概括如下:

### 1. 外邪侵袭

外感六淫及秽浊不正之气,侵犯胃府,使胃气壅滞,甚则失于和降,水谷随气上逆,遂致呕吐。正如《古今医统·呕吐哕门》所述:"卒然而呕吐,定是邪客胃府,在长夏暑邪所干,在秋冬风寒所犯。"此外,外邪客肺,肺失清肃,亦可导致或加重胃气上逆,而发生呕吐。

### 2. 饮食不节

恣食生冷肥甘及不洁之物,伤胃滞脾而致食停不化,胃气不能下行,甚则上逆为呕。正如《济生方·呕吐》所言:"……其或饮食失节,温凉不调,或喜餐腥脍乳酪,或贪食生冷肥腻,露卧湿处,当风取凉,动扰于胃,胃则病矣,则脾气停滞,清浊不分,中焦为之痞塞,遂成呕吐之患焉,然此特论饮食过伤,风凉冷湿之所由致者。"若脾胃虚弱,健运无权,停痰留饮,积于中州,痰饮上逆,亦作呕吐。

### 3. 情志不遂

恼怒伤肝,肝失条达,横逆犯胃,胃气上逆而为呕吐。《景岳全书》早有论述:"气逆作呕吐者,多因郁怒致动肝气,胃受肝郁,所以作呕。"此外,忧思伤脾,脾失健运,食停难化,胃失和降,亦可发生呕吐。

### 4. 脾胃虚弱

劳倦过度,久病失养,耗伤中气,或年高体弱之人,脾运不健,以致水谷转输无力,清浊相混,升降失司,气逆故作呕。此外,脾胃阴亏,失于润降,食入反吐,亦易致吐。亦有因命火已衰,胃关失司,中土失其温煦,上逆为吐。

总之,呕吐一证,其病位在胃,病机关键为胃气上逆,外感六淫,内伤七情,饮食不节,劳倦过度以及久病、年高、体弱,引起胃气上逆,则可发生呕吐。至于临床,初病多实,缘于邪气所干,久病多虚,且有阴、阳之别;病情反复、缠绵不愈者,则多虚实夹杂、寒热错综,《景岳全书·呕吐》指出:"或暴伤寒凉,或暴伤饮食,或因胃火上冲,或因肝气横逆,或以痰饮水气聚于胸中,或以表邪传里,聚于少阳、阳明之间,皆有呕证,此即呕之实邪也。所谓虚者,或其本无内伤,又无外感而常为呕吐者,此即无邪,必胃虚也。"

## 二、辨证论治

"呕吐"一证,首先应辨其虚实。一般而言,实证发病急、病程短,多由外邪犯胃、饮食伤胃、肝气挟持或肺气相惩,令胃气上逆使然;虚证发病缓、病程长,多以脾胃功能减弱为由,与命门火衰也有密切关系。

"呕吐"既是一种病证,但在某种情况下,又是人体排出进入胃内有害物质的保护性反应,故吐法亦为一种治疗手段,故临证需加详辨。

（一）实证

**1. 外邪犯胃**

主证:突然呕吐,痛势急暴。

兼证:感受风寒则恶寒重,发热轻,头痛身痛;感受风温则发热重,微恶风,咽痛口干;感受暑湿则面垢肢怠,胸脘痞闷,纳呆泛呕,口黏便溏,或有低热。

舌脉:舌质正常,苔或薄白,或白腻,或薄黄。脉象浮紧,浮滑,或濡滑。

证候分析:外邪犯胃,气机为之壅滞而不下行,浊气上逆,故突然呕吐,来势较急,风寒束于肌表,营卫失和,故见恶寒发热,头痛身痛;风湿上受,客于肺胃,气失肃降,故咽痛、口干、发热;暑湿之邪,阻于胸脘,气机不利,故胸脘痞闷,纳呆泛恶,面垢肢怠。此外,脉浮紧,苔薄白为风寒外感;脉浮滑数,苔白少津或薄黄则属风湿。若感受暑湿,可见苔白腻,脉濡滑。

治法:疏邪解表,化浊和胃。

方药:香苏散加味。方中苏叶疏表和胃,为辛温解表之润剂,陈皮和胃降逆,香附调理胃中气血,甘草和中。风寒重者,加豆豉、生姜、防风以增辛散之力;风温重者,加荆芥、薄荷、芦根以助清解之势;暑湿所伤者,加藿香、佩兰、荷叶、黄连、白蔻以芳香化浊。若邪气入里化热,症见口干口苦而喜冷饮,心烦,或大便秘结,小便短赤,舌苔黄少津,脉弦滑数者,可清胃降逆,用大黄甘草汤加味,甚至三黄泻心汤。肺失肃降,咳逆而吐者,可加金佛草、杷叶之品,肺胃同治。呕吐严重而不能进药者,可用鲜生姜涂舌,或玉枢丹半锭研磨冲服。若夹有食滞者,可加谷麦芽、山楂等消导之品。

| 方药举例: | 紫苏梗 15g | 炒陈皮 15g | 制香附 15g | 姜半夏 15g |
|---|---|---|---|---|
| | 制白刺果 100g | 茯苓 20g | 煨生姜 10g | 炒谷麦芽各 30g |
| | 金佛草 10g | 桂枝 20g | 炒白豆蔻 10g | 炒白术 30g |
| | 炒枳壳 20g | 佩兰 10g | 白芷 20g | 丁香 3g(捣后煎) |
| | 甘草 20g | 姜厚朴 10g | 青果 10g | 藿香 10g |

中药引子:生姜 5 片、红枣 20 枚、红砂糖 30g、白萝卜 30g、大米 30g(水煎服)。

加减:若症属兼食滞、脘闷腹胀、嗳腐吞酸者,加炒神曲 15g、炒鸡内金 30g、炒莱菔子 20g 以消食化滞;恶寒发热、头痛身痛者,加防风 20g、淡豆豉 15g 以发汗解表。

注意事项:凡不因风寒而汗多者少用。

**2. 饮食停滞**

主证:呕吐酸腐,得食则甚,吐后反适。

兼证:脘腹胀满,嗳气厌食,甚则疼痛拒按,大便或溏或秘。

舌脉:苔白厚或腻,脉象滑。

证候分析:饮食不节,食滞中州,蕴而化热,胃失和降而上逆,则呕吐酸腐。食停不化,阻碍气机,故脘腹胀满,嗳气失食,甚而疼痛拒按,进食则食积益甚,故呕吐更剧。吐后食积得减,气机为转,故觉舒服。食滞于中,传导失常,故大便或溏或秘。苔脉均为食滞内停之象。

治法:消食化滞,和胃止呕。

方药:保和丸加味。方中山楂、神曲、麦芽与炒莱菔子以消食化滞、和胃下气,陈皮、半夏、茯苓理气和中、降逆止呕,连翘能清食滞蕴久之热。因食肉而积者,重用山楂;因食米而积者,重用谷芽;因食面而积者,重用麦芽;腹胀嗳气明显者,重用莱菔子;舌苔转黄者,可加黄芩、黄连、栀子清胃;大便秘结者,加槟榔、大黄以消食化滞。若为误食不洁、腐败食物,脘腹疼痛欲吐者,则当因势利导,用盐汤等探吐,使毒物尽快吐出,其后予安胃剂以善后。

方药举例:姜半夏 10g　炒陈皮 10g　茯苓 20g　炒麦芽 20g　制白刺果 100g
　　　　　炒神曲 15g　炒山楂 30g　炒莱菔子 20g　连翘 10g　八月札 10g
　　　　　炒黄芩 15g　炒刀豆子 10g　佛手 10g　炒砂仁 10g　沉香 6g(后煎)
　　　　　藿香 10g　炒枳实 10g　姜厚朴 15g

中药引子:生姜 5 片、红枣 20 枚、白萝卜 30g、大米 30g(水煎服)。

加减:若症属腹满便秘,加枳壳 30g、熟军 10g(后煎)以导滞通腑;若胃寒,去连翘,加炮干姜 6g、桂枝 20g 以温胃散寒;若胃热,加知母 10g、蒲公英 30g 以清泄胃热。

注意事项:津伤口渴者及孕妇忌用。

3. 痰饮内停证

主证:呕吐痰涎清水,或恶心,咳吐痰涎,色或黄或白。

兼证:素体肥胖,好食肥甘,头晕心悸,纳食不馨。

舌脉:舌红,苔白腻或薄黄,脉滑。

证候分析:脾运失健,不能运化水谷之精微,聚生痰湿,停于中州,胃气上逆则呕吐清水痰涎。痰饮贮于肺,则恶心、咳吐痰涎。饮从热化则痰稠色黄,饮从寒化则痰稀白。形体肥胖,素嗜肥甘,均系湿重痰盛之征,辨证时亦当参考。痰上犯,清阳不展,则头晕心悸。苔脉亦为痰饮内停之象。

治法:温化痰饮,和胃降逆。

方药:二陈汤合苓桂术甘汤加减。药用半夏、陈皮和胃降逆止呕,又可化痰清痞,茯苓、桂枝、白术、甘草温化痰饮,调畅中州。升降之机得转,上逆之气自平,呕吐何生。若痰郁化热,壅阻于胃,升降不利,清浊相混,症见恶心呕吐,心烦口苦,头晕目眩心悸梦扰者,则用温胆汤合加味泽泻汤以清胆和胃、化痰降逆止呕;若咳逆而吐,亦可加苏子、莱菔子、旋覆花、枇杷叶等以肃降肺胃之气。

方药举例:姜半夏 10g　煨生姜 10g　茯苓 20g　炒陈皮 10g　桂枝 20g
　　　　　焦三仙各 10g　炒白术 20g　炙甘草 10g　旋覆花 10g(包)　紫苏 10g
　　　　　制白刺果 100g　茯苓 15g

中药引子:生姜 5 片、红枣 20 枚、白萝卜 30g、红砂糖 30g、大米 30g(水煎服)。

加减:若症属痰饮内阻,郁久化热,可去苓桂术甘汤,加黄连温胆汤以清热化痰。

注意事项:气虚及津伤口渴者慎用。

4. 肝气犯胃

主证:吞酸吐苦,嗳气频繁,得嗳则舒。

兼证:胸胁满痛,烦闷不舒。

舌脉:舌边红,苔薄腻,脉弦。

证候分析:肝气拂郁,横逆犯胃,肝气挟持胃气上逆,故呕吐酸苦;嗳气频频,嗳出则气郁得泄,故得嗳则适。肝气既结则胸胁满痛,郁而化热故而烦闷。舌脉亦为肝胃不和,郁而化热之象。

治法:疏肝理气,和胃降逆。

方药:四七汤合左金丸加减。方中紫苏和胃下气止呕,厚朴理气宽中,半夏、茯苓、生姜和胃降逆止呕,黄连、吴茱萸辛开苦降,肝胃同治,以制酸止呕。若热象较著,可加黄芩、竹茹、山栀以清肝降火;若兼见口苦嘈杂便秘者,可加大黄、枳实以泄热降逆;若气郁日久,血运不畅,症见舌黯有瘀斑者,可加赤芍、五灵脂、生蒲黄等化瘀之品。

方药举例:紫苏梗15g　　姜半夏15g　　姜厚朴10g　　茯苓20g　　炒陈皮15g

旋覆花10g(包煎)　双钩藤20g(后煎)　炒吴茱萸6g　　炙柴胡15g　炒白术30g

焦三仙各15g　　姜制白刺果100g　炒砂仁10g(捣后煎)

中药引子:生姜5片、红枣20枚、红砂糖30g、白萝卜30g、大米30g(水煎服)。

加减:若症属气郁化火兼心烦、口苦、咽干,合左金丸以辛开苦降;若兼腑气不通、大便秘结,加熟军10g(后煎)、炒枳壳20g等以清热通腑;若气滞血瘀、胁肋刺痛,可加三七粉6g(分冲服)、赤芍30g等以活血化瘀。

注意事项:凡不因风寒而汗多者慎用。

## (二)虚证

### 1. 脾胃虚寒

主证:久吐,或过劳,或饮食不慎则恶心呕吐,或呕吐清涎。

兼证:面色萎黄,倦怠乏力,大便不实,或面色无光,四肢不温,喜温畏寒,大便稀溏。

舌脉:舌质淡,苔薄白,脉沉细弱。

证候分析:久泄或重病之后,脾胃虚弱,甚则中阳不振,运化无权,故每遇过劳或饮食不慎则再伤脾胃,致腐熟运化不力,失其和降,上逆泛恶作吐。脾虚不运,水饮内停则呕吐清涎。中气不足,气血生化乏源,故面色萎黄,倦怠乏力。若中阳虚衰,阳气失其温煦,则面色㿠白,四肢不温,喜暖畏寒。脾阳亏虚,运化不健,则大便不实,甚则稀溏,舌脉亦为脾胃阳虚之征。

治法:温中健脾,和胃降逆。

方药:砂半理中汤加减。方中党参、白术、甘草健脾和胃,干姜温中散寒,半夏、砂仁理气降逆,和胃止呕,诸药相合,共奏温中健脾、和胃止呕之功。若呕吐清水不止,再加生姜、吴茱萸以温中散寒化饮;若呕下泄,苔薄黄,脉细滑,为脾胃不和、上热下寒之象,当用半夏泻心汤和调脾胃、并治寒热;吐泻均甚,舌淡脉沉,是为脾胃虚甚,应用灶心土、肉豆蔻温中健脾;呕吐不止,嗳气频作者,可加旋覆花、代赭石以加强降逆止呕之力;腰膝冷痛,脉沉而迟为脾肾阳虚,当加附子、肉桂温补脾肾;呕吐延久,肢肿不温,苔腻而黄,脉沉细而迟为脾肾阳衰,温蕴化热,本虚标实之象,当用温脾汤标本兼顾。

方药举例:炒砂仁10g(捣后煎)　姜半夏15g　　党参20g　　炒白术30g　　炮干姜6g

炙甘草10g　　　　炒陈皮10g　　茯苓20g　　炒荜拨10g　　炒鸡内金30g

| 海螵蛸 15g | 佛手 15g | 制白刺果 100g |
| 炒小茴香 10g | 炙黄芪 30g | 炮肉豆蔻 10g(去油) |

中药引子:生姜 5 片、红枣 20 枚、红砂糖 30g、白萝卜 30g、大米 30g(水煎服)。

加减:若症属呕吐清水痰涎者,加桂枝 20g、炒吴茱萸 6g 以振奋脾阳;脘冷肢凉者,加炙附子 10g(先煎)、肉桂 10g 以温补脾肾。

注意事项:阴虚及热证忌用,孕妇慎用。

**2. 胃阴不足**

主证:呕吐反复发作,或时作干呕。

兼证:胃中嘈杂,似饥而不欲食,口燥咽干。

舌脉:舌红,少津无苔,脉细数。

证候分析:胃为阴土,喜润恶燥,热病之后,或气郁化火,或过用温燥之品,致津液耗伤,胃失濡润,气失和降,上逆为呕吐,或时作干呕。胃阴即亏,故每有所伤,则作呕吐,阴虚火旺,扰动胃腑,故胃中嘈杂,似饥而不欲食。胃阴不足,津液无以上承,故口燥咽干。舌脉亦为胃津伤而有虚热之象。

治法:滋养胃阴,降逆止呕。

方药:麦门冬汤加减。方中人参、麦冬、粳米、甘草等以滋养胃阴,半夏、竹茹降逆止呕。余热未清者,加芦根、连翘清热生津;若肺胃津伤、气逆不降者,可加枇杷叶,肺胃同治;大便干结者,加火麻仁、瓜蒌以润燥通便。

| 方药举例:太子参 20g | 沙参 15g | 麦门冬 10g | 玉竹 15g | 姜半夏 10g |
| 炒刀豆子 10g | 姜竹茹 10g | 芦根 30g | 炙枇杷叶 20g | 炒陈皮 15g |
| 制白刺果 100g | 山楂 20g | 生白术 30g | 甘草 15g | 连翘 20g |
| 茯苓 30g | 炒扁豆 30g | | | |

中药引子:生姜 5 片、红枣 20 枚、白萝卜 30g、大米 30g、冬果梨 1 个(切片)水煎服。

加减:若症属大便干结,加火麻仁 30g、蜂蜜 50g、瓜蒌仁 20g 以润肠通便;若呕吐较甚,可加枇杷叶 15g、旋覆花 10g(包煎)以和胃降逆。

注意事项:恶防己、反藜芦;属寒咳者慎用;脾胃虚寒、大便溏泻者忌用。

综上所述,"呕吐"之证,因"胃气上逆"而致,治当以"和胃降逆"为原则。临证时,首先须分清虚、实。实证呕吐,病程较短,呕吐剧烈,常易见邪实之象。若外邪犯胃,常兼见表证,饮食停滞,则呕吐酸腐,口臭厌食;肝郁犯胃,则呕吐酸苦,脘部胀痛连及胁肋;痰饮内阻,则呕吐清水痰或稠痰。虚证呕吐,病程较长,反复发作,常因饮食不慎或疲劳诱发,多见于病后或体弱之人,呕吐见缓,常易见正虚之证。若脾虚呕吐,则面色萎黄,神疲乏力;阳衰呕吐,则面色白光,肢冷畏寒;胃阴不足,则虚烦嘈杂,似饥而不纳。治疗上,实证呕吐当以祛邪为主,邪去则呕吐自止,虚证呕吐治宜扶正为主,正复则呕吐愈。

附:常用止呕中药

| 功用特点<br>药物 | 清胃止呕药 | |
|---|---|---|
| 芦　根 | 甘　寒 | 治胃热津伤之呕吐 |
| 黄　连 | 苦　寒 | 治心胃有热之呕吐 |
| 黄　芩 | 苦　寒 | 治肺胃有热之呕吐 |
| 竹　茹 | 甘微寒 | 治痰热中阻之呕吐 |
| 大　黄 | 苦　寒 | 小量清胃,大量通腑,治胃肠积热之呕吐 |
| | 和胃止呕药 | |
| 生　姜 | 辛微温 | 为止呕圣药,治胃寒停饮之呕吐 |
| 半　夏 | 辛　温 | 和胃降逆止呕,寒热虚实均可选用,治痰浊中阻者最良 |
| 陈　皮 | 辛苦温 | 和胃降逆止呕,寒热虚实均可选用,治痰浊、气逆者最良 |
| 刀豆子 | 甘　温 | 和胃降逆止呕,偏于脾胃虚弱者最效。 |
| | 化湿止呕药 | |
| 藿　香 | 辛微温 | 治暑湿客胃之呕吐 |
| 佩　兰 | 辛　平 | 治暑热客胃之呕吐 |
| 白豆蔻 | 辛　温 | 治寒湿阻中之呕吐 |
| 草豆蔻 | 辛　温 | 较白蔻温化寒湿的作用更强, |
| 玉枢丹 | | 治感受秽浊之气或食物中毒之呕吐 |
| | 降逆止呕药 | |
| 苏　梗 | 辛　温 | 理气降逆止呕,治胃寒气逆者最宜 |
| 旋覆花 | 苦辛咸微温 | 治肝胃气逆者最良 |
| 钩　藤 | 甘微寒 | 治肝胃气逆者最良 |
| 杷　叶 | 苦　平 | 治肺胃气逆而兼燥热者最佳 |
| 沉　香 | 辛苦温 | 治中焦虚寒之呕吐 |
| 降　香 | 辛　温 | 理气,行瘀,止呕。 |
| | 温中止呕药 | |
| 荜澄茄 | 辛　温 | 治胃寒之呕吐 |
| 荜　拨 | 辛　热 | 较荜澄茄温中散寒止呕力更猛 |
| 高良姜 | 辛　热 | 治胃寒之呕吐 |
| 吴茱萸 | 辛苦热有小毒 | 治肝胃有寒之呕吐 |
| 丁　香 | 辛　温 | 既温中又温肾,治中下焦有寒之呕吐 |
| 灶心土 | 辛微温 | 治中焦虚寒之呕吐 |
| | 重镇止呕药 | |
| 代赭石 | 苦　寒 | 重镇降逆以止呕 |

# 泄泻临床体会

"泄泻"是以排便次数增多,粪质稀溏或完谷不化,甚至泻出如水样为主证的病证。"泄"与"泻"略有不同,"泄"指便下徐缓,而"泻"指便势急暴。正如《奇效良方》所云:"泄者,泄漏之义,时时溏薄,或作或愈;泻者,一时水去如注。"但究其实质,病理病机相同,故统称"泄泻"。

## 一、病理探究

"泄泻"是由脾胃功能障碍引起的病证,虽然与脾胃、大小肠都有关系,但以脾为主,故有"泄泻,脾病也"之说。该病病因虽多,但以湿邪为主因,故前人指出"无湿不成泄"。湿邪作乱致泻,往往有"挟风、挟寒、挟暑、挟食"之别。泄泻,因脾病,脾既病,也易引起肝木相乘、久病及肾,从而导致肝脾不和、脾肾两虚等病证。

### 1. 感受外邪

引起泄泻的外邪以"风、寒、湿、热"为常见,其中尤以湿邪为主,外感邪气客于胃肠,导致脾胃运化功能出现障碍,水谷不化精微而变为湿浊,下流于肠,发生泄泻。正如《杂病源流犀烛·泄泻源流》所说:"湿盛则飧泄,乃独由于湿耳。不知风寒热虚,虽皆能为病,苟脾强无湿,四者均不得而干之,何自成泄?是泄虽有风寒热虚之不同,要未有不原于湿者也。"这说明由外邪引起的泄泻,实与湿邪关系最为密切。临床上,虽然"风、寒、暑、热"之邪挟湿伤于胃肠均可致泻,但因素体脾虚湿盛之差异,其转归不尽相同,若湿邪兼风、兼寒伤人,则多转化为寒湿;若湿邪兼暑、兼热伤人,则易转化为湿热。

### 2. 饮食所伤

暑热时节,恣食生冷,或食入不洁之物,易于损伤脾胃;饮食过饱,宿滞内停或恣食肥甘,运化不能,亦可使脾胃受伐。脾胃既伤,传导失职,而成泄泻。《医宗金鉴》曰:"暴泄者,皆由生冷、油腻、恣食无节。"若久病体弱之人,脾胃素虚,运化力减,故进食稍有不慎更易发生泄泻。

### 3. 肝郁乘脾

肝气不舒,气机不畅,最易影响脾胃运化,正如《金匮要略》所说:"见肝之病,知肝传脾……"脾失健运,水谷精微不能吸收,反为湿滞,下降成泄,亦有脾胃素虚之体,一遇忧思恼怒,精神紧张,则肝气拂郁,进而影响脾的运化,清浊相混,杂下成泻,正如《景岳全书·泄泻》所曰:"凡遇怒气便作泄泻者,必先以怒时挟食致伤脾胃,故但有所犯,即随触而发,此肝脾之病也。盖以肝木克土,脾气受伤而然。"

### 4. 脾胃虚弱

饮食不节,劳倦内伤,久病体弱,久泻伤正,均可使脾胃虚衰,运化无权,既不能受纳腐熟水谷,又不能运化转输精微,以致水反成湿,谷反成滞,水谷糟粕混杂而下,乃成泄泻,正如《素问·脏气法时论》所言:"脾病者,虚则腹满肠鸣、飧泄,食不化。"

## 5. 肾阳虚衰

脾和肾的关系极为密切,脾之所以能运化水谷,全赖肾阳之温煦,况肾司二便,大便的通导调节关系于肾,故若久病、年老、体弱,或亡血、失精、过育,致使肾阳虚衰,阴寒内生,清气沉降,水湿下注,则生泄泻,正如《景岳全书》所言:"肾为胃之关,开窍于二阴,所以二便之开闭,皆肾脏所主,今肾中阳气不足,则命门火衰……阴气极盛之时,则令人洞泄不止也。"

综上所述,"脾虚湿胜"是导致本证发生的重要因素。外因以湿邪关系最为密切,湿浊困脾则中阳不振,无以行运化之权,则水谷清浊不分,混杂而下,导致泄泻,此所谓"无湿不成泄"。泄泻之内因多系脾虚,脾虚则无力转输,水谷不化精微反变湿浊,清气不升,浊液下流,遂生泄泻,正如《景岳全书》所言,"泄泻之本,无不由于脾胃。"肝气乘脾,或脾虚及肾,进一步加重脾虚失运的程度,故泻难平复。湿胜与脾虚互相影响,互为因果,是泄泻发生、发展、缠绵的根本原因。

## 二、辨证论治

### (一)辨证要点

#### 1. 文献中泄泻的分类归纳

按病程分:暴泻,久泻,急性,慢性。

按性质分:寒泻,热泻,实证,虚证。

按发病脏腑分:胃泄,脾泄,大肠泄,肾泄,肝泄。

按症状分:飧泄,洞泄,溏泄,滑泄,鹜泄,濡泄,注泄。

按发病原因分:伤食泄,伤风泄,中寒泄,湿泄,火泄,暑泄,痰泄,酒泄。

目前,临床上一般以暴泻、久泻为纲,以病理变化为目的进行分型论治。

#### 2. 泄泻的寒热之辨

|  | 寒 | 热 |
|---|---|---|
| 大便形状 | 便溏清冷,或泄下如水,甚则完谷不化 | 来便急迫,大便黏稠色黄,肛门灼热。 |
| 腹痛口渴 | 腹中切痛雷鸣,热手按之则缓不渴,饮热汤则痛泄减轻。 | 腹中灼痛,痛一阵则泻一阵,烦渴饮冷 |
| 小便 | 清白 | 短赤 |
| 舌象 | 质润苔白 | 质红苔黄 |
| 脉象 | 沉紧 | 滑数 |

#### 3. 泄泻与痢疾的鉴别

| 鉴别<br>病名 | 病位 | 脓血便 | 排便 | 腹痛 | 便常规<br>WBC+RBC | 病理 | 危证 |
|---|---|---|---|---|---|---|---|
| 泄泻 | 脾<br>(中焦) | 无 | 通畅 | 腹痛肠鸣 | <15个 | 湿盛与脾虚 | 少见 |
| 痢疾 | 肠<br>(下焦) | 有 | 滞下不爽<br>虚坐努责 | 腹痛多重 | 15个 | 邪客肠道,与气血<br>相搏结化腐成脓 | 易见 |

二者亦有联系,痢疾早期可以表现为泄泻,失治误治后转为痢疾,正如《景岳全书》所言,"痢之初作,必由于泻。由泻之痢,本为同类,但泻浅而痢深,泻轻而痢重。泻由水谷不分,由于中焦;痢以脂血伤败,病在下焦。"

**4. 治疗原则**

暴泻以邪实为主,治当祛邪为先,利湿燥脾为法;久泻以正虚多见,治则扶正为先,健脾温阳为法,兼理肝肾。唯泄泻一证,临床中往往虚实兼夹,寒热并见,故临证时又当标本兼顾,寒热并调。具体治疗,当遵"湿则导之,火则清之,寒则温之,痰则豁之,暑则驱之,积则消之,风则解之,虚则补之,滑则涩之"的治疗原则。但固涩之法,只有滑脱不禁时才能使用,不宜太早,以免留邪而致病情迁延难愈。

**(二)治证方药**

**1. 暴泻**

**(1)寒湿泄泻(或风寒泄泻)**

主证:泄泻发病急暴,大便清稀,甚则如水,腹中疼痛,痛一阵泻一次,肠鸣辘辘。

兼证:多见风寒夹湿之表证,如头重体倦,周身酸痛,纳呆泛呕,口淡不渴,或口黏不爽,或恶寒低热等。

舌脉:舌苔薄白或白腻,脉濡缓,或浮紧,或浮滑。

证候分析:外感风寒或寒湿之邪,客于肠胃,或过食生冷黏滑及不洁之物,伐伤胃肠,升降失调,清浊不分,湿浊下注,传导失司,故大便清稀,甚则如水,发病急暴。寒主收引,故腹痛如绞。寒湿下注,时缓时急,故腹痛阵阵,痛则作泻,肠鸣辘辘。风寒夹湿侵袭肌表,卫气行涩,故恶寒,低热,头重身痛。湿阻中焦则纳呆泛呕,口淡不渴或口黏不爽。风寒外束,故苔薄白,脉浮紧,夹湿则脉浮滑。若寒湿客中,则可见舌苔白腻,脉濡滑。

治法:解表散寒,化浊利湿。

方药:胃苓汤合正气天香散加减。正气天香散,专为风寒客胃而设。方中苏叶辛温解表,和胃散寒,香附疏理气血,陈皮和胃降逆,干姜温中散寒并可除湿,乌药理气止痛,位偏中下二焦,合方可奏散风除寒、和胃止痛之效。平胃散则为化湿和中良剂,其中苍术最善燥湿运脾,厚朴更能宽中除满,陈皮理气化滞,甘草缓中和药,合方最能芳香化湿。五苓散利水渗湿,可导湿浊之邪从小便而出,正所谓"治湿不利小便,非其治也"。寒湿为阴邪,寒湿明显时,取方中桂枝可温通阳气以化湿浊,若为暑季贪杯、外冒阴寒而致泻者,也可选用藿香正气散(或丸剂、水剂)为治。风寒之邪较重加淡豆豉、生姜、防风以增强温散风寒之力。若因食冷黏腻之物者,加焦三仙等消导药。泻下如水频频登厕者,可加用周氏回生丹,每次十粒,两次。

方药举例:紫苏 10g　炒陈皮 10g　姜半夏 10g　豆豉 10g　炒苍术 20g
　　　　　姜厚朴 10g　煨生姜 10g　煨木香 10g(后煎)　炒白术 30g　茯苓 20g
　　　　　炒白蔻 10g(捣)　制香附 15g　炮干姜 6g　大腹皮 15g　白芷 20g
　　　　　鸡血藤 30g　炒白刺果 100g　焦三仙各 10g　桂枝 20g　羌活 10g
　　　　　炒鸡内金 30g　炒扁豆 20g(捣)

中药引子:生姜 5 片、大枣 20 枚、红砂糖 30g、大米 30g、白萝卜 30g(水煎服)。

加减：若症属表邪较重、周身困重而骨节酸楚，加荆芥 20g、防风 20g 以增疏风散寒之力；若湿邪偏重、胸闷腹胀尿少、肢体困重而苔白腻，可用胃苓汤以健脾燥湿、淡渗分利。

注意事项：热证、阴虚火旺者及孕妇禁用。

加减法：

①风寒之邪较重加淡豆豉、生姜、防风以增强温散风寒之力。

②若因食冷黏腻之物者，加焦三仙等消导药。

③泻下如水痛频频登厕者，可加用周氏回生丹，每次十粒，每日两次。

(2)湿热泄泻(或暑湿泄泻)

主证：腹痛即泻，泻下急迫，或泻而不爽，粪色黄褐，质地稠黏，气味臭秽。

兼证：肛门灼热，心烦口渴，小便短赤。

舌脉：舌质红，苔黄腻，脉滑数。

证候分析：夏秋之间暑湿较盛，或因恣食肥甘厚味，湿热蕴积，伤于肠胃，传导失常，故发生泄泻。湿性下趋，热性急迫，湿热下注，故腹痛而泄，泻下状如水注。湿性黏腻，最易阻滞气机，故可见泻下不爽。湿热炽盛，故粪色黄褐，气味臭秽，肛门灼热。湿热久羁，故心烦口渴，小便短赤。舌苔黄腻，脉象滑数也皆湿热内盛之象。

治法：清热利湿。

方药：葛根黄连汤加减。方中葛根解肌清热，煨用止泻力增；芩连苦寒清热燥湿，善能止泻；生草一味，甘缓和中，配滑石名六一散，解暑除烦，加竹叶效果益著。临证遇湿重者，加苡仁、茯苓之类以助利湿；热盛者，可加银花、连翘、大黄以解毒；夹食滞者，加神曲、麦芽、山楂以消导；暑热证著时，加藿香、佩兰、荷叶、扁豆花以解暑清热。

治疗湿热泄泻，当辨别湿多还是热多。湿多者，用药则偏重祛湿利尿；热多者，用药应稍偏于清热，或在方剂组成或药物剂量上予以调整则疗效更佳。若发于盛暑之际，泻如米泔、烦渴、尿赤、自汗、面垢、舌苔薄黄、脉象濡数者，治宜清暑化湿，方用藿香正气散或六一散合香连丸为治。

方药举例：
| | | | | |
|---|---|---|---|---|
| 葛根 20g | 炒黄芩 10g | 炒黄连 10g | 生甘草 10g | 茯苓 30g |
| 炒扁豆 20g | 滑石粉 20g(包煎) | 淡竹叶 6g | 生苡仁 30g | 通草 6g |
| 炒枳壳 20g | 车前草 20g | 焦三仙各 10g | 煨木香 6g(后煎) | 金银花 20g |
| 炒苍术 20g | 炙白刺果 100g | | | |

中药引子：生姜 5 片、大枣 20 枚、白萝卜 30g、大米 30g(水煎服)。

加减：若症属湿重于热，胸腹满闷，口不渴，或渴不欲饮，舌苔微黄厚腻，脉濡缓者，可合平胃散燥湿宽中；夏季盛暑之时，腹痛泄泻，泻下如水，暴急量多，粪色黄褐，舌苔黄厚而腻，脉濡数者，可用黄连香薷饮加减以清暑化湿。

注意事项：凡血少气虚、真阴不足无实火者慎用，恶白鲜皮、芫花，畏款冬花、牛膝、牡丹皮、藜芦。

(3)伤食泄泻

主证：腹痛即泻，粪便臭如败卵，泻后痛减。

兼证：脘胀拒按，痞满而痛，倒饱嘈杂，不思饮食。

舌脉:舌苔厚腻垢浊,脉滑。

证候分析:饮食不节,宿滞中焦,气机阻碍,传导失常,故腹痛而泄,粪便臭如败卵。泻后浊气得泄,故腹痛减轻。食滞中焦,气机失畅,则脘腹痞满而痛;宿食停滞,浊气上逆,故倒饱嘈杂;胃失和降,脾失健运,则饮食不思。苔厚腻垢浊,脉滑兼为食积之征。

治法:消食导滞。

方药:保和丸加减。本方消食导滞,和中化湿,为治疗食积的主要方剂。其中,神曲、麦芽、山楂、莱菔子消食下气除满,陈皮、半夏和胃降逆,茯苓理脾化湿,连翘味苦微寒,善消食积日久而滋生之毒热。若因过食辛热油腻炙煿之品,症见苔黄脉滑者,当清热燥湿,可加黄芩、黄连;因过食寒凉之物,而见苔白脉缓者,宜合平胃散,增强苦温燥湿之力;因食积过重,脘腹痞满,泻下不爽者,可因势利导,"通因通用",改用枳实导滞丸(汤),此方以大黄、枳实为主,推荡积滞,使邪有路,从而达到祛邪安正的目的。

方药举例:姜半夏10g　　炒陈皮10g　　茯苓30g　　焦神曲10g　　炒谷芽20g

炒麦芽20g　　焦山楂30g　　炒莱菔子20g　　炒鸡内金30g　　连翘15g

炒白术30g　　煨木香10g　　炒白刺果100g　　炮肉豆蔻10g(去油)

中药引子:生姜5片、大枣20枚、白萝卜30g、大米30g(水煎服)。

加减:若症属食滞较重,脘腹胀满,泻下不爽,加熟军10g(后煎)、炒枳壳20g、炒槟榔10g,或用枳实导滞丸以消导积滞、清利湿热;积滞化热,加姜黄连10g、炒栀子10g以清胃肠之热;呕吐甚,加生姜10g、竹茹10g以和胃降逆止呕。

注意事项:凡脾虚恶食、胃弱无积滞者忌用。

## 2. 久泻

### (1)脾虚泄泻

主证:大便不实,时溏时泻,每因稍进油腻或劳累之后,则便次增多,甚则夹有不化之物。

兼证:面色萎黄,肢倦乏力,或形体消瘦,纳少不馨,脘腹痞闷不舒,肠鸣。

舌脉:舌质淡,体胖,苔薄白,脉细弱。

证候分析:脾胃久伤,中气虚弱,运化转输无力,清气下陷,不能腐熟水谷化为精微而成湿浊,下降作泻,故大便不实,肠鸣辘辘。稍食油腻,或小有作劳,脾气更伤,则泻下加重,便次增多,甚则夹有不化之物。脾胃既虚,化源不足,气血不足,故面色萎黄,肢倦乏力,久而形体消瘦;脾胃虚弱,消化迟缓,故纳少不馨;气弱行缓,故脘腹痞闷不舒。舌淡体胖,苔薄白,脉细弱,均为脾胃虚弱之象。

治法:健脾益气。

方药:参苓白术散加减。本方以四君子汤为基础补气健脾,扁豆、山药、莲子肉、炒苡仁化湿理脾,加砂仁醒脾开胃,陈皮行气和中,桔梗上浮以升下陷之清气,是治疗脾虚湿泻的常用方剂。若久泻不愈,中气下陷而兼有脱肛者,可用补中益气汤,益气升清,健脾止泻;若泄泻日久,气阴两伤而湿浊未净,舌体瘦质嫩红、苔薄黄腻黄者,可加石榴皮、五倍子、山楂等酸收之品。但需要注意的是,选用健脾益气药不宜太温燥,选用益胃养阴药不宜太滋腻,选用清化湿热药不宜太苦寒或渗利。久泻脾虚,湿浊内停,蕴而化热者,也可加苦参、黄柏等清化湿热之品。若脾阳已衰,阴寒内盛,腹中冷痛雷鸣,手足不温者,宜用理中汤加炮附子、炮干姜、制鹿茸、肉桂以温中散寒。

方药举例:人参 10g(另煎)　　党参 20g　　　茯苓 30g　　　　土炒白术 30g

炒扁豆 30g　　　炒淮山药 20g　　炒陈皮 10g　　　煨木香 10g

炒薏苡仁 30g　　桔梗 10g　　　　炒砂仁 10g(捣后煎)　炒莲子肉 10g

焦三仙各 10g　　茯苓 20g　　　　炙黄芪 30g　　　肉桂 6g

炮肉豆蔻 10g(去油)　炮干姜 6g

中药引子:生姜 5 片、红枣 20 枚、红砂糖 30g、大米 30g(水煎服)。

加减:若症属脾阳虚衰,阴寒内盛,腹中冷痛,手足不温,宜用附子理中丸,加炒吴茱萸 6g、肉桂 6g 以温中健脾;久泻不止,中气下陷,滑脱不禁,甚或脱肛,可用补中益气汤以益气升提;泄泻日久,脾虚夹湿,可用升阳益胃汤加减以健脾化湿;湿热未尽,泄泻日久,气阴两伤,可用益胃汤加炒乌梅 10g、炒五倍子 6g、焦山楂 30g、炒黄柏 10g 以养阴清热化湿,标本兼治。

注意事项:有实邪者慎用,恶白蔹,畏地榆、雄黄、秦艽、鳖甲,反藜芦。

(2)肝气乘脾

主证:情绪不宁,即发腹痛泄泻,便后腹痛略减,再痛再泻。

兼证:平时情志不畅,多愁善感,易于紧张或激动,胸胁痞闷,嗳气少食,口苦吞酸,或面黄肌瘦,神疲乏力。

舌脉:质淡红,苔薄白或薄黄,脉弦细。

证候分析:情志不遂,则肝气郁结,疏泄不利,横逆犯脾。脾病则运化无权,升降失常,清浊不分,混杂而下,故腹痛作泻。泻后肝气暂疏,疼痛略减,故再郁则再痛,再痛而再泻,痛泻交替而作。脾为气血生化之源,久泻伤脾,气血不足,故形瘦面黄,神疲气弱。肝体阴用阳,血虚则肝失柔养,气失条达,常易郁结,故情绪易于波动;胸胁痞闷不舒,肝不疏胃,则嗳气少食,口苦吞酸。舌质淡红,脉象弦细,亦为肝旺脾虚之象。

治法:抑肝扶脾。

方药:以痛泻要方加减。方中白芍味酸入肝,柔肝以缓急,防风为疏散肝气之润剂,散肝而不伤正,同时防风亦能胜湿,用之又可理脾化湿;白术健脾,脾旺则湿化而泻止,再用陈皮理气和中。此方四药相合,能调达肝气,升通脾气,共奏抑肝扶脾之效。若肝阴不足,可加五味子、五倍子、石榴皮、白芍以敛酸柔肝;脾气不健者,可加茯苓、炒扁豆、淮山药以益脾健运;情绪不宁者,可加绿萼梅、郁金、合欢皮、生龙牡以解郁宁神。若肝郁日久,气病及血,常会出现血瘀见症,如久泻不愈,腹中刺痛,舌黯有瘀斑等,治当以活血化瘀为法,根据兼寒兼热,可分别选用少腹逐瘀汤或膈下逐瘀汤。

方药举例:炒白芍 30g　　防风 20g　　　炒白术 50g　　　炒陈皮 10g

炒薏苡仁 30g　　炒山楂 30g　　炒乌梅 20g　　　炙甘草 10g

姜厚朴 15g　　　炒扁豆 30g　　炒淮山药 20g　　绿萼梅 20g

炒枳壳 15g　　　佛手 15g

中药引子:生姜 5 片、红枣 20 枚、红砂糖 30g、大米 30g(水煎服)。

加减:若症属肝血不足者,加酒当归 20g、枸杞子 20g 以柔肝;肝气郁结明显者,加醋炒柴胡

10g、青皮10g以疏肝;脾虚明显者,加茯苓30g以健脾益气;胃失和降者,加姜半夏10g、煨木香6g以和胃降逆;泄泻日久,久病入络,瘀血阻滞,泄泻缠绵难愈者,可选用血府逐瘀汤以活血化瘀治久泻;反复发作不已,可加炒乌梅20g、炒木瓜30g、炒诃子20g以酸敛收涩。

注意事项:凡胃寒者少用,恶石斛、芒硝,畏鳖甲、小蓟,反藜芦。

(3)命门火衰

主证:五更作泻,大便溏薄,甚则完谷不化,泻后则安。

兼证:脐腹隐痛,畏寒,肠鸣,形寒肢冷,腰膝冷痛,男子阳痿,女子月事愆期量少。

舌脉:体胖质淡,苔白水滑,脉沉迟。

证候分析:久病失养,肾阳虚衰,不能温煦脾土以助运化,又值五更时分,阳气未复,阴寒极盛,故腹痛而泻,五更则作,甚则完谷不化,泻后则安。脾肾两虚,阳气不振,内不得温养脏腑,故脐腹畏寒,疼痛,肠鸣,外不能温通经脉,故腰膝冷痛,形寒肢冷,男子阳痿,阴囊湿冷,女子冲任虚寒,故月经愆期量少。舌胖而淡,苔白水滑,脉象沉迟,均为阳虚阴盛之象。

治法:温肾健脾。

方药:四神丸加味。方中补骨脂温补命门之火以止泻,肉蔻、吴茱萸暖脾胃以助运,五味子收敛止泻,姜枣健脾和中。若脾阳不振明显者,合附子理中汤以增强补脾肾之力;命门衰突出者,可加巴戟天、益智仁、肉桂以温补肾阳;年高体弱、久泻不止而致中气下陷者,可合补中益气汤,在温补基础上升阳;若久泻无度,大便失禁者,可加赤石脂、诃子肉、乌梅等以固涩止泻。亦有因久泻脾肾阳衰,无力推动气血动行,而见阳虚血瘀之象者,可合用少腹逐瘀汤为治,往往可收良效。

方药举例:炒补骨脂15g　炮肉豆蔻10g(去油)　炒吴茱萸6g　炙五味子10g
党参30g　茯苓30g　炮干姜6g　巴戟肉15g　炒白术30g
煨木香6g　台乌药10g　菟丝子20g　炙仙灵脾30g　炒诃子20g
儿茶3g　锁阳30g　赤石脂30g

中药引子:生姜5片、红枣20枚、红砂糖30g、大米30g(水煎服)。

加减:若症属肾阳虚衰明显者,加制附子10g(先煎)、肉桂6g以温补肾阳;脾阳不足明显者,加炒莲子肉10g、炒芡实20g以暖脾止泻;阳虚内寒腹痛者,可加蜀椒1g、炒小茴香10g以温里散寒止痛;滑脱不禁,合桃花汤或真人养脏汤以固涩止泻;如五更泻反见心烦嘈杂者,为寒热错杂之证,可改用乌梅丸加减调节寒热,和中补虚。

注意事项:有湿热积滞者忌服,孕妇禁用。

上述各型泄泻,有时单独出现,有时相兼并见,且可互相转化,所以各种治法应随证选用。一般而言,外邪侵袭或饮食所伤,多属实证,治以祛邪为主,但均宜佐以分利,而泄泻日久,或反复发作,耗伤正气,治以扶正为主,但均以健脾为本。泄泻初起,不可骤用补涩,以免固闭邪气;而久泻则不可分利太过,恐伤阴液。然临床所见,久泻者虚实夹杂,寒热不调或瘀血停积亦不少见,治疗时尤当注意辨证论治。此外,在治疗的同时,注意饮食起居的调护,也至关重要。

**3. 其他治法**

(1)暴泻

①天枢、足三里,针刺。

②大蒜,每次 2~3 瓣,每日 2~3 次。

③车前草,鲜者洗净,30~60g,煎水饮。

④马齿苋,不拘多少,洗净,与大蒜共碎,加盐少许当菜服,每日两次。

⑤六合定中丸:一次两丸,每日两次,开水送服。

⑥水泻如注,周氏回生丹十粒,每日两次,开水送服。

(2)久泻

①五倍子研细面,醋调敷脐,伤湿止痛膏外敷固定。

②虚寒者,用肉桂粉以黄酒调敷脐部,伤湿止痛膏外敷固定,或附子理中丸 1~2 丸,每日两次,或四神丸 6g,每日两次。

# 便秘临床体会

"便秘"是一种常见的复杂症状,主要是指排便次数减少、粪便量减少、粪便干结、排便费力等。

## 一、病理探究

《黄帝内经》曰:"水谷者,常并居于胃中,成糟粕而俱下于大肠。"又曰:"大肠者,传导之官,变化出焉。"饮食入胃,经过胃的受纳、腐熟,脾的运化、转输,摄收其精微之后,所剩糟粕由大肠传送而出,成为大便。胃肠功能正常,则大便通畅。而便秘的发生,主要是由于大肠传导功能失常,粪便在肠内停留过久,水分被吸收,从而粪便过于干燥坚硬所致。常见的便秘病因病理为:燥热内结,津液不足,情绪波动,气机郁滞,劳倦内伤,气血不足,年高体衰,阴寒凝结等,皆能使胃肠功能发生障碍,导致传导不畅而产生便秘。现将便秘的病因病理分述如下:

### 1. 肠胃积热

凡阳盛之体,若恣饮酒浆,过食辛辣厚味,过服辛热温补之品,可致热毒壅盛。热病之后,余热不清而留恋于肠胃,耗伤津液,导致肠道燥热。另外,肺燥肺热下移于大肠,也可以导致肠道燥热,燥热伤津,以致肠道干涩燥结,形成热秘。

### 2. 气机郁滞

由于忧愁思虑,情志不舒,或久坐少动,往往引起气机郁滞,或因外科手术后的粘连,或因金创跌仆损伤胃肠,或肺失宣降、大肠气机不畅,均可使肠胃通降、传导功能失常,因此而糟粕内停、不能下行,造成大便秘结,这正是清代医家尤在泾所说的"气内滞而物不行"所引起的气秘。

### 3. 气血阴津亏虚

由于劳倦或饮食内伤脾胃,化源不充,气血亏虚,或大病、久病、产后以及年高体衰之人,气血两虚;病中过用汗、下、燥之剂,耗伤阴津,或亡血失精、生育不节,损伤气血阴精。气虚则大肠传送无力,血虚、津少、精亏,则不能滋润大肠,肠道干槁,便行艰涩。若阴损及阳,阴阳两虚,则不能蒸熟水谷,化生津液,滋润肠道,都能使大便排出困难,而致虚秘。

### 4. 阴寒凝滞

由于年高体弱,或久病不复,导致真阳亏损、阳气不适、阴邪凝结;平素脾虚之人,久食生冷之物,或过用苦寒之剂,耗伤阳气,而致脾肾阳衰、温煦无权、阴寒内结。寒凝气滞,使肠道传送无力而大便艰难,此即寒结便秘,或者称为"冷秘"。

综上所述,便秘虽属大肠传导失职,但与肺、脾、肾也有非常密切关系。肺与大肠相表里,肺热肺燥,肺失宣降,往往使大肠传导失常而致便秘;脾主运化,职司水谷精微的吸收、转枢,脾病则气血乏源,转枢不利,糟粕内停,而致便秘;肾司二便、主开合,内寄元阴元阳,肾虚则或阴亏肠燥,或阳衰寒凝,传导失常而形成便秘。

## 二、辨证论治

大便排泄时间,虽然可以因人而异,但一般以一两日排便一次为常度,正如《儒门事亲·斥浪分支派》所说:"胃为水谷之海,日受其新以易其陈,一日一便,乃常度也。"便秘的临床表现为大便燥结,排便间隔时间延长,经常三五日或七八日才一次,个别病人甚至更长。有的虽然次数不减,但是粪质干燥坚硬,排出困难;有的时有便意,大便并不干硬,只是排出不畅;有的临厕努挣,不能顺利排出。便秘日久,常常引发其他症状,如腹中胀满,甚至疼痛、恶心、嗳气、食欲不振、头昏脑涨、睡眠不安及心烦易怒等症。

### (一)辨证要点

#### 1. 辨虚、实

按照便秘的发病原因及临床表现,可归纳为实秘与虚秘两类。张景岳在总结便秘辨证时,以阳结、阴结进行概括,阳结即实秘,阴结即虚秘。《景岳全书》曰:"……不知此证之当辨者唯二,则曰阴结、阳结而尽之矣。盖阳结者邪有余,宜攻宜泻者也;阴结者正不足,宜补宜滋者也,知斯二者,即知秘结之纲领矣。"实秘一般起病急、病程短,症状虽重,但治疗后容易收效。虚秘一般起病缓、病程长,症状虽轻,但治疗后不易收效。实秘有燥热和气滞之分,虚秘存气虚、血虚及阳衰之别。热秘以大便干结、排便间隔时间长及排便困难为特征;气秘一般可以见大便干结或不干结,欲便不得,排出不畅;气虚以虽有便意,临厕努挣乏力为特征;血虚以便次正常,大便燥结如球,排便困难为特征;阳虚以便质未必干结,但大便艰涩、排出困难为特征。

#### 2. 辨良性、恶性

便秘的发生,究其病理变化,有功能性与器质性之不同,一般通过望诊、问诊、切诊等可以区分。在临床上,借助 X 线钡餐造影、肠镜,更容易加以明确。在器质性病变中,更需要进一步区分良性病变与恶性病变,良性病变大多患者年龄较轻,病程短,便秘不甚严重,全身虚衰及脏腑功能障碍的症状也不明显。恶性病变则表现为多数患者年龄较高,病程长,便秘严重或时轻时重,全身虚衰及脏腑功能障碍的症状也较明显。有条件时,借助理化检查,有助于鉴别。区分良性病变与恶性病变,对治疗效果和预后十分重要。

### (二)治则要点

治疗便秘,以通腑为常法,在具体运用时应根据证候的虚实,采用不同的方法。其治疗方法为,实者或清热通下,或行气导滞;虚者或益气养血,或生津润燥,或温通开闭等。

### (三)分型论治

#### 1. 实秘

**(1)热秘**

主证:大便干结,排便困难,排便时间间隔延长,或三五日一行,或七八日一行。

兼证:身微热,口臭口苦,口唇生疮,面红耳赤,心烦易怒,腹胀纳呆,小便短赤。

舌苔、脉象:舌红、苔黄或黄燥,脉滑带数。

证候分析:体内积热素盛,热盛灼津,肠道津液枯槁,故大便干结,排便困难;热盛于内,腑气不通,故见腹胀纳呆;口臭口苦,口唇生疮,面红目赤,心烦易怒,邪热未净,故身有微热;热移膀胱,则小便短赤。舌红、苔黄或黄燥,脉滑带数,均为肠胃积热之象。

治法:泄热通腑,清热润肠。

方药:泄热通腑用调胃承气汤,清热润肠用麻子仁丸。前方大黄泄热通腑,芒硝软坚散结,导便下行,甘草和中,调和诸药。后方也用大黄泄热道腑,枳实、厚朴下气除满,麻仁、杏仁、白蜜降气润肠,白芍滋阴养血。两方同中有异,临证时需辨证施治,据证遣方。若热盛伤津,口干舌燥明显时,可加元参、石斛、麦冬、生地等生津润燥之品;若便干行涩,肛裂出血,可加地榆、槐花等凉血止血;若腹胀纳呆,可加大腹皮、焦三仙等消食导滞;若缘于肝热移于胃肠,便秘而目赤口苦,脉弦滑,则可选用更衣丸或当归芦荟丸以清肝通便;若肺中燥热下移大肠,便秘而口鼻干燥,干咳少痰难咯,则应生津润燥与通腑合用,疗效较好,如瓜蒌、山栀等。

泄热通腑法,是治疗热秘之常法,但不可过用或久用,否则易见苦寒伤胃,故使用时中病即止,以养阴润肠之剂调之。

| 方药举例:熟军 20g | 制白刺果 200g | 炒火麻仁 30g(捣泥) | 炒杏仁 10g(捣泥) |
|---|---|---|---|
| 炒枳壳 30g | 大腹皮 10g | 焦三仙各 10g | 当归 20g |
| 瓜蒌仁 30g(捣泥) | 生甘草 10g | 蜂蜜 50g | 姜半夏 10g |
| 炒陈皮 10g | 白术 100g | 番泻叶 1g | 苁蓉 20g |

中药引子:生姜 5 片、红枣 20 枚、白砂糖 30g、冬瓜 50g、白萝卜 50g(水煎服)。

加减:若症属津液已伤,加生地黄 30g、玄参 30g、麦冬 20g 以滋阴生津;若郁怒伤肝、易怒目赤,加服更衣丸以清肝通便。

注意事项:脾胃虚弱者慎用,孕妇及月经期、哺乳期忌用。

**(2)气秘**

主证:大便干结或不干结,欲便不得,排出不畅,遇情绪不好时便秘加重。

兼证:嗳气频作,胸胁疼痛,胸闷喜太息,或矢气后稍缓。

舌苔、脉象:舌苔薄白腻或薄黄腻,脉象弦。

证候分析:肺肝关系到人体的气机升降运动,肺有邪客则气闭而失于宣降,肝因情伤则气郁而失于疏泄。气机郁滞,大肠传导失司,故大便排泄不畅,欲便而不行。肺肝不和,故胸胁痞满,嗳气频作,嗳出或得矢气则舒,腹中胀痛,苔薄白腻、脉弦为气机郁滞之象,若有化热之势则舌苔转黄。

治法:顺气行滞。

方药:以六磨汤为主方,方中枳实下气宽胸,引肺气下行,木香理气和中,调理中焦气机,乌药行气散满,治在中下焦,沉香芳化降气,槟榔下气消胀,用大黄泄热通腑。若腑气渐通,肝气未舒时,可用柴胡疏肝散调理;若气郁化热,症见口干咽干、苔黄、脉数时,可加芦荟、黄芩、栀子等泄肝通便之品;若由于肺气闭阻者,当从宣降肺气入手,可加杏仁、瓜蒌皮、葶苈子等泻肺通便之品;若因手术或外伤所致者,则应加桃仁、红花、赤芍、三七等活血化瘀之药调理气血;若在中风、偏瘫中兼见便秘者,可加搜风顺气丸调治。

方药举例:

| | | | |
|---|---|---|---|
| 制白刺果 200g | 炒枳实 10g | 煨木香 10g(后煎) | 台乌药 10g |
| 沉香 6g(后煎) | 熟军 15g | 炒郁李仁 10g(捣泥) | 炒槟榔 10g |
| 炒杏仁 10g(捣泥) | 柴胡 10g(醋炒) | 赤芍 20g | 青陈皮各 10g |
| 生白术 100g | 瓜蒌仁 30g(捣泥) | 生甘草 10g | 升麻 6g |
| 黑芝麻 50g | 姜厚朴 10g | 炒郁李仁 20g | 炒火麻仁 30g |

中药引子:生姜 5 片、红枣 20 枚、蜂蜜 50g、白萝卜 50g(水煎服)。

加减:若症属气郁化火、便秘腹痛、舌红苔黄者,加黄芩 15g、炒栀子 15g 以清肝泻火;腹部胀痛较甚者,加姜厚朴 20g、炒柴胡 20g 以助理气。

注意事项:脾虚便溏及气虚下陷者忌用,孕妇慎用。

**2. 虚秘**

(1)气虚

主证:虽有便意,临厕努挣乏力,排便艰涩不畅,便质一般不干结。

兼证:年高、体弱或久病之人,面黄肌瘦,神疲气怯,汗出短气,便后更甚。

舌苔、脉象:舌淡、苔薄白腻,脉细弱。

证候分析:肺主气,与大肠相表里,肺气虚则大肠传导无力,故肺脾气虚之人排便艰涩不畅。肺气虚则卫外不固,腠理疏松,故排便努挣时易于短气。脾主运化,为后天之本,脾虚不运,气血乏源,故面黄肌瘦,神疲气祛。排便之后,气随便泄,故气短神疲等症均见加重。舌淡,苔薄白腻,脉细弱,为肺脾气虚之象。

治法:健脾益气。

方药:以黄芪汤为主方。此方重在益气助运,方中黄芪为健脾益气之要药,甘草补虚和中,以助黄芪补气之力,陈皮理气和胃,火麻仁、白蜜润肠通便。若补气之力不足,可加党参、黄精等;若气虚下陷,肛门坠迫,屡欲登厕,而虚坐努责不下,可加升麻、柴胡等升举清气以降浊;若肺气虚明显,则久咳气喘可合用生肺散,或参蛤散。肾为气之根,气虚久治不愈,当从肾治,可用大补元煎加味。

方药举例:

| | | | |
|---|---|---|---|
| 炙黄芪 50g | 黄精 30g | 炒陈皮 10g | 炒火麻仁 30g(捣泥) |
| 制白刺果 200g | 生白术 100g | 蜂蜜 50g(兑服) | 炙甘草 10g |
| 炒枳实 10g | 台乌药 10g | 煨木香 10g(后煎) | 苁蓉 30g |
| 当归 30g | | | |

中药引子:生姜 5 片、红枣 20 枚、大米 50g、红砂糖 30g(水煎服)。

加减:若症属气虚明显者,加党参 30g、升麻 6g 以增强补气之力;血虚明显者,加制首乌 20g 以增强补血之力;若气虚下焰、肛门坠胀,可合用补中益气汤以提升阳气。

注意事项:阴虚火旺、实热积滞及大便溏泻者忌用。

(2)血虚

主证:大便燥结如球,便次虽然正常,但排便不畅。

兼证:头眩心悸,少眠多梦,面色苍白,唇色爪甲淡白无华。

舌苔、脉象:舌淡,苔薄白腻,脉象细软。

证候分析:血虚津少,不能滑润肠道,故大便燥结如球,排便不畅;血虚则清空失养,故头目眩晕;血不养心,心神不宁,故心悸,少眠多梦;血脉不充,则唇爪及面色淡白无华。舌淡、苔薄白腻,脉象细软,均为血虚脉不充之象。

治法:养血润燥。

方药:以润肠丸为主方。方中当归、生地补血养阴,桃仁、火麻仁润燥滑肠,枳壳破气下行,五药共用达到补血润下的目的。若出现五心烦热,口干津少,舌红光无苔或花剥,为阴血亏虚,当以滋阴增液为主,可于上方加用玄参、麦冬、生首乌等;若血虚夹瘀,舌淡而黯或有瘀斑,可用通幽汤养血活血,润燥通便;若兼见腰脊酸软,经少色淡,也可加制首乌、肉苁蓉、胡核肉等补肾益阴之品;若经常便燥而秘,可常服五仁丸以润肠通便、缓图调治。

方药举例:当归 30g      生地 30g      熟地 20g      炒砂仁 6g(捣后下)
     炒桃仁 20g(捣泥)    炒火麻仁 30g(捣泥) 生白术 100g    白刺果 200g
     炒枳壳 30g      胡桃肉 30g      赤芍 20g      生甘草 20g
     山药 30g      番泻叶 1g

中药引子:生姜 5 片、红枣 20 枚、蜂蜜 50g(兑服)(水煎服)。

加减:若症属血虚有热,兼见口干心烦,苔剥、脉细数者,加制何首乌 30g、玉竹 20g、知母 15g 等以清热生津;若津液已复而大便仍干燥,用五仁丸以润肠通便。

注意事项:湿热中阻、肺热痰火、阴虚阳亢等不宜应用,又可润燥滑肠、大便溏泻者慎用。

(3)冷秘

主证:大便艰涩,难以排出,便质或干或不干。

兼证:面色苍白,畏寒肢冷,腹中冷气攻痛,肠鸣,或腰脊冷痛,小便清长。

舌苔、脉象:舌质淡胖、苔白润,脉象沉迟而弱。

证候分析:脾肾阳衰,阴寒内生,留于肠胃,阴气固结,阳气不运,致使肠道传送无力而大便艰涩,便质虽然不硬,但难以排出。阳气虚衰,不达四末,故面色㿠白,畏寒肢冷,或腰脊冷痛。阴寒凝滞于腹中,故腹中冷气攻痛,肠鸣。阳气不足,膀胱虚寒,水不化气,故小便清长。舌淡而胖,苔白润,脉象沉迟而弱,均为阳衰阴盛之象。

治法:温通开秘。

方药:以济川煎为主方。方中当归、肉苁蓉、牛膝滋补精血,润肠通便,升麻升清气以降浊气,枳壳下气行滞,可加用肉桂、乌药温通气机,减去泽泻利湿实便之弊,或加用胡桃肉、首乌等补肾养血润肠。若阴寒较甚,也可配合服用半硫丸,每次 6g,每日两次,以增强温通寒凝,开闭散结之力。平时,也可以常服右归丸或金匮肾气丸等温补阳,温通开秘,于此型便秘有效。

方药举例:全当归 30g　　肉苁蓉 30g　　胡桃肉 30g　　生首乌 20g　　肉桂 6g

台乌药 10g　　瓜蒌 30g　　枳壳 30g　　牛膝 12g　　升麻 6g

白术 100g　　白刺果 200g　　元参 30g　　当归 30g　　党参 30g

炙甘草 10g　　番泻叶 1g　　炮干姜 6g　　黄芪 30g　　火麻仁 30g(捣泥)

中药引子:生姜 5 片、红枣 20 枚、红砂糖 30g(水煎服)。

加减:若症属脘腹胀满者,加煨木香 10g、白豆蔻 10g(捣后下);恶心呕吐者,加旋覆花 10g(包煎)、代赭石 30g、姜半夏 10g、竹茹 10g。

注意事项:脾虚便溏者少用,忌诸血、无鳞鱼、蒜、葱、白萝卜、铁器,不宜与赤石脂同用,孕妇禁用。

总之,便秘是临床上常见病,是由多种原因引起的,应当根据发病原因和临床表现分辨虚实论治。实秘有热秘、气秘之分,虚秘有气虚、血虚、冷秘之别。治疗要因证而施,热秘宜泄热通腑或清热润肠,气秘宜顺气行滞,从肝、从肺论治,气虚宜益气润肠,血虚宜养血润燥,兼阴虚者又当滋养阴血以润肠,冷秘宜温阳开闭等。上述诸秘,有时单独出现,有时相兼并见,故治法应随证灵活运用,如气秘已久则化热,气秘与热秘同时并见,治疗时行滞与泄热并用。气虚失治、误治往往导致阳虚,脾肾阳衰,治疗时益气、温阳并举。因此,便秘的治疗虽以通腑为常法,而应根据不同的病因病理与临床证候,采用不同的治疗方法。除上述治法外,也可采用导法、脐中给药以及针灸、按摩等,也可随证配合使用,以增强疗效。

# 噎膈临床体会(附:反胃)

"噎膈"是"噎"与"膈"的合称。"噎"即"噎塞",指吞咽之时哽噎不顺;"膈"为"格拒",指饮食不下,或食入即吐。噎轻而膈重,噎虽可单独出现,而又为膈的前驱;膈若已见则多兼噎,故往往以噎膈并称。正如《千金方衍义》所说:"噎之与膈,本同一气,膈证之始,靡不由噎而成。"

## 一、病理探究

"噎膈"的发生是逐步演变而成的,早期多以气逆痰阻为主,渐添血瘀,病久则见阴津耗损,气阳亏虚。现将噎膈的病因病理归纳如下:

### 1. 忧思郁怒

忧思伤脾,脾伤则气结,郁怒则伤肝,肝伤则气失条达。气机不畅,津液凝聚而成痰,痰气交阻于食道,逆气上冲而不下,故成噎膈。若气郁化火,火逆于上,则食入咽则反出,噎膈更重;若气滞日久,血液行涩,同时津液流行不畅,变生痰浊,停滞于食道,则食道窄隘,食难入胃,而成噎膈。正如徐灵胎评《临证指南医案·噎膈》中所说:"噎膈之证,必有瘀血、顽痰、逆气,阻膈胃气。"若气郁化火,火热烁津,津伤不复则阴液亏虚;痰凝日久,也易化热,痰热交阻,耗伤津液;血瘀不畅,不化生新血,阴血渐虚;阴津不足,食道干涩,使噎膈增剧。噎膈日久,饮食少进,化源不充,气血两虚,久则阳气也衰,脾肾俱亏。

### 2. 酒食所伤

过饮酒浆,助湿生热,温热蕴积,阻碍气机升降;酒热耗津,食管干涩,则进食不畅,渐生噎膈。过食辛辣炙煿,也耗伤津液;过食肥甘厚味,变成痰浊,津伤血燥,痰浊阻滞,食入不顺而成噎膈。也有好食热汤之人,或食后便卧,损伤食道,而致进食则胸痛,否则发噎而反吐。食道不润,痰浊阻滞,气机不顺,久则血行涩滞,进一步加重噎膈之证情。酒食不节,脾胃受伤,加之食不入胃,气血无以滋生,久则气血亏虚,继则脾肾衰败。

### 3. 亡血失精

多育多产,或大出血,或久失精,或房事不节,肾精耗伤,精血亏虚,不能奉养诸脏,食道干涸,食难顺下;阴血亏损,肝木失养,厥气上逆,也会加重噎膈的症情。正如《景岳全书》所说:"酒色过度则伤阴。阴伤则精血干,气不行则噎膈病于上,精血干涸则燥结病于下。"

综上所述,本证的病位在于食道,属胃气所主,但就其病理而言,除胃以外,与肝、脾、肾也密切相关,一是,三脏与食道、胃皆有经络相联系,三脏之气血、阴精若不能上奉,食道失于濡润,胃失和降;二是,从功能上讲,脾为胃行其津液,肝气之疏泄及肾阳之温煦,亦有助于胃气通降,从而使食物咽下,顺利入胃,若其中任何一脏功能失常,均可累及食道及胃而导致噎膈。噎膈日久,由轻转重,饮食不入,后天乏源,必然波及脾、肝、肾等脏。

## 二、辨证论治

### (一)辨证要点

(1)其病位,在于食道,为胃气所主,胃属阴土,性喜润恶燥,喜清淡而恶黏腻,其气以和降为顺,职司受纳腐熟。噎膈的发生除了食道的哽噎、隔拒症状外,与胃的和降功能失司,不能正常受纳腐熟水谷也有很大的关系。

(2)其辨证,首当分辨其虚实。初病多实,病以"气、血、痰"三者互结,阻于食道,三者在发病中,也许单独为害,也许二者或三者相兼作乱,使病情由轻转重。病久,由于食道不畅,食难入胃,化源不足,病则由实渐虚。虚者,或阴津耗伤,或气阴两虚,或气血亏虚,或阳气衰败。在临床上,气滞、血瘀、痰凝的产生与肝、脾、肾等脏功能失调有关,故也常见虚实相兼的病理变化。

(3)在噎膈的发病过程中,还应该注意区别其功能性与器质性。在现代医疗器械与技能允许的条件下,除了通过望、切诊以外,配合 X 线钡餐造影或食管镜的检查,可望能得到明显结论。

(4)在本病症的诊治中,也应该注意区别其病变的良性与恶性,这对于选泽治疗方法和预后关系重大,往往需要进行一些必要的理化检查。

### (二)噎膈、反胃、梅核气的鉴别

"噎膈"与"反胃",都可表现为呕吐食物,故二者需要鉴别;"噎膈"与"梅核气",都可表现为咽喉至心窝部位的不舒或疼痛,故二者也需加以鉴别。

**噎膈、反胃、梅核气鉴别表**

|  | 噎膈 | 反胃 | 梅核气 |
|---|---|---|---|
| 病因 | 忧思郁怒,酒食不节,亡血失精 | 呕吐反复发作 | 情志不遂 |
| 病理 | 初为气、血、痰互结,阻于食道,病久致虚 | 脾胃阳衰或停饮,淤阻 | 肝气郁结肝胃不和 |
| 病位 | 食道 | 胃 | 咽喉 |
| 进食 | 初则能进流食,不能进干食,久则干稀不能入 | 进食顺利 | 进食顺利 |
| 呕吐时间 | 食入则吐 | 朝食暮吐,暮食朝吐 | 一般不吐 |
| 治疗 | 早宜解郁,行瘀,消痰佐以生津;晚宜补益或消补兼顾 | 温补脾胃和胃降逆或化饮 | 疏肝理气 |
| 预后 | 差 | 稍差 | 良 |

（三）治则要点

（1）本病的治疗应注意权衡标本,补消兼施。早期以标实为主,治宜理气解郁、活血化瘀、消痰散结,若兼见阴津耗伤者,当佐以生津润燥;晚期以本虚为主,治宜滋阴养血、益气温阳;若本虚标实俱显时,又当标本兼顾。

（2）本病的治疗还应注意,使用解郁、化瘀、消痰,用药不宜过于辛燥;使用滋阴养血,用药不宜过于滋腻;使用清火,用药不宜过于苦寒;使用温补,用药不宜过于甘温或辛热,从而使胃气冲和,愈疾有望。

（3）本病证的治疗应正确把握内科治疗适应证,早期诊断,早期治疗,同时掌握外科指征,也至关重要。

（四）分型证治

1. 痰气交阻

主证:吞咽梗阻,胸膈痞闷,情绪舒畅时可以稍微减轻。

兼证:口干咽燥,大便艰涩。

舌象、脉象:舌质偏红,或红而光,苔薄腻,或黄,脉弦细而滑。

分析:痰气交阻,食道不利,胸膈阻塞,所以吞咽梗阻,胸膈痞满或隐痛;情绪舒畅时,气机疏通,所以症状可以暂时稍减;气结之后,郁热伤津,津液不能上承,以致口干咽燥,大肠津枯,故大便艰涩。舌质红,脉弦滑,为气郁痰阻,兼有郁热伤津之象。

治法:开郁,润燥,化痰。

方药:用启膈散加减。方中丹参、郁金、砂仁壳化瘀利气以开郁,沙参、川贝母、茯苓润燥化痰以散结,荷叶蒂、杵头糠化浊和胃以降逆。若逆气上冲,也可加旋覆花、炒枳壳、代赭石、八月札等开郁降逆;若津液干枯,食道干涩,可加麦冬、天冬、元参、石斛、芦根等养阴生津;若痰浊壅盛,可加竹沥、瓜蒌、枇杷叶、陈皮等化痰降气;若胃镜下见食道黏膜充血、糜烂、发红,可加连翘、蒲公英、生甘草等清热解毒;若见到食道溃疡,还可加锡类散、白芨粉、生大黄粉等生肌愈疡;若见食道息肉,可加贝母、生苡仁、清半夏、山慈姑等化湿散结;若明显见胃内容物反流至食道,可加生姜、黄芩、半夏等苦辛通降;若大便干涩,可加火麻仁、蜂蜜、瓜蒌仁、当归等润燥通便。

方药举例:沙参 30g　　丹参 30g　　赤芍 30g　　郁金 20g　　炒砂仁 10g

土贝母 10g　　浙贝母 20g　　苏梗 10g　　荷梗 10g　　炙枇杷叶 20g

元参 20g　　八月札 10g　　白刺果 100g　　竹茹 10g　　麦冬 10g

青礞石 30g　　金石斛 20g　　生地 20g　　代赭石 30g(先煎)

旋覆花 10g(包煎)

中药引子:大米 50g、冬果梨一个(切片)、西瓜皮 50g、冰糖 30g(水煎服)。

加减:若症属咳嗽痰多者,可加瓜蒌 15~30g、橘红 15g 以增行气化痰之力,加半枝莲 30g、白花蛇(可用乌梢蛇替代剂量加大)舌草 30g 以清热解毒,加麦冬、玄参、天花粉各 15g,蜂蜜 50g 以增生津润燥之功;打嗝嗳气者,可加沉香 6g(后煎)、陈皮 15g 以和胃降逆;若呕吐食物及痰涎有混合物,可用旋覆代赭汤以降逆消痰;若痰气郁结、痞塞满闷,还可选用四七汤、导痰汤以理气化痰;若大便不通,可选用增液承气汤以生津润下。

注意事项:脾虚便溏、虚寒泄泻者忌用,恶防己反藜芦。

**2. 津亏热结**

主证:吞咽时食道干涩而痛,进干食、硬食更加困难、痛楚,但汤水尚可咽下。

兼证:形体逐渐消瘦,口干咽燥,五心烦热,大便干结。

舌象、脉象:舌质红干,或有裂纹,脉象细数。

分析:胃津亏耗,食道失去濡润,以致吞咽时梗塞疼痛,固体食物难以咽下。口干咽燥,大便干结,是胃肠津亏热结所致。若见五心烦热,形体消瘦,多由胃津不足发展到肾阴亏耗。阴虚内热,舌质红干而裂,脉弦细数,是津亏热重的征象。

治法:滋养津液。

方药:五汁安中饮加减。方中用梨汁、藕汁、牛乳养胃生津,生姜汁和胃降逆,佐以韭汁活血行瘀,并以沙参、石斛、生地、玄参以养胃滋肾。本方服时宜少量多次,缓缓饮用。若大便燥结不通,可酌加大黄以清热通便,釜底抽薪,用时只宜中病而止;若尚有实火,咽至心窝之间烧热不舒,舌红,苔黄而干,可用黄连解毒汤等,药如黄芩、黄连、栀子、竹茹、枇杷叶、芦根、天花粉等以降火止呕;若大便行涩缘于血虚津枯者,可加白蜜、火麻仁、油当归、肉苁蓉等润燥通便。

方药举例:南沙参 30g　　元参 30g　　石斛 20g　　鲜芦根 30g　　炙枇杷叶 20g

淡黄芩 10g　　炒山栀 10g　　半枝莲 30g　　白花蛇舌草 30g　丹参 30g

韭菜汁 10ml(兑入)　　制白刺果 100g　　急性子 20g　　天冬 15g　　麦冬 10g

代赭石 30g(先煎)　　姜半夏 10g

中药引子:大米 50g、冬果梨一个(切片)、西瓜皮 50g、蜂蜜 50g(水煎服)。

加减:可加北沙参、金石斛、生地黄各 20g 以双补胃肾之阴。若肠中燥结、大便不通,可酌用大黄甘草汤以泻热存阴;若胃火炽盛、格拒不入者,加竹茹 10g、枇杷叶 20g、芦根 30g、伏龙肝 100g(另加水泡沉淀取黄水用)以降火止呕。

注意事项:凡虚而无热者禁用。

### 3. 瘀血内结

主证:胸膈疼痛,固定不移,饮食不下,哽噎而出。

兼证:形体消瘦更加明显,肌肤枯燥,大便干结,燥如羊屎,量少质坚,或呕吐之物色如赤豆汁。

舌象、脉象:舌质紫黯,或有瘀斑,甚则口唇黯紫,脉细涩。

分析:瘀血内结,阻于食道,因而痛处固定不移,食不得下,甚至饮水困难。久病耗伤阴血,肠道干枯,因而大便如羊屎,量少质坚,吐出之物如赤豆汁,此皆因络脉破损、血液外溢所致。长期饮食不下,生化来源枯竭,以致形体消瘦、肌肤枯燥。舌红少津、质黯紫、脉细涩是阴血亏虚、瘀血内结之象。

治法:滋阴养血,破结行瘀。

方药:通幽汤加减。方中地黄、当归滋阴养血,桃仁、红花破结行瘀,甘草缓急润燥,还可加参三七、丹参、赤芍、蜣螂之类以祛瘀通络,海藻、昆布、贝母等以软坚化痰。若服药即吐,难以下咽,可先服玉枢丹以开膈降逆,随后再服煎药;若痰瘀互结,舌黯、苔腻,可用温胆汤合桃红四物汤为治;若疼痛明显,还可加丹参饮或失笑散以化瘀止痛;若痰瘀互结,日久化热可用六神丸以清热化痰、解毒消肿。

方药举例:熟地黄 20g　　炒砂仁 10g　　全当归 30g　　赤芍 30g　　桃、杏仁各 10g
　　　　　草红花 20g　　三七粉 10g(分次冲服)　　　　炒枳壳 30g　　炒五灵脂 10g
　　　　　生蒲黄 10g　　炒火麻仁 30g　　胆南星 10g　　青礞石 30g　　炙柴胡 20g
　　　　　炙升麻 6g　　炙白刺果 100g　　八月札 20g　　急性子 20g

中药引子:生姜 5 片、红枣 20 枚、红砂糖 50g、大米 50g(水煎服)。

加减:若症属气滞血瘀者,加丹参 30g、白芍 30g 以祛瘀通络,也可加昆布 30g、浙贝母 20g、瓜蒌 30g 以软坚化痰;呕吐痰涎者,加炒莱菔子 20g、生姜汁 10g 以行气化痰止呕;气虚者,加炙黄芪 50g、党参 30g 以益气健脾;胸膈胀痛者,用血府逐瘀汤以活血破瘀。

注意事项:脾虚湿滞、腹满便溏者不宜使用,月经量过多无瘀滞者及孕妇禁用。

### 4. 气虚阳微

主证:长期饮食不下,食则反出。

兼证:面色㿠白,精神疲惫,气短声怯,形寒肢冷,泛吐清涎,面浮足肿,腹部胀满。

舌象、脉象:舌质淡,苔薄白,脉细弱或沉细。

分析:病情发展严重,由阴损到阳微。脾胃阳气虚衰,不能受纳饮食、运化水谷,因此饮食不下。泛吐清涎、精神不振、面浮足肿腹胀是由于脾肾衰败、阳气亏虚,不能化津所致。面色㿠白、气短声怯、形寒肢冷为阳气不展,不能外达症状,舌淡苔白、脉细弱或沉细是元阳衰微的表现。

治法:温补脾肾。

方药:温脾用补气运脾汤,温肾用右归丸。前方用人参、黄芪、茯苓以补气益脾为主,用半夏、陈皮、生姜等以和胃降逆为辅,同时可加入旋覆花、代赭石等以止呕。后方用熟地、山茱萸、枸杞子等以滋肾阴,用鹿角胶、肉桂、附子、杜仲等以温肾阳。噎膈到此阶段,脾肾皆败,一般宜先服温脾益气之剂,以救后天生化之源,待到能稍进稀薄饮食,再给予补脾温肾的药物。汤丸同时并进,或两方交替服用。

方药举例:人参粉 10g(冲服)　　炙黄芪 50g　　茯苓 20g　　炒白术 30g

姜半夏 15g　　炒陈皮 15g　　肉桂粉 6g(冲服)　　制附子 10g(先煎)

炒砂仁 10g(捣后煎)　　炙白刺果 100g　　焦三仙各 10g　　炙甘草 10g

青礞石 30g　　胆南星 10g　　急性子 20g　　酒当归 20g

炒良姜 10g　　制香附 20g

中药引子:生姜 5 片、红枣 20 枚、红砂糖 30g(水煎服)。

加减:若症属胃气上逆者,可加旋覆花 10g(包煎)、代赭石 30g(先煎)、丁香 5g、柿蒂 15g 以增强降逆止吐之力;中气下陷、少气懒言者,可用补中益气汤以补气升提;脾虚血亏、心悸气短者,可用十全大补汤以补益气血。

噎膈之证,男性成人多见。病因以忧思郁怒、酒食所伤、亡血失精为主。病位在食道及胃脘,属胃气所主,因气滞、瘀血、痰凝所致,病初多实,久病则由实转虚,但多见虚实夹杂之证。其临床表现以吞咽困难、胸膈痞闷、食入即吐,或全不能食、大便秘结为主,应与梅核气、反胃等证相鉴别。噎膈大致可分为痰气交阻、津亏热结、瘀血内结及气虚阳微四种类型,在辨证时宜掌握轻重虚实、标本缓急,治疗时,应针对不同病机,实证宜祛邪,虚证宜补益。若痰气交阻、热结、瘀血属实,宜解郁化痰、泻热祛瘀;若津亏、气虚、血弱、阳微属虚,宜滋液养血、补气温阳。由于证情错综复杂,往往虚实互见,痰瘀交阻,治疗时必须知常达变,灵活遣方用药,方能收效。关于此证之预防,应注意劳逸结合、增强体质,要怡情放怀,避免精神刺激,勿过量饮酒、恣食辛辣食物,以免伤胃气;应外避六淫,免除外因之干扰。在治疗中,宜内观静养,薄滋味,忌香燥,戒郁怒,禁房事。

注意事项:不宜与藜芦、五灵脂同用,凡阴虚阳亢者及孕妇禁用。

# 反　胃

反胃是以脘腹痞胀、宿食不化、朝食暮吐、暮食朝吐为主要临床表现的一种病证。《金匮要略·呕吐哕下利篇》称为"胃反",《圣惠方·治反胃呕哕诸方》则称为"反胃"。

西医的胃、十二指肠溃疡病、十二指肠憩室、急慢性胃炎、胃黏膜脱垂症、十二指肠壅积症以及胃部肿瘤等以并发胃幽门部痉挛、水肿、狭窄引起胃排空障碍者,均可参照本证辨证施治。

本病多因饮食不当、饥饱失常,或嗜食生冷,损及脾阳,或忧愁思虑,伤及脾胃。脾胃既伤,一则胃病日久,以致中焦虚寒,不能消化谷食;一则中焦不运,气滞血瘀凝阻于下脘,宿食不化,又不能向下传导,终致尽吐而出。若反胃日久,可导致肾阳亦虚,此所谓下焦火衰,釜底无薪,不能腐熟水谷,则病情更为严重。

证候:食后脘腹胀满,朝食暮吐,暮食朝吐,吐出不化宿谷,吐后即觉舒适。神疲乏力,面色少华,舌淡苔薄,脉象细缓无力。

分析:中虚有寒,饮食停留不化,故食后脘腹胀满,吐出宿谷,即觉舒适。由于久吐伤气,食物又不能生化精微,则神疲乏力,面色少华,舌淡苔薄,脉象细缓无力,乃脾胃虚寒之征。

治法：温中健脾，降逆和胃。

方药：丁沉透膈散加减。方用人参、白术、木香以温中健脾，砂仁、丁香、沉香、白蔻仁、神曲、麦芽以降逆和胃，并可加旋覆花、代赭石以镇逆止呕。

若面色㿠白、四肢不温、舌淡白及脉沉细者，属久吐而导致肾阳虚之象，治宜益火之源，以温运脾阳，用附子理中丸加吴萸、丁香、肉桂之类；若唇干口燥、大便不解、舌红脉细者，属久吐伤津、胃液不足、气阴并虚之象，治宜益气生津，降逆止呕，可用大半夏汤加味；若胃中停饮、呕吐涎水，当以温化痰饮，方用小半夏加茯苓汤为治；若呕吐日久，上述治法罔效，胃痛而固定，舌质紫黯，又宣化瘀消结，方用失笑散加赤芍、山楂、生苡仁、土贝母等。

方药举例：
| 丁香 6g | 沉香 10g(后煎) | 人参粉 6g(冲服) | 茯苓 30g |
|---|---|---|---|
| 桂枝 20g | 炒白术 30g | 姜竹茹 10g | 山慈姑 20g |
| 制白刺果 100g | 佛手 10g | 姜半夏 20g | 生姜 10g |
| 炒砂仁 10g | 旋覆花 10g(包) | 代赭石 30g(先煎) | 炙甘草 10g |
| 青礞石 30g | 急性子 20g | 胆南星 10g | 八月札 10g |

中药引子：红枣 20 枚、红砂糖 30g、白萝卜 50g、大米 30g(水煎服)。

加减：若症属唇干口燥，大便不解，舌红脉细者，是久吐伤津，胃液不足，气阴并虚之象。治宜益气生津，降逆止呕，可用大半夏汤加味。若胃中停饮，呕吐涎水，当以温化痰饮，可用小半夏加茯苓汤为治；若呕吐日久，胃痛而固定，舌质紫黯，又宜化瘀消结，方用失笑散加赤芍、山楂、生苡仁、土贝母等。

注意事项：热证及阴虚内热者忌用，不宜与郁金同用。孕妇忌用。

# 黄疸临床体会

"黄疸"是以目黄、身黄、小便深黄三黄为主要特征的病证。古代"疸"字与"瘅"字通，故又称"黄瘅"。黄疸多发于儿童及青壮年，并且其中一部分具有传染性。

## 一、病理探究

黄疸的病因有内、外两个方面，外因主要为感受外邪或饮食不节，内因则多与脾胃虚寒、内伤不足有关。而内因、外因又多有关联。现分述如下：

### 1. 感受外邪

外感湿热疫毒，从表入里，郁而不达，内阻中焦，脾胃运化失常，湿热交蒸于肝胆，不能泄越，以致肝失疏泄，胆汁外溢，浸淫肌肤，下流膀胱而见身目小便俱黄。若湿热疫毒过盛，伤人后病势暴急，或具有传染性，很快表现出伤及营血的严重现象，称为急黄，正如《诸病源候论·急黄候》所言，"脾胃有热，谷气郁蒸，因为热毒所加，故卒然发黄，心满气喘，命在顷刻，故云急黄也。"

## 2. 饮食所伤

饮食不节,饥饱失常,或嗜酒过度,贪食肥甘油腻,皆能损伤脾胃,以致运化功能失职,湿浊内生。若素体阳气内盛,湿易化热而成湿热,熏蒸于肝胆,胆汁不寻常道,浸淫而发阳黄,正如《金匮要略·黄疸病》所云,"谷气不消,胃中苦浊,浊气下流,小便不通……身体尽黄,名曰谷疸。"《圣济总录·黄疸病》曰:"大率多因酒食过度,水谷相并,积于脾胃,复为风湿所搏,热气郁蒸,所以发为黄疸。"由此可见,饮食不节,寒凉太过,损伤脾胃阳气,或素体脾胃虚寒,脾不健运,所生湿浊易从寒化,而成寒湿阻滞中焦,胆汁被阻,不得正常输泄,溢于肌肤而发阴黄。

## 3. 劳倦内伤

劳伤太过,脾胃虚弱,可以产生黄疸,主要有以下两方面:一为脾阳受损,或脾胃虚寒,不能健运水湿,湿从寒化,以致寒湿阻于中焦,胆液排泄受阻,溢于肌肤而发为阴黄,正如《类证治裁黄疸》所说,"阴黄系脾脏寒湿不运与胆液浸淫,外渍肌肉,则发而为黄。"因此,黄疸的出现,均由脾虚寒湿内盛导致。二为脾虚不能化生气血。由于气血亏虚,血败而不能华色,从而产生黄疸。此即《景岳全书·黄疸》所说,"阴黄证则全非湿热,而总由血气之败。益气不生血,所以血败,血不华色,所以色败……"此证乃因虚而发黄,故又称为虚证黄疸,简称虚黄。

## 4. 砂石、虫体阻滞胆道

由于体质的特异,或湿热煎熬,结成砂石,留于胆腑,阻于胆道,或由于湿热内郁,脾胃功能失调,蛔虫不伏于肠而乱窜,阻于胆道,迫使胆汁外溢而成黄疸,正如张景岳"胆伤则胆气败,而胆液泄"之胆黄。

## 5. 积聚日久不消

瘀血阻滞胆道,胆汁外溢而产生黄疸。《张氏医通·杂门》指出,"有瘀血发黄,大便必黑,腹胁有块或胀,脉沉或弦,脉稍实而不甚弱者,桃核承气汤,下尽黑物则退。"

总之,黄疸的发生,病机关键是湿邪为患,且有湿热与寒湿的不同,故《金匮要略·黄疸病》指出:"黄家所得,从湿得之。"从脏腑来看,主要累及脾胃肝胆,且往往由脾胃涉及肝胆,脾主运化而恶湿,无论湿邪自外感受或由饮食不洁、湿自内生,均首先是脾胃功能受损。脾失健运,湿邪阻滞中焦,脾胃升降失常,脾气不升,则肝气郁结不能疏泄,胃气不降则胆汁的输送排泄失常。湿邪郁遏,导致胆液不循常道渗入血液,溢于肌肤而发黄。阳黄与阴黄的不同之处在于阳黄之人,阳盛热重,平素胃火偏旺,湿从热化而致湿热为患,由于湿和热常有所偏盛,故阳黄在病机上有湿重于热或热重于湿之别。火热极盛谓之毒,若热毒壅盛,邪入营血,内陷心包,多为急黄。阴黄之人,阴盛寒重,平素脾阳不足,湿从寒化而致寒湿为患。同时阳黄日久,或用寒凉之药过度,损伤脾阳,湿从寒化,也可转化为阴黄。此外,因砂石、虫体阻滞胆道而发黄者,病一开始即见肝胆症状,表现也常以热证为主,属于阳黄范围。积聚日久不消,瘀血阻滞胆道成黄者,多随体质寒热而转化为阴黄或阳黄。

## 二、辨证论治

### (一)辨证要点

**1. 首先要确诊是不是黄疸**

目黄是诊断黄疸的主要依据,因此临床上要做好望诊,望目睛气轮有无黄染,望全身皮肤色泽,望小便颜色。

**2. 辨别黄疸的性质,主要从以下方面进行:**

(1)从发病时间及病程长短来辨别:阳黄起病急,病程短;阴黄起病缓,病程长;急黄起病急骤,变化迅速。

(2)从黄疸的色泽及临床症状来辨别:阳黄黄色鲜明,属热证实证;阴黄色晦暗或黧黑,属虚证寒证;急黄身黄如金,属热毒炽盛,后期气阴耗伤,也会出现虚实夹杂之证。

(3)辨别黄疸病势轻重:主要以观察黄疸的色泽变化为标志。若黄疸逐渐加深,提示病势加重;黄疸逐渐浅淡,表明病情好转;黄疸色泽鲜明,神清气爽,为顺证,病轻;颜色晦滞,烦躁不宁为逆证,病重。

### (二)鉴别诊断

黄疸与萎黄之区别:

(1)病因病机:黄疸的病因为感受外邪、饮食所伤、脾胃虚寒及积聚转化而发病,其病机为湿邪阻滞中焦,肝胆不能疏泄,或瘀血、虫、石等阻滞胆道,以致胆液不循常道,溢于肌肤而发黄,或脾虚血败,败血内停,不华于色而发黄。萎黄的病因为虫积食滞,导致脾土虚弱,水谷不能化生精微而生气血,或失血病后血气亏虚,气血不足,肌肤呈黄色。

(2)主证:黄疸以目黄、身黄、小便黄为主证。随着湿热、寒湿和瘀血内阻的不同病机,黄色可出现鲜明或晦暗的不同。

萎黄的主证是两目和小便均不黄,肌肤呈淡黄色,干萎无光泽,且常伴有眩晕、耳鸣、心悸、少寐等症状。

### (三)治则要点

因黄疸由湿得之,故去湿、利小便是治疗黄疸的基本法则。《金匮要略·黄疸病脉证并治》有"诸病黄家,但利其小便"的主张,张景岳也提出了"治湿不利小便,非其治也"的治法。利小便为湿邪开导之路,使湿邪从小便而去,属利湿之法。利湿法主要有淡渗利湿、清热利湿、温阳利湿等。治疗黄疸,祛湿退黄,常用利湿、化湿和泄湿三大方法。利湿,即淡渗利湿、温阳利湿、滋阴利湿、清暑利湿、清热利湿、温肾利水,使湿邪从小便排出;化湿即温阳化湿、清热化湿、芳香化湿,使湿邪从中焦而化;泄湿即通腑泄湿、通瘀泄湿,使湿邪从大便泄出。临床上,根据黄疸的不同性质而分别用不同祛湿方法。阳黄主要用清热利湿,必要时配用通腑泻下;阴黄主要用温阳化湿法,有时也酌配益气养血或疏肝活血等法。急黄虽属阳黄范围,因毒热炽盛,邪入营血,又当以清热解毒、凉营开窍为法。

(四)分型论治

1. 阳黄

阳黄主要有三种类型,但总与湿热有关。

(1)热重于湿。

主证:身目俱黄,黄色鲜明如橘子,有光泽,小便短少色黄。

兼证:多发热口渴,心烦,腹满,恶心欲吐,口干而苦,大便秘结。

舌脉:舌苔黄腻,脉弦数。

证候分析:湿热蕴蒸,胆汁外溢肌肤,因热为阳邪,故黄色鲜明。湿热内盛,热邪偏重,热耗津液,故发热口渴。膀胱为湿热所扰,气化不利,故小便短少色黄;阳明热盛,大便秘结,腑气不通,故腹部胀满,湿热熏蒸。胃浊和胆汁上逆,故恶心欲吐,口干而苦。舌苔黄腻,脉弦数均为肝胆脾胃湿热内盛之证。

治法:清利湿热,佐以泄下。

方药:茵陈蒿汤加味。方中茵陈为清热利湿除黄之要药,用量宜偏重,30~50g,栀子能清利三焦湿热,大黄降泄瘀热,茵陈配栀子可使湿热从小便而出,茵陈配大黄可使瘀热从大便而解,可酌加猪茯苓、车前子、滑石等渗湿之品,使湿热之邪从二便而去。

加减:若症属恶心欲吐,心中懊侬,可加姜黄连6g、姜竹茹10g、橘皮10g以清火降逆止呕;右肋疼痛较甚,可加醋炒柴胡、郁金、炒川楝子、炙元胡等疏肝理气止痛;脘腹胀满,可少加炒枳壳、姜厚朴或藿香、佩兰;若因砂石内阻胆道,症见右肋疼痛,牵引肩背,或有恶寒发热,大便色淡灰白,可用大柴胡汤加茵陈、郁金、海金沙、炒鸡内金、金钱草以利胆排石、清热退黄。若黄疸突然出现,时寒时热,疼痛时发时止,痛而有钻顶感,呕吐蛔虫,则为虫体阻于胆道所致,可用乌梅丸合茵陈山栀以安蛔止痛,利胆退黄。热偏重者,可去附子、桂枝,少用川椒、炮干姜,重用黄连、黄柏;无虚象,去党参、当归,一般可加炒川楝子、炒槟榔、炒使君子等以驱虫、行气止痛。

方药举例:

| 赤芍 200g | 茵陈 50g | 炒山栀 10g | 熟军 10g(后煎) | 板蓝根 20g |
| 秦艽 10g | 白术 30g | 郁金 15g | 制白刺果 100g | 五味子 20g |
| 猪苓 30g | 泽泻 20g | 生甘草 10g | 蒲公英 30g | 陈皮 10g |
| 姜半夏 10g | 田基黄 30g | 垂盆草 30g | 金钱草 100g | 半枝莲 30g |
| 车前子 30g | 龙胆草 10g | | | |

中药引子:生姜5片、红枣20枚、白砂糖20g、大米30g(水煎服)。

加减:若症属腹胀脘痞者,加姜厚朴10g、炙香附20g、炒砂仁6g(后煎)以化湿理气;胁肋疼痛,加炒川楝子15g、炒延胡索20g以理气止痛;便秘者,加芒硝10g(分次冲服)、炒枳壳20g以行气通便;发热者,加金银花30g、连翘20g以清热解毒;恶心呕吐者,加炒陈皮10g、姜半夏10g以化湿和胃;纳呆者,加炒鸡内金30g、炒山楂30g以醒脾健胃。

注意事项:凡无湿热面发黄者忌服。

(2)湿重于热

主证:身目俱黄,但黄不如热重者之鲜明。

兼证:发热不畅,头重身困,口淡不渴,胸脘痞闷,食欲减退,腹胀,厌油腻,恶心欲吐,大便溏垢。

舌脉:舌苔厚腻微黄,脉弦滑或濡缓。

证候分析:湿遏热壅,胆汁不循常道,溢于肌肤,故身目俱黄。因湿重于热,湿为阴邪,故黄色不如热重者鲜明;湿盛,故发热不扬;湿热内阻,清阳不得发越,故身困头重。口淡不渴,胸脘痞闷,食减,厌油腻,恶心欲吐,腹胀便溏均为湿困脾土,脾胃功能减退所致。舌苔厚腻微黄,脉弦滑或濡缓,为湿重热轻之证。

治法:利湿化浊,佐以清热。

方药:茵陈五苓散加减。方中以茵陈为主药,以清热利湿退黄,配五苓散温阳化气利湿,使湿从小便而去。若湿热并重,可用甘露消毒丹治疗,方用黄芩、滑石苦寒清热化湿,用藿香、蔻仁等芳香化浊之品以宣利气机而化湿浊。

加减:若症属呕吐,加陈皮、半夏化湿和胃降逆;腹胀,加木香、大腹皮等下气消胀。阳黄初起见表证者,宜先用麻黄连翘赤小豆汤以解表清热利湿。若湿热不得透泄,发热不退者,可加用栀子柏皮汤以增强泄热利湿作用。若在阳黄病程中见阳明热盛、灼伤津液、积滞成实、大便不通,宜用大黄硝石汤以泄热去实,急下存阴。

方药举例:赤芍 200g　茵陈 50g　猪苓 30g　茯苓 30g　白术 30g
泽泻 20g　姜半夏 10g　炒陈皮 15g　姜竹茹 15g　炒白豆蔻 10g(捣后煎)
藿香 10g　大腹皮 15g　桂枝 20g　当归 10g　郁金 20g
五味子 30g　制白刺果 100g　珍珠草 30g　凤尾草 30g　玉米须 30g
龙胆草 10g

药引子:生姜 5 片、红枣 20 枚、白砂糖 30g、大米 30g(水煎服)。

加减:若症属腹胀脘痞者,加姜厚朴 15g、制香附 15g、炒砂仁 10g(后煎)以化湿理气;发热者,加金银花 30g、连翘 20g 以清热解毒;恶心呕吐者,加炒陈皮 10g、姜半夏 10g 以化湿和胃;纳差者,加炒鸡内金 30g、炒山楂 30g 以醒脾健胃。

注意事项:凡无湿热而发黄者忌用。

(3)毒热炽盛(急黄)

主证:发病急骤,黄疸迅速加深,其色如金。

兼证:高热烦渴,胁痛腹满,神昏谵语,或见衄血便血,或肌肤出现瘀斑。

舌脉:舌质红绛,苔黄而燥,脉弦滑数或细数。

证候分析:湿热夹毒,热毒炽盛,故发病迅速,高热口渴,热毒迫使胆汁外溢肌肤,则黄疸迅速加深,身目俱黄,其色如金。热毒内盛,气机失调,则胁痛腹满;热毒迫血妄行,则见衄血便血,或肌肤出现瘀斑。舌质红绛,苔黄而燥,脉弦滑数或细数为肝胆热毒内盛之象。

治法:清热解毒,凉营开窍。

主药:犀角散加味。方中犀角为解毒凉血之要药,配黄连、栀子、升麻清热解毒之力更大;茵陈清热退黄,可酌情加用大青叶、银花、连翘等清热解毒,生地、丹皮、玄参、石斛等药以增加清热凉血之力。

加减:若症属神昏谵语,可配服安宫牛黄丸,或至宝丹以凉开透窍。若衄血、便血或肌肤瘀斑重者,可酌加地榆炭、柏叶炭凉血止血之品;若小便短少不利,或出现腹水者,可加木通、白茅根、车前草、大腹皮等清热利尿之品。

方药举例:水牛角 50g　　炒黄连 10g　　炒山栀 15g　　赤芍 150g　　紫草 30g

田基黄 30g　　凤尾草 30g　　虎杖根 30g　　茵陈 50g　　大青叶 30g

银花 30g　　连翘 20g　　生地 30g　　牡丹皮 20g　　元参 30g

白芍 30g　　茯苓 30g　　升麻 6g

中药引子:生姜 5 片、红枣 20 枚、白砂糖 30g、大米 30g、西瓜皮 50g(水煎服)。

加减:若症属烦躁不安,神志不清,加服安宫牛黄丸,或至宝丹以清营凉血开窍;风动抽搐,加服羚羊角粉 6g(分次冲服),或紫雪丹以凉血息风;齿鼻衄血者,加白茅根 30g、茜草 30g、仙鹤草 30g 以凉血止血;腹部胀满,尿少不利,加马鞭草 30g、车前草 30g、瞿麦 30g 以利水消肿。

注意事项:无热者及孕妇忌用乌头、雷丸。

**2. 阴黄**

(1)寒湿阻遏

主证:色黄晦暗如烟熏。

兼证:神疲畏寒,食少纳呆,脘闷腹痛,大便不实,口淡不渴。

舌脉:舌质淡,苔白腻,脉濡或沉迟。

证候分析:寒湿阻滞脾胃,阳气不宣,胆汁外溢,因寒湿为阴邪,故黄色晦暗,或如烟熏;湿困脾土,脾阳不振,运化功能失常,则见纳少、脘闷、腹胀、大便不实、口淡不渴等症;阳气不足,气血亦虚,故畏寒神疲。舌淡苔腻,脉濡缓或沉迟,多阳虚湿浊不化,寒湿留于阴分之象。

治法:健脾和胃,湿化寒湿。

方药:以茵陈术附汤加减。方中茵陈、附子温化寒湿而退黄,白术、干姜、甘草健脾温中,并可加郁金、川朴、茯苓、泽泻等行气利湿之品。

加减:若症属腹胀苔厚者,去白术、甘草,加苍术、厚朴以燥湿消胀;皮肤瘙痒者,加秦艽、地肤子祛风止痒。

方药举例:赤芍 200g　　茵陈 50g　　炮附片 10g(先煎)　　白术 50g　　炮干姜 6g

炒陈皮 10g　　茯苓 30g　　煨木香 10g(后煎)　　炒白豆蔻 10g(后煎)

炒苍术 20g　　党参 30g　　凤尾草 30g　　猪苓 20g　　炒白芍 30g

槟榔 10g　　泽泻 20g　　车前子 20g(包煎)

中药引子:生姜 5 片、红枣 20 枚、红砂糖 30g、白萝卜 30g、大米 30g(水煎服)。

加减:若症属腹胀脘闷,泛恶,舌苔厚腻,加姜厚朴 15g、广藿香 10g、紫苏梗 10g 以行气化湿;胁肋隐痛作胀者,加醋炒柴胡 15g、郁金 15g、制香附 20g 以疏肝理气。

注意事项:凡阴虚及热证忌用,孕妇不宜用。

(2)瘀血停积

主证:身目发黄而晦暗。

兼证:皮肤可见蛛纹丝缕,而色青紫暗滞,胁下有瘀块且疼痛不舒,固定不移。大便偏黑。

舌脉:舌质青紫或瘀斑、脉弦涩或细涩。

证候分析:瘀血停积,胆汁运行受阻,故身目发黄;瘀血内阻,新血不能营养头面,故面色青紫晦暗;瘀血留滞于胁下,气血流通受阻,故胁有瘀块而疼痛。皮肤有蛛纹丝缕,便黑及舌脉变化均为瘀血之证。

治法:活血化瘀退黄。

方药:膈下逐瘀汤加减。方中桃红花、牡丹皮、五灵脂活血化瘀,当归、川芎养血行血,元胡、乌药、香附活血止疼,并宜加茵陈退黄。或服用硝石矾石散,以化浊祛瘀软坚,并可配服逍遥散,以疏肝扶脾。若脾虚明显者,可配合香砂六君子汤以健脾和胃。若黄疸日久不退,两胁下痞块明显,湿浊蕴聚,致成积聚或成臌胀者,可参考有关篇章。

方药举例:全当归30g　　川芎20g　　炒白芍30g　　炒桃仁30g　　红花30g

牡丹皮20g　　茜草10g　　茵陈50g　　生蒲黄10g　　制香附20g

郁金15g　　醋炒三棱30g　　生地20g　　炒枳壳20g　　醋炒柴胡20g

熟军10g　　制白刺果100g　　赤芍100g

中药引子:生姜5片、红枣20枚、白砂糖30g、白萝卜30g、大米30g(水煎服)。

加减:若症属胁肋痞块疼痛者,加鳖甲30g(先煎)、醋炒莪术30g以活血软坚;疼痛明显者,加炒川楝子20g、炒元胡20g理气止痛;风动抽搐者,加羚羊角粉6g(分次冲服);凉血熄风、齿鼻衄血者,加白茅根30g、茜草30g凉血止血;腹部胀满、尿少不利者,加马鞭草30g、车前草30g、瞿麦30g利水消肿;午后低热者,加青蒿20g(后煎)、银柴胡30g以养阴清热;口干欲饮,苔黄脉数,加水牛角30g(先煎)、牡丹皮20g、紫丹参15g、茵陈50g以化瘀清热。

注意事项:无瘀滞者禁用,孕妇忌用。

(3)脾虚血亏(虚黄)

主证:面目肌肤发黄,色淡无华,小便赤黄,或以夜间为著。

兼证:神疲乏力,四肢酸软,心悸气短,纳呆便溏,懒言声怯,夜寐不安。

舌脉:舌质淡,苔薄白,脉细弱。

证候分析:脾胃虚弱,运化无权,气血化源不充,血败而不华色,不能荣养内外,故面目肌肤发黄,色淡而少光泽,小便黄赤,或以夜间为著。脾气不足,则神疲乏力,四肢酸软,气短懒言。血虚则不能养心,心神不宁则心悸,夜寐不安,脾虚运迟,则纳呆便溏。舌淡,苔薄白,脉细弱,也是脾虚血亏之征象。

治法:健脾温中,补养气血。

方药:小建中汤加味。方中桂枝宜蜜炙,以健脾温中,配合姜枣辛甘相合而生阳,白芍滋养阴血,与甘草同用酸甘化阴,桂枝、白芍相伍调和阴阳,生化气血,饴糖缓中健脾,从而使脾胃健旺气血滋生,黄疸得以消退。若气虚明显时,可加黄芪、党参;血虚明显时,可加当归、地黄、阿胶、旱莲草等;阳虚明显时,桂枝改为肉桂也可加干姜等。

方药举例:炙桂枝30g　　炒白芍0g　　炙甘草20g　　生姜10g　　大枣20枚

饴糖30g(分冲服)　　炙黄芪30g　　全当归30　　阿胶10g(烊化兑服)

旱莲草20g　　党参30g　　垂盆草30g　　炙五味子30g　　凤尾草30g

炙白刺果100g　　猪苓30g　　泽泻30g　　炒白术50g　　田基黄30g

炒三棱 30g

中药引子：生姜 5 片、红枣 20 枚、白砂糖 30g、白萝卜 30g、大米 30g（水煎服）。

加减：若症属腹胀苔厚者，加炒苍术 30g、姜厚朴 20g 以燥湿消胀；皮肤瘙痒者，加秦艽 15g、地肤子 20g 祛风止痒。

注意事项：阴虚阳盛、湿热病及失血证皆忌用，孕妇月经量过多者慎用。

总之，黄疸一病，以目黄、身黄、小便黄等"三黄"为特征，眼睛巩膜发黄是诊断黄疸的关键，其发病与感受外邪、饮食不节、脾胃虚寒、瘀血、砂石、虫体阻滞胆道及内伤不足等有关，但其主要病因是湿邪，多侵犯肝胆脾胃诸脏腑。阳黄与阴黄的主要鉴别要点如下：

| | 阳 黄 | 阴 黄 |
|---|---|---|
| 病因病理 | 湿热为患，外感为多 | 寒湿阻滞，多有脾胃气虚 |
| 黄色特点 | 鲜明如橘子 | 晦暗如烟熏 |
| 证候特点 | 实证，热证 | 虚证寒证或虚实夹杂证 |
| 病 程 | 短 | 长 |
| 病 情 | 除急黄外，一般多轻 | 多重 |
| 治 疗 | 清热利湿为主从胃入手，急黄清热解毒兼以凉血 | 健脾湿化寒气为主从脾入手，虚黄健脾益气养血 |

# 鼓胀临床体会

"鼓胀"一证，以腹部胀大如鼓或腹部中空外急、击之如鼓而得名，并以腹胀大、皮色苍黄、腹皮青筋暴露、四肢枯瘦为特征。本证在古代文献中名称繁多，如"水蛊、蛊胀、膨脝、蜘蛛蛊、单腹胀"等。前人根据其病因病理及临床表现加以分类，有"气鼓、血鼓、水鼓、虫鼓"等类型。

**一、病理探究**

鼓胀的发生，其来势缓慢，故致病之因虽与酒食不节、情志所伤、血吸虫感染等有关，但它的直接原因，当责之于黄疸、胁痛、积聚等病症失治、误治之后，迁延日久，使肝、脾、肾三脏功能失调，气、血、水淤积于腹内，以致腹部日渐胀大，而成鼓胀。

考证历代文献对鼓胀病理的认识，归纳起来，可有三种学说：

（一）湿热论

其代表医家为李东垣、朱丹溪。

李东垣在《兰室秘藏》中指出："风寒有余之邪，自表传里，寒变为热，而作胃实腹满。亦有膏粱之人，湿热郁于内而成胀满者……或食已便卧，使湿热之气不得施化，致令腹胀满。"李东垣所说的湿热，是中焦脾胃之气不能施化，以致水湿不运，蕴而生热，湿热交并于中，以致腹大胀满。

朱丹溪在《格致余论》中指出："脾具坤静之德,而有乾健之运,故能使心肺之阳降,肝肾之阴升,而成天地之交泰,是为无病之人……脾土之阴受伤,转输之官失职,胃虽受谷,不能运化,故阳自升,阴自降,而成天地不交之否。于斯时也,清浊相混,隧道壅塞,气化浊血,瘀郁而为热,热留而久,气化成湿,湿热相生,遂生胀满,《经》曰鼓胀是也。"朱丹溪所说的湿热,不仅是脾胃失职,尤其在于阴阳上下不交之否,所以,他提出鼓胀最根本的治法,不能单独着手于脾胃,还需要使肺中之阳气能下降,以制下焦之肝木,使肾中之阴水上升,以济上焦之心火,上下相交,清浊攸分,自无温热产生之余地,脾自能秉其乾运之功,运化无阻,胀满遂从根本上得以解决。

### (二)火衰论

其代表医家为赵养葵、孙一奎。

赵养葵在《医贯》中指出："中满者,其症悉与鼓胀水肿无异,何故属之气虚?曰:气虚者,肾中之火气虚也。中满者,中空似鼓,虚满而非实满也,大略皆脾肾两虚所致。"赵养葵认为鼓胀源于火衰,火衰即脾肾阳虚,而主要是指肾的元阳虚衰,也就是命门火衰。关于治疗,他提出脾肾分治的方法。孙一奎在《赤水玄珠》中指出："胀满之痰谷食不消,小便不利,腹皮胀急而光,内空空然如鼓是矣。俗知谓之鼓胀,不察其致之者有由也。《黄帝内经》曰:'胀取三阳'。三阳者,足太阳寒水,膀胱经也……可见小便之不利,由下焦原气虚寒,以致湿气壅遏于肤里膜外之间,不得发越,势必肿满,是肿满之疾,起于下元虚寒也,若非温补下元,则小便何能独利。"孙一奎也倡导鼓胀源于火衰之论,治疗贵在补火,只不过他是脾肾同治,自拟壮元汤就是此意。

### (三)水裹气结血凝论

其代表医家为喻嘉言。

喻嘉言在《医门法律》中指出："凡有症瘕、积块、痞块,即是胀病之根,日积月累,腹大如箕,腹大如瓮,是名单腹胀。"又说:"胀病亦不外水裹、气结、血瘀。"喻氏之言,对气滞、血瘀、水停与鼓胀的关系,给予充分的肯定,而"气、血、水"三者,病常相因,互相影响,使三焦气化不利,浊邪聚于腹中,则成鼓胀。由于历史条件的限制,上述三种观点,各从不同的侧面对鼓胀病理进行了论述。通过鼓胀病人的临床观察,究其病理变化,发病之韧,尚可归之气滞、血瘀、湿阻;鼓胀已成,腹水明显时,则多是气滞、血瘀、水停、正虚四者俱见,只能从孰主孰次,孰重孰轻论之,不可偏执一端;病至晚期,水湿泛滥,正气虚惫,或招致外感,或吐血,或便血,或烦躁、神昏、抽搐等,变化多端,病理更趋复杂。

鼓胀的形成,与"气、血、水"三者息息相关,而此三者在体内运行正常与否,又与肝、脾、肾的功能密切相关。肝为刚脏,体阴而用阳,肝气失于疏泄条达则气机不利,壅滞于腹中则生鼓胀。另外,肝郁不舒,则横犯脾土,以致运化失常,水湿停留,积蓄腹中,也生鼓胀。气与血关系密切,气为血之帅,气行则血行,气止则血止,即气滞可以导致血瘀,气血运行不畅,则津液不能疏布,日积月累,著而下去,聚于腹中,而腹胀且大。气滞血瘀又可以影响到三焦的气化功能,以致三焦不利,水液停聚。同时,肝病及脾,脾伤则运化失司,水谷不化精微而成湿浊,湿凝为水,水停于腹则成鼓胀。病之日久,可累及于肾,肾病则开合不利,二便失司,会进一步加重水液停留。若肾阳不足,无以温煦脾土,肾阴亏损,肝木亦少滋荣。这样肝病及脾,脾病及肾,如此反复,使实者愈实,虚者愈虚,气滞、血瘀、水停、正虚交织在一起,构成了鼓胀的病理变化的实质。

在鼓胀形成过程中,气滞、血瘀、水停互为因果,是邪实的主要内容,正虚是气滞、血瘀、水停发展的必然趋势,所涉及的脏腑主要是肝、脾、肾,其病的性质是实中夹虚,虚中有实,虚实夹杂,而成本虚标实之证。

**二、辨证论治**

(一)鼓胀的临床辨证要点

鼓胀为本虚标实之证,其标实又有气滞、血瘀、水停的侧重;其本虚亦有脾气虚、气阴两虚、脾阳虚、脾肾两虚、肝肾阴虚的不同。因此,其主证虽然都以腹大如鼓、胀满不适为主,但临床表现尚有差异。偏于气滞,兼证常有两胁胀满,善太息,嗳气,或得矢气后腹胀稍缓,口苦,脉弦等;偏于血瘀,兼证常有四肢消瘦,腹皮脉络显露,胁下或腹部有痞块,面色黧黑,面颊、胸臂有血痣或血瘘,肌肤甲错不润,朱砂掌,唇、爪甲色黯,舌边见瘀点、瘀斑等;偏于水停,兼证常有腹胀之形,如囊裹水,或腹中有振水音,周身困乏无力,溲少便溏等;偏于脾气虚,兼证常有而色萎黄,神疲乏力,纳少不馨,舌淡,脉缓等;偏于气阴两虚,兼证除脾气虚症外,还可见口干不欲饮,知饥而不能纳,形体消瘦,五心烦热,肌肤槁热,舌红体瘦少津等;偏于脾阳虚,兼证常有面色苍黄,畏寒肢冷,大便溏薄,舌淡体胖,脉沉细无力等;偏于脾肾两虚,兼证除有脾阳虚症外,还可见腰膝冷痛,男子阴囊湿冷,阳痿早泄,女子月经愆期,量少色淡等;偏于肝肾阴虚,兼证常有头晕耳鸣,腰膝酸软,心烦少寐,颧红烘热,齿鼻衄血,舌红少苔,脉弦而细等。

(二)鼓胀与水肿的鉴别

鼓胀、水肿的晚期鉴别甚难,早期尚能鉴别清楚。现将鼓胀、水肿早期的鉴别归纳如下:

| 病名<br>区别 | 鼓 胀 | 水 肿 |
|---|---|---|
| 肿胀 | 腹大坚满,四肢不肿或枯瘦 | 颜面、四肢肿胀,腹平而软 |
| 兼证 | 腹皮脉络显露,颈胸有血痣,吐血、便血、黄疸、发烧、烦躁、神昏 | 胸闷、心悸、气喘、恶心、呕吐 烦躁、嗜睡 |
| 病位 | 肝、脾、肾 | 肺、脾、肾 |
| 病理 | 气滞、血瘀、水停、正虚互结于腹 | 水湿泛滥,溢于肌肤 |
| 治则 | 理气消胀,活血化瘀,利湿逐水,扶正固本 | 发汗,利尿,攻逐,健脾,温肾,化瘀 |
| 常用方剂 | 木香顺气丸,中满分消丸,调营饮 | 越婢加术汤,疏凿饮子,五苓散,<br>参苓白术汤 |

(三)治则要点

对于鼓胀的治疗,应按照气滞、血瘀、水停、正虚的不同侧重,在理气消胀、活血化瘀、利尿逐水、扶正培本诸法中化裁,早期以祛邪为主,中期和晚期均宜攻补兼施,中期以利水消胀为目的,晚期以防治严重兼证为重点。

#### (四)分型论治

鼓胀的诊治,根据病程与正邪关系,分为初期、中期、晚期。一般发病初期,多肝脾失调,气滞、血瘀、湿阻互结于腹,由于初期失治误治,正气渐伤,转入中期,正虚而邪盛;至晚期,正气渐衰,各种严重兼证相继出现,病理变化错综复杂。

**1. 早期诊治**

主证:腹大胀满,叩之如鼓,持久不减。

兼证:胁下胀满或疼痛,纳少不馨,食后脘腹胀满益甚,以嗳气或矢气为快,肢体沉困乏力,小便短少。

舌脉:舌质黯,或有瘀点,苔白腻,脉弦滑。

证候分析:黄疸、胁痛、积聚等病证,因失治或误治以致肝脾不和。肝气郁滞,脾运不健,使气滞不畅,血脉瘀阻,湿浊停留而充塞于腹中,故腹大胀满。因气滞血瘀偏重而湿浊尚轻,故腹胀而叩之如鼓。由于病之根深势笃,故持久不减;肝失条达,络气痹阻,故胁下胀或疼痛;脾胃不健,纳运失司,故纳少不馨,食后脘腹胀满益甚,嗳气或矢气后,气机稍动,故自觉为快;气壅湿阻,水道不利,故肢体沉困乏力,小便短少。舌黯或有瘀点,苔白腻,脉弦滑,均为气血瘀滞、湿浊蕴积之征。

治法:理气和血,行湿散满。

方药:木香顺气散加减。方中枳壳、木香、青皮、陈皮、川朴、乌药上中下三焦气机一起疏理,再配合香附、川芎、桂心气血并调,以期气血调畅而消腹胀,苍术、砂仁理脾行湿以散满,甘草和中。若胁下胀满或疼痛明显时,可加柴胡、郁金、延胡索、苏木等疏肝理气止痛之品;若胁下痞块,痛如针刺,可加赤芍、丹参、三棱、莪术、生牡蛎等活血行瘀、软坚散结之品;若纳食少饮,食后脘腹胀满,可加保和丸或越鞠保和丸包煎,以消食导滞;若肢体沉困,小便短少,可加车前子、泽泻、猪苓、茯苓等化湿利水药物;若腹胀明显时,也可加牵牛子、大腹皮、大腹子、莱菔子、薤白等以下气除满消痞。

方药举例:

| | | | | |
|---|---|---|---|---|
| 黄芪 50g | 炒枳壳 30g | 煨木香 10g | 青皮 10g | 陈皮 10g |
| 姜厚朴 15g | 台乌药 10g | 制香附 20g | 川芎 20g | 炒苍术 30g |
| 炒砂仁 10g | 大腹皮 30g | 炒槟榔 20g | 水红花子 30g | 猪苓 30g |
| 炙鳖甲 30g(捣先煎) | | 制白刺果 100g | 炮干姜 6g | 炙商陆 10g |
| 白术 50g | 车前子 30g | 太子参 20g | 绞股蓝 10g | 玉米须 30g |
| 醋炒柴胡 20g | | | | |

中药引子:生姜 5 片、红枣 20 枚、白萝卜 30g、大米 30g(水煎服)。

加减:若症属噫气为块,气滞偏甚者,加佛手 15g、八月札 15g、沉香 6g(后煎)以调畅气机;苔逆者,加炒砂仁 10g(捣)、泽泻 30g 以加强运脾利湿作用;神倦乏力者,加太子参 20g、炮干姜 10g 以温阳益气、健脾化湿;胁下刺痛、舌紫者,可加制延胡索 30g、醋炒莪术 30g、紫丹参 30g 以活血化瘀。

注意事项:阴虚津液不足、脾胃虚弱及孕妇禁用。

**2. 中期诊治**

主证:腹大坚满,撑急,动之有振水声,或按之凹陷。

兼证:面色苍黄无华,神疲肢怠,脘腹痞胀,不敢进食,口渴不欲饮,颈部、面颊或胸背部有红痣血缕,腹皮脉络怒张,手掌赤痕,大便或秘或溏,小便短少。

舌脉:舌质淡胖,有齿痕,或紫黯,或有瘀斑,舌苔厚腻,脉细滑。

证候分析:鼓胀迁延,气、血、水蓄积腹中,日趋严重,故腹大坚满,撑急,昼夜不休,痛楚难忍。水湿停蓄腹中,故动之有振水声,或按之凹陷。病邪久羁,肝脾肾败伤,故面色苍黄无华,神疲肢怠;脾胃不运,气机转枢不利,则脘腹痞胀,不敢进食,进食则痞胀益甚;水湿不化,水精不布,故口渴不欲饮,大便或秘或溏,小便短少;血脉瘀阻,故面颊、颈部或胸部散在红痣血缕,腹皮脉络怒张,手掌赤痕。舌质淡胖,有齿痕,或紫黯,或有瘀斑,舌苔厚腻,脉细滑为肝脾肾三脏功能失调、正气败伤及气、血、水邪势盛之象。

治法:扶正行气,化瘀利水,标本兼顾。

方药:扶正消鼓方。方中黄芪、黄精用量宜大,健脾益气以扶正。虽然肝脾肾三脏俱伤,治当从后天脾胃调治入手,以资化源。方中木香、大腹皮、大腹子、陈葫芦行气消胀,兼可利水,益母草、泽兰、水红花子活血祛瘀,也兼除湿,白术、猪苓、茯苓、车前子专司利水除湿。诸药相合,扶正祛邪,标本兼顾,以期消除胀满。

假若腹水明显,舌苔白腻,可加干姜、桂枝或肉桂、附子振奋脾阳,也可再加泽泻、赤小豆、防己等增强除湿利尿之力;若湿蕴化热而发黄,则应加茵陈、土茯苓、金钱草等清利湿热之品;若小便赤涩不利,可加滑石、通草、制蟋蟀粉以利窍行水;若气阴两虚,舌质嫩红,可加沙参、玉竹、麦冬以养阴益胃;若气血两虚,舌淡,心悸少寐,可加当归、首乌、阿胶等以养血宁心;若湿浊中阻,胃失和降,恶心呕吐,可加半夏、陈皮、生姜、竹茹等和胃降逆;若湿浊化热,还可加黄芩、黄连等清化中焦湿热,黄柏、山栀等清利下焦湿热;若腹水胀满太甚,伴见喘促不宁,可加麻黄、杏仁、桔梗以宣肺利水,或加桑白皮、葶苈子泻肺利水,或加枇杷叶、瓜蒌皮润肺利水。

假若腹水严重,常法治疗无效时,也可以选用攻逐利水的方法。使用这一治法,应该掌握如下原则:①腹水严重,腹胀撑急难忍。②患者尚能承受攻逐之力,脾肾未败。③中病即止,或腹水退其七八即止。④攻逐之后,调理脾胃收功,以巩固疗效。常用方剂以舟车丸、十枣汤化裁为用。

方药举例:
| | | | |
|---|---|---|---|
| 炙黄芪 60g | 黄精 30g | 煨木香 10g(后煎) | 大腹皮 30g |
| 陈葫芦 30g | 益母草 30g | 水红花子 30g | 猪苓 30g |
| 茯苓 30g | 车前草 30g | 炙鳖甲 50g(先煎) | 泽兰叶 10g |
| 醋炒莪术 30g | 赤芍 50g | 冬瓜皮 50g | 白术 50g |
| 炙干姜 6g | 丹参 30g | 泽兰叶 30g | 制白刺果 100g |
| 炙商陆 15g | 醋炙甘遂 1g | 红枣 20 枚 | |

中药引子:生姜 5 片、大米 30g、白萝卜 30g、蜂蜜 50g(水煎服)。

加减:若症属腑肿较甚、小便短少者,加赤小豆 50g、肉桂 10g 以温阳化气、利水消肿;如胁腹痛者,可加郁金 20g、制香附 20g、炒青皮 20g、炒砂仁 10g(捣后煎)以疏肝理气、活血化瘀。

注意事项:体弱血虚、无瘀血凝聚者及孕妇禁用。

### 3. 晚期诊治

包括邪气未净,而以正虚为主以及并发征,如昏迷、吐血、便血等。

(1)正虚邪恶

主证:腹大胀满不舒,早宽暮急,神倦懒动,气短声怯,骨瘦如柴。

兼证:面色苍黄或㿠白,或腰膝冷痛,畏寒肢冷,男子阳痿,女子停经,或五心烦热,肌肤甲错,头晕耳鸣,少寐盗汗等。

舌脉:舌质或淡胖,或嫩红而胖,舌苔腻,沉细,或弱,或弦。

证候分析:气、血、水停留日久,脾肾败伤,无以化气,进一步加重水湿的蓄积,故见腹大胀满不舒,随正气消长而有早宽暮急的变化。正气亏虚,则神倦懒动,气短声怯;化源不充,精血难生,则骨瘦如柴,面色苍黄或㿠白。若偏于脾肾阳虚,阳衰阴盛,故腰膝冷痛,畏寒肢冷,男子阳痿,女子停经,舌淡胖,脉沉细无力;若偏于肝肾阴亏,阴虚火旺,故五心烦热,肌肤甲错,头晕耳鸣,少寐盗汗,舌嫩红而胖,脉沉细而弦。

治法:温补脾肾,或滋补肝肾为主。

方药:温补脾肾以附子理中丸合《济生》肾气丸化裁,滋补肝肾以麦味地黄丸为主。附子理中丸以温中健脾,振奋中阳为主;《济生》肾气丸以温肾助阳,化气行水为主。脾肾阳虚者,两方可以交替服用,麦味地黄丸能肝脾肾之阴一齐补养。

正虚为主,治疗时只宜缓图,不可求其速效,更不能以治标法投之,再伤正气。正虚也可因添加诱因,变为本虚标实之证,又当以中期之法处理。

方药举例:炙附片10g(先煎)　炮干姜6g　党参30g　生熟地各20g　山萸肉30g
　　　　　茯苓30g　泽泻30g　牡丹皮20g　白术50g　炒淮山药30g
　　　　　炒淮山药30g　赤芍200g　黄芪100g　垂盆草30g　五味子30g
　　　　　制白刺果100g　太子参30g　灵芝草15g　炒砂仁10g(捣后煎)
　　　　　炙商陆15g　猪苓30g

中药引子:生姜5片、红枣20枚、玉米须30g、白萝卜30g、蜂蜜50g(水煎服)。

加减:若症属偏于脾阳虚、神疲乏力、少气懒言、纳差者,加炒薏苡仁30g、炒扁豆30g、人参10g(另煎兑服)以益气健脾;偏于面色无华、畏寒肢冷者,加仙茅15g、炙仙灵脾30g、巴戟肉20g、锁阳30g、肉桂10g温补肾阳。

注意事项:阴虚及热证、孕妇禁用。

(2)吐血、便血

主证:轻者呕吐时,呕吐物中夹有鲜血或血块,或大便色黑。重者吐血盈碗盈盆,或大便黯红而溏薄。

兼证:口干口苦,胃脘灼热,肠鸣腹胀,或心悸气短,汗出肢冷。

舌脉:舌红、苔黄,或舌淡,脉弦滑而数,或沉细而数。

证候分析:肝脾不和,中焦气机壅滞,蕴久化热,热迫血络,故吐血便血,口干而苦,胃脘灼热,肠鸣腹胀。若气随血耗,气血不足,故心悸气短,汗出肢冷。舌红、苔黄,脉弦滑为热盛于中之象;舌淡,脉沉细而数,为气血耗伤之象。

治法:泄热宁络,凉血止血;气血耗伤者,合益气固脱为法。

方药:炒大黄 6g、白芨 10g、阿胶珠 10g(烊化兑服)、西洋参 10g 共细末煮蜂蜜调成稀糊状,缓缓吞服,每日 2~3 次,每次 5g。若吐血、便血来势猛烈,病位在贲门上下者,可先用三腔管送入胃中,令胃囊充气,再吞服熟军、白芨粉半次量,再将食管囊充气,以增加止血功效。若气血耗损,汗出肢冷时,于上方加人参粉 6g,以益气固脱,或服黄土汤也可。

(3)昏迷

主证:先见烦躁不宁,逐渐嗜睡,终至昏迷,或先语无伦次,逐渐嗜睡,终至昏迷。

兼证:脘闷纳呆,恶心呕吐,腑行不畅。

舌脉:舌红、苔黄腻,或舌正、苔腻,脉滑。

证候分析:湿热蕴积,蒙蔽心包,故先烦躁不宁,逐渐嗜睡,终至昏迷。舌红,苔黄腻,脉滑,也是湿热之象;若为痰湿壅盛,蒙蔽心包,故先见语无伦次,逐渐嗜睡,终至昏迷。舌正、苔腻,也是痰浊之象。中焦气机不利,胃失和降,故脘闷纳呆,恶心呕吐,腑行不畅。

治法:醒神开窍。

方药:湿热蒙蔽心包者,用局方至宝丹,研化,吞服或鼻饲,以清热凉开透窍。痰湿蒙蔽心包者,用苏合香丸,研化,吞服或鼻饲,以芳香温开透窍。在有清开灵注射液时,也可用清开灵 20ml 与 5% 葡萄糖盐水 200ml 一起静脉点滴,每日 1~2 次。清开灵,治疗湿热蒙蔽心包者最佳。

方药举例:局方至宝丹 1 丸研化,每日鼻饲两次。

本病的治疗中,精神与生活的调护也是极为重要的,正如《杂病源流犀烛》指出:“先令却盐味,厚衣衾,断妄想,禁忿怒。”实属经验之谈,切切不可不遵。

# 积聚临床体会

“积聚”是腹内结块,或胀或痛的病证。“积”和“聚”在病情轻重与病理变化上不尽相同,“积”者有形,固定不移,胀、痛均有定处,病属血分,乃为脏病;“聚”者无形,聚散无常,胀、痛均无定处,病属气分,乃为腑病。

## 一、病理探究

“积聚”的发生,是一个逐渐发生、发展的过程,多由情志不遂、饮食所伤、淫邪所客以及病后体虚,或黄疸、胁痛、疟疾等证失治、误治而经久不愈,所引起的肝脾受损、脏腑失和、气机阻滞、瘀血内停,或兼痰湿凝滞等症状。积聚的发生主要关系到肝、脾两脏。一般而言,聚证以气机阻滞为主,积证以瘀血凝滞为主,但二者都可兼夹痰湿。气滞日久,可致血瘀,血瘀不消,必阻滞气机,故积与聚在病理上既有区别,亦有联系,聚证延久,常致积证,积证不化,每多胀痛,积聚同病。另外,积聚日久,肝脾功能障碍,则可导致正气亏虚,故本证一般初病多实,久病多虚,或虚实夹杂。现将其病因病理分述如下:

### 1. 情意不遂,气滞血瘀

忧思恼怒,肝脾受损,肝伤则气机不畅,气为血帅,气滞日久则致血脉瘀阻,日积月累,气血凝滞,而成积聚;脾伤则运化失司,水谷不化精微,而成痰浊,痰浊阻塞血脉,则血液行涩,痰瘀互结,搏于腹中则致积聚,正如《济生方·积聚论治》所言,"有如忧思喜怒之气,人之所不能无者,过则伤乎五脏……乃留结为五积。"

### 2. 饮食不节,滋生痰浊

由于饮酒太过,或嗜食肥甘厚味、煎煿辛辣之品,或饮食无制,饥饱不调,起居无常,使脾胃受损,运化之职失司,以致湿浊内生,凝结成痰。痰阻气机,气血失和,气、血、痰互相搏结,阻于腹中,结成积聚,正如《卫生宝鉴》所言,"凡人脾胃虚弱或饮食过常,或生冷过度,不能克化,致成积聚结块。"

### 3. 邪气所客,积留不散

寒邪或湿热等外邪侵犯机体,客于腹中,留而不散,蓄久成聚,聚久致积,正如《金匮翼·积聚统论》所言,"积聚之病,非独痰、食、气、血,即风寒外感,亦能成之。然痰、食、气、血非得风寒,未必成积;风寒之邪,不遇痰、食、气、血,亦未必成积。"说明外感邪气也能导致积聚的形成。

### 4. 黄疸、胁痛、疟疾、感染血吸虫

每因湿浊蕴结,气血不和,导致肝脾不和,气滞、血瘀、痰凝相互影响,内结不化,搏结腹部而成积聚。

总之,本病的病因虽多,但其病位主要在肝、脾,病理变化与气滞、血瘀、痰凝三者密切相关,同时本病的形成与正气的强弱也有密切关系。一般而言,初病,多以气滞、湿阻、血瘀为患,久病,多以痰瘀互结、正气亏虚为害。若肝脾统藏失职,或瘀热灼伤血络,可致出血;若湿热蕴积中焦,熏蒸肝胆,可出现黄疸;若水湿停留,则可出现腹满水肿等证。

## 二、辨证论治

"积聚"之证,起病多缓,发展亦慢,且与黄疸、胁痛、疟疾、虫证、鼓胀等证互相联系,互相转化。就积聚本身而言,初病为聚,尚属无形,延久成积,病已成形,二者亦难绝对分开,故常以"积聚"并称。临证时应根据病史长短、证候特点及病理变化,宜将其分为初、中、末三期辨证施治。在辨证时,宜辨其偏于气滞,或偏于血瘀,或偏于湿阻、食积,或偏于痰凝,或偏于正虚,并应结合积聚部位,或在腹,或在胁下,确定病位,从脏腑特点予以考虑。

### (一)辨证要点

#### 1. 辨初、中、晚三期

积聚初起,肝脾同病,而致气滞、血瘀、湿阻停积。停积于腹部,脾胃所属,以气滞、食积、湿阻为主;停积于胁下,肝脾所属,以气滞、血瘀为主。病至中期,气滞血瘀,湿聚成痰,气、血、痰三者凝结成块,亦可结于腹中或结于胁下。病及晚期,邪势未衰,正气已伤,正虚邪恋,为本虚标实之证。

#### 2. 辨在气、在血、属湿、属痰、属虚

本病症之初,多先见气滞,以胀痛为主,时聚时散,痛无定处。病久入络,症见血瘀,痛有定处,

触有包块,质地多硬。脾病易生湿浊,脘腹痞闷,纳呆便溏,面色晦暗,肢体重困。湿聚日久,凝缩成痰,或咯吐可见,或肿胀有形,质地钝厚,触之活动。邪气羁留日久,正气耗伤,或气阴虚,或气血虚,或阳气虚,表现有异。

(二)积聚与痞证、鼓胀的鉴别

积聚以腹内有结块,或胀或痛为特点,聚者聚则成形,散则无迹,积者有形可循,长久不消。

痞证为患者自觉脘腹堵闷不舒,并始终无形迹可及之症状。痞虽有虚、实之分,当以食前、食后测之,食前饥时痞满者为虚,食后饱时痞满者为实。

鼓胀以腹胀大、皮色苍黄、腹皮脉络暴露为特征。鼓胀虽有气鼓、血鼓、水鼓、虫蛊之分,但以腹中有振水声,或腹部按之如囊裹水所独具,且常因积聚失治、误治后演变而成。

(三)治则要点

(1)积聚初起常以气滞、血瘀、湿阻为患,治当以行气、活血、化湿为主,中期常以气结、血瘀、痰凝为患,治当以行气、化瘀、消痰为主,晚期常见邪盛正衰,治当以扶正祛邪、攻补兼施为法。

(2)积聚日久,损伤气血,故要始终注意保护正气,攻伐之药,用之不宜太过,以免伤正,正如《素问·六元正纪大论篇》所言,"大积大聚,其可犯也,衰其大半而止。"

(3)聚证病在气分,治重调气,积证病在血分,治重活血。聚证之时,当抓紧治疗,尚易取效,由聚成积,终属难治。

(四)分型证治

1. 初期

主证:腹中胀痛,气聚攻窜,可随情绪变化而聚散。

兼证:纳呆恶心,甚则呕吐痰涎,便秘行涩,或胁下胀闷不舒。

舌脉:舌质黯,苔白腻,脉象弦滑。

证候分析:气血不和,运行滞涩,结于腹中,故腹中胀痛,气聚攻窜。情志不遂,则气机不利,故症情加重,情志舒畅则气通而散。肝脾俱伤,运化失司,湿浊内生,阻碍气机升降,故纳呆恶心,甚则呕吐痰涎,便秘行涩,或见胁下胀闷不舒。气血不畅,则舌黯,湿浊内停则苔腻,脉象弦滑,亦为肝脾不和之象。

治法:理气活血,化湿消聚。

方药:木香顺气散加减。方中含大队理气药,以梳理上、中、下三焦气机。枳壳偏上焦,木香、陈皮、青皮偏中焦,川楝子、乌药偏下焦,气机转动,则胀痛得消,气聚能散。川芎为血中之气药,香附为气中之血药,二者相合,调和气血。砂仁、苍术,化湿醒脾。少佐肉桂辛热助通,能使聚消痛止。若胁下胀闷较重,以肝气郁结为甚,可加柴胡、赤芍、郁金或片姜黄,以加强疏肝理气之力,或以柴胡疏肝散化裁为治;若呕吐痰涎较多,为痰饮不化,可合小半夏加茯苓汤,或合苓桂术甘汤为治,痰饮化热,亦可合甘遂半夏汤为治;若口干而苦,舌边尖红,苔薄黄而腻,加左金丸以泄肝清热;若食滞、湿阻,腑气不通,也可选用六磨饮方以大黄、枳实、槟榔化滞通腑,沉香、木香、乌药通利气机;若挟痰浊阻滞,可配合用半夏厚朴汤治之,方中厚朴、紫苏行气宽中,半夏、茯苓化痰散结,则痰聚可散;若病情迁延,瘀血明显,舌黯而有瘀斑,也可以失笑散化裁为治;若病程日久,肝旺脾虚,神疲便溏,也可加党参、白术以益气补脾。

方药举例:炒枳壳 15g　　煨木香 10g(后煎)　　青陈皮各 10g　　台乌药 10g

川芎 10g　　制香附 20g　　姜半夏 10g　　炒砂仁 10g(捣后煎)

炒赤芍 50g　　炮山甲 10g(研细末,分次冲服,可人工饲养替代或不用)

牡蛎 30g　　炒九香虫 10g　　制白刺果 100g　　当归 30g

炙鳖甲 50g(先煎)　　丹参 30g　　炒桃仁 30g　　炒红花 30g

白术 100g　　黄芪 50g　　沉香 6g(后煎)

中药引子:生姜 5 片、红枣 20 枚、冬果梨 1 个(切片)、蜂蜜 30g、大米 30g(水煎服)。

加减:若症属痰湿较重兼有食滞者,加炒苍术 20g、姜厚朴 20g 以化湿消食;兼烦热口干、舌红脉细弦者,加牡丹皮 20g、炒栀子 10g、黄芩 20g 以清热凉血;若腹中冷痛、畏寒喜温者,加桂枝 20g、炒吴萸 6g、当归 20g 以温经祛寒散结。

注意事项:脾胃虚弱者慎用,孕妇禁用。

### 2. 中期

主证:腹中积块,固定不移,胀痛有定处。

兼证:面黯形瘦,纳少痰黏,时有寒热,肌肤甲错,女子或有经闭。

舌脉:舌青紫,或有瘀斑、苔腻,脉弦滑或细涩。

证候分析:气聚日久,渐成积证,气滞、血瘀、痰凝结于腹中,故腹中积块,固定不移,胀痛有定处。肝脾不和,气血行涩,运化失健,化源不充,故面黯形瘦,纳少痰黏,肌肤甲错。气结血瘀,营卫失和,故时有寒热,肝郁血瘀,则女子经闭。舌青紫而有瘀斑,脉细涩均为血瘀气结之象;苔腻为痰浊内停,脉弦滑则为肝脾不和之征。

治法:行气活血,化痰消积。

方药:膈下逐瘀汤加减。方中桃红四物汤去生地,加丹皮,以增强养血活血、散结消积之力,五灵脂去瘀止痛,枳壳、乌药调理气机,香附、延胡索入血行气活血止痛,以助祛瘀之力,并可加半夏、土贝母、橘红、茯苓、三棱、莪术增强化痰消积之功。若积聚证而兼见寒热、身痛、苔白、脉浮等症,乃外有风寒之邪,治宜宣表理气、通滞消积,可用五积散。本方汇集解表、散寒、祛湿、化痰、行气、利水、活血、通络、温中、止痛之药于一炉,对于积聚初起又兼外感,气机不利所导致的表里同病,多样病邪阻于腹中的证候,能达到表里同治、消散诸邪的目的,且对于积聚而病理比较复杂者,尤为适宜。若气滞血阻较甚,兼有寒象者,也可用大七气汤,方中青皮、陈皮、桔梗、香附、藿香行气散结,桂心、三棱、莪术温通血络、软坚散结。若积块坚硬作痛拒按,可吞服鳖甲煎丸以化瘀软坚止痛;若妇女经闭不行,肌肤甲错,可吞服大黄䗪虫丸以破瘀消积通经。以上二方,可与六君子汤间服,以补益脾胃之气,为攻补兼施之法。在此阶段,气结血瘀痰凝较重,积块肿大渐增,坚硬,疼痛,还可以用虫类破瘀消积之品,如䗪虫、鼠妇、蛴螬、鳖甲、牡蛎、海藻等治之,以增加疗效;若积块肿大,灼热作痛,舌红苔黄,也可加用清热解毒药,如连翘、蒲公英、半枝莲、白英、白花蛇(可用乌梢蛇替代剂量加大)舌草等,也有很好疗效;若痰浊较重,可加生苡仁、瓜蒌、土贝母、半夏、黄药子等消痰散结之品。

方药举例:全当归 30g　　赤芍 50g　　炒白芍 30g　　川芎 30g　　炒桃仁 30g

| | | | |
|---|---|---|---|
| 炒草红花 30g | 醋炒三棱 30g | 醋炒莪术 30g | 炒陈皮 10g | 牡丹皮 20g |
| 浙贝母 10g | 姜半夏 15g | 茯苓 30g | 白刺果 100g | 炒白芍 50g |
| 炙鳖甲 30g | 醋炒延胡索 30g | 太子参 30g | 白术 100g | |
| 重楼 30g | 炮干蟾皮 3g | 西洋参 10g | 半枝莲 30g | |

中药引子：生姜 5 片、红枣 20 枚、冬果梨 1 个（切片）、蜂蜜 30g、大米 30g（水煎服）。

加减：若症属积块疼痛者，加血竭 1g、制乳没各 15g、佛手 20g 以活血行气止痛；积块渐大、疼痛不明显者，加制白芥子 6g、姜半夏 15g、皂刺 30g 以化痰散结。

注意事项：气血两虚、脾胃薄弱无积者慎用，不宜与藜芦同用，孕妇禁用。

**3. 晚期**

主证：积块坚硬，长久不消，疼痛逐渐加剧，正气渐衰。

兼证：面色萎黄或黧黑，饮食锐减，肌肉瘦削，神疲肢怠，口舌干燥，五心烦热，心悸不宁，少寐多梦，或畏寒肢冷，便溏溲清。

舌脉：舌体瘦、嫩红少苔，有瘀点，或舌淡紫而胖，苔薄腻，脉象弦细或沉细。

证候分析：积块日久，痰瘀阻滞，故坚硬渐增，长久不消，疼痛日益加剧。中气大伤，运化无权，故饮食锐减，形体瘦削，神疲肢怠。若气阴两虚，故见口舌干燥，五心烦热；若气血俱虚，故见心悸不宁，少寐多梦；若阳气已衰，故见畏寒肢冷，便溏溲清。舌体瘦、嫩红少苔，有瘀点，脉弦细为气阴两虚夹瘀之象；舌淡紫而胖、苔薄腻，脉沉细，为气血俱虚或阳气大衰而夹瘀之征。

治法：扶正祛邪。

方药：八珍汤合化积丸化裁。前方用四君、四物以大补气血，后方用香附、苏木、五灵脂理气化瘀，用三棱、莪术、阿魏、海浮石等软坚散结。两方合用，扶正祛邪，标本兼顾。若气阴两虚，而见虚火明显时，可将八珍汤易为益胃汤加太子参、黄精等益气养阴；若阳气已衰，阴寒内生，可合附子理中汤化裁为治，增强温中健脾之力；若脾弱胃强，脾寒胃热，口苦苔黄，便溏脉弱时，也可用半夏泻心汤或温脾汤化裁，进行调治；若久病及肾，阴阳两虚，腰膝酸软，头晕目眩，畏寒榻卧者，当阴阳双补，选用补大造丸与化积丸，交替服用。积证不论病程长短，均可配合外治法，目前临床上一般采用阿魏膏或水红花膏，有助于消积散瘀。

| | | | |
|---|---|---|---|
| 方药举例：西洋参 15g（分次冲服） | 茯苓 30g | 炒白术 30g | 全当归 30g |
| 赤芍 50g | 炒白芍 30g | 川芎 30g | 炒三棱 50g |
| 炒莪术 50g 制香附 30g | 炒五灵脂 10g | | 生蒲黄 10g（包煎） |
| 三七粉 10g（分次冲服） | 半枝莲 30g | 羚羊角粉 10g（分三次冲服） | |
| 炒砂仁 10g | 赤芍 100g | 茯苓 30g | 猪苓 30g |
| 炒山慈姑 20g | 天然牛黄 1g（细冲服） | 黑枸杞 30g | |
| 炙玛咖 20g | | | |

中药引子：生姜 5 片、红枣 20 枚、冬果梨 1 个（切片）、蜂蜜 30g、大米 30g（水煎服）。

加减：若症属腑块疼痛，或胸胁挚痛甚者，酌加醋炒白芍 50g、徐长卿 30g、制元胡 30g 以活血止痛；阴伤较甚者，可加生地 30g、北沙参 30g、石斛 20g 以滋阴退热；牙龈出血鼻衄者，可加牡丹皮 30g、白茅根 30g、茜草 30g 以凉血化瘀止血；胃寒肢冷浮肿者，可加制附子 10g（先煎）、炙干姜6g、肉桂 10g、泽泻 30g、赤小豆 50g 以温阳益气利水消肿。

注意事项：体弱血虚、无淤积聚者及孕妇禁用，不宜与藜芦同用。

积聚是指腹内结块，或胀或痛的一种疾病。形成积聚的病理因素是气滞、血瘀与痰结，而正气亏虚则是其发病的内在因素。在治疗时，聚证以理气为主，积证以理血为主，并分早、中、末三期分而治之。治疗积聚，临证时常用化瘀散结的药物，以消除它实的一面，但积聚形成，正气必虚，往往虚中夹实，实中夹虚，因此治实应当照顾虚的一面，补虚应当注意实的一面。若用攻法，不能太过，否则积聚虽然渐消，但是脾胃损伤，正气衰惫，反而引起严重后果。因此在临床中，必须正确处理"正"与"邪"、"补"与"攻"之间的关系，或先攻后补，或先补后攻，或寓补于攻，或寓攻于补，随证施治，灵活运用，使正气渐复，邪气渐衰，促进疾病向好的方面转化。

# 第四章 内分泌系统疾病

## 消渴临床体会

"消"有"消谷、消水、消瘦、消耗"之意,"渴"指"口渴能饮、饮不解渴"之意。故"消渴"是以多饮、多食、多尿、身体消瘦,或尿有甜味为特征的病证。

### 一、病理探究

本病主要由于素体阴虚,因饮食不节、情志失调、劳欲过度等所致。现具体分析如下:

#### 1. 饮食不节,积热伤津

长期过食肥甘,醇酒厚味,致脾胃运化失职,积热内蕴,化燥耗津,发为消渴。《外台秘要·消渴方》曰:"饮啖无度,咀嚼酢酱,不择酸咸,积年长夜,醓兴不懈,遂使三焦猛热,五脏干燥,木石犹且干枯,在人何能不渴。"《丹溪心法·消渴》亦曰:"酒面无节,酷嗜炙煿……于是炎火上熏,脏腑生热,燥热炽盛,津液干焦、渴饮水浆而不能自禁。"这些论述都说明了饮食不节与本病的发生有密切关系。

#### 2. 情意失调,郁火伤阴

长期精神刺激,导致气机郁结,进而化火,火热炽盛,消烁肺胃阴津,发为消渴。《儒门事亲·河间三消论》曰:"消渴者……耗乱精神,过违其度……之所成也。"《临证指南医案·三消》说:"心境愁郁,内火自燃,乃消症大病。"这些说明情志失调、立志过极、郁热伤津是发生本病的重要因素。

#### 3. 劳欲过度,肾虚精亏

房事不节,劳欲过度,损耗阴精,肾阴亏虚,虚火内生,则"火因水竭而益烈,水因火烈而益干",终因阴虚火旺,上蒸肺胃,遂致肾虚与肺燥、胃热俱现,发为消渴。《备急千金要方·消渴》指出,消渴由于"盛壮之时,不自慎惜,快情纵欲,极意房中,稍至年长,肾气虚竭……此皆由房事不节之所致也"。《外台秘要·消渴消中》亦曰:"房事过度,致令肾气虚耗故也,下焦生热,热则肾燥,肾燥则渴。"这说明肾精亏损与本病发生有非常重要的关系。

综上所述,可将消渴的病机概括为以下几个特点:

(1)阴虚为本,燥热为标。消渴的病机主要为阴津亏损,燥热偏胜,二者往往互为因果,燥热甚则阴愈虚,阴愈虚则燥热愈甚。病变的脏腑虽与五脏均有关,但主要在于肺、胃、肾,而以肾为关键。肺主治节,为水之上源,肺受燥热所伤,治节失职,水液直趋下行,故小便频数量多,肺不布津,故口渴喜饮。胃为水谷之海,胃为燥热所伤,胃火炽盛,故消谷善饥、大便干结。肾主水藏精,内寓元阴元阳,肾阴亏损,虚火内生,燥热伤肾,气化失常,开阖失司,封藏失权,故小便量多频数,精微下注而小便味甜。三脏之中,虽其伤有所偏重,但往往又互相影响。如肺燥阴虚,精液失于滋补,则胃失濡润,肾失滋源,胃热偏盛,则可灼伤肺津,耗伤肾阴,加肾阴不足,阴虚火旺,亦可上炎肺、胃,终至肺燥。胃热、肾虚常可同时存在,多饮、多食、多尿亦常相互并见。故《临证指南医案·三消》指出:"三消一证,虽有上、中、下之分,其实不越阴亏阳亢,津涸热淫而已。"

(2)气阴两伤,阴阳俱虚。消渴一病,迁延日久,阴损及阳,津亏气弱,可见气阴两伤、阴阳俱虚,甚则表现为肾阳虚衰之候。也有初起即兼有气虚或阳虚者,多因患者素体不足、后伤饮食、情志劳倦,虽伤其阴,则易及气及阳。不过后者临床上较为少见。

(3)阴虚燥热,变证百出。消渴之病,由其阴虚燥热,可引发很多变证,如肺失滋润,日久可并发肺痨;肾阴亏损,肝失涵养,肝肾精血不能上承于目,则可并发白内障、雀目及耳聋;燥热内结,营阴被灼,络脉瘀阻,蕴毒成脓,导致疮疖、痈疽;阴虚燥热内炽,炼液成痰,痰阻经络,而见四肢麻木疼痛,或痰瘀互阻而见心痛;痰蒙清窍而为中风偏瘫;阴损及阳,脾肾衰败,水湿潴留,泛滥肌肤,则成水肿。若阴津极度耗损,痰火上蒙,虚阳浮越,可见面红、头痛、烦躁、恶心呕吐、目眶内陷、唇干舌红、息深而长,甚则昏迷,最后可因阴竭阳亡而见昏迷、四肢厥冷、脉微细欲绝等危象。

此外,消渴发病常与血瘀有关。血瘀的产生,主要因为阴虚内热,耗津灼液,血瘀更使水津不布,而消渴愈甚。

## 二、辨证论治

### (一)辨证要点

首先,当辨"三消"主次,区别阴虚与燥热的标本轻重。消渴虽有"上、中、下""三消"之分,"肺燥、胃热、肾虚"之别,但在临床上,常以"三多"症状并存,只是轻重程度不同。以多饮为主,而多食、多尿为次者称为上消;以多食突出,而多饮、多尿不著者称为中消;以多尿为重,而多饮、多食较轻者称为下消。由于本病以阴虚为本,燥热为标,二者互为因果,常因病程长短和病情轻重的不同,而阴虚和燥热之表现则各有偏重,大体初病多以燥热为主,病程较长者则阴虚与燥热互见,日久则以阴虚为主,进而由阴损及阳,导致阴阳两虚之证。

其次,当重视发病年龄,了解预后转归。本病一般多发于中年以后,但也有青少年患此病者。由于发病年龄不同,而病情的发生、发展、轻重程度及预后转归各有差异,年龄越小者,一般发病急、发展快、病情重,症状多具有典型性,预后较差。这与幼年儿童为"稚阴稚阳"之体,机体生理特点为易虚易实有关。中年之后发病者,一般起病较缓,病程较长,部分患者之临床表现不具有典型性,其临床表现有类于虚劳,常有痈疽、肺痨及心、脑、肾、眼等并发症出现。因此必须重视此病的发病年龄,这对了解预后转归,明确治疗方法,有极其重要的意义。

再次,注意辨识消渴的重危证候。消渴日久,或因治疗不当,或因感受他病,或因妊娠、分娩等,均可使其消渴症状加重。若见面红、头痛烦躁、恶心呕吐、厌食、唇舌樱红而干、呼吸加深加快,且有烂苹果的味道,甚至出现思睡、神昏,是阴津极度耗失、阴不敛阳、虚阳浮越、痰火欲蒙心窍的严重证候,最后可因阴竭阳亡而见昏迷、四肢厥冷、脉微细数欲绝等危象。另外,消渴若见严重痈疽、肺痨、泄泻,此亦属危候。

此外,消渴与瘿病之初期容易混淆,临床上当注意区别。西医的甲亢,属中医瘿病范畴。其病以情绪极易急躁、多食善饥、形体日渐消瘦、心慌心悸、眼突、颈前一侧或两侧肿大为特征。其中以多食、善饥、消瘦为主症,而突眼、颈肿未出现时,极似消渴病的"中消",而其病机略有不同,瘿病为痰气郁结,日久化火,心肝火旺,心胃阴虚,病变脏腑主要在肝、心,而连及胃。临床上若从症状、病史难以辨别时,可做必要的血、尿等化验检查。

消渴具有"多饮、多食、多尿"及形体日渐消瘦的证候特点,一般容易诊断。但若中年以上患者,肥胖乏力,时有心慌易饥,而不一定多食,或皮肤疮疖、痈疽,此起彼伏,反复发作,或患中风、白内障、胸痹、淋浊之人,也应当考虑患有本病之可能,必要时可做有关血、尿检查。

(二)治疗原则

消渴的治疗,当谨守其"阴虚燥热"的病机特点,以"养阴生津,润燥清热"为基本原则。无论是"三消"中的哪一种,均应立足滋肾养阴,根据燥热的程度,佐以清热泻火或清热解毒之剂。在治法上,"三消"相互兼顾,正如《医学心悟·三消》篇所说:"治上消者,宜润其肺,兼清其胃;治中消者,宜清其胃,兼治其肾;治下消者,宜滋其肾,兼补其肺。"因此,要根据病机转化,气阴两伤者,当益气养阴生津;阴阳俱虚者,宜滋肾阴温肾阳、阴阳双补;夹有血瘀者,适当佐以活血化瘀之药。

(三)分型论治

1. 上消,肺热津伤

主证:烦渴多饮,口干舌燥

兼证:尿量频多,形体日渐消瘦。

舌脉:舌边尖红,苔薄黄,脉洪数。

证候分析:肺热炽盛,耗液伤阴,故口干舌燥,烦渴多饮。肺主治节,燥热伤肺,治节失职,水不化津,直趋于下,故尿量频多,形体日渐消瘦。舌边尖红、苔薄黄、脉洪数,是内热炽盛之象。

治法:清热润肺,生津止渴。

方药:《丹溪心法》消渴方加减。方中重用花粉以生津清热,佐黄连清热降火,生地黄、藕汁等养阴增液。

加减:应酌加葛根、麦冬、元参以加强生津止渴,养阴润燥之力。若脉洪数无力,烦渴不止,小便频数,乃肺肾气阴两虚,可用二冬汤化裁。方中用人参(亦可用沙参代)益气生津,二冬、花粉、黄芩、知母清热解渴。若苔黄燥,烦渴引饮,脉洪大,乃肺胃热炽,耗损气阴之候,可用白虎加人参汤以清泄肺胃,生津止渴。

方药举例:天花粉 30g　　葛根 20g　　沙参 30g　　元参 30g　　天麦冬各 30g(抽芯)
　　　　　炒知母 20g　　生石膏 50g(先煎)　　生地 30g　　黄连 15g　　苍术 30g
　　　　　黄芩 20g　　甘草 20g　　生山药 50g　白术 30g　炒猪胰 30g　玉竹 30g

中药引子:生姜 5 片、红枣 10 枚、玉米须 50g、白萝卜 30g、鲜苦瓜 50g(水煎服)。

加减:若症属口渴饮水者,加五味子 30g、石斛 30g 以甘酸养阴,加强生津止渴之效;大便干结者,加熟军 15g 以荡涤肠浊、清热泻火;倦怠乏力、渴而汗出者,加人参 10g(另煎兑服)以益气敛汗、生津止渴。

注意事项:本方寒凉性,故脾胃虚寒、大便溏泻者慎用,孕妇慎用。不宜与制乌头、制草乌、制附子同用。

**2. 中消,胃热炽盛**

主证:多食善饥,大便干燥。

兼证:形体消瘦。

舌脉:苔黄燥,脉滑实有力。

证候分析:胃火炽盛,腐熟水谷力强,故多食易饥。阳明热盛,耗伤津血,无以充养肌肉,故形体消瘦。胃津不足,大肠失其濡润,故大便干燥,甚至秘结不行。苔黄燥、脉滑实有力是胃热炽盛之象。

治法:清胃泻火,养阴增液。

方药:《景岳全书》玉女煎加栀子、黄连治之。方中石膏、知母清肺胃之热,生地黄、麦冬益肺胃之阴,黄连、栀子清理泻火,牛膝引热下行。

加减:若症属大便秘结不行,可用增液承气汤以增水行舟、润燥通腑,待大便通下后,再转用上方治疗。

方药举例:
| 生地黄 30g | 生石膏 50g(先煎) | 炙知母 10g | 怀牛膝 30g |
| 麦冬 20g(抽芯) | 玄参 30g | 焦山栀 20g | 黄连 15g |
| 姜半夏 15g | 生薏苡仁 30g | 茯苓 30g | 黄芪 20g |
| 太子参 30g | 生白术 50g | 制白刺果 100g | 炒陈皮 15g |

中药引子:生姜 5 片、红枣 10 枚、鲜冬瓜 50g、白萝卜 30g、玉米须 20g(水煎服)。

加减:若症属小便黄赤者,加炒黄柏 30g 以泄下焦实热;心烦者,加淡竹叶 20g 以清热除烦;胸闷纳呆者,加炒苍术 30g、姜厚朴 20g、广藿香 15g 以燥湿醒脾、芳香化浊、理气宽中。

注意事项:脾胃虚寒及阴虚内热者忌服,孕妇慎用。

**3. 下消,肾阴亏虚,或阴阳两虚**

(1)肾阴亏虚

主证:尿频量多,手足心热。

兼证:尿混浊如脂膏,或尿甜,口干唇燥,甚至五心烦热。

舌脉:舌红,脉沉细数。

证候分析:肾虚无以约束小便,故尿频量多。肾失固摄,水谷精微下注,故小便混浊如脂膏,有甜味。手足心热、五心烦热、口干唇燥、舌红及脉沉细数,是肾阴亏虚、虚火妄动之象。

治法:滋阴固肾。

方药:《小儿药证直诀》中六味地黄丸加减。方中山药、山萸肉用量宜大。因山药能养脾阴而摄精微,山萸肉能固肾益精,不使水谷精微下注,熟地黄滋肾填精,三药合用,以达到三阴并补之功,又配茯苓淡渗脾湿,以助山药之益脾,泽泻清泄肾中相火,并防熟地之滋腻,丹皮清泄肝火,又制山萸肉之温,共为佐使。临床实践证明,本方对消渴确有治疗和巩固疗效的作用,适合消渴病人长期服用。

加减：若症属阴虚火旺，症见潮热烦躁、失眠、遗精、舌红、脉细数者，宜养阴清热，固精潜阳，可加知母、黄柏、五味子、龙骨、牡蛎、龟板等；若尿量多而混浊如脂者，宜益肾缩泉，加益智仁、桑螵蛸、五味子、蚕茧、五倍子等；若气阴两虚，伴困倦乏力，气短懒言，舌淡红者，宜酌加党参、黄芪等益气之品。

方药举例：
| | | | |
|---|---|---|---|
| 生熟地各 20g | 山萸肉 30g | 生山药 50g | 牡丹皮 20g |
| 黄柏 20g | 麦冬 20g(抽芯) | 五味子 30g | 泽泻 30g |
| 玄参 12g | 枸杞 20g | 川芎 20g | 熟军 6g |
| 菊花 15g | 生黄芪 50g | 制白刺果 100g | |

中药引子：生姜 5 片、红枣 20 枚、玉米须 50g、白萝卜 10g、鲜冬瓜 50g(水煎服)。

加减：若症见口渴多饮、消谷善饥、大便干结者，加太子参 30g、南沙参 30g、麦冬 20g(抽芯)、石斛 20g、天花粉 30g；症见四肢麻木视物不清者，加丹参 30g、当归 20g、枸杞子 20g、菊花 20g、青葙子 20g；症见尿有蛋白者，加菟丝子 30g、沙苑子 30g；症见房颤者，加炒酸枣仁 30g、炒柏子仁 15g、炙五味子 30g；证见口干明显者，加生石膏 50g、知母 30g；证见浮肿者，加车前子 30g、泽泻 30g。

注意事项：脾虚湿滞、腹满便溏者不宜服用，妊娠忌用。

(2)阴阳两虚

主证：小便频数，饮一溲二，形寒畏冷。

兼证：小便混浊如膏，面色黧黑，耳轮焦干，腰膝酸软，阳痿不举。

舌脉：舌淡苔白，脉沉细无力。

证候分析：肾失封藏，固摄无权，故小便频数，混浊如膏。下元虚惫，约束无权，而至饮一溲二。水谷之精微随尿液下注，无以熏肤充身，故面色黧黑不荣。肾主骨，开窍于耳，腰为肾之府，肾虚，故耳轮焦干，腰膝酸软，命门火衰，宗筋弛缓，故见形寒肢冷，阳痿不举。舌淡苔白，脉沉细无力，是阴阳俱虚之象。

治法：温阳滋肾固摄。

方药：金匮肾气丸加减。方用附子、肉桂以温补肾阳，六味地黄丸以调补肾阴。

加减：若症属阴阳气血俱虚，可用《沈氏尊生书》鹿茸丸治之。方中用熟地、麦冬、元参、山萸肉、地骨皮、五味子以滋补肾阴、益精生血，用鹿茸、补骨脂、肉苁蓉以滋肾助阳，以人参、黄芪益气，以茯苓淡渗、鸡内金助运化，用牛膝引药入肾，全方气血阴阳双补，滋而不滞。若饮一溲二，可于上两方酌加覆盆子、桑螵蛸、金樱子等以补肾固摄。

方药举例：
| | | | | |
|---|---|---|---|---|
| 熟地 30g | 山萸肉 50g | 玄参 30g | 炒补骨脂 20g | 炒苍术 30g |
| 生黄芪 50g | 生山药 50g | 五味子 30g | 肉桂 6g | 紫丹参 30g |
| 泽泻 20g | 牡丹皮 20g | 炒枸杞子 50g | 制附子 10g(先煎) | |
| 制白刺果 100g | 炙龟板 20g | 焦杜仲 20g | | |

中药引子：生姜 5 片、红枣 20 枚、玉米须 50g、白萝卜 10g、鲜冬瓜 30g(水煎服)。

加减：若症见小便频数而量多者，加桑螵蛸 20g、覆盆子 30g 补肾化气、收摄缩尿；遗精早泄者,加金樱子 30g、芡实 30g 以固涩化精;形寒肢冷者,加炮附子 10g(先煎)、炮干姜 6g、人参 10g(另煎兑服)益气温阳;浮肿者,加车前子 30g(包煎)、大腹皮 30g、冬瓜皮 30g、桑白皮 30g 以利水消肿。

注意事项:不宜与藜芦同用,脾胃虚寒、食少便溏者不宜服用。

以上各种证型的消渴,如出现血瘀之证,可加用丹参、山楂、红花、桃仁等活血化瘀药,以提高治疗效果。

### (四)兼证

白内障、雀目、耳聋。因肝肾精血不足、不能上承耳目所致,宜滋补肝肾,可用杞菊地黄丸或羊肝丸治之。

疮疡、痈疽。初起热毒伤营,治宜解毒凉血,用五味消毒饮加味;病久气营两虚,脉络瘀阻,蕴毒成脓,治宜益气解毒,用黄芪六一汤合犀黄丸酌加金银藤、连翘等。

如并发肺痨、水肿、中风、淋证、厥证等,可参照有关各篇辨证论治。

### (五)重危证

#### 1. 虚阳浮越

证见烦渴加重,头痛,恶心呕吐,唇红舌干,呼吸深快、脉细数无力。治宜滋阴潜阳,用生脉散加山萸肉、天冬、牡蛎、龟板等急煎服,或中西医结合治之。

#### 2. 阴欲竭、阳欲亡

证见昏迷、四肢厥冷、脉微细欲绝。治当益气敛阴,回阳救脱。以生脉散合参附汤加减,并采用中西医结合,积极抢救。

消渴的治疗,也可在辨证论治基础上,酌情配合一些单方草药,以提高疗效。除药物治疗外,要避免精神紧张,节制性欲。饮食方面,以清淡为宜,不可过饱,一般以适量米类,配以蔬菜、豆类、瘦肉、鸡蛋等为宜,禁忌辛辣刺激之品。

总之,消渴是以"多饮、多食、多尿"及消瘦为特征的病证。素体阴虚,加之饮食不节、情志失调、劳欲过度为其病因,阴虚燥热为其主要病机,亦有气阴两伤、阴阳俱虚者。阴虚燥热又可引起多种病理变化,故消渴并发症很多。消渴的病位在肺、胃、肾,而以肾为重。临床辨证时,首当区别"上、中、下""三消"及阴虚与燥热的主次,其治重视发病年龄,以了解预后转归,再当注意辨识危重证候以及辨消渴与瘿病之别。消渴的治疗以养阴生津、润燥清热为基本原则。无论是上消、中消,还是下消,均应立足于滋肾养阴,佐以清热。其他情况均酌情兼顾,还当配合单方草药,结合生活调理,以提高疗效。

# 第五章　神经系统疾病

## 眩晕临床体会

　　"眩"是目眩,即眼花或眼前发黑视物模糊;"晕"是头晕,即感觉自身或外界景物旋转,站立不稳。二者常同时并见,故统称为"眩晕"。轻者闭目即止,一阵而过,重者如坐车船、旋转不定,不能站立,甚或伴有恶心、呕吐、汗出以及昏仆等症状。内伤、外感均可引发本证,多因风、火、痰、虚、瘀引起。

### 一、病理探究

　　眩晕的发生,不外外感、内伤及跌仆损伤诸类原因,病机主要为"风、痰、虚、火、瘀"为患,病位在头脑,或清空被邪浊所扰,或清窍失养,然属于内伤,虚者居多。内伤以肝为主病之脏,且与脾、肾密切相关,外感以风为主邪,多夹寒、热、暑、湿。现归纳如下几个方面:

　　1. 肝阳上亢

　　肝为风木之脏,体阴而用阳,其性刚劲,主动主升。若素体阳盛,肝阳上亢,则发为眩晕;或因长期忧郁恼怒,肝气郁滞,气郁化火,使肝阴暗耗,风阳易动,上扰清空,发为眩晕;或肾阴素亏,不能养肝,以致肝阴不足,所谓水不涵木,木少滋荣,肝阳上亢,肝风内动,发为眩晕。《类证治裁·眩晕》指出,"良由肝胆乃风木之脏,相火内寄,其性主动主升;或由身心过动,或由情志郁勃,或由地气上腾,或由冬藏不密,或由高年肾液已衰,水不涵木,或由病后精神未复,阴不吸阳,以致目昏耳鸣,震眩不足。"《临证指南医案·眩晕门》华岫云按:"……所患眩晕者,非外来之邪,乃肝胆之风上冒耳。"

　　2. 肾精不足

　　肾为先天之本,藏精生髓。若先天不足,肾阴不充,或老年肾亏,或久病伤肾,或房劳过度而致肾精亏耗,不能生髓。而脑为髓之海,髓海不足,上下俱虚,则发生眩晕,正如《灵枢·海论》所言,"脑为髓之海""髓海不足,则脑转耳鸣、胫酸眩冒,目无所见,懈怠安卧"。

　　3. 气血亏虚

　　脾胃为后天之本,气血生化之源,如忧思劳倦或饮食失节,损伤脾胃;或先天禀赋不足,年老阳气虚退,皆致脾虚气弱,不能健运水谷以化生气血;或久病不愈,耗伤气血;或失血之后,虚而不复,血虚日久,气亦渐虚,此阴损及阳,由血及气;或气虚不足,脾失统摄,致各种出血,此阳损及阴,由气及血。上述种种原因致气虚,血虚,或气血两虚。气虚则清阳不振,清气不升,血虚则脑失所养,或血虚肝失所养而虚风内动,皆能发生眩晕。《灵枢·素问篇》曰:"故上气不足,脑为之不满,耳为之苦鸣,头为之苦倾,目为之眩。"《证治汇补·眩晕》亦曰:"血为气配,气之所丽,以血为荣,凡吐衄崩漏产后亡阴,肝家不能收摄荣气,使诸血失道妄行,此眩晕生于血虚也。"

### 4. 痰浊中阻

嗜酒无度,恣食肥甘,饥饱劳倦,伤于脾胃,健运失司,以致水谷不化精微,聚湿生痰;或肺气不足,宣降失司,水津不得通调输布,津液留聚而生痰;或肾虚不能化气行水,水泛而为痰;或肝气郁结,气郁湿滞而生痰,痰浊中阻,痰阻经络,清阳不升,浊阴不降,则发眩晕。痰有湿痰、火痰之分。一般痰浊中阻,初起多为湿痰偏盛,日久痰郁化火,易形成痰火为患。若痰浊中阻,更兼内生之风、火作祟,则痰挟风火,眩晕更甚;若痰湿中阻,更兼内寒,则有眩晕昏仆之虞。正如朱丹溪所言:"无痰则不能作眩。"正强调了痰在眩晕发病中的重要性。

### 5. 瘀血内阻

跌仆损伤,头脑外伤,瘀血停留,阻滞经脉,清窍受扰或不荣,发为眩晕;或瘀停胸中,迷闭心窍,心神不宁,清空受扰,导致眩晕;或妇人产时感寒,恶露不下,血瘀气道,并走于上,迫乱心神,干扰清空,而发为眩晕。虞抟在《医学正传》中强调"血瘀致眩",张景岳在《景岳全书·妇人规》中论述产后血晕时又提出:"血晕证本由气虚,所以一时迷晕,然血壅痰盛者,抑或有之。如果形气脉气俱有余,胸腹胀痛上冲,此血逆证也,宜失笑散。"可见某些眩晕的发生,与瘀血很有关系。

### 6. 感受外邪

头为诸阳之会,十二经脉与奇经八脉都与头部有联系。当六淫邪气袭人,邪气循经上扰巅顶、清窍,便可发生眩晕,特别是六淫中之风邪,其性善动而又有升发、向上之特点,更易伤人头目而致眩晕。若外邪半表半里,亦能循少阳经上扰清窍而致眩晕;若外邪化热传里,热结阳明,肠有燥屎,浊气攻冲于上,亦使人眩晕。总之,外感所致眩晕,皆为邪气上扰清窍所致。眩晕的病因病机虽如上述,但往往彼此影响,虚实夹杂,内伤外感相兼,亦不少见,临床尤当注意。

## 二、辨证论治

### (一)辨证要点

"眩晕"一证以自觉症状为主,因此问诊很重要,通过患者主诉及详细问诊,结合发病之时长,病情之轻重,重视舌脉和兼证,一般不难辨其内伤外感,证候虚实及标本缓急。

### 1. 辨内伤外感

眩晕病因虽以内伤为主,但外感眩晕亦不可忽视。首先辨明其属外感,还是内伤,则便于进一步辨别其具体证候类型。外感为外邪伤人,故临床多有表证,其起病多急,宜辨表邪之风、寒、暑、湿,若表邪传里,可有少阳证或阳明腑实证,治当疏风解表,或和解少阳,或清泄阳明,总以"祛邪"为原则;内伤以损伤肝、脾、肾之血、气、精为主,或兼以内生风、火、痰、瘀,临床表现以虚证或虚中夹实证为多见,少数为实证,治宜标本缓急,或予补虚,或予祛邪,或攻补兼施,也有本属内伤又兼外感者,临床需当注意。

### 2. 辨证候虚实

眩晕尽管病机较为复杂,但关键在于虚、实两端。辨眩晕之虚、实,要特别重视舌象和脉象,如气血虚者,多见舌质淡嫩,脉细弱;肾精不足偏阴虚者,多见舌嫩红瘦少苔,脉弦细数;偏阳虚者,多见舌质胖嫩淡暗,脉沉细,尺弱;痰湿重者,多见舌苔厚滑或浊腻,脉滑;痰火重者,多见舌红苔黄厚腻,脉滑数;内有瘀血者,可见舌质紫暗或舌有瘀斑瘀点,唇黯、脉涩。掌握舌、脉特点,再结合患者临床表现,综合分析,一般若眩晕重,视物旋转,恶心呕吐,痰涎,病程短,呈发作性,形体壮实者,多为实证;若眩晕轻,视物不旋转,微恶心不呕吐,病程长,反复发作,伴形体虚弱者,多为虚证。

### 3. 辨标本缓急

眩晕一证,常反复发作,有的病程较长,或常与其他病证同见,使病情错综复杂。因此必须分清标本、轻重、缓急,才能取得较好疗效。标本是多种的,以新病、宿疾而言,新病为标,宿疾为本;以邪正而言,正虚为本,邪浊为标,如肝肾阴虚、气血不足常为本,风、火、痰、瘀常为标;以病机演变过程而言,先病为本,后病为标,如脾虚生湿、湿聚成痰、痰郁化火、痰火上扰之眩晕,则脾虚为本,痰火为标。治疗仍按"急则治其标,缓则治其本",或以"标本兼顾"为原则。

### (二)治疗原则

外感眩晕以"祛邪"为原则,按其"风、寒、暑、湿"之邪所伤而疏散之,并分清"表、里、半表半里"而治之。内伤眩晕多以"滋肾养肝、益气补血、健脾化痰"为治则,对于肝阳上亢、化火生风者,则"清之、镇之、潜之、降之",对于痰浊上逆者,则荡之涤之,对于瘀血阻络者,则活之化之,对兼气郁者,则疏理之,对兼外感者,则表散之,此均系"急则治标"之法。由于眩晕多属本虚标实之证,故一般常须标本兼治,或治本为主,兼顾治标,如滋养肝肾合平肝潜阳、健脾益气合化痰降逆、益气养阴合活血化瘀等。有时候,宿疾是导致眩晕发生的诱因,如因跌仆损伤、瘀血内停、吐衄下血、妇女崩漏等失血而致眩晕,则应重点治其宿疾,以活血化瘀治其瘀血,或按其出血病机治其失血为要。正如《证治准绳·眩晕》所说,"因实热而动者,治其热;因邪搏击而动者,治其邪;因厥逆迫上者,下治所厥乏邪;因阴虚而起者,补其阴抑其阳,按而收之;因阳虚气上浮者,则补其阳,敛其浮游之气;因五志而动者,各安其脏气以平之;因邪而发者,治其所郁之邪,开之发之;因精血不足者,补之不已,则求其属以衰之;因胜克而动者,从盛衰之气而补泻之;中气虚衰而动者,补其上以安之;上焦清明之气虚,不能主持而动者,亦当补中焦之谷气推而扬之;因五脏六腑上注之精气不足而动者,察其何者之虚而补之。"可供治疗时参考。

### (三)分型论治

#### 1. 肝阳上亢

主证:眩晕而烦急,因烦劳或恼怒而加剧。

兼证:头痛且胀,面时潮红,急躁易怒,少寐多梦,口苦耳鸣。

舌脉:舌质红,苔黄,脉弦。

证候分析:肝阳上亢,上冒清空,故发眩晕。阳升则面部潮红,急躁易怒,口苦耳鸣,火动扰乱心神,故少寐多梦,劳则伤肾,怒则伤肝,均可使肝阳更亢盛,故头晕痛加甚。舌质红,苔黄,脉弦,皆是肝阳上亢之征。

治法:平肝潜阳,清火熄风。

方药:天麻钩藤饮加减。本方重在平肝潜阳熄风,对肝阳上亢、肝风内动所致之眩晕、头痛疗效较好。

加减:为增强平肝潜阳之力,方中可加菊花、白蒺藜及夏枯草。若肝火过盛,兼见目赤,苔黄糙,脉弦数,可加龙胆草、丹皮等以增强清肝泄热之力;若大便秘结者,可加用当归龙荟丸泻肝通腑;若偏于风盛者,眩晕急剧,泛泛欲呕,四肢麻木,甚则手足震颤,筋惕肉瞤,可加龙骨、牡蛎、珍珠母等以镇肝熄风,必要时还可加羚羊角(可山羊角替代剂量加大)以增强清热熄风之力。中年以上患者,当警惕中风之可能。若兼见腰膝酸软,遗精疲乏,脉细弦数,舌质光红,无苔或苔少,则属肝肾阴虚,肝阳上亢,宜用育阴潜阳法,可选用大定风珠。本方适用于肝肾阴分大亏,风阳翕张,眩晕较甚者。药后诸证减轻,平时早晚可服杞菊地黄丸以滋肾养肝,巩固疗效。

方药举例:天麻 10g    炒栀子 10g    钩藤 30g(后煎)    石决明 30g(先煎)
杭菊花 15g    白蒺藜 30g    夏枯草 30g    淡黄芩 15g
炒白芍 30g    苦丁茶 10g    珍珠母 30g(先煎)    川牛膝 20g
益母草 30g    炒杜仲 20g    桑寄生 30g    夜交藤 30g
茯苓 30g    罗布麻 30g    制白刺果 100g    姜半夏 20g
生姜 10g    代赭石 30g    炒决明子 15g    枸杞子 30g

中药引子:红枣 20 枚、白萝卜 30g、大米 30g、蜂蜜 30g、水晶梨 1 个(切片)(水煎服)。

加减:若兼便秘者,可加火麻仁 50g、熟军 15g 以通腑泄热;阳亢化风者,加羚羊角粉 6g(分次冲服。可山羊角替代剂量加大)、牡蛎 30g(先煎)、龙骨 30g(先煎)以镇肝熄风;兼阴虚者,加制龟板 30g(先煎)、制何首乌 30g、生地 30g 以滋阴潜阳。

注意事项:阴虚无风者忌用,孕妇慎用。

**2. 气血亏虚**

主证:眩晕动则加剧,唇甲不华,劳累易发。

兼证:面色苍白,心悸失眠,神疲懒言,饮食减少。

舌脉:舌质淡,苔薄,脉细弱。

证候分析:气虚则清阳不升,血虚则脑失所养,故眩晕动则更甚,劳累即发。心主血脉,其华在面,血虚则面色苍白,唇甲不华。血不养心,心神不宁,故心悸少寐。气虚则神疲懒言,饮食减少。舌质淡、苔薄、脉细弱,均是气血两虚之象。

治法:补养气血,健运脾胃。

方药:归脾汤为主方。本方益气健脾,以助生化之源,又能补血养肝,养心安神。

加减:若症属食少便溏,脾胃较弱,当归宜炒,木香易煨,并酌加茯苓、苡仁、泽泻、砂仁、神曲等以增强健脾和胃之力;若兼见形寒肢冷,腹中隐痛,可加桂枝、干姜以温中助阳;若偏血虚,可加熟地、阿胶、紫河车粉(吞,另服),并重用参、芪以补气生血;因失血引起者,找其出血原因而治之;若中气不足,清阳不升,时时眩晕,懒于动作,面白少神,饮食减少,大便溏薄,脉象无力者,宜补中益气,升清降浊,用补中益气汤加减。

方药举例:党参 30g    黄芪 30g    白术 50g    炒当归 30g    茯苓 30g

| 炙远志 10g | 炒白芍 30g | 炒陈皮 15g | 炙甘草 10g | 煨木香 6g |
| 制白刺果 30g | 鸡血藤 30g | 川芎 30g | 熟地 20g | 肉桂 6g |
| 天麻 10g | 钩藤 30g | 夏枯球 30g | 蔓荆子 15g | 白芷 30g |
| 刺蒺藜 30g | | | | |

中药引子：红枣 20 枚、白萝卜 30g、大米 30g、蜂蜜 30g、水晶梨 1 个(切片)(水煎服)。

加减：若兼大便溏者,加炮肉豆蔻(去油捣)、炮干姜 6g、炒扁豆 30g(捣)以温用中阳;兼心悸者,加青龙齿 30g(先煎)、珍珠母 30g(先煎)以宁心定悸;兼不寐者,加炒酸枣仁 30g、炒柏子仁 15g 以养心安神。

注意事项：不宜与藜芦、赤石脂同用,孕妇慎用。

### 3. 肾精不足

主证：眩晕而腰膝酸软。

兼证：精神萎靡,神疲健忘,遗精耳鸣。偏于阴虚者,五心烦热,舌质红,脉弦细数;偏于阳虚者,四肢不温,形寒怯冷,舌质淡,脉沉细无力。

证候分析：精髓不足,不能上充于脑,故眩晕,证见精神萎靡、神疲健忘。肾主骨,腰为肾之府,肾虚故见腰膝酸软,精关不固,故而遗精。肾开窍于耳,肾虚故时而耳鸣,偏阴虚者,阴虚生内热,故五心烦热,舌质红,脉弦细数;偏阳虚者,阳虚生外寒,故四肢不温,形寒怯冷,舌质淡,脉沉细无力。

治法：偏阴虚者,治宜补肾滋阴,偏阳虚者,治宜补肾助阳。

方药：补肾滋阴选用左归丸为主方。方中熟地、萸肉、菟丝子、牛膝、龟板胶补益肾阴,鹿角胶可以填精补髓。补肾助阳选用右归丸为主方,方中熟地、萸肉、杜仲为补肾主药,附子、肉桂、鹿角胶能益火助阳。

加减：若症属阴虚内热,症见五心烦热,舌质红、脉弦细数,可酌加炙鳖甲、知母、生地黄、黄柏以滋阴清热。附子、肉桂辛温刚燥,不宜久服,常服者应改用巴戟天、仙灵脾等温润之品,助阳而不伤阴。若眩晕较甚,二方均可加龙骨、牡蛎、磁石之类,以潜镇浮阳。

方药举例：

偏阴虚：

| 炒山药 20g | 生熟地各 20g | 山萸肉 30g | 枸杞子 30g |
| 炒菟丝子 20g | 龟板胶 15g(烊化兑服) | 生龙牡各 30g(先煎) | 炒杭白芍 30g |
| 杭菊花 10g | 怀牛膝 30g | 女贞子 30g | 炙甘草 10g |
| 炒杜仲 20g | 肉桂 6g | 焦杜仲 15g | 泽泻 20g |
| 桑寄生 30g | 海莲草 20g | | |

中药引子：红枣 20 枚、白萝卜 30g、大米 30g、蜂蜜 30g、水晶梨 1 个(切片)(水煎服)。

注意事项：脾虚少食,腹满便溏者忌用。

偏阳虚：

| 熟地 20g | 巴戟肉 20g | 鹿角胶 15g(烊化兑服) | 炒山芋肉 30g |
| 焦杜仲 15g | 菟丝子 30g | 肉苁蓉 30g | 仙茅 15g |
| 炙仙灵脾 30g | 生龙牡各 30g | 丹皮 15g | 炒白刺果 100g |
| 姜半夏 15g | 炒白术 30g | 双钩藤 30g(后煎) | |

中药引子:红枣 20 枚、白萝卜 30g、大米 30g(水煎服)。

加减:若症属头晕较甚者,加姜半夏 15g、天麻 15g、龙齿 30g(捣先煎)、磁石 30g(捣先煎)、珍珠母 30g(捣先煎)以平肝潜阳;多梦遗精者,加金樱子 30g、炒芡实 20g、莲须 15g、锁阳 30g、沙苑子 20g、覆盆子 20g 以固肾涩精;阴虚兼内热者,可加麦冬 20g(抽芯)、炒知母 20g、炒黄柏 20g 以清虚热。

注意事项:凡肾多火,阳强不痿及大便燥结者忌用。

4. 痰浊中阻

主证:眩晕而见头重如蒙。

兼证:胸闷恶心,少食多寐。

舌脉:苔白腻,脉濡滑。

证候分析:痰浊蒙蔽清阳,则眩晕而头重如蒙。痰浊中阻,气机不利,浊阴不降,故胸闷恶心。脾阳不振,则少食多寐。苔白腻,脉濡缓,均为痰浊内蕴之象。

治法:燥湿祛痰,健脾和胃。

方药:半夏天麻白术汤加减。本方用二陈汤燥湿祛痰,白术健脾,天麻熄风而治眩晕,乃标本兼顾之法。

加减:若症属眩晕较甚、呕吐频作者,可加代赭石、竹茹以镇逆止呕,并重用茯苓,加泽泻、车前子等利湿药,以停阻中焦之痰湿,从小便而去,而不上冒。若脘闷不食,加白蔻仁、砂仁等芳香开胃化浊之品;若耳鸣重听,加葱白、菖蒲、郁金以通阳开窍;若痰阻气机,郁而化火,症见头目胀痛、心烦而悸、口苦、苔黄腻、脉弦滑者,宜用温胆汤加黄连、黄芩等苦寒之品以化痰泄热;若肝阳上扰,载痰浊上犯清窍,宜合平肝潜阳之方药同用,如合钩藤、白蒺藜、生龙牡之类。

方药举例:姜半夏 15g　　天麻 20g(捣碎)　生白术 50g　　炒陈皮 10g　　茯苓 30g
　　　　　　钩藤 30g(后煎)　白蒺藜 30g　　石菖蒲 30g　　炙远志 15g　　制白刺果 100g
　　　　　　磁石 30g(先煎)　川芎 30g　　　珍珠母 30g(先煎)　　　决明子 20g
　　　　　　山楂 30g　　　　泽泻 30g　　　制首乌 30g　　石决明 30g(先煎)

中药引子:红枣 20 枚、白萝卜 30g、大米 30g、蜂蜜 30g、水晶梨 1 个(切片)(水煎服)。

加减:若症属眩晕较甚、呕吐痰涎者,加代赭石 30g(先煎)、旋覆花 10g(包煎)、胆南星 10g 以化痰降逆;腹胀者,加炒砂仁 10g(捣后煎)、姜厚朴 15g、炒枳壳 20g 以化湿醒脾;兼耳鸣者,加郁金 15g、石菖蒲 15g、磁石 30g 以开窍聪耳;属痰郁化火者,宜用温胆汤加黄连 10g、炙黄芪 30g 以化痰清热。

注意事项:津伤口渴及阴虚无痿者忌用,孕妇慎用。

5. 瘀血阻络

主证:眩晕时发,反复日久。

兼证:伴头疼而痛处固定,或刺疼,面唇紫黯,或兼见健忘、失眠、心悸、精神不振等症状。

舌脉:舌有紫斑或瘀点,脉弦涩或细涩。

证候分析:瘀血阻络,脑失所养,或清窍被瘀血所扰,故眩晕发作。面唇紫暗,舌有紫斑瘀点,脉弦涩或细涩,均为瘀血内阻之征。瘀血不去,新血不生,心神失养,故可兼见健忘、失眠、心悸及精神不振等症状。

治法：祛瘀生新，行血清经。

方药：血府逐瘀汤加减。方中桃红四物等为活血消瘀主药，枳壳、柴胡、桔梗、牛膝行气通络、疏理气机。

加减：若症兼气虚、身倦乏力、少气自汗，宜加用黄芪，且应重剂(30~60g)，以补气行血；若兼骨蒸劳热、肌肤甲错，可加丹皮、黄柏、知母、枳壳、桔梗，以增强清热养阴、祛瘀生新；若兼寒凝、畏寒肢冷，可加附子、桂枝以温经活血；若为产后血瘀眩晕者，可加党参、元胡、血竭、没药等益气活血止痛之品；若肝阳载瘀血、痰浊上扰清窍，而见眩晕头胀甚、苔腻、脉眩滑等，可加天麻、钩藤、白蒺藜等平肝化痰药。

方药举例：全当归 30g　　赤芍 30g　　川芎 30g　　生地 20g　　炒桃仁 20g

红花 20g　　炒枳壳 20g　　天麻 15g　　钩藤 30g(后煎)　　炒白刺果 100g

葱白 20g　　蔓荆子 15g　　白芷 30g　　防风 30g　　石决明 30g(先煎)

罗布麻 30g

中药引子：红枣 20 枚、白萝卜 30g、大米 30g、蜂蜜 30g、水晶梨 1 个(切片)(水煎服)。

加减：若症兼身倦乏力、少气自汗者，加炙黄芪 50g、党参 30g、浮小麦 50g、青龙齿 30g(先煎)、地骨皮 30g、炙知母 20g 以补气行血；兼畏寒肢冷者，可加制附子 10g(先煎)、桂枝 20g、炮干姜 6g、炒吴萸 6g、细辛 5g 以温筋活络。

注意事项：血虚无瘀滞者及孕妇禁用。

总之，眩晕是临床上常见的病证。病情有轻有重，病机虽较复杂，但归纳起来不外"风、火、痰、虚、瘀"五个方面。各类眩晕，可单独出现，亦可相杂并见。在临床上以虚证或本虚标实证较为多见，须详察病情，明确外感内伤，证候虚实，标本缓急，从而辨证施治。至于治法，有从本从标之异，急者多偏实，可选用熄风、平肝、潜阳、清火、化痰等法以治其标为主；缓者多偏虚，当用补养气血、益肾、养肝、健脾等法以治其本为主。眩晕有时伴有头痛，应参考头痛证治。从病因、病证而言，头痛外感，内伤均常见，眩晕则以内伤为主，头痛偏于实证为多，眩晕则以虚证，或本虚夹实证多见。此外，中年以上，因肝阳上亢引起之眩晕，易动肝风，病情严重可卒然晕倒，有发展为中风之可能，故应及时防治。平时，应节肥甘厚腻酒食，忌辛辣，戒躁怒，节房事，并适当增加体力活动，锻炼身体，恰当服药调治。

# 中风临床体会

"中风"，又名"卒中"，是以突然昏仆、不省人事、半身不遂、偏身麻木、言语不利或不语，或未经昏仆而以半身不遂、口眼㖞斜为主要临床表现的一种疾病。由于中风多具有起病急、来势快、证候多、变化迅速，且有昏仆、抽引等临床表现，与"风"邪善行而速变的特征相似，因此古代医家就从广义上来认识和研究这种病，采用中医常用的取类比象的方法，把具有上述特点的一组病称之为"中风"。后世医学沿用这种病名,又不断观察本病,创立了独特的中风病的病因病机学说,积累了丰富的防治中风病的经验。

**一、病理探究**

中风的发生,主要在于患者阴阳失调、气血亏虚,加之失于调养、忧思恼怒,或饮食失节,或房事所伤,外受时邪,以致气血运行受阻,肌肤筋脉失于濡养,以致阴陷于下、肝阳暴涨、阳化风动、气血逆乱、挟痰挟火、窜扰经脉、蒙塞心窍,而突然发生昏仆、半身不遂诸症,形成上实下虚、阴阳互不维系的危急证候,其病因主要有风、火、痰、气、血,其病位以肝为主,而与心脾肾密切相关,其病机转化迅速、多变。现将其病因分述如下:

(1)正气不足,络脉空虚,风邪入侵。外风是六淫邪气之一。《素问·骨空论》曰:"风者,百病之始也。"《素问·太阴阳明论》又曰:"故犯贼风虚邪者,阳受之""故伤于风者,上先受之。"风邪从皮毛侵入,或逗留于肌肉腠理之间,或游走于经络之中,多因正气不足,腠理不密,卫外不固,风邪乘虚而入,伤于经络,肌肤筋脉失于濡养,或因平素痰浊内盛、外风引动痰浊流窜经络。风邪中入较浅,多以阳、头面受病为主,因此临床见证主要是口眼㖞斜,或肌肤不仁,半身不遂。《金匮要略·中风历节病》云:"寸口脉浮而紧,紧则为寒,浮则为虚,寒虚相搏,邪在皮肤;浮者血虚,络脉空虚,贼邪不泻,或左或右;邪气反缓,正气即急,正气引邪,㖞僻不遂。"即因烦劳过度、病后体虚、年老体衰、阴阳失调、内风旋动所致。《素问·生气通天论》曰:"阳气者,烦劳则张。"即人身阳气,因烦劳而其势愈张,易患阳升之病,过度烦劳,还可能耗损精血。久病之后或年老,均因精血不足、肝肾阴虚、肝失所养、肝阳亢盛引起,而在阴阳严重失调的情况下,加以情志过极,或嗜酒劳累及气候变化等诱因作用下,致使阴亏于下、阳亢于上、阳化风动、气血上冲、心神昏冒,发为中风,此为内风。内风旋动之时,必气火俱浮,血液上冲于脑,也可兼挟痰浊、瘀血窜扰经络上壅清窍,更有甚者,气与血并走于上,而迫血离经,终成大厥。本病由内风旋动而成者最多,其病情亦重,正如《临证指南医案·中风》所说:"肝血肾液内枯,阳扰风旋乘窍。"

(2)饮食不节,劳倦内伤,脾失健运,聚湿生痰,痰郁化热,阻滞经络,蒙蔽清窍;或肝阳素旺,木克脾土,脾失运化,内生痰浊;或内火炽盛,炼液成痰,以致肝风挟痰火,窜扰经络,蒙蔽清窍而猝仆昏迷,㖞僻不遂。总之,此乃脾失运化,内生痰浊,而痰又分湿痰、热痰和风痰,且可互相转化,此即《丹溪心法·中风》所谓:"湿土生痰,痰生热,热生风也。"《临证指南医案·中风·华岫按》亦云:"风木过动,中土受戕,不能御其所胜……饮食变痰……或风阳上僭,痰火阻窍,神识不清。"

(3)五志过极,心火暴盛,风火相煽,或肝郁气滞,失于条达,气血瘀滞,或暴怒伤肝,肝阳暴动。凡此种种,均易引起气血逆乱,导致心神昏冒,卒倒无知,发为本病。临床所见,暴怒伤肝引发本病者最为多见。因暴怒之下,顷刻之间肝阳暴亢,气血俱浮,并行于上,则大厥之候突发。平素情绪紧张,忧思过度,性情急躁者又均易患本病。

综上所述,中风的发生,虽然病理机制比较复杂,但其病理变化归结起来不外风、火、痰、气、血、虚六端。风有外风、内风之不同,火有心火、肝火之别,痰有风痰、湿痰、热痰之异,气分气虚、气滞、气逆,血虚、血瘀之证,总以血瘀最为多见,气虚、脾虚、肾虚,而肝肾阴虚为其根本。阴衰于下,则阳亢于上,常致内风扰动。这些因素之中,又以内风、痰浊、瘀血为常见的致病原因。各种原因相互作用,在一定的条件下相互影响而发病。有外邪侵袭而引发者称为中风,又称"真中风"或"真中",无外邪侵袭而发病的称为"内风",又称"类中风"或"类中"。中风的病因虽有多种,但其病理转化总以"化火动风"为主要症状,进而挟痰浊瘀血窜扰经脉、蒙塞清窍。本病初起虽因病位浅深、病情轻重的不同而分为中经络和中脏腑,但其基本病理转化则是一致的。

## 二、辨证论治

### (一)辨证要点

中风的发生,虽然有多种原因,但总的病理变化在阴阳偏胜,气血逆乱,在标为风火交煽、痰浊壅塞、瘀血闭阻,从而形成本虚标实、上盛下虚的复杂证候。但由于正邪双方强弱不同,个人体质阴阳偏胜之异,因而病情有轻重,病位有浅深,证候有寒热虚实,病势有顺逆的不同。在这错综复杂的证候中,如何正确辨证,关键在于掌握临床辨证要点。

#### 1. 辨病位浅深和轻重

中风急性期大抵可分中经络、中脏腑两类证候。这种分类方法,最先见于《金匮要略》,张仲景在《金匮要略·中风历节病篇》中指出:"邪在于络,肌肤不仁;邪在于经,即重不胜;邪入于腑,即不识人;邪入于脏,舌即难言,口吐涎。"中络是以肌肤麻木、口眼㖞斜为主症,其麻木多为偏身或一侧手足。此证病位最浅,病情最轻。中经是以半身不遂、口眼㖞斜、偏身麻木、言语謇涩为主症,无昏仆,此证中络为重,是因病邪窜扰经络而成。因此在临床上常将中络与中经归为一种,统称"中经络"。中腑是以半身不遂、口舌歪斜、偏身麻木、言语謇涩、神志不清为主症,但其神志障碍较轻,一般属意识蒙眬或昏昏多睡。中脏是以突然昏仆而半身不遂,其神志障碍重,甚至完全昏迷无知,以九窍闭塞突出为主,可见目不能眴、言语謇涩、吞咽困难、尿闭便秘,亦可见目合手撒,二便自遗。此证病位最深,病情最重。清代沈金鳌认为:"盖中脏者病在里,多滞九窍……中腑者病在表,多着四肢。"中腑中脏因二者皆有神志障碍,难于截然分开,故常合并为一种,统称为中脏腑,从病期来看,是中经络、中脏腑急性期的见证。若病期超过半年以上仍有症状,则属于后遗症。中经络、中脏腑后遗症的分证方法,既可对病情动态观察,又可掌握病情的发展以及对预后的估计。应当指出的是,中经络、中脏腑是一种分证的方法,用来说明病情的轻重和病位的浅深,但并不意味着是邪中哪一经、哪一脏及哪一腑。

#### 2. 辨闭证和脱证

中脏腑的主要临床表现为,神志障碍伴有半身不遂、口舌歪斜及言语障碍,但又有闭证和脱证之别。闭证和脱证在病理转化、临床表现和治疗方法等方面迥然不同,临证必须辨明。闭证是邪闭于内,症见牙关紧闭、口噤不开、两手握固、大小便闭、肢体强痉,多属实证,治疗宜以祛邪为先。由于引起闭证的病邪不同,因而闭证又分为阳闭与阴闭。阳闭是闭证兼有热象,为痰热闭郁清窍,证见面赤身热、气粗口臭、躁扰不宁、舌苔黄腻、脉象弦滑而数。阴闭是闭证兼有寒象,为湿痰闭阻清窍,证见面白唇暗、静卧不烦、四肢不温、痰涎壅盛、舌苔白腻、脉象沉滑或缓。闭证又以阳闭与阴闭加以分辨,常以舌诊、脉诊为重要依据。阳闭舌苔黄腻,阴闭舌苔白腻;阳闭舌质红,阴闭舌质淡暗;阳闭脉数而弦滑,阴闭脉缓而沉滑。脱证是阳气散脱于外,症见目合口闭、鼻息低微、手撒遗尿,这是五脏真阳之气衰微欲绝的表现,多属虚证,治宜扶正固脱。

### 3. 辨病势的顺逆

中风病急症多变化快，但其变化有顺逆的不同。辨别病势的顺逆，掌握病势发展变化的趋向，有助于诊断和预后。一般来说，神志的变化是辨别病势顺逆的重要标准。若神志渐渐清醒，半身不遂等症状未再加重或有恢复者，病由中脏腑向中经络转化，病势为顺；若神昏偏瘫诸症加重或有波动，多由痰热内盛或正气不足而成，在中风急性期最为多见，其病势发展尚属顺境；若见呃逆频频，或突然神昏，四肢抽搐不已，或腹背灼热而四肢逆冷，或呕血便血，均属变症，乃病势逆转。此因心失所主，五脏皆摇，即《黄帝内经》所说，"主不明，则十二官危。"呃逆频频，是痰热内闭、胃气衰败的表现；突然神昏、四肢抽搐者，因内风鸱张、气血逆乱而成；腹背灼热、四肢逆冷，乃阴阳离决；至于呕血便血，是由邪热昌盛，伤及血络而成，亡血之后，气随血脱，多难救治。凡此种种，皆属变逆之象，病情凶险，虽经积极抢救，然能康复者甚少。

### 4. 中风应与痫症、痿症、厥症相鉴别

痫证也有突然昏仆、肢体抽搐之症状，但多为时短暂，移时苏醒，醒后如常人，无半身不遂、口眼㖞斜、言语不利等表现。痫证是一种反复发作的疾病，常有多次相似发作的病史可寻，且发作时常口吐白沫。中风昏仆倒地，一般无四肢抽搐、口吐白沫之症状，其神昏病状重，多难自行苏醒，且多合并有半身不遂、口眼㖞斜等特定的临床表现。由此可资鉴别。

痫证可有肢体瘫痪、活动无力之症状。但痿证一般起病缓慢，表现为双下肢瘫者多见，常有肌肉瘦削。中风的肢体瘫痪起病多急，且以偏瘫为多见，发病时多无肌肉萎缩，其后遗症可有半身不遂、肌肉萎缩等症，多因未予治疗或护理不当，其肌肉另见萎缩，但肢体常强直拘挛，筋脉挛缩。

厥证亦可表现为突然昏倒、不省人事，可伴有四肢逆冷，一般常在发病后短期内苏醒，醒后无偏瘫、口眼㖞斜、言语不利等表现，中风多为本虚标实、虚实夹杂之证，但在急性期，无论中经络还是中脏腑，常以风阳上扰、痰热互阻、腑气不通、气机逆乱、瘀血痹阻等标实的症状突出表现，又因心窍蒙塞、阴阳失调引起全身各个脏腑的功能紊乱。本着"急则治标"的原则，此时多以祛邪为主，常用平肝熄风、清化痰热、通腑泄下、疏肝理气、活血祛瘀等法治疗。然祛邪之剂，药皆峻猛，易伤正气，不可过用，否则正气大伤，则病邪亦难祛除。尤其对于闭证患者，总以祛邪开窍为先。至于脱证，则不论病邪之寒热，当用大剂温阳益气之品以救脱为主。在恢复期，多因经过治疗，实邪去，正气亦伤，其证由实转虚，本虚比较突出，其临床表现多见气虚阴虚或气阴两虚。缓则治本，治疗宜以扶正为主。对于一些重证病人，急性期后，常遗有半身不遂、言语障碍、肢体麻木等症，此乃余邪未尽、气血未和、脉络未通，治疗方面又宜标本兼顾、扶正祛邪。总之，益气活血、滋阴潜阳、育阴通络、健脾利湿化痰等为治疗中风的常用法则。

### (二)分型论治

中风属于本虚标实之证，其本为肝肾不足，气血虚衰，在标为风火相煽，痰浊壅盛，气机逆乱，瘀血闭阻。由于病位有浅深，病情有轻重，标本虚实也有先后缓急之差异，所以临床上常将中风分为中经络、中脏腑和后遗症来辨证论治。

1. 中经络

(1)经脉空虚,风邪入中

主证:外受风邪,突然口眼㖞斜,或平素常有头晕,突然偏身麻木、肌肤不仁或见言语不利、口角流涎,甚则半身不遂。

兼证:或有头痛鼻塞、恶寒发热、关节酸痛等症。

舌脉:舌苔薄白或薄黄,脉象浮紧或弦细。

证候分析:肺主气,主皮毛,司卫外,皮毛腠理致密,正气内存,卫气强盛,则虽有风邪苛毒,亦不能侵。若劳累伤气,久病气虚,卫外不固,或劳作汗出,腠理开泄,或迎风而卧,风邪则乘虚入中经络,引起气血痹阻,运行不畅,则筋脉失于荣养。又因风邪伤人,上先受之,头为诸阳之会,位置最高,故风邪入中,多见口眼㖞斜。若遇痰湿内盛之体或则素患内风之人,则外风入里,引动痰邪,或外风引动内风,而至内外合邪,风痰互结窜扰经脉,可以导致半身不遂,言语謇涩,或风痰走窜络脉,气血运行不畅,而致营卫失用,则可有肌肤麻木不仁。风邪外袭,营卫不和,则有恶寒发热,关节酸痛等症。苔薄白、脉浮弦为表邪入里之证,若脉见弦细则又为气血不足之象。

治法:祛风通络,养血和营。

方药:大秦艽汤加减。本方乃是以解表散风药为主,配合养血、活血、清热之品组成。以秦艽为君药,祛风散邪,兼通经络,羌活、防风散太阳经之风邪,白芷散阳明经风邪,细辛、独活搜少阴经之风邪。因发表散风之药,其性多燥,故配用白芍敛阴养血,地黄、川芎、当归等养血和营,复用白术、茯苓、甘草等健脾益气,共成益气养血散风,为扶正祛邪之剂;风为阳邪,入里最为化热,加入黄芩、石膏。若经治疗,口眼㖞斜,肢体麻木诸症不减,多因湿痰瘀血阻滞脉络,可加丹参、鸡血藤等活血之品,增强祛瘀通络之力,加白芥子、白附子、全蝎等,祛风痰、通脉络、散经络之顽邪;若兼有风热表证,可去羌活、防风、当归等药,加桑叶、菊花、薄荷等疏风清热之品;若有颈项强紧拘急麻木等症,则可加葛根、桂枝以疏风解肌;若呕逆痰盛、苔白腻,可去地黄、白芍、当归,加半夏、南星、橘红以燥湿化痰;若仅见口眼㖞斜而无半身不遂等症,则可用牵正散加荆芥、防风、白芷以散风祛邪,加红花以活血祛瘀。

方药举例:姜半夏 20g(先煎)　秦艽 10g　防风 20g　炒白芍 20g　淡黄芩 15g

络石藤 30g　地龙 10g　川芎 30g　茯苓 30g　白术 50g

丝瓜络 30g　生甘草 10g　岷当归 30g　牡丹皮 20g　全蝎 6g

炒桃仁 30g(捣泥)　草红花 30g　天麻 10g　赤芍 30g　制白刺果 100g

中药引子:生姜 5 片、红枣 20 枚、红砂糖 50g、黄酒 15g(水煎服)。

加减:若症属急性期,病情变化较快或呈现进行性加快,风证表现较为突出,可加钩藤 30g (后煎)、石决明 30g、珍珠母 50g(先煎)以平肝息风。

注意事项:不宜与乌头类药物如川乌、草乌、附子同用,妊娠期慎用。

(2)肝肾阴虚,风阳上扰

主证:平素头晕目眩,头痛,耳鸣,少眠多梦,腰酸腿软,突然手足沉重麻木,半身不遂,口舌歪斜,或舌强不语。

兼证:口干,平素便干便秘,小便黄。

舌脉:舌质红,苔黄,脉弦细数或弦滑。

证候分析:由于素体肝肾阴虚,肝阳偏亢,阴阳失调,精亏于下,阳浮于上,血菀气逆,形成上盛下虚,因而头晕头疼,耳鸣目眩。因肾藏精、主骨生髓通脑,肾开窍于耳,肝开窍于目,若肝肾不足,则髓海不充、耳目失养。少眠多梦,腰酸腿软,总因心肾不济,肾虚引起。有的还出现面部烘热、心中烦闷、急躁易怒、走路头重脚轻等阴虚阳亢的症状。肝属厥阴风木之脏,体阴用阳,若肝阴不足,肝阳则失于制约而亢盛导致肝风动越。风为阳邪,若肝风挟痰上扰,或挟瘀血流窜经络,故而突然发生口舌歪斜、言语謇涩、半身不遂等证。从脉象看,弦主肝风,滑为痰湿,弦细而数者,为肝肾阴虚而生内热,热动肝风之象。舌质红为阴不足,苔薄黄是化热之证。临床所见,高血压、动脉硬化而致脑血栓形成或供血不足,此证最为多见。

本证无神志障碍而以半身不遂为主,此属中经,常于起病后一周之内变化较多,如能及时治疗,调理得当,则内风平熄,病情逐渐趋于平稳,痰浊化、内火清、瘀血祛,则偏瘫、言謇渐减,病情好转,预后较好。如逢重证,或病后失于调治,或服用助阳生热之品,而致内风动越不止,则在病后一周内,常见病势渐渐恶化,偏瘫加重,进而神志转为不清,遂成中腑中脏。特别要注意的是,对于素体肝肾阴虚,内风时动之人,尤其要悉心调养,切忌忧思恼怒,否则致肝阳暴涨,风阳骤起,引起痰浊,导致气血上逆,终成大厥危候。

治法:育阴潜阳,镇肝熄风。

方药:镇肝熄风汤加减。方中白芍、玄参、天冬、龟板滋养肝肾之阴,柔肝熄风,生龙骨、生牡蛎、代赭石镇肝潜阳、降逆平冲,配天麻、钩藤、菊花,以增强平肝熄风之力,重用牛膝辅以川楝子引血下行,合茵陈、麦芽清肝解郁,助胃和中。痰热盛者,去龟板、天冬等滋腻之品,加胆南星、竹沥清化痰热;心中烦热者,加黄芩、栀子、生石膏,清热除烦;头痛重者可加石决明、夏枯草,以清熄风阳;失眠多梦者,加珍珠母、龙齿、夜交藤、茯神以镇静安神,还可酌情加用通窍活络的药物,如菖蒲、远志、地龙、红花、鸡血藤等。

方药举例:

| 天麻15g(捣碎) | 钩藤30g(后煎) | 杭菊花20g | 炒白芍30g |
| 玄参20g | 羌活10g | 葛根30g | 天冬10g |
| 地龙15g | 川怀牛膝各20g | 生牡蛎30g(先煎) | 姜半夏15g |
| 威灵仙20g | 生地20g | 炒栀子10g | 代赭石30g(先煎) |
| 山楂30g | 制白刺果100g | 决明子20g | 生白术100g |

中药引子:生姜5片、红枣20枚、鲜木瓜50g(水煎服)。

加减:若症属头晕头痛者,加川芎30g、白芷30g、夏枯草30g以清利头目;心烦不寐者,加莲子心6g、炒酸枣仁30g以清心除烦;口干口渴者,加麦冬10g、生地黄20g以养阴生津;苔黄腻者,加胆南星10g、天竺黄10g以清化痰热;便干便秘者,加大黄10g(后煎)以通腑泻热。

注意事项:脾胃虚寒无湿热者及孕妇忌用。

(3)风痰上扰,痰热腑实

主证:突然口舌歪斜,半身不遂,偏身麻木,痰涎壅盛,大便秘结。

兼证:或头晕,舌强语謇,或脘腹胀满,或发热。

舌脉:舌质红、苔黄或黄厚而腻,脉弦滑,或弦滑数。

证候分析:平时饮食不节,肥甘厚味过多,克伤脾胃;嗜酒过度,内生湿热;或因劳倦内伤致使脾失健运,聚湿生痰,痰湿之邪,久郁化热;又因忧思恼怒,内风骤起,内风挟痰热闭阻经脉,则突发半身不遂、口舌歪斜。痰热之邪阻于中焦,传导功能失司,升清降浊失常,导致腑气不通而便秘;清阳之气不升,浊气上冲于脑则头晕;风痰之邪阻于舌本,气血不得通畅,则可引起舌强语謇。本证亦可因瘀血阻滞经脉,致使脏腑功能失调,痰热内生而成内风挟痰热瘀血之候。舌苔黄腻,脉弦滑,均为痰热内盛的表现。

本证临床实为多见,虽属中经络,但见痰热内盛或腑气不通。痰热内闭日久者,亦可见意识蒙眬思睡等心神被蒙的表现,若不及时治疗,则痰热日盛,内闭心窍,可发展成为中脏腑的闭证,因此也可以认为本证介于中经络和中脏腑之间。治疗方面,可以通腑化痰为先,一旦腑气得通,继之可用清热化痰通络之剂,痰热已化,则宜活血化瘀通络为主,以期半身不遂诸症得以恢复。

治法:化痰通腑。

方药:星蒌承气汤加减。方中胆南星、全瓜蒌清化痰热,生大黄、芒硝通腑导滞。本方是由承气汤变化而来,若便秘日久,腹胀甚者,亦可在前方中加入枳实、厚朴等理气之品。若服药后大便通畅,则腑气得通,痰热亦减,神志障碍及偏瘫常可有一定的好转。若一剂之后,大便未通或者腑行不畅,可再服。大黄、芒硝的用量,应视病情轻重及体质强弱而定,常用量为 10g 左右,不可通泻过度,以免损伤正气。对于气阴两伤又有痰热积滞者,治宜攻补兼施,遵增液承气之意,于上方之中加入生地、玄参、麦冬等养阴润燥之品。若因下之洞泄不止,乃正气大伤,不可再下。腑气通后,予以清热化痰、活血通络之剂,药用胆南星、全瓜蒌、丹参、赤芍、鸡血藤等。头晕者,加钩藤、菊花、生石决明等药。

方药举例:全瓜蒌 30g　　　胆南星 10g　　　生大黄 10g(后煎)　　生白术 100g
　　　　　白刺果 100g　　　石菖蒲 20g　　　天竺黄 10g　　　　　紫丹参 30g
　　　　　岷天麻 20g　　　钩藤 30g(后煎)　防风 20g　　　　　　灵磁石 30g
　　　　　罗布麻 30g　　　炒郁李仁 20g(捣泥)　地龙 20g　　　　　郁金 20g
　　　　　制龟板 20g　　　夏枯草 30g

中药引子:生姜 5 片、红枣 20 枚、蜂蜜 50g(水煎服)。

加减:若不能及时通畅腑气,则导致清阳不升,浊阴不降而使清窍蒙塞,加重病情。大黄、芒硝的用量需根据病人的体质而定,以大便通泻为度,不宜过量,防止耗伤正气。热象明显者,加黄芩 10g、炒栀子 10g 以苦寒清热;年老体弱津亏者,加生地黄 20g,麦冬 10g,玄参 20g 以养阴生津;出血性中风无继续出血征象时,用抵当汤加减以破血化瘀、通腑泄热。

注意事项:本方甘寒而滑,脾虚便溏及湿痰、寒痰者忌用,反乌头、草乌、附子同用,无实火热毒者及孕妇禁用。

### 2. 中脏腑

中脏腑是中风的危急重症。一种是起病时即表现为突然昏仆、不省人事、肢体瘫痪,还有的是从中经络变化而来。中脏腑根据临床表现的不同又分为闭证与脱证。二证治疗方法截然不同,临证时尤其应细察。现分别讨论如下:

（1）闭证

闭证的主要症状是突然昏仆，不省人事，牙关紧闭，口噤不开，两手握固，肢体强痉，二便闭塞不通。由于引起中风的原因不同，病人体质的强弱各异，虽同为邪闭心窍，但临床见证不一，因此闭证又分为阳闭、阴闭两种。

①阳闭

主证：除具有突然昏仆、不省人事、牙关紧闭、口噤不开、两手握固、肢体强痉、二便闭塞不通等闭证的主要见症外，还兼见有颜面潮红或面赤身热及痰涎壅盛、呼吸气粗、躁动不安之症状。

兼证：肢体抽动，呃逆。

舌脉：舌质红，苔黄腻，脉象弦滑有力。

证候分析：由于平素肝阳偏亢，遇有情志过激、肝阳暴涨、阳升风动、血气上涌、挟痰挟火、上蒙清窍、心主不明，则突发昏仆，不省人事，正如《素问》所描述的"血之与气，并走于上，则为大厥"。阳闭证是因风火内闭、痰热互结、阻塞心窍、闭阻经脉而引起的，因此还可见到面赤、潮红、身热、躁动等火热之邪为害的见证，舌红、舌苔黄腻、脉象弦滑有力等皆为内风痰火的征象。

阳闭为中风的危急重症，邪盛而正气未败，如能及时救治，病邪得去，心窍开，则神志可逐渐清醒，预后一般较好。待神志完全清楚，仅遗有半身不遂、言语障碍等症，则由中脏腑转为中经络，可望逐渐恢复。若神昏已久，或因正不胜邪，或因失治和误治，则可由闭证转为脱证，此乃风火痰热、灼伤阴津、耗伤正气引起，是病势逆转的表现。如因邪热内闭气血、阴阳离决，变证亦多，可见吐血、呕血、便血、抽搐不止或腹背灼热而四肢逆冷之证候，此均属预后不良。

治法：辛凉开窍，清肝熄风。

方药：先鼻饲或灌服至宝丹以辛凉开窍，继服羚羊角汤，清肝熄风，育阴潜阳。方中羚羊角(可山羊角替代剂量加大)、菊花、夏枯草清肝熄风，白芍、龟板、石决明滋阴潜阳，生地、丹皮清热凉血，加牛膝、益母草引血下行。若痰多昏迷者加竹沥水、胆南星、天竺黄以豁痰开窍，若见肢体抽搐者加全蝎、蜈蚣、僵蚕等熄风解痉，口臭、腹胀、便秘者，加大黄、枳实、芒硝泄热通腑，呕血、便血者，可加竹茹、黄芩、生地榆、白芨粉，身热者可加生石膏、知母。

方药举例：杭菊花20g　　夏枯草30g　　炒白芍20g　　生地30g　　牡丹皮20g

姜半夏15g　　怀牛膝30g　　天竺黄10g　　淡黄芩10g　天麻10g

石菖蒲10g　　熟军10g(后煎)　羚羊角粉6g(分冲服，可山羊角替代剂量加大)

生白术50g　　茯神20g　　罗布麻30g　　制白刺果100g

中药引子：生姜5片、红枣10枚、芹菜50g、白萝卜50g(水煎服)。

加减：若症属烦躁不宁者，加夜交藤30g、莲子心9g以清心安神；头痛重者，加石决明30g(先煎)以平肝潜阳；痰多者，加竹沥30ml、胆南星6g、浙母20g、瓜蒌30g以清热化痰；热甚者，加淡黄芩10g、炒栀子10g以清热除烦。

注意事项：脾虚腹鸣者忌用，无火热者勿用勿服，气虚胃寒、食少、泄泻者少用。

②阴闭

主证：除具有突然昏仆、不省人事、牙关紧闭、口噤不开等闭证的主要见症外，还有面白唇暗、静卧不烦、四肢欠温、痰涎壅盛等表现。

兼证:腹胀满,自汗出。

舌脉:舌质暗或淡,苔白腻,脉象沉滑或缓。

证候分析:本证易发于阳虚之人。由于平素阳虚阴盛、脾肾不足、心阳虚衰、运化失常而致湿浊内停,如因情志不遂、内风窜扰,风挟湿浊痰邪上塞清窍。湿浊痰邪,其性属阴,邪从阴化而成阴闭之证。湿浊痰邪,阻滞阳气,阳气不得温煦,故见面白唇暗、四肢不温、静卧不烦等症。舌苔白腻,脉象沉滑而缓,皆主痰浊闭阻。

阴闭也是中风的危急重证,若经及时有效的治疗后,神志逐渐清醒,亦可转为中经络,预后尚好。若阴邪盛,阳气衰,正气终不可复,则易转为脱证,实难救治。阴闭日久,气机不得运化,痰湿之邪郁久亦可转为痰热内闭的阳闭证。

治法:辛温开窍,豁痰熄风。

方药:急用苏合香丸灌服或鼻饲,辛温开窍,继服涤痰汤加味。涤痰汤是由燥湿化痰理气和中之剂二陈汤加减变化而成。其中陈皮、半夏燥湿化痰,竹茹、茯苓利湿化痰,枳实降气和中,菖蒲、胆南星豁痰开窍,加天麻、钩藤、僵蚕平肝熄风。若挟有瘀血阻络,加丹参、川芎、地龙等,增强活血祛瘀通络之力。

方药举例:姜半夏 20g　　陈皮 10g　　茯苓 20g　　姜竹茹 10g　　枳实 10g

石菖蒲 10g　　炙远志 10g　　胆南星 6g　　炒僵蚕 10g　　制白刺果 200g

黄芪 50g　　当归 30g　　灵磁石 30g　　夏枯草 30g　　全蝎 6g

制水蛭 10g　　僵蚕 15g　　肉苁蓉 20g　　制龟板 20g(先煎)

炒白术 30g

同时可送服苏合香丸。

中药引子:生姜 5 片、红枣 20 枚、冬瓜 50g(水煎服)。

加减:若症属四肢不温、寒象明显者,加桂枝 20g 以温阳通脉;舌苔淡、脉细无力者,加生晒参 10g(单煎)以补益元气;舌质紫暗或有瘀点,加桃仁 20g、红花 20g、川芎 30g、地龙 10g 以活血通络。

注意事项:津伤口渴、阴虚燥痰者及孕妇忌用。

(2)脱证

主证:突然昏倒,不省人事,目合口开,呼吸微弱,四肢瘫软,肢冷汗出不止。

兼证:舌卷囊缩,二便自遗。

舌脉:舌痿舌卷,脉微欲绝。

证候分析:阳气是人体内脏腑功能活动的动力,是生命之根本。中风脱证是阳气衰微至极,阴阳有离决之势,因而出现目合、口开、呼吸微弱等症,此皆为五脏之气衰微欲绝的表现。心气衰,则脉微欲绝;肺气衰,则呼吸微弱。舌卷舌痿,汗出不止,亦为心气衰败的重要见证,二便自遗是肾气衰的表现。阴竭于内,孤阳欲脱,实为中风危候。

脱证常由闭证转化而来,其主要矛盾是邪盛而正气虚,治疗上当以扶正为主。若经急救治疗后,出现闭证的表现,或闭脱诸证互见,则又当扶正祛邪。

治法:益气回阳,扶正固脱。

方药:参附汤加味。方中人参大补元气,附子回阳救逆。汗出不止者,可加黄芪、牡蛎、五味子以敛汗固脱。经过治疗,阳气恢复之后,若证见面赤足冷、虚烦不宁、脉弱或脉浮大无根,是由于真阴亏损,虚阳浮越所引起的。真阴亏于内,虚阳浮于上,此时虚阳上浮欲脱,因此宜用地黄饮子以峻补真阴,温补肾阳,以达到阴阳双补的目的。方中熟地、麦冬、石斛、巴戟天、肉苁蓉、山萸肉、五味子补肾益精、滋阴养液,附子、肉桂温肾扶元、摄纳浮阳,远志、菖蒲豁痰开窍。

方药举例:制附片 20g(先煎 30min)　　人参 10g　　炙五味子 20g　　生黄芪 50g

　　　　　麦冬 10g　　　　　　　桂枝 30g　　　　生白术 50g　　　茯苓 20g

　　　　　炮干姜 6g 酸枣仁 30g(炒)　制白刺果 100g　细辛 5g　　　炙黄芪 50g

　　　　　千年健 30g　　　　　　　鹿角胶 10g(烊化)

中药引子:生姜 5 片、红枣 20 枚、红砂糖 50g(水煎服)。

加减:若症属汗出不止者,加地骨皮 30g、知母 15g、山茱萸 20g、煅龙骨 30g(先煎)、煅牡蛎 30g(先煎)以敛汗固脱,兼有瘀象者,加丹参 30g、赤芍 20g、当归 20g 以活血通络。

总之,闭、脱二证,均为中风的危急重证。但因正邪双方强弱的不同,病邪阴阳属性的差异,因此临床表现不同,临证之时,应予区分。一般而言,闭证在中风起病时和急性期比较多见。脱证少见,多难救治。闭证和脱证也可互相转化,但有时亦可出现二者兼见的情况。闭证或闭证与脱证互见者,可因失治、误治或正不胜邪,终至邪盛正衰,发展为脱证,使病情进一步加重。脱证或脱证闭证互见者,如经过治疗,正气渐复,病邪得祛,阳脱的症状逐渐消失,病情也可逐渐向好的方面转化。在治疗上,闭证以祛邪开窍治标为主,脱证以扶正固脱救急为先,若为闭脱互见,又当分清主次,标本兼顾,扶正祛邪。当然还应根据闭脱症状的不同表现来判别正邪虚实的程度而有所侧重,若以闭证为主,兼见部分脱证症状时,应以祛邪为主,注意扶正,以免损伤正气;若以脱证为主,兼见部分闭证症状时,又当以扶正固脱为主,佐以祛邪。临证均应细察,仔细斟酌。

注意事项:阴虚内热妄行者忌用,不宜与半夏、瓜蒌、花粉、贝母、白蔹、白芨同用,孕妇忌用。

(3)后遗症

中风起病急骤,在急性期病情变化多端,经积极有效治疗后,病情可逐渐平稳,半身不遂、言语障碍诸症也可逐渐恢复。但是一些病人由于邪气盛,正气衰,急性期和恢复期虽经多方治疗,而一些症状常难以消除,往往遗有半身不遂、言语不利或失语、情志异常及痫症、痴呆等后遗症。对后遗症的治疗除在辨证论治的原则指导下,随证加减用药外,常须结合活血、化瘀、通络、益气等法则灵活用药,还应配合针灸按摩以及加强功能锻炼,以提高疗效。对后遗症的治疗,一方面是促进功能的恢复,另一方面是预防短期内复发。对于神志失常、痴呆及抽搐发作,可按癫狂、痴呆及痫症进行辨证论治。现就半身不遂和言语不利的辨证论治分述于下:

①半身不遂:半身不遂为中风最常见的后遗症,给病人生活自理带来很大困难。在后遗症期,半身不遂多由气虚血瘀、阴虚阳亢、脉络瘀阻引起。

气虚血瘀,经脉阻滞引起的半身不遂:

主证:肢软无力,偏枯不荣,面色萎黄,神疲乏力,或见肢体麻木,口舌歪斜。

兼证:纳少便溏,言语不利。

舌脉:舌紫暗或有瘀斑,苔白,脉细涩或重按无力。

证候分析:中风日久,正气大伤。气虚不能运血,气不能行,血不能荣,气血瘀滞,经脉痹阻因而引起肢软无力,偏枯不荣。肢体麻木皆因气虚血瘀,经脉不得通利引起,舌紫有瘀斑均为血瘀的佐证。

治法:益气活血通络。

方药:补阳还五汤加减。方中重用黄芪益气,用当归、赤芍、川芎、桃仁、红花活血祛瘀,地龙通经活络,共成益气活血。若兼见言语不利,加半夏、远志、菖蒲以祛痰利窍;兼口舌歪斜者,加白附子、僵蚕、全蝎以祛风化痰;兼有心悸心阳不足者,加桂枝、炙甘草益气温阳;兼肢体麻木者,可加木瓜、伸筋草、防己等舒筋通络,半夏、南星、陈皮、茯苓,理气燥湿祛风痰之邪;小便失禁者,可加桑螵蛸、益智仁温阳补肾,肢体软弱无力者,加川断、桑寄生、杜仲、牛膝等壮腰强筋骨;若因病久,血瘀症重,还可酌加水蛭、炮山甲(可人工饲养替代或不用)等破血通经之品。

方药举例:黄芪 50g　　桃仁泥 20g(炒)　　炒红花 20g　　丹参 30g　　地龙 10g

赤芍 30g　　当归 20g　　姜半夏 20g　　茯苓 30g　　制白刺果 100g

川芎 30g　　炒白术 30g　　杭菊花 20g　　炮山甲(可人工饲养或不用)6~10g

葛根 30g　　钩藤 30g　　羚羊角粉 6g(分次冲服。可山羊角替代剂量加大)

龙齿 30g　　郁金 20g

中药引子:生姜 5 片、红枣 20 枚、红砂糖 30g、玉米须 50g(水煎服)。

加减:若症属气虚明显者,加党参 30g,或太子参 20g 以补益中气;言语不利者,加炙远志 15g、石菖蒲 10g、郁金 20g 以豁痰开窍;心悸喘息者,加桂枝 20g、炙甘草 10g 以温阳通络;下肢瘫软无力者,加续断 20g、桑寄生 20g、杜仲 10g(炒)、川怀牛膝各 20g 以滋补肝肾;小便失禁者,加桑螵蛸 10g、益智仁 10g 以固摄下焦;肢体拘急痉挛疼痛属血瘀重者,加莪术 30g、水蛭 6g、鬼箭羽 20g、鸡血藤 30g 以活血化瘀,或用补阳还五汤减黄芪,或加蒲黄 15g(包煎)、苏木 20g、土鳖虫 10g、豨莶草 50g 以祛痰通络。

注意事项:阴虚热盛之证及孕妇忌用。

阴虚阳亢,脉络瘀阻引起的半身不遂:

主证:中风日久,半身不遂,患肢僵硬,拘挛变形,关节屈伸不利,头晕头痛,颜面潮红,耳鸣如蝉。

兼证:烦躁不眠,言语不利,肢体麻木。

舌脉:舌红苔黄,脉弦有力。

证候分析:肝肾不足,阴不敛阳,肝阳上亢,火升风动,气血冲逆于上,因此头疼、头晕、耳鸣诸症随作;筋脉失于濡养,脉络为瘀血所阻,因此半身不遂,患肢僵硬,拘挛变形,关节屈伸不利。舌红苔黄、脉弦均为阳亢之征。

治则:平肝潜阳,熄风通络。

方药:镇肝熄风汤或天麻钩藤饮加减。天麻钩藤汤中,天麻、钩藤、石决明平肝降逆,寄生、杜仲补肾,益母草、茯神、夜交藤养血安神,牛膝引气血下行,山栀、黄芩清热。还可加生地、白芍、麦冬等滋阴潜阳,木瓜、伸筋草等舒经通络,丹参、丹皮、红花等活血祛瘀通络。

方药举例:天麻 15g　　钩藤 30g(后煎)　　石决明 30g(先煎)　　桑寄生 20g

| 酒当归 20g | 杜仲 20g | 益母草 30g | 生地 20g |
| 炒白芍 20g | 炒山栀 10g | 豨莶草 30g | 代赭石 30g(先下) |
| 丹参 15g | 怀牛膝 20g | 制白刺果 100g | 鸡血藤 30g |
| 山羊角粉 6g(分次冲服) | | | |

中药引子:生姜 5 片、红枣 20 枚、玉米须 50g(水煎服)。

加减:若症属头晕头痛者,加杭菊花 15g 以清利头目;心烦不寐者,加莲子心 9g、炒酸枣仁 15g 以清心除烦;口干口渴者,加麦冬 10g、生地黄 20g 以养阴生津;苔黄腻者,加胆南星 6g、天竺黄 6g 以清化痰热;便干便秘者,加熟军 10~15g(后煎)以通腑泻热。

注意事项:无风热及实火者慎用,孕妇忌用。

②言语不利:为中风常见的后遗症。表现为言语含糊不清,不能完整表达自己的思想,严重者则表现为中风不语,可因风痰阻络、肾虚精亏、肝阳上亢、痰邪阻窍而引起。

风痰阻络引起的言语不利:

主证:舌强语塞,甚则舌卷难以伸出,言语困难,或吞咽困难,或痰多痰稠,咯吐不利。肢体活动不利,或肢体麻木。

兼证:头晕头痛,肢体颤抖。

舌脉:舌红或暗,苔白腻或黄腻,脉象弦滑。

证候分析:舌为心苗,言为心声。语言的表达与心神和舌体的活动密切相关。心神蒙塞则言无所出,舌体强硬,活动不灵,亦可语言不利。心、肝、脾、肾之经络皆络于舌,心脉系于舌根,肝脉循喉咙之后上入颃嗓,脾脉连舌本散舌下,肾脉循喉咙挟舌本,因此,言语不清、舌暗不语是由痰、瘀血阻滞舌本脉络所引起。

治法:祛风除痰,宣窍通络。

方药:解语丹加减。方中天麻、全蝎、胆南星等平肝熄风祛痰,天竺黄、远志、菖蒲、郁金、木香等宣窍利气通络,以丸、散之剂调服为宜。

| 方药举例:岷天麻 10g(捣碎) | 全蝎 6g | 胆南星 10g | 石菖蒲 20g | 炙远志 10g |
| 天竺黄 10g | 煨木香 6g | 郁金 20g | 姜半夏 15g | 地龙 20g |
| 紫丹参 30g | 赤芍 30g | 山楂 30g | 白刺果 100g | 罗布麻 30g |
| 夏枯草 30g | 炙水蛭 10g | 胆南星 10g | 代赭石 30g | |
| 山羊角粉 10g(分次冲服) | | | | |

中药引子:生姜 5 片、红枣 20 枚、玉米须 50g(水煎服)。

加减:若症属急性期,病情变化较快或呈现进行性加重。风证表现较为突出者,加入钩藤 30g(后煎)、石决明 30g(先煎)以平肝熄风;若出现呕逆痰涎、舌苔厚腻者,可加茯苓 30g、陈皮 15g、桔梗 10g,或合用涤痰汤加减以祛痰燥湿;痰浊郁久化热出现舌质红、苔黄腻者,加淡黄芩 15g、栀子 10g、瓜蒌 30g、天竺黄 10g;若瘀血重,伴心悸胸闷、舌质紫暗或有瘀斑者,加桃仁 20g、红花 20g、赤芍 30g 以活血化瘀;若头晕、头痛明显者,加菊花 20g、夏枯草 30g 以平肝清热;心烦不寐者,加炒酸枣仁 30g、莲子心 6g 以清心除烦。

注意事项:虚而无风邪者禁用,孕妇忌用,不宜与藜芦同用。

肾虚精亏引起的言语不利：

主证：舌强语塞，腰膝酸软无力，心悸气短。耳鸣目眩、手足重滞。

兼证：二便失禁，头昏眼花，少寐多梦。

舌脉：舌质瘦小或舌卷，苔白，脉沉细。

治法：滋阴补肾利窍。

方药：地黄饮子加减，还可加杏仁、桔梗等利窍开音。

如因肾虚肝旺，肝阳上亢，挟有风痰阻滞，宜平肝潜阳，化痰开窍。可选用天麻钩藤饮或镇肝熄风汤加菖蒲、远志、胆南星、天竺黄等化痰开窍之品。若兼见心烦不眠，可加珍珠母、琥珀以安心神。

| 方药举例：熟地 30g | 肉苁蓉 20g | 山萸肉 20g | 石斛 15g | 五味子 10g |
|---|---|---|---|---|
| 牡丹皮 20g | 炮山甲 10g(可人工饲养替代或不用) | | 石菖蒲 15g | 怀牛膝 30g |
| 炙远志 15g | 珍珠母 30g(先煎) | 黄芪 50g | 丹参 30g | 茯苓 30g |
| 炒山药 20g | 石决明 30g(先煎) | 罗布麻 30g | 苏木 20g | 桑寄生 30g |
| 山羊角粉 10g(分次冲服) | | | | |

中药引子：生姜 5 片、红枣 20 枚(水煎服)。

注意事项：血虚无瘀滞者及孕妇忌用。

③口眼㖞斜：如单纯遗有口眼㖞斜者，多由风痰阻络而成。风痰瘀血阻滞经络，气血不得通利，天长日久，则筋脉因失濡养而致拘急，治疗宜祛风除痰、活血通络，常用牵正散加减。方中白附子祛风除痰、镇痉、通络，僵蚕、全蝎化痰熄风解痉，若兼有口眼㖞动者，加天麻 20g、钩藤 30g(后煎)等平肝熄风，加白芍 30g、木瓜 50g 柔筋通络。

| 方药举例：炙白附子 10g | 全蝎 6g | 僵蚕 15g | 天麻 15g | 川芎 30g |
|---|---|---|---|---|
| 石决明 30g | 木瓜 30g | 赤芍 30g | 罗布麻 30g | 制白刺果 100g |
| 胆南星 6g | 全瓜蒌 30g | 熟军 6g | 川牛膝 30g | 钩藤 30g(后煎) |
| 豨莶草 30g | 山羊角粉 10g(分次冲服,可山羊角替代剂量加大) | | | |

中药引子：生姜 5 片、红枣 20 枚、玉米须 50g(水煎服)。

加减：若症属头晕、头痛者，加菊花 15g 以清利头目；口干口渴者，加麦冬 20g、生地 20g；年老体弱津亏者，加玄参 30g 以养阴生津。

注意事项：阴虚血虚、动风或热盛动风者不宜使用，孕妇禁用。

总之，中风一病为临床常见的多发病，因其急性期病变快、变化多、死亡率高，有的虽经积极救治，度过了急性期，又常遗有半身不遂、言语不利等症，有的甚至终身致残。其发病原因虽有多种，但其根本在于脏腑功能失调和阴阳偏胜。因经络空虚、外邪入中经络引起者，称为"真中"，因风阳扰动、气血上逆、挟痰挟火、流窜经脉、蒙塞清窍而成，称为"类中"。在临床分证时，则依据意识有无障碍分为中脏腑和中经络。中经络又分为外风入中和内风所伤两类。外风入中多无先兆，而有外感表现，治宜扶正祛邪、疏风解表、和营通络。中脏腑主要表现为卒然昏仆，但有闭、脱之分，闭证又按痰火和痰湿的不同而分为阳闭和阴闭，二者各具特点。在治疗上，阳闭宜辛凉开窍、清肝熄风，阴闭则应辛温开窍、除痰熄风。至于脱证，乃因元气衰微阴阳将欲离诀，治宜急救，总以益气回阳固脱为先。中风又易复发,预防调理甚为重要。尤应重视在出现先兆时,应认真治疗,以防止其发生。

# 痫证临床体会

"痫证"是以发作性神志恍惚,或突然昏仆、口吐涎沫、两目上视、四肢抽搐,或口中如有猪羊叫声等为临床特征的神志异常疾病,又称"癫痫""癫疾",俗称"羊癫风""羊痫风"。

## 一、病理探究

### 1. 情志失调

七情之中与痫证发病最为相关的就是"惊怒"。《素问·举痛论篇》曰:"恐则气下""惊则气乱"。《证治汇补》又云:"或因卒然闻惊而得,惊则神出舍空,痰涎乘间而归之。"可见"惊"与癫痫发作的关系有两方面:一是因惊而心神失守,如突然感受大惊大恐,其中还包括其他强烈的精神刺激,其为诱因,致使癫痫发病,此即《诸病源候论》所谓"惊痫者,起于惊怖大啼,精神伤动,气脉不足,因惊而作痫也。"二是惊动则脏气不平,进而气机逆乱损伤脏腑,肝肾受损则易致阴不敛阳,而阳化风动,脾胃受伤则精微不布,痰浊内聚,一遇诱因,痰浊或随气逆,或随火炎,或随风动,蒙蔽心神清窍,窜扰经脉,阻碍气血流通,致使突然仆倒,神志昏蒙,筋脉拘急,抽搐不止。

### 2. 先天因素

痫证之发病,常始于幼年,这与先天因素密切相关,故《黄帝内经》认为本证乃是一种先天性疾病,即"人生而有病癫痫者……病名为胎病,此得之在母腹中时,其母有所大惊,气上而不下,精气并居,故令子发为癫疾也。"《活幼心法》一书继承《黄帝内经》"母受大惊子发癫痫"之说,对本病的先天因素做了进一步阐述:"胎痫者,因未产前腹内受惊,或为七情所阻致伤胎气,儿生百日内有者是也。"陈修园亦曰:"由母腹中受惊,积久失调,一触即发,病起于有生之初,非年来之新病也。"小儿脏腑娇柔,元气未充,易受惊恐,故张景岳在《景岳全书·癫狂痴呆》篇中指出,小儿痫证"有从胎气而得者,盖小儿神气尚弱,惊则肝胆夺气而神不守舍,舍空则正气不能主而痰邪足以乱之"。母体突受惊恐,导致气机逆乱,还可导致母体精气耗伤,影响胎儿正常发育,因而出生后极易发生痫证。

### 3. 其他因素

六淫邪气侵袭,饮食失调,或头脑外伤及患有其他疾病之后,均可致脏腑受损,积痰内伏,遇有气恼劳作过度,生活起居失于调摄,遂致气机逆乱而触动积痰,痰浊之邪上扰心窍,神明闭塞,经脉壅滞,发为痫证。

综上所述,本病的发生,主要由于胆气郁结、惊恐伤肾等精神因素,或饮食不节,脾胃受伤,或先天禀赋不足而生后未能及时调治。总之,由脏腑功能失调引起的痰火壅盛、气血逆乱、内风动越是癫痫发作的主要病因。论其病位,主要在于肝、脾、肾三脏,还涉及心脉胆络。若论病机转化,一般病例则不越"惊、痰、火"三字范围:惊恐伤及肝肾,肝肾阴亏,不能敛阳而生热,热极可动内风,加之火热之邪煎熬津液而生痰;或饮食不节,脾胃受伤,健运不利以致精微不布、痰浊内聚;还有气郁化火,火邪灼阴,肾精耗伤,精不化血,血虚势必引动肝风,这都是癫痫发作的病理基础。但应强调的是,内伏的积痰至为重要,倘若人身没有积痰内伏,虽遇惊怖,或有内风,但患病而不作痫;如有积痰内伏,若遇情志郁结或劳累过度等诱因,一旦触动积痰而致使气逆,从而挟痰上扰,壅闭经络,阻塞心窍,则突然昏仆、抽搐发作而为癫痫。正如叶天士《临证指南》中说:"痫证或由惊恐,或由饮食不节,或由母腹中受惊,以致脏气不平,经久失调,一触积痰,厥气内风,卒焉暴逆,莫能禁止,待其气反然后已。"这阐明了本病之所以是发作性的疾患,即诱因触动积痰则发,正气恢复即止,这一见解对预防和治疗均有重要的指导意义。

**二、辨证论治**

**(一)辨证要点**

痫证有其特定的发病形式和临床表现,但由于病人的年龄和体质不同以及致痫原因、病程长短及发作次数等各方面的差异,在发病时的症状和间歇期的表现也错综复杂、千差万别。因此临证时,应该抓住要点,区别是发作期还是间歇期,把握住阳痫和阴痫两个总纲,再据舌脉症进行辨证论治。

在发病形式上,本病具有突然性、短暂性、反复性三大特点。突然性是指起病急,多突如其来,也有部分病例于发病前数小时或数天,先有精神紧张、易急烦躁等前期症状,临近发病之前也有先觉眩晕头痛、肢体麻木或筋惕肉𝄐、胸闷欠伸者,但为时极短,随即便昏打仆地、抽搐发作。短暂性是指发作时间短,一般自开始发作至意识清楚历时 5~15min,因此发作时间也有长短的区别,如有突然神志丧失仅几秒钟则神志转清的。反复性是指反复发作,但其发作间歇的长短和发作频率的高低因病情轻重和发作形式的不同而有区别,严重者有一日数十次至百次发作的,也有数日一发的,比较轻的病人也有数月或半年以上一发者。

本病虽有比较典型的证候,但由于病人体质的强弱、病邪的浅深及邪正盛衰、病程长短的不同,而证候的轻重表现差距很大。轻则表现为突然神志丧失而无抽搐,如病人突然中断活动,手中物体掉落,或短暂时间眼睛上翻,二目直视,呆木不动,呼之不应,经几秒钟即迅速恢复,事后对发作情况完全不知;重则来势急躁,卒倒叫嚎,不择其地,昏不知人,频频抽掣,口吐涎沫,经数分钟,甚至数十分钟,渐渐神志转清,常有二便自遗,苏醒后对发作情况一无所知,常觉全身倦怠,头昏头痛,甚至精神萎靡。由于发作的轻重与积痰的浅深、正气的盛衰有关,一般初起较重,多实证。如反复发作,正气渐衰,痰浊不化,愈发愈频,又因发作频繁使正气愈衰,则互为因果,其病势逐渐恶化。

关于癫痫的分证方法,历代医家的意见颇不一致。有按五脏分为肝痫、心痫、脾痫、肺痫、肾痫五种者,有按口作五畜之声分为马痫、羊痫、鸡痫、猪痫、牛痫五种者,有按病因分为食痫、风痫、惊痫者,有按八纲概括为阳痫、阴痫两种者。结合临床以阳痫、阴痫的证候分类比较切合实际,特别是癫痫的发作期,依据舌、脉、症状的不同表现,对证候审其阴阳、辨其虚实而后施治才能不离其宗,获取奇效。

阳痫是偏于实热的一种证候,病人一般体质较好,发作急骤,卒倒叫号,抽搐吐涎,牙关紧闭,两目上视,脉象弦数或弦滑。阴痫是偏于虚寒的一种证候,病人一般体质较弱,或癫痫频发,正气渐衰而痰结不化,发作时证见面色苍白,呆滞无知,不动不语,脉象沉弦或沉滑。在癫痫的发作期主要是通过发痫时的病状表现及舌象、脉象的观察,以辨别阳痫、阴痫,而后确定治疗法则。至于癫痫间歇期的临床表现,常见脾虚痰盛,或有肝火痰热,或有肝肾阴虚的表现。痫证频发,久治不愈,则气血不调,肾命虚衰,导致髓海不足,而见智力衰退,出现痴呆,即如王肯堂所说"志愚"。也可因发病抽搐不止、痰涎壅滞、气机阻塞而致阴阳离诀,危及生命。但应指出的是,有些病例可在间歇期毫无自觉症状可寻。对无自觉症状的病人应注意了解发痫时舌、脉、症状的表现,特别是自发病至就诊时在发痫形式上有何变化。追访病史时,应注意起病时的原始原因,如外伤病史、温热病史等,患病以后体质、智力的变化,重视就诊时舌象、脉象的观察。一般来讲,要根据以上临床材料辨证论治。

在痫证发作时,还必须注意与中风、痉证等加以区别。清代李用粹在其所著《证治汇补痫与卒中痉病辨》中指出:"三症相因,但痫病仆时口作六畜声,将醒时吐涎沫,醒后复发,有连日发者,有一日三五发者。若中风……则仆地无声,醒时无涎沫,亦不复发。唯痉病虽时发时止,然身体强直,反张如弓,不似癫痫身软作声也。"可见癫痫与中风虽有昏仆然而癫痫仆地有声,神昏片刻即醒,醒后如常,可以再发;中风仆地无声,神昏辗转救治或可逐渐清醒,多有半身不遂、偏身麻木诸症存在。癫痫与痉证均有四肢抽搐拘急,然而癫痫发后四肢软倦,短时间神志转清,不伴发热;痉证发时多身强直,角弓反张,不易时醒,常伴发热。总之,癫痫与中风、痉证的临床鉴别一般并不困难。

治疗痫病,首当分辨阴阳虚实。大抵痫病初发,多为阳证、实证,当以熄风涤痰为主,痫之病久,多为阴证、虚证,当以益气、育阴、养血为主。本病发作期无论阳痫、阴痫总以开窍定痫治标为先,而间歇期当以调补气血治本为重。此外,癫痫一证多为痰涎聚于经络,故当行痰,但行痰必先顺气,顺气必先调中。若属顽痰胶固,需用辛温为开导,若为痰热挟惊,则宜寒凉降火涤痰。总之,顺气行痰一法在癫痫的整个治疗过程中均应重视。值得注意的是,有的痫证患者,其发病多有诱因或原发疾病,或为跌打损伤,或为邪热内侵,治疗方面除应熄风定痫外,还应特别重视对原发病的治疗以及诱因的祛除。

(二)分型论治

痫证为发作性疾病,具有突发性、短暂性和反复性的特点,因而在治疗上也应分发作期和间歇期,根据病因及不同表现,采用不同的治疗方法。

**1. 发作期**

(1)阳痫

主证:常先有头晕头痛、胸闷欠伸等先兆症状,或无明显症状,旋即昏倒仆地,不省人事,两目上视,口唇青暗,牙关紧闭,颈项侧扭,手足搐搦,或四肢抽掣,或喉中痰鸣,或口吐涎沫。

兼证:发作时可有类似猪羊的叫声,甚则二便自遗。发作停止,渐渐苏醒,除感疲乏无力外,起居饮食如常。

舌脉:舌苔白腻或黄腻,脉弦滑或弦数。

证候分析:头晕头痛,胸闷欠伸,仅有片刻,旋即神昏,此为风痰上逆的前期表现。神昏仆地是因内风挟痰横窜,气血逆流于胸中,心神被蒙之故。口唇青暗为风痰,痰热蔽塞心胸,阳气受遏,血行瘀阻而成。至于两目上视,牙关紧闭,颈项侧扭,手足搐搦,或四肢抽掣皆由内风窜扰筋脉所成。喉中痰鸣,口吐涎沫,并发出猪羊叫嚎之声等症,正如《张氏医通》所云,"唯有肝风故作抽搐,搐搦则通身之脂液逼迫而上,随逆气而吐出口也。"实际上,发病神昏之时,病人不能自主,应是痰涎溢出口外,张氏在这里指出的"随逆气而出"的是全身过剩的脂液,并非从肺而出的有形之痰。腻苔主湿盛,淡黄腻苔为内蕴痰热,是属风痰内盛之征。唯风痰聚散无常,故时常发作而醒后一如常人。

若治疗措施得当,痫止后再予丸药调理数月,有数年至数十年癫痫未发作的病例。若调治不当,或经常遇有惊恐、劳累、饮食不节等诱因的触动,致使频繁发作,进而正气渐衰,湿痰内盛可以转变为阴痫。临床上遇阳痫初发或病程在半年以内者,治疗护理尤应精心,以防止痫证的频繁发作。

治法:清化痰热,熄风定痫。

方药:以《医宗金鉴》清热镇惊汤化裁,用汤药送服定痫丸。药用生石决明、紫石英、龙胆草、山栀、木通、生大黄、干姜、柴胡、麦冬、天竺黄、胆南星、远志、菖蒲、明天麻、钩藤。方中生石决明平肝熄风,紫石英镇心定惊,龙胆草泻肝经之实火,与山栀、木通同用有通达三焦利湿之效,用生大黄泻热,反佐干姜之辛温以和胃降逆,又有助于天竺黄、胆南星清热豁痰,远志、菖蒲逐痰开窍,天麻、钩藤熄风止痉,柴胡一味可为引经药又可疏气解郁,配用麦冬可防龙胆草等药苦燥伤阴,兼可安神。

方药举例:生石决明 50g(先煎)　　紫石英 30g(先煎)　　龙胆草 10g　　熟军 10g

　　　　胆南星 10g　　天竺黄 10g　　钩藤 30g　　天麻 10g　　石菖蒲 15g

　　　　炙远志 10g　　炙柴胡 10g　　麦冬 10g　　炒山栀 6g　　当归 20g

　　　　炒僵蚕 10g　　茯神 20g　　党参 30g　　琥珀粉 3g(分冲服)

　　　　代赭石 30g(先煎)

中药引子:生姜 5 片、红枣 20 枚、冬瓜 50g、灯芯 2g(水煎服)。

加减:若症属抽搐明显者,加羚羊粉 6g(分冲服。可山羊角替代剂量加大);舌红少苔者,加南沙参 30g 以养阴生津;便秘者,加炒枳壳 30g、白术 80g、熟军 10g 以通腑泄热;情志抑郁、胸胁苦满、胁胀疼痛者加制香附 20g、青皮 10g;心烦意乱、口干口苦者加山栀子 15g、知母 20g。

注意事项:脾胃虚寒者忌用,孕妇慎用。

(2)阴痫

主证:发病时面色黯晦萎黄,手足青冷,双眼半开半闭而神志昏聩,偃卧拘急或抽搐时发,口吐涎沫。

兼证:发病时一般口不啼叫,或声音微小,也有的仅表现为呆木无知,不闻不见,不动不语,频频发作。醒后全身疲惫无力,逐渐恢复。

证候分析:本证儿科多见,常因慢惊之后痰迷心窍而成。成人则因阳痫病久,频繁发作使正气日衰、痰结不化而逐渐演变而来。阴痫病主在脾肾,先后天俱受损,一则气血生化乏源,再则命火不足,气化力薄,水寒上泛,故发病时面色黯晦萎黄,手足青冷;湿痰上壅,蒙蔽神明,又因心胸阳气虚衰,有败脱之象,故双眼半开半闭而神志昏聩;若血不养筋,筋膜燥涩,虚风暗煽,则偃卧拘急或颤动抽搐时发;口吐涎沫乃内伏痰湿壅盛,随气逆而涌出,口不啼叫或声微小,皆因积痰阻窍、正不胜邪所致;呆木无知,是神明失灵之象,舌腻脉沉,均属阳虚湿痰内盛之征。《黄帝内经》有"风胜则动"和"四肢为诸阳之本"之说,可见风阳亢盛则抽掣搐搦亦剧,当下血不养筋,筋膜燥涩仅有暗煽之虚风,故偃卧拘急,或抽搐时发,口吐涎沫可资证明内伏痰湿壅盛随气逆而涌出。

阴痫证情虽得,若调养治疗得当,于痫止之后,先予调脾胃、和气血、健脑髓,或兼顺气涤痰、活血祛瘀,以攻补兼施之法,若能奏效,使患者体质渐复则癫痫也能缓解。对于阴痫频发,虽经多方调治无效者,渐而昏痴健忘,最终难以胜任原来的学习和工作,也有个别病例,于发痫时突然痰涌喉间而窒息,不及抢救致阴阳离诀而死亡者。

治法:温脏除痰。

方药:以《验方》五生丸,以《局方》二陈汤送服。五生丸药用南星、半夏、川乌、白附子、黑豆等,姜汁糊丸,每服6~10g。方中南星、半夏、白附子性均辛温,皆可除痰,半夏入脾胃兼以降逆散结,南星入肺、肝、脾,兼以祛风解痉,白附子主入胃为祛风痰而逐寒湿,川乌为大辛大热之品,温脾肾、助气化而能驱散沉寒结滞,黑豆一味补肾而利湿。总观五生丸以温脏除痰为主治,再予二陈汤加减以理气化痰辅助丸药的药力。

有因内热蒸表,汗出当风,风邪客于肌腠而营卫行涩,风邪干扰心包而血壅不行,血脉即乱,神气不定,因致发痫者。痫发时,常以项强直视、手足抽搐为突出,治当祛风除痰,可用"化风锭",每服1~2丸。化风锭为明代王肯堂《证治准绳》方,其组成:活蝎子、僵蚕、蝉衣、法半夏、大黄、黄连、甘草、桔梗、防风、羌活、麻黄、牛黄、朱砂、麝香(可人工合成替代或不用)、冰片,制成大蜜丸,每丸10g重。

还有因惊怖所触,惊则气乱,神出舍空,遂致发痫者,痫发时吐舌疾叫,面色乍白乍红,痫止时惕惕不安如人将捕之状,脉象虚散。治当镇静安神,可服金箔镇心丸每服1~2丸。其组成:胆南星10g、天竺黄10g、琥珀15g、朱砂3g、天然牛黄2g、雄黄0.6g、珍珠10g、麝香1g(可人工合成替代或不用)、羚羊角粉20g(可山羊角替代剂量加大)、熊胆3g(可用山羊角、穿心莲、鱼腥草、赤芍、土茯苓、半枝莲、半边莲替代)、炒酸枣仁30g、人参30g制蜜丸,每丸2g重。服法:一日两次,每次一丸,红枣水送服。

方药举例:胆南星10g　　姜半夏15g　　橘红15g　　茯苓30g　　双钩藤30g
　　　　　　石菖蒲20g　　僵蚕10g　　生姜10g　　炙白附子10g　全蝎6g
　　　　　　龙胆草10g　　竹沥膏50ml　天麻15g　　制白刺果100g　当归15g
　　　　　　甘草10g　　　羌活10g　　山羊角粉10g(分次冲服。可山羊角替代剂量加大)

中药引子:生姜5片、红枣20枚、玉米须50g、大米50g(水煎服)。

加减:若症属胁胀嗳气者,加炙柴胡20g、八月札15g、炒枳壳15g以疏肝理气;眩晕目斜风动者,加青龙齿30g、龙牡30g、磁石30g以镇惊安神、平肝潜阳;痰涎不利者,加全瓜蒌30g;痰涎清稀者,加炙干姜6g、细辛3g。

注意事项:阴虚燥痰者慎用,不宜与乌头、草乌、附子同用,孕妇慎用。

### 2. 间歇期

间歇期依据其临床表现和舌脉的不同,可分为脾虚痰盛、肝火痰热、肝肾阴虚、肝风痰浊四种证候类型。现将其辨证论治分述如下:

(1)脾虚痰盛

主证:神疲乏力,身体瘦弱,眩晕时作,面色不华,食欲不振,大便溏薄。

兼证:恶心泛呕,或胸脘痞闷,或咯痰。

舌脉:舌质淡,苔白腻,脉濡滑或细弦滑。

证候分析:脾虚失于运化,以致生化乏源,气血不足,因而神疲乏力,身体瘦弱,面色不华。脾不健运,湿浊内停,湿聚成痰;积痰内伏日久,脾土更伤,脾虚则痰浊益甚。中焦为痰浊壅塞,则食欲不振;升降失常,则恶心泛呕;气机不畅,则胸脘痞闷。大便溏薄,咯痰,皆是脾虚痰盛的表现。舌质淡为脾虚,苔白腻是痰湿的征象。

治法:健脾化痰为主。

方药:《医学正传》六君子汤加减。方用党参、茯苓、白术、炙甘草健脾益气,半夏、陈皮和胃化痰浊。若痰多,可加南星、瓜蒌;呕恶者,加竹茹、旋覆花;便溏者,可加苡仁、白扁豆,还可选用菖蒲、远志、僵蚕以除痰浊,宁心神;若痰黄量多,舌苔黄腻者可改用温胆汤加减。

方药举例:党参30g　　茯苓30g　　炒白术50g　　炙甘草10g　　姜半夏10g

郁金20g　　陈皮10g　　胆南星6g　　炒苡仁30g　　当归20g

炒山药20g　　蜈蚣3条　　白花蛇1条(乌梢蛇替代可剂量加大)

石菖蒲15g　　制白刺果100g　　炒山楂20g　　炙远志15g

中药引子:生姜5片、红枣20枚、大米30g、玉米须50g(水煎服)。

加减:若症属纳差者,加焦三仙各15g;头晕健忘较甚者,加胡桃仁20g、制首乌20g、紫河车6g(制)(研细末,分三次冲服)补养精血;便溏者,加煨木香10g(后煎)、炒砂仁10g(后煎);腹胀者,加炒枳壳20g、炒莱菔子20g、姜厚朴20g。

使用注意:血虚生风者及孕妇禁用。

(2)肝风痰浊

主证:在发作前常有眩晕、头昏、胸闷、乏力等先兆表现,亦有并无明显先兆而突然发病的。病发时突然跌倒,神识不清,抽搐吐涎,也有短暂意识不清,或精神恍惚而无抽搐发作的。

兼证:或发作时有尖叫声,二便失禁,咯痰。

证候分析:眩晕时发,胸闷乏力等表现,均为风痰上逆的先兆症状。肝风内动,风痰互结,风痰上扰心神,心窍蒙塞,则痫症突发,神志不清。肝风内扰,脾失健运,痰浊内生。痰随风动,上涌而吐涎沫,苔白腻,脉弦滑,均为肝风挟痰浊之象。

治法:涤痰熄风,开窍定痫。

方药:定痫丸加减。本方组成为天麻、川贝、胆南星、半夏、陈皮、茯苓、茯神、丹参、麦冬、菖蒲、远志、全蝎、僵蚕、辰砂,用竹沥、甘草、姜汁熬膏,和药为丸,如弹子大,食辰砂为衣,每服1~3丸。方中天麻、全蝎、僵蚕以平肝熄风而止抽搐,川贝、胆星、半夏、竹沥、菖蒲以化痰开窍而降逆气,琥珀、茯神、远志、辰砂以镇心安神而能定惊,茯苓、陈皮以健脾理气,丹参、麦冬以理血育阴,姜汁、甘草可以温胃和中。

方药举例:天麻15g　胆南星10g　姜半夏15g　茯神20g　石菖蒲15g
　　　　　炙远志15g　炒僵蚕15g　炙全蝎6g　竹沥水50ml　炒山药20g
　　　　　石决明30g　龟胶15g(炮珠)　炒枸杞20g　酒当归20g
　　　　　炒山楂20g　制白刺果100g　炒决明子20g　琥珀粉2g(分次冲服)

中药引子:生姜5片、红枣20枚、玉米须50g(水煎服)。

加减:若症属痰湿重者,加全瓜蒌30g、炙白芥子10g;便溏者,加肉豆蔻10g(去油)、炒砂仁10g;若胁胀嗳气,加炙柴胡20g、炒枳壳20g、青陈皮各15g疏肝理气;眩晕目斜风动者,加青龙齿30g、生龙牡30g、灵磁石30g、珍珠母30g(均先煎)重镇安神。

注意事项:脾胃虚弱者慎用,虚而无风邪者及孕妇禁用。

(3)肝肾阴虚

主证:痫病频发,日久则正气大伤,平素记忆力差,神思恍惚,面色晦暗,头晕目眩,两眼干涩。

兼证:健忘失眠,腰酸腿软,大便干燥。

舌脉:舌质红,苔少,脉细数。

证候分析:癫痫频发的病人则气血先虚,又久病及肾(而肝肾同源),是血虚到了严重程度,势必动用肾精,若肾精不足、髓海失养,则可见神思恍惚,面色晦暗,健忘诸症。同为肝窍,若血虚液燥,则两目干涩,血虚肝旺,故头晕目眩。肾开窍于耳,又主腰,故肾精虚衰,则耳轮焦枯不泽,腰酸腿软。舌质脉象为精血不足之征。

治法:滋补肝肾,养心安神。

方药:左归丸加减。方中熟地、山药、山萸肉、龟板胶、枸杞子以滋养肝肾,可选加牡蛎、鳖甲以滋阴潜阳,柏子仁、磁石、辰砂宁心安神,贝母、天竺黄、竹茹清热除痰。心中烦热重者,加竹叶、山栀、莲子心等以清热除烦;大便干燥者,加元参、当归、火麻仁以滋液润肠。

方药举例:熟地30g　炒山药20g　山萸肉20g　炒枸杞子20g
　　　　　党参20g　茯苓20g　牡蛎30g(先煎)　炒柏子仁10g
　　　　　灵磁石30g(先煎)　川贝母10g(研细末,分冲服)　天竺黄10g
　　　　　姜竹茹10g　炒莲子心6g　炒山栀10g　石菖蒲20g
　　　　　胆南星10g　白刺果100g　巴戟肉20g　炙龟胶15g(烊化)
　　　　　当归30g

中药引子:生姜5片、红枣20枚、白萝卜50g(水煎服)。

加减:若症属腹胀者,加炒枳壳20g、炒莱菔子20g;嗜睡神昏者,加石菖蒲20g、胆南星10g;肢体痉挛抽搐者,加生地30g、炒白芍30g;纳呆便溏者,加茯苓30g、炒薏苡仁30g、炒白术30g。

使用注意:无实热老痰者禁用。

(4)肝火痰热

主证:发作时昏仆跌倒,四肢抽搐,口吐涎沫,或有吼叫。平时性情急躁易怒,心烦气急失眠,头昏头痛。

兼证:口干口苦,便秘,咯痰不爽。

舌脉：舌质红，苔黄腻，脉弦滑数。

证候分析：肝火旺，火性炎上，故见头昏头痛；肝气不舒，气机失于条达，则情绪急躁，火扰心神，则心烦；火升风动，煎熬津液，结而为痰；风痰互结阻塞清窍，则突然昏仆跌倒，神志丧失，风性主动，则四肢抽搐不止。舌质红，苔黄腻，脉弦滑，均为肝火痰热风盛的征象。

治法：清肝泻火，化痰开窍。

方药：龙胆泻肝汤合涤痰汤加减。方中龙胆草、黄芩、栀子、木通等清肝泻火，又能利湿；半夏、橘红、胆星、菖蒲等化痰开窍，还可随症加用石决明、钩藤、鲜竹沥、天竺黄、地龙等泄热熄风、化痰通络镇痉。心烦甚，可加莲子心；若痰火壅盛、大便秘结，可加大黄，亦可并用竹沥达痰丸。

方药举例：

| | | | |
|---|---|---|---|
| 龙胆草 20g | 炙黄芩 20g | 炒栀子 15g | 姜半夏 15g |
| 石菖蒲 20g | 钩藤 30g | 生石决明 30g(先煎) | 秦艽 20g |
| 天竺黄 10g | 炮山甲 10g(可人工饲养替代或不用) | | 天麻 10g |
| 丹参 30g | 路路通 30g | 制土鳖虫 10g | 制白刺果 100g |
| 络石藤 30g | 甘草 10g | | |

中药引子：生姜 5 片、红枣 20 枚、玉米须 10g、大米 30g(水煎服)。

加减：若症属身热加重者，加生石膏 30g、连翘 30g；胸闷痰多者，加胆南星 10g；惊厥抽搐者，加羚羊角粉 6g(分次冲服)、炒僵蚕 15g、钩藤 30g(后煎)；便秘者，加生大黄 10g、枳实 10g 通腑泻热；火热伤津、见口干欲饮、舌红少痰者，加麦冬 20g、南沙参 30g 养阴生津。

使用注意：脾胃虚寒、肝经无热者慎用，孕妇忌用。

此外，有因头部外伤后而发病者，或痫病久发，屡有突然仆倒，头颅着地受伤，或痫证频发抽搐不止者，均可见有血瘀的表现。证见头晕头痛，肢体麻木，胸闷刺痛，舌质紫暗或舌边有瘀点瘀斑，脉沉弦。在治疗方面应注重活血化瘀，再加入顺气化痰疏肝之品，一般可选用王清任的《医林改错》通窍活血汤加减。

对频繁发作的病人，应采取适当防护措施，以免发生意外，有义齿应取下，以免咬伤舌头。发作时"若僵惊，起如狂"，有神志失常表现者，应加强护理，以免发生意外。对痫病日久又频繁发作的重症病人，发作时应特别注意保持呼吸道的通畅，以免发生窒息死亡。按中医"无痰不作痫"的认识，在饮食方面宜清淡，过食肥甘则助湿生痰，于本病不利。素常多吃青菜，或选用山药、苡米饭、赤豆、绿豆及小米煮粥，可收到健脾化湿的功效。

癫痫的预防包括两个方面，一是对已知的致病因素和诱发因素的预防，同时注重锻炼，以增强体质。平时，要保持精神愉快，情绪放松，避免一切精神刺激，颐养性情；生活宜规律化，做到起居有节，注意保持二便通畅。对病程久体质差的病人应适当加强营养。二是加强间歇期的治疗，防止癫痫的频繁发作，延长发作的间歇时间。这也是预防疾病发生的一个重要方面。

# 癫狂临床体会

"癫证"与"狂证"都是精神失常的疾病。"癫证"以精神抑郁、表情淡漠、沉默痴呆、语无伦次、静而多喜为特征,多由痰气郁结、蒙蔽心神所致。"狂证"以精神亢奋、狂躁刚暴、喧扰不宁、毁物打骂、动而多怒为特征,多由痰火壅盛、迷塞心窍所致。二者在临床上难以截然分开,加之又能互相转化,故"癫狂"二证常并称。

## 一、病理探究

癫狂发生的原因,在外多因六淫邪气内侵,跌打外伤。在内总与七情内伤密切相关,或以思虑过极,所欲不遂,或以悲喜交加,或以恼怒惊恐,皆能损伤心脾肝胆肾,导致脏腑功能失调和阴阳失于平秘,进而气滞、痰结、实火、血瘀导致心神失养、脑髓失聪,从而衍生精神失常诸般症状。可是狂证属阳,癫证属阴,由于证候的差异,病因病机有所不同,治则治法应随证变通。正如《临证指南医案·龚商年按》所说:"狂由大惊大怒,病在肝胆胃经,三阳并而上升,故火炽则痰涌,心窍为之闭塞。癫由积忧积郁,病在心脾胞络,三阴蔽而不宣,故气郁则痰迷,神志为之混淆。"因此,应从阴阳失调、情志抑郁、痰火上扰、气血凝滞、六淫外感及跌打损伤等几个方面对其病因病机分别加以叙述。

### 1. 阴阳失调

历代医家多以"阴阳失去平衡"立论来说明阴阳的盛衰是癫狂发病的重要原因。"阴平阳秘,精神乃治",阴阳互相协调,才能维持正常的精神活动。如果这种正常的平衡受到了破坏,精神就会出现异常,发生癫狂。外感六淫邪气,内为七情所伤,皆可使阴阳失去相对的平衡,如"阴不胜其阳,则脉流薄疾,并乃狂。"(《素问·生气通天论篇》),"邪入于阳则狂,邪入于阴则痹,搏阳则为癫疾。"(《素问·宣明五气论篇》)"重阳者狂,重阴者癫。"(《难经·二十难》)及"气并于阳则为狂发"(《诸病源候论·风狂病候》)等观点均对"癫狂"发病的诱因进行了论述,但后世医家在传承的基础上进一步发展了此学说。朱肱提出"伤寒病,若阳气独盛,阴气暴绝,必发躁狂走,妄言面赤",刘完素则提出:"伤寒发狂奔走,骂詈不避亲疏,此阳有余,阴不足。"因此,除了外感邪气引起人体的阴阳失调产生癫狂外,内伤七情亦可引起阴阳的损伤。阴阳的偏盛与偏衰,其表现的症状是不一样的,通常认为,狂是由于阳偏亢,而癫则是由于阴偏胜。《脉经》记有"阴附阳则狂,阳附阴则癫"的论述,而朱丹溪则认为"癫属阴,狂属阳"。

### 2. 七情内伤

七情内伤是癫狂发病的重要原因之一。《黄帝内经》把人的情感活动分属五脏,并指出情志过极可以使脏气受损,进而导致正常生理功能的紊乱,引起癫狂。《灵枢》有"心怵惕思虑则伤神,神伤则恐惧自失""脾喜乐无极则伤魄,魄伤则狂""肾盛怒而不止则伤志,志伤则喜忘其前言"等观点。《素问》提出"九气"之说,认为七情所伤,均能影响气机的运行,"夫而病生于气,怒则气上,喜则气缓,悲则气消,恐则气下,寒则气收,炅则气泄,惊则气乱,劳则气耗,思则气结"。后世医家对于"七情致病"的病因学说又做了进一步的阐明,如明代虞传提到癫狂"多为求望高远不得志者有之"。戴思恭认为,"癫狂由七情所郁"。李挺认为癫狂为,"谋为不遂,郁结不得志者有之"。张景岳提出狂的发生"或以谋为失志,或以失神之为患也"。由于情绪不稳,或强烈的情绪刺激,七情过极,则可损伤五脏,五脏受损,则不能发挥正常的生理功能,而出现诸多病理变化,导致心神失养,病邪内扰。由于恼怒惊恐损伤肝肾,或因喜怒无常,忧思伤脾,致使心脾俱伤,肝肾不足,心阴耗损,则脑髓不充,神明失养,导致神态失常,情绪改变,行为异常以及记忆障碍和智力衰退。心阴不足,心火暴涨,则可见狂言乱语,吵骂不休,赤身露体,逾垣上屋。如因所欲不遂,思虑过度,损伤心脾,心伤则神耗,脾虚则气血不得生化,终致心血虚,心神失养,从而出现神无所主。

### 3. 痰迷心窍

由于痰浊上扰清窍,致使心窍蒙塞,心神不明,神志错乱,狂躁不宁,沉默寡言,痴呆不聪,发为癫狂。中医学历来重视痰在癫狂病发病中的作用,张仲景在《金匮要略·痰饮篇》中曾指出:"假令人脐下有悸,吐涎沫而癫眩。"孙思邈提出癫与"痰热相感而动风"有关,及至金元时代,刘完素、张子和及朱丹溪等明确提出了痰在癫狂病发病中的病理作用,如《丹溪心法》上说:"五志之火,因七情而起,郁而成痰,故为癫痫狂妄之证,"又说:"病在膈间,使人癫狂,或健忘,或风痰。"张子和指出,"肝屡谋胆屡不决,屈无伸,怒无泄,心血日渐涸,脾液不行,痰迷心窍而成心风。"《景岳全书》记有"癫病多由痰起,凡气有所逆,痰有所滞,皆能壅闭经络,格塞心窍"的观点。若因长期的精神因素造成气机不畅,肝郁累脾,健运不利使痰涎内生,则可形成气郁痰结。若脾气虚弱,清浊升降失常,阴浊蕴结成痰,是属气虚痰结。无论气郁痰结还是气虚痰结,总由"痰迷心窍"而发病,正如《石室秘灵》所说的:"痰凝胸膈之间,不得化流于心而癫证生矣。"若因五志之火,不得宣泄,炼液成痰,或肝火乘胃,津液补熬,结为痰多,或痰结日久,郁而化火,总因痰火上扰,心窍被蒙,神志遂乱可发为狂证。

### 4. 火邪乘心

狂证多因火邪乘心而发。《素问·至真要大论》指出:"诸躁狂越,皆属于火。"可见《黄帝内经》最早指出狂证是由火引起。又据《素问·阳明脉解篇》记载:"帝曰:阳明病甚则弃衣而走,登高而歌,或至不食数日,逾垣上屋,所上之处,皆非其素所能也,病反能者何也?岐伯曰:四肢者诸阳之本也,阳盛则四肢实,实则能登高也。""帝曰:其妄言骂詈,不避亲疏而歌者何也?岐伯曰:阳盛则使人妄言骂詈,不避亲疏而不饮食,不欲食故妄走也。"胃络上通于心,因阳明热盛,上扰心窍,致使心神昏乱,则精神失常诸症发生。《景岳全书》亦曰:"凡狂病多因于火,此或以谋为失志,或以思虑郁结,屈无所伸,怒无所泄,以致肝胆气逆,木火合邪,是诚东方实证也,此其邪乘于心,则为神魂不守,邪乘于胃,则为横暴则强。"因此胃、肝、胆三经实火上升扰动心神皆可发狂证。若狂病日久,或经治火势渐衰而痰浊留连可转变为癫证。

### 5. 气血瘀滞

由于气血瘀滞,使脑气与脏腑之气不相连接而发狂。《黄帝内经》早已提出"血"与"神"的关系,有"血者神气也""血有余则怒,不足则恐"的记载,说明血与精神活动密切相关。李挺指出,"血迷心包"可致狂发。清代医家王清任则明确提出癫狂是由于"气血凝滞"引起的。他在《医林改错》一书中,记有自创癫狂梦醒汤治疗本病,在论述方证时说:"癫狂一症,哭笑不休,詈骂歌唱,不避亲疏,许多恶态,乃气血凝滞脑气,与脏腑气不接,如同做梦一样。"王清任首创"脑髓说",指出,"灵机记性在脑者,因饮食生气血,长肌肉,精汁之清者,化而为髓""小儿无记性者,脑髓未满,高年无记性者,脑髓渐空"。李时珍说:"脑为元神之府。"如因气血凝滞,而致脑髓失养或因血瘀气滞在脑,使脏腑化生的气血不能正常充养元神之府,或因血瘀阻滞脉结气血不能上荣脑髓,则可造成灵机记性混乱,神志失常发为癫狂。

综上所述,癫狂的病因病机是以阴阳失调、七情内伤、痰气上扰、气血凝滞为主要因素。因忧思不解,或因悲喜过度,或因惊恐、恼怒而致心肝脾肾诸脏受损。肝肾阴伤,则水火不济,心火亢盛,肝气郁结;肝气郁久化火,火邪则上扰心神。或因肝郁失于条达,木克脾土,致使脾失健运;湿浊不化,内聚痰涎,以致痰火互结;郁于胸膈,上蒙心窍,则神明逆乱。或因气郁血凝,心神失养,从而导致机体的阴阳偏胜,失去平衡;阴阳失调,功能紊乱,因而出现阳气盛的躁狂不宁,阴气盛的沉默少语、神情呆滞。此外,《伤寒论》中有"畜血发狂"的记载,应属血瘀一类。《医学正传》又有"癫为心血不足"的论述,可见血虚也可致病。再者,癫狂症的发生与先天禀赋密切相关,若禀赋不亏,体质强壮,阴平阳秘,虽受七情刺激也可只是短暂的情志失畅,反之禀赋素虚,遇有惊骇悲恐,意志不遂,则常由七情内伤、阴阳失调而发病。而禀赋不足又往往是家族性的,故本病患者的家族往往也有类似的病史。在同一患者,其致病原因也可以是多种因素互相影响,这一点尤应注意。

## 二、辨证论治

### (一)辨证要点

癫狂是一种以"精神异常"为主要临床表现的疾病。人的精神活动由心所生,但与肝、胆密切相关,亦与脾、肾有内在联系。若脏腑功能正常,则"阴平阳秘,精神乃治"。该病主要病因为七情内伤、气机不畅、痰火内生、阴阳失调,其病变在肝、胆、心、脾,以心为主。由于病邪的属性不同,体质的强弱各异,因而临床表现有癫、狂之分。区分癫证还是狂证最为紧要,是辨证论治的关键。癫证表现为精神抑郁、沉默痴呆、行动迟缓;狂证表现为喧扰打骂、狂躁不宁、行为亢奋多动。二者在临床表现上不同,但也是互相联系,不能截然分开。癫证日久,气机阻滞,内生痰热,可转化为狂症。狂证日久,正气大伤,邪从阴化,亦可转化为癫证,有时癫狂互见,错综复杂。癫狂在初发病时多为实证,以邪实为主。若病情延误日久,则会出现正气不衰,或气血不足,或阴阳俱虚,或虚实夹杂的证候,此时尤应详加辨别。

癫狂的发生,总因七情内伤,使阴阳不得平衡,或气并于阳,或血并于内而发病,因而治疗应以"调理阴阳,使之归于平衡"为总则。癫证多因痰气郁结而致气机不畅,或因心脾两虚而致心神失养,治疗总以"理气开郁、化痰开窍、补益心脾、养血安神"等法为主。狂证或为痰火上扰,或为火盛伤阴,表现为邪气盛而正气不衰,治疗之法重在祛邪、泄火涤痰、滋阴降火,用药亦多峻猛,务必使病人情绪平静。至于夹有瘀血内阻,又当重在活血祛瘀。癫狂日久,正气已伤,或见虚实夹杂,则应扶正为主,或者攻补兼施,尤其要注意恢复期的调理和治疗,避免诱因,防止病情复发。

### (二)分型论治

癫证多喜多虚,为重阴之病,责之气与痰,治疗以解郁化痰、宁心安神、补养气血为主要治则。狂证多怒多实,为重阳之病,责之痰火、瘀血,治疗总宜先夺其食,或降其火,或下其痰,后期应予滋养心肝阴液,以清虚火。概言之,癫证与狂证总因七情内伤,使阴阳二气虚实不调,或气并于阳,或血并于阴而发病,故治疗总则应该调理阴阳,使之归于平衡。

**1. 癫证**

**(1)痰气郁结**

主证:精神抑郁,表情淡漠,沉默寡言,神情呆滞,或多疑多虑,哭笑无常,语无伦次。

兼证:喃喃自语,喜怒无常,不思饮食。

舌脉:舌淡,苔白腻,脉弦滑。

证候分析:因思虑太过,所愿不遂,所求不得,使肝气郁滞,失于条达,疏泄不利,木克脾土,脾失健运而生痰浊。痰浊内盛,阻蔽神明,故出现抑郁、呆滞、语无伦次等症;因痰扰而心神错乱,故见喜怒无常;又因痰浊中阻,故不思饮食,舌脉皆为气郁痰结之征。

治法:疏肝解郁,化痰开窍。

方药:《局方》逍遥散合《济生方》涤痰汤加减。药用柴胡疏肝解郁,配白芍养血柔肝,可加香附、郁金以增强理气解郁之力,其中茯苓、白术可以健脾利湿化浊。但本方重在疏肝解郁,化痰之力弱,故宜用涤痰之剂。涤痰汤为二陈汤加入胆星、枳实、人参、菖蒲、竹茹五味药,二陈汤为化痰的基本方剂。菖蒲合郁金可以开窍,枳实配香附可以理气,人参可不用。若神思迷惘,表情呆滞,言语错乱,瞪目不瞬,舌苔白腻,乃心窍为痰浊蒙塞,心神失用,治宜豁痰开窍,理气散结,先用苏合香丸芳香开窍,继用"四七汤"加胆星、菖蒲、郁金、远志之类以行气化痰;若胸膈痰浊壅盛,而形体壮实,脉滑大而有力者,可先用《儒门事亲》三圣散涌吐痰涎,方中瓜蒂、防风、藜芦三味,以藜芦药性猛悍,虽有毒性,但劫夺痰浊速效可以愈病。吐后若形神俱之,应及时调养饮食。本法重在祛邪,易伤正气,不可久用。此外痰浊壅盛而体质强健者,还可用《三因极一病证方论》所载控涎丹,下其顽痰,使从大便排出。若兼失眠易惊,烦躁不安而神志昏乱,舌苔转为黄腻,舌质渐红者,系痰气郁结化热,痰热互结,上扰心神,治当清化痰热,清心开窍,可用《千金方》温胆汤送服《局方》至宝丹。若逐渐出现高声吵闹不休,毁物伤人,则为火盛欲狂的征象,当从狂证论治。

方药举例:酒当归20g　炒白芍30g　茯苓30g　郁金30g　炙柴胡20g
　　　　　生白术30g　姜半夏10g　陈皮10g　胆南星10g　炒枳壳20g
　　　　　石菖蒲10g　姜竹茹10g　制白刺果100g　橘红15g　炒僵蚕10g
　　　　　生铁落30g(先煎)　　羚羊角粉6g(分次冲服。山羊角替代可剂量加大)
　　　　　茯神20g　　全虫6g

中药引子:生姜5片、红枣20枚、白萝卜50g、大米30g(水煎服)。

加减:若症属胁胀嗳气者,加佛手20g、青皮10g、八月札15g以疏肝理气;眩晕目斜风动者,加青龙齿30g(先煎)、生龙牡30g(先煎)、灵磁石30g(先煎)、珍珠母30g(先煎);重症安神、痰涎不利者,加瓜蒌30g;痰涎清稀者,加炙干姜6g、细辛3g。

注意事项:凡阴虚有热者及孕妇禁用。

(2)气虚痰结

主证:情感淡漠,不动不语,甚则呆如木鸡,目瞪如愚,傻笑自语,生活缺乏主动,思维混乱,甚则目妄见,耳妄闻,自责自罪。

兼证:面色萎黄,便溏溲清。

舌脉:舌质淡,舌体肥,苔白腻,脉滑或脉弱无力。

证候分析:癫病日久,正气自虚,脾失健运,痰浊益甚。一方面,因痰结日深,则心神被蒙,故情感淡漠而呆若木鸡,目瞪如愚,甚至灵机混乱,幻觉症状出现;另一方面,痰浊渐耗阳气,脾气日衰,故面色萎黄、便溏溲清诸症可见。舌脉皆由气虚痰结而成。

本证如经及时治疗,积极调养,投以益气、涤痰之品,使痰浊渐化,正气渐复,则经较长时间治疗后可以自愈,但较痰气郁结证易于复发。本证如迁延失治或调养不当,就会气愈虚而痰愈盛,痰愈深而症愈重,故终因灵机混乱、日久不复而成废人。

治法:益气健脾,涤痰益窍。

方药:《局方》四君子汤合《济生方》涤痰汤加减,药用参、苓、术、草四君益气健脾为扶正培本之法,再予半夏、胆星、橘红、枳实、菖蒲、竹茹涤除痰涎,可加远志、郁金既可理气化痰,又能辅助菖蒲宣开心窍。若神思迷惘,表情呆纯症情较重,是痰迷心窍亦深,治宜温开,可用苏合香丸,每服一丸,日两次,以豁痰宣窍。

方药举例:党参 20g　　生白术 30g　　生茯苓 30g　　姜半夏 10g　　炒陈皮 10g

　　　　　炒枳壳 20g　　石菖蒲 20g　　姜竹茹 10g　　炙远志 10g　　郁金 20g

　　　　　制白刺果 10g　牛铁落 30g(先煎)　橘红 10g　　枸杞子 20g　　酒当归 20g

　　　　　炒山药 30g

中药引子:姜片 5 片、红枣 20 枚、红砂糖 30g(水煎服)。

加减:若症属兼气虚者,加人参 10g(捣碎)、炙黄芪 50g;便溏者,加炮砂仁 10g(后煎)、煨木香 6g(后煎)、制肉豆蔻 10g(去油);腹胀者,加炒枳壳 20g、炒莱菔子 20g。

注意事项:反藜芦,有实邪者慎用。

(3)心脾两虚

主证:病程漫长,迁延日久,病势缓,面色苍白无华,少动懒言,神思恍惚,心悸易惊,善悲欲哭,妄想妄见妄闻,思维贫乏,言语混乱无序,意志衰退。

兼证:夜眠梦多,不思饮食,便溏。

舌脉:舌质淡,舌体胖大有齿痕,舌苔薄白,脉细弱无力。

证候分析:癫病迁延日久,中气渐衰,气血生化乏源,可见面色苍白,肢体困倦,甚至有疲惫不堪之象。由于心血内亏,心神失养,可见神思恍惚、心悸易惊、意志衰退诸。气血俱虚,神明失养,灵机混乱,故可出现幻觉、妄闻妄见之症。本证总因癫证日久、心脾两虚、血少气衰、心神失养所致,舌脉是气血俱衰之征。

治法:健脾益气,养心安神。

方药:《证治准绳》养心汤加减。方中人参、黄芪、甘草补脾气,当归、川芎养心血,茯苓、远志、柏子仁、酸枣仁、五味子宁心神,更有肉桂引药入心,以奏养心安神之功。若兼畏寒蜷缩,卧姿如弓,小便清长,下利清谷,属肾阳不足,应加入温补肾阳之品,如补骨脂、巴戟天、肉苁蓉等,也可以改拟《景岳全书》右归饮加减。

方药举例:红人参 10g(另煎)　　炙黄芪 30g　　　炙甘草 15g　　　酒当归 20g

川芎 30g　　　　　　茯苓 30g　　　　炙远志 15g　　　炒柏子仁 10g

炒酸枣仁 30g　　　　炙五味子 20g　　肉桂 6g　　　　郁金 20g

炒陈皮 15g　　　　　石菖蒲 20g　　　姜半夏 15g　　　胆南星 10g

龙牡各 30g　　　　　炒白术 30g　　　制白刺果 100g

中药引子:生姜 5 片、红枣 20 枚、红砂糖 30g(水煎服)。

加减:若症属口淡纳少者,可重用炒山药 50g、炒扁豆 30g 以健脾开胃;构音不清、吞咽困难、流清涎者,加鹿茸 3g(另煎)、炮附子 15g(先煎);腰膝酸痛者,加炒补骨脂 15g、川断 20g、焦杜仲 15g;便溏者,加炮肉豆蔻 10g(去油)、炮干姜 6g、锁阳 30g 以温中固涩;头晕健忘者,加制首乌 20g、熟地 20g、益智仁 10g 以滋阴养血;血瘀者,加丹参 20g、炙桃仁 20g(去皮尖)、炒红花 20g 以活血化瘀。

注意事项:反藜芦,阴虚阳亢及内热者均禁服,孕妇忌服。

**2. 狂证**

**(1)痰火扰心**

主证:起病急骤,常先有性情急躁,头痛失眠,两目怒视,面红目赤,突然狂暴无知,情感高涨,言语杂乱,逾垣上屋,气力逾常,骂詈叫号,不避亲疏,或毁物伤人,或哭笑无常,登高而歌,弃衣而走,渴喜冷饮,便秘溲赤。

兼证:昼夜不眠,不食。

舌脉:舌质红绛,舌苔黄腻,脉象弦滑或滑数有力。

证候分析:暴怒伤肝,肝阳暴涨,阳热火盛鼓动阳明痰热,上扰清窍,故见性情急躁,头痛失眠。清窍被蒙,则神明昏乱,症见狂暴无知,言语杂乱,骂詈叫嚷,不避亲疏。四肢为诸阳之本,阳盛则四肢实,实则登高、逾垣、上屋而气力超常。舌绛,苔黄腻,脉弦而滑数,皆属痰火壅盛,且有伤阴之势。火属阳,阳主动,故起病急骤而狂暴不休。

治法:泻火逐痰,镇心安神。

方药:《金匮要略》泻心汤加味,送服《养生主论》濛石滚痰丸。方中大黄、黄连、黄芩苦寒直折,可泻心、肝、胃三经之火邪,重加知母滋阴降火而能维护阴液,佐入生铁落镇心安神。其煎煮方法,先下生铁落,煎 20min,数沸之后,入知母再煎 15min,令汤沸起,再入三黄,停 2~3min,汤数沸后,即可滤出药汁温服。濛石滚痰丸药用礞石、沉香、大黄、黄芩、朴硝。本方逐痰降火,药性猛悍,服量每次不宜少 10g,每天两次,随汤药冲送内服。待痰火渐退时,濛石滚痰丸也可改成包煎,用量也可减为 3~5g。

若属阳明热结,症见神志昏乱,烦躁谵语,面赤腹满,便秘燥结,舌苔黄焦起刺或焦黑燥裂,舌质红绛,脉滑实而大,宜先用大承气汤荡涤秽浊,清泻胃肠实火,急下存阴;若见烦渴引饮,则加石膏、知母以清热。其证重者,可酌用《验方》龙虎丸,方剂组成有牛黄、巴豆霜、辰砂、砒石。服后往往吐泻交作,故只可暂用,以能荡涤痰火实热为限。如果多服必损伤肠胃,耗伤正气。若经逐痰泻火之后,神志较清,痰火未尽,心烦失眠,哭笑无常者,可用温胆汤送服朱砂安神丸化痰安神;若火势渐衰而痰浊难除,其状如癫,即可按癫证论治。

方药举例:青礞石 30g　　代赭石 30g　　生石膏 20g　　生大黄 20g(后煎)

黄芩 20g　　莲子心 9g　　沉香 6g(后煎)　　夜交藤 30g

青龙齿 30g　　生地 30g　　莲子心 9g　　麦冬 10g

白刺果 100g　　龙胆草 10g　　山栀子 10g　　天麻 15g

山羊角粉 6g(分次冲服。山羊角替代可剂量加大)　　丹皮 20g

中药引子:生姜 5 片、红枣 20 枚、玉米须 50g(水煎服)。

加减:若症属心烦不寐者,加珍珠母 30g、炙远志 20g;肢体麻木者,加赤芍 30g、鸡血藤 30g、木瓜 30g;纳差者,加炒砂仁 10g、焦三仙各 10g;恶心呕吐者,加姜竹茹 10g、姜半夏 10g;脉弛缓者,加炙黄芪 50g、怀牛膝 30g;抽搐明显者,加钩藤 30g(后煎)熄风止痉。

注意事项:凡脾胃虚寒及无湿热实火者慎用;另外,畏丹砂、牡丹皮、藜芦者及孕妇忌服。

(2)阴虚火旺

主证:狂病日久,病势渐缓,精神疲惫,情绪不稳,紧张焦虑,心悸易惊,时而躁狂,狂躁不眠,五心烦热。

兼证:形体消瘦,小便短赤,大便秘结。

舌脉:舌质红,少苔或舌光无苔。脉细数或弦细数。

证候分析:狂乱躁动日久,必致气阴两伤,气不足则精神疲惫,阴伤火旺,扰动神明,则时有躁狂,终因正气已伤,故仅有时躁狂而不能持久。本证主要是由阴伤而虚火旺盛,扰乱心神,故症见情绪焦虑、多言善惊、烦躁不眠、形瘦面红等,舌质红,脉细数也为阴虚内热之象。若及时给予适当治疗,清内热而使阴液渐复,病情可向愈好方向发展。若治疗失当,火越旺则阴越伤,阴越亏则火越亢,进而躁狂之症时隐时发,时轻时重。此外,按火与元气不两立的说法,火邪除了伤阴也能耗气,终因气阴两衰,其证迁延不愈,灵机昏乱而预后不良。

治法:滋阴降火,安神定志。

方药:二阴煎加减,送服定志丸。方中生地、麦冬、玄参养阴清热,黄连、木通、竹叶、灯芯草泻热清心安神,可加白薇、地骨皮清虚热,茯神、炒酸枣仁、甘草养心安神。《千金方》定志丸药用人参、茯神、石菖蒲、远志、甘草,其方健脾养心,安神定志。可用汤药冲送,也可布包入煎。

方药举例:生地 30g　　麦冬 10g　　炙五味子 20g　　元参 20g　　珍珠母 30g

淡竹叶 10g　　炙白薇 10g　　茯神 30g　　地骨皮 20g　　炒枣仁 30g(捣)

炙甘草 15g　　生牡蛎 30g(先煎)　　龙齿 30g(先煎)　　枸杞子 30g

羚羊角粉 6g(分次冲服,可山羊角替代剂量加大)　　山萸肉 20g

炙全蝎 6g(细末分次冲服)

中药引子:生姜 5 片、红枣 20 枚、浮小麦 30g(水煎服)。

加减:若症属头昏目眩者,加菟丝子 30g、谷精草 30g、沙苑子 30g;面红气粗者,加钩藤 30g(后煎)、白蒺藜 30g、石决明 30g;搐搦者,加全蝎 6g、珍珠 6g(研细末,冲服)、炒僵蚕 15g;心烦躁扰,加竹叶 10g、灯芯草 3g 以清心除烦;大便干燥者,加肉苁蓉 30g、炒火麻仁 30g 以润肠通便。

注意事项:腹满便溏、湿邪壅滞者及孕妇忌服;反甘遂、大戟、芫花、海藻等。

(3)气血凝滞

主证:情绪躁扰不安,恼怒多言,甚至登高而歌,弃衣而走,或目妄见,耳妄闻,或呆滞少语,妄思离奇多端,常兼面色暗滞,胸胁满闷刺痛,心悸,或妇人经期腹痛,经血紫暗有块,或有头部跌打损伤。

兼证:头痛或头胀。

舌脉:舌质紫暗有瘀斑,舌苔薄白或薄黄,脉弦细或沉弦。

证候分析:气为血帅,气行则血行,气滞则血凝。若因气血凝滞,精气不得上承,则心神失养。本证由于气血凝滞致使脑气与脏腑气不相连接而成,若瘀兼实热,苔黄,脉弦数多表现为狂证,或瘀兼虚寒,苔白,脉沉弦而迟多表现为癫证,但是无论属狂属癫均以血瘀气滞为主因。若给予活血化瘀行气的药物治疗,血瘀之症不断改善,则癫狂症状也可逐渐好转,其证可以痊愈。若瘀血日久,久瘀致虚,则预后较差。

治法:活血化瘀,兼以行气。

方药:癫狂梦醒汤加减,送服《金匮要略》大黄蟅虫丸。方中重用桃仁合赤芍活血祛瘀,还可以加丹参、红花、水蛭以助活血之力,柴胡、香附理气解郁,青陈皮、大腹皮、桑皮、苏子行气降气,半夏和胃,甘草调中。若久瘀内有蕴热,用木通加黄芩以清之;若兼寒加干姜、附子助阳温经。《金匮要略》大黄蟅虫丸药用大黄、黄芩、甘草、桃仁、杏仁、芍药、干地黄、干漆、虻虫、水蛭、蛴螬、蟅虫,其功用可祛瘀生新,攻逐蓄血。治疗本证需要较长时期,用少半年以上,每服4g,日服三次。

方药举例:
| 炒桃仁20g | 赤芍30g | 丹参30g | 红花20g | 郁金20g |
| 龙齿30g(先煎) | 炙香附20g | 炙元胡20g | 姜半夏15g | 炙甘草10g |
| 生地20g | 川芎30g | 川怀牛藤各20g | 桔梗10g | 胆南星10g |
| 制白刺果100g | 当归30g | 牡蛎30g(先煎) | | |
| 全虫6g | 地龙20g | 白僵蚕15g | | |

中药引子:生姜5片、红枣20枚、大米50g(水煎服)。

加减:若症属痰盛者,加姜竹茹10g、天竺黄10g;肝火上扰者,加菊花20g、石决明30g(先煎);气虚者,加人参10g(另煎)、炙黄芪50g以益气养神;血虚者,加酒当归30g、东阿胶15g(烊化)以滋阴补血。

注意事项:月经量过多及孕妇均禁服。

总之,癫狂病,除了要积极治疗外,合理调护十分重要。癫狂病是一种以精神和行为紊乱异常为特征的疾病。罹患此病,则患者生活、学习、工作都很困难,而且给本人和家庭都带来很大的负担,本病又易于复发。因此,对于急性病人,在经过治疗控制了症状后,重视病人的生活调理,预防复发是非常重要的,其中调情志、戒郁怒、宁心守志、保持乐观向上的精神状态尤为重要。另外,还要注意起居饮食,少食辛热厚腻之品,以免损伤脾胃,以防湿浊邪热内蕴而致诞痰滋生。还应注意劳动锻炼,以防血瘀内阻。在护理方面,首先是正确对待病人的各种病态表现,不应讥笑讽刺,要尊重病人,关怀病人;对于尚存部分适应环境能力的轻症病人,可采取心理治疗;对其不合理的要求应耐心解释,对于其合理的要求要尽力满足;对于重症病人发生的打人、骂人、自伤、毁物等症状,要采取相应措施,注意安全,防止意外;对于拒食病人应找出原因,根据其特点进行劝导、督促、喂食或鼻饲,以保证营养;对有自杀、杀人企图或行为的病人要严格注意,专人照顾,并将危险品如刀、剪、绳、药品等藏起来,并注意杜绝投河、跳楼、触电等意外行为的发生。

# 痿证临床体会

"痿"者,"软缩""软化"之意也。"痿证",中医病名,是以肢体筋脉弛缓、软弱无力,或者肌肉萎缩的一种病症。临床上可表现为全身肌肉萎缩和无力,也可表现为局部的肌肉萎缩。以双下肢痿弱、行走乏力或不能行走时多见,故有"痿躄"之称。"痿"指肢体痿弱不用,筋脉弛纵不收,"躄"是指下肢软弱无力,不能步履。

## 一、病理探究

### 1. 肺热伤津

由于正气不足,卫外不固,感受湿热毒邪,或风寒之邪,入里化热,高热不退,或病后低热不退,余邪未尽,或五脏之病,移热于肺。肺受热灼,津液耗伤,筋脉失于濡润,导致手足痿弱不用,而成痿证。《素问·痿论篇》曰:"肺热叶焦,则皮毛虚弱急薄著,则生痿躄也。"肺为华盖,又为娇脏,位置最高,受脏腑上朝之清气,禀清肃之体,不耐邪侵,凡淫邪之气,一有所注,即能致病。肺朝百脉,具有输布水谷精微的作用,热邪伤肺,气耗阴伤,肺不能发挥其输布水谷精微的作用,因而四肢百脉皆失濡养,而致筋脉弛纵,发为肢体痿弱,而成痿证。

### 2. 湿热浸淫

久处湿地,或冒雨露,感受外来之湿邪,湿留不去,郁久化热,或湿热之邪内侵,困扰脾胃,流注下焦,或饮食不节,如过食肥甘,嗜烟酒,多饮辛辣,损伤脾胃,湿浊停聚,失于运化,湿蕴日久,气机郁滞,郁而化热,以致湿热浸淫筋脉,气血不得流通,筋脉肌肉失于营养,因而弛纵不收,成为痿证。正如《素问·论篇》所说:"有渐于湿,以水为事,若有所留,居处相湿,肌肉濡渍,痹而不仁,发为肉痿。"

### 3. 脾胃虚弱

脾胃为后天之本,气血津液生化之源。五脏六腑皆禀气于胃,四肢筋骨肌肉兼赖以荣养,若素体脾胃虚弱,或因劳倦,或因病后,后天已伤,胃虚不能受纳,脾弱不能运化,不能为胃行其津液,则四肢不得禀水谷精微之气的滋养,导致宗筋弛纵,肉削筋枯,渐而成痿。如《黄帝内经·太阴阳明论篇》中"藏腑各因其经而受气于阳明。""四肢皆禀气于胃,而不得至经,必因于脾,不得禀也。今脾病不能为胃行其津液,四肢不得禀水谷气,气日以衰,脉道不利,筋骨肌肉,皆无气以生,故不用焉"之论述。《临证指南医寒·痿·邵滋九按》指出:"阳明为宗筋之长,阳明虚则宗筋纵,宗筋纵则不能束筋骨以流利于机关。此不能步履,痿弱筋缩之症作矣"。

### 4. 肝肾亏虚

先天不足,病久体虚,或房劳过度,伤及肝肾。肝血不足,则筋无所主,手得血才能握,足得血才能步,精血衰少,则手足痿弱无力,持物困难,足不任地。肾虚,则不能主骨生髓,而致骨枯髓减,腰脊不举,又因肾虚于下,不能上制心火,心火上灼肺金,亦可导致肺热伤津,终至筋脉失养,筋骨不利而成痿。正如《临证指医案·痿·邹滋九按》所说:"盖肝主筋,肝伤则四肢不为人用,而筋骨拘挛。肾藏精,精血相生,精虚则不能灌溉诸末,血虚则不能营养筋骨。"

## 二、辨证论治

### (一)辨证要点

痿证为临床常见病症之一,主要表现为肢体的软弱无力或肌肉萎缩。究其病因病机,"因"有外感、内伤之不同,"证"有虚、实之不同。由于外受湿热之邪而发病,常见发生于温热病中或病后,迅速出现肢体痿弱不用。湿热浸淫,亦属新病,外邪引发者,起病多急,其证属实,病情变化也快;脾胃虚寒,肝肾亏虚者,病史较长,缓慢起病,亦见渐进病情加重,以双下肢肌肉萎缩和力弱为多见,其证多虚,有时亦见虚中夹实。外感致病的,若治疗及时,热清湿去,气血流畅,筋脉通利,则肢体痿弱无力诸症逐渐恢复,病势为顺,预后较好。若因邪盛正衰,热伤气阴,湿热留滞,筋脉不利,亦可出现变症,表现为呼吸困难、喘息气短,进而气血瘀阻、唇甲青紫,或言语困难、大汗淋漓、肢冷脉微,转为亡阳之证。内伤致病的,因脾胃已伤,肝肾亏虚,气血生化乏源,四肢筋脉不得濡养,如正气不复,则津血日枯,痿弱益甚,多难恢复。

本病应与中风相鉴别。中风也有肢体瘫痪不遂,但是多伴有肢体麻木、口眼㖞斜,且起病时鲜有外感六经病证。痿证多无突然昏仆,即便是变证,窍闭神昏者亦少见。若肢体无力,兼有震颤,走路摇晃,精细动作差,说话不清,是兼有风痹,可称"痿痹并病",应结合风痹进行辨证治疗;若因痹病而致肢体不能活动,肢体长期废用,气血不得流畅,日久见肌肉萎缩,是"痿痹并病";若兼有肢体关节强痉不舒,拘急挛缩,是"痿痉并病",尚需结合痹证、痉证进行辨证论治。

"治痿独取阳明"是治疗痿证的基本法则。应当指出的是,这一治疗法则包含有"祛阳明之邪"和"补阳明之虚"两种不同的治疗方法。因外感邪热而致病的,其证属实,治疗多以祛邪为主,或清阳明实热,或清热利湿,务使邪清正复;内伤致病的,重视培补后天之本,恢复脾胃的运化功能,务使气血得以生化,筋脉赖以濡养。治痿之法,亦不限于阳明,尚需根据病情,或滋补肝肾,或养血通经,当随证而立,不可拘泥于一法。

### (二)分型论治

### 1. 肺热伤津

主证:病起发热或高烧不退,随后出现肢体软弱无力,不能行走,甚则肌肉萎缩,心烦口渴,咳呛咽干,小便黄少或闭塞不通,大便秘。

兼证:关节肢体疼痛或麻木不仁。

舌脉:舌质红,苔黄,脉数或细数。

证候分析:肺主卫外,卫外不固,感受温热毒邪,温热之邪犯肺,肺热伤津,津伤液少,不能正常输送到周身以温润肌腠和皮毛,筋脉失养,故肢体痿弱不用,肌肉萎缩。心烦口渴咽干,均为热盛伤津的表现,热邪犯肺,气机不利,故而呛咳。肺与膀胱通气化,在水液代谢中发挥重要作用,为水之上源。肺热伤津,水精不布,水道不通,膀胱气化失常,因而小便黄少或闭塞不通。肺与大肠相表里,肺热移于大肠,又因津伤液枯,大肠传化失司,腑气不通,大便秘结。舌质红,苔黄,脉细数,均为阴伤津涸、邪热内炽的表现。

治法:清热润燥,养肺生津。

方药:清燥救肺汤加减。方中人参、麦冬养肺生津,生石膏、桑叶、麻仁清热润燥,杏仁宣肺;或高热、口渴、汗出,可加知母、银花、连翘清热祛邪;热甚,重用石膏、枇杷叶、阿胶,清肺养阴,还可加桑白皮、玄参、生地等清肺养阴之品;若咳呛少痰,酌加贝母、全瓜蒌;若身热已减,口燥咽干,食欲不振,舌红少苔,证属肺胃阴伤,宜用《益胃汤》加苡仁、白术、山药、谷芽之类,益胃生津,补阳明之阴。若经及时治疗,肺热解、毒邪祛、气阴渐复,则筋脉得以濡养,痿弱肢体逐渐恢复,二便亦可通利。或是毒热邪盛,难以速去,气阴大伤,形体败坏,则可出现变证,表现为喘息气短,进而唇甲青紫,吞咽困难,言语不利,大汗淋漓,四肢厥冷,进而阴竭阳亡。变证的出现,是由于毒热之邪耗伤正气,气阴俱衰,由肺及肾,肺肾俱病。肾主水,肺为水之上源,肺津伤,不能下荫于肾,火邪伤肾,肾为火炽,肾阴亦涸,不能上济于肺,则肺脏更燥,即是所谓高源化绝。肺主气,肾为气之根,肺主出气,肾主纳气。肺气大伤,终必及肾,肾不纳气,有升无降,则喘促气急。肺朝百脉,肺佐心主治节,百脉亦有赖心肺推动,正常循环。肺气衰,血瘀脉阻,故唇甲青紫,吞咽困难,言语不利,是舌本不利。手太阴肺经脉抵舌,本主咽喉,足少阴肾脉挟舌本,手少阴心脉系舌本。津伤气弱,经脉不利,心肺肾俱损,故舌本为之病。气虚汗多,阴津更伤,阴竭阳亡,阳气虚脱转为寒证。治疗上,宜急予回阳固脱之剂。参附汤、生脉散之剂皆可选用。

方药举例:生石膏 30g(先煎)　　麦冬 15g　　　桑叶 20g　　炙桑皮 20g　党参30g
　　　　　东阿胶 15g(烊化兑服)　炒薏苡仁 30g　连翘 15g　　炙杏仁 10g　生甘草 10g
　　　　　炙枇杷叶 30g　　　炒火麻仁 30g(捣)　芦根 30g　　知母 15g　　海浮石 20g
　　　　　鱼腥草 30g　　　　青礞石 20g(先煎)　金石斛 15g

中药引子:生姜 5 片、红枣 20 枚、大米 50g、西瓜皮 50g(水煎服)。

加减:若症属口渴汗多明显者,加金银花 30g、连翘 20g 以清气分热;身热退净后食欲减退、口燥咽干甚者,可用益胃汤(北沙参、麦冬、生地黄、玉竹、冰糖)加薏米仁 30g、炒山药 30g、谷麦芽各 30g 以养胃生津、健脾开胃,加花粉 30g、炙百合 30g、芦根 30g 以滋阴润肺。

注意事项:脾胃虚弱及孕妇忌用。

**2. 湿热浸淫**

主证:肢体困重,甚则肿胀,痿软无力,麻木不仁,尤以双下肢为常见,或有发热,甚则喘息,呼吸困难,小便短赤热痛。

兼证:汗出,二便闭塞不通,吞咽困难。

舌脉:舌质红,苔黄腻,脉滑数。

证候分析:"伤于湿者,下先受之"。湿热浸淫,内蕴不清,肺受热乘则津伤,脾受湿淫而湿浊益盛。湿为阴邪,其性重浊,湿浊下沉,浸渍肌肤,故见肢体困重。湿热内停,阻碍气血津液流通,故肢体肿胀,麻木不仁。湿热郁蒸,浸淫筋脉,肢体筋脉弛纵不收,故软弱无力,久则可见肉痿筋消。

湿热交阻于营卫可见身热,壅滞于胸膈而气机不利则胸脘痞闷。湿热下注膀胱,致使气化失常,小便不利。舌苔黄腻,脉滑数等均为湿热内蕴的表现。

治法:清热利湿。

方药:加味二妙散加减。方中黄柏清热,苍术燥湿,萆薢、防己清利湿热,当归、牛膝养血通络。若肢体困重、肿胀,舌苔厚腻,为湿重,可加茯苓、滑石等淡渗之剂,还可加木通、苡仁、木瓜等利湿通络;兼有胸脘痞闷,为湿阻气机不畅,可加厚朴、藿香等理气化湿;夏秋之季,可加藿香、佩兰,芳香化湿。形体消瘦,心烦,舌边尖红,或中剥无苔,脉细数,为热邪偏重,热甚阴伤,阴虚夹有湿热,徒清热,则阴更伤,唯养阴则湿热益盛,宜于上方中去苍术之湿燥,酌加生地、麦冬等以养阴清热。若肢体麻木不仁,关节运动不利,舌质紫暗,脉涩,兼有瘀血阻滞,加红花、赤芍、丹参、木瓜、地龙等以活血通络;腰膝下肢发凉,为湿热之邪阻滞经脉,阳气不得温煦,宜去黄柏,加桂枝温通经脉,重者可用附子、肉桂。若经积极治疗后,湿去热清,则气血流畅,筋脉得养,病情渐痊愈。如果湿邪流注筋脉,重浊黏滞,不易速去,困扰脾土,中焦失于运化,则脾不举四肢,四肢痿弱日重,加之热灼阴伤,正气大衰,肺不主气,喘息气急,进而血脉瘀滞,阳气衰绝,为病热逆转,宜用益气回阳参附汤主之。

| 方药举例:炒黄柏20g | 怀牛膝30g | 炒苍术20g | 炒薏苡仁30g | 茯苓20g |
| --- | --- | --- | --- | --- |
| 姜半夏15g | 木瓜30g | 地龙10g | 滑石粉30g(包) | 生甘草15g |
| 防己10g | 龟胶15g(烊化兑服) | | 萆薢20g | 当归20g |

中药引子:生姜5片、红枣20枚、大米50g、西瓜皮50g(水煎服)。

加减:若症属湿盛伴胸脘痞闷、肢重且肿者,加姜厚朴15g、泽泻30g以理气化湿利水;长夏雨季,加藿香15g、佩兰15g以祛湿化湿;形体消瘦、自觉足跟热气上蒸、心烦且兼舌红或中剥、脉细数者,为热甚伤阴,可去苍术,加生地黄30g、麦冬15g以养阴清热;肢体麻木、关节运动不利且舌质紫、脉细涩者,为夹瘀之证,加赤芍30g、红花15g以活血通络。

注意事项:脾虚泄泻、胃薄少食者慎用。

### 3. 脾胃虚寒

主证:肢软无力,劳累后加重,或肌肉萎缩,逐渐加重,食少便溏,神疲乏力,面色不华。

兼证:痰涎壅盛,声音嘶哑。

舌脉:舌淡,苔薄白,脉细或重按无力。

证候分析:脾胃为后天之本,"食气入胃,散精于肝,淫气于筋,食气入胃,浊气归心,淫精于脉。"若脾胃虚弱,则气血化源不足,脉不得养,筋不得荣,初则肢软力弱,不耐劳作,久则脉萎筋消,肌肉瘦削。脾不健运,湿浊内停,清阳之气不升,故而食少便溏。神疲乏力,脉细,均由脾胃虚弱,气血生化不足引起。脾为生痰之源,脾虚痰浊内生,痰阻舌本,故可出现声哑。

治法:健脾益气,温中和胃。

方药:参苓白术散加减。方中党参、白术、山药、扁豆、莲肉均为健脾益气之品,茯苓、苡仁健脾利湿,砂仁、陈皮和胃理气。食少纳呆,加鸡内金,肢冷畏寒,加附子、干姜以温脾阳。若为病久体弱、气血两虚者,又宜加黄芪、当归、白芍补益气血。

如经治疗,脾胃阳气渐复,气血得以生化,筋脉肌肉得气血滋养,逐渐恢复正常功能,诸症悉除。若因饮食失节,寒温不适,喜怒忧思,劳役过度,则脾胃更虚,或因复感时邪,正气更伤,则痿弱益重,亦可累及肺肾,出现喘息气短,言语困难,此即李东垣所说,"如五脏胃气之病,则凡气短气夺而声哑喘急者,此肺脏之胃气败也。"终至五脏俱衰,多难救治。

方药举例:党参20g　　炒白术30g　　茯苓20g　　炒山药20g　　炒陈皮10g
炒薏苡仁30g　　炒砂仁10g　　酒当归20g　　制附片15g(先煎)
炙干姜6g　　炙甘草20g　　炙黄芪30g　　葛根30g　　制白刺果100g
醋柴胡15g　　炒砂仁10g(捣碎后煎)　　升麻6g

中药引子:生姜5片、红枣20枚、大米30g、红砂糖30g(水煎服)。

加减:若症属胸闷、舌苔厚者,加炒苍术20g、炒薏苡仁30g以理气除湿;口苦、舌红、苔黄腻者,加炒黄柏15g、茯苓20g、茵陈20g(后煎)以清热除湿;食少纳呆者,加炒谷麦芽各30g、焦三仙各10g以健脾开胃;多汗,加浮小麦30g、麻黄根10g以敛汗;视弱,加谷精草20g、沙苑子20g以清肝明目;腰酸软,加炒补骨脂15g、制仙灵脾30g以补肾温阳。

注意事项:阴虚热盛之证及孕妇忌用。

**4. 肝肾亏虚**

主证:起病缓慢,下肢痿软无力,腰背酸软,头晕目眩,耳鸣,遗精,或二便失禁,或筋惕肉𥆧,或吞咽呛咳,言语不清,或月经不调。

兼证:或见肢体肌肉萎缩,舌肌颤动。

舌脉:舌红少苔,或舌体瘦小,舌面少津,脉细数或沉细。

证候分析:先天不足,或后天失养,或房劳所伤,肝肾亏虚,肝血虚,血不养筋则筋痿,肾精亏虚,筋骨经脉皆不充养,因此渐而成痿。腰为肾之府,精髓不足,腰脊失养,故见腰膝酸软。肾主骨生髓,通于脑,肝肾不足,髓海空虚,因而头晕目眩,耳鸣不止。肾虚精关不固,则遗精。肾虚二便失司,膀胱失约,二便失禁自遗。若因肝肾不足,内风时起,则可见筋惕肉𥆧,正如《黄帝内经》所说:"肌肉蠕动,命曰微风。"冲任失养,则月经失调,吞咽呛嗽,言语不清,总因肝肾不足。舌红少苔,脉细数,均为肝肾不足,阴虚内热的表现。

治法:补益肝肾,滋阴清热。

方药:虎潜丸加减。方中虎骨、牛膝、强壮筋骨,锁阳温肾益精,当归、白芍养血柔肝,黄柏、知母、熟地、龟板滋阴清热。若面色萎黄,心悸气短,脉细弱者,酌加黄芪、党参、何首乌等以补气养血;若阴虚有热,宜去锁阳、干姜;若久病阴损及阳,肌肉萎缩,肢体发冷,时而冷汗出,小便清长,舌质淡暗,脉沉细或沉弦,此系命火不足,失于温煦,血络瘀阻而成,治宜壮肾阳,益筋骨,活血络,选用《验方》加味金刚丸为主方。方用巴戟天、杜仲、肉苁蓉、淫羊藿、菟丝子补肾阳强筋骨,制马前子、木瓜、牛膝、白芍养血柔肝,地龙、红花活血通络。病久,需常服,以丸药为宜。

方药举例:炙黄芪30g　　锁阳30g　　炒补骨脂20g　　炙仙灵脾30g
制附片10g(先煎)　　巴戟肉30g　　当归20g　　炒白芍20g
熟地20g　　怀牛膝20g　　炒黄柏15g　　炒白术30g
山萸肉20g　　炙五味子15g　　石菖蒲10g　　龟胶10g(烊化兑服)
鹿胶10g(烊化兑服)　　焦杜仲15g

中药引子:生姜 5 片、红枣 20 枚、蜂蜜 50g(水煎服)。

加减:若症属肾阳虚甚,加肉苁蓉 20g 以补肾壮阳,兼见面色萎黄、心悸,加党参 30g、鸡血藤 30g、酒当归 30g 以养血活血。

注意事项:阴虚阳亢、内热者及孕妇禁服。

痿证的治疗,除服药以外,配合针灸、推拿、按摩,适当进行功能练习,加强肢体的活动,对于促进功能恢复,防止肢体因萎废不用引起的挛缩变形是有帮助的。

综上所述,痿证是指肢体筋脉弛缓、软弱无力,甚则肌肉萎缩的一种病证。外因以温热、湿热之邪侵袭,而致津液耗伤,内因则以正气虚衰,或劳伤过度,久病气阴大伤,而致气血阴精亏损,其病变涉及肺、脾、胃、肝、肾等脏。临床辨证时,首先应当分清外感内伤,寒热虚实。凡是外受湿邪,邪热未退,病起急骤,肺热津伤以及湿热浸淫者,多属实证,治宜清热润燥,养肺生津,或清利湿热,以祛邪为先;凡因脾胃虚弱,肝肾不足,慢性起病,或急性病后,肢体痿弱不举,迁延日久,多属虚证,治宜健脾益气,补益肝肾;若因虚实夹杂,治宜扶正祛邪。总之,痿证的治疗,要结合病因,全面考虑,特别应该灵活运用"治痿独取阳明"这一治疗原则。

# 厥证临床体会

"厥证"又称"晕厥""郁冒""昏厥""薄厥"等,是以突然昏倒、不省人事、四肢厥冷、移时苏醒为主要临床表现的一种病证,可多次发作,苏醒后无失语、半身不遂、口眼㖞斜等后遗症。

## 一、病理探究

(1)气厥。由于忧思恼怒,突然遭受惊骇,情志过极,以致气机逆乱,上壅心胸,蒙蔽心窍,导致昏仆。若因平素体弱,正气虚衰,又遇悲恐,或劳累过度,或持久站立,致使阳气耗散,气虚下陷,以致清阳不升,清窍失养,造成突然昏仆,如《景岳全书》所说:"气厥之证有二,以气虚、气实皆能厥也。"

(2)血厥。平素肝阳偏亢,失于疏泄条达,适逢暴怒肝气上犯,以致血随气逆,壅塞于上,致使清窍不利,则昏仆厥逆,此即《素问·生气通天论》所说:"大怒则形气绝,而血菀于上,使人薄厥。"如因产后或其他原因引起失血过多,气随血脱,则引发昏厥,如《景岳全书》所云:"血厥之证有二,以血脱、血实皆能厥也。"

(3)痰厥。嗜好烟酒,常食肥甘之品,脾胃受损,失于运化,聚湿生痰,痰浊内蕴,或因久患咳喘,肺失宣降,津液不布,痰邪壅盛,偶因恼怒气逆,或复感时邪,引动顽痰,阻滞气机,上蒙清窍,突发昏厥。

(4)食厥。暴饮暴食,失于节制,转输不利,积滞内停,骤逢恼怒,气逆上冲,兼夹食积,填塞中脘,上下痞隔,气机受阻,清窍蒙塞,引起昏厥。

(5)暑厥。炎夏盛暑,久曝烈日之下,或处闷热之室,劳疫过久,感受暑邪,暑蒸汗出,伤阴耗气,津液伤脱,心窍失养,或暑热之邪,内传脏腑,扰动心神,闭阻清窍,卒然昏厥。

上述厥证之病因虽各不相同,气、血、痰、食、暑亦可兼夹为患,但其中仍以突然遭受强烈的精神刺激诱发致病比较突出。其主要病理变化在于气机突然逆乱,升降失常,气血失于濡养,阴阳之气不相顺接。厥发时,如能及时去除诱因,采取适当措施,气血恢复正常运行,则窍髓开,神清厥除。若邪盛正气不复,窍闭日久,则厥而不醒,预后不良。

## 二、辨证论治

### (一)辨证要点

引起厥证的病因,有气机逆乱、气郁血滞、痰邪壅盛、停食积滞、暑伤气阴等不同,但其基本病理变化不外二端:一是气机逆乱,夹痰夹食,血随气逆,壅阻于上,以致清窍暂闭;二是气血亏虚,清阳不升,血不上达,津不上济,以致精神失养。其证有虚、实不同。正如《证治汇补·厥证》所云:"厥而口噤牙闭者,实厥也;厥而口张自汗者,虚厥也。"临床可以据此加以分辨。了解发病的诱因在辨证中十分重要,气虚而厥者,多见平素体质虚弱,厥前常有过度疲劳、睡眠不足、饥饿受寒等诱因;血厥虚证,则与失血有关,常发生于大出血,月经过多而产生。气厥、血厥虚证,均可见到面色不华,四肢逆冷等症。气厥、血厥实证,病者多形体壮实,发作也常与精神刺激密切相关。痰厥,多发于恣食肥甘,体丰湿盛之人,咳喘亦可为发病诱因;暑厥,多在夏季发病,久曝烈日之下,或高温闷室之内最易发病;食厥,多发生在暴饮暴食之后,但比较少见。因此,了解病史,均有助于辨证。

厥证多突然起病,且具有暂时的意识障碍,有时也可表现为突然仆地,应与昏迷、中风、痫证相鉴别。虽然厥证可突发昏迷,但多因其他疾病引起,除意识障碍外,还有其他引起昏迷的病因,可以借此加以鉴别。若发生意识障碍的时间较长,短时间内不易苏醒,则病情较重。中风,为突然昏仆,且昏迷时间较长,多伴有半身不遂、口舌歪斜、言语不利等特定的临床表现,据此可资分辨。痫证,除突然昏仆外,常伴有嚎叫、口吐涎沫、四肢抽搐、持续时间极短及可有二便自遗等症状,醒后如常人,常反复发作,每次发作症状相似,多无明显诱因。

对于厥证的治疗,其步骤有二:其一,在厥证发作时,应在现场进行急救,可先针刺或按压人中,促其苏醒;其二,可用搐鼻散取嚏,如不嚏或嚏后仍不能苏醒者,灌服苏合香丸或玉枢丹,开窍醒神。若见气微息弱,张口自汗,肤冷肢凉,脉沉细数,为气血不足的虚厥,可急用参附汤以回阳固脱;若症见气阴两伤,面白气微,脉微细数,宜用生脉散益气救阴。苏醒之后,则可按气、血、痰、食、暑诸厥进行辨治调理,防止复发。各证在治疗中,对于虚证,应补益气血,特别是注意温阳补气,阳气充足,则厥逆自除。对于实证,无论夹痰、夹食、瘀血积滞,均应疏畅气机,调和肝脾,平冲降逆。若气机畅达,壅滞得散,则清窍开灵,神清厥除。

### (二)分型论治

#### 1. 气厥

(1)实证

主证:情绪激动,或郁闷不乐,或觉胸前堵闷,四肢发麻,突然昏倒,人事不知,牙关紧闭,两手握拳,呼吸急促。

兼证:或见四肢厥冷。

舌脉:舌苔薄白,脉伏或沉弦。

证候分析:忧思恼怒,情志相激,肝失条达,郁闷不舒。思则气结,怒则气逆,惊则气乱,气机逆乱,上心壅胸,故见胸闷、清窍阻塞、心神不明,因而突然昏倒,不省人事,口噤不开,两手握拳。肝气上逆,闭郁胸中,肺气不宣,则呼吸急促;气闭于内,不能外达,则肢体麻木,四肢厥冷。脉伏为阳气闭郁于内,沉弦为肝气郁滞。

治法:理气开郁。

方药:五磨饮子加减。方中沉香、乌药降气调肝,槟榔、枳实、木香行气开郁,亦可加入白豆蔻、檀香、藿香之类以理气开郁。若肝阳上亢,症见头晕而痛,心烦易怒,可加入钩藤、菊花、石决明、磁石等药以平肝潜阳;若醒后食欲不振,可加茯苓、白术健脾利湿;若醒后悲伤欲哭,或哭笑无常,睡眠不宁者,可加茯神、远志、酸枣仁、生牡蛎等药以安神定志;若两胁胀满,喜长叹息,加郁金、香附疏肝理气,白芍养血柔肝;若痰声辘辘,痰多气塞者,可加胆星、浙贝母、橘红、竹沥等药以涤痰清热。

精神刺激常可导致本证反复发作,平素可服逍遥散以理气解郁,调和肝脾,防止复发。

方药举例:

| | | | |
|---|---|---|---|
| 沉香 10g(后煎) | 台乌 10g | 郁金 20g | 炒枳壳 20g |
| 煨木香 6g(后煎) | 石决明 30g(先煎) | 茯神 20g | 炒白术 30g |
| 石菖蒲 15g | 姜半夏 10g | 当归 20g | 姜厚朴 15g |
| 炒枳实 10g | 佛手 10g | 制白刺果 100g | |

中药引子:生姜 5 片、红枣 20 枚、白萝卜 30g、大米 30g(水煎服)。

加减:若症属胃气虚寒、呃逆不已、胸痞脉迟者,加丁香 5g、柿蒂 10g、人参 10g(另煎);心下痞硬、噫气不除者,加代赭石 30g(先煎)、旋覆花 10g(包煎)。

注意事项:阴虚火旺、气虚下陷者及孕妇慎用。

(2)虚证

主证:头晕目眩,心慌气短,突然昏仆,呼吸微弱,面色苍白,汗出肢冷。

兼证:或见小便自遗。

舌脉:舌质淡,苔薄白,脉沉微。

证候分析:由于素体虚弱,气血不充,复因悲恐过度,或站立过久,"悲则气消""恐则气下""劳则气耗",一时中气下陷,气机不相顺接,因而眩晕昏仆;中气不足,则心慌气短,气陷于下;血不上潮,则面色苍白;气息低微,亦为中气不足的表现;阳气虚衰,不能敷布于外,则见肢体不温;气虚则腠理不固,津液外泄,则汗出不止。舌质淡,脉沉微,皆为正气不足的表现。

治法:益气回阳。

方药:四味回阳饮加减。方中以人参大补元气,炮附子、炮干姜回阳救逆,甘草和中。若表虚自汗,可加黄芪、白术以益气固表;汗出不止者,加龙骨、牡蛎、浮小麦等以固涩敛汗;若食少纳呆,可加白术、茯苓、陈皮、半夏等健脾利湿和胃之品;若见心慌气短,心悸不宁,加白芍、当归、酸枣仁等养心安神,加远志、茯神、生牡蛎以安神定志。另外,在排尿时发生晕厥,亦为气虚所致,如《石室秘录》所说:"人有小解之时,忽然昏眩而倒者,亦阴阳之气脱也。"拟有逢土丹,用人参、附子、白术、菖蒲、半夏、生枣仁等药治疗。

本证亦有反复发作的,因此平时必须注意调养,可经常服用香砂六君子丸或参苓白术丸等健脾益气之品,可以调理气血,增强体质。勿过劳,调情志也是防止复发的重要环节。

方药举例:人参 10g　　制附片 10g(先煎)　　炙黄芪 30g　　茯苓 20g　　炒白术 30g

广陈皮 10g　　酒白芍 30g　　当归 20g　　郁金 20g　　龙骨 30g(先煎)

山萸肉 30g　　牡蛎 30g(先煎)　　肉桂 6g　　炮干姜 6g　　制白刺果 100g

炒山药 20g　　炙甘草 10g

中药引子:生姜 5 片、红枣 20 枚、红砂糖 30g、大米 30g(水煎服)。

加减:若症属脾胃虚弱、食少便溏、形体消瘦者,加炒莲子肉 20g、炒薏苡仁 30g、炒砂仁 10g(后煎)、炒扁豆 30g、桔梗 10g;少气懒言、体倦肢软、面色无华者,加鸡血藤 30g、酒当归 30g、升麻 6g、炙柴胡 10g。

注意事项:阴虚及热证、孕妇忌用,反半夏、白蔹、瓜蒌、白芨、诸贝母、藜芦等。

2. 血厥

(1)实证

主证:突然昏倒,不省人事,牙关紧闭,面红目赤。

兼证:平时急躁易怒,醒后头昏头痛。

舌脉:舌质红、脉象多弦。

证候分析:肝为风木之脏,其性刚,主升主动。暴怒伤肝,怒则气上,气机逆乱,血随气升,并走于上,扰乱神明,闭塞清窍,因而突发昏厥,不省人事。面红目赤、舌质红、头晕头痛皆是气逆上窜、血菀于上的表现。急躁易怒,乃肝气失于条达的表现。

治法:理气活血。

方药:通瘀煎加减。方中以归尾、红花、山楂活血散瘀,乌药、香附、木香、青皮理气开郁。若肝阳亢盛,头晕头痛者,可加钩藤、菊花、珍珠母等平肝潜阳,加白芍、枸杞子、生地以育阴,加牛膝引血下行;若急躁易怒,少寐多梦,可加钩藤、石决明、龙胆草、丹皮等平肝泄热之品,加郁金、薄荷疏肝理气,加酸枣仁、远志等养心安神。

此证尤应注意,若反复发作,以致气血难于平和,也可一厥不醒,终成危候。另有心痛骤发,四肢逆冷,进而昏厥者,可先用苏合香丸灌服,以开闭塞之窍,之后可按心痛辨证治疗。

方药举例:酒当归 30g　　炒白芍 20g　　草红花 10g　　天麻 10g　　乌药 10g

熟地 20g　　炙香附 20g　　杭菊花 10g　　炒青皮 10g　　郁金 10g

怀牛膝 20g　　东阿胶 10g(烊化兑服)　　鸡血藤 30g　　炒砂仁 10g(后煎)

川芎 30g　　制首乌 30g　　苏木 15g　　制白刺果 100g

中药引子:生姜 5 片、红枣 20 枚、红砂糖 30g、大米 30g(水煎服)。

加减:若症属由于铅中毒贫血者,加黑枣 30g、海藻 30g;肢体倦怠、畏寒肢冷、舌体胖大者,加制附子 15g(先煎);气虚汗多者,加人参 10g(另煎)、黄芪 50g、浮小麦 30g。

注意事项:月经量过多者及孕妇忌服。

（2）虚证

主证：头晕眼花，或眼前发黑，眩晕耳鸣，昏厥无知，面色苍白，口唇不华，目陷口张，自汗肤冷，气息低微。

兼证：或四肢震颤，或心悸失眠。

舌脉：舌质淡，脉芤或细数无力。

证候分析：平素气血两亏，如因外伤失血或崩漏不止，或其他疾病引起出血，则阴血更虚，血虚不能上承养目，则头昏眼花，眼前发黑。昏厥发作乃因清窍失养，血脉不充则面色苍白，口唇无华；阴血内衰，阳气亦虚，正气不固，因而目陷口张，自汗肤冷，气息低微，气血不能达于四肢，筋失所养，血虚生风，故见四肢震颤；血不养心，则心悸，心神不宁，则失眠。舌质淡，脉细数无力是阴血虚衰的表现。

治法：益气养血。

方药：急用独参汤灌服，继用人参养营汤。方中人参、黄芪益气摄血，白术、茯苓、甘草健脾补中，当归、熟地养血，白芍、五味子敛阴，肉桂温阳。若出血不止，当酌加止血药；崩漏者，加茜草根、丹皮、侧柏叶；冲任虚寒者，加炮姜、艾叶；咯血、吐血者，加白芍、仙鹤草、白茅根；外伤出血，加三七等；若见自汗身冷，呼吸微弱者，加附子、干姜等温阳之品；心悸不眠者，加龙眼肉、酸枣仁、柏子仁等养心安神；若口干少津，加麦冬、石斛、北沙参等养胃生津。

有看见血迹后，即觉头晕心慌，站立不稳，肢冷汗出，发生昏厥者，亦为气血两虚，可参照本证进行治疗。

方药举例：红参 10g（另煎）　炙黄芪 50g　　炒白术 30g　　茯苓 30g　　炙甘草 10g

　　　　　酒当归 20g　　　　熟地 30g　　　酒白芍 20g　　炙五味子 10g　丹皮 10g

　　　　　炒茜草 10g　　　　炒酸枣仁 30g（捣）　麦冬 10g　　元肉 10g　　炙远志 10g

　　　　　绞股蓝 10g　　　　夜交藤 30g

中药引子：生姜 5 片、红枣 20 枚、红砂糖 30g（水煎服）。

加减：若症属耳鸣、面色无华者，加制首乌 20g；失眠多梦、肌肉震颤者，加合欢花 20g；食欲不振者，加焦三仙各 15g、炒鸡内金 30g；腹胀者，加制白刺果 100g、炒砂仁 10g（捣）。

注意事项：反藜芦、不虚者及孕妇禁用。

3. 痰厥

主证：眩晕，或咳喘气急突然昏厥，喉中痰鸣，或呕吐涎沫，呼吸气粗。

兼证：胸闷纳呆。

舌脉：舌苔白腻，脉象沉滑。

证候分析：由于平素饮食不节或久咳之人，脾肺俱伤，湿浊内聚，痰邪内蕴，复因恼怒气逆或外感六淫之气，引动痰邪，痰随气升，上闭心窍，故突然眩晕昏厥。痰阻气道，痰气相击，故而喉中痰鸣，或呕吐涎沫；痰浊阻滞，气机不利，则胸闷气粗；痰湿困脾，脾失健运则纳呆；痰浊中阻，清阳不升，则可头晕。舌苔白腻，脉象沉滑，均为痰浊内阻的征象。

治法：行气豁痰。

方药：导痰汤加减。方中半夏、胆南星燥湿化痰，陈皮理气燥湿，和中化痰，茯苓渗湿，枳实下气降逆。若痰气壅盛咳喘者,加杏仁、白芥子以降气化痰;头晕甚者,加天麻;食欲不振,加白术健脾;胸闷,加苏梗、桔梗疏理气机;若兼有外感表证,酌加荆芥、薄荷、银花、连翘等以散风解毒;若痰浊内阻,郁而化热,症见口干便秘,舌苔黄腻,脉滑数者,可加全瓜蒌、黄芩、栀子、竹茹等清化痰热之品,或用濛石滚痰丸以豁痰清热降火。

方药举例:姜半夏10g　胆南星10g　陈皮15g　茯苓30g　炒枳壳20g
炙苏子10g　炙杏仁10g　炒白术30g　炒薏苡仁30g　桔梗10g
橘红10g　制白刺果100g　炒山楂30g　焦三仙各10g

中药引子:生姜5片、红枣20枚、白萝卜50g、大米30g(水煎服)。

加减:若症属质热内结者,加瓜蒌30g;胸闷痞满、恶性呕吐者,加姜竹茹10g、炒陈皮10g;实热老痰、癫狂惊悸、怔忡昏迷者,加熟军10g、黄芩30g、青礞石30g。

注意事项:津伤口渴者及气虚肠滑者忌用。

### 4. 食厥

主证:暴饮暴食,脘腹胀痛,呕恶吞酸,突然昏厥。

兼证:肢冷汗出,头晕。

舌脉:舌苔厚腻,脉滑。

证候分析:由于暴饮多食,损伤脾胃,食积不化,填塞中脘,脾气不升,胃气不降,复遇恼怒气逆于上,气与食并,壅塞于上,则清窍不利,故突发昏厥。胃腑浊气上泛,故呕恶吞酸;食滞停积于中焦,则脘腹胀满。苔厚腻,脉滑,均为食滞不消,浊气不降的表现。

治法:消食和中。

方药:昏厥如发生在食后不久,可先用盐汤探吐,以祛食积,继以神术散合保和丸加减治疗。方中以山楂、神曲、莱菔子消食化积,以藿香、苍术、厚朴、砂仁等理气和胃,以半夏、茯苓健脾和胃化湿。若呕恶,加黄芩、竹茹;如腹胀而大便不通者,可用小承气汤导滞下行。

本证小儿为多,成人多见过食之后,复因恼怒引发,因此,此证重在预防,尤其是脾胃虚弱者,更应注意不要贪食,食后避免情志过极。

方药举例:炒苍术20g　炒陈皮15g　姜厚朴15g　炒砂仁10g(捣后煎)
炒山楂30g　炒神曲20g　炒莱菔子20g　姜半夏15g　茯苓30g
姜竹茹10g　炒白术30g　煨生姜10g　炙香附子20g　姜厚朴20g
炒麦芽30g　制白刺果100g

中药引子:生姜5片、红枣20枚、白萝卜50g、大米30g(水煎服)。

加减:若症属脘腹痞满胀痛者,加炒枳实15g、炒砂仁10g、炒葛根20g;嗳腐吞酸、恶食吐逆者,加炒吴萸6g、海蛸20g、良姜10g。酒食陈腐之积者,加炒莱菔子30g、炒鸡内金30g;大便溏薄者,加炒山药30g、炮肉豆蔻10g(去油)。

注意事项:凡脾虚恶食、胃弱无积滞者忌用。

### 5. 暑厥

主证:头晕头痛,胸闷乏力,身热口渴,面色潮红,继而昏厥,不省人事。

兼证:或烦躁谵妄,四肢抽搐。

舌脉:舌红而干,脉洪数或细数。

证候分析:由于感受暑邪,暑热内袭,热郁气逆,故见头晕头痛;暑热内闭,蒙塞清窍,则卒然昏厥。扰动神明,则神志昏乱,甚至谵妄,胸闷身热,面色潮红,均为暑热内蒸的表现。热蒸汗出,气阴两伤,口渴乏力,舌红而干,脉洪或细数,均为暑热内盛,气阴两伤的表现。

治法:清暑益气,开窍醒神。

方药:昏厥时应予牛黄清心丸或紫雪丹以凉开水调服,治以清心开窍醒神为主。继用白虎加入人参汤或清暑益气汤加减,以祛暑生热、益气生津。方中以生石膏、知母、荷梗、竹叶、西瓜皮清热解暑,以西洋参、人参、麦冬、石斛、甘草等益气生津。若因暑邪煎迫,热蒸汗出,津液外泄,气随汗脱,多汗无力,四肢逆冷,面色苍白,心悸口渴,为气阴大伤,宜益气生津,固表止汗,方用参附龙牡汤。方中人参补气,附子回阳,龙骨、牡蛎敛汗摄阴,可加麦冬、石斛养阴生津,知母、西瓜皮清暑解热。若暑热内闭,热灼阴伤,肝风内动,昏厥不醒,四肢抽搐者,治宜清热解暑,凉肝熄风。方用羚羊钩藤汤加减。方中羚羊角(可山羊角替代剂量加大)、钩藤、桑叶、菊花清热凉肝,熄风解痉,生地、白芍、甘草凉血清热,缓解挛急,川贝、茯神、竹茹清热化痰,亦可加西瓜皮、荷叶、知母等清热解暑之品。若因暴受秽浊之气,内闭清窍,气机不利,症见突然昏厥,不省人事,口噤不开,手足厥冷,面色晦暗,脘腹胀满,二便闭塞不通,宜用苏合香丸或玉枢丹辟秽开窍。

方药举例:

| 金银花 30g | 生石膏 30g | 知母 10g | 荷梗 20g | 竹叶 6g |
|---|---|---|---|---|
| 西瓜翠衣 50g | 姜竹茹 10g | 杭菊花 10g | 麦冬 10g | 生甘草 10g |
| 制白刺果 100g | 菊花 10g | 桑叶 20g | 炒枸杞子 20g | 炙枇杷叶 20g |

中药引子:生姜 5 片、红枣 20 枚、鲜白萝卜 50g、冬果梨 1 只(切片)(水煎服)。

加减:若症属身热烦渴者,加滑石 30g;复感于寒发热头痛者,加香薷 10g;气津两伤、身热汗多者,加知母 20g、西洋参 10g、竹叶 6g。

注意事项:脾虚便溏者不宜用。

厥证多为急性发作,及时救治十分重要。当发现病人昏厥发作而跌倒时,应让其平卧,迅速解开患者衣领,注意保持呼吸道通畅。当发现病人痰多时,应吸痰,以免痰液阻塞,气道不利,还应检查头颅及四肢有无外伤,以便作适当处理。当患者开始清醒时,不要急于坐起,更不要立即站起,应再平卧几分钟,然后徐徐坐起,最后缓缓站起,否则昏厥可再发作。这是因为昏厥之后,阴阳之气尚未完全顺接,气血不周,如果过于活动,则正气难复,易于复厥。本病发作之前常有先兆,当有头晕眼花、出冷汗、心慌及面色苍白等前驱症状时,应立即嘱其取平卧位,以避免伤害性跌倒。对于平素体质虚弱、病后或老年气血亏虚者,应注意避免过度疲劳,不要站立过久,在变换体位时,动作宜慢,不可过急,以免诱发昏厥。情志所伤,常为本病的重要原因,平素肝气不舒,肝阳偏亢而失于调理者,更应注意戒郁怒、节忧思,避免情志相激而致病发。对于体肥痰多之人,应节饮食、戒烟酒,保护脾胃,以免痰湿内生。偶然发病者,苏醒后,要注意调理,避免再发。经常反复发作者,要找出病因,予以治疗。总之,厥证因其可复发,预防调理尤为重要。

综上所述,厥证一般以气、血、痰、食、暑"五厥"进行分证。其病有虚、实。气厥虚证,多见于元气素虚之人,常因惊恐、过劳、饥饿、失眠等原因诱发。血厥虚证,多见于失血之人,阴血衰少,血虚不能上荣,治宜补气养血。昏厥虚证,总因气血虚亏,清窍一时失养,神明失用,心不能主所致,常因精神刺激引起发病,可反复发作,苏醒后亦可有哭笑无常等情志变化。血厥实证,除肝气上逆外,还见血随气升,冲逆于上,平时多有阴阳失调,肝阳亢盛的表现,治宜理气活血。二者之实证又有相似之处。常因情志引发,发病时均见突然昏厥、牙关紧闭、脉弦等。其病机总因气机逆乱、壅塞清窍、一时窍闭、心主不明所致。暑厥发病有明显的季节性,多因烈日下暴晒过久,或久处高温之下,其证亦有暴热内闭和暑伤气阴之不同,治疗上尤应注意,前者宜清暑益气,开窍醒神,后者则应益气养阴、回阳固脱。痰厥乃痰气互阻、上蒙清窍所致,治宜行气豁痰。食厥多由暴饮暴食,复加情志相激、食积于内、气逆于上、食气相并、气机痞隔而成,治宜消导化滞。昏厥发作之前常有先兆,当出现先兆症状时,应当采取措施,避免跌倒。平时应注意调情志、养气血,以防复发。

# 第六章 风湿疾病

## 痹证临床体会

"痹"者闭也,有"阻闭不适"之意。痹证是由于风、寒、湿、热等外邪侵袭人体,闭阻经络,气血运行不畅所导致的,以肌肉、筋骨、关节发生酸痛、麻木、重着、屈伸不利,甚或关节肿大灼热等为主要临床表现的病症。

### 一、病理探究

痹证的发生主要由于正气不足,感受风、寒、湿、热之邪,痹阻于肌肉筋骨经络之间,引起气血运行不畅所致。常见的发病机理如下:

(1)内因:正气不足,腠理疏松,营卫不固,外邪乘虚入侵。正气不足与素体虚弱、缺少锻炼、劳逸不当,或经期产后体虚等有关。正如《灵枢》所云:"粗理而肉不坚者,善病痹。"《济生方·痹》亦云:"皆因体虚,腠理空疏,受风寒湿气而成痹也。"故痹证是由体虚而感受外邪所致。

(2)外因:风寒湿热诸邪自外而入,邪气痹阻于肌肉经络筋骨之间。外邪入侵人体,有多种原因,诸如气候变化无常、寒暖不调、环境不适等。若气候严寒,或起居不慎,当风受寒,则易致风寒外袭;若久处湿地,冒雨涉水,则易致湿邪外侵;若感受风热,与湿相合,则易致风湿热邪入侵。正如《素问·痹论》所云:"风寒湿三气杂至,合而为痹也。"

正气不足、外邪侵袭是痹证病因,其中外邪入侵是外因,是条件;正气不足是内因,是基础。当素体虚弱、正气不足、腠理不密、卫外不固时,极易感受外邪侵袭,且在感受风、寒、湿、热之邪后,易使肌肉、关节、经络闭阻而形成痹证。由于人体素质不同,感邪各异,故所患痹证的性质、证候各有不同,素体阳虚者,易感受风寒湿邪,而发为风寒湿痹;素体阳气偏盛,或阴虚阳亢之体,常内有蕴热,易感受风湿热邪,而发为风湿热痹;即便是感受了风寒湿邪,也常常是寒邪从阳化热,而呈现一派热盛证候。

痹证日久,容易出现以下四种病理变化:一是风寒湿痹缠绵不愈,邪留经络,郁而化热,或风寒湿痹用辛燥药物治疗,亦可化热伤阴,致使临床表现为类似风湿热痹的证候,但与初发病即风湿热痹有所不同;二是风寒湿痹或风湿热痹经久不愈,邪气壅阻,气血凝塞,瘀血痰浊,阻闭经络,出现皮肤瘀斑、皮下及关节周围结节、关节肿大、畸形及屈伸不利等症状,尤其是身体虚弱,重复感邪之后,寒邪深侵入骨,每致关节变形,病重迁延;三是病久致使气血伤耗,肝肾亏虚,因而呈现不同程度的气血亏虚、肝肾不足的证候;四是痹证不愈,复感于邪,病邪由经络而病及脏腑,出现脏腑痹的证候,其中以心痹较为常见。总之,初病者病在表,邪实为主,久病屡发者病渐入里,正虚邪恋,虚实夹杂。

## 二、辨证论治

### (一)辨治要点

(1)辨清风寒湿痹与风湿热痹的不同。风湿热痹以关节红肿灼热疼痛为特点,风寒湿痹则无局部红肿灼热。

(2)分辨风、寒、湿邪的多少。如风邪偏胜,则关节酸痛游走不定;如寒邪偏胜,则关节痛有定处,疼痛剧烈;如湿邪偏胜,则肢体疼痛重着,肌肤不仁。

(3)辨虚实。初病邪气盛,属实证;久病正虚邪恋,虚实夹杂。

(4)治疗痹证,新病以祛邪为主,常用祛风、散寒、除湿、清热等法,佐以通经活络;虚人罹患痹证,或久痹正虚,应予正邪兼顾,酌情选用健脾、补肾、养肝、补血等法;若挟痰浊瘀血,辅以化痰软坚,活血祛瘀。

### (二)分型论治

#### 1. 风寒湿痹

(1)行痹

主证:肢体关节疼痛,游走不定。

兼证:肢体关节重着、肿胀、麻木和屈伸不利,或自觉患处冒风,或见恶风发热等表证。

舌脉:舌质正常,舌苔薄白,脉象多浮。

分析:关节疼痛、屈伸不利为风寒湿痹的共同症状。由于风寒湿邪闭阻经络、肌肉、筋骨,使气血运行不畅,因而导致疼痛。其以风邪偏胜者为行痹,或称风痹,风为阳邪,善行而数变,故行痹的疼痛特点是痛处游走不定,时而上肢,时而下肢,时而大关节,又时而小关节,走窜于经络、肌肉、筋骨之间;因"风胜者阳受之",邪袭肌表,卫气失于宣畅,故病人自觉冒风,或见恶风发热等表证,又兼感湿邪,故见肢体关节麻木、重着、肿胀;因邪入尚浅,阳气浮越,正气外充,此抵抗外邪,故脉浮,而舌质舌苔无明显改变。

治法:祛风通络,散寒除湿,佐以养血活血。

方药:防风汤加减。本方有祛风散寒除湿之功。方中以防风、秦艽祛风胜湿,以麻黄、肉桂(桂枝)散寒温经,以茯苓健脾除湿,以姜、枣、甘草和中调营,以当归养血活血、通络止痛,以葛根解肌,对项背疼痛尤效。其中黄芩一药,对无热象者应减掉,可加羌活、独活以增散风之力,可加赤芍、白芍,与当归配伍以养血活血。古有"治风先治血,血行风自灭"之说,故治疗风痹,养血活血是关键。

方药举例:防风 20g    秦艽 10g    羌活 10g    独活 10g    桂枝 20g    炙麻黄 6g

白刺果 100g    茯苓 20g    当归 20g    赤芍 20g    炙甘草 10g    威灵仙 20g

赤小豆 30g    炙苍术 20g    薏苡仁 30g    制老鹳草 20g    制白刺果 100g

制千年健 20g　制追地风 20g

中药引子:生姜 5 片、红枣 20 枚、红砂糖 50g、黄酒 50g(水煎服)。

加减:若症属腰背酸痛者,加杜仲 15g、续断 20g、桑寄生 20g、巴戟天 20g 以温肾阳、祛风湿。关节肿大、苔薄黄者,有化热之象,以桂枝芍药知母汤加减。

注意事项:血虚痉急而无风寒实邪者禁用。

(2)痛痹

主证:肢体关节疼痛较剧,痛有定处,得热痛减,遇寒痛增。

兼证:痛处皮色不红,触之不热,或自觉怕冷,患处冰凉,或关节屈伸不利。

舌脉:舌质正常,舌苔薄白,或白润;脉象弦紧。

分析:感受风寒湿邪,以寒邪偏胜者为痛痹,或称寒痹。因寒为阴邪,性凝滞,故阳气不行,阴血凝涩,脉滞不通,不通则痛;又因“寒胜者阴受之”,阴寒之气,客于肌肉、筋骨,邪入较深,气血凝滞程度较重,故疼痛较剧,痛处固定。得温则寒邪散,气血较为流畅;遇冷则寒更凝,血行凝涩,故患者喜暖恶寒,得热痛减,遇寒痛增。局部皮色不变,触之不热,或自觉怕冷,患处冰凉,均是依感受寒邪的轻重而出现的临床表现。寒主收引,寒盛痛甚,故关节屈伸不利。舌苔薄白为寒象,白腻为寒邪挟湿。弦脉主痛,为气血壅迫,经脉运行受阻之征,故寒凝经脉而脉弦,寒盛痛剧而脉弦紧。

治法:温经散寒,祛风除湿。

方药:乌头汤加减。本方重在祛寒。原方煎法是川乌 5 枚(细切,以蜜 2L,煎取 1L,即出乌头),另煎麻黄、芍药、黄芪、甘草四味(以水 3L,煮取 1L,去渣),以乌头纳蜜兑入再煎片刻即成。先服 0.7L,再服可酌情服 1L。方中乌头、麻黄温经散寒,且乌头能搜风湿、定剧痛,黄芪能益气固表、利血通痹,以防汗出表虚,芍药、甘草能缓急止痛;若寒邪盛,加桂枝、细辛,因桂枝能温通经络、祛风寒湿邪,细辛能辛温走窜、旁达百骸,内宣络脉而疏百节,外行孔窍而达肌肤。若痛痹经久不愈,可酌加补骨脂、淫羊藿、肉苁蓉等助阳补肾之品。

方药举例:制川乌 10g(先煎)　麻黄 6g　　　桂枝 20g　　　黄芪 30g　　　赤芍 20g

炙甘草 10g　　　　细辛 5g　　　制乳没各 10g　　络石藤 30g　　酒当归 20g

炒白芍 30g　　　　炙元胡 20g　　炙苍术 30g　　　炒薏苡仁 50g

制青风藤 30g　　　追地风 20g　　海桐皮 30g　　　制白刺果 100g

中药引子:生姜 5 片、大枣 20 枚、黄酒 50ml、红砂糖 50g、大米 50g(水煎服)。

加减:若症属关节冷痛剧烈、拘急难伸者,加炙附子 15g(先煎)、炙干姜 6g、当归 20g 以温经散寒止痛。

注意事项:不宜与半夏、全瓜蒌、天花粉、诸贝母、白蔹、白芨同用,孕妇禁用。

(3)着痹

主证:肢体关节疼痛,重着,痛有定处。

兼证:伴局部肿胀,濡湿,或肌肤麻木不仁,或局部、全身汗出。

舌脉:舌苔白,或白腻,或水滑;脉象濡缓。

分析:感受风寒湿邪,而以湿邪偏胜者为着痹,或称湿痹。因湿为阴邪,重浊黏滞,故湿邪外侵肌表,营卫不和,则肢体关节疼痛沉重,痛处不移。湿性濡渍,其性类水,故患处肿胀,濡湿。若湿邪盛,可见局部或全身汗出,此即《黄帝内经》所谓:"其多汗而濡者,此其逢湿甚也。阳气少,阴气盛,两气相感,故汗出而濡也。"若湿邪留滞经络关节,阳气不布,则肌肤麻木不仁。舌苔白、白腻,或水滑,脉濡缓均为湿邪偏盛之象。

治法:除湿通络,祛风散寒。

方药:薏苡仁汤加减。本方重在除湿,兼能祛风散寒。方中薏苡仁健脾渗湿,缓解筋脉拘挛,为治疗着痹之要药,苍术燥湿健脾、祛风湿,兼能发汗,用于风寒湿痹兼外感者尤宜,羌活、独活、防风祛风胜湿,川乌、桂枝、麻黄温经散寒通络,当归、川芎养血活血,生姜、甘草调胃和中。诸药合用能有健脾除湿、祛风散寒之功。若局部肿胀,濡湿加威灵仙、防己、萆薢、蚕沙以增强祛风除湿;若肌肤麻木不仁,或汗出加生黄芪、白术以益气固表;若湿邪困脾,伤及中土,除将薏苡仁炒用,或生炒并用外加茯苓、白术以健脾胜湿。风胜者,重用羌活、独活、防风,酌加白花蛇(可乌梢蛇替代)、虎骨(可用狗骨替代剂量加大);重用炙麻黄、桂枝、制川乌,酌加细辛、制附子。

方药举例:生薏苡仁 30g　炒苍术 20g　羌活 10g　　制独活 20g　威灵仙 20g

　　　　　防风 20g　　防己 10g　　制川乌 10g(先煎)　炙麻黄 6g　　桂枝 20g

　　　　　酒当归 20g　川芎 20g　　制白刺果 100g　　海风藤 30g　甘草 10g

　　　　　忍冬藤 30g　制海桐皮 30g　制千年健 20g

中药引子:生姜 5 片、大枣 20 枚、黄酒 50ml、大米 50g、蜂蜜 50g(水煎服)。

加减:若症属关节肿胀明显,加萆薢 15g 以祛风除湿;肌肤麻木不仁,加海桐皮、豨莶草各 30g 以祛风通痹;小便不利,浮肿,加车前子 20g(包煎)、泽泻 20g、茯苓 30g 以利尿渗湿;痰湿盛,加姜半夏 10g、胆南星 6g 以燥湿化痰。

注意事项:本方辛散走串药,气血虚弱慎用,孕妇禁用。

**2. 风湿热痹**

主证:肢体关节疼痛,局部灼热红肿,得冷则舒,痛不可及。

兼证:痛处游走不定,关节屈伸不利,或皮肤红斑,时隐时现,或四肢皮下、关节周围出现痰核流注,大小不等,初始色鲜红,渐转暗红,多伴发热、恶风、汗出、口渴、烦躁等全身症状。

舌脉:舌苔黄,或黄燥,脉滑数。

分析:外感风湿热邪,邪袭肌腠,阻滞经络、关节,气血不通,而成风湿热痹,或患者素体阳盛,内有蕴热,或久病阴伤,虚热内生,复感风寒湿邪,感邪之后,极易从阳化热,而致湿热郁蒸经络,发为风湿热痹,亦有因风寒湿痹日久不愈,过用辛燥药物治疗,逐渐化热而呈风湿热痹为主要临床表现。因热为阳邪,其性属火,湿热交蒸,壅于经络、关节,气血郁滞不通,故关节疼痛,不能屈伸,局部红肿灼热。若邪热在表,可伴发热、恶风等表证;若邪热里盛,可伴壮热不解、汗出、口渴、烦躁等全身症状。苔黄,或黄燥,脉滑数均为热盛之象。

由于风湿热痹发病较急,全身症状明显,邪气极易内舍脏腑,故病情常常多变。

治法:清热通络,祛风除湿。

方药:白虎加桂枝汤合二妙丸加减。方中石膏甘寒,质重气轻,为清热泻火之主药,配伍苍术、黄柏清热燥湿,知母清热养阴,桂枝疏风通络,甘草、粳米养胃和中,使其清热而不伤正气。方中可加连翘、金银藤以清热通络,加威灵仙、防己、生薏苡仁以除湿清热,加丹皮、赤芍以凉血活血、通络止痛。若伴发热恶风、头痛身痛等表证,加连翘、金银藤、荆芥以清热散风透邪;若壮热不解,汗出口渴,烦躁不安,溲黄便干,舌红苔黄,脉洪数,应重用生石膏、知母以清气分热;若邪热不甚,伴头痛胸闷,苔黄腻,脉濡数,加藿香、佩兰以清化湿热;若热盛伤津,壮热烦渴,舌红少津,脉象弦数,加生地、元参、花粉以生津止渴;若皮肤红斑,加生地、赤芍、丹皮以清热凉血;若四肢皮下、关节周围出现痰核流注,加白僵蚕、贝母以清热化痰散结;若湿热下注,而见下肢肿痛,小便热赤,苔黄腻,脉濡数,加防己、萆薢、海桐皮以清利湿热。

方药举例:生石膏 30g(先煎)　制知母 20g　炒黄柏 20g　桂枝 20g　生薏苡仁 30g

蒲公英 30g　防风 30g　防己 10g　连翘 10g　金银花 30g

茯苓 30g　糯米 30g　甘草 10g　青风藤 30g　制白刺果 100g

白术 30g

中药引子:大米 50g、白萝卜 50g、白砂糖 50g(水煎服)。

加减:若症属咽痛者,加荆芥 20g、薄荷 10g(后煎)、牛蒡子 10g、桔梗 10g 以疏风利咽;皮肤红斑者,加赤芍 30g、牡丹皮 10g、紫草 20g、玄参 20g 以凉血消斑;若热盛伤阴、口渴心烦,加生地黄 20g、玄参 20g、麦冬 15g 以滋阴清热除烦;热毒炽盛,化火伤津,又见关节红肿,触之灼热,痛如刀割,筋脉拘急抽掣,入夜尤甚,壮热烦渴,舌红少津,脉弦滑而数者,用五味消毒饮合犀黄丸加减。

注意事项:脾胃虚寒及阴虚内热者忌用,孕妇及宫寒者慎用,便溏者不宜用。

3. 尪痹

"尪痹"之名始见于《湖北中医》杂志 1982 年第 4 期《尪痹刍议》一文,文中提出"尪"字与"尫""尩""魁"字通用。是专指足跛不能行、胫屈不能伸,从而导致身体羸弱的废疾而言。故风痹证日久不愈、肢体关节肿大、强直、畸形者统称"尪痹"。近年来,通过临床实践研究,对其病因病理、辨证施治的认识,日趋深入、系统、完善并逐渐统一,故本篇专列一型介绍,仅供参考。不妥之处,有待商榷。

主证:痹证日久不愈,关节肿大,僵直,畸形,屈伸不利。

兼证:肢体关节疼痛较甚,昼轻夜重,阴雨变天加重,自觉疼痛发自骨内,晨起多有关节发僵发皱感。常伴腰膝酸痛,倦怠乏力,喜暖恶寒,或有女子月经不调,男子遗精、阳痿症状。

舌脉:舌质或红,或淡,或暗,或有瘀斑,舌苔薄白,或白,或薄黄,或黄;脉多沉弦,两尺脉弱。

分析:肾为先天之本,藏精,生髓,主骨。肾精充足,则骨髓生化有源,骨骼坚固有力;肾虚,真气衰弱,肾精虚少,骨髓化源不足,则易感邪为病。而肾乃寒水之经,赖命火以温煦,肾气不足,可使寒湿之邪因虚深袭至骨。因此,不论因肾虚,感受风寒湿邪,寒邪深袭入骨,或患痹证缠绵不愈,复感三邪,寒邪随其所合而内舍于肾,均可导致风寒湿邪痹阻经络,流注关节,气血不畅,导致关节疼痛、肿大、屈伸不利。另外,肾主骨,肝主筋,肝肾同源,故肾受邪侵,肝亦为病。肝主藏血,肝肾不足,精血不化,筋骨失养,则痉挛骨松,关节变形,甚至卷肉缩筋,肢体废用。由于寒盛,寒邪入骨,则疼痛重,痛发自骨,且恶寒喜暖,阴雨变天尤甚。因昼为阳,夜为阴,清晨阳气始生,则疼痛昼轻夜重,晨起关节发僵发皱。"肾者,作强之官""腰者,肾之府"。肾虚则腰膝酸痛,倦怠无力。女子月经不调,或男子遗精、阳痿均为肾虚所致。肾阴不足则舌红,精虚血少则舌淡,血行不畅、血脉瘀阻则舌暗或有瘀斑,寒湿痹阻则舌苔薄白或白,邪郁化热则舌苔薄黄或黄。脉沉主病在里,脉弦主疼痛,两尺弱为肾虚之脉。

治法:补肾祛寒为主,佐以散除风湿,养肝荣筋,通经活络。

方药:补肾祛寒治尪汤加减。本方由桂枝芍药知母汤合简易方——虎骨散随证加减而成。方中用补骨脂、川断、制附片、熟地补肾祛寒为主药,用桂枝、赤白芍和营卫通阳气,骨碎补、炙虎骨(可用狗骨替代)祛骨风,壮筋骨,淫羊藿、独活、威灵仙益肾阳祛风湿为辅药,防风、麻黄散风寒,苍术燥湿健脾,炙山甲、伸筋草松节通经活络、舒筋利节,知母防桂附之辛热为佐药,更用牛膝补肝肾通经络,引药入肾为使药。若腰膝疼痛尤重,去苍术,加桑寄生,重用川断、牛膝、补骨脂;若肢体挛缩、筋紧,加生薏苡仁、木瓜、炙甘草,并重用白芍;若肌肉萎缩、废用,加黄芪、党参、白术;若关节肿大,胀痛较甚,下肢浮肿,舌苔白厚腻,加生薏苡仁、白豆蔻、萆薢、防己,重用威灵仙;若日久不愈,病入血分,或有瘀血症状,加红花、地龙、乳香、没药;若肢体关节疼痛,喜将患处放在被外,但放置稍久又觉疼痛加重,还须放回被内,伴手足心发热,关节局部微热,舌质略红,舌苔薄黄,脉沉弦略数,此为邪郁已久,日趋化热,治宜补肾,散风寒,佐以清热除湿通络。方中熟地、淫羊藿、制附片、桂枝、麻黄减量用,加生地、黄柏、金银藤、络石藤。若肢体关节疼痛、肿大,局部灼热,僵挛变形,喜将患处放在被外,但放置过久又疼痛加重,伴口干咽燥,五心烦热,溲黄便干,舌质红,苔黄厚腻,脉滑数或弦滑数而尺脉沉小,此为寒邪化热,治宜补肾,散风除湿,清热通络。方中熟地、淫羊藿、制附片、桂枝、麻黄减量用或不用,加生地、黄柏,金银藤、生石膏。

方药举例:熟地20g　炒补骨脂20g　骨碎补20g　川断30g
桂枝20g　制乳没各20g　制附片10g(先煎)　赤白芍各20g
制麻黄6g　防风20g　炮山甲(可人工饲养或不用)10g
威灵仙20g　独活20g　怀牛膝20g　生苡仁30g
炙甘草10g　仙灵脾30g　山萸肉30g　桑寄生30g
鹿角胶10g(烊化)　千年健20g　肉桂10g

中药引子:生姜5片、红枣20枚、红砂糖50g、黄酒50ml(水煎服)。

加减:若症属风寒湿痹疼痛剧烈、伸屈不利者,可加制乌头10g(先煎)、鹿角10g、细辛5g以温经通络、消肿止痛。病程较久、关节抽掣疼痛,肢体拘挛者可加炙白花蛇1条(可用乌梢蛇替代剂量加大)、炙乌梢蛇20g、蜈蚣2条以通络止痛,祛风除湿。

注意事项:阴虚火热者忌服,有出血烦热者及孕妇禁用,不宜与代赭石同用。

各种痹证迁延不愈,邪恋正虚,瘀血阻络,痰浊内生,痰瘀痹阻,可致疼痛缠绵,难以缓解;关节肿大,强直畸形,屈伸不利,舌质紫暗,舌苔白,脉沉细涩,治宜化痰祛瘀,搜风通络,用桃红饮加减。方中桃仁20g、红花20g活血祛瘀通络,川芎30g、当归20g活血养血,威灵仙30g祛湿而通行十二经脉。可加炮山甲10g(可人工饲养替代或不用)、地龙10g、地鳖虫10g活血通络,加白芥子6g、胆南星10g、白附子10g祛痰散结,加全蝎6g、白花蛇1条(可用乌梢蛇替代剂量加大)搜风通络。

痹证日久,除表现为风寒湿热诸邪闭阻经络关节的症状外,还常出现气血不足和肝肾亏虚的症状,此时治当祛邪扶正,标本兼顾,在祛风、散寒、除湿、清热的同时,加入补益气血、滋养肝肾之品。可酌情合用四君子汤、四物汤、当归补血汤及右归丸、左归丸等,亦可选用独活寄生汤加减。独活寄生汤方中独活、防风、秦艽、细辛、肉桂祛风除湿、散寒止痛,人参、茯苓、甘草、当归、川芎、地黄、芍药补益气血,杜仲、牛膝、桑寄生补益肝肾。痹久内舍于心,证见心悸,短气,动则尤甚,面色少华,舌质淡,脉虚数或结代者,治宜益气养心,温阳复脉,用炙甘草汤加减。

在痹证的治疗中,凡风寒湿痹疼痛剧烈者,常选用制附子、乌头等以祛风除湿、温经止痛。由于附子、乌头均系有毒之品,一般不宜大量服用或长久服用,服用剂量宜从小开始,逐渐加量,凡入煎剂,药量在10g以上时,要久煎(先煎30~60min)或与甘草同煎,或用蜜煎,以缓和其毒性。服药后,患者若有唇舌发麻、手足麻木、恶心、心慌及脉迟等中毒症状,应酌情减轻剂量,或立即停药,并及时采取解救措施。对于痹证之病程较久的抽掣疼痛、肢体拘挛者,常配伍虫类搜剔络道之药,如白花蛇(可用乌梢蛇替代剂量加大)、乌梢蛇、炮山甲(可人工饲养替代或不用)、全蝎、蜈蚣、地龙、僵蚕之类,以通络止疼、祛风除湿。由于这些药物大多性偏辛温,作用较猛,有的也有一定的毒性,故用量不可过大,不宜久服,中病即止。

痹证除用内服药物治疗外,针灸、推拿、熏洗等对本病治疗均有一定效果,因此在条件许可的情况下,最好采取综合治疗。此外,加强体质锻炼,避免感寒受风,免受潮湿,注意冷暖,防止外邪侵袭,对预防痹证的发生有一定的作用。痹证的预后一般良好,但病情易缠绵,易复发。久病不愈,痰瘀痹阻,出现关节畸形以及内舍脏腑,引起心痹者,常不易恢复,预后较差。

综上所述,痹证是临床常见的病证,正气不足为发病的内因,感受风、寒、湿、热等外邪为致病的外因。其中尤以风、寒、湿三者杂至而引起的痹证居多。痹证以肌肉筋骨关节的疼痛、酸楚、重着、麻木及关节肿大、屈伸不利为特征,病情常随气候变化而波动,主要病机是经络阻滞,气血运行不畅。临床一般分为风寒湿痹和风湿热痹两大类,近年来又补充了尪痹。风寒湿痹中,风偏胜者为行痹,疼痛游走不定,治疗以祛风为主,兼用散寒除湿,佐以养血活血;寒偏胜者为痛痹,疼痛较重,痛有定处,治疗以温经散寒为主,兼以祛风除湿;湿偏胜者为着痹,疼痛重着不移,治疗以除湿为主,兼用祛风散寒,佐以健脾益气。风湿热痹,关节疼痛,局部灼热红肿,治疗以清热为主,兼用祛风除湿。尪痹,疼痛发自骨内,昼轻夜重,关节肿大、畸形,治疗以补肾祛寒为主,兼用化湿散寒,养血荣筋。总之,治疗痹症,还应辨清正邪盛衰,根据病程长短、病势缓急、病情轻重以及证候特点,审明虚实标本缓急。

特 色 医 案 篇

# 第一章　呼吸系统疾病

## 感冒(流行性感冒)

【引言】

　　流行性感冒(简称流感)是由流感病毒引起的急性发热性呼吸道传染病。它是一种传染性强、传播速度快的疾病,主要通过空气中的飞沫、人与人之间的接触或与被污染物品的接触传播,临床表现为突起畏寒、高热、头痛、全身酸痛、疲弱乏力等全身中毒症状,而呼吸道症状较轻。本病常呈自限性,病程一般为3~4d。婴幼儿、老年人、有心肺疾病及其他慢性疾病患者或免疫功能低下者可并发肺炎,预后较差。西医治疗采用抗病毒和对症治疗,疗程长短不一。中医认为,其病位在肺卫,病因分内外因,内因为正气亏损,外因为非时之气夹杂时行疫毒侵犯人体。基本病机为外邪影响肺卫功能失调,导致卫表不和,肺失宣降,尤以卫表不和为主。辨证论治,疗效显著。

【验案】

　　王某某,女,41岁,工人。兰州市城关区人。

　　初诊:2008年10月11日。

　　主诉:发热、头痛、咳嗽一天。

　　病史:患者一天前因受热后突然出现发热,微恶寒,头痛、鼻塞、流黄浊涕、咽燥、咽痒痛、口渴欲饮、汗出不畅、周身酸楚,自行服用"速效感冒胶囊",症状未见明显缓解,于外院门诊行血常规检查示:白细胞数正常,淋巴细胞数升高。舌边尖红,苔薄黄,脉浮数。

　　辨证:风热犯肺,邪在卫分证。

　　治则:辛凉解表,兼以清热解毒,益气养阴。

　　处方:银翘散加减。

　　荆芥20g,薄荷10g(后下),豆豉10g,金银花20g,连翘10g,桔梗10g,甘草10g,炒牛蒡子10g,浙贝母10g,柴胡20g,黄芩10g,鱼腥草30g,炙枇杷叶20g,知母10g,虎杖15g,野菊花20g,板蓝根10g,玄参20g,黄芪50g,黄精40g,天花粉20g,五味子20g。三剂,水煎,每日一剂,分三次饭后温服。

　　二诊:2008年10月15日。服上药后热退,诸症状有所减轻,发热减轻,恶寒较重,自觉头痛、周身不适,上方去连翘、虎杖、知母,加细辛10g,白芷10g。六剂,服法同上。

三诊:2008 年 10 月 22 日。药后以上症状均明显缓解,但仍觉乏力、食欲不佳、寐不安,上方去细辛、鱼腥草,加鸡内金 15g、酸枣仁 20g 以消食化积、养心安神。四剂,服法同上。

四诊:2008 年 10 月 28 日。患者诸症缓解,食量增,睡眠好转,自觉乏力出汗。查舌淡、苔薄白、脉细,拟玉屏风散加减以善后。

【按语】

流感因非时之气夹杂时行疫毒侵犯人体而出现恶寒、发热(多为高热)等证。肺主卫气,外邪入侵首先犯肺,卫气失于宣达,风热上壅,则头痛;肺主呼吸,开窍于鼻,上系咽喉,风热犯肺,肺气失宣,清窍不利,则出现鼻塞、流黄浊涕、咳嗽、咽痒痛。中医治疗感冒,思路清晰,治法独特,疗效明确,即在解表达邪的同时,重视辛凉解表、益气扶正。本案患者体质虚弱,卫表不固,属风热犯肺、邪在卫分之证,治当辛凉解表、清热解毒、益气养阴,方用银翘散加减。方中金银花、连翘,气味芳香,既能疏散风热,清热解毒,又可避秽化浊,野菊花、板蓝根、柴胡、黄芩共奏清热解毒、解表退热之功,黄芪补气益卫固表,黄精归肺、脾经,补脾益气,五味子益气生津。全方外散风热,内清热毒,为疏清兼顾,以疏为主之剂。此外,时行感冒流行期间需注意防护,尽量避免去人口密集的公共场所,防止交叉感染;还应采取空气消毒,煎服板蓝根、贯众、生甘草等预防措施,同时,注意畅情志,慎起居,适寒温,多饮水,多锻炼,以御外邪。

# 哮证(支气管哮喘)

【引言】

支气管哮喘是由多种细胞和细胞组分参与的气道慢性炎症性疾病。临床表现为反复发作的喘息、气急、胸闷或咳嗽等症状,常在夜间及凌晨发作或加重,多数患者可自行缓解或经治疗后缓解。支气管哮喘是世界上最常见的慢性疾病之一,中国已经成为全球哮喘病死率最高的国家之一。现代医学以抑制气道炎症、缓解支气管痉挛、减少黏液分泌为主要治疗方法。

中医称之为"哮证",根本病机为宿痰内伏肺系,外邪或饮食不当而诱发。治疗以急则治标、缓则治本为基本原则。本病病程长、容易反复,所以对患者平素的健康管理显得尤为重要,中医药通过整体观念的辨证论治,发挥中医药治疗的优势,做好日常健康管理、预防保健具有重大意义。

【验案】

郭某某,女,62 岁,景泰县城人。

初诊:2000 年 12 月 20 日。

主诉:间断发作性咳嗽、气喘 18 年,加重一月余。

病史:患者于 18a 前因外感后出现咳嗽气喘,喘咳剧烈,张口抬肩,鼻煽气促,端坐呼吸,烦躁不安,面青唇紫,汗出肢冷,平素自服药物(具体药物及剂量不详)治疗,症状时好时坏。2000 年 11 月 6 日,外感后咳喘引发呼吸困难,速转至兰州某三甲医院呼吸科监护室抢救治疗并下病危通知,住院治疗一月余,症状轻度缓解,建议转院治疗。家人商定后决定尝试中医治疗,经人推荐于2000 年 12 月 20 日来甘肃省水利水电工程局职工医院中医科治疗。症见:神志清,精神差,恶寒蜷卧,汗出肢冷,呼吸急促,端坐不能平卧,双肺呼吸音粗,可闻及散在喘鸣音,面青唇紫,下肢浮肿,舌质胖,苔白腻,脉沉细。

辨证:心肾阳衰证。

治则:扶阳固脱,震慑肾气。

处方:自拟平喘保肺汤。

茯苓 30g,炒白芍 20g,白术 50g,生姜 10g,制香附 10g,桂枝 20g,黄芪 60g,防己 20g,葶苈子 30g,丹参 30g,红花 30g,桃仁 30g,人参 10g,麦冬 20g,五味子 20g,刺五加 20g,炙甘草 10g,白刺果 100g,万年青 20g,龙眼肉 10g,炒酸枣仁 30g,大枣 30g,红糖 30g。七剂,水煎服,每日一剂。

二诊:2000 年 12 月 28 日。患者服七剂药后,自觉恶寒蜷卧、汗出肢冷、端坐不能平卧、面青唇紫、下肢浮肿较前减轻,舌质胖,苔白腻,脉沉细。继续前方十剂,服法同上。

三诊:2001 年 1 月 8 日。患者神清,精神较前明显好转,自诉前方十剂药后能自理下床,上述症状明显缓解,舌质淡,苔白,脉细有力。前方加黑附片 10g,炙干姜 6g,十剂,服法同上。

四诊:2001 年 1 月 19 日。患者自诉服现药后无明显咳嗽气喘,可活动,舌质淡红,苔薄白,脉细有力。继续前方,活血化瘀药减量,敛肺止咳药减量,继续服药十剂巩固治疗。

【按语】

喘证病因是劳倦、饮食、风寒、致敏物等触发"宿痰",引发一系列症状。肺脾水津不布、阳虚温化失调,则易生饮生痰,留于体内诱发哮喘。治疗哮喘当以"发作期治肺,缓解期治肾"为原则,治疗始终以补肾为本。本案患者久病体虚,耗伤肺肾,导致肺肾亏虚,加之合并外感,长期出现正虚喘脱,肾不纳气,则出现喘促短气,端坐不能平卧;肾阳衰微,肾不主水,水邪泛滥,则出现下肢浮肿;肺气宣发肃降功能失调,肺气上逆,则出现咳嗽。治当扶阳固脱、震慑肾气,方用自拟平喘保肺汤。全方在扶阳的基础上加入泻肺平喘药,一升一降,升降平衡,使肺的宣发肃降功能正常。同时患者病史较长,导致素体虚弱,久病成瘀,因此方中加入活血化瘀之药品。本方黄芪归于肺脾,具有益卫固表之效;防己大苦辛寒,利湿行水,且味辛能散,兼可祛风;防己善消肌肤之水湿,黄芪补气善于外达肌表,二者配伍,祛风利湿不伤表,固表止汗不留邪,有益气祛风利水之功效;桂枝入膀胱经,可发散卫分之邪;白术培土生金,健脾益气,与桂枝配伍益气解表,与茯苓配伍健脾利水;白芍味苦、性寒,与桂枝共用,卫强与营弱并举;葶苈子泻肺平喘,消肿利水。《临证指南医案·积聚》中有言:"初为气结在经,久则血伤入络……乃由经脉继及络脉……百日久恙,血络必伤。""久病入络"的学术思想不仅有悠久的历史,更是极具学术价值。喘证病程日久,人体正气虚损严重,肺虚不荣,导致气血运行缓慢,气滞血瘀阻塞肺络。故用人参大补元气,复脉固脱,丹参、红花、桃仁化瘀通络。久瘀入络,虚瘀既生,反之又会影响气机运行,加重气血津液耗损,方用麦冬以养阴生津,用五味子、酸枣仁以补肾宁心。全方共奏温肾纳气、扶正固本之效。

# 肺岩(肺癌)

【引言】

原发性支气管肺癌(简称肺癌),为源于支气管黏膜或腺体的恶性肿瘤,肺癌发病率为肿瘤的首位,并由于早期诊断不足以致预后较差,其发病率和死亡率在近半个世纪来呈逐年明显上升的趋势,90%以上发生在40岁以上,男性多于女性。肺癌的病因至今尚不完全明确,可能与机体的内在因素和周围环境影响等方面有关,包括吸烟、职业致癌因子、空气污染、电离辐射、营养饮食、遗传和基因改变。肺癌症状轻重和出现的迟早取决于肿瘤发生的部位、大小及发展程度,一般为中心型出现症状较早、较多,周围型则较晚、较少。临床表现为原发性肿瘤引起的症状和体征、肺内胸外扩散引起的症状和体征、胸外转移引起的症状和体征以及胸外表现(高钙血症、类癌综合征)等。对于早、中期肺癌采取手术切除及放疗,对于已有远处转移,术后或放疗后又出现转移或复发者,可以选择化疗作为术后和放疗后的辅助治疗。

该病属于中医"息贲""肺痿""肺痈""虚损"等范畴。根据肺癌患者不同阶段气、血、痰、毒、虚的变化特点,应辨别虚实,病证结合。针对病情,发挥中医扶正西医抗癌的优点,中西医综合治疗已成为治疗肺癌的重要途径。常见的方法有:①术前中医中药调理;②术后中医中药治疗;③放疗配合中医中药治疗;④化疗结合中医中药治疗;⑤单纯中医中药治疗等。中医能改善患者整体状态,降低手术、放疗、化疗对机体的损伤,缓解临床症状,提高患者生活质量,对不同阶段的肺癌病人均能起到不同程度的治疗效果。

【验案】

患者刘某,女,58岁。内蒙古阿拉善右旗人。

初诊:2014年8月11日。

主诉:确诊原发性支气管肺癌两年余。

病史:患者于2012年6月期间自觉左侧锁骨上淋巴结肿大,行淋巴结穿刺活检,病理提示小细胞肺癌。遂行胸部CT:未见明显肺占位,左侧锁骨上淋巴结转移,纵膈淋巴结转移。于2012年10月开始行紫杉醇+卡铂联合化疗6周期。末次化疗时间为2014年3月,行胸部CT提示前上纵膈淋巴结大小为36mm×20mm,纵膈淋巴结大小为15mm×14mm,左锁骨上淋巴结大小51mm×35mm,与前相仿,评价疗效为稳定。2014年3—6月行放疗30次,同时予紫杉醇增效。2014年7月30日行CT检查前纵膈淋巴结未见明显变化,评价疗效为部分缩小。今为求中医治疗来甘肃省水利水电工程局职工医院门诊。症见:患者神清,精神差,自述乏力、气短、口干、口苦,晨起左侧肩部疼痛,二便调。舌暗红,苔薄白,脉细数。

辨证:肺阴亏虚,痰毒瘀互结证。

治则:养阴清肺,化痰祛瘀,解毒散结。

处方:沙参麦冬汤加减。

沙参 30g,麦冬 15g,西洋参 10g,炙五味子 30g,蛇莓 30g,制紫河车 10g,瓜蒌 30g,夏枯草 30g,川贝母 10g,牡蛎 50g,重楼 10g,炙百合 15g,白花蛇舌草 30g,白英 30g,葶苈子 30g,党参 20g,金银花 30g,炙杏仁 10g,蒲公英 20g,生姜 3 片,大枣 15 枚,白萝卜 30g,蜂蜜 30g,梨 1 个。每日一剂,水煎服,分三次送服。同时服金瘤丸,一日三次,每次一丸,冬果梨汤送服。

二诊:2014 年 8 月 21 日。服用上方药十剂后,复查胸部 CT 提示:前纵膈淋巴结缩小到 18mm×15mm,纵膈淋巴结缩小到 9mm×8mm,左锁骨上淋巴结为 18mm×7mm。患者自觉一般状况良好,口干,舌淡红、苔白,脉细。继续服用上方巩固疗效。

三诊:2015 年 1 月 25 日。患者定期复查复诊,病灶一直稳定。上方药继续服用,以巩固治疗。

【按语】

小细胞肺癌是肺癌病理类型之一,具有分化差、恶性程度高、易出现复发转移的特点,预后很差。西医常规放化疗在减轻肿瘤负荷的同时,往往会对机体造成损害,而且随着恶性肿瘤耐药的发生,往往会限制放化疗的继续使用,以致病情逐渐恶化。中医药在恢复人体生理功能,提高机体免疫力,防治肿瘤复发转移等方面都有显著优势。本病早期,病变局限,当解毒化积;若发生转移,治宜扶正与祛邪兼顾;晚期,以扶正培本为基础,并合以活血、化瘀、散结、解毒等辨证之法。众所周知,肺喜润恶燥,其正常的宣发与肃降功能有赖于气机的通畅与精血的濡润;肺为水之上源,癌邪阻滞气机,耗伤人体正气,影响津液布散,出现咳痰、喘鸣;久病入络,癌邪破坏肺系脉管,容易咯血,故治当化瘀、兼顾止血。因此,治疗肺岩,在解毒祛邪的同时要兼顾润肺、祛痰、益气、化瘀。本案患者为小细胞肺癌,行放化疗治疗后病灶稳定,整体辨证为气阴两虚、痰瘀毒结,故采用养阴清肺、化痰祛瘀、解毒散结之治法,方用沙参麦冬汤加减。方予生麦冬、沙参养阴润肺、扶正培本,紫河车、西洋参、党参、五味子补气养阴,同时配合使用蛇莓、重楼、白英、蒲公英、白花蛇舌草、金银花清热解毒,川贝母、百合、杏仁润肺止咳,瓜蒌、葶苈子清热化痰,夏枯草、牡蛎软坚散结。治疗后病灶较前缩小,患者不适症状明显改善,疗效显著。后遵此法继续治疗,病灶一直稳定达两年半,生活质量大大提高。

# 第二章　心血管系统疾病

## 胸痹(心血管神经症)

【引言】

心血管神经症是指以心血管疾病的有关症状为主要表现的临床综合征。本病多发于中青年,20~50岁较常见,女性多于男性,尤多见于更年期妇女。临床表现为心悸、呼吸困难、心前区疼痛、自主神经功能紊乱等,无器质性心脏病证据,可能与精神心理、性格等有关,治疗以心理治疗为主。

根据临床表现,此证属于中医"胸痹"范畴,是由于正气亏虚、痰浊、瘀血、气滞、寒凝等所致心脉痹阻不畅,以膻中或左胸部发作性憋闷、疼痛为主要表现的一种病证。轻者仅感胸闷如窒,呼吸欠畅,重则有胸痛,严重者胸痛彻背,背痛彻心。病因包括寒邪内侵、饮食失调、情志失节、劳倦内伤、年迈体虚等。根本病机为胸阳不振,阴液侵袭阳位。治当实证祛邪,虚证扶正。西医学中冠心病、心包炎、心肌病、神经官能症、慢性阻塞性肺气肿等均可参照本病治疗。

【验案】

王某,男,46岁。籍贯广州,在本市做生意。

初诊:2014年10月11日。

主诉:反复胸前区疼痛十年余。

病史:患者十余年前无明显诱因出现胸前区满痛不适,往往因气候变冷而加剧。伴有咳嗽、短气、乏力不适,手足发凉,纳食一般,小便清长,大便尚调,舌质淡嫩,苔白略滑,脉沉弦而缓。此乃胸阳不振,阳不胜阴,阴气窃踞胸中,气血运行不利。

辨证:心阳虚衰,阴液上袭证。

治则:温补心阳,以散阴寒。

处方:桂枝加附子汤加减。

桂枝20g,炮生姜10g,大枣12枚,炙甘草10g,炙黑附片10g(先煎),丹参30g。中药七剂,水煎服,每日一剂。

二诊:2014年10月19日。连服七剂后,患者自诉上述症状较前明显缓解,舌质淡嫩,苔白略滑,脉沉细。继续前方十剂,服法同上。

三诊:2014 年 10 月 30 日。自诉前方十剂后多年的胸中闷痛不适得以解除,心情畅快,精神大好,舌质淡,苔白,脉细有力。继续前方加瓜蒌 10g,中药十剂以巩固治疗。

【按语】

胸闷或胸痛,是"胸痹"的主要临床表现。其主要病机在于上焦心胸阳气虚弱,而阴寒之气内盛,所以《金匮要略·胸痹心痛短气病篇》说:"阳微阴弦,即胸痹而痛。"因为"胸为阳位似天空"。心肺二脏居其内,营卫二气由此而得以宣发。如果胸阳不振,阴寒内凝,阳气不能布达而痹阻,心肺之气血不畅。所以,胸痹的临床表现,轻者胸中满闷,重者就以疼痛为主。

本案是在桂枝汤基础上加减所得,即桂枝去芍药加附子汤,来源于《伤寒论》。其特点是振奋胸阳的作用,这种作用首先都是通过桂枝汤去芍药而得以实现的,因为桂枝汤的组方特点是阳中有阴,若去掉芍药酸寒阴柔之性,就变为辛温扶阳之剂。如果在此基础上再加上辛温气雄的附子,使其补阳的作用就更为突出。中医认为,胸痹的病机为"不通则痛"和"不荣则痛",长期心阳不振,温煦失职,瘀血乃生,因此方中加入活血药丹参能够起到活血化瘀之效果。

# 胸痹(冠状动脉粥样硬化性心脏病)

【引言】

冠状动脉粥样硬化性心脏病是指由冠状动脉粥样硬化使血管腔狭窄或阻塞,或痉挛所致的心肌缺氧的心脏病。常简称为冠心病,或称缺血性心脏病。

本病多发于 40 岁以上,男性多于女性,且以脑力劳动者居多,是工业发达国家的流行病,已成为欧美国家最多见的心脏病病种。医学界普遍认为,引起动脉粥样硬化的三大主要因素是吸烟、高血压和高脂血症。当病变的冠脉轻度狭窄(<50%)时,临床可无心肌缺血的表现,症状隐匿;当冠脉重度狭窄(50%~75%)时,便引起心肌缺血出现症状。通常以左冠状动脉前降支的病变为多。病变可限于一支,也可多支受累。本病常因劳累、受寒、饱食、情绪激动等因素而诱发。轻度狭窄治疗措施包括抗心肌缺血、抗凝、抗血小板、调脂,中重度可以选择介入手术等。

胸痹属中医的"胸痹""胸痛""真心痛""厥心痛"等病证的范畴。其发病多与心、脾、肾亏损,过食肥甘厚味、劳倦思虑以及外邪侵袭等有关。其病机多为胸阳不振,痰浊内生,瘀血痹阻心脉,阴寒痹阻心阳等。本病以正虚为本,气滞血瘀、痰浊、阴寒为标。治疗多采用益气养心,温通心阳,活血化瘀,理气散寒,祛痰通络,通痹止痛等法则。多数医者认为瘀血是本病病理变化之关键,将活血化瘀法贯彻于治疗的始终能提高疗效。

【验案】

患者戴某,女,50 岁。甘南州合作市人。

初诊:2016 年 4 月 18 日。

主诉:胸闷气短,伴乏力,反复发作半年有余,加重两个月。

病史:患者半年前无明显原因出现胸闷、气短、乏力,在当地医院诊断为"冠状动脉粥样硬化性心脏病",曾口服西药治疗(具体不详),症状时轻时重。两个月前因情志不畅而致上述症状加重,自服"速效救心丸"后可缓解。今为求中医系统治疗来甘肃省水利水电工程局职工医院。入院症见:患者神清,精神差,自述胸闷、气短、乏力、头晕、纳差、夜寐欠安,二便正常。舌质紫暗,苔白,脉沉弦无力。

辨证:气虚血瘀,痰湿内阻证。

治则:益气养心,化痰祛瘀。

处方:心绞痛益心汤。

黄芪50g,西洋参10g,麦冬15g,炙五味子15g,党参20g,丹参30g,鸡血藤30g,制五灵脂15g,郁金15g,瓜蒌20g,薤白6g,枳实15g,川芎10g,元胡30g,桃仁20g,红花20g,降香10g,石菖蒲10g,赤芍20g,山楂30g,白刺果100g,三七粉30g(分三次冲服)。十剂,每日一剂,水煎饭后温服。

二诊:2016年4月29日。服药后,胸闷气短减轻,善太息,乏力减轻,纳差,夜寐欠安,二便调,但头晕伴视物模糊阵作,持续数分钟可缓解。舌质淡,苔白,脉沉弦。原方去党参,加桂枝10g、生地30g、阿胶10g(烊化)、白术30g。十剂,服法同上。

三诊:2016年5月8日。服用上述方药十剂后,诸症消失,继续服用上方药十剂以巩固治疗。

【按语】

明·喻嘉言《医门法律》有言:"盖胸中如太空,其阳气所过,如离照当空,旷然无外设地气一上,则窒塞有加,故知胸痹者,阳不主事,阴气在上之候也。"可见,胸痹之病机为阴气上弥,阳虚痰阻,寒凝气滞,不通则痹。临床多因寒冷、劳累、情志刺激或饥饱诱发,亦在无明显诱因,静息状态下发病。本病虚实夹杂,临证应随证变化,不能一概而论。

本案患者,证见气虚血瘀、痰湿内阻,治当益气养心、化痰祛瘀,方用自拟心绞痛益心汤。该方由生脉饮、瓜蒌薤白桂枝汤加减而来,治疗冠状动脉粥样硬化性心脏病临床效果佳,方中重用黄芪意在借其温升补宗之力,加强补气活血之功,以解血滞经脉留而不行之阻,薤白开胸通阳、化痰行气,枳实行气除满,党参补脾补血,丹参养血活血、宁心安神,鸡血藤养血活血,川芎、红花、赤芍活血化瘀、行气止痛,石菖蒲、降香理气开郁化痰。全方益气活血、行气开郁,祛瘀血、散痰结、温阳气。现代药理研究表明,以上诸药多具有增加冠脉血流量,增加心肌供血,降低心肌耗氧量,有利于调节维持心肌供需平衡,从而达到康复心肌缺血之目的。

# 眩晕(原发性高血压、脑梗死)

【引言】

高血压(hypertension)是指以体循环动脉血压(收缩压和/或舒张压)增高为主要特征(收缩压≥140mmHg,舒张压≥90mmHg),可伴有心、脑、肾等器官的功能或器质性损害的临床综合征。高血压分为原发性高血压和继发性高血压两大类,我们通常所说的高血压病是指原发性高血压,占整个高血压中的90%。引起原发性高血压的病因目前尚不清楚。一般认为,原发性高血压是由于遗传与环境因素的综合作用引起的,大脑皮层的高级神经系统功能失调,可能是主要的发病原因。外界的和内在的各种不良刺激如精神紧张、情绪激动、神经类型、遗传因素、缺乏适当休息和运动、摄入过多的食盐、肥胖、高胰岛素血症等,可以导致神经系统和内分泌的控制失调,使大脑皮层和皮层下血管舒缩中枢的调节作用发生紊乱,引起全身小动脉的阻力增加,或血循环容量增加,长期下去就形成了高血压。大约10%的高血压属于继发性高血压(又称症状性高血压)。继发性高血压是由身体内的其他疾病所引起的,血压增高只是其中一个症状。部分继发性高血压病人只要治愈了原发疾病,高血压也就会随之消失。

根据临床表现,本病可归于中医"眩晕""头痛""肝风"等病证的范畴。本病病因病机较为复杂,但归纳起来不外虚(阴虚、气血虚)、火(肝火)、痰(风痰、湿痰)、气(气逆)、血(血瘀)六个方面。病变涉及心、肝、肾,其中以肝肾阴虚为其根本。临床可见肝阳上亢、气血亏虚、肾精不足、痰湿内阻、瘀血内停等不同病机表现,可分别施以平肝潜阳、镇肝熄风、滋补肝肾、祛湿化痰、活血化瘀等治疗法则。

【验案】

患者田某,女,68岁。兰州市城关区人。

初诊:2016年10月2日。

主诉:间断头晕、头痛两周。

病史:患者两周前因劳累出现头晕、头痛、面赤、急躁易怒,在当地诊所多次监测血压升高。因惧怕长期服用降压药,遂至甘肃省水利水电工程局职工医院就诊。入院症见:头晕、头痛、面赤、急躁易怒、腰酸脚软、口干、失眠梦多,二便正常。形体适中,舌质红、苔薄、脉弦滑,BP:162/95mmHg。颅脑CT示:腔隙性脑梗死;生化:低密度脂蛋白、胆固醇轻度升高。

辨证:肝肾亏虚,阴虚动风,痰瘀互阻证。

治则:滋养肝肾,柔肝息风,化瘀祛痰。

处方:降压息风汤加减。

代赭石30g,生地30g,酸枣仁30g,白芍20g,罗布麻30g,钩藤20g(后下),天麻20g,石决明50g,瓜蒌20g,薤白6g,枳壳20g,丹参30g,女贞子20g,夏枯草30g,川芎20g,羚羊角粉3g(可山羊角替代剂量加大)冲服。十剂,水煎服,饭后温服,每日一剂,分早、中、晚三次送服。

二诊:2016年10月13日。患者头晕明显减轻,睡眠改善,急躁易怒减轻,仍时有头痛,腰酸脚软,口干,面赤,纳可,二便调。舌红苔薄白,脉弦滑。BP:150/90mmHg。为增加疗效,在上方基础上改钩藤30g(后下)、加桑寄生30g。十剂,服法同上。

三诊:2016年10月25日。患者症状明显减轻,眩晕头痛未在发作。纳可,睡眠改善,二便调。舌红苔薄白,脉弦滑。Bp:148/82mmHg。原方加怀牛膝20g、珍珠母30g、僵蚕10g、黄芪20g、鬼针草30g,嘱继续服药10周。

两个月后回访,偶有眩晕、头痛,余无不适,血压控制在140/82mmHg左右。为了巩固治疗,汤剂改为散剂,每天三次,每次6g,用芹菜汤送服。

【按语】

眩晕病在头窍,而病变脏腑主要与肝、脾、肾有关。患者年老体衰,肝肾亏虚,复因劳逸失当、五志过极,久则肝肾阴液亏损,阴不制阳,亢阳上扰,正如《临证指南医案》载:"肝为风脏,因精血衰耗,水不涵木,木少滋荣,故肝阳偏亢,内风时起";《杂病证治新义》载:"引起肝阳上亢的原因,一是由于肝热上升,一是由于阴血虚而阳不能潜降。"亢阳上扰清窍,故头晕、头痛、面赤、急躁易怒;肝肾阴液亏损,腰膝失养,故腰膝酸软;亢阳上扰,心神不宁,故失眠梦多;阴液亏虚,津不上承,故口干。本案患者,证见肝肾亏虚、阴虚动风、痰瘀互阻,治当滋养肝肾、柔肝息风、化瘀祛痰,故方用降压息风汤加减。方中代赭石镇肝降逆,生地、女贞子滋阴制阳,白芍补血敛阴,泻肝柔筋,天麻、钩藤、羚羊角(可山羊角替代剂量加大)平抑肝阳,酸枣仁、丹参清心安神。全方配伍严谨,用药精当,升降有序,补泻相因,相辅相成,切中本案的病机,共奏平肝潜阳、清热滋阴之效,从而使肝肾阴阳复归平衡,脏腑功能调畅,则收效当在情理中。二诊眩晕明显减轻,睡眠改善,急躁易怒减轻,考虑投潜阳滋阴之品切合病症。为增加疗效,特在上方的基础上增加钩藤剂量,并加桑寄生以加强潜阳滋阴之力。

# 第三章　消化系统疾病

## 胃脘痛(消化性溃疡)

【引言】

消化性溃疡主要指发生于胃和十二指肠的慢性溃疡,是一种多发病、常见病。溃疡的形成有各种因素,其中酸性胃液对黏膜的消化作用是溃疡形成的基本因素。西医治疗包括抑酸、抗 Hp、保护胃黏膜药物治疗,发生癌变、穿孔时选择手术治疗。中医称之为"胃脘痛",多由于外邪犯胃、饮食伤胃、情志不畅、脾胃虚寒等,导致胃气阻滞,胃失和降,不通则痛。临床据症状、舌脉随证治之。

【验案】

患者刘某,男,49 岁。武威市民勤县人。

初诊:2013 年 4 月 8 日。

主诉:间断性上腹部疼痛八年余。

病史:患者于 8a 前无明显诱因出现上腹部胀痛不适,伴有烧灼感、泛酸,呃逆、嗳气,食欲差。多因情志变化而加重,间断服用中西药物(具体名称、剂量不详)后症状无明显改善。为求中医治疗,遂来甘肃省水利水电工程局职工医院就诊。入院症见:上腹部胀痛,伴有烧灼感,泛酸,食欲差,时有烦躁易怒,呃逆嗳气,睡眠尚可,大便不畅,小便正常。上腹部压痛(+),余体征(-)。舌质红,苔白腻,左脉弦细、右脉弱。(2011 年 2 月 6 日)胃镜检查示:胃窦溃疡(A1 期)。Hp 检查结果:(-)。

辨证:肝郁脾虚,胃气阻滞证。

治则:疏肝健脾,制酸止痛。

处方:四逆散合四君子汤加味。

炙柴胡 10g,炒白芍 15g,炒枳壳 30g,炒陈皮 10g,制半夏 10g,党参 30g,白术 50g,茯苓 30g,乌贼骨 30g,浙贝 15g,丹参 30g,白芨 15g,炙甘草 10g。七剂,日一剂,水煎饭后温服。

二诊:2013 年 4 月 15 日。服上药七剂,上腹部胀痛减轻,胃中烧灼感、泛酸未见明显缓解,舌质淡,苔薄白,左脉弦细、右脉弱。拟加煅瓦楞子 30g 以抗酸止痛。七剂,服法同上。

三诊:2013 年 4 月 22 日。又服上药七剂,偶有上腹部疼痛发作,胃中烧灼感基本消失,泛酸亦得到缓解,食欲渐增,自觉近来精神佳,舌质淡,苔薄白,左脉弦细、右脉弱。效不更方。

以后患者每两周复诊一次,根据病情变化,加减给药,共服上药45剂,胃中无任何不适,食欲、精神、大小便均处于正常状态,舌质淡,苔薄白,脉缓有力。由于患者拒绝行电子胃镜复查,溃疡愈合程度未随访。嘱其调情志,勿劳累,避免辛辣油腻、酸甜食品。

1a后,因女儿月经不调来诊,询问胃脘痛未发作。

【按语】

中医学认为,"正气存内,邪不可干""邪之所凑,其气必虚"。本例患者因工作紧张劳累,加之情志不舒致肝气郁结,疏泄失职,横逆犯胃,发病及愈后复发时,多见脾虚证候,属脾虚体质,形成了虚实夹杂、本虚标实、错综复杂的病理特点,且以正虚为主。治当疏肝健脾、制酸止痛,同时注重肝胃同治、同步平衡。所以本方重用四君子汤健脾益气固本。方中柴胡入肝胆经,升发阳气,疏肝解郁;白芍养血柔肝止痛,体现了"肝宜养不宜伐"之旨,与柴胡相伍,有补养肝血、条达肝气之妙用,又可防柴胡升散耗阴血之弊,顺从了肝"体阴用阳"的特性;枳实理气解郁,与柴胡相伍,一升一降,加强疏畅气机之功;四君子汤益气健脾,扶正以治其本;半夏、陈皮理气和胃;乌贝散制酸止痛,收敛止血;丹参活血化瘀,增强胃黏膜的血液循环,改善病变区的微循环障碍,从而促进溃疡愈合;白芨止血生肌,可促进溃疡愈合。综观全方,疏肝健脾,和肝制酸止痛之药合用,共同达到标本兼治的目的。

# 胃脘痛(慢性胃炎)

【引言】

慢性胃炎系指不同病因引起的各种慢性胃黏膜炎性病变,是一种常见病,其发病率在各种胃病中居首位。病因包括幽门螺旋杆菌感染、十二指肠胃反流、自身免疫、年龄因素和胃黏膜营养因子缺乏等。治疗以抗HP、抑酸等对症治疗为主。

"胃脘痛"之名最早记载于《黄帝内经》,指出:"胃病者,腹䐜胀,胃脘当心而痛。"并首先认识到胃痛的发生与肝、脾有关。《灵枢》中讲:"脾,足太阴之脉……入腹属脾络胃……是动则并舌本强,食则呕,胃脘痛,腹胀善噫,得后与气则快然而衰。"认为其病因与外邪及饮食有关。《临证指南医案》指出"久病入络",《医林改错》和《血证论》认为,瘀血阻滞中焦,胀满刺痛是胃脘痛的重要病机。外伤犯胃、饮食、情志、素体脾胃虚弱均可导致胃脘痛的发生。胃为五脏六腑之大源,主受纳、腐熟水谷,其气以和降为顺。临证应从其脏腑功用与特点出发,辨证论治。

【验案】

患者周某,女,40岁。兰州市西固区人。

初诊:2015年5月27日。

主诉:上腹部胀痛不适一年余。

病史:患者自诉1a前因情志不遂后出现上腹部胀痛,痛连两胁,嗳气稍舒,郁怒痛增,遇冷痛增,反复发作,纳食尚可,大便稍干,舌红,苔黄腻,脉弦细。腹部平坦,上腹部压痛(+),余体征(-)。

辨证:肝气犯胃证。

治则:疏肝和胃,理气止痛。

处方:柴胡疏肝散加减。

制柴胡20g,炒白芍20g,制香附20g,炒金樱子15g,炒枳壳15g,制元胡30g,炙青皮10g,炒陈皮10g,姜厚朴20g,瓜蒌30g,炒莱菔子20g,炒槟榔15g,白刺果100g。中药七剂,水煎服,饭后温服,每日两次。

二诊:2015年6月4日。脘胁部疼痛减轻,精神好转,大便通畅,胃脘部畏寒,舌苔变薄,脉弦细。患者气滞症状缓解,胃阳不足,治以疏肝和胃,温胃散寒为主。

处方:制柴胡10g,炒白芍10g,制香附10g,炮干姜6g,炒枳壳10g,制元胡15g,炒陈皮10g,姜厚朴10g,瓜蒌20g,桂枝10g,炒吴茱萸10g,佛手10g,炙甘草10g,白刺果100g。中药十剂,服法同上。

三诊:2015年6月15日。患者自诉服药后上述症状明显缓解,无明显疼痛不适,胃脘部胀闷感基本消失,大便通畅,胃脘部畏寒减轻,舌苔变薄,脉弦细。继续前方十剂巩固疗效。

【按语】

胃主受纳和消化饮食,以和降为贵,胃痛的主要原因是胃失和降。治疗胃脘痛,要配合脾主运化的功能。对于胃气痛,又因五行相克规律木能乘土,肝气横逆往往犯胃乘脾,所以采用疏肝和胃、理气止痛之法。本案患者属于肝郁气滞、木郁土壅、脾胃失和、瘀阻胃络之证。治疗原则是疏肝理气,伸其郁,导其滞,使中焦之气通畅,上下无碍,以消胀痛。《黄帝内经》云:"肝欲散,急食辛以散之。"故疏肝常用辛香之品,既能理气散肝郁,又能调理脾胃气机,方取柴胡、香附、金樱子、元胡、枳壳、青陈皮、槟榔、莱菔子等。方中加入酸味药白芍,可以抑制辛散太过。大便稍干,舌红,苔黄腻,乃腹气不畅,浊气内阻,故投瓜蒌清浊通便。使用通导之品,损伤胃阳,故方中加入温胃散寒之品以助胃阳。

# 胃脘痛(慢性萎缩性胃炎)

【引言】

慢性萎缩性胃炎是消化系统常见病与疑难病,系指胃黏膜上皮遭受反复损害导致固有腺体的减少,伴或不伴纤维替代、肠腺化生或假幽门腺化生的一种慢性胃部疾病。胃镜及组织学病理表现为黏膜色泽变淡,皱襞变细而平坦,黏液减少,黏膜变薄。现代医学治疗主要为对症治疗,包括抗Hp治疗、抑酸护胃、补充维生素等。中医学将其归为"胃痞""胃脘痛"范畴,中医药治疗该病在改善症状上具有明显优势,而且能够在一定程度上改善甚至逆转胃黏膜病理学表现。历代医家对认为本病与外感时邪、内伤虚损有关,病机多为脾胃气机升降失常、脏腑不通不荣所致。

【验案】

杨某,女,56 岁。陕西榆林人。

初诊:2001 年 4 月 10 日。

主诉:上腹部胀痛 3a 余,加重 3 月。

病史:患者 3a 前出现上腹部胀痛不适、食纳差,自服"摩罗丹"等药物治疗,症状时好时坏,近 3 月来上述症状加重,伴疲乏明显,遂来甘肃省水利水电工程局职工医院就诊。目下症见:上腹部胀痛,纳呆,自觉烦热无汗,疲乏,大便干燥。舌淡红,苔薄白,脉细弱。胃镜示:慢性萎缩性胃炎 I 级伴糜烂。

辨证:气阴两虚证。

治则:益气养阴。

处方:自拟复方黄芪健脾散。

炙黄芪 40g,党参 20g,炒白芍 15g,白术 50g,当归 30g,绞股蓝 30g,炒砂仁 6g,甘草 10g,生姜 3 片,枣 10 枚,枸杞子 20g。七剂,日一剂,水煎服,饭后温服,每日两次。

二诊:2001 年 4 月 17 日。患者疲乏感减轻,胃痛缓解,仍有发热感,纳食可,睡眠可,效不更方。七剂,服法同上。

服药后上述症状明显缓解,在原方基础上加减服用半月以巩固疗效。

【按语】

慢性萎缩性胃炎由于其病程较长,工作、情绪、饮食与病患等因素相互影响。脾主运化,胃主受纳,病久会损伤正气,出现中气下陷的现象。李东垣说:"内伤脾胃,乃伤其气……伤其内为不足,不足者补之。"因此,补气健脾,升提下陷阳气,以求浊降清升,脾胃调和,使水谷精气生化有源,是治疗慢性萎缩性胃炎的关键所在。本案患者属气阴两虚证,治当益气养阴、调和脾胃,方用自拟复方黄芪健脾散。本方主治脾胃虚弱,气虚发热,中气不足所致之证,其主要病理机制为脾气虚弱、中气不足。方中黄芪益气补中之要药方为主,配当归益气活血,配合参、术、苓、草加强补脾益气之功,绞股蓝益气养阴;白芍益肝阴、润肠通便,加砂仁醒脾和胃,使诸药补而不滞;加姜、枣助参、术入气分以调和脾胃。全剂配合,共收益气、养阴、生血之功。现代实验表明,该方中诸多药物能够有效改善微循环,促进黏膜腺体恢复的药理作用。

# 胃脘痛(慢性萎缩性胃炎、消化性溃疡)

【引言】

幽门螺旋杆菌感染、胃排空障碍、不良饮食习惯、药物等为消化性溃疡与慢性胃炎的共同致病因素,临床上两种疾病也常常共存。临床症状包括上腹部疼痛、烧灼、胀满、泛酸、烧心等不适,严重影响患者的生活质量,且两症共存极易引发癌变及并发症,应给予积极治疗。中医治病主要是通过改变疾病发生的人体环境,利用药物的偏性纠正人体的偏态来治疗疾病,体现了中医的两大基本特点——整体观和辨证论治。这种模式为复杂病因的疾病提供了宝贵的治疗思路。无论是慢性萎缩性胃炎,还是消化性溃疡均应遵循胃腑的生理特点,辨证论治。

【验案】

患者孟某,男,48岁。青海省西宁市人。

初诊:2017年3月22日。

主诉:上腹部胀痛不适半年余。

病史:患者自诉半年前进食寒凉饮食后出现剑突下胀痛,伴嗳气、泛酸、烧心、食欲差,以上症状的出现无明显规律,二便调,舌淡嫩,苔白,脉沉细。(2017年3月2日,甘肃省中医院)胃镜检查示:慢性萎缩性胃炎伴糜烂、胃窦黏膜异常改变(性质待病检)。胃镜病检示:(胃窦)慢性萎缩性胃炎轻度,幽门螺旋杆菌(−)。腹部平坦,剑突下压痛(+),余(−)。

辨证:脾胃虚寒证。

治则:温中健脾,和胃止痛。

处方:自拟胃脘痛方加减。

炒枳壳20g,姜厚朴15g,炒莱菔子20g,炒陈皮10g,姜半夏10g,浙贝母15g,制元胡30g,酒当归30g,桂枝15g,炮干姜6g,煨木香10g,酒白芍2g,炙甘草20g,海螵蛸15g。中药七剂,水煎服,饭后温服,每日两次。

二诊:2017年3月30日。自诉药后胃脘部疼痛减轻,胃胀、泛酸、烧心、嗳气较前明显缓解,大便偏稀,上腹部怕冷,舌淡嫩苔白,脉沉细。患者脾胃虚寒症状明显,处方加以变化。

处方:

炒枳壳20g,姜厚朴15g,炒莱菔子15g,炙陈皮10g,姜半夏10g,浙贝母15g,制元胡15g,酒当归30g,桂枝15g,炮干姜6g,煨木香10g,酒白芍15g,海螵蛸10g,炒吴茱萸10g,制黑附片10g(先煎)。中药十剂,服法同上。

三诊:2017年4月11日。患者自诉服药后上述症状明显缓解,偶有胃脘部隐痛不适,余症状消失,大便成形,上腹部怕冷减轻,舌淡苔薄白,脉细。患者症状缓解明显,继续前方加高良姜10g、三七粉10g。中药十剂,服法同上。

四诊:2017年4月22日。患者自诉上述症状基本消失,纳食可,二便调,舌淡红苔薄白,脉细。患者症状基本消失,继续给予前方中药十剂巩固治疗后停药。

【按语】

本案主要病因是食入寒凉饮食后出现上腹部胀痛不适,其病机为脾虚胃寒,失于温养,治则为温中健脾,和胃止痛。本方中使用枳壳、厚朴、莱菔子既能健脾消食除胀,同时还能向下通导,桂枝、干姜、吴茱萸、黑附片可以温胃散寒,酒白芍、元胡、木香、陈皮行气止痛,海螵蛸可以制酸止痛。本方在多年临床经验中总结得到,在临床中收到很好的效果。

# 胁痛(急性结石性胆囊炎)

【引言】

急性结石性胆囊炎是胆囊结石梗阻胆囊管和细菌感染引起的炎症。临床表现为急性上腹部胀痛,常在夜间发作,饱食、进食油腻食物后诱发,疼痛放射至右肩、肩胛、背部,伴恶心、呕吐、便秘等消化道症状。病情发展可出现寒战高热,表明病变严重,如胆囊化脓、穿孔、坏疽等。现代医学治疗原则为争取择期手术。

中医医理认为,胆附于肝,与肝相表里,《黄帝内经》首称胆为"中精之腑"内藏"精汁"乃受肝之于气而成,胆腑通过经脉与肝相络属而构成表里关系,禀受肝脏的疏泄功能的调节。以通畅下行为顺,若情志不畅、饮食不节、肝气郁结、瘀血阻络等影响气机下行,则胆汁滞留,淤积煎熬成砂甚至为石。常以和解少阳、清热利湿、通下攻下为法,随证加减。

【验案】

安某,男,46岁,干部,张掖市肃南县裕固族人。

初诊:1991年4月6日。

现病史:患者1a前无明显诱因出现右上腹隐痛,放射到后肩,伴胸闷、纳呆,劳累加重,一周前因情志不畅,突然右上腹剧痛,难以忍受,乃至大汗淋漓,恶心、呕吐、头晕、目痛,厌油、口干,便干、尿赤,至当地医院诊断检查为急性胆囊炎合并胆石症。查体:巩膜无黄染,腹部软,右肋下压痛(+),墨菲征(+),舌质淡红,苔黄腻,脉象弦滑。B超示:复发性结石充满胆囊。

中医诊断:胁痛病(肝胆湿热证)。

治法:清利湿热,熔化排石。

西医诊断:急性结石性胆囊炎。

处方:自拟溶化泻下排石汤。

白刺果100g,火硝1g(制装胶囊送服),金钱草200g,炒鸡内金50g,白术30g,赤芍30g,佛手20g,胡荽20g,熟军15g,姜黄10g,元胡20g,炒砂仁10g,败酱草30g,鱼脑石20g,黄连10g,茵陈30g,山栀子10g,黄芩10g等。

中药引子:大米50g,白萝卜200g,红枣20枚,生姜10g。七剂,每日一剂。

煎服方法:水煎三次,每次煎30min,三次的量兑在一起,总药量1200ml,每日一剂,早、中、晚分服,每次药量约400ml,一般30d服一个疗程,较大结石可延长天数服用。治疗期间忌生冷、辛辣、油腻食物,服药期间使患者多饮开水,并做跳跃运动,可手握空拳,量力捶患部,促进结石向外移动,有利于结石排出体外,药渣水煎3500ml,加食醋100ml,温度40℃左右,泡手泡脚,每日1~2次,每次30min左右。

二诊:1991年4月14日。经服上药七剂后,右上腹部疼痛明显缓解,但仍口苦、口干,时恶心、呕吐。嘱前方再取七剂,药后疼痛基本消失,食纳增加,脘闷亦减。连服40d后,复查B超胆囊壁完整,未见结石光团。为了确证经 CT 扫描拍片证实,原见之胆结石阴影不存在,已正常。

临床疗效:从 1990 年以来,笔者采用本方加减治疗各种结石症,共计 1786 例,用于结石症的急慢性发作,屡治屡收奇效。临床实践,此方中药具有较强的溶化泻下排石作用。将结石症 1786 例分两组进行临床观察,其中中药组用熔化泻下排石汤 1286 例,西药组 50 例。结果中药组治愈<结石完全消失>943 例(73.3%),好转<结石明显缩小或减少 296 例>(23.0%),无效 47 例,总有效率 96.3%。西药组分别 12 例(24%),18 例(36%),20 例(40%),总有效率 60%。两组有效率有非常显著性差异(p>0.01)。

【按语】

本案患者属肝胆湿热证,治当清利湿热、溶化排石,方用自拟溶化泻下排石汤,以清腑泻热、利胆消石。长期临床应用表明,本方能达到熔化泻下排石之功效。方中重用金钱草 200g 功擅清肝利湿,清热利胆,为溶石排石要药。现代中药药理学证明,金钱草在碱性环境中能使结石溶解,增加胆汁的分泌,松弛胆道括约肌;柴胡疏肝清热解毒,能提高胆酸胆红素的含量,增大胆汁的胆甾醇-胆盐系数,而具有利胆作用;黄连清热燥湿,能促使胆汁形成或使胆汁变稀,对胆囊黄胆结石有良好效果;白术健脾利湿,具有持久利尿保护肝胆,防止肝糖原减少的作用;佛手有抑制胆囊痉挛,增加张力,平滑肌成分为非挥发油部分;熟军可使肠蠕动增加,可反射性引起胆道口处括约肌扩张作用;黄芩具有较强的利胆抗菌消炎作用;白刺果味酸甘甜,药用价值较高,营养丰富,一般成分内含糖 33%,脂肪 17%,淀粉 11%,可以疏肝理气,祛瘀通络,辛温解表,排毒养颜,还能增加肠蠕动力,泻肝、胆、脾、胃、脏腑等湿热,主治胃脘及胁肋痛,心悸失眠,有利胆溶石、软坚散结、活血化瘀、润肠通便的作用;栀子能增强胆汁分泌,有利胆消炎作用,并能降低血中胆红素;败酱草有抗病毒作用,能促进肝细胞增生,防止肝细胞变性,其干燥果枝能改善门静脉输循环,加速肝细胞再生,因而有降酶、降絮作用。

# 胁痛(胆结石)

【引言】

胆石症是指胆道系统的任何部位发生结石的疾病。根据其化学成分,可分为胆固醇结石和胆色素结石两大类;根据其所在部位,又包括胆囊结石、胆总管结石及肝内胆管结石。目前胆石形成的机理尚不十分清楚,一般认为,胆固醇结石的发生与代谢因素关系密切,胆色素结石的发生则与胆道炎症、细菌或寄生虫感染、虫卵、残留缝线等有关。西医治疗本病,原则上首选手术治疗,特殊情况可选择保守治疗。

本病属中医"胁痛""黄疸""结胸发黄"等病范畴,多认为由饮食不节,邪毒内犯,湿热蕴蒸,结为砂石,阻滞肝胆经脉所致。治疗宜清热利湿、活血解毒、疏肝利胆、通下排石。

【验案】

患者赵某,女,46 岁,张掖市肃南县皇城区人。

初诊:2003 年 9 月 3 日。

主诉:右上腹持续疼痛 3d 余。

病史:患者 3a 前体检发现多发性胆结石。3d 前食油炸鸡蛋后突发右上腹持续性钝痛,逐渐加重,难以忍受,表现为坐卧不安、弯腰、打滚,疼痛时常放射至右肩胛处或右肩部位,痛时常大汗淋漓、面色苍白、恶心、呕吐。遂至当地医院就诊,建议手术治疗。因患者体弱恐惧,拒绝手术治疗,遂至甘肃省水利水电工程局职工医院寻求中医治疗。目下症见:黄疸明显,舌质淡红,苔黄腻,脉弦数。

辨证:肝郁气滞,胆腑湿热证。

治则:疏肝理气,祛湿清热,利胆溶石。

处方:自拟清胆排石汤。

炙金钱草 200g,虎杖 30g,熟军 15g,黄芩 20g,醋柴胡 30g,黄芩 20g,赤芍 100g,白刺果 100g,胡荽子 20g,醋元胡 30g,炒川楝子 15g,木香 10g,鱼脑石 20g(先煎),鸡内金 50g,蒲公英 30g,藿香 10g,砂仁 10g,加药引子生姜 3 片、大枣 15 枚、白萝卜 30g、大米 30g。每日一剂,水煎服,分早、中、晚三次送服,30d 为一个疗程,治疗期间忌食油腻及辛辣食物。较大结石可服 1~2 个疗程。

二诊:2003 年 9 月 14 日。服用上方药十剂后,患者自诉上腹疼痛稍减轻,恶心、呕吐次数减少,面色好转,继续服用 20 剂,服法同上。

三诊:2003 年 10 月 4 日。本次患者就诊自诉疼痛明显减轻,恶心、呕吐症状消失,面色如常。原方药继续服用一个疗程以巩固治疗。随访两年,证实病未复发。

【按语】

自 1996 年起,笔者先后用本方治疗胆结石共 1260 例,结果:治愈(B 超复查未见结石存在,临床症状消失)224 例,占 17.78%;显效(B 超检查结石大部分排出,临床症状基本消失)276 例,占 21.90%;有效(B 超复查结石少部分排出,临床症状减轻)732 例,占 58.10%;无效 28 例,占 2.2%。总有效率为 97.68%。

本方中重用金钱草,功可清热化湿,溶石止痛,为治疗胆结石之要药,胡荽子具有较强的促进腺体分泌和胆汁分泌作用,鱼脑石专功化石消炎、解毒排石,鸡内金软化结石,元胡理气止痛,虎杖清利肝胆湿热,柴胡、川楝子、赤芍、木香疏肝利胆、化瘀止痛,熟军泻火解毒、活血化瘀、利湿退黄,黄芩、龙胆草、蒲公英泻肝胆实火、清热解毒,藿香、砂仁健胃止呕、温中止泻。诸药合用,共奏利胆溶石、理气止痛、清热排石之效。用之临床,效果颇佳。

# 黄疸(丙型病毒性肝炎)

【引言】

病毒性肝炎是由多种肝炎病毒引起的,以肝脏损害为主的一组全身性传染病。目前按病原学明确分类有甲型、乙型、丙型、丁型、戊型五型肝炎病毒。乙、丙型多呈慢性感染,少数并可发展为肝硬化或肝细胞癌,主要经血液、体液等途径传播。临床表现以疲乏、厌油、食欲减退、肝功能异常为主。西医治疗丙肝主要分为一般治疗、抗病毒、保肝、免疫调节等药物治疗。

本病若出现黄疸,则属中医"黄疸"范畴。历代医家对黄疸病因病机的认识不尽相同,但比较统一的观点是,因湿邪困遏脾胃、壅塞肝胆、疏泄失常、胆汁泛溢而发生,病理因素主要以湿热为重,或兼气滞、血瘀、寒湿、疠气等,基本治则为化湿邪、利小便。现代药理研究表明垂盆草、茵陈、山豆根等中草药,能够兼降酶、退黄、免疫调节等多种功效于一体,在病毒性肝炎的治疗中发挥越来越强的优势。

【验案】

梁某,男,32岁,金昌市永昌县人。

初诊:1999年9月24日。

病史:丙肝病史十余年,牙龈间断少量出血,未正规治疗。于5d前感冒后出现上腹部胀满不适,伴皮肤、巩膜黄染,乏力、纳差,无发热、寒战,无恶心、呕吐。到当地医院就诊,口服中药汤药(具体不详)治疗,症状未见缓解。遂至甘肃省水利水电工程局职工医院中医科就诊,症见:上腹部及肝区饱胀不适,皮肤、巩膜黄染,小便色黄,大便色灰白。肝区压痛(+),无反跳痛,murphy's征(-),麦氏点压痛(-)。舌红,苔黄腻,脉弦数。肝功示:总胆红素195.0μmol/L,直接胆红素119.0μmol/L,间接胆红素76.0μmol/L,ALT116U/L,AST386U/L,谷酰转肽酶36U/L。腹部彩超示:肝脏弥漫性病变。胆囊体积缩小,囊腔消失,壁增厚。丙肝病毒检查示:HCV阳性;HCV-RNA 1.208E 005。

辨证:肝郁气滞,湿毒侵袭证。

治法:疏肝清热,解毒利湿。

处方:自拟肝炎豆根垂盆散。

山豆根30g,垂盆草50g,醋柴胡20g,黄芩20g,紫草15g,茵陈30g,虎杖20g,土茯苓30g。七剂,一日一剂,水煎服,一日分两次口服。

二诊:1999年9月30日。患者服用一周后黄疸较前好转,感肝区不适好转,乏力未明显减轻,调整方药如下:山豆根30g,垂盆草50g,醋柴胡20g,黄芩20g,紫草15g,茵陈30g,虎杖20g,土茯苓30g,丹参30g,金钱草50g。七剂,一日一剂,水煎服,一日分两次口服。配合干扰素抗病毒治疗。

三诊:1999年10月8日。治疗两周后,患者症状明显好转,舌淡,苔略腻,脉弦。复查肝功示:总胆红素87.2μmol/L,直接胆红素45.0μmol/L,间接胆红素37.2μmol/L,ALT53U/L,AST74U/L。继续原方治疗。14剂,一日一剂,水煎服,一日分两次口服。

四诊:1999年10月15日。患者服用上方2周后,黄疸消退,腹胀、乏力消失,但仍有肝区不适。舌淡,苔薄白,脉沉。拟方中减茵陈、土茯苓、金钱草,加白术50g,当归30g,白芍20g以健脾养血柔肝,续服七剂而收功。

【按语】

中医认为形成黄疸的病邪主要是湿。《金匮要略》记载:"黄家所得,从湿得之。"由于湿阻中焦,脾胃功能失常,影响肝胆的疏泄,以致胆汁不循常道,溢于肌肤,而发生黄疸。本案患者,证见肝郁气滞、湿毒侵袭,结合舌脉辨证,该患者为肝郁气滞、湿毒感染,采用疏肝清热、解毒利湿之法,运用自拟肝炎豆根垂盆散治疗。方中山豆根、垂盆子合用有清利湿热、解毒退黄之功为君药;柴胡、黄芩清热利湿、疏泄胆热,共为臣药;茵陈、虎杖功擅清热化湿、利胆退黄,使之从小便而出,为治疗黄疸之要药;土茯苓解毒除湿。现代多项药理研究表明:垂盆草、山豆根具有抗炎抑菌,保肝降酶的作用,临床已用其制成肝炎灵注射剂等广泛使用。慢性肝炎久病入络,采用活血化瘀之法,改善微循环、消退炎症,降低血液黏稠度,改善瘀阻已经成为公认的治则之一,湿热黄疸,本案选用紫草凉血活血。需要注意的是,急性肝炎或慢性肝炎活动期总以病邪为主,正邪斗争激烈,故应以祛邪为主。但这里的邪与普通的邪完全不同,系指"毒邪""疫气",所以治疗的关键是解毒。但"见肝之病,知肝传脾,当先实脾",解毒勿伤脾胃,邪衰之后当顾正气,切忌一味祛邪,以免损伤正气。

# 急黄(重症肝炎)

## 【引言】

重症肝炎是病毒性肝炎的一种特殊危重类型。其发病率不高,约占肝炎病例的0.2%~0.4%,特点是病变进展快,黄疸急剧加深,肝脏迅速缩小,并出现一系列肝衰竭的表现,极度乏力,严重消化道症状,神经、精神症状,明显的出血现象,中毒性鼓肠,肝臭等。本病甲型、乙型、丙型及戊型病毒性肝炎均可发生,在中国主要为乙型肝炎病毒所致,约占总数的90%。临床上根据病理学特征和病情发展速度分为急性、亚急性和慢加急性、慢性四类。本病死亡率极高,一般为80%左右。临床应密切观察病情,加强监护,采取阻断肝细胞坏死、促使肝细胞再生、改善肝脏微循环、预防和治疗各种并发症(如肝性脑病、腹水、低血糖等)以及抗病毒治疗等综合措施以阻断病情发展,挽救生命。

本病属中医"急黄""瘟黄"范畴。其病机初为湿热疫毒炽盛,迅速弥漫三焦,正邪交争剧烈。其主要转归有:①瘟邪逆传心包,或湿热蒙蔽清窍,证见神昏谵语;②毒热入营,迫伤血络,证见出血发斑;③脾肾亏虚,水湿不运,证见尿少、腹水;④气虚血脱,阴阳离诀,证见手足逆冷、脉微欲绝。治疗原则应力争早期、综合和多途径给药,如口服、灌肠、外敷等,以清热解毒、开窍通腑、祛湿辟秽、凉血活血、清心开窍、行气利尿等方面顿挫病势,维护正气,尤应采取先机而发措施,以救治于未然。

## 【验案】

余某某,男,35岁,甘肃省定西市某单位职工。

初诊:2015年8月11日。

主诉:神志模糊1周。

病史:2015年7月3日因劳累、暴饮暴食后出现腹胀、疲乏,厌油、纳差,后约两周出现全身皮肤黄染,遂就诊于兰州某三甲医院。查肝功:总胆红素804mol/L,谷丙转氨酶860U/L,谷草转氨酶 450U/L,办理住院治疗 20d,效果不佳。经康复患者介绍至甘肃省水利水电工程局职工医院中医科就诊,症见:神昏谵语,形体消瘦,面色黧黑,全身皮肤及巩膜黄染,牙龈渗血,小便浓黄,大便干结,腹部膨隆,舌体偏小,舌质绛红,边有齿痕,苔黄干燥,脉弦数。

辨证:热盛神昏,毒瘀互结证。

治则:清热解毒,凉血化瘀,健脾和胃,理气退黄,开窍醒神。

处方:自拟救命急黄汤。

当归 30g,三棱 50g,莪术 50g,赤芍 200g,桃仁 30g,红花 30g,金钱草 50g,茵陈 30g,丹参 30g,水牛角 30g,黄芩 30g,柴胡 30g,车前子 30g,熟军 15g,白术 50g,五味子 50g,石菖蒲 30g,郁金 20g。每日一剂,水煎服,分早、中、晚三次通过鼻胃管送服。三七粉 10g(分三次冲服)、羚羊角粉(可山羊角替代剂量加大)10g(分三次冲服)。

二诊:2015 年 8 月 26 日。服上方药 15 剂,腹胀稍减,神志稍清,饮食尚可,周身较前稍撑,面色黧黑稍可,肝功检查稍有好转,说明患者脾气渐旺,胃气渐和,神志稍清,毒瘀渐化。原方加太子参益气而不燥,佩兰、苏合香以化中焦之湿浊而不腻。继续服用 15 剂,每日一剂,水煎服,分早、中、晚三次送服。

三诊:2015 年 9 月 10 日。服药后身黄、小便深黄稍淡,食欲增加,精神好转,神志渐清。下午身感乏力,脾虚仍未恢复,上方药加炒山药、黄精补脾益气,益肺补肾。继续服用 15 剂,同上。

四诊:2015 年 9 月 25 日。服药后诸症消失,饮食恢复病前食量,周身有力,已能生活自理,肝功能检查各项正常。为防复发,以清热解毒、调肝解郁、健脾祛湿、补肾培元、活血化瘀之法再巩固治疗 15d,加之自我疗养,注重生活调养,重视饮食调养,适当的体育锻炼,合理的进服补品,以资巩固康复。

经以上治疗,自感康复,肝功能检查正常,情绪正常,肢体有力,食欲正常。配中药散剂调理身体,益肝补肾,健脾益气,增强自身免疫力。已开车上班正常工作。

【按语】

重症肝炎病情复杂,死亡率高,目前因内外尚无满意的治疗方法。本案患者以湿毒内蕴、瘀血阻滞、腑气不通为主要特点,治当以清热除湿、化瘀活血、解毒通腑为原则,兼顾扶助正气。方中用金钱草、茵陈、柴胡、黄芩、车前草以清热利湿、解毒退黄,用桃仁、红花、三棱、莪术以活血化瘀,用大黄以泻下通腑、逐瘀通经,用郁金、菖蒲、水牛角以清心开窍、开窍豁痰,用羚羊角(可山羊角替代剂量加大)以平肝熄风。全方达清热利湿、活血化瘀、解毒通腑、平肝熄风的功效。重症肝炎患者使用本方后,基本保持每天大便 2~4 次,便秘严重患者可于原方之上加白术 100g、郁李仁 15g、火麻仁 30g,湿热毒邪从便而走,能够缓解肝性脑病的症状,疗效颇佳。服用本方治疗后腹胀、胃痛、纳差、乏力、尿黄减轻,食欲增加,口腔异味减少,唾液分泌增多,尿量明显增加。研究表明,黄疸高峰期血小板计数减少,血栓素 B2 含量明显升高,导致了肝脏微循环障碍,血液瘀滞,损伤毛细胆管的排泄功能,使结合性胆红素难以从胆道排泄,造成黄疸渐行性加重和持续不退,所以改善微循环障碍成为治疗重症肝炎基本治则。此外,实验研究表明大黄能明显降低血清总胆红素,改善肝功能及临床症状,临床广泛应用于肝炎治疗。本方通过 56 例病人的临床观察,证实其疗效较为满意,未出现明显的副作用,值得进一步推广。

# 膨胀(重症肝硬化腹水)

【引言】

肝硬化是一种或多种原因引起的、以肝组织弥漫性纤维化、假小叶和再生结节为组织学特征的进行性慢性肝病。早期无明显症状,后期门静脉血流受阻、血液瘀滞,引起门静脉系统压力的增高。并发症包括上消化道出血、胆石症、感染、门静脉血栓形成或海绵样变、电解质和酸碱平衡紊乱、肝肾综合征、肝肺综合征、肝癌、肝性脑病。

该病属于中医"鼓胀""水蛊"的范畴,其基本病机为,初起湿热疫毒壅阻中焦,肝失疏泄,气滞血瘀,进而横逆乘脾,脾失健运,水湿聚于腹中;久则及肾,肾关开阖不利,气化无权,水湿不化,则胀满更甚。病程晚期肝脾肾俱虚,肾阳虚不能温煦脾土,则脾肾阳虚或肾阴虚不能涵养肝木,则肝肾阴虚最终致肝脾肾互损,气血水互结。治疗原则为攻补兼施,补虚不忘实,泻实不忘虚。

【验案】

赵某,男,46岁,武威市古浪县古丰乡人。

初诊:2002年7月10日。

病史:患者患乙型肝炎15年余,肝硬化腹水两年余,经某三甲医院住院治疗数月,效果欠佳,并多次下病危通知。患者遂至甘肃省水利水电工程局职工医院中医门诊就诊。症见:神昏谵语,面色黧黑,形体消瘦,肤色深黄,口唇青紫,心慌气短,牙龈渗血,鼻时衄血,脘胀纳呆、刺痛,腹部膨胀坚满,脉络怒张,胸围112cm,不能平卧,双下肢浮肿,大便干结,小便短少。舌质绛红,苔黄干燥,脉细数。T:39℃,HR:106次/分。肝功能示:ALT788U/L(丙氨酸氨基转移酶),AST1352U/L(天冬氨酸氨基转移酶),TBIL288.24μmol/L(总胆红素),DBIL193.81μmol/L(直接胆红素),IBIL94.43μmol/L(间接胆红素),AFP263.97ng/ml(甲胎蛋白),HBS Ag112.06ng/ml(抗原),HBeAb0.83,PEIUml(e抗体)HBCAb3.65PEIU/ml(核心抗体)。B超、CT示:脾大(重度),腹腔积液大量,胆囊壁增厚水肿,肝脏弥漫性损害严重(重症肝硬化腹水);门脾静脉增宽,肝实质回声减低,符合瘀血肝声像图改变。

辨证:肝肾阴虚,热毒炽盛证。

治法:醒脑开窍,益气养血,清热凉血,柔肝化瘀。

处方:自拟肝硬化腹水消散饮。

口服方药:酒当归30g,炒桃仁30g,红花30g,制地鳖虫10g,太子参30g,黄芪50g,白术80g(逐渐递增120g),炒砂仁10g,猪苓50g,茯苓60g,大腹皮30g,白茅根50g,生地30g,麦冬20g,制鳖甲50g,水牛角30g,熟军10g,白刺果100g,石菖蒲20g,郁金20g,丹参50g等。

中药引子:大米50g,红枣20枚,蜂蜜50g,白萝卜200g。

七剂,每日一剂。

煎服方法:水煎三次,每次煎30min,三次量兑在一起,药量约1200ml,根据患者服用量分多次当茶送服。药渣水煎 3000ml,温度 48℃左右泡手泡脚,一日两次,每次 30min 左右。

外敷方药:峻利保肝外敷散。

任脉取穴仰卧法:仰卧取穴神阙、关元、气海、中脘。

药物组成:芒硝、商陆、牙皂、甘遂、牵牛子、红枣肉、蝼蛄、大黄、大戟、木香、硼砂、巴豆、姜黄、芫花等。

药物用法:共细末分 20 包,用食醋、蜂蜜、鸡蛋清调糊状,先将中脘、神阙、关元、气海穴位用 75%酒精消毒,将药膏摊于 10cm×10cm 纱布块上,外贴于各穴位,用绷带缚好固定,每日换药一次,用热水袋加热穴位,以膨胀腹水消失为止。

灌肠方药:增水行舟灌肠汤。

主治功能:滋阴养血,润燥通便。

药物组成:生地 20g,当归 20g,黄连 10g,炒大黄 20g,苁蓉 15g,瓜蒌 20g,炒郁李仁(泥)10g,茵陈 30g,白术 30g,黄芪 30g,玄明粉 10g,厚朴 10g,金银花 10g,败酱草 30g 等。

药物功效:活血化瘀,清腑利浊,利水消肿,培补脾肾。

灌肠方法:水煎三次,每次 30mm,三次汤液兑在一起,纱布过滤,药量约 300~500ml,清洁肛门灌肠,保留 30min。

二诊:2003 年 2 月 24 日。服上药七剂,患者神志清楚,对答切题,腹部胀满明显缓解,心慌气短基本消失,近 3d 未见牙龈出血,大便略稀,小便量增多,但仍有腹部刺痛,双下肢浮肿消退。舌红有津,脉细数。拟加香附 20g、元胡 15g 以缓解疼痛。14 剂,服法同上。继续外敷及灌肠。

三诊:2003 年 3 月 9 日。服上药 14 剂,患者神志清楚,精神明显好转,腹部胀满刺痛基本如常,只有在进餐后出现腹部轻微不适,大便略稀,小便量增多,双下肢浮肿消退。舌红有津,脉细数。查彩超示:①肝硬化失代偿期(脾大);②胆囊壁增厚水肿。肝功能示:ALT93U/L(丙氨酸氨基转移酶),AST215U/L(天冬氨酸氨基转移酶),TBIL90.12μmol/L(总胆红素),DBIL67.3μmol/L(直接胆红素),IBIL34.01μmol/L(间接胆红素)。拟方中减去猪苓。继续加减服用。

【按语】

肝硬化腹水,属中医"膨胀""鼓胀"等范畴,本病多由饮食不节、情志不畅,导致脾失健运、决渎失权、水湿停聚。在临床治疗过程中颇为棘手。该病肝、脾、肾功能失调,治当先攻其水,再治其本,从清热解毒、养阴利水、活血化瘀、健脾益气入手,临床效果佳。明代张子和云:"先论改邪,邪祛则元气自复也。"本案中猪苓、茯苓、大腹皮、白茅根清热利水,桃仁、土鳖虫、当归、白刺果活血化瘀。《金匮要略》曰:"见肝之病,知肝传脾,当先实脾。"又云:"实脾则肝自愈,此治肝补脾之要妙也。"故在肝病治疗中,古今医家均遵从急则治标、缓则治本之原则,运用疏肝健脾补肾之法。本案患者,证见肝肾阴虚、热毒炽盛,治当以醒脑开窍、益气养血、清热凉血、柔肝化瘀为法,方用自拟肝硬化腹水消散饮,外敷方用峻利保肝外敷散,灌肠方用增水行舟灌肠汤。方中白术、太子参、黄芪、砂仁健脾益气,麦冬、生地、制鳖甲养阴柔肝,水牛角凉血解毒,熟军泻火解毒,丹参、郁金、石菖蒲清心解郁,化痰开窍。故治疗方案中有内服汤、散剂、穴敷剂、灌肠剂,综合调理,以活血化瘀、泻下逐水、益气健脾、攻补兼施为大法,诸方均有特效。

千金易得,一方难求。妙用验方是治好病的硬道理,一道好的验方就是拯救一段生命的传奇,它所产生的卓越疗效是我们一般人难以想象的。正如恽铁樵所说:"中国汗牛充栋之医书,其真实价值不在议论而在方药。""实践是检验真理的唯一标准",能治病则是好验方。本案患者属肝肾阴虚,热毒炽盛,治以健脾利水、凉血解毒止血、补肝肾之阴为法。本医案中外敷药重用东汉张仲景《伤寒杂病论》十枣汤,此方为治疗膨胀的名方,功擅峻逐水,屡治屡验,疗效卓著。经以上治疗方案,患者 20d 诸症缓减,30d 明显有效,60d 诸症基本消失,治疗 90d 后,经复查,腹水全消,肝功能全部恢复正常,体重逐渐增加,120d 康复上班,追访十余年未见复发。

# 胁痛(酒精性脂肪肝)

【引言】

脂肪肝是由肝脏本身或肝外原因引起的过量脂肪(主要为甘油三酯)在肝内持久积聚所致的代谢性肝病。本病常见原因有酗酒、营养失调、肥胖、小肠旁路手术、糖尿病、妊娠、肝炎、药物或毒物的损伤。正常肝内脂肪含量仅占肝湿重的 3%~5%,在脂肪堆积时则可高达肝重的 40%~50%。根据是否饮酒为主要因素分为酒精性脂肪肝和非酒精性脂肪肝。西医治疗本病,主要在于积极治疗原发疾病,注意饮食调配,戒酒和避免使用损肝药物,加强身体锻炼和减肥,药物治疗,严重者肝移植。

本病属中医"积聚""胁痛""黄疸"等病范畴,其发生发展主要与湿热、瘀血、痰浊等因素有关。患者多有饮食不节、嗜食肥甘等习惯,以致脾胃、肝胆功能紊乱,肝气郁滞,湿热熏蒸,痰浊胶结则导致本病。临床治疗以清热利湿、行气活血、化痰降浊为法则,并结合饮食疗法、气功疗法。

【验案】

朱某,男,50 岁,兰州市安宁区人。

初诊:2016 年 3 月 4 日。

主诉:右胁肋部胀痛不适半年,加重、伴纳差乏力 1 周。

病史:患者 3a 前体检发现脂肪肝,无明显临床症状,未予系统治疗。半年来,渐感右胁肋部胀痛不适,偶有疼痛,近 1 周来,上述症状加重,伴有乏力、口干、口苦、口腔异味,纳差,夜寐差,二便可。

辨证:湿热瘀阻证。

治则:清肝利湿,活血祛瘀。

处方:自拟降脂益肝利湿汤。

泽泻 30g,生首乌 20g,决明子 20g,丹参 30g,黄精 20g,生山楂 30g,虎杖 30g,大荷叶 30g,白芍 30g,龙胆草 20g,白刺果 100g,熟军 10g,乌贼骨 20g,生姜 3 片,大枣 15 枚,大米 30g。15 剂,每日一剂,水煎服,分早、中、晚三次送服。

二诊:2016 年 3 月 4 日。腹胀较前减轻,胁肋部疼痛、乏力,仍有纳差、夜寐欠安,二便调,舌淡苔白,脉弦滑。上方药加党参 15g、煅瓦楞子 30g、炒白术 20g、酸枣仁 15g。五剂,服法同上。

三诊：2016 年 3 月 4 日。腹胀好转，胁肋部偶有疼痛，乏力已较前明显减轻，纳可，夜寐尚安。原方加枸杞 20g、茵陈 30g、炒砂仁 6g(后下)。15 剂，服法同上。

【按语】

脂肪肝是指由于各种原因引起的肝细胞内脂肪堆积过多的病变。脂肪肝的临床表现多样，轻度脂肪肝有的仅有疲乏感，尤其是多数脂肪肝患者较胖，故难发现轻微的自觉症状。中重度脂肪肝有类似慢性肝炎的表现，可有食欲减退、疲倦乏力、恶心、呕吐、体重减轻、肝区或右上腹隐痛等。脂肪肝病位在肝，与肝、胆、脾、胃、肾均有关，素体脾虚是发病的根本，气滞、湿阻、痰积、血瘀是基本病机。治疗当以健脾除湿、清热祛湿、活血化瘀为主。方中泽泻、荷叶、何首乌、决明子、生山楂降浊化脂，虎杖、熟军清热利湿、通腑散瘀，龙胆草清肝胆湿热，白芍养血柔肝，黄精健脾益肾，丹参除烦安神。随着现代生活条件改善，脂肪肝的患病率逐年上升。该病属于可逆性疾病，早诊断早干预常可恢复正常。

# 第四章　泌尿系统疾病

## 水肿病(慢性肾功能衰竭)

【引言】

慢性肾功能衰竭(chronic renal failure,CRF)是指各种肾脏疾病引起的缓慢进行性肾功能损害,最后导致尿毒症和肾功能丧失,引起一系列临床症状和生化、内分泌等代谢紊乱组成的临床综合征。在原发性肾脏疾病中,常见于慢性肾小球肾炎,其次为小管间质性肾炎,继发性肾脏病中,常见于糖尿病肾病等。慢性肾功能衰竭发生于多种原发性和继发性肾脏病的晚期,是严重危害人类健康的常见病和难治病。现代医学治疗包括早期防治,控制血糖、血压、蛋白尿;营养治疗,低蛋白、低热量饮食;慢性肾衰竭药物治疗,对症抗感染、降磷、降脂、纠正水电解质平衡等;晚期可选择肾脏替代治疗。

慢性肾衰竭根据症状属于中医学"水肿""癃闭""关格""溺毒""虚劳""哕逆"等病症的范畴。水肿的病机为肺失通调,脾失传输,肾失开阖,三焦气化不利,同时伴有瘀血浊物蓄积,影响少阳枢机,气化不利。三焦壅滞,则气化俱废,其病位在肺、脾、肾三脏,治疗以发汗、利尿、泻下逐水为基本治则。水肿一病,因累及脏腑不同,临床表现有所不同,须据患者临床症状,四诊合参,辨证论治。值得庆幸的是,随着中医对慢性肾功能衰竭认识的深入,临床经验的积累和实验研究的开展,中医治疗慢性肾脏疾病疗效日益受到国内外医学界同仁的重视。

【验案】

丁某某,男性,58岁,汉族,已婚。兰州市城关区人。

初诊:2013年3月16日。

主诉:恶心1a余,伴渐进性全身浮肿3个月。

病史:患者于1a前无明显诱因出现恶心、食欲减退,未予重视。3个月前开始出现眼睑浮肿,后逐渐发展至全身,余无异常。10d前,上述症状加重,伴有精神萎靡、烦躁、头晕耳鸣、气促、手脚抖动、恶心呕吐、嗜睡、畏寒肢冷、腰酸、尿少、纳呆、便溏等症状。在兰州某三甲医院住院诊疗,Bp:180/115mmHg,血肌酐216umol/L,尿蛋白(++++),诊断为:①慢性肾功能衰竭;②高血压病3级,极高危。经对症治疗后临床症状缓解出院。2013年3月16日,患者慕名前来,到甘肃省水利水电工程局职工医院为求中医治疗。症见:神清,精神萎靡,面色晦暗,全身水肿,恶心、纳差、气短、乏力、腰困、体倦嗜卧、畏寒肢冷,大便干结,小便量少。既往高血压病史十年余,血压控制不理想,其他无特殊。BP:160/100mmHg。R:105次/分,双肾区叩痛(+)。舌胖大紫暗,苔白腻,脉沉细。

辨证:阳虚寒湿,毒瘀互结证。

治则:温阳补肾健脾,清热解毒泄浊。

处方:自拟肾衰健脾降浊汤加减。

泽泻30g,茯苓50g,炒白术30g,肉桂10g,炙附子10g(先煎),山萸肉30g,益母草30g,黄芪50g,太子参20g,炒山药30g,当归20g,天麻10g,钩藤30g(后下),夏枯草30g,川怀牛膝各30g,炙黄柏15g,炒槐花30g,红力参10g(先煎),姜竹茹15g。五剂,水煎服,每日一剂,分三次送服。

肌酐灌肠透析汤:制附子30g,生大黄30g,牡蛎60g,益母草30g,芒硝10g,当归30g。水煎服药液250ml(纱布过滤)保留灌肠,早晚各一次。10d为一个疗程。

二诊:2013年3月22日。用药后患者双下肢、眼睑、水肿明显好转,自感恶心、畏寒肢冷、纳差、乏力、腰困、体倦嗜卧稍有好转,小便量每日约600ml。查体:舌质淡,苔白腻,脉沉细;血压155/96mmHg。查尿蛋白(+++)。患者仍有胸闷、气短。加麦冬10g、五味子10g、郁金10g、丹参30g、赤小豆30g。十剂,每日一剂,水煎服,分早、中、晚三次服。继续灌肠,中药结肠透析治疗。

三诊:2013年4月3日。患者神志清,精神好转,双下肢、眼睑水肿、面色晦暗、畏寒肢冷、乏力、腰困、体倦嗜卧明显好转,小便每日约1000ml。查体:舌质淡,苔白,脉沉细;血压150/90mmHg。查尿蛋白(++)。诸症已减,阳虚寒湿,仍存在药证相符,治遵上法,继续巩固治疗。

四诊:2013年4月18日。经兰州某大医院住院检查,血肌酐135μmol/L,尿蛋白(+),诸症接近正常,配原方研细末散剂巩固治疗。目前随访继续,每年复查各项都在正常范围。

【按语】

水肿是由多种原因导致肺失通降,脾失健运,肾失开合,三焦气化不利,体内水液潴留,泛溢肌肤。调补先天、健运后天成为治疗该病的重中之重。对于水肿病的治疗,笔者曾开展过大量临床试验,积累了丰富的临床经验,在前人汗、利、攻的基础上开创了温脾暖肾之法,并适当加入活血利水之药,取得了理想的疗效。本案患者属阳虚寒湿、毒瘀互结之证,治当温阳补肾健脾、清热解毒泄浊,采用温脾暖肾、化浊利湿、平抑肝阳之法,正如《景岳全书》"盖水为至阴,故其本在肾……脾虚则土不制水而反克,肾虚则水无所主而妄行,水不归经则逆而上泛,故传入脾而肌肉肿"之所论。本案患者属阳虚寒湿、毒瘀互结证,应遵从温阳补肾健脾、清热解毒泄浊之治法,方用自拟肾衰健脾降浊汤加减。方中泽泻、茯苓、炒白术、益母草、太子参、山药健脾利水化浊,怀牛膝、附子、肉桂温补肾阳,天麻、钩藤、夏枯草平肝潜阳,当归活血化瘀,黄柏清热燥湿、泻火解毒,姜竹茹降逆止呕。西医学治疗该病以对症支持及血液透析为主,部分患者采用肾移植以延长生命,但血液透析费用昂贵。运用中药治疗早、中期肾衰患者,疗效显著,费用低廉,因此探讨该病的中医治疗具有重要意义。

# 第五章　血液系统疾病

## 温病(急性白血病)

【引言】

　　白血病是一种造血系统的恶性肿瘤,其特点是异常的白细胞及其幼稚细胞(即白血病细胞)在骨髓及其他造血组织中进行性、失控制的异常增生,浸润各种组织,使正常血细胞生成减少,周围血白细胞有质和量的变化。临床上主要表现有贫血、发热、感染、出血及肝、脾、淋巴结肿大等。白血病的病因至今尚不明确,但许多因素被认为与白血病的发病有关,其中包括免疫因素、生物因素、物理因素、遗传因素等。不同类型的白血病治疗方案有所不同,主要以化学治疗、免疫治疗、化学免疫治疗等,近年来分子靶向治疗进展迅速。

　　中医无"白血病"这一病名。根据其临床表现可将其列入"虚劳""急劳""热劳""温病""血症""痰核""积"等范畴。其内因为劳倦、饥饱、房欲、七情所伤,外因为湿热毒邪侵袭,致热毒蕴结,伤营动血发为本病。该病属本虚标实之病,早期和中期常以标实为主,晚期则本虚为主。在整个病程中,患者多有阴阳、脏腑、气血、经络等诸多失调,尚有虚、实、寒、热之变化,病情发展由血及气,热毒蕴结于骨髓由内向外熏蒸,出血、瘀血并存,涉及骨髓、血、营、气、卫五个层次的病变,虚实相兼,本虚标实,是一种比较复杂的全身性疾病,比一般性疾病更复杂、更难治。

【验案】

　　张某,女,20岁,甘肃省庆阳人。

　　初诊:2008年4月11日。

　　主诉:发热,昏谵烦躁1d。

　　病史:患者1d前无明显诱因出现发热、昏谵烦躁、头晕、乏力、胸闷、咳嗽,皮肤下瘀点,于兰州某医院住院诊疗。查血常规,白细胞:$2.1×10^9$/L,血小板:$69×10^9$/L,骨穿示:原幼淋细胞占85%。诊断为:ALL-L2。该院给予抗感染、化疗等对症治疗,患者症状有所好转。今患者及其家属为求中医治疗就诊于甘肃省水利水电工程局职工医院。症见:精神倦怠、面色无华、昏谵烦躁,疲乏、气短、发热、汗多、口渴、面赤、头痛、口舌生疮、皮肤有瘀点、瘀斑。查体:双颈部可触及黄豆大小多个淋巴结,胸骨压痛(+)。舌质红,少苔,脉弦数。

　　辨证:真阴亏虚,热毒炽盛证。

治则:滋阴清热,泻火解毒,疏肝凉血。

处方:自拟解毒纠白汤。

生地20g,玄参20g,白茅根20g,丹皮20g,石膏30g,紫草20g,水牛角30g(先煎),秦艽10g,玳瑁10g(可水牛角替代剂量加大),连翘20g,金银花30g,蒲公英30g,紫花地丁30g,白花蛇舌草30g,山栀子10g,制龟板10g(先煎),阿胶10g(烊化),青黛6g(包煎),太子参20g,生白术30g。十剂,每日一剂,水煎服,分三次服。

急白昏谵救命散:犀角粉10g(可水牛角替代剂量加大),天然牛黄5g,羚羊角粉20g(山羊角替代可剂量加大),玳瑁粉30g(可水牛角替代剂量加大)共细末,每次3g,每日三次。大米汤送服。

二诊:2008年4月21日。服药十剂后,高烧、昏谵烦躁、精神倦怠、面色无华、头晕明显改善。口干口苦,食欲可,睡眠可,易出汗,无明显腹胀,大便干。舌淡、边有齿痕,苔白,脉濡。考虑患者肝脾不和,去牡丹皮、生地黄、青黛、白花蛇舌草,加太子参15g、生白术40g。十剂,煎服法同上。同时继续服用急白昏谵救命散。

三诊:2008年5月1日。患者热退身凉,皮肤瘀斑消退,神志转清,精神差。胸骨压痛(±),舌暗、苔薄白,脉濡。辨证属气血两虚,拟方以补气养血、解毒化瘀。在原方加生黄芪、炙黄芪各50g,鸡血藤20g,茯苓20g,制鳖甲30g,地骨皮10g,制黄精15g,墨旱莲15g,生山楂20g,炒白术20g,枳壳10g,熟地黄20g,当归20g,防风10g,川贝母10g,牡蛎30g,炒砂仁6g,丹参10g,三七块30g(细末分三次冲服),穿山龙10g,女贞子20g。十剂,服法同上。同时继续服用急白昏谵救命散。

四诊:2008年5月11日。患者病情稳定,初诊症状明显好转。在原方基础上加半夏10g、石斛15g、柴胡20g、炙黄芩20g。继续加强巩固治疗。

【按语】

本病归属"温病""急劳""虚劳""血症"等范畴。笔者认为本病是实证,后期因病致虚多为虚实夹杂,阴虚内热,肝脾不和,气血两虚,热毒炽盛,热迫血行为其病机。"邪气盛则实"为其本质,"精气夺而虚"为其发展的结果。火、热、瘀、痰内盛和气、血、阴、阳亏虚是白血病实性和虚性病机,临床上常常虚虚实实,须仔细辨证。本案患者属疾病早期,邪毒内盛为标,气阴亏虚为本,治宜滋阴清热、泻火解毒、疏肝凉血,方用自拟解毒纠白汤+急白昏谵救命散。方选连翘、金银花、蒲公英、紫花地丁、白花蛇舌草、山栀子清热解毒,生地、玄参、丹皮、石膏、秦艽、制龟板清热养阴,水牛角、白茅根、紫草、青黛凉血消斑,阿胶滋阴止血,太子参、白术健脾益气补虚、生津润肺。综观全方,该方祛邪补虚,解毒养阴,调和肝脾,面面俱到。在诊疗这种比较复杂的疾病时,只有仔细分析病机,了解疾病发生的前因,方能更好地辨证施治、遣方用药,做到病证相符。

# 第六章　内分泌与代谢系统疾病

## 瘿病（甲状腺肿）

【引言】

甲状腺肿是良性甲状腺上皮细胞增生形成的甲状腺肿大。单纯性甲状腺肿是指非炎症和非肿瘤原因,不伴有临床甲状腺功能异常的甲状腺肿。地方性甲状腺肿最常见原因是碘缺乏、碘摄入过多。散发甲状腺肿病因复杂,外源性因素包括含有碘化钾药物、食物等。内源性因袭包括儿童先天性甲状腺激素合成障碍等。本病属中医"瘿瘤"范畴,其发病一与生活环境、水质有关,《诸病源候论》指出:"诸山水黑土中,出泉流者,不可久居,常食令人作瘿病……"二与精神刺激、七情内伤有关,情志不畅,气滞痰凝而发本病,久病入络,痰、气、瘀血相结,故后期常伴结节形成。治疗上早期可采用疏肝理气,化痰散结;后期应加用健脾祛湿,活血化瘀药物。

【验案】

患者张某,女,33 岁。

初诊:2013 年 8 月 17 日。

主诉:发现右侧甲状腺肿大三年余。

病史:患者 3a 前发现右侧甲状腺肿大,且呈逐年增大趋势,期间无明显临床症状。此次为求中医治疗遂至甘肃省水利水电工程局职工医院。症见:右侧甲状腺肿大,伴胸闷、多汗、乏力、头晕、纳差。患者平素情志不遂。查体:甲状腺右叶Ⅱ°肿大,质软,无压痛,边界清楚。舌质偏红,苔腻微黄,脉滑。

辨证:肝郁气滞,痰瘀互结证。

治则:疏肝散结,化痰祛瘀。

处方:自拟疏郁散结汤。

柴胡 20g,昆布 30g,海藻 30g,川贝母 10g,青皮 10g,香附 20g,赤芍 30g,牡蛎 50g,金银花 30g,夏枯草 30g,郁金 20g,当归 30g,桂枝 10g,丹参 30g,海浮石 30g,山慈姑 15g。十剂,每日一剂,水煎服,饭后温服,每日两次。

二诊:2013 年 8 月 28 日。药后症状明显减轻,甲状腺肿大明显缩小,仍有口干,舌质淡红,苔薄腻,脉缓滑。原方加三棱 20g、莪术 20g、橘核 20g 继续服用 15 剂,服法同上。

三诊:2013年9月14日。药后患者自述精神大振,食睡均好,甲状腺肿大消失,睡眠欠佳。原方加浮小麦30g、枣仁20g、珍珠母30g、白花蛇舌草30g,继续服用上方药15剂。自拟瘿瘤化痰散结丸巩固治疗。随访3a,未见甲状腺肿大。

【按语】

瘿瘤病位在肝脾,与心有关。盖由肝郁气滞,气滞津聚,聚久生痰。脾伤气结,脾虚则酿生痰湿,痰气交阻,经久则血气不畅,终致气、血、痰壅结颈前,初期在气,久病在血。本案患者为肝郁气滞、痰瘀互结证,因肝气郁结,肝失条达导致气郁生痰,痰气交结,搏结于颈部;又因痰湿与气滞互为因果,气为痰滞,痰因气结,则越来越大。治宜行气化痰、软坚散结,方用自拟疏郁散结汤。方中柴胡、橘核、香附、青皮、郁金疏肝理气,海浮石、川贝母化痰散结,三棱、莪术、丹参、当归、赤芍入肝经活血散瘀,桂枝温阳化气,珍珠母、昆布、海藻、山慈姑、牡蛎软坚散结,夏枯草清肝火、散痰结,白花蛇舌草清热解毒;浮小麦、枣仁益气除汗。服药后,气行痰化结消。药证相投,疗效显著,值得推广。

# 肥胖病(单纯性肥胖病)

【引言】

肥胖病是指长期进食能量超过消耗能量,机体便将其转化为脂肪储存于各组织皮下,体重超过标准体重20%以上者。肥胖的原因尚未查明,可能与遗传、神经内分泌、饮食以及社会环境等因素有关。肥胖一般分为单纯性肥胖和继发性肥胖两类。本病临床表现分轻度肥胖(超过标准体重在30%以下)者,仅见体态臃肿,有失健美,可无症状;中度肥胖(超过标准体重30%~50%)及重度肥胖(超过标准体重50%以上)者,轻则行动迟缓,体力下降,动辄大汗淋漓,气喘频频,呼吸急迫,心悸不宁,易于疲劳思睡,记忆力减退;重则行动不便,生活难以自理,以至长期坐卧难动,男性常有性欲减退,女性常见月经稀少,闭经不孕,兼有浮肿者,常感手足发胀。上述情况如不及时治疗,可产生下列并发症:①肥胖病-通气受限综合征;③动脉粥样硬化和冠心病;④糖耐量减低或糖尿病;⑤痛风和胆石症;⑥增生性骨关节炎;⑦肺源性心脏病。西医治疗通常是以节制饮食、增加运动量和提高脂肪利用率为原则,必要时行减脂手术等,副作用较大,难以推广。

中医对肥胖病的认识,古医籍中早有"肉人""肥人"的记载,发生原因多与"湿""痰""虚"有关,故有"肥人多湿""肥人多痰""肥人多气虚"之说。治疗上因人而异,主要治法有:脾虚不健、聚湿而成肥胖者,以健脾化痰除湿为主;水湿潴留肥胖者,以发汗利尿法为主;饮食过量、食后胀满之肥胖者,以消食除胀法为主;肝郁气滞血瘀之肥胖,采用疏肝理气化瘀之法;嗜食肥甘厚味,胃肠实热便结之肥胖,用通腑之法;阳气虚形成之肥胖,则重在温阳。四诊合参,分析体质,辨证施治。

【验案】

**患者马某,男,48岁,广州市人。**

病史:近十年以来体重增加致行动迟缓,体力下降,动辄汗流浃背、气喘吁吁,易疲劳,易打盹,记忆力减退等症状。

辨证:脾虚湿盛,浊瘀互结证。

治则:益气健脾,化湿祛瘀,通腑导滞,降浊化饮,活血理气。

处方:自拟降脂减肥轻身汤。

瓜蒌20g,苍术20g,当归15g,山楂50g,决明子20g,大荷叶30g,黄芪30g,葛根50g,党参20g,丹参20g,草果10g,茵陈30g,防己15g,醋柴胡15g,赤小豆30g,白刺果200g,炒砂仁6g(后下),制香附子15g,槟榔10g。每日一剂,水煎服,分早、中、晚三次送服。

二诊:服上方药20剂,患者症状基本好转,体重下降4kg。继续服用原方20剂,每日一剂,水煎服,分早、中、晚三次送服。

三诊:服药后上述症状基本消失,体重下降5kg。继续服用原方15剂,以巩固治疗。服用方法同上。

【按语】

笔者认为肥胖多为气虚致津液输布和排泄异常,湿浊困阻,痰饮凝聚,瘀血入络。脾虚失运,无力化生精微,加之饮食过量、嗜食肥甘厚味,则加重脾肾功能失调,湿聚脾,瘀阻酿成本病。治疗上从健脾燥湿、化浊降脂、消导通腑等多方面入手。本案采用自拟降脂减肥轻身汤治疗,疗效显著。本方用黄芪、党参、防己、赤小豆益气健脾利水,白刺果、荷叶、山楂、槟榔、香附消食导滞、化浊降脂、升发脾阳,瓜蒌、苍术化痰燥湿,当归、丹参活血化瘀,同时配合决明子兼润肠通便。轻身汤药味平和,配伍合理,无毒副作用。本人曾用此方治疗肥胖症300余例,每月体重平均减轻3~4kg,西药平均减轻2.0kg,可见降脂减肥轻身汤可与西药相媲美,并且具有副作用小的优势。

# 消渴病(2型糖尿病)

【引言】

糖尿病是一组由遗传和环境因素相互作用而引起的多饮、多食、多尿和消瘦为主要症状,伴血糖升高的临床综合征。因胰岛素分泌绝对或相对不足以及靶组织细胞对胰岛素敏感性降低,引起糖、蛋白、脂肪、水和电解质等一系列代谢紊乱。临床以高血糖为主要标志,久病可引起血管、心、脑、肾、神经和视网膜等的损害。西医对本病的治疗可以概括为:饮食控制、运动、口服药物、注射胰岛素,降糖效果佳,但难于改善临床症状。

糖尿病属于中医消渴范畴,主要由于素体阴虚、饮食不节、情志失调、劳欲过度等引起。《扁鹊心书》明确述为:"消渴虽有上中下之分,总由于损耗津液所致,盖肾为津液之原,脾为津液之本,本原亏而消渴之证从此致矣。"消渴之为患,其病机的发生发展常始于微而成于著,始于胃而极于肺肾,最终责于肾。疾病初起,多属燥热为主,病程较长者,则阴虚与燥热互见,病久除阴精耗损外,还可伤气损阳。以往临床根据肺燥、胃热、肾虚的轻重程度,常按上、中、下三消辨证,现在一般将消渴分为阴虚热盛、气阴两虚、阴阳两虚证,治疗常以益气养阴、清热生津、健脾补肾、活血化瘀为大法。

【验案】

患者张某,女,66 岁,兰州市城关区人。

初诊:2015 年 3 月 18 日。

主诉:发现血糖升高 5a,双下肢浮肿 1 周。

病史:患者 5a 前因心悸、气短、失眠等查出血糖升高,在当地医院诊断为"2 型糖尿病",一直服用"消渴丸",血糖控制尚可。近日劳累后心悸、气短症状明显加重,并出现双下肢水肿。症见:神清,精神差,面色萎黄,形体消瘦,心悸、气短、畏寒、肢冷、口干、多尿,饮食可,夜眠差,二便调。空腹血糖 10.7mmol/L,尿蛋白(+)。Bp:168/76mmHg。舌淡,苔薄黄,脉细滑数。

辨证:脾肾两虚证。

治则:温补肾阳,滋补肾阴,益气活血。

处方:金匮肾气汤加减。

炮附子 10g(先煎),肉桂 6g,熟地 20g,泽泻 20g,茯苓 30g,牡丹皮 20g,山药 30g,山茱萸 50g,当归 15g,丹参 20g,黄芪 30g,炒苍术 30g,玉竹 30g,天花粉 20g,石膏 30g,玉米须 30g,枸杞子 20g,丝瓜络 10g,鹿角霜 20g。每日一剂,水煎服,分三次服。

二诊:2015 年 5 月 20 日。服用上方药两个月,目前自觉口干、心悸、气短、失眠、双下肢浮肿等症状较前减轻。化验检查:空腹血糖 7.5mmol/L,尿蛋白(±),其余指标均在正常范围内。原方加川断 20g、炒黄柏 15g、车前子 20g、灯芯草 5g。每日一剂,水煎服,分三次服。

三诊:2015 年 8 月 20 日。服用上方药 3 个月,患者精神尚可,心悸、气短、失眠症状明显减轻,双下肢浮肿消失,按之无压痕,仍有盗汗。化验检查各项指标均在正常范围内。继续服用上方药,原方基础再加麦冬 10g、五味子 15g、太子参 20g、黄精 20g、玄参 30g、川芎 10g。服法同上。

四诊:2015 年 9 月 12 日。患者已无明显症状,自觉情况良好,病情稳定,生化指标正常。继续服用上方药两个月巩固治疗。

【按语】

笔者认为,糖尿病的基本病机为气阴两虚为本,燥热、瘀血、痰浊为标。责之脏腑,主要在脾肾气阴两虚。肾为先天之本,肾气虚衰,气化失职,气不化则津不行,津不上达,故口渴不止,愈饮愈渴,水气不化,水液直趋膀胱为小便,则饮一溲一。脾为后天之本,脾气虚弱,不能运化水谷之精微,精微不布,不能满足机体的营养供应,胃代偿性地加倍受纳,故多食善饥,愈食愈瘦,如《灵枢·本脏》所云:"脾脆善病消瘅,"《素问·藏气法时论》所示:"脾病者,身重、善饥、肉痿。"脾肾不足,中气不升,固摄无权,精微下泄,则尿浊。气属阳,气虚则阳不足,加之糖尿病日久,阴损及阳,故有尿意频繁,六脉沉迟,尺部尤甚之现象。临床表现为身体困倦,神疲懒言,多食或食少腹胀,腰膝酸软,头晕耳鸣,畏寒肢冷,或阳痿、浮肿,小便频数而混浊,大便不实,舌苔白,脉沉细无力。本案属脾肾两虚,治疗以温补肾阳、滋补肾阴、益气活血为法,方用金匮肾气丸。本方温肾阳益肾气,滋肾阴济肾水以顾其本,鹿角霜壮肾阳、益精血,当归、丹参、丝瓜络活血畅脉以消瘀滞,黄芪、玉竹、天花粉、石膏益气养阴生津,五味子收涩敛精、苍术"敛脾精""治痰湿留饮,脾湿下流"。探讨机制是寻找用药之法,基本病机结合临床症状使药证合拍,收效满意。

# 第七章　神经系统疾病

## 中风(脑血栓形成性脑梗死)

【引言】

脑血栓形成性脑梗死,是在主动脉粥样硬化血管壁损伤的基础上,因血流动力学和血液凝固性改变而发生脑部动脉系统血栓形成,局部脑组织坏死、相应神经功能损伤的急性脑血管病,又称动脉粥样硬化性血栓形成性脑梗死。本病是急性脑血管病中最常见的病种。随着生活条件的改善,该病发病年龄逐年降低,发病率逐年上升,已经成为全世界致残的主要病种之一。首发症状多为一侧肢体无力、麻木、舌强、语言不良、头昏头痛等,部分病人有程度不等的意识障碍。在发病数小时或数天后,多数病人出现偏瘫、偏身感觉障碍,或见偏盲、失语,部分病人尚有精神症状等。西医治疗包括对症处理,抗血小板聚集,降脂,降低血黏度,脱水,抗凝、血栓溶解剂以及康复训练等。

本病一般归于中医"中风""卒中""偏枯""偏风"等病证的范畴。唐宋之后突出"内风"立论,属本虚标实之证。多因气血虚弱,肝肾阴虚,精气亏耗,阴虚阳亢引动肝风、痰浊上扰或痰瘀化火,风火相煽上行清空,瘀血痰浊阻滞脑络而发病。治疗多以滋养肝肾、平肝熄风,或理气活血、化痰通络,或益气养血、活血化瘀,或通腑泻热等为治疗法则。配合针灸、推拿或采用中西医结合疗法可明显提高疗效。

【验案】

患者李某,男,66岁,兰州市皋兰县人。

初诊:2011年3月6日。

主诉:突发右侧肢体无力1月余,言语謇涩1周。

病史:患者于1个月前情志不畅加之劳累后,突然出现言语謇涩、流涎,吞咽正常。急查颅脑CT诊断为双侧基底节区多发腔隙性脑梗死。住院治疗近20d舌謇稍减,但近5~10d,言语謇涩加重,且阵发性面部烘热、头晕,时时欲寐,二便正常。舌薄苔白,脉弦紧。

辨证:肝肾阴虚,气虚血瘀证。

治则:益气活血化瘀,补肾熄风通络。

处方:自拟中风通栓汤。

黄芪 50g,当归 30g,川芎 30g,丹参 30g,制水蛭 15g,制全虫 10g,郁金 20g,石菖蒲 20g,天麻 20g,钩藤 30g,珍珠母 30g,地龙 20g,桑寄生 20g,川贝母 10g,泽兰 30g,羚羊角粉 10g(分三次冲服。可山羊角替代剂量加大)。十剂,每日一剂,水煎服,分早、中、晚三次送服。

二诊:2011 年 3 月 17 日。患者前来就诊自诉头晕好转,言语謇涩稍减轻。原方基础加络石藤 30g、胆南星 10g 继续服用。15 剂,服法同上。

三诊:2011 年 4 月 3 日。本次患者就诊诉头晕消失。继续服用上方药十剂以巩固治疗,服法同上。

【按语】

历代医家对中风基本病机的认识不尽相同,大部分医家认为肝肾阴虚、气血衰少为本,风、火、痰、瘀、气为发病之标。该病病机复杂,气虚血瘀、肝阳上亢、肝肾阴虚常常同时存在。本案患者的病机为气血亏虚,瘀阻脉络,筋脉受损,半身不遂;瘀阻心脉,语言謇涩;气虚不能固摄,则口角流涎,治当补气活血通络。重用黄芪大补脏腑经脉营卫之气,气足则血行,营养周身,当归、川芎行血活血,水蛭、全虫、土鳖虫破血通络。同时肝肾阴虚,肝阳化风,气血逆乱则头晕、面部烘热,天麻、钩藤、羚羊角(可山羊角替代剂量加大)、地龙、珍珠母平肝熄风,丹参、郁金、菖蒲清心豁痰化瘀,桑寄生补益肝肾,泽兰活血利水。诸药配伍共奏益气活血化瘀、补肾熄风通络之效。上肢偏瘫严重者,加桑枝20g、姜黄 20g;下肢瘫痪严重者,加川牛膝 30g、杜仲 15g;口角流涎严重者,加远志 10g;口眼歪斜严重者,加制白附子 15g、僵蚕 15g;舌红少苔者,加白芍 20g、知母 15g。

# 头痛(脑胶质瘤)

【引言】

脑胶质瘤是颅内最常见的恶性肿瘤,国内脑胶质瘤的发生率占颅内肿瘤的 35%~60%。近年来胶质瘤发病率呈逐年增高的趋势,其恶性程度高,复发率高,致死率高,已经成为严重影响人类健康的恶性肿瘤之一。其临床症状多样,可表现为头晕、头痛、躁动不安、恶心、呕吐等颅内压增高症状,或眼睑下垂等动眼神经麻痹症状,或眼球内斜、复视、嘴歪、面部麻木等展神经、面神经或三叉神经受累症状,或吞咽呛咳、声音嘶哑、舌肌麻痹和萎缩等延髓损害症状,或肢体肌力下降、肌张力增高、腱反射亢进及病理征阳性等锥体束受损症状。胶质瘤呈侵袭性生长,一般与正常的组织无明显分界,很难在不损伤大脑功能的前提下将其彻底清除,这样就会造成肿瘤的复发,导致治疗失败,预后差。

中医在脑干肿瘤治疗方面的研究甚少,目前未见临床报道。但本人采用益气养血、活血通络、清热化痰、熄风解痉、消肿散结法治疗脑干肿瘤患者,效果显著,总结如下,与同道共勉。

【验案】

田某某,男,68 岁,内蒙古阿拉善右旗雅布赖盐业集团公司职员。

初诊:2006 年 12 月 3 日。

主诉:头痛、头晕,伴恶心、呕吐五月。

病史:患者自 2006 年 7 月初开始出现复视、头晕、呕吐、步态不稳等症状。2006 年 11 月,劳累后癫痫发作,发作时牙关紧闭、颈项强直、角弓反张,后昏睡不醒,由救护车护送至兰州某医院神经科住院诊疗。诊断为脑胶质瘤,建议至北京某医院手术治疗,但由于患者身体状况差,家属协商后于 2006 年 12 月来甘肃省水利水电工程局职工医院中医科就诊。症见:患者神志不清、精神恍惚,目光呆滞,瞳孔中度散大,对光反射消失。家属代诉其头痛如锥刺,视物模糊,偶有喷射性呕吐。舌暗、苔黄腻、脉沉细涩。

辨证:气血亏虚,痰热瘀阻证。

治则:益气养血,活血通络,清热化痰,熄风解痉,消肿散结。

处方:自拟方止颈消瘤汤送服脑瘤丸。

制半夏 20g,制天南星 10g,胆南星 10g,夏枯草 30g,天麻 20g,钩藤 30g(后煎),蒺藜 30g,石见穿 30g,制白刺果 100g,当归 30g,川芎 30g,黄芪 50g,皂刺 30g,葛根 30g,丹参 30g,蔓荆子 20g,细辛 6g,鱼脑石 30g,重楼 20g,炙天葵子 20g,天竺黄 20g,炒酸枣仁 50g,防风 30g,白芷 30g,生姜 10g。十剂,水煎,每日一剂,分两次饭后温服。服用汤药时送服自拟脑瘤丸:由羚羊角(可山羊角替代剂量加大)、麝香(可人工合成替代或不用)、郁金、土鳖虫、天竺黄、壁虎、炮山甲(可人工饲养替代或不用)、藏红花、天然牛黄、川贝母、麒麟血竭、汉三七、砂仁、石膏、珍珠、人参、天麻、梅片、胆南星、玳瑁(可水牛角替代剂量加大)、酸枣仁、全蝎子组成,具有豁痰开窍,化浊解毒,化痰软坚,熄风清脑,清瘀散结之功效。并嘱咐其禁猪肉、雄鸡、烟酒、海鲜等。

二诊:2006 年 12 月 15 日。由家属陪同,患者神志转清,自述头痛、头晕减轻,可以忍耐,仍觉视物模糊、恶心、乏力,效不更方,原方加夜明砂 20g、菊花 20g、30 剂,水煎,每日一剂,分两次饭后温服。继续送服脑瘤丸。

三诊:2007 年 1 月 20 日。患者自行来就诊,精神明显好转,自述头痛、头晕明显减轻,气力较前增加,食量改善,视物模糊好转。原法继续治疗。

四诊:2007 年 2 月 15 日。患者自觉神清气爽、视物恢复正常。停汤剂,给予脑瘤丸继续服用。嘱其避免劳累及忧思恼怒。

连续治疗半年,2007 年 6 月中旬复查头颅 MRI,未发现特殊病变体征,脑肿瘤完全消失。痊愈后,身体感觉正常,生活自理,可从事中等体力劳动。2014 年随访,患者仍健在,身体健康。

【按语】

正确辨证、准确选药、守方治疗当是本例治疗有效之关键。患者临床症状多样,中医准确诊断、辨证、处方用药需要抽丝剥茧,去繁从简,实属不易。本案患者病情复杂,笔者四诊合参,抓主要矛盾,辨证明了,药简量轻,选择汤剂与丸剂同服,守方治疗,效果可见。方选黄芪、当归、丹参、川芎等益气养血、活血通络,半夏、胆南星、天竺黄等散结止痉,钩藤、夏枯草、天麻等熄风解痉,天葵子、制天南星、石见穿、鱼脑石、皂角刺、重楼等解毒散结消肿。全方共奏益气养血、活血通络、清热化痰、熄风解痉、消肿散结之功。对于此类病案,若肢体屈伸无力,可加鸡血藤 50g;颈项强直,可加制蜈蚣 3 条;视物模糊,可加夜明砂 20g、菊花 20g。然脑干肿瘤病情错综复杂,不可一法而治,如条件适合,需手术治疗者,应当机立断,不可延误病情。同时,以上方法,孕妇禁忌使用。

# 口僻(特发性面神经麻痹)

## 【引言】

特发性面神经麻痹是指因茎乳突孔内面神经非特异性炎症所致的周围性面瘫的一类疾病,简称面神经炎或 Bell 面瘫。任何年龄均可发病,但以 20~40 岁最为多见,男性多于女性。起病迅速,一侧面部表情肌突然瘫痪,数小时内症状达高峰,部分患者起病前几日有同侧耳部、面部的轻微疼痛,数日即消失。患者常于清晨洗脸、漱口时突然发现一侧面颊动作不灵,口角歪斜,病侧面部表情动作丧失,前额皱纹消失,眼裂扩大,鼻唇沟变浅,口角下垂,呲牙时口角歪向健侧。病侧不能做皱眉、蹙眉、闭目、鼓腮等动作。用力闭目时,因眼球向上外方,露出角膜下缘巩膜,称为贝尔现象;鼓腮和吹口哨时,因患侧口唇不能闭合而漏气。常有食物残渣留于病侧齿颊之间及病侧流涎,泪点随下眼睑外翻而致泪液外溢。病变部位不同,症状不同。可出现听觉过敏、味觉减退、听觉减退、耳部疼痛等不适。现代医学对本病的治疗以改善局部血液循环、减轻面神经水肿、缓解神经受压、促进神经功能恢复为基本治则。

中医认为本病是由风邪所中,历代文献均将其归入风门,概称为"中风",现在中医学多将其归于"口眼歪斜""口僻"范畴,其基本病机为正气不足,风中经络,气血闭阻。

## 【验案】

**患者王某,男,56 岁,甘南州合作市某单位职员。**

*初诊*:2015 年 5 月 28 日。

*主诉*:左侧口角㖞斜及眼睑闭合不全 10d。

病史:患者自诉 10d 前晨起后自感左侧面部麻木,口角㖞斜,漏水,伴味觉减退,左眼闭合不全,左耳后乳突区疼痛,无恶心、呕吐,无肢体功能障碍。于 2015 年 5 月 3 日至兰州某三甲医院门诊神经科被诊断为特发性面神经炎,给予利巴韦林、银杏叶提取物片、甲钴胺、维生素 B 片、醋酸泼尼松、左氧氟沙星滴眼液、外擦剂等方案对症治疗。经治疗两周后,上述症状未见好转,患者要求采取中西医结合治疗,故于 2015 年 5 月 28 日来甘肃省水利水电工程局职工医院中医科就诊。症见:神志清,精神欠佳,左侧口角㖞斜,左眼闭合不全,露白 4mm,左侧额纹较右侧明显变浅,左侧鼻唇沟变浅,左侧耳后乳突区压痛。面部肌电图提示:左面神经运动传导,口轮匝肌、眼轮匝肌记录潜伏期延长,诱发动作电位波幅均减低。上唇方肌记录潜伏期正常,诱发电位传导波幅降低。血常规提示:淋巴细胞比率 43%。

辨证:风毒袭络,脉络失和证。

治则:祛风通络,活血化瘀,清热解毒。

处方:自拟祛风牵正散。

白附子 15g,蝉蜕 10g,僵蚕 10g,羌活 10g,板蓝根 30g,金银花 20g,鸡血藤 30g,蒲公英 30g,紫花地丁 30g,防风 30g,党参 20g,制天南星 10g,白术 20g,黄芪 30g,秦艽 10g,钩藤 20g(后下),

桃仁 10g,红花 10g,天竺黄 10g,天麻 10g,加药引子生姜 3 片、大枣 15 枚、大米 30g。每日一剂,水煎服,分早、中、晚三次送服。

配合口眼㖞斜外敷散:制马钱子 30g,蓖麻仁 50g,樟脑粉 10g,皂荚 50g,乳香 50g,没药 50g,制草乌 50g,细辛 20g,雄黄 10g,甘遂 20g,蜈蚣 10 条,全虫 20g,冰片 10g,麝香 2g(可人工合成替代或不用),巴豆 10g,共细末,麝香(可人工合成替代或不用)、樟脑、冰片另细兑内。用法:每取 20g 白酒鳝鱼血调糊状,装入 8~10cm 布袋,健患侧交替热敷,15d 一个疗程。

患病中药内调 15d 后,开始针灸取穴:太阳、翳风、下关、风池、颊车、迎香、承浆、人中、瞳子、足三里、上廉、四白、曲池、水沟。

外塞鼻孔面瘫散:白芷 10g,麝香 1g(可人工合成替代或不用),丁香 3g,细辛 5g,共细末,每取 1g 棉花包裹交换塞左右鼻孔中,1h 左右取出。

二诊:2015 年 6 月 12 日。经内调外敷 15d 后,患者自觉症状有所减轻,左侧口角㖞斜较前好转,耳后疼痛明显减轻,味觉有所改善,左眼睑闭合仍不全,眼睑露白 3mm,左侧额纹及鼻沟较右侧减轻,自感迎风流泪,面部有麻木感。原方加菊花 15g、枸杞子 30g、全虫 6g、蜈蚣 3 条,继续配合内调、外敷、穴位针灸治疗 15d。

三诊:2015 年 6 月 28 日。服药后患者可稍做鼓腮、吹口哨动作,左侧额纹变浅明显好转,眼睑闭合较前有所好转,露白 2mm。有夜间睡眠差、纳差,原方加炒酸枣仁 30g、夜交藤 30g、炒白术 30g、炒鸡内金 30g、炒砂仁 6g(后下)、藿香 10g,继续服用 15d。

四诊:2015 年 7 月 14 日。服药后患者自诉无不良症状,查体:鼓腮、吹口哨等动作均可完成,左侧额纹基本恢复,左眼闭合有所乏力,未见露白,再继续按一、二、三诊方案治疗 15d。

五诊:2015 年 7 月 30 日。患者自诉无不适,症状消失,复查面部肌电图提示基本正常。嘱患者配中药散剂再巩固治疗 15d,避免风吹、受寒,加强体育活动及营养补充。

六诊:2015 年 8 月 15 日。患者自诉一切正常,已经正常上班两周左右。

【按语】

特发性面神经麻痹中医称为"口僻",俗称"吊线风"。《灵枢·经筋》曰:"卒口僻,急者目不合,热则筋纵,目不开,颊筋有寒,则急引颊移口,有热则筋弛纵缓不胜收,故僻。"中医认为本病多为风邪外侵、兼夹毒邪,上犯面部脉络瘀滞所产生本病,在治疗上应当从风、热、虚、血共同论治,遵从散风邪、清热毒、通血瘀、虚则补的治则,以祛风通络、活血化瘀、清热解毒、益气养血为主。本案患者,证见风毒袭络、脉络失和,治当以祛风通络、活血化瘀、清热解毒为主,方用自拟祛风牵正散。经过上述方药按疗程规律治疗,取得确切疗效,患者功能得以恢复。

# 痿病(运动神经元病)

## 【引言】

运动神经元病是指病变选择性侵犯脊髓前角细胞、脑干颅神经运动核、大脑运动皮质锥体细胞以及锥体束受损的一组进行性变性疾病。若病变以下级运动神经元为主,称为进行性脊髓性肌萎缩,若病变以上级运动神经元为主,称为原发性侧索硬化,若上、下级运动神经元损害同时存在,则称为肌萎缩性侧索硬化症,若病变以延髓运动神经核变性为主者,则称为进行性延髓麻痹。

中医学中无此病名,根据其临床表现,主要是肌无力及肌萎缩,归属于中医"痿病"范畴。该病早期上肢常伴有肌束颤动,下肢多呈痉挛性瘫痪,故亦可诊为"颤病"或"痉病"。当延髓麻痹时,其声音嘶哑,说话不清,亦可归于"失语"证中,但临床是以痿病为主要表现,故大多学者认为属于"痿病"范围。痿病发生、发展极其复杂,历代医家认识也不尽一致,主要包括肺热叶焦、阳明虚、带脉不引、内虚、湿热等认识。

【验案】

韩某,男,57岁,甘南合作市人。

初诊:2015年5月2日。

主诉:左侧颈肩背肌肉痿软、疼痛3a。

病史:患者3a前无诱因出现左侧颈、肩、背部肌肉酸痛、痿软无力,上述症状逐渐加重,未正规诊疗。近日左上肢难以上抬,肌肉瞤动,手指僵硬,伴盗汗、纳差,二便调。查体:左上肢肿胀,肌力减退,肌张力正常,颈肩部、大鱼际、小鱼际肌肉萎缩。舌质暗,舌苔薄黄腻,脉细。

辨证:脾肾阳虚证。

治则:温肾健脾,荣血养肌。

处方:右归丸加减。

鹿角霜15g,肉桂10g,炮附子15g(先煎),黄芪50g,熟地20g,炒山药20g,山茱萸30g,菟丝子20g,枸杞子20g,焦杜仲15g,炒白术30g,鸡血藤30g,当归20g,炙巴戟肉15g,炒补骨脂15g,苁蓉20g,胡桃肉20g。十剂,每日一剂,水煎服,分三次服。

二诊:2015年5月13日。左上肢肿胀疼痛,手指僵硬有所好转,盗汗已止,食纳知味,鱼际肌肉瘦削,尿黄有气味,舌暗红,苔黄腻,脉细滑。为加大滋阴养血之力,在原方基础上加炙龟板15g(先煎)、制首乌20g、泽泻20g,继续服用。十剂,每日一剂,水煎服,饭后分三次服。

三诊:2015年5月23日。左上肢肌肉痿软、僵硬感减轻,肩臂疼痛不能抬举,肌肉瞤动症状显著减轻。舌微红,苔黄薄腻,脉细滑。原方加凤仙草30g、伸筋草30g、豨莶草30g、怀牛膝20g以活络伸筋。十剂,煎服法同上。

四诊:2015年6月5日。服药以来左侧上肢已能自行抬起,手臂肿胀消退,萎缩的肌肉较前好转,左手关节仍觉僵硬,食纳欠佳,大便黏,尿不黄,头晕,行走乏力。舌淡,苔黄腻,脉细滑。原方基础上加路路通20g、葛根20g、羌活10g、红花10g、威灵仙15g、制乌梢蛇10g、焦三仙各15g。十剂,服法同上。

【按语】

患者中年男性,一生劳苦奔波,脾肾之气渐亏虚,又长居寒湿之地。《黄帝内经》云:"邪之所凑,其气必虚。"寒湿之邪久郁左侧肩背,日久化热,热伤阴血,阴虚动风,故见肌肉瞤动;湿热壅结,气血不通,不通则痛,故见肩背酸痛;脾胃为后天之本,气血生化之源,脾气亏虚,气血生化乏源,肌肉失养,则见肌肉痿软无力、麻木,甚则萎缩。本案证属脾肾阳虚、血虚失荣兼湿热壅结、脉络瘀阻,治疗取右归丸加减,以温补脾肾、荣血养肌为根本,同时治疗中兼以清热祛湿、活血通络之品。此病案以阴阳气血失调为先,之后外邪侵袭,产生多种病理产物,病机虚虚实实,错综复杂,当辨明根本病机,随证治之。

# 痿病(重症肌无力)

【引言】

重症肌无力系指由于神经-肌肉接头间的传递障碍的获得性自身免疫性疾病。其临床表现一般起病缓慢,主要表现为全身骨骼肌无力和极易疲劳,活动后症状加重,经休息和胆碱酯酶抑制剂治疗后症状减轻。当吞咽、发音和呼吸肌受损,出现严重呼吸困难时,称为肌无力危象,可危及生命。临床分型包括成年型、儿童型、少年型。治疗包括胸腺切除、胆碱酯酶抑制剂、糖皮质激素、血浆置换等,发生危象时需紧急抢救。

中医学将本病归属于"痿证"的范畴。《素问·痿论》则是讨论痿证的专篇,提出了"痿躄""脉痿""筋痿""肉痿""骨痿"等专述。其病因不论外感湿热、内伤情志、劳欲过度,皆可耗损内脏精气,导致筋肉失养而生痿证。其病机主要为脾气虚不能充养肌肉四肢,则肌肉瘦弱无力;肝血虚不能濡养经脉,则筋脉松弛痿弱;肾精虚不能生髓养骨,则腰膝无力,伸举难行。治疗则侧重益气健脾、滋养肝肾、补气生血,同时兼以滋阴降火、清热润燥、清利湿热、活血养筋。

【验案】

方某某,女,60岁,甘肃省水利厅职工。

初诊:2017年2月18日。

主诉:左眼睑下垂伴眼球活动受限个3月,右眼睑下垂1个月。

病史:患者于3个月前感冒后出现左眼睑下垂,朝轻暮重,继而出现眼球运动范围缩小,未规范诊疗。今为求中医诊疗至甘肃省水利水电工程局职工医院。症见:精神差,烦躁,双侧眼睑下垂,眼球运动受限、复视、腰膝酸软、耳鸣、自汗、乏力,腹胀,纳少、便溏,小便调。舌质淡,苔薄白,脉细弱无力。

辨证:脾肾气虚证。

治则:健脾益气,升举清阳。

处方:补中益气汤加减。

红力参10g(另煎),当归30g,黄芪30g,升麻10g,炒白术30g,菟丝子15g,党参30g,桑寄生20g,茯苓30g,炒山药30g,炙甘草10g,炙柴胡15g,炮紫河车15g,生姜6g,红枣15枚。30剂,水煎服,每日一剂,分早、中、晚三次口服。

二诊:2017年3月18日。经上述治疗1个月后,眼睑下垂时间稍推迟至晨起后一个半小时,腰膝酸软、耳鸣、乏力、自汗、纳呆等较前好转。查体:舌红少苔,脉细。效不更方,灵活加减。处方:

红力参 10g,党参 30g,茯苓 30g,炒白术 30g,炙甘草 10g,当归 30g,熟地 20g,炙黄芪 50g,炒白芍 30g,炙五味子 10g,麦冬 10g,川芎 20g,山萸肉 30g,泽泻 30g,炒鸡内金 30g,炒苡仁 30g。30 剂,煎服法同上。

三诊:2017 年 4 月 20 日。服前方药 1 个月,双眼睑下垂明显好转,上睑肌的肌力试验(-),全身无力、腰膝酸软、耳鸣、烦躁、纳呆、腹胀、不寐、自汗等症状明显好转。查体:舌淡、苔薄白,脉沉细。处方:原方加制附子 10g(先煎)、炒补骨脂 10g、肉桂 6g、鹿胶 10g、熟地 30g、砂仁 6g,十剂,服法同上,巩固疗效。

【按语】

笔者认为,眼睑属脾,脾主四肢肌肉,胃主受纳,眼睑下垂乃先天肾气不足,后天脾气亏虚,气血生化乏源,肌肉失养所致,属于"痿病"范畴,所谓"治痿独取阳明"。此外,"五脏之伤,穷必及肾",故采用健脾益气,补益肝肾法。本案患者属脾肾气虚证,治法应取健脾益气、升举清阳之法,方用补中益气汤加减。本方大补中焦之气,温阳举陷,取得了满意效果。本方取黄芪、红参、白术、炙甘草补中益气,当归养血和营,升麻、柴胡协同参、芪以升举清阳,使下陷之气得以升提,炮紫河车、菟丝子、桑寄生补益肝肾。诸药相合,达到阳升陷举的作用,三诊加制附子、炒补骨脂、肉桂温补肾阳,熟地补血滋阴,砂仁制约诸药滋腻。本病西医治疗总体效果欠佳,多数好转后又复发,而且药物的副作用也比较大。中医除了可以口服汤药之外,还可增加针刺疗法,针药同用,效果更佳。

# 第八章　风湿性疾病

## 腰痛病(腰椎间盘突出)

【引言】

腰椎间盘突出症是较为常见的疾患之一,主要是因为腰椎间盘各部分(髓核、纤维环及软骨板),尤其是髓核,有不同程度的退行性改变后,在外力因素的作用下,椎间盘的纤维环破裂,髓核组织从破裂之处突出(或脱出)于后方或椎管内,导致相邻脊神经根遭受刺激或压迫,从而产生腰部疼痛,一侧下肢或双下肢麻木、疼痛等一系列临床症状。腰椎间盘突出症以腰 4~5、腰 5~骶 1 发病率最高,约占 95%。

中医中腰痛病是指因感受外邪,或因劳伤,或由体虚年衰而导致气血运行不畅,失于濡养,引起腰脊或脊旁部位疼痛为主要症状的一类病症。腰为肾之府,乃肾之精气所溉,肾与膀胱相表里,足太阳、冲、任、督、带诸脉,布行其间,所以肾虚是腰痛治疗关键所在。外伤腰痛多为风、寒、湿、热之邪闭阻经脉,气血运行不畅,经脉闭阻不通;内伤腰痛多为肾阴阳两虚腰府失养;至于劳力扭伤,则多与瘀血有关。

【验案】

何某,男性,48 岁,甘肃省七里河区人民政府公务员。

初诊:2010 年 4 月 27 日。

主诉:突发腰痛一周,加重伴右下肢放射痛两天。

病史:患者一周前弯腰搬花盆时突觉腰部剧烈疼痛,难以直立,行走困难,自行卧床休息,症状反而逐渐加重,两天后开始出现右下肢后侧放射性疼痛,遂来甘肃省水利水电工程局职工医院就诊。腰椎 MRI 提示:腰椎生理曲线变直,L4/5,L5/S1 向右后方突出。考虑诊断腰椎间盘突出症,予牵引疗法为主,予冷敷及超短波消炎镇痛,消除水肿,经治疗症状轻度缓解,为求进一步诊治,故来就诊。入院症见:患者面色苍白、疼痛面容、腰部酸痛、活动受限、舌质紫暗、脉涩。查体:板状腰,触诊双侧腰肌紧张僵硬,局部压痛(+),第四腰椎棘突偏右,直腿抬高试验(+),叩击肾区及腰椎棘突时下肢放射痛无明显加重。

辨证:气滞血瘀证。

治则:活血化瘀,理气通络。

处方:桃红四物汤加减。

当归 30g,熟地 20g,桃仁 10g,红花 10g,川芎 30g,赤芍 10g,没药 10g,炒五灵脂 10g,炮山甲 10g(可人工饲养替代或不用),炙土鳖虫 10g,川怀牛膝各 30g,炒杜仲 15g,甘草 10g 等。六剂,水煎服,每日一剂,饭后分两次温服。

二诊:2010 年 5 月 3 日。患者自诉疼痛明显减轻,腰部时有坠胀感,考虑病情,调整方药,去除炮山甲(可人工饲养替代或不用)、炒土鳖虫、炒五灵脂,加炒补骨脂 15g、桑寄生 15g、炒山药 20g、茯苓 20g 以补益肝肾。

三诊:2010 年 5 月 15 日。患者精神良好,表情自然,心情愉悦,腰部疼痛消失,腰部坠胀感明显缓解。效不更方,原方加工为散剂,每次 6g,早晚服用,并嘱患者加强腰背肌功能锻炼,平日注意腰部保暖,适当节制房事。

【按语】

腰椎间盘突出症是在退行性变基础上积累伤所致,积累伤又会加重椎间盘的退变,因此平时保持良好的坐姿,睡硬板床,长期伏案者定时伸腰、挺胸活动,适当休息显得尤为重要。应加强腰背肌训练,增加脊柱的内在稳定性,长期使用腰围者,尤其需要注意腰背肌锻炼,必要时使用护腰保护腰椎以防止失用性肌肉萎缩带来不良后果。如需弯腰取物,最好采用屈髋、屈膝下蹲方式,减少对腰椎间盘后方的压力。本案患者属气滞血瘀证,应遵从活血化瘀、理气通络的治法,方用桃红四物汤加减。本方由川芎、当归、白芍、熟地黄、桃仁、红花六味药组成,能活血养血、化瘀止痛。当归补血活血,川芎理血中之气,行血活血,二者为血中之气药;熟地补血滋阴,桃仁、红花、赤芍、没药、五灵脂、土鳖虫化瘀消肿止痛,川怀牛膝、炒杜仲补肝肾、强筋骨。现代药理研究表明,桃红四物汤可降低损伤血瘀证模型大鼠血清中明显升高的炎症细胞因子含量,并且可在正常范围内下调血清白介素-8 水平,具有抗炎、抗凝、镇痛的作用。

# 痹症(膝骨关节炎)

【引言】

骨性关节炎又名退行性关节炎、增生性骨关节炎,是一种以关节软骨的变性、破坏及骨质增生为特征的慢性关节病。通过流行病学调查,中国人群中膝关节的骨性关节炎患病率为 9.56%,60 岁以上者达 78.5%。本病的发生率随年龄的增高而增多,是一个常见的老年人的关节病。本病西医无特异药物,药物治疗多采用非甾体类抗炎药、镇痛、皮质激素和关节营养药,副作用较大;手术治疗存在感染、神经血管损伤等诸多并发症。

《黄帝内经》记载:"黄帝问曰:痹之安生?岐伯对曰:风寒湿三气杂至,合而为痹也。"这说明痹症是指风、寒、湿三种邪气或化热而成风、湿、热三种邪气共同侵入机体,痹阻经络、关节,引起肢体、关节疼痛、酸楚、麻木重着以及活动障碍为主要症状的病症。肾主骨生髓,肝主筋藏血,肝肾同源,精血互生,共同滋养筋骨,人体虚弱感受风寒湿邪,痹阻经络,气血瘀滞不通,筋骨不断损伤,日久成痰瘀之邪,致关节疼痛,僵硬。治当祛寒、除湿、通利经脉。

【验案】

李某:女,52岁,兰州市安宁区西北师范大学员工。

初诊:2009年7月13日。

主诉:反复左膝关节疼痛伴活动受限5a,加重7d。

病史:自诉5a前开始出现左膝关节反复冷痛、僵硬、活动受限,多因受凉、劳累而诱发,保暖、休息后可缓解,未正规治疗。于1周前下雨受凉后上述症状加重,在当地社区就诊,效果欠佳,到本院门诊就诊,行X线片示:左膝骨关节炎。查体:左侧膝关节疼痛、屈膝试验(+)、浮髌试验(-)。双下肢肌力减退、感觉正常。

辨证:风寒湿痹证。

治则:祛风散寒,除湿通络。

处方:薏苡仁汤加减。

羌活15g,独活10g,威灵仙20g,桂枝15g,制川乌10g(先煎),炒苍术15g,炙薏苡仁30g,当归20g,红花12g,炙甘草10g等。十剂,水煎服,每日一剂,饭后分两次口服。

二诊:2009年7月25日。患者自诉左膝关节疼痛缓解,功能活动也基本正常。考虑患者病情,缓则治其本,患者因年事已高,肝肾亏虚。故治疗去川乌、羌活加秦艽15g、桑寄生15g、炒补骨脂20g。五剂,服法同上。

三诊:2009年8月1日。患者上述疼痛不适、功能受限症状消失,门诊X线片示:左膝关节间隙变窄、髁间嵴骨质增生。效不更方,上方散剂,每次6g,温开水冲服,继续以巩固治疗。

【按语】

膝关节炎多患于中老年人群,属于中医痹症范畴,多因肝肾亏虚,正气虚衰,筋脉失于濡养所致。其症状多表现为膝关节红肿痛、上下楼梯痛、坐起立行时膝部酸痛不适等,也有患者表现为肿胀、弹响、积液等,如不及时治疗,则会引起关节畸形,甚至残废。其易于反复和缠绵难愈的疾病特点使得中医药治疗该病具有较大的优势。《素问·四气调神论》指出:"圣人不治已病治未病,不治已乱治未乱,此之谓也。"预防膝关节炎还要从日常生活中做起,避免长时间处于一种姿势,更不要盲目地反复屈伸膝关节、揉按髌骨;要注意防寒湿,保暖,避免膝关节过度劳累;尽量减少上下台阶等使膝关节屈曲负重的运动,以减少关节软骨的磨损。本案患者属风寒湿痹证,治当祛风散寒、除湿通络,方用薏苡仁汤加减。本方出自《明医指掌》,由麻黄、当归、白术、薏苡仁、桂枝、芍药、甘草组成,具有温经散寒、祛湿通络的作用。其中附子、川乌温阳散寒、祛寒通经络,薏苡仁、苍术健脾除湿,威灵仙"利冷痛腰膝之气",羌活、独活祛风除湿,当归养血活血,桂枝温经通络,炙甘草调胃和中。诸药合用,共奏祛风除湿、散寒通络、补肝肾益气血之功效。临床上广泛应用于多种风湿性及类风湿性关节炎,尤其对亚急性患者疗效甚佳,无论是浆液性关节炎或结核性关节炎用之均有效。

# 痹症(颈椎病)

【引言】

颈椎病又称颈椎综合征,是颈椎骨关节炎、增生性颈椎炎、颈神经根综合征、颈椎间盘脱出症的总称,是一种以退行性病理改变为基础的疾患。主要由于颈椎长期劳损、骨质增生,或椎间盘脱出、韧带增厚,致使颈椎脊髓、神经根或椎动脉受压,出现一系列功能障碍的临床综合征。治疗根据患者临床症状、体征、影像学表现等决定治疗方案。包括休息、卧床、牵引或理疗,应用脱水药、止痛药和神经营养药等。必要时选择手术治疗。该病中医属"痹症"范畴,历代医家根据其临床表现将其分类为行痹、痛痹、着痹,多从益气养血、散寒除湿、祛风通络等方面治疗。

【验案】

刘某某:女,47 岁,汉族,教师,兰州市城关区人。

初诊:2013 年 11 月 8 日。

主诉:左肩部疼痛,活动受限 7 个月。

病史:患者 7 个月前无明显诱因感到左肩关节周围疼痛不适,左肩关节在主动做上举、后伸、内收等动作时常受到一定的限制,上臂至指部偶有麻木感,曾就诊外院,诊断为肩周炎,采用封闭、针刀松解、手法、药物等治疗,效果不佳,故前来本院就诊。肩部 X 线片示:关节结构及骨质无异常征象。颈椎 X 线片示:颈椎生理曲度前屈变小,C4 至 C6 椎体后缘增生,椎间隙变窄。舌淡苔薄,脉细弱。查体:患者左侧肩关节主动上举 130°,后伸摸背仅达 T11 棘突;肱骨大小结节、肩峰下、肩胛骨内上角等处压痛;颈部肌肉紧张,颈生理曲度前屈变小,颈后左侧、左背部多处压痛(+);左侧臂丛神经牵拉试验(+),压颈试验(+)。

辨证:气血亏虚证。

治则:益气养血,和营通络。

处方:黄芪桂枝五物汤加减。

黄芪 30g,桂枝 15g,党参 20g,炒白芍 30g,川芎 20g,姜黄 15g,鸡血藤 30g,当归 30g,炒地龙 10g,甘草 10g 等。十剂,水煎服,每日一剂,饭后分两次口服。

针刺治疗:颈夹脊、合谷、曲池、肩俞、阿是穴。每日一次。

二诊:2013 年 1 月 19 日。患者自服药以来肩部困痛、麻木不仁症状大有缓解。考虑患者痹症已久,肝肾亏虚,筋脉失养。原方基础上加川怀牛膝各 30g、炒杜仲 15g、炒桑寄生 30g、肉苁蓉 20g,五剂,水煎服,每日一剂。因工作原因,时间不便,停针刺治疗。

三诊:2013 年 11 月 26 日。患者自诉颈肩部疼痛、上肢麻木基本消失。效不更方,上方散剂,每次 6g,温开水冲服,继续以巩固治疗。嘱患者颈肩部注意保暖,睡觉时枕头不宜过高。

【按语】

随着信息技术的发展,人们工作生活方式的改变,伏案工作的人越来越多,患有颈椎病的人也越来越多。对于长期伏案工作、使用手机等电子设备的人群,应做到端正坐姿、适当的功能锻炼、合理用枕、自我按摩以及颈部保暖、防止外伤等来保护颈椎,预防颈椎病的发生。本案患者属气血亏虚证,治宜益气养血、和营通络,方用黄芪桂枝五物汤加减。黄芪桂枝五物汤载于《金匮要略》,由黄芪、芍药、桂枝、生姜、大枣五味药物组成,具有益气温经,和营通痹的功效,是用于因血气运行不畅、痹于肌肤所致的血痹证的传统良方。"气虚则麻",黄芪、党参、甘草健脾益气,"气行则血行",气旺可鼓舞血行;"不通则痛,血虚则麻",当归、鸡血藤养血活血,川芎活血化瘀,桂枝温经通络,鼓舞血行,与白芍调和营卫。全方共奏益气养血、和营通络的功效。

# 骨痹(强直性脊椎炎)

## 【引言】

强直性脊椎炎是脊柱关节病常见的临床类型,以中轴关节受累为主,可伴有关节外的表现,严重者发生脊柱畸形和关节强直,是一种慢性自身炎症性疾病。中国患病率达 0.25%,有家族聚集现象。本病可影响患者正常生活和工作甚至致残。西医治疗主要为非甾体类抗炎药、糖皮质激素、抗 TNF 拮抗剂等。

该病属于中医"骨痹"范畴,属于五体痹之一。凡由六淫之邪侵扰人体筋骨关节,闭阻经脉气血,出现肢体沉重、关节剧痛,甚至发生肢体拘挛屈曲,或强直畸形者谓之骨痹。本病初起多为实证,以感受风寒湿热等邪多见。若病久不愈,邪舍脏腑,导致脏腑功能失常,形成气血不足,肝肾亏虚等虚证。气血耗损,气虚则血行迟缓,瘀血乃生;湿聚生痰,痰瘀互相搏结,又可形成虚实夹杂之证。本病的病性为本虚标实。气血不足、肝肾亏虚为本,风、寒、湿、热、痰、瘀为标。因此治疗本病必须本着病初以祛邪为主、病久扶正祛邪的原则。

## 【验案】

刘某某,男,18 岁,学生,上海浦东高新开发区。

初诊:2000 年 7 月 13 日。

主诉:腰背部反复疼痛、晨僵三年余。

病史:患者于 3a 前凉水冲澡,凉席午休后,出现恶寒、发热(39℃),四肢及腰骶部疼痛,僵硬不适、乏力、纳差,遂就诊于上海某医院,查血沉 56mm/h,抗"0"<230u/L,CRP 30μg/ml,HLA-B27(+),腰骶部 CT 结果符合强直性脊椎炎 2 级。遂口服抗风湿药物,效果不佳,病情逐渐加重。2001年至北京某医院就诊,查血沉 60mm/h,HLA-B27(+),腰骶部 CT 结果符合强直性脊椎炎 3 级。经三个月治疗后,疼痛有好转,后病情复发,症状较前严重。2003 年 10 月 12 日至甘肃省水利水电工程局职工医院就诊,查血沉95mm/h,CRP33μg/ml,HLA-B27 阳性,X 线摄片提示符合强直性脊椎炎 3 级改变。症见:轮椅推入诊室,痛苦面容,后颈及腰背部僵硬、疼痛,活动受限,翻身困难,步履艰难,无法站立活动,腰膝酸痛乏力。夜间疼痛加重,心烦、盗汗、纳差。双下肢屈曲位,被动牵拉疼痛剧烈,双下肢 4 字试验无法配合,双膝肿痛(+++),屈伸运动受限,骶挤压分裂实验

（++）。舌暗紫、苔白、齿痕深，脉象细沉。

辨证：寒湿痹阻证。

治则：补肾壮阳，散寒除湿，益气活血，通络止痛。

处方：自拟益肾蠲痹汤加减。

制附子 20g（先煎），熟地 30g，川断 50g，巴戟天 20g，狗脊 50g，仙灵脾 30g，鹿角 20g（捣碎，先煎），制雷公藤 20g（先煎），羌活 20g，黄芪 50g，当归 30g，炙白芥子 10g，黄精 30g，枸杞子 50g，秦艽 20g，炮山甲 20g（共细末，分早晚送服。可人工饲养替代或不用），白刺果 100g，生姜 10g，甘草 20g 等。十剂，水煎服，每日一剂。

二诊：2017 年 4 月 25 日。本次就诊患者自诉四肢及腰骶部疼痛缓解，晨僵、腰部板硬依旧，乏力，纳差，夜寐安。原方加透骨草 50g、伸筋草 30g、青风藤 100g、炙全虫 10g、蜈蚣 3 条，以搜风驱寒，改善腰部僵硬。五剂，服法同上。

三诊：2017 年 4 月 30 日。本次就诊患者四肢及腰骶部疼痛缓解，晨僵、腰部板硬减轻，纳可，夜寐安。效不更方，上药制为散剂，温水冲服，每次 6~10g，一日三次。使患者每日做脊椎的伸、屈、按摩，以防脊柱后凸畸形强直。

【按语】

《黄帝内经·素问》曰："病重不可举，骨髓酸痛，寒气至，名曰：骨痹。"本病故归属"骨痹"范畴。认为肝肾亏虚，精血不足，肾虚督空，风寒湿邪乘虚而入，直中伏脊之脉，气血凝滞，筋骨不壮，拘萎不活，日久痰瘀不通，诸症明显加重。本案患者属寒湿痹阻证，应遵从补肾壮阳、散寒除湿、益气活血、通络止痛之治法，方用自拟益肾蠲痹汤加减。本方用炮山甲（可人工饲养替代或不用）性善行散，功能通督散痹，制附子具有补肾助阳、逐风散寒之功，川断、桑寄生、枸杞则补肝肾、强筋骨，熟地补肾填髓，羌活祛风散寒、舒筋通络，黄芪养血益气，鹿角、狗脊补肾壮阳、强筋健骨，当归养血化瘀止痛，黄精平补三脏之阴，雷公藤祛风除湿、消肿止痛。现代药理研究证实，雷公藤有免疫抑制作用，有较强的抗炎镇痛作用，已制成成药广泛应用于该病的治疗。从现代药理研究来看，本方中诸多药物具有免疫调节作用，可改善微循环，改善脊椎关节及其周围组织的功能，有助于免疫复合物的清除，加速组织的可再生能力，促进脊椎的血液吸收，使致痛物质堆积减少，从而减除脊椎关节的病痛和僵硬。充分发挥汤剂、丸剂、药浴综合治疗的作用，有利于肢体功能锻炼和患者康复。

# 第九章　皮肤疾病

## 湿疮病(湿疹)

【引言】

湿疹是一种变态反应性皮肤病,是由多种内、外因素引起的过敏性炎症性皮肤病,一般分为急性、亚急性、慢性三类。男女老幼均可发病,而以过敏体质者为多。病变可局限于身体的某一部位,也可发生于全身。本病具有多形性皮损,弥漫性分布,对称性发作,剧烈的瘙痒,反复发病,有演变成慢性等特点。本病可出现多种多样的皮疹,急性期皮损可出现潮红、丘疹、脓疱、渗出、结痂;慢性期可出现鳞屑、苔藓化等,一般无全身症状。

中医称该病为"湿疮病",其病因不外湿、热、风。基本病机为脾失健运,湿热内生,又兼外受风邪,内外两邪相搏,风湿热浸淫皮肤所致。急性者,以湿热为主,常夹有风;慢性者,因血虚风燥,湿热蕴阻,复感外风,或过食辛辣香燥之物,而使血燥生风。此外精神紧张,过度劳累,情志不畅均可诱发或加重病情。治疗宜采用内、外合治的方法。内治辨证论治,治以清热利湿、健脾除湿、养血润肤等。急性、亚急性湿疮外治以收敛、消炎、止痒为基本治则,慢性湿疮以止痒、抑制表皮细胞增生为主。

【验案】

李某,男,63岁,内蒙古阿拉善右旗人。

初诊:2016年4月10日。

主诉:双下肢、腰部大面积斑丘疹,伴糜烂、渗液、瘙痒五年余。

病史:患者近5a反复出现双下肢、腰部大面积红色斑丘疹,伴糜烂、渗液、瘙痒,就诊于医院皮肤科,诊断为"湿疹",内服抗过敏、抗病毒药,外用含激素类药膏,病情时轻时重。症见:双下肢、腰部对称分布大面积红色斑丘疹,伴糜烂、渗液、水疱、结痂、脱屑等,剧烈瘙痒,口干、口苦、大便稀溏、黏滞不爽,尿短赤,舌红苔黄腻,脉滑数。

辨证:湿热毒盛证。

治则:清热利湿,凉血解毒,祛风止痒。

处方:自拟银地土茯苓汤加减。

金银花30g,生地30g,土茯苓30g,茵陈30g,鱼腥草20g,紫草20g,白鲜皮20g,苦参20g,苁仁 30g,石膏 30g,蝉蜕 15g,刺蒺藜 15g,荆芥 20g,黄柏 15g,牡丹皮 20g,水牛角 20g,石榴皮 30g,蒲公英 30g,加药引子大米 30g、生姜 10g。15 剂,每日一剂,水煎服,分早、中、晚三次送服。并嘱患者忌鱼虾、白酒、羊肉等发物刺激性食物。

外洗药:自拟湿疹渗湿汤。

大黄 500g,浮萍 30g,花椒 50g,芒硝 50g,地肤子 30g,蒲公英 50g,紫花地丁 50g,白矾 20g,滑石粉 30g,大枫子 30g,蛇床子 50g,苦参 50g,金银花 50g,艾叶 50g,生地 50g,百部 50g,食醋100g。

治则治法:清热解毒,凉血散瘀,行气止痛,通窍泻火,消肿止痒。

用法:外用药放入煎药包装袋中,扎紧袋口,放入锅中浸泡 1h,加水 10ml,煮沸 30~40min,取出煎药袋,将药液倒入浴盆中,温度 40℃左右,趁热洗浴浸泡患处。每次 30min,每日早晚各浴一次,15d 为一个疗程。

外涂药:自拟湿疹皮仙膏,取十瓶,外涂抹患处,一日三次。

治则治法:凉血活血,滋阴清热,燥湿止痒。

二诊:2016 年 5 月 10 日。经内调外浴、外抹治疗 15d,全身皮肤瘙痒明显好转,皮疹消退,但有色素沉着,口干口苦明显好转,纳眠可,二便调,舌红苔黄腻,脉滑数。中药上方加当归 20g、苍术 20g、当归 20g,再进 15 剂。

三诊:2016 年 6 月 10 日。治疗 30d 全身湿疹未作,色素沉着消退,口干口苦消失,舌暗红,苔薄黄,脉弦。中药二诊方加山萸肉 20g、黄芪 30g、茯苓 20g、焦三仙各 10g,再十剂而愈。

【按语】

湿疹是临床最常见的皮肤病之一。湿疹的治疗有内调与外治之分,病情轻、发病时间短者易治,病情重、发病时间长者难治。中医认为,湿疹初起多由风、湿、热、毒诸邪所致,病久则多为脾虚困湿,或血虚风燥夹瘀。总的治疗原则是急性湿疹、亚急性湿疹以祛风清热、利湿解毒为主,慢性湿疹以健脾化湿,兼养血祛风化瘀为主。湿疹患者应注意饮食调理,忌吃海鲜、牛羊肉、饮酒、煎炒油炸辛热等易过敏有刺激的食物。由于湿疹可发生于人体头面、躯干、四肢全身各个部位,故治疗上除根据辨证分型治疗外,亦可结合发病部位不同佐加引经药以加强疗效,如病发于头面可佐加疏风清阳明经热的中药;病发于外阴宜加清利肝胆湿热之药;病发于下肢宜加强利湿解毒之品的应用。同时根据不同临床分型和表现,辨证选用清热、解毒、止痒、软坚、化瘀的局部外涂药能够提高治疗效果。

# 白驳(白癜风)

【引言】

白癜风是一种常见的慢性、顽固性、色素脱失性皮肤病。该病以皮肤出现大小不同、形态各异的多种类型的白色斑片为特征。本病可见于全身各部位皮肤,好发于皮肤暴露、皱褶以及摩擦损伤部位,如头面部、颈部、前臂、腰带处、骶尾部、肛门口、女性会阴部等。初发表现为不伴有任何临床不适症状的局部色素脱失斑,随病情继续发展可见原色素脱失斑逐渐扩大,色素脱失斑的大小、形状、数目均不定。西医认为可能与遗传、自身免疫、内分泌及精神刺激等因素相关,长时间暴晒、接触化学物质、机械损伤、压迫及外伤、精神刺激等因素也会促进白癜风的发生、加重或愈后复发。西医治疗白癜风多根据其病情轻重选择性应用糖皮质激素、免疫抑制药、免疫调节药等,常配合窄谱中波紫外线、准分子激光、准分子光等光疗或外用药物治疗,也可选用维生素 B、维生素 E、叶酸、锌剂、钙剂等以辅助治疗。白癜风易诊难治,愈后易复发,是医学界公认的顽固性皮肤病之一。

中医学称该病为"白癜""白驳""斑白""斑驳"等。中医学对白癜风病因病机的认识多从风邪相搏、气血失和立论,认为情志内伤,肝气郁结,导致气机运行不畅,复受风邪,搏于肌肤,或素体虚弱,肝肾亏虚,肾虚精少,精不化血,肝血不足,皮肤络脉失于濡养;或跌打损伤,络脉瘀阻,毛窍闭塞,肌肤腠理失养而成白斑。中医治疗白癜风常辨证而施治,一般分为三个证型:肝郁气滞证、肝肾不足证、气血瘀滞证,遵从疏肝解郁以畅情志、滋补肝肾以养精血、活血化瘀以通经络之治法,常用的方剂有逍遥散、六味地黄丸、通窍活血汤等。

【验案】

谢某,男,36 岁,广州市人。

初诊:2013 年 6 月 16 日。

主诉:头面部及手背大面积白斑三年余。

病史:患者 1a 前面部、手背部、腹部出现白斑,并逐渐扩大至双下肢及腹部,不伴有任何不适,经多方求医治疗(具体不详),无明显效果。症见:情绪低落、少言寡语,乏力倦怠,食纳可,夜眠多梦。舌质淡暗,脉细弦。

辨证:肝肾不足,气滞血瘀证。

治则:滋养肝肾,疏肝解郁,活血祛风,养血活血。

处方:桃红四物汤加减。

生地黄 30g,熟地黄 30g,制首乌 15g,桃仁 10g,红花 10g,当归 15g,姜黄 15g,防风 15g,刺蒺藜 30g,鸡血藤 30g,莪术 10g,桑葚子 15g,旱莲草 15g,女贞子 15g,白鲜皮 15g,蝉蜕 15g,白芷 15g,茯苓 15g,制香附 15g,紫草 15g,浮萍 10g,龙胆草 10g,重楼 15g,补骨脂 15g,砂仁 10g。30 剂,每日一剂,水煎服,分早、中、晚三次送服。

外用药:自拟黑色桃衣膏。

治则治法:温阳燥湿、化瘀祛风、活血养肤。

处方:

胡桃衣 1000g,黑豆衣 100g,黑芝麻 100g,补骨脂 100g,骨碎补 100g,花椒 100g,炒石榴皮 100g,密陀僧 50g,雄黄 50g,苦参 100g,土茯苓 100g,硫黄 100g,防风 100g,乌头 50g,炒五灵脂 50g。

用法:共研细末,每取 100g,用熏醋、75%酒精各半,调成糊状,装瓶加热 30℃,每日涂患处 1~2 次,擦药后日光浴 10~20min,30d 为一疗程,一般用药 10~30d,皮损处表面微红,稍有瘙痒感,30d 以上皮肤由红变成微黑,有明显痛感,表皮部分脱落,留有少量色素沉着,5 个月后色素慢慢消退。

刮痧疗法：

处方：生炮山甲 1 片(可人工饲养替代或不用)。

应用方法：利用其自然边缘,刮白斑之处,顺经络循行之方向,由轻到重刮 50~60 次,发红为度,不能出血,刮完后可涂抹红霉素软膏润泽皮肤,防止感染。每日两次,刮 30d 白斑可完全消失。

二诊：2013 年 7 月 17 日。服上方药 30d 后,患者面部、腹部及下肢白斑稳定,无新出皮疹,面部及下肢部分皮肤出现色素岛,时有汗多、乏力,饮食、睡眠及二便正常,舌淡苔薄白,脉细弦。原处方加糯稻根 30g、浮小麦 30g、黄芪 30g、桑螵蛸 10g、地骨皮 30g、太子参 20g,继续服用 15 剂。

三诊：2013 年 8 月 20 日。面部皮疹有所好转,面部、腹部、下肢色素岛扩大,双手背部亦有色素岛形成。乏力好转,饮食、睡眠及二便正常,情绪可嘉,出汗明显好转,舌质淡,脉细弦。继续益气活血疏风,加西洋参 10g、白蒺藜 50g、丹参 30g、柴胡 20g,15 剂,每日一剂,水煎服,分早、中、晚三次送服。

四诊：2013 年 9 月 18 日。面部皮疹继续好转,腹部、下肢、手背色素岛继续扩大,双手臂明显大片色素岛形成,无不适症状,舌淡,脉细弦。原方加菟丝子 30g、山萸肉 30g,加中药引子生姜 5 片、红枣 15 枚。取 15 剂,水煎服,分早、中、晚三次送服。

五诊：2013 年 10 月 22 日。面部皮疹基本消退,腹部大片色素岛继续扩大,双手颜色较深。心情开朗,有足够的睡眠,饮食清淡而富有营养,忌食辛辣刺激及酒类物,二便正常,舌质淡,苔薄白,脉细弦。原方加五味子 10g、枸杞子 20g、酸枣仁 30g、肉苁蓉 20g。取 20 剂,水煎服,分早、中、晚三次送服。病史多年,经治疗 4 个多月症状已大有改观,患者非常欣喜。嘱患者在原方基础上加减,改用中药散剂、外敷巩固治疗。

【按语】

目前,国内中医治疗白癜风,方法多种多样,有着重于整体治疗,有单用药局部治疗,也有局部与整体结合的治疗,均能取得比较好的疗效。多种疗法奏效缓慢,为了达到满意的效果,治疗时间必须足够长。色素开始恢复平均在治疗 30d 以后,需持续治疗 4 个月或更长时间,才可判定其效果。笔者认为,肝肾亏虚,肾虚精少,精不化血,肝血不足,皮肤络脉失于濡养,外受虚邪贼风侵袭为其基本病机,同时血虚化燥生风,加之皮损影响形象,情志不畅,肝气郁结,久病入络,致气血运行不畅。故治疗该病应从"化瘀、解郁、补虚、祛风、除湿"入手,治以滋养肝肾、疏肝解郁、活血祛风、养血活血为要,方以桃红四物汤为基础随证加减,其中鸡血藤养血活血,防风、刺蒺藜、补骨脂、蝉蜕、浮萍祛风消斑,生地、熟地、桑葚子、旱莲草、女贞子、制首乌滋补肝肾,白鲜皮、白芷、茯苓祛风除湿,紫草凉血解毒,香附疏肝解郁,砂仁化湿开胃以制约诸药滋腻。配合中药塌渍,可提高临床疗效。中医药治疗白癜风,不仅可以有助于治疗局部症状,而且能提高肌体免疫功能,从而减缓疾病进展。

# 瘾疹(顽固性荨麻疹)

## 【引言】

荨麻疹是由于皮肤、黏膜小血管反应性扩张及渗透性增加而产生的一种暂时性局限性水肿反应。主要表现为伴瘙痒、刺痛的红色或白色风团或血管性水肿,部分严重患者可伴有腹痛、呕吐、胸闷、呼吸困难或血压下降等表现。其发病机制与变态反应或非变态反应导致的炎性介质释放有关。治疗一般为抗组胺、降低毛细血管通透性、抗感染、抗胆碱能等对症治疗。伴有呼吸系统症状时,吸氧、激素抗炎及减轻水肿等治疗。

中医认为,荨麻疹的发病根本为素体禀赋不耐,根据《诸病源候论》"风气止在腠理,浮浅,其势微,故不肿不痛,但成隐疹瘙痒耳""风入腠理,与血气相搏,结聚起,相连成隐疹""人皮肤虚,为风邪所折,则起隐疹"的观点,风为其致病主要因素,此外还有湿热肺卫不足、饮食不节、气血不足等致病因素,一般急性荨麻疹多为实证,慢性荨麻疹多为虚证。

## 【验案】

刘某,女,33岁,兰州市城关区人。

初诊:2014年7月16日。

主诉:反复全身红色斑丘疹,伴瘙痒半年。

病史:半年前患者因受凉后出现全身大小不一的红色斑丘疹,伴剧烈瘙痒、灼热不适,抓搔后增多,无糜烂、脱屑。后患者上述症状反复发作,每经抗过敏治疗均可缓解。近一个月上述症状发作频繁,经抗过敏治疗后无明显改善。一天前患者受凉后上述症状再次发作,呼吸困难,伴有发热、胸闷、心悸、心烦、口干、恶心、呕吐、腹泻、腹痛、大便干结,自行服用"氯雷他定片"后症状未见明显好转。为求中医诊疗,来甘肃省水利水电工程局职工医院就诊。舌红苔黄腻,脉滑数。

辨证:血热毒盛证。

治则:清热解毒,凉血化瘀。

处方:自拟复方水牛角汤加减。

水牛角30g(先煎),生地20g,蒲公英20g,紫花地丁20g,浮萍15g,地肤子15g,金银花20g,紫草15g,蝉蜕15g,玄参10g,黄芩10g,牡丹皮10g,赤芍20g,牛蒡子15g,薏苡仁30g,防风30g,皂角刺15g,首乌30g,车前子20g(包煎)。五剂,每日一剂,水煎,分三次服。

二诊:2014年7月22日。服上方五剂后,患者丘疹消退,散在红斑。发热、头痛、心烦、口干、咽痛均减轻。纳食不香,二便均可,舌淡红,苔黄腻,脉弦数。上方加焦三仙各15g、红花10g、炒苍术10g、白鲜皮20g、苦参10g。五剂,服法同上。

三诊:2014年7月30日。皮肤如常,未出新疹,无明显不适,皮肤划痕征阴性,舌脉如常。上方继续加减服用以巩固疗效。

**【按语】**

本例为"荨麻疹",中医学称为"瘾疹""风疹块"等名。《医宗金鉴》称"由汗出受风或露卧乘凉,风邪多中表虚之人,起初皮肤作痒,次发扁疙瘩,形如豆瓣,堆累成片……"其病原来自外因风邪侵袭所致。本案患者主症为实证,毒不解,疹不退,痒不止,病不除,脉滑数,八九日不解,热毒仍在,此当清热解毒,凉血祛风,消肿止痒。方用复方水牛角汤,清热解毒,凉血化瘀,黄芩、金银花、蒲公英、紫花地丁清热解毒,牡丹皮、赤芍、玄参、紫草凉血化瘀,防风、蝉蜕、地肤子、何首乌祛风止痒,车前子、薏苡仁、皂角刺利水渗湿、消肿排脓,牛蒡子宣散风热,使肺气条达,皮疹透发,驱邪外出,瘙痒自止。

# 马疥(结节性痒疹)

**【引言】**

现代医学认为,结节性痒疹是一种神经功能障碍性皮肤病。本病的发病可能与精神因素、昆虫叮咬、胃肠功能紊乱、内分泌紊乱、遗传因素有关。临床表现初起皮疹为淡红色丘疹,以后迅速变为豌豆至蚕豆大的圆锥形或半球形坚实结节,表面粗糙,可有少许脱屑,呈红褐色或灰褐色,一般不融合,自觉剧烈瘙痒。现代医学治疗方法包括外用药物、局部注射、口服药物以及物理治疗,尽管治疗方法较多,但呈慢性病程,易反复发作。

结节性痒疹又名疣状固定性荨麻疹、结节性苔癣。中医学认为,它是属于疥一类的"马疥"。本病是血热内蕴,外感之邪侵袭,血热生风;或血虚生风,肌肤失养;或脾胃损伤,湿热内生,内不得疏泄,外不得透达,湿、热、风、毒聚结皮肤所致,日久致气滞血瘀痰结,引起皮肤间气血不和,故而瘙痒不适。

**【验案】**

*罗某,女,37岁,兰州市城关区人。*

*初诊:2013年8月3日。*

**主诉:四肢皮肤硬结,伴瘙痒半年余。**

病史:患者于半年前无明显诱因出现双下肢硬结,瘙痒剧烈,搔抓后流出浅黄色稀薄液体。到医院采取多种治疗,无明显改善,皮损面积逐渐扩大,瘙痒剧烈,无法入眠,饮食可,二便调。症见:四肢伸侧散发半球形灰褐色或粉红色、绿豆至豌豆大之结节共30余个,大部分结节表皮已被搔破,表面有血痂,部分硬结上覆盖有鳞屑。

辨证:血虚风毒血瘀证。

治则:搜风通络,化瘀散结。

处方:当归饮子加减。

全虫6g,僵蚕15g,乌梢蛇20g,蜈蚣3条,丹参30g,赤芍30g,桃仁20g,红花20g,生地黄30g,白蒺藜30g,当归30g,何首乌20g,地肤子20g,浮萍20g,金银花30g,甘草10g。十剂,每日一剂,水煎服,分三次送服。

外治消肿止痒汤:大枫子 20g,牡丹皮 30g,白鲜皮 30g,苦参 30g,三棱 30g,莪术 30g,荆芥 30g,狼毒 10g,土槿皮 30g,花椒 30g,芒硝 50g,水煎 3000ml 药浴(30℃~40℃)。

二诊:2013 年 8 月 13 日。服上方药十剂后,四肢之结节瘙痒已明显减轻,部分结节变软、变小,抓痕变浅。原方加皂角刺 30g、三棱 20g、天花粉 20g、白鲜皮 20g、炮山甲(可人工饲养替代或不用)10g 继续服用。

三诊:2013 年 9 月 15 日。服用上方药一月余,大部分结节消退,只有个别结节瘙痒较硬,未见新生之结节。上方药继续服用,以巩固治疗。

【按语】

笔者认为,本病以本虚标实、阴血亏虚为本,以风湿热毒壅结为标,日久成瘀。故治疗强调分清虚实,虚证者多为阴虚血虚,风毒血瘀,治以养血搜风、滋阴散结、活血止痒为主;实证者多为湿毒聚结,治以化湿清热,解毒散结止痒为主。治疗中更强调以阴血亏虚为本,总以滋阴养血为主,正如明·李中梓《医宗必读·卷十·痹》:"治行痹者,散风为主,御寒利湿仍不可废,大抵参以补血之剂,盖治风先治血,血行风自灭也。"《严氏济生方》曰:"治心血凝滞,内蕴风热,遍身疮疥,或肿或痒,或脓水浸淫,或发赤疹。"当归饮子正是出自《严氏济生方》。该方中有血药,有气药,调和气血,配合诸搜风之血肉有情之品,以达搜风活血、化瘀散结之效。本案患者病程缠绵,症状顽固,应多种方法综合施治,包括中医火针、中药熏蒸等,必要时配合西医外用药物等。并嘱患者坚持锻炼,注意饮食、生活习惯,忌吃煎炒辛热和酒类有刺激的食物,保持情志舒畅。充分发挥中西医各自优势,提高临床疗效。

# 臁疮(下肢静脉瘀血性溃疡)

【引言】

下肢静脉瘀血性溃疡是常见的周围血管病,静脉性溃疡是慢性静脉功能不全的严重并发症之一,其发病率在人群中约 0.3%~5.0%,随着人们生活水平提高,该病发病率呈上升趋势。臁疮是发生于小腿下 1/3 胫骨嵴两旁(臁部)、踝部皮肤和肌肉之间的慢性溃疡,相当于西医的下肢静脉性溃疡,为外科常见疾病,但因其病程长、疗效差、易复发,故常严重影响患者的生活质量。现代医学治疗手段主要为内镜下交通静脉结扎术、植皮术等。

中医称之为臁疮,本病主要由久站或过度负重而致小腿筋脉横解,青筋显露,瘀停脉络,久而化热,或小腿皮肤破损染毒,湿热下注,疮口经久不愈。以笔者的经验,治疗该病,以瘀热为因,以瘀腐为标,以气血虚弱为本的标本兼顾的内治疗法和托毒生肌的外治法,内外结合,可取得显著的临床效果。

【验案】

蔡某某,女,42 岁,兰州市城关区某单位职工。

初诊:2005 年 3 月 6 日。

主诉:右下肢静脉曲张十五年,小腿色素沉一年余。

病史:患者 15a 前无明显诱因出现右下肢静脉曲张,近 1a 伴小腿色素沉,皮肤菲薄,右下肢跛行,疼痛剧烈,局部红肿热痛,内踝上溃疡面为 2.6cm×3.3cm,创面皮肤呈褐紫色,肿胀,疼痛逐渐加重,溃烂面逐渐扩大,渗出浅黄色黏稠液体,生活无法自理。曾在省级多家医院予抗生素及其他药物治疗,效果欠佳。遂于 2005 年 3 月 6 日至甘肃省水利水电工程局职工医院中医科就诊,症见:神清,精神欠佳,右侧大腿局部潮红,小腿肿胀,踝部皮肤黑褐色,腐烂破溃,足面皮肤呈紫黯红色,足趾紫黯色,感觉迟钝,皮温较低。舌质淡红见瘀点,苔质腻,脉象细弱无力。

辨证:热毒炽盛,阴液亏耗,脉络闭阻证。

治则:活血祛瘀,清热化腐,托毒生肌。

处方:自拟活血清臁汤。

丹参 50g,当归 30g,桃仁 30g,红花 30g,皂刺 20g(炒),金银花 50g,蒲公英 50g,地丁 30g,天葵子 30g,鱼腥草 30g,川牛膝 30g,生地 30g,赤芍(炙)30g,白术 50g,生黄芪 30g,辛夷 30g,赤小豆50g,桂枝 10g,炮山甲 10g(可人工饲养替代或不用)。七剂,水煎服,每日一剂,饭后分两次温服。

配合中药外敷,予以清热泻火,活血化瘀,解毒消肿,收敛生肌之剂,方用祛腐生肌速愈散:

处方:牦牛胆 2 个,制猪皮 50g,青黛 50g,制密陀僧 30g,枯矾 30g,冰片 20g,轻粉 10g,黄丹 20g,麝香 2g(可人工饲养替代或不用),煅孩儿茶 30g,制玳瑁 30g(可水牛角替代剂量加大),制乳香 30g,赤石脂 30g,白芨 30g。

将轻粉、冰片、黄丹、青黛研成细末后纳入牦牛胆中(保留胆汁),阴干后加黄柏、密陀僧、玳瑁(可水牛角替代剂量加大)、乳香、赤石脂、五倍子、枯矾亦研成细末,用 120 目筛子过筛,高压消毒灭菌,储玻璃瓶内密封备用。

用法:在患部溃疡面,先用新洁儿灭溶液消毒,清除坏死组织,生理盐水冲洗,再将纱布块用黄连素针剂浸湿,取祛腐生肌速愈散适量撒纱布块上,敷于破溃创面上,纱布绷带固定,每日换药一至两次,30d 为一个疗程,以促进溃疡伤口愈合为止。

二诊:2006 年 3 月 14 日。无人搀扶,步入甘肃省水利水电工程局职工医院,神清,精神较前好转,自述以上症状均好转,舌质淡红,瘀象减轻,苔质腻,脉象细弱无力。继续前方加党参 15g、三七 15g。十剂,服法同上。同时继续配合祛腐生肌速愈散。

三诊:2006 年 3 月 25 日。自行来甘肃省水利水电工程局职工医院,药后上述症状明显缓解,溃疡基本愈合,舌质淡红,苔薄,脉象细。继续前方,方中活血化瘀药物剂量减轻,加党参 30g、三七 15g(细末冲服)、茯苓 10g。十剂,服法同上。同时继续配合祛腐生肌速愈散。

四诊:2006 年 4 月 5 日。药后无明显上述症状,溃疡愈合,舌质淡红,苔薄,脉象细。继续前方巩固治疗,七剂,服法同上。停祛腐生肌速愈散。

【按语】

中医学认为,肝主筋,肾主骨,脾主肌肉。患者先天禀赋素虚,肝肾亏虚,脾胃不足,生化无源,络脉失于濡养,空虚下陷,升举无力,致使筋脉弛缓薄弱,又老年人或孕妇多见,精亏血少,加之或有久行久立史,"久立伤骨,久行伤筋",致使肝肾更伤,气血耗伤益甚,气虚则运血乏力而血滞于络,血虚则络脉不荣,从而导致络脉虚滞,气血失于流畅,阻碍其生化之机,湿热毒邪蕴滞其中,发为膝疮,脓水淋漓,久不收口。

本案患者证见热毒炽盛、阴液亏耗、脉络闭阻,治当活血祛瘀、清热化腐、托毒生肌,方用自拟活血清臁汤。方选金银花、蒲公英、地丁、天葵子、鱼腥草清热解毒,丹参、当归、桃仁、红花养血活血,化瘀通络,赤芍、生地凉血散瘀,牛膝补益肝肾,黄芪、白术健脾益气,托毒生肌,赤小豆解毒排脓、利水消肿,桂枝既能温散血中寒凝,又可宣导活血药物,增强化瘀止痛之效。全方共奏清热解毒、益气生肌、养血活血、散瘀止痛的功效。配合外敷、药浴、外擦等多种治疗方法对于缩短病程有积极意义。自拟祛腐生肌速愈散中,牦牛胆汁(气味苦、性大寒、无毒)能清热泻火,治痈肿,对于治疗皮肤病有神奇的功效;麝香(气味甘、性温无毒)(可人工合成替代或不用)通经络、透肌骨、除病邪,开窍醒神祛痰避秽,散结排毒;猪皮(气味苦、淡、甘无毒)清热解毒,止血敛疮,拔毒生肌,属专治溃烂伤口不愈的特效要药;赤石脂有敛湿、生肌、止血功能,外敷溃疡不敛效果较好;玳瑁(可水牛角替代剂量加大)(入心肝经、平肝镇惊)可清热凉血;大黄、黄柏、青黛可清热解毒,泻火消肿,佐以密陀僧、轻粉能解毒消肿;白芨擅长生肌敛口,配合儿茶、黄丹、冰片能消炎生肌收敛,并另用自拟腐蚀皮仙膏外敷患处一日一次,待渗液减少,皮肤红润时,可隔日外敷腐蚀皮仙膏。能祛腐生肌,修复溃疡,促进组织修复和再生,加速患者下肢溃疡早日愈合。本治法在多年临床经验中屡治屡效,能够早日减轻患者痛苦,提高生活质量。

# 恶疮(面部黏液表皮样癌)

## 【引言】

黏液表皮样癌也称黏液表皮样肿瘤,在涎腺肿瘤中占5%~10%,是常见的涎腺恶性肿瘤。根据癌细胞分化程度的高低和生物学行为,将其分为低度恶性和高度恶性黏液表皮样癌。治疗以切除肿瘤和腺体为主,再结合放化疗。本病女性多于男性,发生于腮腺者居多,其次是腭部和下颌下腺,可发生于其他小唾液腺,特别是磨牙后腺。高分化者常呈无痛苦性肿块,生长缓慢。肿瘤大小不等,边界可清或不清,质地中等偏硬,表面可呈结节状。高分化黏液表皮样癌属低度恶性肿瘤,而低分化黏液表皮样癌属高度恶性肿瘤。前者较常见,后者少见。术后易于复发。

## 【验案】

赵某,男,28岁,新疆昌吉市奇台县人。

初诊:2015年7月16日。

主诉:左侧咬肌发现肿物三月余。

病史:患者从2015年2月份感觉左侧面部明显不适,摸去有杏子样大小肿物,未引起重视。后肿物逐渐增大,约有鸡蛋大质硬物,伴疼痛。遂就诊于新疆医科大学第一附属医院颌面外科门诊,建议患者住院治疗,因患者原因,当时未在该院住院治疗。于2015年4月6日至奇台县医院行左侧咬肌区肿物切除术,术后病理学检查结果回示:(左侧咬肌区肿物)黏液表皮样癌,低级别;术后第二天,患者左侧颊部术区肿胀明显,至术后第4d未见减轻,穿刺抽出红色血性液体约15ml后,肿胀较之前有所消退,仍未消退。当地医院建议至上级医院进一步治疗。为行彻底治疗,患者及其家属于2015年4月12日就诊于新疆医科大学第一附属医院肿瘤科门诊,以"左侧咬肌区黏液表皮样癌术后"收住入院,并行手术切除治疗。查体:口外:双侧颌面部不对称,比例协调,皮肤色泽不正常,左侧颊部肿胀明显,表面皮肤发红,皮温不高,触诊质地较硬,未触及明显波动感,其表面皮肤可见一长约8cm清创缝合创面。上下唇部不对称,唇外形正常,左侧鼻唇沟变浅,鼓腮漏气,可见左侧面神经缺损表现,双侧下颌关节对称,双侧下颌运动对称,无弹响,无杂音,局部无压痛,张口度三指,无张口受限,张口形"↓"。双侧颌面部及颈部未触及肿大淋巴结。口内:恒牙列,牙列1~7,舌活动度可,伸舌居中,舌、颊、唇、腭黏膜颜色正常。唇、颊、舌系带正常,各涎腺导管口无异常分泌物,无红肿,语音正常。经康复患者介绍中医治疗,患者于2015年7月26日来甘肃省水利水电工程局职工医院中医科门诊就诊。因手术检查恶性肿瘤后,中央糜烂或边缘隆起,色紫暗红,左侧面部坚硬不平,局部刺痛,无法张口,用吸管流食。面色晦暗、口唇肿大暗紫,舌质暗紫,有瘀斑,脉细涩。

辨证:气虚血瘀,热毒互结证。

治则:活血祛瘀,清热解毒,软坚散结。

处方:自拟活毒软坚汤。

当归30g,三七粉10g,桃仁30g,草红花30g,藏红花10g,丹参30g,制三棱30g,制莪术30g,制乳没各10g,炮山甲10g(可人工饲养替代或不用),金银花30g,白花蛇舌草30g,半边莲30g,重楼20g,蒲公英30g,山慈姑20g,川贝母15g,玳瑁30g(可水牛角替代剂量加大),黄芪50g,太子参20g,炒酸枣仁30g,牡丹皮20g,猪苓30g,防己15g,甘草20g,加药引子生姜3片、大枣15枚、大米30g。每日一剂,水煎服,分早、中、晚三次送服。

抗癌软肤散外敷药:壁虎20g,蟾酥3g,制马钱子20g,红砒30g,信石0.2g,大黄50g,芙蓉花50g,川乌50g,血竭50g,赤芍50g,芒硝50g,甘遂30g,干漆30g,虻虫30g,蛴螬30g,䗪虫30g,雄黄30g,炮指甲30g(可人工饲养替代或不用),红枣肉50g,山慈姑50g,蒲公英50g,半枝莲50g,猫爪草50g,白鲜皮50g,牡蛎100g,夏枯草50g。上药共细末,每取60g用蜂蜜浓甘草汤调糊状,装入布袋外敷,再用热水袋加温,持续1~2h。用内调外敷,自制特效蟾蜍牛黄抗癌丸(约3g),每次服一丸,一日三次,大米汤送服。

二诊:2015年8月2日。患者服汤、散、丸剂15d后,面部质硬稍软,疼痛减轻,色呈暗微红,倦怠好转,食欲增加,睡眠可,舌红,苔黄厚腻,脉弦滑数。第一方案有效,原方加半枝莲30g加强清热解毒之功,巩固治疗。

三诊:2015年8月20日。患者面部创面肿硬明显好转,肤色明显好转,能半张口服流食,再不用吸管饮流食,肿瘤体缩小。继续按照一诊、二诊方案汤、散、丸、外敷治疗。

四诊:2015年9月10日。服上药后左侧肿胀明显消失,纳食可,精神明显好转。但活动后偶尔心慌,加麦冬10g、炙五味子20g、炒柏子仁10g。

五诊:2015年9月30日。经新疆医科大学第一附属医院复查,患者各项检查数据正常。主治医生建议继续巩固治疗 15d 后,减外敷药,汤剂、散剂、丸剂继续巩固治疗,嘱其忌肉类、海鲜,避免劳累,调节情志,宜多食牛奶、新鲜水果、蔬菜,注意生活调养,重视饮食调养,适当的体育锻炼,合理地进食补品。

六诊:随访一年,一切感觉正常,体重增加,正常生活。

【按语】

面部黏液表皮样癌多属于中医"恶疮""石疗""赘瘤"等范畴。对于该病治疗,首选西医手术切除治疗,后发挥中医"调态"治疗模式,调整机体免疫机能,改善患者整体状态。本方中丹参、当归、桃仁、草红花、藏红花、莪术、三棱、炮山甲(可人工饲养替代或不用)活血消肿,金银花、白花蛇舌草、玳瑁、蒲公英、重楼清热解毒,三七、半枝莲散瘀止血,利水消肿,山慈姑消痈散结、化瘀,太子参补气生津,酸枣仁养心安神,牡丹皮清热凉血,川贝母清热化痰、散结消痈,制乳没消肿生肌、散瘀止痛,猪苓、防己利水渗湿,甘草调和诸药,黄芪有增强机体抵抗力、提高人体的免疫机能的作用,半边莲具有抗癌作用。外敷抗癌软肤药中,蟾蜍疏风祛邪、攻克肿瘤,壁虎、玳瑁(可水牛角替代剂量加大)解毒散结,血竭散瘀通络、敛疮止血生肌,干漆破血消瘕,䗪虫破血逐瘀、通经,马钱子通络止痛、消肿散结,大黄清热泻火,芙蓉花清热解毒、凉血止血,芒硝软坚清热,甘遂消肿散结,虻虫、蛴螬、炮指甲、猫爪草破血逐瘀,牡蛎、夏枯草软坚散结,半枝莲、白鲜皮清热解毒、利水消肿,雄黄祛瘀解毒。如此标本兼顾,取效甚佳。

# 黑子(恶性黑色素瘤)

【引言】

恶性黑色素瘤是起源于神经嵴黑色素细胞的高度恶性肿瘤,是发达国家皮肤癌死亡的首要原因。近几十年来其发病率和死亡率均明显上升,已成为严重危及人民健康的疾病之一。中国黑色素瘤多原发于皮肤(约 50%~70%)和黏膜(22.6%),以肢端黑色素瘤最多见。本病发病率占人体恶性肿瘤的 2%~3%。好发年龄段 40~60 岁以上,幼年期恶性黑色素瘤少见罕见。一般男性多发于躯干,女性多发于四肢,以面部雀斑型黑色素瘤发病多见于老年人。黑色素瘤的病因尚不明确,经证明与过度接受紫外线照射有关。目前最主要治疗方法是手术切除,90%~95%的早期患者通过手术能够得到治愈,对于早期可疑黑色素瘤,切除活检是首选。近年来,免疫治疗的巨大进步给中晚期患者带来了曙光。皮肤恶性黑色素瘤的临床症状,包括出血、瘙痒、压痛、溃疡等。

恶性黑色素瘤属于中医学"黑子""黑疔""胆痣""历疽"等范畴。历代医家对于该病的病因认识有所不同,《灵枢·痈疽》曰:"营卫稽留于经脉之中,则血泣而不行,不行则卫气从之而不通,壅遏而不得行,故热。大热不止,热胜则肉腐,肉腐则为脓。"说明其病因为营卫之气运行受阻,壅而化热生毒,热毒壅盛而腐肉成脓。《外科正宗·黑子》云:"黑子,痣名也。此肾中浊气混浊于阳,阳气收束,结成黑子,坚而不散。"此外,亦有医家认为七情内伤、饮食不节、外感六淫、五脏六腑功能失调等都是恶性黑色素瘤产生的病因。

【验案】

祁某某,男,62 岁,内蒙古阿拉善右旗陈家井 10105 号,牧民。

初诊:2014 年 2 月 5 日。

主诉:右侧颞部、枕部、面颊部皮肤肿物六十余年,瘙痒溃烂一年。

病史:患者出生时发现其右侧颞部、枕部、面颊部皮肤肿物呈片状及流线型,外观与皮肤齐平,表面无破溃,有渗液,一直未予治疗,随患者生长发育,肿物逐渐扩展,并高出皮肤,呈颗粒状5a,因右侧面部皮肤肿物破溃,经某三甲医院切取局部皮肤送病检结果提示:右面部皮肤基底细胞癌。1a 前自觉右侧头面肿物瘙痒不适,自行搔抓破溃流血,之后创面自行愈合,右侧面部肿块逐渐出现黑色皮损,体积增大,于 2014 年 1 月 13 日转入兰州某三甲医院住院诊疗,诊断为:①面颈部皮肤肿瘤;②恶性黑色素瘤;③右下颌造釉细胞瘤;④萎缩性胃炎 I 级;⑤十二指肠球部隆起性病变。医院建议行化疗及植皮术,家属放弃治疗。后经类似病情患者多次推荐,于 2014 年 2月初前来甘肃省水利水电工程局职工医院中医科住院治疗。症见:神清、精神差,腹部胀闷,纳差,体形消瘦,右侧头面部、颈部可见多处散在皮肤肿物,右侧颞部后侧面可见片状肿物约 7cm×7cm,右侧枕部约 3cm×3cm,右侧上唇约 3cm×15cm,右侧耳垂至胸骨上窝处可见肿物 20cm×2cm,形状不规则,呈流线型,表面粟粒状,右侧面部皮肤处及眼眶下区可见数多黑色皮损,最大约 1~5cm,最小约 0.5~1.5cm,肿块处皮肤奇痒难忍,呈淡紫色。舌质淡,苔黄腻,脉濡。

辨证:脾虚痰凝,热毒瘀结证。

治则:健脾利湿,解毒散结,活血化瘀。

处方:自拟扶正抗癌汤送服扶正抗癌丸,外敷自拟腐蚀皮仙膏。

党参 20g,炒白术 30g,茯苓 30g,猪苓 30g,炒薏米 30g,泽泻 30g,蛇莓 50g,白刺果 100g,制南星 10g,制刺猬皮 20g,金银花 30g,制山慈姑 20g,龙葵 30g,苦参 20g,白花蛇舌草 30g,土茯苓 30g,重楼 30g,炮山甲 10g(可人工饲养替代或不用),白鲜皮 20g,地肤子 20g,蜂房 10g,半边莲 30g,当归 30g。中药引子:鲜生姜五片、大枣 20 枚、冬瓜 100g、大米 30g。七剂,水煎,每日一剂,分两次饭后温服。服用汤药时送服自拟扶正抗癌丸:每日两次,每次一丸,由玛卡、麝香(可人工合成替代或不用)、天然牛黄、白花蛇(可乌梢蛇替代剂量加大)、炮山甲(可人工饲养替代或不用)、山慈姑、玳瑁(可水牛角替代剂量加大)、白术、女贞子、薏米、金银花、藏红花、浙贝母、砂仁、重楼、汉三七、珍珠粉、制蟾酥、半边莲、广犀角(可水牛角替代剂量加大)、羚羊角(可山羊角替代剂量加大)、西洋参、制马钱子、灵芝、黑枸杞、补骨脂等组成,具有活血化瘀,软坚散结,化痰祛瘀,补益气血之功效;同时每日外敷一次自拟腐蚀皮仙膏:由猪皮、黄连、斑蝥、大黄、食盐、血余炭、鸦胆子、炉甘石、生石灰、牛黄、纯碱等组成,将上述药共细末,每取 2g 左右装置青霉素空瓶大小干净玻璃瓶内,用蒸馏水调糊状即可。用时将患者局部用 75%酒精消毒后,根据病情面积大小用牙签蘸少许腐蚀皮仙膏点涂,着药面覆盖治疗面积即可。涂药 5~10min 后,患者可略有灼痛感,无其他不良反应,等皮肤病患处逐渐出现灰白色苍白圈,明显水肿,周围健康皮肤轻度红晕时,可用生理盐水或 75%的酒精棉球擦干净药痂和腐蚀的赘生组织。

二诊:2014 年 2 月 16 日。溃烂结痂已自行脱落,精神较前好转,食量有所增加,夜寐安,仍觉乏力,原方加黄芪 60g,七剂,水煎,每日一剂,分两次饭后温服。继续送服扶正抗癌丸,外敷自拟腐蚀皮仙膏。

三诊:2007年1月20日。复诊时患者头颈部肿块较前变小,未再出现溃破,瘙痒明显缓解,乏力改善,食纳可。原法继续治疗。

四诊:2007年2月15日。一月后患者头颈部肿块基本脱落,皮损处可见新鲜皮肤,无鲜血渗出。停腐蚀皮仙膏外敷,继续给予汤药合扶正抗癌丸巩固疗效。

【按语】

笔者认为,该病或因饮酒食甘,脾失健运,湿浊内生,发于肌肤,或情志不畅,肝气郁结,久而化火,肝胆火毒循经而发,或先天禀赋不足,脏腑功能失调,浊毒淤积而发。本属肾之真阳亏虚,寒、热、暑、湿、燥、火外邪侵袭肌肤,久而毒积脏腑,终发恶症。故早期治疗重在健脾疏肝,脾胃强健,气血生化有源,才可与邪争,所谓"有胃气则生,无胃气则死",同时可逐渐加大祛邪力度。后期顾护在祛邪的基础上要重视温补肾阳。肾阳为人一身阳气之根本,肾阳复,阴寒之邪自去,病可愈。本例患者出生时即发病,本为先天禀赋不足,年轻时阳气尚可压制邪气肆虐;年过六旬,真阳渐衰,邪气肆意妄为,病情加重。若患者胃气充实,尚可抵制一二,然其脾胃本虚,病情自然快速发展。故治疗初期给予自拟扶正抗癌汤加减以健脾除湿,同时配以自拟腐蚀皮仙膏祛腐生新,但全程予自拟扶正抗癌丸口服以温补肾阳,清热凉血,活血化瘀。对于此症的治疗,应注意辨证论治,方药随证加减,若脘痞、舌苔厚腻兼痰湿,加法半夏10g、生姜10g、佩兰20g;若大便秘结,加熟军10g;若见舌质瘀暗,加桃仁20g、红花20g、苏木20g。只有辨证施治、随证加减,方能获得临床良效。我们临床应用本方法治疗恶性黑色素瘤36例,均获治愈,其中20例分别随访治疗3~10a,病情稳定,未见复发病例。

# 皮肤恶性肿瘤病案

吕某某,男,85岁,兰州市城关区某单位离休干部。

初诊:2019年4月5日。

主诉:左侧面部近鼻颊部皮肤肿物十余年,伴瘙痒溃烂一年。

病史:患者自诉二十多岁时鼻部受外伤,病愈后鼻部左侧留约1cm×1cm大小创口,愈合后新生组织逐渐形成向外生长。由于当时医疗条件受限,且病灶较小(起始约1cm×1cm大小,质地硬),患者未引起重视。随着年龄增长,病灶也不断增大,一直未予诊疗。近一年来,病灶持续增大,并呈菜花状,伴瘙痒剧烈,病灶逐渐出现溃烂,有渗液,腥臭味,严重影响患者生活质量。就诊于兰州多家三甲医院,医生考虑患者年事已高,手术风险极大,预后不良,建议到北京皮肤专科检查确诊治疗。患者及家属商量后放弃治疗,后经他人介绍来我处就诊。症见:患者面颊部左鼻旁可见6cm×6cm大小肿物,呈菜花样,破溃烂,有渗液,味腥臭。

舌质淡,苔黄腻,脉濡。

辨证:脾虚痰凝、热毒瘀结证。

治则:健脾利湿,解毒散结,活血化瘀。

处方:自拟扶正抗癌汤送服扶正抗癌丸,外敷自拟解毒润肤膏。

党参20g、炒白术30g、茯苓30g、猪苓30g、炒薏米30g、泽泻30g、蛇莓50g、白刺果100g、制南星10g、制刺猬皮20g、金银花30g、制山慈菇20g、龙葵30g、苦参20g、白花蛇舌草30g、土茯苓30g、重楼30g、白鲜皮20g、地肤子20g、蜂房10g、半边莲30g、当归30g等。具有健脾益气、祛湿化痰、清热解毒、化瘀行水功效。中药引子:鲜生姜5片、大枣20枚、冬瓜100g、大米30g。15剂,水煎,每日一剂,分两次饭后温服。

服用汤药时送服自拟扶正抗癌丸:由山慈菇50g、重楼50g、玛卡50g、天然牛黄10g、白花蛇10条(可乌梢蛇替代剂量加大)、玳瑁30g(可水牛角替代剂量加大)、广犀角10g(可水牛角替代剂量加大)、羚羊角30g(可山羊角替代剂量加大)、白术90g、女贞子90g、薏苡仁90g、金银花100g、藏红花15g、浙贝母90g、砂仁50g、汉三七90g、珍珠粉90g、制蟾酥皮30g、半边莲90g、西洋参50g、制马钱子20g、灵芝50g、黑枸杞90g、补骨脂50g、白鲜皮50g、当归50g、桑葚子90g等组成。共细末,蜜炼丸3g。每日三次,每次一丸,大米汤送服。

同时每日外敷一次自拟解毒润肤膏(由黄连9g、炮猪皮75g、五倍子20g、制斑蝥9g、大黄9g、食盐9g、血余炭9g、制鸦胆子6g、炉甘石9g、生石灰15g、牛黄3g、纯碱15g、糯米9g等组成。将上述药共细末,每取2g左右装置青霉素空瓶大小干净玻璃瓶内,用蒸馏水调糊状即可。)用时将患者局部用75%酒精消毒后,根据病情面积大小用棉签蘸少许皮仙膏点涂,着药面覆盖治疗面积即可。涂药5~15min后,患者可略有灼痛感,无其他不良反应。等皮肤病患处逐渐出现灰白色苍白圈,明显水肿,周围健康皮肤轻度红晕时,可用碘附棉球擦干净药痂和腐蚀的赘生组织,根据外用腐蚀情况酌情外敷用药,每日一次。具有腐蚀生肌,清热解毒,美容养颜之效。

二诊(2019年4月20日):溃烂结痂已自行脱落,精神较前好转,食量有所增加,夜寐安。效不更方,仍觉乏力,原方加黄芪60g。15剂,水煎,每日一剂,分两次饭后温服。继续送服扶正抗癌丸,外敷自拟腐蚀皮仙膏。

三诊(2019年5月5日):复诊时患者面颊部肿物较前变小,未再出现溃破,瘙痒明显缓解,乏力改善,食纳可。原法继续治疗。

四诊(2019年7月5日):患者面颊部肿块基本脱落,皮损处可见新鲜皮肤,无出血渗出。停腐蚀皮仙膏外敷,继续给予汤药合扶正抗癌丸巩固疗效。

【按语】

本病现代医学考虑皮肤恶性肿瘤,西医除手术、放化疗外尚无其他特效疗法,即使治疗,患者年事已高,手术风险极大,预后不良。

本病属于中医"疮疡病"范畴,其病因主要有外力、六淫侵袭、情志不畅、饮食不节等诸多方面。发病以火毒症最为多见,高锦庭在《疡科临证心得集》里说:"夫外疡之发也,不外乎阴阳、寒热、表里、虚实、气血、标本,与内证异流而同源者也。其始或由六淫之气所感,或内被七情所伤"。本病主因患者受外邪侵袭,致使火毒瘀留体内,随着年事增高,气血渐衰,正气渐不能抗邪,故使肿物增大。本病病理因素以"火毒""湿阻"为主,病机为正气亏虚,毒邪瘀阻,故治法以解毒化瘀,祛湿补肝益肾,扶正抗邪。

治疗初期给予自拟扶正抗癌汤加减以健脾除湿，扶正抗邪，同时配以自拟解毒润肤膏外用以祛腐化瘀，全程予自拟扶正抗癌丸口服以温补肾阳、解毒散结、清热凉血、活血化瘀。内外兼顾，早期以汤剂补气扶正、祛湿散邪以调本，外用膏剂祛腐以治标，后期主要以扶正抗癌丸剂标本兼顾，巩固疗效。

因条件受限，未行相关病检进一步明确其病变性质，实为遗憾。

# 第十章　肛肠疾病

# 痔　疮

【引言】

痔疮又称痔核或痔,是指直肠末端黏膜下的肛管皮下静脉丛扩张,屈曲形成的柔软静脉团,是一种临床常见病、多发病,好发于 20 岁以上的成年人,男性高于女性。其主要临床表现为:肛门疼痛、瘙痒、痔核脱出、出血。根据其发生的部位不同可分为内痔、外痔及混合痔。其治疗方法有药物治疗、注射疗法、枯痔疗法以及手术、激光、冷冻等。

中医称此病为"痔",是中医学最早认识的疾病之一。隋代巢元方《诸病源候论》记载:"诸痔者,谓牡痔,牝痔,脉痔,血痔,肠痔……"同时还阐明了痔核发生的原因:"诸痔皆由伤风、房室不慎、醉饱合阴阳,致劳拨气血,而经脉流溢,渗漏肠间,冲发下部。"即其发病多因饮食不节,蕴热耗津,劳伤气血,湿热下注,七情郁结,气机失宜,年老体弱,气虚下陷等因素致肛肠气血失调,脉络阻滞,燥热内生,下达大肠,湿热与瘀血结滞肛门而发病。其治疗原则为清热解毒,凉血止血,活血化瘀,消肿散结,治疗方法包括中药内服、熏洗涂敷、注射及枯痔针插入等。

【验案】

庞某某,男,46 岁,天水市麦积区人。

初诊:2013 年 5 月 6 日。

主诉:肛门疼痛、鲜红色出血四年余。

病史:患者 4a 前在水泥台久坐两个多小时后,出现肛门胀痛、发痒,加之大便干结、蹲厕过久,平时饮食不节、嗜酒、食辛辣之品过多,活动量少,以上症状反复发作。4a 内辗转就诊于多家医院,均建议手术治疗。因本人惧怕手术,遂口服中药治疗,以上症状时好时坏。经其他患者推荐来甘肃省水利水电工程局职工医院中医科治疗,见舌红、苔薄黄、脉弦滑。

辨证:气滞血瘀证。

治则:清热凉血,活血祛瘀,除湿敛疮,补气升陷,消肿止痛。

处方:自拟清热消痔方。

炒槐角 30g,炒黄柏 15g,焦地榆 20g,金银花 30g,牡丹皮 20g,赤小豆 30g,苦参 15g,生地 30g,白芍 30g,桃仁 10g,红花 10g,黄芪 30g,熟军 10g,皂角刺 15g,仙鹤草 30g,甘草 10g。十剂,每日一剂,水煎服,饭后分三次温服。

二诊:2013 年 5 月 18 日。患者前来就诊自诉便血基本好转,疼痛减轻,肛门有坠胀感。在原方基础上加青皮 10g,仍有便血加花蕊石 30g,服法同上。加外用自制五仙膏一瓶外抹。

三诊:2013 年 6 月 20 日。本次患者就诊痔核基本消失,疼痛、便后出血告知痊愈。以上治则巩固十剂,达到彻底治愈。随访两年,证实病未复发。

【按语】

痔是人类最常见的肛肠疾病,故有"十人九痔"之说。关于痔的治疗,除少数患者手术外,绝大部分用非手术疗法都可取得很好的疗效。祖国医学认为本病主要是风、湿、燥、热四气相合,伤及脾胃,血脉滞行,湿热下注肛肠所致。笔者结合多年临床经验,治疗以清热解毒、散结消肿、化瘀止血、托毒生肌为法,方用自拟清热消痔方。方中槐角、焦地榆清热泻火、凉血止血,赤小豆清热解毒、利水消肿除湿,生地、白芍、丹皮清热养阴、凉血散瘀,金银花清热解毒、宣散风热,仙鹤草解毒消肿同时兼以补虚强壮的功效,花蕊石化瘀止血,桃仁、红花活血散瘀,黄柏、苦参清热泻火燥湿,熟军清湿热、逐瘀血、泻火解毒,皂角刺活血散结、消肿、托毒排脓,青皮疏肝破气、消积散结化瘀,黄芪补气升阳、益气固表、托毒生肌、利水消肿。如此标本兼顾,取效甚佳。

# 第十一章 妇科疾病

## 月经不调(多囊卵巢综合征)

【引言】

多囊卵巢综合征(PCOS)是生育年龄妇女常见的一种复杂的内分泌及代谢异常所致的疾病,以慢性无排卵(排卵功能紊乱或丧失)和高雄激素血症(妇女体内男性激素产生过剩)为特征,主要临床表现为月经周期不规律、不孕、多毛和(或)痤疮,是最常见的女性内分泌疾病。病因可能与精神紧张、营养失调、疾病、药物、遗传等因素有关。治疗应控制饮食和增加运动降低体重,口服对抗雄激素药物,雌孕激素周期疗法为主。

根据本病临床表现,可归类于中医"月经不调""闭经""不孕"等范畴。关于PCOS中医病因病机的研究,历代医家各有不同的看法。元·朱丹溪谓之"若是肥盛妇人,禀受甚厚,恣于酒食之人,经血不调,不能成胎,谓之躯脂满溢,闭塞子宫,宜行湿燥痰。"《医学正传》曰:"经水全借肾水施化,肾水既乏,则经血是以干涸。"《医宗金鉴·妇科心法要诀》曰:"女子不孕之故由伤其冲任也……或因体盛痰多、脂膜壅塞胞中而不孕。"《傅青主女科》谓:"经水出诸肾。"本病病因较为复杂,病位在肝、脾、肾,主要责之于肾虚,并与痰湿、瘀血有关,治疗多从虚、痰、湿、瘀着手。

【验案】

刘某某,女,28岁,兰州市七里河区人。

初诊:2016年5月5日。

主诉:结婚近5a未怀孕。

病史:患者结婚5a,正常性生活,无避孕措施,未孕,月经周期为34d。曾在外院诊断为"多囊卵巢综合征",给予对症治疗(具体不详),效果不佳。刻下症见:患者体型偏胖,BMI约为26.8kg/m²,肩背部、双侧腋下可见黑棘皮改变,体毛丰富,颜面部散发痤疮,色红,月经延期,乏力,肩膀酸,轻度恶寒,手心汗多,纳可,失眠,二便调。舌淡黯苔薄白,边尖红,舌下络脉怒张,脉弦细数。

辨证:血瘀凝滞证。

治则:补肾行气活血。

处方:自拟活血散寒汤加减。

炒五灵脂15g,当归30g,川芎20g,桃仁20g,牡丹皮15g,赤芍30g,台乌10g,炒小茴香10g,元胡20g,红花10g,甘草20g,制香附20g,白刺果100g,制三棱20g,制莪术20g,益母草30g。十剂,每日一剂,水煎服,分早、中、晚三次送服。

二诊:2015年5月15日。月经逾期未至,检查未孕。舌淡黯苔薄白,舌下络脉怒张,脉弦滑。原方加路路通20g、怀牛膝20g、鹿角霜10g、炒吴茱萸6g、紫石英30g、王不留行20g。十剂,每日一剂,水煎服。

三诊:2015年6月15日。月经仍未至,自述精神佳,黑棘皮较前减退,查HCG阳性。舌淡红黯苔薄白,脉滑无力。停前方,重新拟方以保胎:黄芪30g、党参20g、炒白术20g、茯苓20g、炙甘草10g、淮山药15g、桑寄生20g、菟丝子20g、阿胶10g(烊化)、麦冬15g、紫河车10g、杜仲15g、川断20g、枸杞子15g、升麻6g、苏梗6g、炒砂仁6g(后下)、苎麻根15g。十剂,每日一剂,水煎服。

【按语】

PCOS是临床上引起月经紊乱、不孕不育的常见内分泌疾病,多在青春期前后发病,症状可持续到绝经后, 随着年龄的增加可出现日益明显的胰岛素抵抗, 从而增加代谢性疾病的发生。《黄帝内经》记载:“女子七岁肾气盛,齿更发长;二七而天癸至,任脉通,太冲脉盛,月事以时下,故有子。”提出了肾气、天癸、冲任与“月事”“有子”的密切关系,也为后世提出肾–天癸–冲任–胞宫轴奠定了理论基础。“冲任起于胞宫,隶属肝肾”“肾藏精,精生髓,脑为髓海”“肾藏志,为作强之官,技巧出焉”。肾之气血阴阳调和,则冲任胞宫能发挥其正常功能,保证正常行经和妊娠分娩。肾气化生天癸为主导,天癸是元阴的物质,冲任受带脉的调节和约束,受脏腑气血的资助,使血海按时满盈、满溢于胞宫,化为经血,使月经来潮。肾藏精,精生血,精血同源而互生,是月经的物质基础,阴精充沛则脉道通利,肾阳蒸腾气化,温煦推动精血的周期性运行,促进“生之来谓之精”的发育和排出。《黄帝内经》尚有“肝肾同源”“乙癸同源”“脾统血”的记载。肝藏血,主疏泄,疏泄有道则精气条达,气机通畅;肝司血海,女子以血为本,肝血充盈,则月经正常。另外肾水涵养肝木,一疏一藏、藏泄有度,方能冲任通盛,血海定时溢泻,月经如期来潮。《金匮要略》第二十二:“妇人经水不利下,抵当汤主之;亦治男子、膀胱满急有瘀血者。”张仲景论“妇人经水不利下”的病变证机是瘀热内结,阻滞经脉,经气不通。“妇人经水不利下”的病证表现有经量少夹血块,经前期腹痛,或经血当行而不行。由此可见,PCOS的主要病机为肝肾亏虚,气滞血瘀。治疗早期当以行气活血为先,后期当以补益肝肾为主。本例患者主要表现为气滞血瘀,早期以逍遥散加减以行气活血,经治疗患者经脉通畅,阴阳合而得子,后改方以补益肝肾,养血安胎。

# 郁证(围绝经期综合征)

【引言】

围绝经期综合征又称更年期综合征, 指妇女绝经前后出现性激素波动或减少所致的一系列以自主神经系统功能紊乱为主,伴有神经心理症状的一组候群。绝经可分为自然绝经和人工绝经两种。自然绝经指卵巢内卵泡排尽,或剩余的卵泡对促性腺激素丧失了反应,卵泡不再发育和分泌雌激素,不能刺激子宫内膜生长,导致绝经。人工绝经是指手术切除双侧卵巢或用其他方法停止卵巢功能,如放射治疗和化疗等。单独切除子宫而保留一侧或双侧卵巢者,不作为人工绝经。判定绝经,主要根据临床表现和激素的测定。此病西医治疗手段有限,且副作用较大,中医治疗该病具有一定的优势。

本病病因复杂,辨证分型繁杂,仁者见仁,智者见智,临床医家对于该病的分型施治亦有肾阴虚型、肾阳虚型、阴虚阳亢型、心肝火旺型、心肾不交型、脾肾阳虚型、肝气郁结型等,更有从痰、从瘀论治者。

【验案】

宋某,女,46 岁,公务员。兰州市人。

初诊:2012 年 5 月 22 日。

主诉:多汗、烦躁,伴胸胁胀痛 1a。

病史:患者 1a 前停经后出现潮热、多汗、胸胁胀痛,烦躁易怒,乏力,失眠,未进行任何治疗。近来以上症状加重,遂至甘肃省水利水电工程局职工医院中医科就诊。舌淡,口唇、爪甲色淡,脉细涩。

辨证:心脾两虚,肝郁气滞证。

治则:补益心脾,疏肝解郁。

处方:归脾汤合柴胡疏肝散加减。

炙黄芪 40g,炒白术 20g,郁金 20g,炙远志 10g,炙莪术 15g,炙桃仁 15g,酒当归 20g,炒白芍 20g,炒枳壳 30g,炒酸枣仁 20g,炙五味子 30g,煅龙骨 30g,煅牡蛎 30g,制柴胡 20g,川芎 10g,炒陈皮 10g。五剂,水煎,每日一剂,分三次饭后温服。

二诊:2012 年 5 月 28 日。服上药后出汗、乏力、失眠好转,自觉烦躁、胸胁不适、纳差,上方加焦三仙各 20g、香附 10g 以疏肝理气,消食开胃。六剂,服法同上。

三诊:2012 年 6 月 2 日。药后患者自觉身轻神爽,诸症明显改善,饮食倍增,夜寐安。病告痊愈,嘱咐患者口服逍遥丸以善后。

【按语】

本案患者胸胁胀痛、出汗、烦躁易怒、心烦不宁、失眠多梦、全身乏力等症状符合中医"郁证",证属心脾两虚,肝郁气滞。笔者认为,围绝经期综合征的基本病机是气虚血瘀、肝郁气滞。患者情志抑郁,肝失疏泄,气郁化火,扰乱神明,多愁易怒,气机不畅则胸胁胀痛;思虑太过,损伤心脾,心血暗耗,神不守舍,脾虚生化乏源,营血亏虚,不能奉养心神。心血不足则健忘、盗汗、心烦不宁、失眠多梦,脾气虚则体倦、乏力、纳少,舌淡紫亦属于气虚血瘀证候。故治当益气活血、疏肝解郁。方中黄芪、白术甘温之品补脾益气以生血;当归甘辛温,归肝心脾经,为补血之良药,兼具活血作用;白芍酸微寒,养血柔肝,与当归相伍,养血之功显著,并柔肝缓急止痛;莪术、桃仁活血养血止痛,酸枣仁宁心安神,煅龙骨、煅牡蛎镇静安神,五味子味甘、酸,性温,益气生津、敛汗固涩,郁金归心、肝经,味苦,合枳壳行气解郁。

郁证一般病程较长,在实证的治疗中,应注意理气而不耗气,活血而不破血。在虚证的治疗中,应注意补益心脾而不过燥,滋养肝肾而不过腻。正如《临证指南医案·郁》有"不重在攻补,用辛理气而不破气,用宣通而不揠苗助长"的"治郁"主张。此外,郁证的预防调护也很重要:第一,正确对待各种事物,避免忧思郁怒,防止情志内伤,是防止郁证的重要措施;第二,医务人员深入了解病史,详细进行检查,用诚恳、同情、关怀和耐心的态度对待患者,取得病人的信任,在郁证的治疗和护理中具有重要作用;第三,对于郁证患者,应该做好精神治疗的工作,使患者能正确认识和对待疾病,增强治愈疾病的信心,并解除情志致病的原因,以促进郁证的完全治疗。

# 不孕症(输卵管性不孕症)

## 【引言】

女性未采取避孕措施,正常性生活至少 12 个月而未孕,称为不孕。因输卵管异常、慢性输卵管炎引起伞端闭锁或输卵管黏膜破坏,使输卵管完全阻塞或积水导致不孕是病因之一。现代医学治疗方法包括手术治疗,即输卵管造口术、整形术、吻合术、输卵管子宫移植术等以达到输卵管再通的目的,此外还有药物促排卵,辅助生殖技术。不孕症是全世界关注的人类自身生殖健康问题,据统计女方因素占 40%~55%,男性因素占 25%~40%,总发病率 10%~15%。

中医学对于不孕症的研究开始于 11 世纪,历代医家对该病的成因认识有所不同,不外宫寒、瘀滞胞宫、肾虚、痰湿内阻、肝气郁滞,临床中多种成因共存,当辨证施治,随证加减。但输卵管阻塞性不通常见症候为气滞血瘀、寒凝血瘀、肾虚血瘀、湿热瘀阻,治疗多以化瘀通络,疏肝理气为大法。

## 【验案】

苏某,女,34 岁,新疆塔城某中学教师。

初诊:2008 年 5 月 26 日。

主诉:婚后不孕七年余。

病史:患者自诉结婚七年余,婚后正常性生活,丈夫身体健康,经化验精液常规正常,平素月经周期 3~6d/30~33d。期间辗转多家医院中西医诊治,均无效。于 2008 年 5 月 3 日前来甘肃省兰州市某三甲医院全面检查,通过子宫输卵管碘油造影确诊为双侧输卵管粘连阻塞不通,右侧输卵管积水明显,左侧有肿块。建议做婴儿试管术治疗,治疗费用高昂,决定放弃。偶然通过亲戚推荐至甘肃省水利水电工程局职工医院中医科就诊。症见:神清,精神欠佳,月经量少,腹部冷痛剧烈,乳房胀痛,烦躁易怒,腰膝酸楚疼痛,畏寒肢冷,形体偏瘦,舌质暗淡,苔薄边暗,脉弦而涩。

辨证:肾虚寒凝血瘀证。

治则:活血化瘀,温补肾阳,暖宫散寒,益气通络,散结通管。

处方:自拟通管助孕汤。

制当归尾 30g,皂刺 15g,醋制莪术 20g(去皮,炒),桃仁 20g,紫石英 30g,青皮 10g,红藤 30g,制紫河车 10g,益母草 30g,金银花 30g,炒吴萸 10g,炒白刺果 100g,桂枝 30g,茯苓 30g,海藻 30g,

牡蛎30g,红花20g,川芎30g,熟地20g,炒白芍30g,三七30g(细末分三次冲服)。

中药引子:生姜3片,大枣10枚,大米1勺,元水(去头尾童子尿)100ml兑服。中药20剂,水煎服,每日一剂。

同时配合热敷通管促孕散以通管促孕:细辛30g,制川乌30g,炮干姜20g,海藻30g,三棱30g,莪术30g,蜈蚣10条,食盐100g,夏枯草30g,芒硝100g,路路通30g,大黄30g,王不留行30g。

二诊:2008年6月17日。患者服20剂药后,自觉上述腹部疼痛、乳房胀痛、烦躁易怒、腰膝酸楚疼痛、畏寒肢冷逐步得到缓解,舌质淡,苔变薄有光泽,脉弦涩。继续前方40剂,服法同上。同时继续配合热敷通管促孕散。

三诊:2008年7月28日。患者自诉服药40剂后,月经已过期46d,查妊娠实验阳性,脉象滑微数,舌苔腻,乏力嗜睡,有时恶心。今日停药,定期检查。

【按语】

本案主要是女性输卵管阻塞不通导致的不孕症,以化瘀通络、疏肝理气基本治则。肾阳亏虚,天癸不充,故畏寒肢冷,腹部冷痛,腰膝酸软,月经稀少。肝郁气滞,乳房胀痛,烦躁易怒。选用桃仁、红花、莪术、三七活血化瘀,牡蛎、海藻软坚散结,青皮、皂刺、刘寄奴疏肝解郁,桂枝、茯苓行气利水,紫石英温肾固本,吴茱萸散寒止痛。四物汤补血养血,调理冲任。方中使用疏肝行气、活血化瘀之品,旨在逐瘀通络。必须要认识到,该病的发生既有脏腑功能失常和气血失调的病机,又有肾-天癸-冲任-胞宫轴失调的机理,同时又要认识到病因与病机之间、各病机之间不是孤立的,而是相互联系、相互影响的。临证时必须"辨证求因""审因论治""遵守病机,各司其属",把握好病因病机的关系。

# 第十二章　男科疾病

## 勃起功能障碍

【引言】

勃起功能障碍是指在同房时阴茎不能勃起,或勃起的硬度不够,时间短暂,不能使阴茎插入阴道,从而不能圆满完成性交过程的一种疾病。偶尔一次性交失败不能称为勃起功能障碍。本病类似于中医学之阳痿,关于阳痿的论述首见于《黄帝内经》,《灵枢·邪气脏腑病形》篇称阳痿为"阴痿",《素问·痿论》中又称"宗筋弛纵"和"筋痿"。后至明代《景岳全书》中才正式将该疾病命名为阳痿。

阳痿的发病原因较复杂,现代医学将其分为心理性和器质性两大类。中医学对阳痿病机的认识逐代完善。《黄帝内经》认为,虚劳与邪热是引起阳痿的主要原因,如《灵枢·经筋》指出:"热则筋弛纵不收,阴痿不用。"隋唐宋时代的医家对阳痿的发生,多认为由劳伤、肾虚所致。如《诸病源候论·虚劳阳痿候》认为:"劳伤于肾,肾虚不能荣于阴器,故萎弱也。"因此,在治疗上亦以温肾壮阳为主。明代对阳痿成因的认识更加深入,提出郁火、湿热、情志所伤亦可致阳痿。如《明医杂著·卷三》所言:"男子阳痿不起,古方多云命门火衰,精气虚冷,固有之矣。然亦有郁火甚而致痿者。"再如《景岳全书·阳痿》认为:"亦有湿热炽盛,以至宗筋弛纵。"清代开始认为阳痿与肝气不舒有关,如《杂病源流犀烛·前阴后阴源流》中又称:"有失志之人,抑郁伤肝,肝木不能疏达,亦致阴痿不起。"

【验案】

唐某:男,33岁。兰州市人。

初诊:2015年5月22日。

主诉:阳痿3a。

病史:阴茎不举3a,伴畏寒肢冷,晕眩耳鸣,夜尿多,气短自汗,健忘失聪,精神萎靡,面色晦暗,表情淡漠,胁下胀闷,腰膝酸冷,睡眠不佳,小便清长,大便尚可,困乏即有滑精之症。症见:舌质淡,苔薄白,脉沉弱。

辨证:肾阳亏虚,肝郁气滞证。

治则:壮阳补肾,疏肝解郁。

处方:右归丸加减。

熟地 30g,炒山药 15g,肉桂 6g,炙附子 10g(先煎),阳起石 30g,菟丝子 20g,焦杜仲 15g,山茱萸 30g,当归 10g,炒益智仁 10g,金樱子 20g,韭菜子 10g,炒补骨脂 20g,酸枣仁 20g,人参 10g,鹿茸 5g(另煎),制香附 10g。每日一剂,水煎饭后温服。

二诊:2015 年 6 月 8 日。服药 15 剂,自觉精神转佳,畏寒、头晕、胁胀减轻,滑精止。原方加炒白术 20g、炒山药 20g、炒砂仁 6g、炒鸡内金 20g。服法同上。

三诊:2015 年 6 月 30 日。服药 20 剂,诸症消失,病乃痊愈,房事正常。原方继续服用巩固治疗一个疗程。

【按语】

笔者认为,人至中年,琐事繁多,或所愿不遂,忧郁气结;人之活动,有赖阳气之灌输,气滞则灌输无能,故活动欠佳也;肝经之络入于茎中,肝郁气滞则阳事不举也;命门者,阳气之源也,其衰则阳事不举甚也。本案患者虽正值青壮年,但因平素手淫频繁致肾精亏虚,肾阳不足,日久肝气郁结,阳事不举,发为阳痿,故予以右归丸填补肾精,温补肾阳,同时配以疏肝解郁之品。嘱咐患者纠正不良生活习惯,重获良效。

# 第十三章　儿科疾病

## 小儿多动症

【引言】

本病以小儿多动、注意力难以集中和情绪不稳、易于冲动为特征的疾病。多动是本病的主要特征之一。有学者提出与大脑额叶发育迟缓,神经纤维髓鞘化过程推迟有关,这一论点得到不少学者的赞同。也有学者认为去甲肾上腺素含量增多,或多巴胺的产生或应用障碍是本病的原因。此外,遗传因素、脑外伤、铅中毒或长期的精神紧张也与本病的发生有关。本病诊断主要依据临床表现。对多动症的治疗,必须强调家庭、学校与医务人员配合,首先消除对患儿心理上的不良刺激,在学习上要给予反复耐心的训练,鼓励支持。较严重的患儿可使用中枢兴奋剂或联合抗抑郁药物治疗,但其副作用相对较多,患儿及家属难以坚持。

中医认为本病的根本原因是肾脏、脑髓不充、发育迟缓,表现为肝阳上亢、心神不宁、心窍不开的一系列症状,用药上多以重镇安神、潜阳开窍治其标,以补肾填精充脑治其本。

【验案】

陆某,男,13岁,兰州市城关区九州开发区人。

初诊:2008年7月29日。

主诉:其母代诉,其儿子从小爱动。

现病史:六岁上学时老师反映,好奇多动,注意力不集中,动作笨拙,情绪不稳定,容易激惹,在课堂上及校园内爱捣乱,一年级至三年级多次违反学校纪律。形体消瘦,颧红盗汗,手足心热。舌淡少苔,脉弦细。

辨证:肝肾阴虚证。

治则:滋补肝肾之阴,益智开窍。

处方:自拟清脑补肾益肝汤。

青龙齿10g,生龙骨20g,生牡蛎20g,菖蒲10g,远志6g,女贞子10g,郁金10g,鹿角霜6g,益智仁6g,制首乌10g,丹参10g,砂仁3g,党参10g,白术10g,加药引子生姜2片、大枣10枚、大米10g,红糖20g。每日一剂,水煎服,分早、中、晚三次送服。

二诊:2008年8月10日。患者家属代诉,多动症状有所好转,注意力稍集中,学习成绩有所进步,睡眠欠佳。在原方基础上加炒酸枣仁10g、夜交藤10g、珍珠母10g,平肝潜阳,养心安神、阴充阳潜,则多动症可消除,再取10d为一个疗程治疗。

三诊:2008年8月22日。小儿多动症状还有,分析肝肾之阴不足,肝阳偏亢,阳亢则不多动存在。原方加枸杞子10g、白芍10g,再取十剂加强治疗,平衡阴阳。

四诊:2008年9月2日。家属告诉小儿多动明显好转,上课注意力集中,能配合老师讲课,在学校捣乱、违反纪律的情况基本没有。舌质淡白,苔黄腻,脉弦滑,近期消化不良。在原方加焦三仙各10g、鸡内金10g、柴胡10g、香附子10g、白刺果20g、白术10g健脾消食,疏肝理气。

五诊:2008年9月15日。家长高兴代诉,本方治疗四次,小儿多动症全部治愈,学习明显进步,在家及学校听话,再未违反学校纪律。为了巩固治疗,再取十剂,分两天服一剂,维持巩固疗效。随访1a未见多发。

【按语】

笔者认为,小儿多动症是儿童智力发育迟缓的一种表现,故用制首乌、益智仁、鹿角霜补肾精、充脑髓;丹参补血养心,以促进智能的发育;患儿自控能力差、多动且易于冲动,重用龙齿、龙骨、牡蛎重镇安神;远志、菖蒲、郁金化痰开窍、清心解郁,党参、白术、砂仁健脾益气、化湿开胃。本方治疗36例,标本兼顾,随症加减,补而不腻,治而不损,疗效颇佳,临床应用中屡治屡效。

# 第十四章　耳鼻喉科疾病

## 鼻鼽(过敏性鼻炎)

【引言】

过敏性鼻炎是发生在鼻黏膜的变态反应性疾病,又称变态反应性鼻炎,为机体对某些物质敏感性增高而出现的以鼻腔黏膜病变为主的特殊病变。临床上有常年性发作和季节性发作两种。其症状表现为阵发性鼻痒,继之连续喷嚏,少则几个多则几十个,很快出现鼻腔阻塞不通,流出大量清水样鼻涕,不能控制,嗅觉暂时性迟钝或消失。局部检查,可见双侧下鼻甲肥大水肿,鼻黏膜大多苍白,鼻腔内有较多水样或稀薄黏性鼻涕。分泌物涂片检查,可见嗜酸性粒细胞增多。

中医称本病为鼻鼽。《素问》:"所谓客孙脉则头痛、鼻鼽、腹肿者,阳明并于上,上者则其孙络太阴也,故头痛、鼻鼽、腹肿也。"本病多由脏腑虚损,正气不足,腠理疏松,卫表不固,风邪、寒邪或异气侵袭,寒邪束于皮毛,阳气无从泄越,故喷而上出为嚏。肺气虚寒,卫表不固,则腠理疏松,乘虚而入;脾为后天之本,化生不足,鼻窍失养,外邪或异气从口鼻侵袭;肾阳不足,则摄纳无权,气不归元,温煦失职,腠理、鼻窍失于温煦;肺经素有郁热,肃降失职,邪热上犯鼻窍,邪聚鼻窍,邪正相搏,肺气不宣,津液骤停,致喷嚏、流鼻涕、鼻塞等,发为鼻鼽。

【验案】

付某,男,54岁,兰州市西固区人。

初诊:2014年11月3日。

主诉:反复性鼻塞流涕、喷嚏、头痛五年余。

病史:患者五年前因感冒受凉后出现前额头痛、鼻塞不通、流清稀鼻涕,天气变化或闻刺激性气味后出现症状加重。未曾诊疗,今为求中医治疗来甘肃省水利水电工程局职工医院。症见:鼻塞流涕、喷嚏、头痛、自汗、怕风,饮食可、二便正常。舌淡、苔薄黄,脉浮。

辨证:外感风寒,营卫不和证。

治则:祛风散寒,调和营卫。

处方:桂枝汤合苍耳子散加减。

桂枝20g,炙麻黄6g,黄芪30g,苍术20g,白芷20g,辛夷10g,苍耳子10g,蝉蜕15g,蜂房10g,通草6g,黄芩10g,刺蒺藜20g,石菖蒲15g,诃子10g,泽泻20g,胡荽20g,川芎10g,石膏20g。六剂,每日一剂,水煎分服。

二诊:2014年11月12日。服上方药后,头痛基本消除,鼻塞已通,流清稀鼻涕好转。但又因受凉感冒,刻下诸症发作益甚。鼻痒狂嚏,清涕潮涌而溢。鼻腔黏膜充血。舌淡、苔薄白,脉弦。处方:炙黄芪30g,白术20g,桂枝30g,防风20g,炒苍耳子10g,淫羊藿20g,炒白芍15g,炙五味子20g,牡蛎30g,蒺藜20g,泽泻20g,辛夷花10g,蝉蜕10g,诃子肉15g,细辛3g,党参20g,白芷20g,石膏20g。六剂,每日一剂,水煎分服。

三诊:2014年11月18日。服上方药后,刻下诸恙告退。鼻之痒、嚏、涕已基本缓解。舌薄苔白,脉和缓。处方:党参30g,黄芪30g,白术20g,防风20g,太子参15g,茯苓30g,炒干地龙10g,蝉蜕10g,诃子肉15g,山萸肉15g,炒苡仁20g,当归15g,桂枝15g,补骨脂10g,藿香10g,甘草3g。十剂,每日一剂,水煎分服。

【按语】

根据患者恶风、自汗的表现,结合脉象,辨证为营卫不和,以桂枝汤调和营卫。患者鼻流清涕,此乃寒饮,肺开窍于鼻,在液为涕,此乃风寒外袭,寒饮内生,肺气逆乱。经气不利,则头身疼痛;肺气不能通调水道,水气内停,则鼻流清涕。方中麻黄解表散寒,桂枝解表寒、温肺化饮,共为君药;石膏、黄芩清肺热,小通草入肺经,引热下降;黄芪益气固表,辛夷花、苍耳子、防风、蜂房、蒺藜、胡荽祛风止痒,散寒通窍;石菖蒲开窍豁痰,诃子敛肺止咳。一诊患者病情好转,但停药后反复,同时伴有郁热征象,故二诊重用生石膏加大清热力度,茯苓通畅中焦,经治疗患者病告痊愈。日本作为过敏性鼻炎的高发区域,在汉方治疗过敏性鼻炎方面有宝贵的经验,对小青龙汤有较深入的机制方面的基础研究,证明小青龙汤对组胺、5-羟色胺和乙酰胆碱(Ach)均有抑制作用,从而收缩鼻黏膜、抑制鼻腺细胞分泌、抗胆碱副作用,功效优于抗过敏药,值得临床推广。

验 方 简 析 篇

# 第一章　呼吸系统疾病验方

## 止咳化痰平喘散

【组成】炙麻黄 10g,炙杏仁 l0g,石膏 20g,甘草 10g,金银花 30g,鱼腥草 30g,炙枇杷叶 15g,款冬花 10g,板蓝根 20g,栝楼 20g,葶苈子 10g,桔梗 10g,射干 15g,黄芪 30g,地龙 10g,知母 10g,地骨皮 10g,川贝母 10g,枳壳 15g,前胡 10g,制天虫 10g,蝉蜕 6g,桃仁 10g,炙白芥子 10g,荆芥 10g,苏子 12g,制蛤蚧 1 对,炙桑白皮 15g,炙五味子 15g,炙紫菀 l0g,炙百部 l0g,淫羊藿 15g,太子参 15g 等。

【功能】止咳化痰,清热润肺,养阴益气,补气纳肾,降气平喘。

【主治】治疗支气管哮喘。

【用法】每日三次,每日一袋(约 3~5g),重症加倍,饭后服,冬果梨萝卜汤送服。

【方解】止咳化痰平喘散是根据笔者多年临床应用的经验方研制而成的,具有清肺、理脾、益精的功效,用于治肺燥肺虚之咳嗽。本方在麻杏石甘汤基础上加金银花、板蓝根、栝楼组成。方中麻黄、杏仁宣肺平喘,降气止咳;知母、生石膏之辛寒,以清解肺胃之热,治疗烦渴;板蓝根、金银花、鱼腥草、黄芩清热解毒,凉血利咽,疏散风热;桑白皮、地骨皮清泻肺热,止咳平喘;款冬花、炙枇杷叶清肺化痰、止咳平喘;前胡疏风散邪,降气化痰,既协苏叶轻宣达表,又助杏仁降气化痰;桔梗、枳壳一升一降,助杏仁、苏叶理肺化痰。肺与大肠相表里,故用栝楼清热涤痰、宽胸散结、润燥滑肠,使邪从大便出。葶苈子泻肺平喘涤痰,行水消肿,与鱼腥草合用,泻肺、解毒、消痈,清热化痰,止咳平喘。病之后期肺肾双亏,可用蛤蚧补肺肾、止喘嗽,主治虚劳咳嗽、气喘、肺痿、咯血等症。淫羊藿与黄芪、地龙合用治疗肺肾虚损所致之咳喘,制天虫、蝉蜕、桃仁祛风利咽、活血祛瘀,正所谓"痰瘀同源,瘀去则痰祛"。因此,桃仁这一味药,对缩短病程大有裨益,甘草缓急止咳,调和诸药。综观全方,止咳化痰平喘,其疗效显著。

【按语】支气管哮喘属祖国医学"哮证"范畴。本病的病因是由遗传因素中的过敏,激发因素中的吸入物,呼吸道感染以及寄生虫、气候、药物、饮食及精神因素等,临床上表现为反复发作性胸闷,伴哮鸣音并以呼气为主的呼吸困难或兼有咳嗽者。急性发作时可出现咳嗽,多痰,喘息,哮鸣,或呼吸困难,额冷汗,不能平卧,端坐呼吸和颈静脉怒张等证。中医认为,"肺为娇脏,肺为五脏之华盖,司呼吸,性主肃降。"肺系疾病用药宜轻灵,忌用重浊之品,不应见咳止咳,而应达邪外出,以免留邪导致病情迁延。支气管哮喘根据临床发作情况可分为三期:急性发作期、慢性迁延期、临床缓解期。支气管哮喘在迁延期阶段,其病理和治疗最为复杂,在病理上表现为虚实夹杂,正虚邪恋。依支气管哮喘的病程病势深浅的不同,临床上可观察到病位自肺-脾-肾的演变过程,患者可分别见到肺虚、脾虚、肾虚的见证,或见到肺、脾、肾三脏中任意两脏或三脏同虚。同时,痰阻、血瘀、气逆又贯穿于迁延期全过程,在治疗上应审因论治、标本兼顾、扶正达邪。邪重时祛邪以扶正,邪去大半时则以扶正为主,兼以祛邪。止咳化痰平喘汤及其加减,就是根据这些病理情况而设计。

【注意事项】脾胃虚寒、大便滑泄以及有脱肛、子宫脱垂、中气下陷证及孕妇禁用。

# 第二章　心血管系统疾病验方

## 复方琥珀散

【组成】血琥珀 30g，人参 90g，三七 90g 等。

【功效】镇惊安神，活血散瘀，利尿通淋。

【主治】惊风癫痫，惊悸失眠，经闭症瘕，产后瘀阻，小便不利，淋病尿血。

【服用方法】近代临床以本品配人参、三七等分为末，每晚睡前服 3g，用治冠心病有效，又单用琥珀粉 1h，日服三次，治阴囊及阴唇血肿有效。

【方解】琥珀质重，归心、肝经，具有镇静安神、活血化瘀、利尿通淋的功效，为君药。三七善于止血、散瘀、消肿、定痛，且有化瘀不伤血的特效，为臣药。君臣配伍共奏化瘀止血之功效。人参益气，调畅气机，气行则血行，以利于活血散瘀通淋，为佐药。三药配伍共成安神、化瘀、通淋之经典方药。

【按语】基本方中三药合用，补行结合，止痛定悸。现代药理研究表明，人参能增强心肌收缩力，三七对心肌缺血在灌注损伤具有保护作用，琥珀能改善血液流变学指标。所以，现代药理学研究同样支持其组方对心血管系统的作用。治疗冠心病需在原方基础上辨证加减，心气亏虚者，加黄芪、白术、茯苓、炙甘草；心阴不足者，加麦冬、五味子、酸枣仁、百合、当归、怀山药；心阳不振者，加附子、龙骨、牡蛎、桂枝；心血瘀阻者，加桃仁、红花、延胡索、木香、茯苓、怀山药；痰浊闭塞者，加半夏、瓜蒌、薤白、陈皮、茯苓、怀山药；阴寒凝滞者，加桂枝、附子、细辛。治疗妇科疾病时，除原方药物外，对于气滞血瘀型，酌加香附以行气活血；寒凝血瘀型，酌加肉桂、乌药、小茴香等温经活血；因虚致瘀型，治以补气活血化瘀，原方重用人参、琥珀外，酌加党参、黄芪等补气药物以增加疗效。

【注意事项】人参反藜芦，畏五灵脂、皂荚、黑豆。刺五加与人参的生理活性相似，二药不宜并用。孕妇禁用。

# 复方三七散

【组成】三七 150g,白芨 50g,凌霄花 50g,花蕊石 100g,茜草 50g 等。

【功能】散瘀止血,消肿定痛。

【主治】吐血,衄血,便血崩漏,跌打损伤,瘀血肿痛,冠心病,心绞痛。

【用法】每次一袋(5~10g)。生姜红枣红糖水送服。

【方解】方中三七为君药,善于止血、散瘀、消肿、定痛,且有化瘀不伤血的特效,为伤科要药。白芨味苦涩性寒,能收敛止血,消肿生肌,为收敛止血的要药。凌霄花辛散行血活血力强,具有活血通经、凉血祛风的作用,能清血分之热;花蕊石味酸涩性平,既能收敛止血,又能化瘀行血。茜草味苦性寒,善走血风,对于血热夹淤之出血尤为适宜。四药同用均为臣药,具有收敛止血、活血祛瘀的功效。诸药合用,都有活血而不出血、凉血而不留瘀的特点,对于伤科出血、肿胀有良好的治疗效果,是伤科常用方剂。

【按语】现代医学研究表明,三七含皂甙,即五加皂甙 A 与五加皂甙 E。此外,尚含两种未详的结晶性物质。本方能缩短出血和凝血时间,具有抗血小板聚集及溶栓作用,同时还具有降低血压、减慢心律的作用。此外,本方从整体上看以寒凉性质为主,所以在服用时可以适当加一点温热性质的药物,以防止损伤脾胃。

【注意事项】无瘀滞及血虚发热者忌用。孕妇禁服。

# 复方眩晕散

【组成】羚羊角 30g(可山羊角替代剂量加大),天麻 90g,制何首乌 30g,炒决明子 50g,夏枯草 50g,钩藤 50g,丹参 30g,紫贝齿 50g,桃仁 30g,红花 30g,白芍 30g,怀牛膝 30g,制龟板 50g,代赭石 30g,女贞子 50g,地龙 30g,山楂 50g,磁石 30g,炙蔓荆子 20g,川芎 30g,炒酸枣仁 30g,白芷 30g,甘草 20g 等。

【功能】滋阴潜阳,清肝熄风,清肝明目,活血通络,清热活血。

【主治】高血压病,急性脑血管病,内耳性眩晕等。症见:肝风内动,惊痫抽搐,筋脉拘挛,肝阳头痛,血热出血,湿热发斑,痈肿疮毒,肝火目赤,头重如蒙,抽搐惊厥,高热烦躁,头晕目眩,胸闷心悸,失眠多梦,腰酸肢麻,记忆力减退,夜尿频繁。

【用法】每日三次,每次一袋(5~10g),重症加倍,芹菜白萝卜汤送服。

【方解】方中羚羊角平肝熄风,清肝明目,散血解毒,为君药。天麻熄风、定惊,钩藤清热平肝、熄风定惊,首乌养血滋阴、入通于肝,为阴中之阳药,其兼补肾,亦因补肝而兼及也,故专入肝经作为益血祛风之用。紫贝齿平肝潜阳、镇惊安神、清肝明目,夏枯草清热泻火明目、散结消肿,磁石镇惊安神、平肝潜阳、聪耳明目、纳气平喘,怀牛膝活血散瘀、祛湿利尿、清热解毒,制龟板滋肾潜阳、退虚热,代赭石平肝潜阳、重镇降逆、凉血止血,地龙清热定惊、通络、平喘、利尿,女贞子补肾滋阴、养肝明目,决明子润肠通便、降脂明目,上药共为臣药,助羚羊角之力,共奏平肝潜阳、清肝明目之效。丹参具有活血祛瘀、通经止痛、清心除烦、凉血消痈功效,桃仁活血祛瘀、润肠通便、止咳平喘,红花活血通经、散瘀止痛,川芎辛温香燥,走而不守,既能行散,上行可达巅顶,又入血分,下行可达血海,祛风止痛,效用甚佳。白芍平肝止痛、养血调经,山楂消食健胃、行气散瘀,炙蔓荆子疏散风热、清利头目,炒酸枣仁宁心安神,白芷祛头面之风,共奏柔肝养血活血之效,共为佐药;甘草调和药性,为使药。全方共奏滋阴潜阳、清肝熄风、清肝明目、活血通络、清热活血之效。

【按语】肝风为病,犯脾、冲心、扰肺、及肾,而伴见其他脏腑之证。肝风的形成与病变,随其人的体质和疾病的不同,往往与痰、瘀、食、湿、血热和其他脏腑相兼为患,临证不可不辨。总之,无论何证,无论何因,总宜在随证方药中加入一两味平肝熄风之药为宜,同时因热易伤阴,必要时还需加入一两味养阴滋阴药以救已伤之阴。肝风一证,并非一病之专名,诸病皆可发生。临证治疗尤当审其病邪之所从来,证之虚实兼夹,对证选用一法或数法投治,灵活加减,权衡用药,才能取得较好疗效。

【注意事项】脾虚慢惊患者禁服。孕妇忌服。

# 顽固性不寐散

【组成】炒酸枣仁120g,珍珠母30g,磁石30g,龙齿30g,合欢花50g,肉桂15g,黄连15g,炙知母30g,炙远志30g,茯神50g,炙百合50g,龙眼肉30g,炙黄芪50g,人参30g,三棱20g,莪术20g,炙甘草15g,炒柏子仁30g,制龟板30g,炒浮小麦50g,麦冬30g,炙五味子90g,甘草30g等。

【功能】宁心安神,滋阴养血,清热除烦,益气镇悸,安脏润燥。

【主治】整夜不能入寐,气短神疲,梦遗健忘,营血不足,心身失调,精神恍惚,睡眠不安,呵欠频繁,纳少腹胀。

【用法】每日三次,每次一袋(5~10g),重症加倍,饭后红枣生姜汤送服。

【方解】酸枣仁宁心安神、养肝、敛汗,为君药;炙甘草益气滋阴,珍珠母平肝潜阳、清肝明目、镇惊安神,合欢解郁安神、理气开胃、活络止痛,茯神宁心、健脾渗湿,磁石镇惊安神、平肝潜阳,龙齿镇惊安神、清热除烦,五味子敛肺收汗、滋肾生津、涩精,柏子仁养心安神、润肠通便,百合养阴润肺、清心安,龙眼肉补益心脾、养血安神,黄芪益气固表、利水消肿,人参补气固脱、生津安神,三棱破血行气、消积止痛,莪术行气解郁、破瘀,以上为臣药;肉桂补元阳、除积冷、通血脉,黄连清热燥湿、泻火解毒,知母清热泻火、滋阴润燥,麦冬润肺清心、泻热生津,共为佐药;甘草调和药性为使药。全方共奏宁心安神、滋阴养血、清热除烦、益气镇悸、安脏润燥之功效。

【按语】不寐的病位主要在心,与肝脾肾有关。基本病机为阳盛阴衰,阴阳失交,阳不入阴。一为阴虚不能纳阳,一为阳盛不得入于阴。病理性质有虚实两面,肝郁化火、痰热内扰、心神不安为实;心脾两虚、心胆气虚、心肾不交、心神失养为虚,但久病可表现为虚实兼夹,或为瘀血所致,本方均可应用。

【注意事项】阴虚火旺,里有湿热、血热妄行出血及孕妇禁服。畏赤石脂反藜芦。

# 复方失眠散

【组成】人参90g,酸枣仁150g,炙百合50g,炙合欢花90g,茯神50g,节菖蒲30g,磁石50g,炒柏子仁30g,炙五味子90g,甘草30g等。

【功能】养心柔肝安神,敛汗。

【主治】体虚多汗,心悸失眠,神情衰弱,惊悸不眠。

【用法】每日三次,每次一袋(5~10g),红枣汤送服。

【方解】人参补气固脱、生津安神,为君药;茯神宁心、健脾渗湿,磁石镇惊安神、平肝潜阳,柏子仁养心安神、润肠通便,酸枣仁宁心安神、养肝、敛汗,百合养阴润肺、清心安,合欢花解郁安神、理气开胃、活络止痛,五味子敛肺收汗、滋肾生津、涩精,共为臣药;节菖蒲开窍化痰、醒脑安神,为佐药;甘草调和药性,为使药。全方共奏养心柔肝安神、敛汗、滋养心肝之效。

【按语】不寐,中医病名,其病位主要在心,涉及肝胆脾胃肾,病性有虚有实,且虚多实少。其基本病机以心血虚、胆虚、脾虚、肾阴亏虚进而导致心失所养以及由心火偏亢、肝郁、痰热、胃失和降进而导致心神不安两方面为主。虚证多由心脾两虚,心虚胆怯,阴虚火旺,引起心神失养所致。但久病可表现为虚实兼夹,或为瘀血所致。实证则多由心火炽盛,肝郁化火,痰热内扰,引起心神不安所致。本方与顽固性不寐散相比,用于失眠轻者,且以气虚,阴血亏损不能柔肝,导致阴阳失调,阳不入阴为主者。

【注意事项】不宜与藜芦、五灵脂同用,实证、热证而正气不虚者及孕妇忌服。

# 养心急救丸

【组成】黄芪150g,藏红花50g,苏合香10g,丹参150g,当归150g,广郁金100g,桂枝100g,薤白100g,降香60g,檀香150g,天然麝香3g(可人工合成替代或不用),炮山甲100g(可人工饲养替代或不用),天然牛黄10g,元胡100g,三七30g,石菖蒲100g,人参100g,麦冬150g,五味子100g,炮附子150g,冰片1g,刺五加150g,酸枣仁300g,制水蛭60g,珍珠50g,羚羊角30g(可山羊角替代剂量加大),沉香30g。

【功能】强心益气,补肾健脾,镇静安神,扶正固本,化瘀通脉,理气止痛,通阳宣痹,芳香开窍。

【主治】胸痹。症见:胸部闷痛,甚则胸痛彻背,呼吸欠畅。

【制法】上药方天然牛黄、天然麝香(可人工合成替代或不用)、苏合香、冰片精制分别加工,余药共轧为细粉末和匀过筛,80~100目细粉,炼蜜为丸,每丸3g,分装备用。

【用法】口服每次服一丸,每日早、晚各服一丸,红枣汤送服。

【方解】方中黄芪、人参、当归、麦冬、刺五加补虚,藏红花、炮山甲、制水蛭、广郁金、元胡、丹参活血化瘀,苏合香开窍辟秽、解郁止痛、豁痰祛浊,天然麝香、石菖蒲、冰片通窍散郁,三七、降香、羚羊角清热止血,酸枣仁、珍珠、五味子养心安神,沉香、檀香、薤白、附子温胃温肾、宽胸散寒止痛,桂枝散寒解表、温经通阳、和营补中,牛黄清心开窍、清热解毒。上药共奏补肾健脾、镇静安神、化瘀通脉、理气止痛、芳香开窍之功效。

【按语】中医认为,本病多因心阴不足、气血瘀阻、心脉不通所致,西医根据临床表现,将其分为劳累性心绞痛和自发性心绞痛两大类型。劳累性心绞痛,多由疲劳、运动、激动或其他增加心肌耗氧量的因素所诱发。心绞痛位于心前区或胸骨后区,表现为阵发性压榨性疼痛感、紧束感和烧灼感,可放射至左肩或左上肢,发作时常伴有胸闷、四肢厥冷、出汗等症状。劳累性心绞痛有发展为急性心肌梗死和猝死的危险,而自发性心绞痛的症状较劳累性心绞痛重,持续时间较长病情较重,不易为硝酸甘油缓解。

【注意事项】不宜与半夏、贝母、瓜蒌同用。

# 第三章　消化系统疾病验方

## 复方硇砂斑蝥噎膈丸

【组成】制紫硇砂 5g,制斑蝥 1g,制蟾酥 2g,人参 10g,炙黄芪 30g,白术 15g,薏苡仁 30g,制半夏 30g,煨生姜 10g,急性子 20g,檀香 12g,石见穿 30g,炒砂仁 10g,代赭石 30g,旋覆花 15g,海藻 15g,白芨 15g,三七 10g,当归 15g,川贝母 10g,郁金 15g、白英 15g,龙葵 15g,白花蛇舌草 30g,制半枝莲 30g、红枣 10 枚等。

【功能】解毒破症,攻毒蚀疮,逐瘀散结,化腐生肌,消肿止痛,降逆止呕,益气健脾,润燥生津,具有滋阴潜阳,消瘤通膈,扶正祛邪抗癌的功效。

【主治】用于噎膈,吞咽不利,咽哽干燥;亦可用于食管黏膜上皮不典型增生及食管癌、贲门癌以及贲门痉挛、食管憩室、食管炎、弥漫性食管痉挛等疾病。

【用法】口服,一次一丸(约 3g 重),一日三次,嘱其唾液含化,细嚼后徐徐咽下。

【方解】方中硇砂具有消积软坚、破瘀散结之功。常用于症瘕积聚,噎膈反胃,鼻生息肉,喉痹目翳,痈肿瘰疬,恶疮赘疣。李时珍在《本草纲目》中指出:"硇砂大热有毒之物,噎膈反胃、积块内症之病,用之则有神功。"斑蝥是中国民间治疗恶性肿瘤的中草药,具有攻坚、散结、破石瘕、引赤及发泡之功,硇砂、斑蝥共为君药发挥治噎膈反胃、抗肿瘤之功效。蟾蜍,如《本草正》所云:"消癖气积聚,破坚症肿胀。"治疗食道癌,蟾蜍能止痛、化湿、消肿散结,急性子能破血、软坚、消积,海藻能消痰软坚、散结消肿,三药为臣药,起软坚散结、消肿止痛的作用。人参、黄芪、白术、薏苡仁四者培补脾胃,代赭石、旋覆花、半夏、生姜、白芨和胃降逆止呕,龙葵、白花蛇舌草、半枝莲、白英全草具有清热利湿、解毒消肿、抗肿瘤的作用。三七、当归养血活血,檀香、郁金、川贝诸以开膈下气降逆,砂仁壳气味清淡,行气开胃、醒脾消食。上药共奏健脾益气、降逆止呃、化痰理气、软坚散结、养血活血、抗癌等功效。

【按语】中医噎膈,包括了现代医学的食道癌、胃贲门癌、食道炎、食道憩室、食道神经官能症、贲门痉挛等。中医学认为,本病主要由忧思、恼怒,或色、酒、嗜辛导致气滞、血癖、痰凝、火旺、津枯而成。中医学对"噎膈"的病机早有认识,《黄帝内经》指出"三阳结,谓之膈",《诸病源候论》谓:"忧患则气结,气结则津液不宜流便噎。"食管癌是消化道常见的恶性肿瘤之一,属中医学"噎膈"范畴。如《素问·至真要大论》曰:"饮食不下,膈咽不通,食则呕。"正是指出了其典型症状。食管癌的主要病机为七情所伤,痰气交阻,痰瘀互结;或酒食所伤,湿阻内生,津伤血燥;或年老体弱,脏腑虚衰,血竭津枯,致食道狭窄、滞涩、噎塞不通,噎膈乃成。益气温阳升清,降逆导毒通下,是治疗食管癌的根本原则。食管癌的辨证治疗与病期之早晚有关。食管癌早期以邪实为主,但祛邪莫忘扶正,应在化瘀散结、活血化瘀、理气降逆的基础上加用益气扶正之品;食管癌晚期正虚邪实,治以扶正为主,兼以祛邪,应在健脾益气、清热养阴的基础上配以散结祛邪、活血理气之品。笔者认为本病的主要病理特突出一个"郁(癖)"字,治当理气止痛、活血行血、健脾、清热化痰,更配代赭石、旋覆花、半夏以开膈下气降逆,砂仁壳以宽胸理气散结。验于临床,随症加减,对现代医学之食道炎症、食道神经官能症、贲门痉挛等确能治愈,对癌症患者亦能缓解症状,延长寿命。

【注意事项】外用不可入目,孕妇禁服。内服宜慎,过量可引起口唇发麻、上腹不适、恶心呕吐、头昏目糊、胸闷心悸、嗜睡多汗,甚则昏迷等毒副作用。畏巴豆、丹参。

# 鼓胀逐水保肝丸

【组成】制蝼蛄(去头足翼)10g,制蟋蟀(去头足翼)10g,制甘遂10g,制大戟10g,制芫花10g,猪苓10g,黄芪30g,党参20g,白术50g,茯苓50g,当归15g,砂仁12g,炙甘草9g,山药20g,黄精15g,枸杞子15g,柴胡12g,赤白芍各15g,丹参20g,制鳖甲50g,制龟板15g,炮山甲30g(可人工饲养替代或不用),大腹皮30g,水复草5g,制地鳖虫10g,垂盆草20g,炙五味子15g,红枣50g,白刺果100g等。

【功能】益气健脾,行气逐水,养血疏肝,利水消胀,温运肾阳。

【主治】肝炎后肝硬化腹水。

【用法】每日三次,每次一丸(3~6g),重症适当加量饭前用生姜红枣汤送服。

【方解】蝼蛄具有软坚散结、利水通便的功能,蟋蟀行水利窍、利尿消肿,为治疗肝硬化腹水的对症药,为君药;甘遂、大戟、芫花、猪苓、茯苓、大腹皮起加强攻逐水饮的作用,为臣药。君臣药峻猛,恐伤人之正气,故配黄芪、党参、白术、山药、人参、白刺果、红枣健脾益气,培土治水,起到扶正的作用。蟋蟀利水通闭走前窍,甘遂攻水饮从后,前后分消,一般药后二便通利,腹水减轻,饮食增加,可在短期内消除腹水。鳖甲、山甲、土鳖虫软坚散结,活血祛瘀。"久病及肾""精血同源",故用枸杞子、龟板、黄精、五味子、白芍、复生草滋补肝肾。"血不利则为水",故用当归、丹参、赤芍养血活血。柴胡、郁金等醋炙可增强疏肝止痛作用,引诸药入肝。

【按语】肝硬化腹水属于中医"鼓胀"范畴,因肾、脾、肝功能失调导致水停腹中,气滞血瘀。水即水湿停留,瘀即气滞血瘀,虚即肾、脾、肝三脏,这是该病的病理基础。腹水的出现常提示肝硬化(Livercirhosis,LC)已属晚期,至此肝、脾、肾三脏俱损,气滞血瘀,水湿滞留。虚实交错、本虚标实是肝硬化腹水的主要特点,故其治疗宜谨据病机,以攻补兼施,补虚不忘实,泄实不忘虚为原则,实证为主则着重祛邪治标,根据具体病情,合理选用行气、化瘀、健脾利水之剂。若腹水严重,也可酌情暂行攻逐,同时辅以补虚;虚证为主则侧重扶正补虚,视证候之异,分别施以健脾温肾,滋养肝肾等法,同时兼以祛邪。治疗过程中若一味温补,则邪滞胀甚,专事攻下,正气易伤。在鼓胀治疗中经常选用的逐水方药,用之得当可获良效,泻水逐饮。针对这一特点,笔者从虚、瘀、水入手,自拟鼓胀逐水保肝丸,攻补兼施,效果尚为满意。

【注意事项】凡体质虚弱,心肝肾功能不全,消化道溃疡者以及孕妇均禁服。畏五灵脂、浆水,反藜芦。

# 复方沉香散

【组成】沉香50g,佛手30g,婆罗子30g,砂仁20g,丁香10g,八月札30g,炒九香虫30g,制香附30g,三七30g,制莪术30g等。

【功能】行气止痛,温中止呕,降逆平喘。

【主治】寒凝气滞,肝气郁结之胸胁腹胀痛,胃寒呕呃,气逆喘咳诸证。

【用法】每日一两次,每次一袋(3~5g),红糖水送服。

【方解】沉香、佛手、婆罗子均能疏肝行气止痛,沉香善能温中止呕、纳气平喘,用于胃寒呕吐、气逆喘咳之证,砂仁化湿行气、温中止泻,丁香散寒止痛、温中降逆,八月札为本方之特别之处,有泻火行水、通血脉之功效,目前可作为肝癌治疗之引经药物。目前中医治疗肝癌,已公认"健脾理气"为最佳方案,八月札又是疏肝理气药物,肝癌治疗用之最适宜。九香虫理气止痛、温肾助阳,香附疏肝解郁、调经止痛、理气调中,三七化瘀止血、活血定痛,莪术破血行气、消积止痛。

【按语】复方沉香散主要用于治疗寒凝气滞,肝气郁结之胸胁腹胀痛,胃寒呕呃,气逆喘咳诸证。本方主要体现中医疏肝理气健脾的治疗大法。中医治疗肝癌,"健脾理气"为首选方案。本方有一特色,体现在八月札的使用。八月札疏肝理气,治疗肝癌用之最佳,目前被公认为治疗肝癌的引经药。此外,还可加入白花蛇舌草、蒲公英、山慈姑等。因此本方对肝癌病人的治疗有一定的临床意义。现代医学研究表明,复方沉香散含挥发油(苄基丙酮、对甲氧基苄基丙酮等)、桂皮酸等。

【注意事项】阴虚内热者及孕妇不宜使用,气虚下陷者慎用。

# 复方海及猪皮散

【组成】乌贼骨100g,制猪皮50g,白芨50g,炒白术50g,姜黄连30g,炒吴萸30g,焦三仙各50g,炒五灵脂50g,焦蒲黄50g,炒白刺果200g等。

【功能】收敛止血,消肿生肌,制酸止痛,燥湿敛疮。

【主治】胃痛吐酸,咯血,吐血,痈肿疮毒。

【用法】每日一次,每次一袋(3~4g),生姜红糖水送服。

【方解】乌贼骨、猪皮、白芨收敛止血,乌贼骨善制酸止痛,治疗胃痛吐酸,白术益气健脾,古人认为黄连具有清热燥湿、泻火解毒之功效,现代人认为黄连还能治疗各种溃疡。本方使用黄连意在促进溃疡的愈合,吴萸散寒止痛、降逆止呕;焦三仙调和脾胃功能,五灵脂、焦蒲黄化瘀止血,体现瘀血消除、新血可生之理论,白刺果能活血通经止痛。

【按语】复方海及猪皮散主要用于治疗溃疡性疾病,尤其适用于消化性溃疡伴出血的病人。本方在止血止痛之时不忘益气健脾。脾胃为气血生化之源,脾胃运化功能正常,才能向全身提供营养血液,才能促进疾病的愈合。方中加入白术、焦三仙可充分体现这一观点。现代医学研究表明,本方含淀粉、葡萄糖、挥发油、黏液质,并含糖酸钙80%~85%,另含壳角质、黏液质及少量氯化钠、磷酸钙、镁盐等,有良好的局部止血作用,可缩短凝血时间,加速红细胞沉淀率。注入蛙下腔静脉后,有修补血管缺损作用,又不致阻塞血液流通,对组织的局部反应性小,5d左右即可自然吸收,对胃、十二指肠穿孔有堵塞作用,对部分细菌有抑制作用,并能促进家兔创面肉芽生长及愈合。

【注意事项】血虚无瘀者及孕妇慎用。畏人参。

# 金岩肿瘤丸

【组成】制蟾酥2g,制大蒜30g,川贝50g,麝香3g(可人工饲养替代或不用),制雄黄5g,天然牛黄5g,制蜈蚣30条,藏红花20g,人参50g,制马钱子5g,金银花50g,半枝莲50g,山豆根50g,石见穿50g,炒山药50g,炒白术50g,炮砂仁30g,苁蓉30g,制山慈姑50g等。

【功能】软坚散结,清热解毒,活血化瘀,化痰通络,补肾培元,开窍醒神,祛风定惊,消肿定痛,熄风止痉,豁痰开窍。

【主治】瘰疬痰核,症瘕癌肿,痛痹瘫痪,痈肿疮毒。

【用法】共细末,炼蜜丸(约6g),每日一次,红枣大米汤送服。

【方解】制蟾酥、浙贝、蜈蚣、制马钱子、石见穿散结消肿;制大蒜消肿解毒,麝香(可人工饲养替代或不用)活血通经、消肿止痛,制雄黄、天然牛黄清热解毒、攻毒散结、通络止痛;藏红花活血通经,人参、山药、炒白术补气健脾,金银花、半枝莲、山豆根、制山慈姑清热解毒、散结消肿;炮砂仁行气,苁蓉补肾助阳。

【按语】金岩肿瘤丸运用散结消肿之药,同时配合补气健脾之药,对于治疗各种癌病引起的瘰疬痰核、症瘕癌肿、痛痹瘫痪、痈肿疮毒有很好的临床意义。中医学理论认为气血是构成人体生命活动和维持人体生命活动的基本物质,气能生血,人体精气血津液充足,邪气可以得到抑制,达到阴阳平衡,正如《素问·生气通天论》所说:"阴平阳秘,精神乃治;阴阳离诀,精气乃绝。"中国记载肿瘤最早的文献是距今3500多年的殷商甲骨文。当时就有"瘤"字出现,该字从"疒"与"留",说明那时对该病已有"留聚不去"的认识。后在周代《周礼·天官》中,论述医生职责分工时,谈到了"疡医掌握肿疡……之齐",肿疡包含了肿瘤。历史沧桑,时至今日,中医学在治疗和研究肿瘤方面已积累了很多经验,并取得了一些令人欣喜的成绩,对各种肿瘤治疗效果显著。研究显示,在1957—2013年,许多学者分别采用各种中药活性成分,进行肿瘤细胞移植实验,均获得正面效果。他们针对不同类别癌症进行实验,在肝癌、肾癌、皮肤癌、胃癌、结肠癌、食道癌、乳癌、血癌、子宫颈癌、肺癌、前列腺癌、脑癌等方面均有良好的抑制癌化的效果。金岩肿瘤丸具有天然广谱抗生素,有许多生物活性物质,具有良好的抗癌、防癌作用,另有抗真菌、抗细菌、降血脂、降血压、降血糖、防治动脉粥样硬化以及保护肝脏、预防铅中毒等心血管疾病的作用。

【注意事项】本方药中制蟾酥不宜汤剂,内服只入丸剂,严重心脏病患者及孕妇禁用。

# 复方鸡内金散

【组成】炒鸡内金 50g,焦三仙各 30g,姜半夏 10g,台乌 20g,炒九香虫 15g,炒白术 15g,炒砂仁 10g,炒山药 30g,甘草 6g,红枣 10 枚。

【功能】消食化滞,理气和胃。

【主治】急慢性胃炎,急慢性肠炎,消化不良,婴幼儿腹泻等属食积内停者。脘腹痞满胀痛,嗳腐吞酸,恶食呕逆,或大便泄泻,舌苔厚腻,脉滑。

【用法】每日两三次,每次一袋(4~6g),温开水送服。

【方解】方中重用鸡内金为君药,消一切饮食积滞;焦山楂长于消肉食油腻之积,神曲甘辛性温,消食开胃,长于化酒食陈腐之积;焦麦芽味甘性平,行气消食,健脾开胃。三药同用为臣,能消各种食物积滞。食积易于阻气、生湿,故以半夏、九香虫辛温、理气、止痛、化湿、止呕;白术、山药、砂仁健脾利湿、和中止泻,均为佐药。诸药配伍,使食积得化,胃气得和,则诸症自除。现代药理研究表明,鸡内金含胃激素、角蛋白等,有增加胃液分泌量和胃肠消化能力、加快胃的排空速率等作用。

【按语】食积证,有两个要点,一个是厌食(看到饭就饱),一个是嗳腐(胃里上来的气味特别难闻)。只要具备这样的特点,不管有没有吃得偏多,我们都可以把它辨为饮食积滞证。又食积易于阻气、生湿,久而化热,故应加入理气止痛、化湿、清热之药。

【注意事项】哺乳期产妇不宜长服。

# 复方黄芪健脾散

【组成】炙黄芪 100g,当归 30g,炒白芍 50g,党参 50g,茯苓 50g,炒白术 50g,绞股蓝 30g,炒砂仁 20g(后下),甘草 10g,煨生姜 10g,炒枣 30 枚。

【功能】健脾益气,养血生津。

【主治】慢性肠炎,溃疡性结肠炎缓解期,血液病,各种手术后等属气亏血少者。面色苍白或萎黄,头晕眼花,汗多神疲,体倦乏力,气短懒言,咽干口渴,心悸怔忡,舌质淡,苔薄白,脉细虚。

【用法】每日三次,每次一袋(3~6g),生姜红枣汤送服。

【方解】方中黄芪为益气补中之要药,配合参、术、苓、草、绞股蓝加强补脾益气之功;归、芍滋养心肝,加砂仁醒脾和胃,而黄、归、参、术、苓、草补而不滞;加姜、枣助参、术入气分以调和脾胃。全剂配合,共奏气血双补之功。

【按语】脾为后天之本,气血生化之源,对于气血双亏的患者,调理脾胃为王道,正如《黄帝内经》所说:"中焦受气取汁,变化而赤是为血。"但补益气血之药多碍脾胃,故方中加入少量醒脾和胃、理气之药,可起到补而不滞的作用。

【注意事项】本品温燥,阴虚内热或津液亏耗、燥温者不宜服用。

# 复方膨胀散

【组成】炙甘遂 10g,黄芩 30g,炒砂仁 15g,煨木香 30g,炒白术 90g,炒红枣 50 枚。

【功能】攻逐水饮。

【主治】肝硬化、血吸虫病晚期所致腹水或全身水肿属水饮内停里实证者。水肿,一身悉肿,尤以身半以下为重,腹胀喘满,二便不利。

【用法】上药装入胶囊,每次三粒,每日一次,以红枣 10 枚煎汤送服,清晨空腹服。

【方解】方中甘遂苦寒、有毒,能泻水逐肿,消肿散结,善行经隧水湿为君药;"见肝之病,知肝传脾,当先实脾",用白术、砂仁培土制水为臣药;水停气滞,用木香理气燥湿;湿郁久化热,故用黄芩清郁热为佐;甘遂峻猛有毒,易伤正气,故以大枣十枚为佐,煎汤送服,其意有三:缓和诸药毒性;益气护胃,减少药后反应;培土制水,邪正兼顾。

【按语】肝硬化晚期肝脾肾亏损,气血水停聚,病机特点为本虚标实,虚实并见,故其治疗宜谨据病机,以攻补兼施为原则。实证为主,则着重祛邪治标,合理选用行气、化瘀、健脾利水之剂,若腹水严重,可酌情暂行攻逐,同时辅以补虚;虚证为主,则侧重扶正补虚,视证候之异,分别施以健脾温肾,滋养肝肾等法,同时兼以祛邪。

【注意事项】正气不足、脾胃虚弱、阴虚者及孕妇忌用。甘遂反甘草,不宜同用。

# 丙肝豆根垂盆散

【组成】制山豆根 50g,垂盆子 100g,制柴胡 50g,黄芩 50g,紫草 50g,茵陈 50g,虎杖 50g,土茯苓 50g,赤芍 100g,炙五味子 100g 等。

【功能】疏肝清热,解毒利湿。

【主治】急性肝炎或慢性肝炎活动期,表现为谷丙转氨酶及胆红素显著升高,证见口苦、心烦、胁痛、厌油食少、身倦乏力、小便短赤、大便不爽,苔白腻,脉弦者。

【用法】每日三次,每次 5~10g,大米汤送服。

【方解】方中山豆根、垂盆子为君药,合用有清利湿热、解毒退黄之功;柴胡,《本经》谓:"主心腹胀,胃中结气,寒热邪聚,推陈致新。"既能清解肝胆邪热,又能疏肝解郁,黄芩,《本经》谓:"主治诸热黄疸。"可清热利湿,二者共为臣药。茵陈蒿功擅清热化湿、利胆退黄,为治疗黄疸之要药;虎杖加强君臣药起利湿退黄、清热解毒之效。土茯苓清热解毒、淡渗利湿,引邪毒由小便而解;紫草凉血活血、清热解毒、顾护脾胃,为佐药。

【按语】急性肝炎或慢性肝炎活动期总以病邪为主,正邪斗争激烈,故应以祛邪为主。须指出的是,这里的邪与普通的邪完全不同,系"毒邪""疫气",所以治疗的关键是解毒。但"见肝之病,知肝传脾,当先实脾",解毒勿伤脾胃,邪衰之后当顾正气。切忌一味祛邪,损伤正气。

【注意事项】服药期间不宜与西药同服,禁食肉类。恶干漆、皂荚、藜芦。畏五灵脂。孕妇忌服。

# 肝积推气丸

【组成】制蟾蜍 2g,制姜黄 50g,猪苓 50g,炮山甲 50g(可人工饲养替代或不用),水红花子 50g,陈葫芦 50g,珍珠草 50g,三七 100g,制鳖甲 100g,丹参 100g,桃仁 100g,藏红花 30g,煨生姜 30g,熟军 50g,炒白术 100g,炒白芍 100g,制柴胡 50g,肉桂 10g,炮草果 30g,制大戟 30g,黄芪 100g,太子参 100g,半边莲 100g,制蜈蚣 30 条,制南星 30g,西洋参 100g。

【功能】活血破瘀,通经消积。

【主治】慢性肝炎、肝硬化、腹腔肿瘤、再障、慢性白血病及静脉曲张并发症与后遗症属瘀血内停者。症见腹部肿块,肌肤甲错,面色黯黑,潮热羸瘦,经闭不行。

【用法】每日两次,每次 3~5g。冬瓜玉米汤送服。

【方解】方中主要包括草木药(三七、姜黄、丹参、桃仁、藏红花、熟军)和虫类药(制蟾蜍、炮山甲、鳖甲、蜈蚣)。前者可以活血祛瘀,攻热下血,以通血闭;后者则有破血逐瘀,化瘀去积,散脉通经的功效。虫类药与草木药形成双重作用,发挥祛瘀活血、通络营卫的协同功效。而辅药中的太子参、西洋参、白芍、甘草等又能滋养血脉,缓急止痛;黄芪、白术、肉桂健脾益气,温阳散寒通血脉;草果、制大戟、制南星化痰除湿。诸药调和,正如著名中医尤在泾在其《金匮心典》中所言:"润以濡其干,虫以动其瘀,通以去其闭。"本方以通为补,祛瘀生新,缓中补虚。

【按语】积聚是腹内结块,或痛或胀的病证。积属有形,结块固定不移,痛有定处,病在血分,是为脏病;聚属无形,包块聚散无常,痛无定处,病在气分,是为腑病。因积与聚关系密切,故二者往往一并论述。西医学中,凡多种原因引起的肝脾肿大、增生型肠结核、腹腔肿瘤等,多属"积"之范畴;胃肠功能紊乱、不完全性肠梗阻等原因所致的包块,则与"聚"关系密切。积聚的病位主要在于肝脾,基本病机为气机阻滞,瘀血内结。聚证以气滞为主,积证以血瘀为主。积证治疗宜分初、中、末三个阶段:积证初期属邪实,应予消散;中期邪实正虚,予消补兼施;后期以正虚为主,应予养正除积。聚证多实,治疗以行气散结为主。

【注意事项】阴寒水肿者、正气虚弱者及孕妇禁用。反甘草。

# 玳瑁黄疸散

【组成】制玳瑁 100g(可水牛角替代剂量加大),制大黄 50g,茵陈 100g,炒山栀子 100g,制龙胆草 50g,茯苓 50g,乌梅 50g,苦参 50g,田基黄 100g,制柴胡 50g,垂盆草 100g,炙五味子 100g,炙五倍子 50g,夏枯球 100g,土茯苓 100g,山豆根 50g,白刺果 200g,炒白术 100g 等。

【功能】清热解毒,平肝定惊,利湿退黄。

【主治】小便赤黄,肝热惊风,痈肿疮疡,津伤口渴之湿热黄疸重症。

【用法】每日三次,每次一袋(5~10g),白刺果汤送服。

【方解】方中玳瑁(可水牛角替代剂量加大)味甘咸、性寒,有清热解毒、平肝定惊的功效。《本草纲目》曰:"解毒清热之功,同于犀角,古方不用,至宋时至宝丹始用之也。"茵陈味苦、辛,性微寒,具有清湿热、退黄疸之功效。《别录》云:"治通身发黄,小便不利,除头热,去伏瘕。"二药平肝解毒、利湿退黄,共为君药。田基黄、大黄、山栀子、垂盆草、苦参清热解毒、利湿退黄,柴胡、龙胆草、夏枯球清肝泻火,土茯苓、山豆根、五倍子清热解毒,共奏清肝、解毒、化湿、健脾之功效,同为君药。五味子、乌梅酸甘化阴,白刺果、白术健脾利湿,共为佐使药。现代药理研究表明,复方降酶散含果糖、蔗糖及景天庚酮糖。通过抑菌试验,除对卡他球菌、甲型链球菌、肠炎杆菌、猪霍乱杆菌、福氏痢疾杆菌及宗氏痢疾杆菌均有抑菌作用。

【按语】黄疸是由于湿浊阻滞、脾胃肝胆功能失调,胆液外溢所致,以目黄、身黄、小便黄为主的一种病症。其病位主要在脾胃肝胆,病理表现有湿热和寒湿两端。由于致病因素不同,湿邪可从热化或寒化,而发为阳黄、急黄、阴黄,并且三者在一定条件下可以相互转化。黄疸的治疗大法,主要为化湿邪,利小便。化湿可以退黄,利小便主要是通过淡渗利湿,达到退黄的目的。

【注意事项】脾胃虚弱者及孕妇、月经期、哺乳期忌用。

# 食管炎含化膏

【组成】金银花 30g,汉三七 30g,川贝母 30g,川黄连 30g,玄参 30g,沉香 20g,花旗参 20g,制九香虫 20g,急性子 30g 等。

【功能】疏肝理气,化痰祛瘀,清热解毒,生津。

【主治】食管炎,胆汁反流性食管炎,食管憩室,食管贲门黏膜裂伤,贲门失弛缓症,食管贲门癌,幽门痉挛。

【用法】诸药共研极细末,过筛,加入煮 70℃左右蜂蜜 1500ml,混匀。每次 20ml,每日两次,于餐后 20min 后平卧缓慢咽下,限前后 30min 内,避免饮水及进食,以免降低含化药效。

【方解】方中沉香辛苦、微温,入脾、胃、肾经,有行气止痛、温中止呕之功效。《本草经疏》曰:"沉香治冷气,逆气,气结,殊为要药。"九香虫咸、温,归肝、脾、肾经,有理气止痛之功效,《本草纲目》云:"主治膈脘滞气,脾肾亏损,壮元阳。"川贝母化痰散结,汉三七、急性子破结散瘀,共为君药,以理气、化痰、散瘀;金银花、黄连、玄参清热解毒,花旗参养阴生津,共为佐使。本方共奏以理气、化痰、消瘀、清热、滋阴之功,标本兼顾。

【按语】食管居于胸部正中,位于膈肌之上,食管病症表现多为胸骨后不适,烧灼感,或疼痛,食物通过有滞留感或轻度梗阻感,咽部干燥或有紧缩感,应属祖国医学"噎膈"范畴。而噎膈的基本病变与发病机理总属气、痰、瘀交结。食管疾病病因复杂,对于食管刺激引起病症有很多原因,如饮食不节,嗜食辛辣肥甘、油炸烧烤之品及烟酒无量助温生火,情绪不舒致气机郁结,从而影响肝、脾、肾三脏功能,导致脾之功能失调,健运失司,水湿聚而为痰;肝失疏泄,气机失条而气滞,气滞血瘀或气郁而化火。病久则痰瘀生热,伤阴耗液。本病病机复杂,虚实多夹杂,治疗当权衡本虚标实的程度,酌情处理。

【注意事项】阴虚阳亢者慎用。孕妇忌服。

# 第四章　泌尿系统疾病验方

## 复方肾病综合散

【组成】金樱子 50g,茯苓 100g,炒白术 100g,泽泻 50g,重楼 50g,制龟板 100g,黄芪 100g,制山萸肉 50g,坤草 50g,炒芡实 50g,炮阿胶 30g,猪苓 100g,半枝莲 50g,白茅根 50g,制鳖甲 50g,三七 50g,炒冬葵子 100g,玉米须 100g,炒补骨脂 50g,制萆薢 50g 等。

【功能】温补脾肾,益气养阴,解毒化浊,利水消肿。

【主治】脾肺气虚,中焦虚寒,脾肾阳虚,浊毒壅盛,症见自汗,眩晕目暗,腰膝冷痛,遗精,带下尿频,便秘,尿血便血之肾病综合征及其伴发病症。

【用法】每日两三次,每次一袋(5~10g),冬瓜大米汤送服。

【方解】方中金樱子味酸涩、性平,归脾、肾、大肠、膀胱经,具有固精缩尿、敛肺涩肠、固崩止带的功效,芡实性甘涩,入脾、肾经,可固肾涩精、补脾止泄,二药合用,取"水陆二仙丹"之意,共奏益肾滋阴、收敛固摄之功,为君药;黄芪、茯苓、白术、泽泻、猪苓健脾利湿,阿胶、坤草养血凉血,龟板、阿胶填精养血,重楼、半枝莲、白茅根、萆薢清热解毒、利湿化浊,冬葵子、玉米须利湿消肿,补骨脂补肾壮阳、补脾健胃;鳖甲滋阴潜阳、软坚散结、退热除蒸,三七散瘀止血,佐使君药治疗兼证。现代药理研究表明,复方肾病综合散含蔗糖、葡萄糖醛酸、数种氨基酸、胆碱叶酸及 B-谷甾醇等,对正常心脏有加强收缩作用,对因中毒或疲劳而陷于衰竭的心脏,其强心作用显著;有扩张血管的作用,能改善皮肤血液循环及营养状况,并降低血压,口服或注射均证明有利尿作用,并延迟蛋白尿和高胆固醇血症的发生;还有保护肝脏、防止肝糖原减少的作用;对葡萄球菌,溶血性链球菌,肺炎双球菌,白喉杆菌,志贺氏痢疾杆菌有抑制作用。

【按语】肾病综合征,可有多种病因引起,以肾小球基底膜通透性增加,表现为大量蛋白尿、低蛋白血症、高度水肿、高脂血症的一组临床症候群。中医病因病机为肺失通调,脾失转输,肾失开阖,三焦气化,其病理性质有阴水和阳水之分,病位在肺、脾、肾,关键在肾。因肾主水液,在调节人体水液平衡方面起着极为重要的作用。若肾中精气的蒸腾气化失司,水道不利,可导致小便频急,淋漓不尽,尿道涩痛等。其治疗以发汗、利尿、泻下逐水为三条基本原则。首先当辨阴水、阳水,区分其病理属性。阴水当温肾健脾,以扶正为主,同时配以利水、养阴、活血、祛瘀等法。阳水当发汗、利水或攻逐,以祛邪为主,同时配合清热解毒,健脾理气等法。对于虚实夹杂者,或先攻后补,或攻补兼施,须视证的性质、轻重、转变趋势而灵活应用。各种治法中尤应慎用攻逐法,以免伤正。

【注意事项】脾虚便溏者及孕妇忌用。

# 第五章　内分泌与代谢系统疾病验方

## 降酸溶石痛风散

【组成】土茯苓 100g，制山慈姑 100g，忍冬藤 100g，炙黄柏 60g，石膏 60g，秦艽 100g，薏米 100g，萆薢 60g，鱼脑石 100g，水牛角 100g，赤芍 100g 等。

【功效】利水渗湿，祛风通痹，清热凉血解毒，泻火除湿，散痛消肿，疏散风热。

【主治】痈肿疔疮，外感风热，火毒炽盛，湿痹拘挛。

【服用方法】每日三次，每次一袋(5~10g)，冬瓜大米汤送服。

【方解】秦艽性辛散苦泄，清湿热，通经络，尤其适宜以热痹为主症；萆薢性苦利水渗湿，祛风除痹，善治筋脉屈伸不利；忍冬藤清热疏风、通络止痛；薏米利水渗湿，除痹，四者配伍共为君药。土茯苓清热解毒，通利关节为臣药。山慈姑清热解毒，石膏清热泻火，黄柏清热燥湿，水牛角、赤芍清热凉血，五药配伍共为佐药。全方共奏利水渗湿、疏通经络、清热凉血、除湿化瘀之功效。

【按语】引起痛风的原因，在本人看来与中医肾虚关系密切，因为肾虚导致肾过滤功能减退，血液里酸度排除不去，尿酸升高，因此治疗痛风以恢复肾脏的脏腑功能为主。治疗痛风，饮食调理极为重要，忌肥甘厚腻，忌酒、海鲜及酸性食物。

【注意事项】正气虚弱者及孕妇忌服。

## 扶正瘿瘤丸

【组成】红力参 50g，白术 50g，炮附子 30g，肉桂 30g，青皮 50g，柴胡 50g，赤芍 50g，丹参 50g，莪术 50g，象贝 50g，桔梗 30g，海浮石 50g，半夏 50g，天冬 50g，玄参 50g，夏枯草 90g，海藻 180g，昆布 180g，珍珠母 90g，牡蛎 180g，白花蛇舌草 50g，半枝莲 50g，猫爪草 50g 等。

【功能】化痰软坚，消散瘿瘤。

【主治】甲状腺功能亢进、甲状腺功能减退、急性亚急性及慢性甲状腺炎、单纯性甲状腺肿大、甲状腺结节。

【用法】共细末炼蜜丸 12g，第一个月每日三次，每次一丸；第二个月每日两次，每次一丸；第三个月每日一次，每次一丸。

【方解】《神农本草经》曰："主瘿瘤气，颈下核，破散结气，痈肿症瘕坚气，腹中上下鸣，下十二水肿。"《名医别录》又云："主十二种水肿瘿瘤聚结气，瘘疮。"方中海藻消痰软坚，昆布消痰软坚，二药共为治瘿瘤之君药。红力参、白术健脾益气，象贝、桔梗、海浮石、半夏化痰散结，青皮、柴胡疏肝理气，以取气顺则痰消，赤芍、丹参、莪术活血化瘀，共为臣药以助消瘿散结；海藻、昆布二药性味咸寒，易伤脾胃，佐以炮附子、肉桂温经散寒，天冬、玄参滋阴泻火，珍珠母、牡蛎平肝潜阳，夏枯草、半枝莲、白花蛇舌草清热解毒，共为佐使。

【按语】瘿瘤是以颈前喉结两旁结块肿大为主要临床症状的一类疾病。《济生方瘿瘤论治》指出，"夫瘿瘤者，多由喜怒不节，忧思过度，而成斯疾焉。大抵人之气血，循环一身，常欲无滞留之患，调摄失宜，气凝血滞，为瘿为瘤。"《外科正宗瘿瘤论》认为："夫人生瘿瘤之症，非阴阳正气结肿，乃五脏瘀血、浊气、痰滞而成。"由此可见，瘿瘤主要由气、痰、瘀壅结而成。本病病因是情志内伤、饮食及水土失宜，也与体质因素有关。病机为气滞、痰凝、血瘀，气滞是本病关键。肝失疏泄、脾失健运，以致津液不化，聚而为痰，痰气交阻，血行不畅，则气、血、痰壅结于颈前成瘿。瘿病日久，痰气郁结化火，见郁热之证，火热内盛，耗伤阴津，见阴虚火旺之证。瘿瘤，初起自无表里之证相兼，久病则可见气虚、阴虚等虚候或虚实夹杂之候。

【注意事项】阴虚火旺者忌服，有出血倾向者及孕妇慎用。不宜与赤石脂、甘草同用。

# 第六章 神经系统疾病验方

## 复方天麻散

【组成】天麻 90g，钩藤 90g，炒僵蚕 50g，炒白蒺藜 30g，紫贝齿 50g，珍珠母 50g，甘草 30g 等。

【功能】熄风止痉，平肝潜阳。

【主治】惊痫抽搐，眩晕头痛，肢体麻木。

【用法】每日三次，每次一袋(5~10g)，生姜糯米汤送服。

【方解】天麻熄风、定惊，为君药；钩藤清热平肝、熄风定惊、平肝风、除心热，僵蚕熄风止痉、祛风止痛、化痰散结，白蒺藜平肝解郁、祛风明目，紫贝齿平肝潜阳、镇惊安神、清肝明目，珍珠母平肝潜阳、安神、定惊明目，五药共为臣药；甘草缓急调和药性，为佐使药。全方共奏熄风止痉、平肝潜阳之效。

【按语】现代医学研究表明，天麻含香黄兰醇、香荚兰醛、维生素 A 类物质、甙、结晶性中性物质及微量生物碱、黏液质等。动物实验表明，它具有抗惊厥作用，可以提高电击痉挛的阈值，有效地制止癫痫病发作，控制脑电图中痫样放电的发展，对实验性癫痫的效果稍缓，停药后的有效持续时间长，并且具有镇痛作用。

【注意事项】气虚两虚者、阴虚不足及孕妇慎用。

# 第七章　风湿疾病验方

## 壮骨风湿散

【组成】制鹿茸 20g,制鹿骨 200g(可狗骨替代或不用),炒山药 50g,炒白术 50g,防风 50g,制细辛 15g,制元胡 30g,羌活 50g,炒薏米 100g,炙蜈蚣 30 条,制马钱子 10g,炙全虫 30g,制雷公藤 50g,当归 50g,红花 50g,炒蚕沙 50g,炙黄芪 100g,防己 50g,制川乌 50g,络石藤 50g,千年健 100g,炙五加皮 100g,海桐皮 100g,炮蕲蛇 100g,炙乳没各 50g,炙威灵仙 100g,炙秦艽 100g 等。

【功效】追风定痛,强筋健骨,镇惊安神,利水消肿,活血止痛,温经通络。

【主治】风湿痹痛,筋骨无力,挛急冷痛,腰膝痹痛,骨蒸劳热,骨刺麻痹,屈伸不利,椎关节畸形,坐骨神经痛,骨质增生等。

【方解】鹿茸、制鹿骨性甘温,壮肾阳、益精血、强筋骨,具有生发阳气之功效,二者配伍共为君药。防风、羌活、细辛、制元胡、制马钱子祛风止痛,蜈蚣、全虫、炮蕲蛇搜风止痛通络,薏米、制雷公藤、络石藤、制乳没、千年健活血通络、止痛消肿,炙五加皮、海桐皮、秦艽、威灵仙、防己清湿热、祛风湿。以上十八味药配伍共为臣药,以搜风、通络、清湿热。炒山药、炒白术健脾益气,黄芪益气利水、行气通痹,三药配伍为佐助之用。

【服用方法】每日三次,每次一袋(5~10g),黄酒引开水送服。

【按语】壮骨风湿散含磷酸钙、碳酸钙、骨胶等。动物实验表明,骨胶对甲醛性和蛋清性"关节炎"均有明显抑制作用,但对摘除肾上腺和处于麻酸状态下的大鼠实验性"关节炎"则无效,故消炎作用是通过神经系统影响肾上腺皮质功能所致。另外可降低毛细血管通透性,此也与消炎有一定关系。骨胶还有良好的镇痛作用及镇静效力。

【注意事项】凡热证、阴虚火旺者及孕妇禁用。不宜与白芨、贝母、半夏、白蔹、瓜蒌、天花粉等同用。

# 第八章　肛肠疾病验方

## 清热凉血消痔丸

【组成】炒槐花210g,象牙屑50g(可牛牙替代或不用),蒲公英50g,败酱草50g,秦艽30g,当归30g,防风30g,青皮30g,元胡50g,丹皮50g,槟榔30g,桃仁30g,炒刺猬皮50g,黄连30g,炒黄柏30g,黄芪100g,升麻30g,熟军30g,炒白芍90g,焦地榆90g,炮山甲30g(可水牛角替代剂量加大),金银花90g,炒赤小豆100g等。

【功能】清利湿热,凉血止血,软坚散结,补气升陷,提脓祛腐,生肌敛疮,消肿止痛。

【主治】内痔、外痔、混合痔、肛裂、肛周围脓肿、肛窦炎、肛瘘、肛门湿疹。

【用法】上药共轧为极细散剂和匀,过80~100目筛。取蜂蜜炼(120℃),炼蜜20min左右,取蜜滴珠为宜,兑药时蜜温90℃左右,与上药散剂搅拌均匀,成滋润团块,分坨、搓条、制丸,每丸12g分装备用。服法:每日三次,每次1丸,饭前大米汤送服。同时配合熏洗法,猪苦胆、冰片、芒硝、大黄、红藤、苦参、防己、雄黄、槐角、没药、乳香、五倍子、白矾等,诸药加水3000ml煎煮30min,去渣取药液置盆洗熏10~20min,再敷自制五仙消痔膏,每日一次,10d为1个疗程。

【方解】清热凉血消痔丸中炒槐花、丹皮、生地有清热凉血、止血之功。现代医学实验研究和临床表明炒槐花有改善毛细血管脆性、防止血管破裂功效,用于内痔出血效果甚佳;象牙屑清热解毒,止血敛疮,拔毒生肌;蒲公英、败酱草、金银花清热解毒,消肿散结;黄柏、黄连、地榆清热燥湿,泻火解毒;秦艽、桃仁活血化瘀;炒芍药缓解肛门平滑肌痉挛、酸甘化阴、缓急止痛;黄芪能补中益气、升阳举陷;当归养血和营;升麻引阳明清气上行,共奏补中益气、升阳举陷之功效。方中槟榔起行气、消积通滞作用;防风、赤小豆能祛风利湿、消肿止痛;元胡活血散瘀、理气止痛;炒刺猬皮入胃大肠经,固精摄尿,行气止痛,化瘀止血,凉血、降气,防止痔疮肿痛出血脱肛;熟军入脾、胃、大肠经,泻血分实热,下有形积滞,通肠空气消痈,小量则健胃,熟用则缓泻;炮山甲(可人工合成替代或不用)药性咸微寒,归肝、胃经,活血消症,消肿排脓,搜风通络。诸药合用,共奏清热燥湿,活血化瘀,消肿止痛之功。

【按语】中医学认为,不论什么痔疮多属饮食不节,湿热内燥,下迫大肠肛门或久坐负重、远行或因湿热下注,导致血行不畅而血液淤积,热与血液循环相持,则气血纵横、经脉交错、结滞不散而成痔疮。治疗方法有内服、外熏及外敷五仙痔疮膏。临床观察66例,其中男的36例,女的30

例,年龄 16~62 岁,病程 7~8a。结果临床症状完全消失,随访 3 个月以上,无复发患者,治愈 45 例。症状明显好转,外痔消肿,内痔核明显缩小。临床存在内外混合痔疮多偏实,《医宗金鉴》云:"痔疮名亦多般,不外风湿燥热源。"认为痔疮是由风、湿、燥、热四种原因相结合而成,以致肛门"经脉横解""气血瘀结"出现肛门痛肿、大便出血以及肿、胀、痛、痒等临床症状。在治疗过程中除清热凉血外,须配合祛风除湿、润燥化瘀止痛之法效果明显。止痛如神汤出自《医宗金鉴外科心法要诀》。根据痔疮的病因病症,以秦艽、防风祛风,黄柏、大黄泻热,当归、桃仁化瘀,佐以槟榔理气。一方之中,诸法具备,再加入槐花、地榆凉血止血,故能以加减之方适应多变之症,无论风湿燥热偏症如何,经过加减均可应用。本方结合临床经验,再兼顾不同病因施治,这样可应用范围广,见效快,效果好。本丸剂适应于临床许多畏惧手术及年老体弱或患有其他疑难疾病不宜手术患者。是临床对症非常满意而行之有效的方药。

【注意事项】胃虚血热者及痈疽已溃者不宜用。孕妇禁用。不宜与桔梗、麦门冬共用。

# 第九章　男科疾病验方

## 复方紫河车散

【组成】制紫河车 100g,炙首乌 50g,炒黑芝麻 50g,炮砂仁 30g,熟地 50g,炮益智仁 30g,制鹿茸 20g,制巴戟肉 50g,炒菟丝子 50g,炒葫芦巴 50g,制仙灵脾 50g 等。

【功能】补精助阳,养血益气。

【主治】腰膝酸软,耳聋耳鸣,消瘦乏力,面色姜黄,骨蒸劳热,肺肾虚喘之女子不孕不育、少乳,男子阳痿遗精。

【用法】每日一两次,每次一袋(2~5g),重症加倍,饭后红糖水或温开水送服。

【方解】方中紫河车补气,养血,益精。《本草蒙筌》曰:"疗诸虚百损,劳瘵传尸,治五劳七伤,骨蒸潮热,喉咳音哑,体瘦发枯,吐衄来红。"鹿茸壮肾阳,补精髓,强筋骨,调冲任。《本草纲目》云:"生精补髓,养血益阳,强健筋骨。治一切虚损、耳聋、目暗、眩晕、虚痢。"二者共为君药。巴戟肉、菟丝子、葫芦巴、仙灵脾均具有补益肾气之功;炙首乌、黑芝麻、熟地黄补肾填精,砂仁、益智仁健脾温肾,以上诸药共同辅佐君药,加强补肾填精、养血化气之功效。现代药理研究表明,该方含有多种抗体,干扰素及与血液凝固有关的成分,能增强机体抵抗力,有促进脏器发育的作用。

【按语】肾藏精,为人体生长、发育、生殖之源,生命活动之根,称为先天之本。由于肾所藏精是机体生长、发育和生殖的主要物质基础,故肾的藏精功能减退,不仅可因精关不固而致遗精、早泄,还可由于精气不足而影响机体的生殖能力,导致阳痿、不育;或因先天禀赋不足,天癸乏源,肾气不冲,肾阳虚不能温煦子宫,有碍于子宫发育,冲任虚衰不能摄精成孕。而其治疗用药不应过于温补,应水中补火,或补中有清,寓清于补,乃可使火水得其养。具体而言,在温肾药的使用上应选温而不燥,或燥性较小的血肉有情之品,并加用黄精、熟地等从阴引阳。

方中紫河车,性甘、温、咸,归肺、肝、肾经,为温肾补精之上品。现代研究表明,紫河车富含性激素,能调节免疫、抗缺氧、耐疲劳,有营养和生长因子的作用等。

【注意事项】肝肾阴虚、相火妄动者切忌使用。

# 复方壮阳补肾散

【组成】熟地 100g,制山萸肉 120g,制肉苁蓉 100g,炒沙苑子 100g,潼蒺藜 100g,炙雄蚕蛾 100g,炙淫羊藿 100g,党参 50g,制巴戟肉 100g,炒枸杞子 100g,炙五味子 50g,肉桂 30g,炮附子 50g,炮紫河车 50g,炒酸枣仁 50g,麦冬 50g,炒覆盆子 100g,阳起石 100g,制海龙 30g,海马 30g,西洋参 50g,泽泻 50g,茯苓 50g,丹参 50g 等。

【功效】暖肾壮阳,益精补髓,补肝肾,强筋骨,祛寒湿,温脾止泻,纳气平喘,固精缩尿。

【主治】肾阳衰惫,阳痿精冷,腰膝痿弱,阳痿不育,畏寒肢冷。

【服用方法】每日三次,每次一袋(5~10g),羖羊肉汤送服。

【方解】方中熟地、山萸肉均具有补血滋阴、益精填髓的功效,二者配伍共为君药。肉苁蓉、沙苑子、紫河车、淫羊藿、巴戟天、肉桂、阳起石、海马、炮附子九药性温,归肾经,具有益肾壮阳的功效,为臣药。党参滋阴益气,枸杞子养血补肝,五味子收敛固涩、益气生津、补肾宁心,麦冬滋阴益气、纳气平喘,西洋参补气养阴、清热生津,丹参活血化瘀,六药合用共为佐药。泽泻、茯苓性寒而凉,二者配伍利水渗湿泄热,为防止辛热之药太过而伤阴,为使药。诸药配伍构成壮阳、益精、益气、利水之方,使其助阳而不至大热,以达到壮阳益肾的目的。

【按语】现代医学研究表明,复方壮阳补肾散含大量胶质、蛋白质、灰分括钙及磷、镁等,且含极少量女生卵泡激素(雌酮)、雄性激素、蛋白质等,有良好的壮阳作用,能提高肌体能力,改善睡眠和食欲,降体肌肉疲劳和增加体重,可促进红细胞、血红蛋白、网状红细胞的新生,对长期不易愈合和一时新生不良的溃疡和疮口,能增强再生过程,并能促进骨折的愈合,对衰弱的心脏其强心作用显著,对节律不齐的离体心脏可使节律恢复,同时使心脏收缩加强加速。其中,鹿茸精对伴有低血压的慢性循环障碍,可使脉搏充盈,血压上升,心音变得有力,能兴奋离体肠管及子宫,增强张力及律性收缩,能促进创伤骨折和溃疡的愈合。中医认为肝肾同出一源,因此在使用此方治疗肾阳虚衰所引起的男子阳痿、早泄等疾病时可适当加一点疏肝的药物,如柴胡、香附、芍药等对于临床治疗将会取得很好的疗效。

【注意事项】阴虚火旺,潮热咳嗽,风热感冒,性欲亢奋者及孕妇忌服。附子不宜与贝母、半夏、瓜蒌、白芨、白蔹同用。

# 复方参茸散

【组成】人参 50g,制鹿茸 30g,麦冬 30g,炙五味子 30g,肉桂 20g,炮附子 30g,炙甘草 20g,炒酸枣仁 30g,元肉 30g,炮砂仁 30g 等。

【功能】大补元气,补脾益肺,生精益血,安神益智。

【主治】体虚欲脱,脉微欲绝,脾虚倦怠,食少吐泻,肺虚喘咳,气短无力,津亏口渴,虚热消渴,血虚姜黄,失眠多梦,惊悸健忘,阳痿宫冷之虚劳。

【方法】每日一两次,每次一袋(3~5g),生姜红糖煎水送服。

【方解】方中人参大补元气,复脉固脱,补脾益肺,生津止渴,安神益智,有"百草之王"之称。《神农本草经》曰:"补五脏、安精神、定魂魄、止惊悸、除邪气、明目开心益智。"鹿茸壮肾阳,补精髓,强筋骨,调冲任。《本草纲目》云:"生精补髓,养血益阳,强健筋骨。"二药共为君药。肉桂、附子温脾阳,麦冬、五味子滋阴液,酸枣仁、元肉养心神,共为臣药。砂仁、甘草健脾化湿,防止滋腻碍脾,共为佐药。现代药理研究表明,人参含人参皂贰 I–VI,其中 I–III 分出的贰元为人参三醇,IV–VI 分出的贰元为人参二醇。人参二醇和人参三醇都是三萜化合物, 主要成分乃人参倍半萜烯,是人参特异香气来源,此外还含人参醇、人参酸、植物甾醇、胆碱以及各种氨基酸和肽类、葡萄糖、果糖、麦芽糖、蔗糖、人参三糖、烟酸、泛酸及维生素 B1 和 B12 等,有抗疲劳和增强肾上腺皮质功能的作用。

【按语】此类病症当属"虚劳"范畴,其病因甚多。《理虚元鉴·虚证有六因》曰:"有先天之因,有后天之因,有痘疹及病后之因,有外感之因,有境遇之因,有医药之因。"病变涉及五脏,尤以脾肾为主。因脾肾乃先后天之本,五脏有相互滋生和制约的整体关系,在病理情况下可以互为影响转化。其病程较长,多为久病痼疾,症状逐渐加重,短期不易康复。其转归及预后,与体质的强弱、脾肾的盛衰,能否解除致病原因以及是否得到及时、正确的治疗、护理等因素密切相关。其治疗根据"虚则补之""损者益之"的理论,当以补益为基本原则。对于虚中夹实及兼感外邪者,治疗当补中有泻,补泻兼施。

【注意事项】实证,热证而正气不虚者忌服。服人参不宜喝茶和吃萝卜,以免影响药力。长期大量服用人参,可出现"滥用人参综合征",注意不可久服。人参禁与藜芦、皂荚、五灵脂同用。孕妇禁用。

# 第十章　妇科疾病验方

## 复方山甲红花散

【组成】炮山甲 50g(可人工饲养替代或不用),凌霄花 30g,藏红花 10g,紫顶龙芽 50g,黄芪 50g,当归 20g,西洋参 10g,炙桃仁 50g(去皮去尖),赤芍 30g,六月雪 30g,川芎 30g 等。

【功能】活血祛痰,消肿止痛,通经下乳,通络搜风,消肿排脓。

【主治】经闭症痕,产后瘀阻,胸痹交通,乳汁不通,风湿痹痛,筋骨拘挛,痈肿疮毒,瘰疬痰核。

【用法】每日 1~2 次,每次 1 袋(3~5g)。

【方解】方中山甲、凌霄花、藏红花活血通经,山甲、红花善能消症痕,山甲还能下乳,治瘀血阻滞导致的乳汁不畅证。紫顶龙芽清热解毒、活血散瘀、利水消肿,当归既能活血又能补血,防止化瘀太过导致血虚,黄芪、西洋参可起到这一作用,炙桃仁(去皮去尖)、赤芍都能散瘀,赤芍善能清热凉血,防止瘀血导致的郁热,六月雪清热解毒、凉血止血、祛风利湿,川芎既能活血又能行气,善能祛风散寒,治风寒湿痹。

【按语】复方山甲红花散主要用于治疗瘀血阻滞不通的病证,即瘀血停留,阻滞不通,不通则痛。本方所体现的病理因素主要为瘀血与痰核,即因痰瘀互结而发病。故本方主要运用活血化瘀破血消症之药,在活血之中加有行气之药,集中体现中医之"气行则血行"之理论。现代医学研究表明,复方山甲红花散有升高白血球的作用。它富含红花黄色素、红花甙、红花油等,其煎剂或流浸膏对动物离体及在体子宫均有兴奋作用,但不及番红花,能使子宫发生紧张性或节律性收缩,大剂量可使子宫自动收缩率增强,甚至达到痉挛程度,对已孕子宫更为明显,作用迅速而持久;对肠管、血管、支气管平滑肌有不同程度兴奋作用,使肾血管收缩,肾血流量减少,冠脉扩张,冠脉血流量增加,并能维持较久的降压作用;对缺血缺氧脑损伤有保护作用,治缺血性脑血管疾病有效,能降低血清中总胆固醇、总脂、三硝酸甘油酯及非酯化脂肪酸的水平。

【注意事项】素体虚寒、外伤风寒、脾虚便溏、肾阳虚衰者及孕妇忌服。

# 复方水蛭红花散

【组成】制水蛭 60g,藏红花 10g,制虻虫 30g,䗪虫 30g,凌霄花 30g,丹参 30g,白刺果 100g,茯苓30g,制柴胡 30g,制香附 30g,麒麟血竭 20g,制桃仁 50g,三七 50g,红藤 30g,过路黄 50g 等。

【功能】破血逐瘀消癥。

【主治】经闭癥瘕,蓄血发狂,扑损瘀血。

【用法】生用或炙用研末内服,每日一两次,每次一袋(3~5g),红枣汤送服。

【方解】水蛭(制)、藏红花、虻虫、䗪虫、凌霄花、丹参、麒麟血竭、桃仁、三七、白刺果活血通经、祛瘀止痛、消癥散结,是治疗经闭癥瘕、蓄血发狂、扑损瘀血的主药,同时方中配伍茯苓、柴胡、香附之疏肝理气健脾之药,红藤解毒消痈,过路黄又名金钱草,具有清热解毒之功效。长期瘀血停留,邪毒停留体内,郁而发热,故本方之中使用该药可清除郁热。

【按语】复方水蛭红花散主要用于治疗经闭癥瘕,蓄血发狂,扑损瘀血等证。本方大量使用活血化瘀、消癥散结之中药,体现中医学"瘀而发热,瘀则不通,不通则痛"的理论,故本方中三七、血竭有止痛效果。三七有一特点,活血而不留瘀,对瘀血较重者,加入三七可起到事半功倍之效果。同时方中使用红藤、过路黄清热解毒,体现"瘀而发热"之理论。本方使用二药可清解郁热之邪,同时方中配伍疏肝理气健脾之药,体现中医学"气行则血行"之理论。现代医学研究表明,新鲜水蛭唾液中含有一种抗凝血物质(水蛭素),还含有肝素、抗血栓素等,它不受热或乙醇之破坏,能阻止凝血酶对纤维蛋白原的作用,阻碍血液凝固。此外水蛭还可分泌一种组织胺样物质,可扩张毛细血管而增加出血,其醇提取物有抑制血液凝固的作用,强于虻虫、䗪虫、桃仁等,故其醇提液强于水制剂。

【注意事项】孕妇及血虚无瘀滞者禁用,月经期、哺乳期忌用。

# 麒麟送子汤

【组成】紫石英 20g,制鹿茸 3g,炮附子 10g(先煎),肉桂 6g,炙韭菜子 10g,巴戟肉 30g,制覆盆子 30g,炙枸杞子 30g,制淫羊藿 30g,炒雄蚕蛾 10g,阳起石 30g,肉苁蓉 30g,蒲公英 30g,黄芪 30g,熟地黄 30g,山萸肉 30g,皂角刺 20g,炮山甲 6g(可人工饲养替代或不用),王不留行 20g,制紫河车 10g,炒吴茱萸 6g,人参 6g(先煎),炙甘草 10g,生姜 3 片,大枣 15 枚,梨 1 个,大米 30g。

【功能】补肾生精,温阳益气,化瘀通络,解毒利湿。

【主治】脾肾阳虚型不孕。症见腰酸腿软,畏寒肢冷,小便清长,大便溏薄,舌淡苔薄腻,脉沉而濡滑。

【用法】水煎服,每日一剂,分早、中、晚三次送服。

【方解】方中熟地黄滋阴补血、益精填髓,紫石英镇心安神、温肺、暖下元、降逆气,鹿茸生精补髓、益血助阳、炮附子回阳救逆、强心温肾、祛风散寒,肉桂补火助阳,韭菜子、巴戟肉、雄蚕蛾、阳起石温补肾阳、强筋健骨,覆盆子、枸杞子、山萸肉补益肝肾,淫羊藿补肾壮阳、强腰膝,吴茱萸散寒温中,肉苁蓉补肾益精,蒲公英清热解毒,黄芪补气升阳、益气固表,皂角刺活血散结,炮山甲(可人工饲养替代或不用)、王不留行活血通经,紫河车、人参补气养血,炙甘草清热解毒、补脾益气、调和诸药。全方共奏补肾生精,温阳益气,化瘀通络,解毒利湿之功效。

【按语】肾藏精,主生殖。《素问·上古天真论》云:"丈夫八岁肾气实,齿更发长;二八肾气盛,天癸至,精气溢泻,阴阳和,故能有子。"不但提出了肾主生殖,同时也提出了肾气的盛衰关系着人的生殖能力,具体体现在肾气-天癸-精室之间的关系,在这一关系中,肾气起决定作用,只有在肾气充盛的条件下,天癸才能泌至,精室才能盈满,精气才会溢泻,男女和合,才能有子。精少、精弱之不育,应以益肾填精为首要原则。精子的生成依赖于肾阴的滋养和肾阳的温煦,肾中之真阴真阳的盛衰决定男性生殖功能的正常与否。"阳化气,阴成形",所以精子数目的多少受肾阴的影响较大,活动率的高低多由肾阳的盛衰所决定。

【注意事项】阴虚内热者及孕妇禁用。反半夏、瓜蒌、贝母、白芨、白蔹、赤石脂。

# 通管促孕汤

【组成】丹参30g,海藻30g,昆布30g,皂角刺20g,台乌10g,紫石英30g,路路通30g,三棱30g,当归30g,制莪术30g,炮山甲10g(可人工饲养替代或不用),蜈蚣3条,熟地20g,川芎20g,赤芍20g,淫羊藿30g,炒吴茱萸10g,白刺果100g,炒王不留行15g,红藤30g,败酱草30g,加药引子生姜3片、大枣15枚、大米30g。

【功能】活血化瘀,清热利湿,消症散结,行气通络。

【主治】输卵管阻塞性不孕症。

【用法】水煎服,每日一剂,分早、中、晚三次送服。

【加减】肝郁血瘀型,加青皮10g、沉香6g;痰浊壅塞型,加制半夏10g;肾虚兼瘀,加制胎盘粉6g(冲服);湿热内盛,加炒黄柏30g、薏苡仁30g;输卵管积水,加泽兰15g;输卵管周围粘连,加益母草30g;月经量少,加鸡血藤30g;带下清稀量多,加桑螵蛸15g、莲须10g。

外敷通管散:紫丹参200g,透骨草200g,穿破石200g,阳起石200g,紫石英200g,桂枝50g,败酱草100g,夏枯草100g,益母草100g,红藤100g,香附子100g,川乌100g,木香50g,桃仁50g,红花50g,威灵仙50g,肉桂50g,乳香50g,没药50g,艾叶50g,独活50g。

用法:共细末,每取药200g用白酒调成糊状后,装入15cm×30cm的布袋内,封口锅内蒸20min取出,待温度适宜30℃~40℃皮肤适应时,置下腹输卵管阻塞侧,上加热水袋保温,热敷1h左右,每晚一次,15d为一个疗程,每月经后4~6d开始再敷,一般1~3个月怀孕。

针灸取穴疗法:中极、气海、关元、归来、子宫、三阴交(输卵管近端不通取归来穴,伞端不通取子宫穴)。

手法:大幅度捻转(3~5圈为大幅度),边捻转边进针,针芒稍向下倾斜,进针后不提插,留针10~30min,进针深度2~3寸(三阴交、足三里),可隔天针一次。上述针灸、火针效果最佳。

【方解】通管促孕汤方中丹参、当归活血祛瘀,炮山甲、王不留行、路路通、皂角刺活血通络,红藤、败酱草重在清利下焦湿热,海藻、昆布软坚消肿、破气清热行水,三棱、莪术破血化瘀、通络行气、消积镇痛,白刺果调经活血、消食健脾,熟地滋阴补血、益精填髓,紫石英镇心安神,赤芍活血祛瘀、消痈止痛,蜈蚣熄风止痉、解疮肿毒。

【按语】输卵管阻塞形成的主要原因是湿热、瘀血阻滞胞络闭阻不通,或因情志所伤或热毒、湿热之邪侵及胞宫胞脉,影响胞宫胞脉的气血运行,致使胞脉闭阻,或因人工流产术、刮宫术,直接损伤胞宫胞脉,使气血失和、聚而不散、气滞血瘀不能通畅。本例患者结婚6a,求子心切,多方求医问药无效。西医妇科建议做试管婴儿。经治愈得子患者介绍来甘肃省水利水电工程局职工医院中医科门诊就诊,通过补肾祛瘀、清热利湿、活血化瘀通络之方药;外敷湿宫散散寒、散结利痹、通络助孕;针灸调节机体经络血脉、改善血液循环,使瘀血去而新血得以归经,以使五脏阴阳平衡、气足血充、经脉通畅、下达胞宫,得到"月事以时下"。月经调,精气足,自能摄精自孕。

【注意事项】月经过多及孕妇禁用。气血两虚、脾胃薄弱无积滞者慎服,可与党参、白术等补气健脾药同用。

# 第十一章　皮肤科疾病验方

## 解毒润肤膏

【组成】白鲜皮 30g,冰片 5g,蛇床子 15g,枯矾 10g,石膏 30g,白芷 10g,茯苓 10g,丹皮 10g,当归 10g,蝉蜕 15g,土茯苓 30g,薏苡仁 15g,黄柏 15g,黄连 15g,山药 15g,苍术 15g,金银花 15g,朱砂 5g,大黄 5g,苦参 15g。

【功能】清热解毒,健脾化湿,滋润肌肤,除湿止痒。

【主治】湿疹、银屑病、带状疱疹、荨麻疹、神经性皮炎、接触性皮炎、唇炎、脂溢性皮炎、手足口病、手癣、足癣、皮肤念珠菌病、毛囊炎、婴儿湿疹、结节性痒疹、风疹、硬皮病、鱼鳞病、寻常狼疮、冻疮、痤疮、疥疮、褥疮、黄褐斑、梅毒、丹毒、外阴肛门瘙痒、外阴白斑、龟头包皮炎、尖锐湿疣。

【用法】诸药共细研极细末,过筛,取药 2g 加入煮 60℃左右蜂蜜调成糊状,装入玻璃瓶内,每次取适量涂擦患处。不可内服。

【方解】白鲜皮、枯矾、苦参、蛇床子清热祛湿,杀虫止痒,黄柏、黄连、大黄、朱砂清热解毒燥湿;石膏、丹皮清热凉血,散伏邪,白芷、金银花清散风湿,消肿解毒,土茯苓解毒除湿、通利散邪,当归养血祛风润燥,蝉蜕清热解毒、透表散邪、消肿散结,以佐助诸药药力;茯苓、薏苡仁、山药、苍术健脾祛湿,调和诸药;冰片辛凉,引药力透肤达表。全方合用,共奏清热解毒,健脾化湿,滋润肌肤,除湿止痒之功,方证对应,对一些难治性皮肤病具有较好疗效。

【按语】皮肤科疾患中医属于疮疡病范畴,其病因主要有六淫侵袭、情志不畅、饮食不节等诸多方面。疮疡发病以火毒症最为多见,高锦庭在《疡科临证心得集》里说:"夫外疡之发也,不外乎阴阳、寒热、表里、虚实、气血、标本,与内证异流而同源者也。其始或由六淫之气所感,或内被七情所伤。"本方主要适用于疮疡早中期诸症,病理因素以"火毒""湿阻"为主,以清热解毒药为主,然皮肤病中所见渗液、糜烂、浮肿等皮损皆属内有湿邪。古人云:"治湿不知理脾,非其治也。"故以大量燥湿、祛湿、利湿、健脾药,助药力;同时配以祛风、养血、凉血药物,气血同调,诸法共施,配伍得当。通过临床观察,疗效明显,无副作用,可以推广使用。

【注意事项】皮肤溃烂者及孕妇禁用。

疑难杂症篇

# 第一章　肺病系

## 芦根蚕蝉汤治疗上呼吸道感染

上呼吸道感染是指鼻腔、咽或喉部急性炎症的总称。其主要病原体为病毒,少数是细菌。上呼吸道感染可分为普通感冒,急性咽、喉、气管炎(咽痛、声嘶、干咳、发热等),疱疹性咽峡炎(明显咽痛、发热),咽、结膜热(发热、咽痛、流泪、畏光、咽及结膜明显充血),细菌性咽、扁桃体炎(起病急、明显咽痛、畏寒、发热、扁桃腺肿大充血、有脓点)等。由于发病率高,不仅影响工作和生活,有时还可伴有严重并发症,并有一定的传染性,应积极防治。

【组成】芦根30g,金银花30g,僵蚕10g,蝉蜕10g,薄荷10g,川牛膝15g,生甘草10g。

【功用】疏风清热。

【主治】用于上呼吸道感染。中医属外感风热、内干肺胃证。临床可见发热微恶寒,头身不适,喉痒或咽痛,口渴心烦,入暮发热更甚,舌苔白黄、脉数或浮数。

【用法】每天一剂,水煎分两次口服。

【方解】方中芦根甘寒,中虚多节,形似肺管,归肺胃经,善清肺胃之热而不伤正。薄荷、牛膝疏解风热,金银花、生甘草清热解毒。僵蚕者,蚕食桑叶,桑乃东方神木,上应箕宿,蚕独食此,得气之清,虽因风而僵却又善于化。蝉蜕者,蝉蜕于秽,其性清洁,出秽恶而不染,日吸风露而又善于脱。得此二味善脱善化之品,使邪气解于无声无色之中。综合上药,具有疏风清热解毒的作用。

【加减】若症属体实者,加炙黄芩10g,炙知母15g,连翘10g,以增疏散风热之效;若症属体虚者,加人参10g,生黄芪30g,以益气补虚;若症属血亏,加当归20g,白芍15g,生地20g,以补血养血;若呕吐,加藿香15g,姜半夏10g,竹茹15g,以降逆止呕;若兼见头痛,加羌活10g,防风20g,白芷20g,以祛风止痛;若症见咽喉肿痛,加玄参20g,蚤休10g,山豆根15g,以解毒利咽;若症属渴甚者,加生石膏30g,竹叶15g,花粉20g,以生津止渴;若症见咳嗽痰黄,加川贝母10g,桔梗10g,炙杏仁10g,以宣肺化痰;若症见胸闷痛,加瓜蒌20g,枳壳15g,以开胸行气;若症见恶寒,加荆芥20g,防风20g,以祛风解表。

【注意事项】孕妇慎用;阴血亏虚、风寒感冒禁用;用药期间应戒烟、酒,忌辛辣等刺激性食物。

# 清润止咳冲剂治疗慢性支气管炎

慢性支气管炎是气管、支气管黏膜及周围组织的慢性非特异性炎症。临床上以咳嗽、咳痰为主要症状,或伴喘息,每年发病持续至少三个月或更长时间,连续两年或两年以上,并排除具有咳嗽、咳痰、喘息症状的其他疾病。

【组成】平地木、蚤休各30g,蒸百部20g,南沙参20g,茯苓30g,天冬15g,炙陈皮10g,清半夏10g,桃仁泥15g,炙枇杷叶20g,甘草10g。

【功用】润肺化痰,养阴生津,止咳解毒。

【主治】慢性支气管炎。临床可见咳嗽缠绵不愈,咯白色黏稠痰,早晚咳嗽加剧,咽喉作痒,口干欲饮,胸中痞塞,甚者心悸紫绀,或伴痰中带血,舌质红,舌苔薄,脉弦等。

【用法】将上药加水煎煮30min,滤出药液,再加水煎两次,每次煎20min,去渣,三煎所得药液兑匀,分早、中、晚三次,饭前送服,每天一剂。

【方解】慢性支气管炎属于中医学"咳嗽""喘证""痰证"等范畴。认为其病因主要包括"外感"与"内伤"两端,外感以风寒入里化热、内伤以脏腑功能失调为主。病变主要在肺,涉及脾肾。方中南沙参、天冬清肺益胃、养阴生津,陈皮、半夏、茯苓健脾化痰,蚤休清热解毒,蒸百部、炙枇杷叶清热润肺、止咳化痰,甘草镇咳健脾、润肺生津。平地木、桃仁泥二药为化瘀之品,且地平木可化痰止咳。二药合用,可使瘀散热清、血和气降,故胸闷得宽,咳嗽自愈。

【加减】临床应用本方时,可根据病情灵活加减。若症属兼感风寒者,可加苏叶15g,荆芥15g,以祛风散寒;若兼外感风热,加金银花30g,连翘20g,以疏散风热;若症见咳痰色黄,可加胆南星10g、青礞石20g或泽泻10g,以清热化痰;若症见气喘,加佛耳草15g,炙苏子10g,甚者加葶苈子20g、地龙10g,以泄肺平喘;若症见咯血,去平地木、桃仁,加炒侧柏叶15g,小蓟炭15g或煅花蕊石30g、白茅根20g,以凉血止血;若症属肺气虚,加太子参20g,生黄精20g,以补气润肺;若症见发热,加嫩柴胡10g、黄芩10g、金银花20g,以和解少阳;若兼见心悸紫绀,可加炙款冬花15g、葶苈子15g,以下气止悸;若症见咯血呕吐,加海浮石15g、代赭石30g,以降气止呕、止咳。

【注意事项】孕妇慎用;用药期间应戒烟、酒,忌辛辣等刺激性食物。

# 紫蛤散治疗支气管哮喘

支气管哮喘,简称哮喘,是由多种细胞和细胞组分参与的气道慢性炎症性疾病。主要特征包括气道慢性炎症,气道对多种刺激因素呈现的高反应性,广泛多变的可逆性气流受限以及随病程延长而导致的一系列气道结构的改变,是常见的一种慢性变态反应性疾病。临床特点为反复发作性喘息、胸闷、气急或咳嗽症状,大多呈典型呼气性困难伴有哮鸣音,严重者被迫采取坐位或呈端坐呼吸。多数患者可自行缓解或经治疗后缓解。

【组成】制紫河车粉 500g,制蛤蚧 200g,桔梗 150g,炙陈皮 150g。

【功用】补气益精,祛痰平喘。

【主治】支气管哮喘。临床可见咳嗽气喘,喘不能平卧,甚则端坐呼吸,口唇青紫,痰呈白沫状,食欲减退,言语无力,舌质淡,苔白,脉沉弱等。

【用法】将上药共研为细末,装入空心胶囊(每粒胶囊内装药末为 0.25g),发作期每日三次,每次 3~4 粒。缓解期每日两次,每次 1~2 粒,空腹服药。

【方解】中医药具有浓度高、多靶点、副作用小等优势,能有效控制气道炎症、调节机体免疫功能、改善气道重塑、降低气道反应、调节神经失衡等作用。哮病"伏痰"为夙根,针对其"痰"而言,痰为阴邪,遇寒则凝,得温则开,得阳则运,温属阳,温性药物可使深伏之宿痰开运。笔者认为,哮喘发久,气无不虚,故于消散中宜酌加温补,或于温补中宜酌加消散。脾为生痰之源,肺为贮痰之器,温性药物不仅可开泄痰贮藏之器,使其有出路,而且可从根本上切断其生成之源。本方正是根据上述原则而定。方中紫河车大补元气,养血益精。现代药理认为,本品对人体有滋补强壮作用,能增强抵抗力,并有抗过敏性的作用。除此之外,方中蛤蚧补肺益肾、定喘止咳,桔梗益肺祛痰排脓,陈皮理气健脾、燥湿化痰。

【加减】若症属哮喘急性发作期,表现为寒饮郁肺喉结证之咳嗽、气喘、喉间痰鸣声连续不绝,好像水鸡叫声,或喘息时胸部间作水鸡之声,或胸膈满闷,或吐痰涎,苔白或腻,脉弦紧或沉紧者,给予射干麻黄汤(射干、麻黄、紫菀、款冬花、制半夏、生姜、细辛、五味子、大枣)加减冲服。若症属外寒里饮证之恶寒发热,头身疼痛,无汗,喘咳,痰涎清稀而量多,胸痞,或干呕,或痰饮喘咳,不得平卧,或身体疼重,头面四肢浮肿,舌苔白滑,脉浮者给予小青龙汤(麻黄、芍药、细辛、干姜、炙甘草、桂枝、五味子、半夏)加减冲服;若症属外感风邪,邪热壅肺证之身热不解,咳逆气急,鼻煽,口渴,有汗或无汗,舌苔薄白或黄,脉滑而数者,给予麻杏石甘汤(麻黄、杏仁、石膏、炙甘草)加减冲服。

【注意事项】尽量避免过敏源;用药期间应戒烟、酒,忌辛辣等刺激性食物。

# 地龙散治疗过敏性哮喘

过敏性哮喘是一种比较顽固的疾病,多在婴幼儿期发病,如果忽视治疗,可以伴随终身。目前,过敏性哮喘发生率在全球增长迅速,占哮喘疾病总人口的 2/3,80%的儿童和成人哮喘患者为过敏性哮喘。大部分哮喘患者都存在过敏现象或者有过敏性鼻炎,有过敏性鼻炎的哮喘患者发病前兆会有打喷嚏、流鼻涕、鼻痒、眼痒、流泪等症状,且起病迅速,胸部有紧迫感,呼吸困难等。由于症状与呼吸道感染或炎症相似,大人缺乏相关知识,往往在早期忽视治疗,也极有可能被误诊。

【组成】地龙适量。

【功用】清肺平喘。

【主治】过敏性哮喘。症见先兆症状如打喷嚏、流涕、咳嗽、胸闷等,如不及时处理,可因支气管阻塞加重而出现哮喘,严重者可被迫采取坐位或呈端坐呼吸,干咳或咯大量白色泡沫痰,甚至出现紫绀等。

【用法】研末,装入胶囊。每粒 0.5g。每次服 5~8 粒。每天 3~4 次。

【方解】《中国药典》记载,地龙性咸、寒,具有清热定惊、通络、平喘、利尿的功能,用于高热神昏,惊痫抽搐,关节痹痛,肢体麻木,半身不遂,肺热喘咳,尿少水肿和高血压等。

【加减】若症属急性发作期,加炙麻黄、紫苏子、陈皮、杏仁、石膏、地龙、党参、茯苓、黄芩等煎汤冲服地龙散。

【注意事项】避免过敏源;阳气虚损、脾胃虚弱、肾虚喘促、血虚不能濡养筋脉者不宜使用。用药期间应戒烟、酒,忌辛辣等刺激性食物。

# 培土生金汤治疗慢性阻塞性肺疾病

慢性阻塞性肺疾病,是以持续气流受限为特征的可以预防和治疗的疾病,其气流受限多呈进行性发展,与气道和肺组织对香烟烟雾等有害气体或有害颗粒的异常慢性炎症反应有关。慢性支气管炎、肺气肿及支气管哮喘共同具有的气道阻塞和阻塞性通气功能障碍,统称为慢性阻塞性肺病(COPD),可进一步发展为肺心病和呼吸衰竭的常见慢性疾病。因肺功能的严重减退,严重影响患者生活质量,2020 年慢阻肺将占世界疾病经济负担的第五位。

【组成】党参 20g,茯苓 30g,白术 20g,丹参 20g,赤芍 20g,甘草 10g,橘红 10g,姜厚朴 10g,葶苈子 15g,炙苏子 10g,炙干姜 6g,桂枝 10g。

【功用】培土生金,化痰止咳。

【主治】慢性阻塞性肺疾病。症见:咳嗽或喘息、气短、神疲、乏力或自汗,动则加重,舌体胖大或有齿痕,或舌苔薄白或白腻,或脉沉细或沉缓或细弱。

【用法】加水煎沸 15min,滤出药液,再加水煎 20min,去渣,二煎所得药液兑匀。分两次服。每天 1~2 剂。

【方解】中医学将本病归为"肺胀""咳嗽""痰饮"等范畴进行论治。肺脾肾虚是本病发生、发展的内在因素,痰饮、血瘀内阻是贯穿本病始终的病理因素,外邪侵袭是诱发的主要原因。本方选用党参、白术、茯苓、炙甘草,取四君子汤之意以培土生金,选用橘红、厚朴、葶苈子、苏子以化痰止咳、降气平喘,选用丹参、赤芍活血通络,干姜、桂枝温化寒痰,共同起到祛除病理产物的作用。诸药合用,补中有泻,温中有化,共奏培土生金、化痰止咳的功效。

【加减】若症见咳嗽痰多,加炙白芥子 10g、瓜蒌 20g、浙贝母 10g,以润肺化痰;若症见纳呆或食少,加炒鸡内金 30g、焦三仙各 15g,以消食化积;若症见胃脘胀满,加枳实 10g,以消痞散结;若症属见瘀甚者,加三七粉 6g(冲服)、红花 10g,以活血化瘀;若症见喘甚,加炒补骨脂 15g,以纳气平喘;若症属外感风热,加虎杖 20g、连翘 20g、板蓝根 30g、败酱草 20g,以疏散风热。

【注意事项】积极防治。COPD 急性加重期,可配合支气管扩张剂、抗生素、糖皮质激素等治疗。用药期间应戒烟、酒,忌辛辣等刺激性食物。

# 清肺汤治疗肺炎

肺炎是指终末气道、肺泡和肺间质的炎症,可由疾病微生物、理化因素、免疫损伤、过敏及药物所致。细菌性肺炎是最常见的肺炎,也是最常见的感染性疾病之一。引起肺炎的病原很复杂,包括细菌、病毒、支原体等多种以及放射线、吸入性异物等理化因素引起。其中由肺炎球菌引起的肺炎最为多见。临床表现主要有发热,咳嗽,咳痰,呼吸困难,肺部 X 线可见炎性浸润阴影,可伴胸痛或呼吸困难等,但老年人症状不典型,痰和血的细菌检查及 X 线检查有助于诊断。

【组成】鱼腥草 30g,鸭跖草 15g,开金锁 15g,全瓜蒌 15g,酸浆草 10g,炙黄芩 15g,马勃 6g,炙百部 15g,南天竹子 10g,天将壳 10g,旋覆花 10g,炙甘草 10g。

【功用】清肺化痰止咳。

【主治】肺炎。症见:发热,咳嗽,咳痰,呼吸困难,舌红,苔黄,脉数大。

【用法】加水煎沸 15min,滤出药液,再加水煎 20min,去渣,二煎所得药液兑匀。分服,每天 1~2 剂。

【方解】方中鱼腥草清热解毒、利尿消肿,鸭跖草行水、清热、凉血、解毒,开金锁清热解毒、活血散瘀、健脾利湿,共为君药。瓜蒌开胸理气、化痰止咳,酸浆草清热利湿、消肿解毒、凉血散瘀,黄芩清肺火、除湿热,马勃清肺利咽,共为臣药。百部润肺下气止咳,南天竹子敛肺止咳、平喘,天将壳清肺化痰、散瘀止血,旋覆花降气、消痰、行水、止呕,共为佐药。全方共奏清肺化痰止咳的功效。

【加减】若症见发热甚,加用生石膏 30~120g、虎杖 15~30g、知母 15~30g,以加强清肺热之力;若症见咳嗽无汗,加用炙麻黄 10g、炙杏仁 15g,以宣肺止咳,达到火郁发之效果;若症见咽痛兼口干,加玄参 30g、炙牛蒡子 15g、金银花 15g、连翘 30g,以解毒利咽;若兼便秘、腹胀,加用生大黄 10g、枳实 15g,以行气导滞。

【注意事项】对于重症肺炎,应密切监测生命体征,必要时加用抗生素治疗。用药期间应戒烟、酒,忌辛辣等刺激性食物。

# 利水泻肺汤治疗肺水肿

肺水肿是指由于某种原因引起肺内组织液的生成和回流平衡失调，使大量组织液在很短时间内不能被肺淋巴和肺静脉系统吸收，从肺毛细血管内外渗，积聚在肺泡、肺间质和细小支气管内，从而造成肺通气与换气功能严重阻碍。在临床上表现为极度的呼吸困难，端坐呼吸，发绀，大汗淋漓，阵发性咳嗽伴大量白色或粉红色泡沫痰，双肺布满对称性湿啰音。肺水肿的病因可按解剖部位分为心源性和非心源性两大类。

【组成】茯苓 30g，猪苓 30g，泽泻 20g，丹参 30g，党参 20g，沙参 20g，玄参 15g，厚朴 15g，地龙 15g，炙苏子 10g，炙白芥子 10g，炒莱菔子 10g，炙葶苈子 30g，菟丝子 20g，杏仁 10g，桃仁泥 10g，桔梗 10g。

【功用】健脾化湿，行气利水，泻肺平喘。

【主治】肺水肿。症见喘促气短，动则为甚，咳嗽痰多，痰呈泡沫样，心慌汗多，头晕目眩，二便可，舌胖大紫暗，边有齿痕，脉沉细滑。

【用法】加水煎煮 30min，滤出药液，再加水煎两次，每次煎 20min，去渣，三煎所得药液兑匀，分早、中、晚三次，饭前送服，每天 1~2 剂。

【方解】本病属中医"支饮""喘促"和"水气凌心"等范畴。《素问·至真要大论》云："诸湿肿满，皆属于脾。"故治宜健脾化湿、利水泻肺。方中以猪苓、茯苓、泽泻等大剂量健脾利水渗湿药急利胸中水饮，以葶苈子、苏子、白芥子、莱菔子行气化痰利水，以地龙平喘定咳，以丹参、党参、沙参、玄参益气养阴、活血化瘀，以厚朴、莱菔子宽胸理气，以杏仁合葶苈子、苏子降肺平喘，以桃仁活血通络，以桔梗引药上行。全方以培土生金，利水泻肺为根本，气血津液并治。

【加减】若症属兼阳虚者，可加制附子 10~15g、桂枝 10g，以温阳化气；若兼见肝气不舒，可加制柴胡 10g、制香附 10g、郁金 15g，疏肝理气；若兼肾虚咳喘，可加用蛤蚧 5g、肉桂 10g、山萸肉 30g，以温肾助阳、纳气平喘；若兼肺气不宣，可加用炙麻黄 10g、炙白果 10g，以宣降肺气、通调水道。

【注意事项】密切监测生命体征，血气、心肌酶等实验室指标，必要时胸穿引流。用药期间应戒烟、酒，忌辛辣等刺激性食物。

# 生茅清肺止血汤治疗支气管扩张

支气管扩张多见于儿童和青年。大多数继发于急、慢性呼吸道感染和支气管阻塞后，反复发生支气管炎症，致使支气管壁结构破坏，引起支气管异常和持久性扩张。临床表现为慢性咳嗽、咯大量脓痰和反复咯血。青壮年咯血多见于支气管扩张、肺结核、先天性肺囊肿、风湿性二尖瓣狭窄。

【组成】生地黄30g,白茅根30g,丹皮10g,桔梗10g,仙鹤草10g,苇茎、炙杏仁各12g,鱼腥草、炙桑白皮各15g。

【功用】滋阴清热,凉血止血。

【主治】咯血(支气管扩张等)。症见咯血色红,伴胁肋胀满,手脚心热,舌红少苔,脉细数。

【用法】每天一剂,水煎分三次服。

【方解】本证属阴虚内热,肝火犯肺。治宜滋阴清热,凉血止血。方中以生地、茅根清热凉血,滋养阴血;以丹皮、仙鹤草凉血散瘀止血,以苇茎、桑皮清肺热、泻肺止咳,以杏仁、桔梗宣肺化痰止咳。

【加减】若症属胸痛、烦躁甚,加黑栀子10g,郁金10g,以泻火除烦;若症见大便秘结,加大黄10g、芒硝10g,以泻下攻积;若血色瘀暗不止,加田三七末6g(冲服),以散瘀止血;若症见痰多,加冬瓜仁20g、瓜蒌皮30g、尖贝10g,以清热涤痰;若症见潮热盗汗,加玄参20g、麦冬15g、地骨皮10g、牡蛎15g,以清热养阴。

【注意事项】孕妇慎用。用药期间应戒烟、酒,忌辛辣等刺激性食物。

# 加味麻杏石甘汤治疗哮喘性支气管炎

哮喘性支气管炎不属于哮喘,而是一种特殊类型的支气管炎。该病的主要患病人群为三岁以下的幼儿,是由于病毒或者细菌导致其呼吸道感染的一种疾病。哮喘性支气管炎患儿绝大多数均有体质性过敏病史,比如荨麻疹、湿疹等疾病。患儿最为显著的临床症状为呼吸异常,伴有严重喘息症状、剧烈咳嗽等,主要是由于呼吸道合胞病毒造成患儿的支气管黏膜异常充血,促使其分泌物量持续增加,甚至出现气道狭窄的情况。本病病程长、容易复发,因此科学有效的治疗方案非常关键。

【组成】生石膏30g,炙桑白皮10g,炙杏仁10g,炙黄芩10g,冬瓜仁10g,炙麻黄6g,皂荚3g,甘草10g。

【功用】清肺化痰,宣肺平喘。

【主治】哮喘性支气管炎。临床表现喘逆上气,胸胀或痛,恶寒发热,身痛酸楚,咳而不爽,吐黏稠黄痰,舌质红,苔薄黄或黄腻,脉浮数或滑。

【用法】上药水煎三次,每次20min,三次药液兑匀,分早、中、晚三次饭前送服,每天一剂。

【方解】哮喘性支气管炎属于中医学"喘证""咳嗽"范畴。《素问·阴阳别论》云:"阴争于内,阳扰于外,魄汗未藏,四逆而起,起则熏肺,使人喘鸣。"《幼幼集成·哮喘证治》亦云:"吼者,喉中如拽锯,如水鸡声是也;喘者,气促而连属不能息是也。故吼以声响言,喘以气息命。凡喉中如水鸡声者为实,如鼾声者为虚,虽由痰火内郁,风寒外束,而治之不可不分虚实也。"方中麻黄解表散寒、宣肺平喘,生石膏清泄里热,桑白皮、黄芩清肃肺热平喘,杏仁降气化痰平喘,桑白皮清肺化痰、利湿排脓,皂荚辛能通利气道,也能软化胶结之痰。全方共奏清肺化痰、宣肺平喘之效。

【加减】若症见痰多黄稠,加瓜蒌 20g、川贝母 10g,以清热豁痰;若症见痰鸣息涌、不得平卧,加葶苈子 20g、炙射干 10g,以泻肺平喘。

【注意事项】肺阴虚证者慎用本方。

# 第二章 心病系

## 增率汤治疗缓慢型心律失常

缓慢性心律失常是指静息、清醒状态下心室率小于 60 次/min 的一类心律失常,是由于激动起源的频率、传递顺序以及激动在心脏各部位的传导速度异常所导致。缓慢性心律失常包括窦性缓慢性心律失常、逸搏或逸搏心律、房室或室内传导阻滞等种类,其中窦性缓慢性心律失常又包括窦性心动过缓、窦性停搏、病态窦房结综合征、窦房传导阻滞等。临床主要表现为胸闷、胸痛、心悸、气短、乏力、肢冷、头晕,严重者出现夜间憋醒、黑矇等症,甚至发生晕厥等一系列心动过缓、心脑缺血症候群,该领域西医治疗尚缺乏能够长期口服的药物,而心脏起搏治疗也存在局限性。

【组成】黄芪 60g,丹参 30g,炙甘草 20g,党参 30g,当归 20g,降香 10g,炙附子 15g,枳壳 10g,桂枝 10g,大枣 10 枚,红花 10g,生姜 6g。

【功用】益气温阳,活血化瘀,养心复脉。

【主治】缓慢型心律失常。症见胸闷、胸痛、心悸、气短、乏力、肢冷、头晕,舌淡胖苔薄白或白腻,脉患细缓。

【用法】附子先煎 20min 后入诸药共煎 30min,煎三次,每次服药液 150ml,每天一剂。10d 为一个疗程。一个疗程后复查心电图一次。

【方解】缓慢性心律失常归属中医学"迟脉症""心悸""胸痹""真心痛"等范畴。《伤寒论》曰:"尺中迟者,可发汗。何以知然?以荣气不足,血少故也。"《黄帝内经》指出,"迟者为阴",《金匮要略》提到"阳微阴弦"。可见缓慢性心律失常的发生与阳虚血瘀、痰浊湿阻密切相关。《诊家枢要》曰:"迟为阴胜阳亏之候,为寒为不足。"《濒湖脉学》云:"迟来一息至唯三,阳不胜阴气血寒。"可见阳虚阴盛是缓慢性心律失常发病的重要病机。《脉学指南》曰:"脉迟者,血滞也。"指出了阳气亏虚、血行瘀滞是缓慢性心律失常发生的基础。本病多本虚标实,治宜标本兼顾。增率汤中黄芪、党参大补元气,使气旺血生,气足血行,当归、丹参补血活血以养心阴,红花活血化瘀止痛,降香、枳壳行气导滞以助血行,炙甘草益气复脉,桂枝温通心阳、散寒止痛,附子温肾助阳,姜、枣调和营卫、温中复阳。诸药相伍,以补为通,以通为补,通补兼施,标本同治,气血兼顾,有益气温阳、活血化瘀之功,可使心阳振奋,心气得复,血脉充实,血行通畅,鼓动血脉有力而使心率增快。

【加减】若症属气虚甚者,红参易党参;若症见胸闷,加薤白 10g,以通阳散结;若症见心悸甚,加柏子仁 15g,以养心安神;若兼见头昏烦躁甚者,加天麻 10g、石决明 30g,以平肝潜阳;若症属脾虚纳食不香,加焦三仙各 15g、炒鸡内金 30g,以消食化积;若症见四肢麻木、不能步履,加熟地黄 20g、生地黄 20g,以益精填髓。

【注意事项】孕妇禁用。用药期间应戒烟、酒,忌辛辣等刺激性食物。

# 参麦汤治疗过早搏动

过早搏动(简称早搏)是心律失常中最常见的一种,其发生是由于窦房结以外的异位起搏点过早(提前)地发出激动(跳动)所致。按异位激动起源,可有房性、结性、室性早搏三种,其中以室性最为常见,房性次之。

【组成】太子参 30g,当归 20g,麦门冬 15g,赤芍 30g,川芎 20g,炙五味子 20g,牡丹皮 15g。

【功用】益气养阴,活血通络。

【主治】早搏。症见心悸、胸闷、睡眠差等,舌淡苔薄白,脉细涩。

【用法】加水煎沸 30min,滤出药液,再加水煎两次,每次 20min,去渣,三煎药液兑匀,分早、中、晚三次,饭前送服,每天一剂。

【方解】过早搏动属中医心悸、怔忡等范畴。病位在心,发病与肝、胆、脾、肾关系密切。本虚标实,虚实夹杂为本病的病机特点。虚乃气血阴阳不足、心失滋养、心神不宁,实为瘀血阻络、扰乱心神。虚、瘀、热是发病的关键,心脏亏虚、血脉瘀阻、瘀郁化热导致心神失养、心主不安、搏动紊乱,为其病机实质。方中太子参益气健脾、生津润肺,当归味辛温,气香以行血,补中有行,行中有补,善和血分,不论血虚、血瘀皆可应用,补血活血,故有"血中之气药"之称。二药阴阳相配,气血双补,补行相合,益气和血,补血行气,通脉络、稳心脉,共为君药。麦冬、五味子养心阴、安心神,赤芍、川芎、丹皮活血养阴、行气通络,共为臣药。诸药合用,共奏益气养血、活血通络之功用。

【加减】若症属气虚甚者,加黄芪 50g、黄精 20g,以益气补虚;若症属血虚甚,加阿胶 10~20g;若症属阳虚,加桂枝 20g,以温经通脉;若见胸闷憋气,加瓜蒌皮 20g、郁金 15g,以开胸理气;若症见心痛较甚者,加炙延胡索 20g、制水蛭 6g,以通络止痛;若症见痰浊,加胆南星 10~15g,以清热化痰。

【注意事项】孕妇禁用。用药期间应戒烟、酒,忌辛辣等刺激性食物。

# 祛风定眩汤治疗高血压危象

高血压危象是指高血压病病人的血压突然急剧升高而产生的一系列症状。临床表现有全身

疑难杂症篇 | 285

发热感、口干、多汗、寒战、头昏、皮肤苍白、气促、心动过速甚至昏迷。此症可发生于缓进型高血压各期,亦可见于急性型高血压病。

【组成】天麻 20g,钩藤 30g(后下),茯苓 30g,牡蛎 30g,龙骨 30g,杜仲 20g,牛膝 30g,桑寄生 20g,竹茹 15g,黄芩 15g,黄连 10g,石菖蒲 10g,龙胆草 10g,夏枯草 20g,炒栀子 15g,川芎 20g。

【功用】滋阴潜阳,平肝熄风,清热利湿,活血化痰。

【主治】高血压危象。症见舒张压高于 130mmHg,血压骤升,出现眩晕、头痛、恶心呕吐,甚至昏迷,舌红苔薄白,脉弦。

【方解】中医学将高血压危象归于"风眩""头痛"范畴,认为其病机多为情志、饮食不节及劳倦导致脏腑失调、血逆气阻。病位在肝肾,以肾阴虚为本,肝阳上亢为标,终致阴阳两虚,故中医治疗应以滋阴补阳,平肝熄风,清热利湿,活血化痰为主。方中杜仲、牛膝、桑寄生补肝肾,配合龙骨、牡蛎滋阴潜阳;天麻、钩藤平肝熄风,配合龙胆草、夏枯草泻肝、平肝阳;竹茹、茯苓、黄芩、黄连、石菖蒲清热化痰,川芎引药上行、活血化瘀,栀子清心火以安心神。诸药相合,共奏滋阴潜阳、平肝熄风、清热利湿、活血化痰之效。

【用法】加水煎沸 30min,滤出药液,再加水煎两次,每次 20min,去渣,二煎所得药液兑匀。分服,每天 1~2 剂。4h 后再服,二煎。不可进食,酌饮淡白糖水、加食盐少许。

【加减】若症属阴血亏虚,加白芍 30g、炙五味子 30g,以益气养血;若症属痰浊壅盛,加法半夏 12g、白术 30g,以健脾化痰;若症属气机郁滞,加醋柴胡 20g、合欢皮 30g,以疏肝行气;若症属腑实便秘,加熟大黄 6g(后下)、枳实 15g,以通腑导滞;若症属气机虚损,加党参 20g、黄芪 30g,以健脾益气。

【注意事项】孕妇慎用。密切监测血压、电解质、心肾功能,必要时合用降压药。用药期间应戒烟、酒,忌辛辣等刺激性食物。

# 宣痹汤治疗心绞痛

冠心病心绞痛是临床常见的一种心血管疾病。该病是在冠状动脉狭窄基础上,冠状动脉血流量不足导致心肌负荷增加,从而引起心肌缺血、缺氧的一组临床综合征。发病急骤,于胸骨体上段或中段之后呈压榨性或窒息性疼痛,可放射至左肩、左上肢前内侧与小指,尤其是左侧。疼痛历时 1~5min,休息或含硝酸甘油后消失,常在劳累、情绪激动、受寒、饱食等情况下诱发。

【组成】川芎 30g,醋香附 20g,柴胡 20g,姜半夏 10g,炙甘草 20g,制附子 30g(先煎),当归 30g,生姜 10g,人参 10g,黄芩 15g,大枣 15 枚。

【功用】温阳益气,活血化瘀,通脉止痛。

【主治】心绞痛。症见胸部压迫窒息、沉重闷胀性疼痛。轻者略感憋气、胸闷和呼吸不畅。部分患者仅有胸闷、心悸。心电图检查示冠状动脉供血不足。舌质暗紫,脉象沉弦。

【方解】中医研究认为,患者体质是冠心病心绞痛发生的基础,五志过极、饮食不节是其主要的诱发因素。冠心病心绞痛属中医"胸痹""心痛""厥心痛"等范畴。心阳亏虚、气血不足、痹阻心脉以及痰浊内阻是发病病机。中医治疗冠心病有着悠久的历史,在治疗方面积累了丰富经验,效果显著。川芎入血分,为"血中之气药",性善走散,是气血病的首选药;香附入气分,为"气中之血药",性芳香窜走,善疏泄气机、行气止痛。二药合用行气活血、宣痹止痛,共为君药。附子、人参温阳补气,当归养血活血,助川芎活血之力,柴胡疏肝解郁,助香附行气之功,半夏、黄芩清热化痰,与川芎、当归合用达痰瘀同治之效,上药共为臣药。生姜、大枣、炙甘草顾护脾胃,共为佐药。全方共奏温阳益气、活血化瘀、通脉止痛的效果。

【用法】加水煎沸 30min,滤出药液,再加水煎两次,每次 20min,去渣,三煎药液兑匀,分早、中、晚三次,饭前送服,每天一剂。

【加减】若症属气滞血瘀型,加炒川楝子 20g、秦艽 20g、炒五灵脂 15g、生蒲黄 15g、穿山龙 30g,以行气化瘀;若症属气虚血滞型,加黄芪 40g、炙五味子 20g、麦冬 25g,以补气行滞;若症属阴虚阳亢型,原方用量减半,另加枸杞子、生地、丹皮各 20g,以养阴生津;若症属寒凝心脉型,加桂枝、苏合香各 10g,细辛 5g,薤白 10g,五味子 20g,当归 20g,生黄芪 30g,茯苓 20g,瓜蒌 50g,胆南星,桂枝各 10g,以温经通脉。

【注意事项】孕妇禁用。密切观察生命体征,同时监测心电图、凝血功能,必要时手术。用药期间应戒烟、酒,忌辛辣等刺激性食物。

# 参麦救心汤治疗急性心肌梗死

急性心肌梗死是指因为极其严重的心肌缺血导致的部分心肌急性坏死,冠状动脉突然出现完全性闭塞。主要原因是在冠状动脉粥样硬化的基础上突然斑块破裂、血管痉挛形成血栓,从而使相应的心肌出现持久而严重的急性缺血,发生坏死。临床表现为持久的心律失常、胸骨后剧烈疼痛、血清心肌酶增高、急性循环功能障碍、心功能衰竭及心源性休克等。发作前常有先兆,其临床特点为疼痛严重,持续时间久,休息或用硝酸甘油不可缓解,同时伴烦躁不安、出汗、恐惧、有濒死感等。

【组成】党参 30g,麦冬 15g,姜竹茹 10g,白术 30g,炙甘草 20g,神曲 15g,麦芽 15g,陈皮 10g,姜半夏 10g,三七 10g(研细末,分三次送服),枳壳 30g,黄芪 50g,莪术 30g,玄胡 30g,丹参 30g,炙五味子 30g。

【功用】益气养阴,活血化瘀,行气止痛。

【主治】急性心肌梗死,不伴恶性心律失常、严重心功能衰竭和休克者。症见胸骨后、心前区剧烈持久疼痛或胸部憋闷感,伴大汗淋漓,或自汗、气短、懒言等,舌紫黯,苔腻。

【用法】加水煎沸 30min,滤出药液,再加水煎两次,每次 20min,去渣,三煎药液兑匀,分早、中、晚三次,饭前送服,每天一剂。

【方解】急性心肌梗死属于中医"真心痛""胸痹"的范畴。《灵枢·厥病篇》曰:"真心痛,手足青至节,心痛甚,且发夕死,夕发旦死。"《素问·藏气法时论篇》云:"气合病者,胸中痛,胁支满,胁下痛,膺背肩胛痛,两臂内痛。"《金匮要略·胸痹心痛短气病脉证治》亦云:"夫脉当取太过不及,阳微阴弦,即胸痹而痛,所以然者,责其极虚也。"一语道破本病根本之所在,气不足则血行缓,血行缓弱不能濡养于心,气虚津液不布,心阴不足,"气不足便是寒",心气虚衰较重,甚则心阳虚,心失温煦。《素问·痹论》又云:"心痹者,脉不通。"脾虚失运,湿聚成痰,痰浊中阻,也是病理病机的一环。故本病为本虚标实之证,本虚为气虚、气阴两虚及阴虚、阳虚,标实为血瘀、痰浊,构成急性心肌梗死的主要环节。本方用参麦饮为基础以益气养阴,合用黄芪、白术加强益气之力,共同达到治本之功。方选陈皮、半夏、竹茹用温胆汤之意以化痰宽胸,选枳壳、莪术、玄胡、丹参、三七以理气活血止痛,选神曲、麦芽、炙甘草以运化脾胃,合用白术、党参以健运气血生化之源。全方标本兼治,气血兼顾。

【加减】若症见瘀血重,可加用当归30g、川芎30g、赤芍50g、桃仁50g、红花50g,以活血化瘀;若症见胸痛明显,加用降香15g、炙香附20g、郁金20g、佛手15g,以理气止痛;若症属胸中阳气闭塞者,加桂枝20g、薤白15g、细辛3g,以通阳散结;若症属气虚甚,用人参15g替换党参30g,加太子参30g,以益气补虚;若症属阳气亏虚,加炙附子15g(先煎)、肉桂15g、仙茅15g、仙灵脾30g,以补火助阳、补益肝肾。

【注意事项】孕妇禁用。密切监测生命体征,可同时辨证选用益气活血的中成药静滴,必要时行再灌注手术治疗。用药期间应戒烟、酒,忌辛辣等刺激性食物。

# 参麦玉屏风汤治疗病毒性心肌炎

病毒性心肌炎主要由柯萨奇病毒、腺病毒、埃可病毒等感染引起的局限性或弥散性心肌炎性病变,临床较为常见。发病人群以儿童、青少年居多。临床上以发热、胸痛、心悸、胸闷等病毒感染症状为主,可迁延而导致心律失常和房室传导阻滞,部分患者可发展为扩张型心肌病。其确切发病机制目前尚未阐明,多数研究者认为是嗜心肌病毒直接侵犯心肌细胞及心肌内小血管,并由后续的免疫机制造成心肌细胞功能障碍及心肌收缩功能受损。目前,临床尚无治疗病毒性心肌炎的特效药物,以营养心肌,改善症状、稳定心肌酶等对症治疗为主。

【组成】炙黄芪50g,生黄芪50g,龙齿30g,防风20g,白术30g,炙远志15g,板蓝根30g,蒲公英30g,金银花30g,连翘20g,太子参30g,麦冬20g,贯众15g,炙甘草15g。

【功用】益气养阴,清热解毒,祛风除湿。

【主治】病毒性心肌炎。症见发热、胸痛、心悸、胸闷等不适。

【用法】水煎服,每天一剂,30d为一个疗程。

【方解】中医无"病毒性心肌炎"病名,根据本病主要临床症状,可将其归于"怔忡""心悸""胸痹""温病"等范畴。本病基本病机为正虚邪侵,儿童先天正气不足,外受风湿热毒侵袭,邪气由卫入营、由肺及心,致气阴两虚,血脉不畅,出现心悸、胸闷、胸痛。如《诸病源候论》:"心藏神而主血脉,致令心气不足,为邪气所趁,则使惊而悸动不定。"故病机属于本虚标实,本虚以气阴两虚为主,标实以风湿热毒为主。本方取参麦散以益气养阴,方中以太子参易人参补气养阴兼顾,去除五味子以防其收敛之性闭门留寇,取玉屏风散以补气固表,板蓝根、贯众、蒲公英以清热解毒利湿,金银花、连翘以清热解毒、祛风解表,龙齿、远志定心安神,炙甘草调和诸药。全方共奏益气养阴,清热解毒,祛风除湿,养心安神之效,以达到标本兼治的目的。

【加减】若属胸闷心烦型,加丹参 30g、郁金 20g、枳壳 20g,以清心凉血、宽胸理气;若属胸中阳气亏虚型,加桂枝 30g、淫羊藿 30g,以温通经脉、益气强心;若热甚,加生石膏 30g、知母 15g,以滋阴清热。

【注意事项】清淡为主,适当多饮水,忌辛辣油腻。

# 参附参麦汤治疗急性充血性心力衰竭

急性心力衰竭是指急性发作或加重的左心功能异常所致的心肌收缩力降低、心脏负荷加重,造成急性心排血量骤降、肺循环压力升高、周围循环阻力增加,引起肺循环充血而出现急性肺瘀血、肺水肿并可伴组织、器官灌注不足和心源性休克的临床综合征,以左心衰竭最为常见。急性左心衰竭表现为病人突然感到极度呼吸困难,被迫端坐呼吸,有恐惧、烦躁不安、窒息感,面色青灰、唇紫绀、大汗淋漓、阵发性咳嗽,并常咯出大量白色或粉红色泡沫浆液样痰。主要由慢性心衰急性加重,急性心肌坏死或损伤,急性血流动力学障碍所致。

【组成】制附子 15g(沸水先煎 20min),蛤蚧 2g(冲磨),黄精、麦门冬各 15g,人参 10g,炙五味子 15g。

【功用】扶阳固脱,强心救阴。

【主治】急性充血性心力衰竭。症见劳力性呼吸困难,咳嗽,咯粉红色泡沫痰,紫绀,舌红,苔腻,脉弦细数。

【用法】加水煎沸 30min,滤出药液,再加水煎两次,每次 20min,去渣,三煎药液兑匀,分早、中、晚三次,饭前送服,每天一剂。

【方解】中医无"急性充血性心力衰竭"病名,根据其临床表现和病机特点,可归属于"喘症""喘脱""心水"等疾病,同时多伴有"水肿""心悸"等症状。《黄帝内经》云:"心痹者,脉不通,烦则心下鼓,暴上气而喘。""夫不得卧,卧则喘者,是水气客也。"与急性充血性心力衰竭发病临床表现症状相似。在《华佗中藏经》中也有"心有水气,则身肿不得卧,烦躁"的记载。由此可见,古代文献在描述急性充血性心力衰竭发作症状的同时,也揭示了该病发作急重,病及于心,或"心痹",或"水气客",或"心有水气"的水饮上泛、凌心射肺为主要病机的病证特点。方中用人参大补元气,附子温阳固脱,麦冬、五味子合人参为生脉饮,专为气阴两虚所设。方中五味子味酸性收敛,除助人参固涩元气之外,又防止附子行散太过。黄精补气生津,蛤蚧补肺益肾,纳气定喘,助阳益精,共同辅助人参、附子益气养阴。全方共奏扶阳固脱、强心救阴之疗效。

【加减】若兼夹有内闭外脱者,宜先用西洋参送服紫雪丹或至宝丹或安宫牛黄丸类药,以强心救阴、开闭固脱;若兼夹有气滞血瘀者,宜行气活血化瘀,可加用桃红四物汤;若症见痰涎塞盛,宜豁痰开窍,可加用清心牛黄丸;偏于阳衰者,可加用参附注射液静滴以加强回阳救逆之力;偏于阴竭者,可加用生脉注射液以增强强心救阴之效。

【注意事项】用药期间应戒烟、酒,忌辛辣等刺激性食物。密切监测生命体征,行心电监护,必要时配合使用改善神经系统、降低心肌重塑、强心、利尿、扩血管、纠正心律失常等对症治疗。

# 复方真武汤治疗慢性充血性心力衰竭

慢性心力衰竭是各种心脏结构或功能性疾病导致心排血量不足,心室充盈和(或)射血功能受损,不能满足机体组织代谢需要,表现为组织器官血液灌注不足,肺循环和(或)体循环瘀血,主要临床症状为呼吸困难、体力活动受限和体液潴留。据抽样调查显示,中国成人心衰患病率为0.9%,年龄的增加与心衰患病率呈正相关,70岁以上老年人患病率可上升至10%以上。中国因心衰每年约有100多万人住院治疗,且5a存活率与恶性肿瘤相仿。因此,防治慢性心衰有着重要的现实意义。

【组成】茯苓20g,酸枣仁30g,白术20g,当归20g,红参10g,熟附子10g,炙甘草20g,石菖蒲10g,炙远志10g,炙五味子10g,阿胶(烊化)10g。

【功用】温阳利水,活血通络,养心安神。

【主治】慢性充血性心力衰竭。症见心悸气喘、气短乏力,浮肿、咳嗽咯痰、胸闷(痛)、尿少腹胀、身寒肢冷、面色晦暗、唇甲青紫。舌质黯淡或有齿印、瘀点、瘀斑,脉沉细、迟、涩或结代。

【用法】加水煎沸30min,滤出药液,再加水煎两次,每次20min,去渣,三煎药液兑匀,分早、中、晚三次,饭前送服,每天一剂。

【方解】慢性充血性心力衰竭属中医学"心悸""怔忡""支饮""水肿""心水""喘证""胸痹"等范畴。《黄帝内经》曰:"心胀者,烦心短气,卧不安。"《素问·痹论》云:"心痹者,脉不通,烦则心下鼓,暴上气而喘。"《灵枢经》又云:"手少阴气绝则脉不通,脉不通则血不流。"明确指出心气虚可导致血脉瘀滞。对于治疗,《黄帝内经》提出治水三法:"开鬼门,洁净腑,去宛陈莝。"《金匮要略》提出:"腰以下肿,当利小便。"由此可见,中医学认为本病主要病理基础是心气虚,同时与肺、脾、肾关系密切。早期多为心肺气虚,后期则以心肾阳虚、阳虚水泛为主。总体上以气虚阳虚血瘀贯穿疾病之始终,治疗上标本兼治,以温阳益气、活血利水为原则。方中以真武汤为主以温阳利水,红参大补元气,复脉固脱,益气摄血;当归养血活血,酸枣仁、远志养心安神;石菖蒲化湿开胃,开窍豁痰,醒神益智,与酸枣仁、远志合用可化痰开窍养神,与炙甘草合用可醒脾养胃;五味子、阿胶滋补阴血,防止红参、附子等温燥之品久用伤阴,同时配合酸枣仁滋补心阴,养心安神。

【加减】若症属气虚易感、多汗,加用黄芪50g、防风20g,借玉屏风散之意以益气固表;若症属瘀血停留,加用丹参30g、三七10g(细末,分三次送服)、川芎20g,以加大活血化瘀之力;若兼下焦亏虚、五心烦热,加用生地黄 30g、麦冬 20g,以滋阴清热;若兼水饮凌心射肺、心慌不能平卧,加桂枝 20g,再加炙附子 10g,以温经通脉、温化水饮。

【注意事项】用药期间应戒烟、酒,忌辛辣等刺激性食物。

# 清热解毒泻肺汤治疗慢性肺源性心脏病急性发作期

慢性肺源性心脏病在中国为常见病、多发病,平均患病率为 0.48%,病死率在 15% 左右。本病以农村女性多见,个体易感因素、遗传、气道高反应性、环境因素、职业粉尘和化学物质、空气污染等均与本病的发病密切相关。本病常年存在,但在冬季由于呼吸道感染常可诱发急性发作导致呼吸衰竭和(或)心力衰竭,病死率较高。现代医学多采用抗炎、强心、利尿、扩血管等治疗,但患者因反复使用抗生素易致菌群紊乱、体质虚弱,反复使用利尿剂易致电解质紊乱,现代医学治疗对缓解患者咳嗽、咯痰、心悸、胸闷等症状疗效差,故探讨中西医结合治疗以期提高临床疗效具有较大的意义。

【组成】鱼腥草 30g,黄芩 20g,虎杖 20g,半枝莲 30g,白花蛇舌草 30g,蒲公英 30g,金银花30g,连翘 20g,紫花地丁 30g,葶苈子 30g,丹参 30g,川芎 30g,瓜蒌 30g,冬瓜仁 20g,地龙 10g,甘草10g。

【功用】清热解毒,活血泻肺。

【主治】慢性肺源性心脏病急性发作期。症见呼吸困难、胸闷痰多、心悸气短、倚息不得平卧、胸胁胀满、恶心、下肢水肿、尿少、口唇紫黯、苔白腻、脉沉滑或结代。

【用法】加水煎沸 30min,滤出药液,再加水煎两次,每次 20min,去渣,三煎药液兑匀,分早、中、晚三次,饭前送服,每天一剂。

【方解】肺心病属于中医学"肺胀""喘证""水肿"等范畴,临床以咳嗽、痰多、喘息、气短胸闷、心悸、唇甲紫绀、水肿等为主要表现。本病的发生多因久病肺虚,导致肺脾肾三脏亏虚,内生痰热、水饮、瘀血互患,浊气壅于胸中,滞留于肺,痰瘀水湿阻结于肺管气道,导致肺体胀满,不能敛降,张缩无力,而成肺胀。中医学认为,肺为水之上源,主宣发肃降,通调水道,在肺心病急性发作期,因外感致痰湿或痰热阻肺,使肺的宣发肃降功能失调,影响到肺通调水道的功能,而出现水肿、小便不利等症状。同时由于肺气不足,气虚推动血行无力,而见瘀血内阻。故治宜清热解毒,化痰祛湿,泻肺平喘,活血利水。方中选用鱼腥草、半枝莲、白花蛇舌草、蒲公英、金银花、连翘、紫花地丁、黄芩、虎杖以清热解毒利湿,用葶苈子泻肺平喘,用瓜蒌化痰宽胸,用冬瓜仁宣肺利水,用丹参、川芎活血化瘀,用地龙活血利水,用炙甘草调和诸药。全方共奏清热解毒、活血化瘀、泻肺平喘、化痰宽胸之功,体现了"急则治其标"的原则。

【加减】若症见大便秘结,加熟大黄 10g、芒硝 5g,以通腑导滞;若症见发热气喘,可加用炙麻黄 10g、炙杏仁 15g、生石膏 30g,以宣肺泄热;若兼见阳虚水肿者,可用炙附子 10g(先煎)、桂枝20g,以温阳化气。

【注意事项】用药期间应戒烟、酒,忌辛辣等刺激性食物。注意个人防护,预防复感。

# 真武五苓汤治疗慢性肺源性心脏病心力衰竭

慢性肺源性心脏病心力衰竭即是因肺源性心脏病而引起的心力衰竭,多见于右心衰竭,是慢性肺源性心脏病最常见并发症之一,易反复发作,迁延难愈,致死致残率高。表现为颈静脉怒张,肝肿大有压痛,心悸、呼吸困难明显,紫绀严重,肝颈静脉回流呈阳性,可出现腹水及下肢浮肿等。

【组成】附子 30g(先煎 30min),白术 30g,猪苓 30g,泽泻 30g,防己 20g,茯苓 30g,车前子 30g,白芍 20g,肉桂 6g,桂枝 20g,丹参 30g,川芎 20g,地龙 10g。

【功用】温阳化气,活血利水。

【主治】慢性肺源性心脏病心力衰竭。症见胸闷、气促、心悸、颈静脉怒张、双下肢对称性水肿等。

【用法】加水煎沸 30min,滤出药液,再加水煎两次,每次 20min,去渣,三煎药液兑匀,分早、中、晚三次,饭前送服,每天一剂。

【方解】本病当属中医学"肺胀""喘证""水肿""心悸"等范畴,主要继发于多种慢性肺系疾患,病情迁延,日久而致肺失宣肃,气道壅塞不通,致肺气耗损,伤及脾、肾,后期损及心阳,心阳亏虚,瘀血内生,水饮内停,发为本病。病性当属本虚标实,本虚则是心、脾、肾阳气亏虚,标实则是水饮、瘀血胶结于内。临床主要表现为咳、痰、喘、肿等主证。正如《丹溪心法·咳嗽》所说,"肺胀而嗽,或左或右不得眠,此痰挟瘀血碍气而病。"本病病理因素为痰饮、瘀血内阻于肺,致肺气壅滞、气道不通而成。该病反复发作,迁延不愈,阳气日益虚损,温煦气化功能失调,鼓动血脉无力,痰饮、瘀血内生加重,内生诸邪又进一步耗损阳气,二者互为因果,形成恶性循环而致本病迁延难愈。故治疗上当以温阳化气、活血利水为主。方取真武汤温阳利水,五苓散利水渗湿、温阳化气,加用川芎、丹参、地龙活血利水。全方共奏温阳化气、活血利水之功,标本兼治,气血同疗。

【加减】若症见喘甚,加葶苈子 30g、大枣 15 枚,以泻肺利水;若症见大便干结,加用熟大黄 10g,以通腑排便。

【注意事项】应戒烟、酒,忌辛辣等刺激性食物和质硬不易消化的食物。

# 第三章　脾胃病系

## 桂枝大黄汤加味治疗顽固性膈肌痉挛

膈肌痉挛是一侧或两侧膈肌的阵发性痉挛引起的现象,俗称"打嗝儿"。在临床比较常见,多发于中老年人。患者自觉胸膈气逆,抽掣时喉间发出呃忒声,声短而频,难以自忍,甚则妨碍谈话、咀嚼、呼吸、睡眠等。健康人受精神刺激、快速吞咽所致的膈肌痉挛,一般不需治疗,但若该症状持续超过48h而未停止者,即可称为顽固性膈肌痉挛,常见于多种疾病。在治疗上西医对于顽固性膈肌痉挛多采用抗胆碱药(如阿托品、东莨菪碱、山莨菪碱等)、止吐药(如胃复安、维生素B6等)和胃肠动力药(如吗丁啉、莫沙比利等)治疗,但临床疗效均不甚满意。

【组成】桂枝30g,炒白芍15g,炙甘草20g,煨生姜15g,大枣15枚,熟大黄10g,炒砂仁10g(砸碎)。

【功用】醒胃降逆。

【主治】顽固性呃逆。症见呃逆频频,恶风汗出,脘闷便结,舌淡苔薄白,脉弦。

【用法】加水煎沸30min,滤出药液,再加水煎两次,每次20min,去渣,三煎药液兑匀,分早、中、晚三次,饭前送服。取热粥口服,每天一剂。

【方解】膈肌痉挛,中医在宋以前多称"哕",至元代朱丹溪始称"呃",明代才将"呃逆"之名确定下来。是指胃气上逆动膈,以气逆上冲、喉间呃呃连声、声短而频、难以自制为主要表现的病症。历代医家关于呃逆病因病机的论述,大多由外感风寒、饮食失节、情志不畅、正气亏虚、术后引起等,最终导致胃气上逆,膈肌痉挛而发本病,正如《素问·宣明五气》所云:"胃为气逆,为哕。"《灵枢·口问》亦云:"今有故寒气与新谷气,俱还入于胃,新故相乱,真邪相攻,气并相逆,复出于胃,故为哕。"呃逆的发病病位在膈肌,其病机是胃气上逆,胃处中焦,上贯胸膈。故治疗当疏肝理气,和胃降逆。桂枝汤外则和营卫、解肌表、肃肺气,内则平肝气、和脾胃、解横逆。大黄除腐消积、下行胃气,入砂仁醒脾胃。诸药共奏解肌表、祛秽浊、降胃肃肺之功,故疗效显著。

【加减】若症属肝郁气滞明显型,加炒郁金20g、炒川楝子10g、四制香附10g、炒青皮10g,以疏肝破气;若症属气郁化火型,加炒栀子10g、姜黄连10g,以泻火除烦;若症属脾胃虚寒型,加炮干姜6g、炒白术30g,以温补脾阳。

【注意事项】服药期间,忌烟、酒、油腻之品。

# 加味麦门冬汤加味治疗食管炎

食道下段黏膜炎症(即反流性食道炎),亦可因外伤、灼伤、放疗、插管和持续剧烈呕吐等所致。按病因可分为放射性食管炎、胆汁反流性食管炎、霉菌性食管炎和真菌性食管炎;按发病缓急可分为急性食管炎和慢性食管炎。临床表现为典型的胸骨后烧灼痛,进食后加重(尤在进食过热、过酸后),部分有吞咽困难,甚至有恐食感。

【组成】麦门冬(抽心)30g,沙参30g,姜半夏15g,桔梗10g,炒丁香6g,炙金银花30g,连翘30g,炙甘草20g,胖大海15g。

【功用】滋阴养胃,清热解毒,降逆下气。

【主治】食管炎。症见胸骨后或剑突下烧灼感或疼痛、食物反流、嗳气、吞咽困难、呕吐、呃逆等,舌红无苔,脉象细数。

【用法】加水煎煮30min,滤出药液,再加水煎两次,每次20min,去渣,三煎药液兑匀,分早、中、晚三次,饭前送服,每天一剂。

【方解】本病相当于中医学中的"噎膈""呕吐""胃痛""呃逆"等病。临床以虚实夹杂多见,病位主要在胃,可涉及肝,病机以胃阴亏虚、热毒壅盛、胃失和降为主,又可兼肝气郁滞,肝郁化火,或痰湿内阻,或食滞不化,或瘀血内停。治疗当滋阴养胃、清热解毒、降逆下气。本方以麦门冬汤为基础以滋阴养胃,降逆下气,金银花、连翘清热解毒,丁香温中降逆、散寒止痛,制银连之寒;胖大海化痰消肿,桔梗载药上行,直达病所。全方寒凉并用,补泻同施,共奏滋阴养胃、清热解毒、降逆下气之功。

【加减】若症属肝气郁结型,加炒吴茱萸6g、姜黄连10g、炒佛手15g,以疏肝解郁;若症属食滞不化型,加炒枳壳15g、炒陈皮15g、炒砂仁10g(砸碎),以消食开胃;若症属痰湿内阻,加石菖蒲10g、茯苓15g、姜厚朴15g,以化痰除湿;若症见瘀血内停,加炒当归20g、制桃仁泥15g、丹参30g,以活血化瘀;若症见疼痛甚,加炒川楝子15g、醋制元胡30g,以行气止痛;若症见呕吐甚,加旋覆花(包)15g、煅代赭石50g,以降逆止呕。

【注意事项】服药期间,忌烟、酒、油腻、辛辣寒凉之品;食后禁立即卧床。

# 柴参赭培气汤治疗贲门失弛缓症

此症是食管神经肌肉功能障碍性疾病,是由于食管的推进性蠕动与食管下括约肌松弛共济失调造成,导致食管内食物滞留和食管扩张,从而引起吞咽困难。X线表现为食管中上段扩张,内镜检查见食管中有食物滞留、黏膜水肿、充血。临床治疗本病主要有手术治疗、药物治疗以及气囊扩张等。但是手术治疗创伤比较大,费用高,各种并发症发生率高;药物治疗的作用维持时间短,不良反应多。

【组成】制柴胡 20g,炒黄芩 15g,姜半夏 15g,炙干姜 6g,人参 10g,炒当归 20g,天门冬 20g(抽心),淡苁蓉 20g,炙知母 15g,柿霜饼 1 个(服药后含化徐徐咽之),炒川牛膝 20g,煅代赭石 50g。

【功用】大补中气,疏肝解郁,辛开苦降,降逆安冲。

【主治】贲门失弛缓症。症见吞咽困难、泛酸、胸痛、胃灼热、夜间咳嗽、嗳气、吞咽痛、体重下降,舌质淡红、苔微黄腻,脉弦无力。

【用法】加水煎沸 30min,滤出药液,再加水煎两次,每次 20min,去渣,三煎药液兑匀,分早、中、晚三次,饭前送服,每天一剂。

【方解】食管贲门失弛缓症属于中医学"噎膈"范畴,为风痨臌膈四大证之一。发病之初临床表现是吞咽困难、食物反流和胸骨后疼痛三大症状。病位在食管,与肝、脾等有关。中医认为,食管即为脘管,连接胃。胃属中焦,与脾土相表里,胃主受纳,以通降为和;脾主运化,以升清为顺,脾升有助于胃降;肝主疏泄,能调节脾升胃降。故胃、脾、肝之病变,均可致胃失和降。故本病之病机为肝郁气滞,脾胃虚弱失于传输,致水气食物郁结于中焦所致。正如张锡纯所说:"观膈证之病剧者,大便如羊矢,固因液短,实亦肠细也。况中气不旺,胃气不能息息下降,而冲气转因胃气不降,而乘虚上干,致痰涎亦随逆气上并,以壅塞贲门。"故治疗当大补中气,疏肝解郁,辛开苦降,降逆安冲。方选张锡纯《医学衷中参西录》所载之参赭培气汤以大补中气、降逆安冲。方中之人参大补中气,赭石、半夏、柿霜清痰理气降逆。因人参性热、半夏性燥,故又加知母、天冬、当归以清热润燥、生津生血。用苁蓉者,以其能补肾,即能敛冲,冲气不上冲,则胃气易于下降。选张仲景之《伤寒论》小柴胡汤,以干姜易生姜,疏肝解郁,辛开苦降。全方补中气以通中焦,解肝郁、和少阳以调中气,共奏大补中气、疏肝解郁、辛开苦降、降逆安冲之效。

【加减】若症见呕吐频繁,加生姜 10g,以温中止呕;若症见大便秘结,加熟大黄 5~10g、芒硝 10g,以通腑排便;若兼头痛吐苦,加姜黄连 10g、炒吴茱萸 10g,以清泻肝胃;若症见泛酸,加煅瓦楞子 50g(砸碎)、乌贼骨 15g(去皮),以制酸护胃。

【注意事项】服药期间,忌烟、酒、油腻、辛辣寒凉之品。必要时可配合针刺治疗。

# 三黄泻心汤治疗上消化道出血

消化道出血是指食管到肛门之间消化道的出血,是消化系统常见病症。凡屈氏韧带以上的消化道出血称为上消化道出血。轻者可无症状,临床表现为呕血、黑粪或血便等,伴有贫血及血容量减少,甚至休克,严重者危及生命。

【组成】大黄炭 20g,炙黄芩 10g,姜黄连 10g(砸碎),炙白芨(砸碎)20g,炒地榆 20g,煅瓦楞子(砸碎)50g,田三七粉 15g(分三次冲服)。

【功用】清热泻火,攻下降气,祛瘀行血。

【主治】上消化道出血,包括胃溃疡、十二指肠溃疡、出血性胃炎、胃癌、肝硬化食管静脉曲张破裂等出血。症见吐鲜红色血,黑便,小便短赤,口干口苦,烦躁不安,胃脘部胀痛,舌苔黄,脉数。

【用法】将上药水煎三次,每次 20min,三次药液兑匀,分早、中、晚三次,每次约 200ml,饭前送服,每天一剂。

【方解】上消化道出血,属中医学"血证"之"吐血""便血"的范畴。多因恼怒忧愁、饮食不节、寒热邪气侵犯,导致气血淤积化热、灼伤胃络所致。根据中医学"急则治其标"的原则,此病当以清热泻火、攻下降气、祛瘀行血为治则。方用三黄泻心汤加味主之。方中大黄、黄芩、黄连清热泻火,涤荡胃肠的燥热直折上炎之火,并祛除胃肠道瘀血,瘀血去则新血生,血得归经;瓦楞子消血块、制酸、止痛,又佐以具有良好局部收敛、止血作用的白芨、地榆,且白芨性涩收敛,为止血要药,与大黄相伍,可缓和大黄峻猛泻下之力,寓行血于止血之中;田三七粉具有祛瘀止血作用,使血止而不留瘀。现代研究认为,三黄泻心汤具有收缩胃肠道黏膜的创面,使毛细血管的通透性降低,减少溃疡面的渗出,并可以促进血小板的生成以及促进血液凝固的作用。综观全方,清热泻火,攻下降气,祛瘀行血,疗效确定。

【加减】若兼见肝郁化火,伴见口干口苦,舌干舌苔黄,心烦易怒,胁痛者,加炒栀子 10g、龙胆草 10g、炒当归 30g,以泻火解郁;若兼见脾胃虚寒,伴见神情疲乏,面色苍白,气短,舌伴有齿痕,腹胀,肢体寒冷者,加炒白术 30g、熟附子 10g(先煎)、炮阿胶珠 15g(细末,分三次冲服),以温补脾阳;若兼见瘀血内停,伴见胃脘刺痛且按之加重,舌质暗紫者,加用焦蒲黄 10g(包煎)、炒丹参 30g、炒五灵脂 15g,以化瘀止痛;若兼见湿热瘀阻,伴见胃脘闷痛,舌质红,呕吐泛酸者,加用炒陈皮 10g、姜竹茹 10g、姜半夏 15g,以清热化湿。

【注意事项】若失血过多,血压下降,血红蛋白<70g/L 时,可配合输注血管活性药物或输血,以补充血容量,纠正休克。

# 平芍胃炎汤治疗慢性胃炎

慢性胃炎系指不同病因引起的各种慢性胃黏膜呈非糜烂的炎性病变,是一种常见病,其发病率在各种胃病中居首位。电子内镜下可见黏膜色泽不均、颗粒状增生及黏膜皱襞异常等。慢性胃炎缺乏特异性症状,症状的轻重与胃黏膜的病变程度并非一致。大多数病人常无症状或有程度不同的消化不良症状如上腹部饱闷感或疼痛、食欲减退、餐后饱胀、泛酸等。

【组成】姜苍术 15g,姜厚朴 20g,炒陈皮 15g,炒白芍 30g,蒲公英 30g,姜黄连 10g,煨木香10g,炙甘草 15g。

【功用】健脾除湿,清热泻火,行气止痛。

【主治】慢性胃炎。症见上腹部饱闷感或疼痛、食欲减退、餐后饱胀、反酸等,舌淡,苔腻,脉濡。

【用法】将上药加水 600ml,武火煎开后再用文火煎 30min 过滤取汁。每剂煎三次,合并煎液后分三次餐前服,30d 为一个疗程,观察一个疗程后行胃镜检查。

【方解】慢性浅表性胃炎属于中医"胃脘痛"和"痞症"范畴。中医学认为,禀赋不足、感受邪气、情志因素和饮食因素等是导致患者发生慢性胃炎的主要原因。本病因脾虚失运,感受外邪,痰湿内生,气机受阻,郁久化热所致。故治疗以健脾除湿、清热泻火、行气止痛为大法。方中苍术、厚朴、陈皮、白芍、木香健脾除湿、行气止痛,黄连、蒲公英清热泻火,甘草补中益气、调和诸药。合而用之,共奏健脾除湿、清热泻火、行气止痛之功用。

【加减】若症见胃寒恶心欲吐,加炒高良姜 10g、四制香附 20g,以温胃止呕;若症见胃热吞酸,加姜黄连 10g、炒吴茱萸 6g,以清泻肝胃;若症见胃痛甚,加醋制元胡 20g、炒川楝子 15g,以行气止痛;若症见胃纳不佳,加炒枳壳 20g、炒白术 30g,以行气开胃;若症见下利清水,加茯苓 30g、泽泻 20g、炒白术 30g、桂枝 30g,以利水渗湿、温阳化气。

【注意事项】忌食辛辣油炸肥腻之品及烟酒等。

# 芪榆汤治疗胃溃疡

消化性溃疡是胃肠道黏膜被自身消化而形成溃疡,可发生于食管、胃、十二指肠、胃-空肠吻合口附近及含有黏膜的 Meckel 憩室。胃、十二指肠球部溃疡最为常见。临床表现为上腹部疼痛或不适,并伴有嗳气、泛酸、流涎、恶心呕吐或失眠等。疼痛呈周期性、节律性发作。

【组成】金银花 20g,炒地榆 60g,炙黄芪 50g,制乳香 15g,制没药 15g,乌贼骨 20g(研细末,末用药汁冲服)。

【功用】清热解毒,止血镇痛,制酸敛疮。

【主治】消化性溃疡。症见上腹部钝痛、灼痛、胀痛、剧痛、饥饿样不适,口干口苦、泛酸嘈杂、舌红苔黄、脉弦或数。

【用法】先将地榆、黄芪加水 1000ml,用文火熬煎 1h 左右,至药汁呈清糊状,再投他药,加水适量,再煎 15min 即可,早晚分服。高位溃疡者,于饭后 10min 服药;低位溃疡者,于饭前 15min 服药。

【方解】现代研究表明,胃酸分泌过多、幽门螺旋杆菌感染和胃黏膜保护作用减弱是引起胃溃疡的主要因素。周学文教授根据消化性溃疡的临床症状及胃镜下的形态学特征,认为其临床表现与外痈的"红、肿、热、痛和急性化脓性炎症"的表现极其相似,消化性溃疡应属于内痈范畴,其病名应为"胃痈"。正如《灵枢·痈疽》所言"大热不止,热盛肉腐,肉腐则为脓。"《金匮要略·心典》又云:"毒者,邪气蕴结不解之谓,其性属热。"《三指禅·卷三·内外痈疽先变脉论》亦云:"凡属肺痈与胃脘诸痛,总是热毒蕴结,四字该之。"《圣济总录》又提出:"胃脘痈者,由寒气隔阳,热聚胃口,寒热不调,故血肉腐败。"而成溃疡。辽宁中医药大学附属医院汤立东等研究认为,"毒热"为胃溃疡活动期的重要病因。在以上研究的基础上,作者结合多年临床实践认为,气虚热毒壅盛是胃溃疡活动期的主要病机。故设立清热解毒、止血镇痛、制酸敛疮之方。方中金银花清热解毒,气味芳香,既可清透疏表,又能解血分热毒,为治阳性疮疡的要药。地榆凉血活血、泻火敛疮,黄芪补阳升阳、托毒生肌,乳香、没药活血止痛,乌贼骨收敛止血、制酸敛疮。综观全方,共奏清热解毒、止血镇痛、制酸敛疮之功用。

【加减】临床应用本方时,可根据病情灵活化裁加减。恢复期胃寒气滞、脘胀嗳气者,可加煨木香10g、炒砂仁10g(砸碎)、降香10g、制良姜10g、炒白蔻15g(砸碎),以温补中焦;若症见吐清水,可加炒陈皮15g、茯苓30g、姜半夏15g,以温胃散寒;若症属胃有湿热,温热实邪者去黄芪;若症属脾胃虚弱,配四君子汤,以益气健脾;若症属肝胃郁热泛酸,配左金丸,以清泻肝胃;若症属肝胃不和,配柴胡疏肝散,以疏肝和胃;若症属气血两虚,配八珍汤、归脾汤,以补益气血;若症属瘀血刺痛,配失笑散,以散瘀止痛。

【注意事项】忌食辛辣油炸肥腻之品及烟酒等。若上腹部剧烈疼痛、呕吐和腹部压痛,当考虑胃溃疡穿孔可能,应即刻手术治疗。

# 左金建中汤治疗十二指肠溃疡

十二指肠溃疡多发生在球部。其疼痛部位多位于上腹正中或稍偏右,多在餐后3~4h出现,持续至下次进餐(为饥饿痛),进食后疼痛可缓解,甚至完全消失。一般出现在午餐和晚餐前,也可于睡前或夜间出现。可因情绪、精神紧张、气候突变等因素加重,可同时伴有十二指肠炎和(或)胃炎。

【组成】姜黄连10g,炒吴茱萸10g,炙黄芪50g,炒白芍30g,炙甘草15g,煨生姜10g,炒红枣15枚,饴糖30g(如无饴糖,可用片糖代替),炒郁金20g。

【功用】健脾益胃,疏肝止痛。

【主治】十二指肠溃疡。症见上腹部痞胀疼痛,持续时间久,饥时痛,喜温喜按,得食少愈,倦怠乏力,舌淡,苔白或黄,脉弦细。

【用法】将前八味中药水煎去渣,冲入饴糖溶化,分三次口服,每天一剂。

【方解】十二指肠溃疡属于中医学"胃脘痛"的范畴,多见于脾胃亏虚症,其特点是病久且虚,症见脘腹隐痛,时作时止,空腹尤甚,泛吐清水,喜温喜按,嗳气不畅,纳食减少,倦怠乏力,面色萎黄,舌质淡红,或有齿印,或喜甜食,大便溏稀,脉细弱等一派脾胃气虚运化无力之象。脾气亏虚而不散精气,则血行无力,久病入络成瘀。虚是本,在脾;瘀是标,在胃肠。治疗当健脾益胃,理气活血,疏肝止痛。本方为虚寒性胃脘疼痛,兼有肝热之证而设。方中黄芪补中益气,与炙甘草、饴糖、生姜、大枣配伍,辛甘化阳,温中补虚;炙甘草与芍药配伍,酸甘化阴,缓急止痛,且调理肝脾;黄连与吴茱萸配伍,名左金丸,具有清泻肝热,疏解肝郁的功效;郁金行气活血。综观全方,共奏健脾益胃、疏肝止痛之功用。

【加减】若症属体虚甚,加党参30g,以益气补虚;若症属腹胀甚,加炒砂仁10g(捣碎)、煨云木香10g,以行气除胀;若症见泛酸甚,加乌贼骨20g(去皮,细末,分三次冲服)、煅瓦楞子50g,以制酸护胃。

【注意事项】忌食辛辣油炸肥腻之品及烟酒等。如出现严重的上腹部疼痛、呕吐和腹部压痛当考虑胃溃疡穿孔可能,应即刻手术治疗。

## 益气举陷汤治疗胃下垂

站立位时,胃的下缘达盆腔,胃小弯弧线最低点降到髂嵴连线以下者称为胃下垂。最常见于女性瘦长体型者,经产妇、多次腹部手术、有切口疝及卧床少动者易发病。轻度可无症状,下垂明显者可有上腹部不适,易饱胀、厌食、恶心嗳气及便秘等,有时有深部隐痛。餐后,站立时间长及劳累后上腹不适加重。此外,有站立性昏厥、低血压、心悸等表现。

【组成】炙黄芪 120g,防风 10g,炒白术 30g,炒枳实 10g,煨葛根 20g,山茱萸 20g。

【功用】举陷升阳,温中补气,健脾益胃。

【主治】胃下垂。症见消化不良,饭后上腹坠痛或胀痛,身体消瘦,甚则全身乏力,腰酸倦怠,腹泻或便秘,舌淡苔薄白,脉细弱。

【用法】将上药水煎三次,每次 20min,三次药液兑匀,分早、中、晚三次,每次 200ml,饭前送服,每天一剂。

【方解】本病在《黄帝内经》中已有记载,称之为"胃缓"。《灵枢·本脏》篇云:"脾应肉,肉坚大者,胃厚;肉么者,胃薄。肉小而么者,胃不坚;肉不称身者,胃下,胃下者,下管约不利。肉不坚者,胃缓。"胃下之证,为胃位下降,管腔约束无力,而纵缓不收。中医认为,胃下垂多由脾胃虚弱,约束无力,脏器弛缓不收或暴饮暴食,伤及脾胃,或肝气横逆,侵犯脾胃,使脾胃功能失调,气血生化不足,日久导致元气亏损,升举无力,中气下陷所致。故治疗当举陷升阳,温中补气,健脾益胃。方中重用黄芪,补气升阳、防风祛风解表、胜湿解痉,白术补脾燥湿,协同黄芪内固中气外抵湿邪;枳实破气消积、泻痰除痞,葛根甘辛平,入脾、胃二经,能升发清阳,鼓舞脾胃阳气上升;山茱萸酸、涩、微温,入肝、肾二经,补益肝肾,平补阴阳。本方遵《黄帝内经》"损者益之,陷者举之"之古训,自拟益气举陷汤,经临床应用,共奏举陷升阳、温补中气、健脾益胃之功用。

【加减】临床应用本方时,可根据症情,灵活加减。若患者脾虚泄泻,加炮肉豆蔻 10g(去油)、炒罂粟壳 6g,以涩肠止泻;若便秘,加蒸肉苁蓉 30g,以润肠通便。

【注意事项】治疗期间,嘱患者少食多餐,切忌暴饮暴食,同时可配合针灸治疗,增强疗效。

## 痛泻四神方治疗肠易激综合征

肠易激综合征是一种以腹痛或腹部不适伴排便习惯改变为特点而无器质性病变的常见功能

性肠病,与环境应激、情绪、饮食等多种因素有关。主要表现为腹痛或腹部不适、排便习惯和粪便形状的改变。由于其病因和发病机制尚不明确,目前西医学尚无特效药物。根据临床表现可分为四型,其中以腹泻型肠易激综合征最为常见。

【组成】炒白芍30g,炮肉豆蔻10g(去油),炒补骨脂20g,制柴胡20g,炒陈皮15g,防风20g,炒白术30g,炙五味子20g,炒吴茱萸10g。

【功用】温阳补肾,健脾柔肝,祛湿止泻。

【主治】肠易激综合征。症见肠鸣,腹痛腹泻,便后即安,便下黏液,腹满嗳气,舌淡苔白,脉沉细。

【用法】将上药水煎三次,每次20min,三次药液兑匀,分早、中、晚三次,饭前送服,每天一剂。

【方解】中医并无"肠易激综合征"这一病名,但根据其临床表现,当归属于中医"泄泻""腹痛"等范畴。其病因主要包括外邪侵扰、饮食不节、情志失调、素体虚弱等。以上病因导致脾虚湿盛、肝郁脾虚、寒湿困阻、脾肾阳虚等,从而致脾失健运,水谷精微失于运化输布,内生湿浊,水走肠间,发为泄泻,故治疗当温阳补肾,健脾柔肝,祛湿止泻。方由痛泻要方和四神丸合方而成。痛泻要方出自《景岳全书》,方中白术燥湿健脾,白芍养血柔肝、缓急止痛,与白术合用,共奏抑木扶土之效。陈皮理气健脾、暖中燥湿,防风引药入脾经,祛湿止泻。四神丸出自《证治准绳·类方泄泻门》,由《普济本事方》的二神丸与五味子散两方组合而成。二神丸(肉豆蔻、补骨脂)主治"脾肾虚弱,全不进食";五味子散(五味子、吴茱萸)专治"肾泄"。两方相合,则温补脾肾,固涩止泻之功益佳,更以柴胡配防风疏肝解郁。全方共奏温阳补肾、健脾柔肝、祛湿止泻的功用。

【加减】若症属脾虚甚者,方中可加党参30g、茯苓30g、炒莲子15g(抽心)、炒薏苡仁30g、炒扁豆20g,以益气健脾;若兼见湿热者,方中可加姜黄连10g、炒黄芩15g、野菊花20g、煨葛根30g,以清热化湿。

【注意事项】忌食辛辣油炸肥腻之品及烟酒等。注意调畅情志。

# 左金泻心汤治疗急性胃肠炎

急性胃肠炎病因有二,一为感染细菌或细菌毒素,二为饮食不节,摄食过量的有刺激性的、粗糙不易消化的食物。临床症状表现起病较急,腹部剧烈疼痛,疼痛部位不定。腹痛前有恶心呕吐(甚至上吐下泻),后有腹泻,粪便一般为黄色、水样,次数可能很多。有时粪中有黏液、脓血(尤其是细菌性食物中毒时)。呕吐有时甚为频繁,可吐出食物甚至胆汁,可伴有不同程度头痛、寒战、发热等全身症状。腹部压痛,肠鸣音亢进,病程一般为2~7d。严重者可发生脱水和电解质平衡失调,甚至昏迷和虚脱。

【组成】炒吴茱萸10g(捣),姜黄连10g,炒金铃子20g,制延胡索30g(砸碎),炒黄芩25g,熟大黄9g。

【功用】泻肝清胃,行气活血。

【主治】急性胃肠炎。症见畏寒发热,腹痛,腹泻,呈水样便,气味臭,无里急后重,同时有恶心,呕吐,心烦,口渴引饮,尿黄,舌质红,苔黄腻,脉数。

【用法】将上药水煎三次,每次20min,三次药液兑匀,分早、中、晚三次,每次200ml,饭前送服,每天一剂。

【方解】急性胃肠炎为临床常见病、多发病,属中医学"伤食""胃脘痛""呕吐""泄泻""腹痛"等范畴,重者可频繁上吐下泻,中医学又将其归属于"霍乱"或"绞肠痧"。其病因病机不外乎外感六淫,内伤饮食或湿邪,损伤脾胃,肝气横逆犯胃,导致脾失运化,胃失和降,从而水湿内停,郁而化热,阻滞中焦,故见胃脘胀满疼痛,呕吐、大便溏泻等症。病机关键在于湿滞中焦。本方专为肝胃两热、久痛入络之证而设。方中黄连、吴茱萸为左金丸,清泻肝火,木不犯土,则中焦安宁;大黄、黄连、黄芩为《金匮要略》泻心汤,清泻胃中实火;金铃子、延胡索两味组成金铃子散,有清热行气、活血止痛之功用。三方合用,共奏清泻肝胃之火、行气活血止痛之功。

【加减】若兼见呕逆,可加姜半夏15g、炒陈皮15g,以降逆止呕;若症见脘腹胀较甚,嗳气后减轻者,加四制香附20g、煨木香10g,以行气消胀;若久病体虚,加炙黄芪30g、党参20g,以益气健脾;若兼见大便黑者,加炒白芨20g(砸碎)、三七粉15g(分三次冲服),以收敛止血;若症见食滞,加炒神曲15g、炒枳壳20g,以消食导滞。

【注意事项】忌食辛辣油炸肥腻之品及烟酒等。注意观察患者体征,预防水电解质紊乱。

# 玉屏风散合四逆汤治疗慢性结肠炎

慢性结肠炎是一种常见的疾病,表现为经常性反复腹泻,大便时稀时稠,含脓、血或黏液,伴有腹痛,还可伴有头晕、失眠、心悸等。该病往往病因难明,疗效不佳,临床上将这种原因不明的腹泻称为慢性结肠炎。

【组成】炙黄芪30g,炒白芍20g,炒白术30g,防风20g,姜黄连10g,炒枳实10g(砸碎),炙甘草10g,炒蒲公英30g,醋制柴胡20g。

【功用】健脾疏肝,清热祛湿。

【主治】慢性结肠炎。症见便色黄褐而臭,肛门灼热,烦热口渴,小便短黄,舌红苔黄腻,脉滑数。

【用法】将上药加水550ml,煎至250ml,渣加水350ml,煎至150ml,分两次空腹服。30d为一个疗程。

【方解】慢性结肠炎在中医学中当属"泻泄""久痢肠癖""腹痛""肠风"等范畴。笔者认为,本病基本病因为肝郁脾虚,湿热蕴结,治当以健脾疏肝、清热祛湿为基本大法。方中的黄芪具有增强小肠活动和双向调整作用,这对促进机体营养成分的吸收和提高抗病能力都有重要作用。防风具祛湿止痛、走窜引经的作用,李杲云:"防风,治一身尽痛,随所引而至,乃风药中润剂也。若补脾胃,非此用不能行。""防风能制黄芪,黄芪得防风其功愈大,乃相畏而相使也。"四逆散具有疏肝解郁理脾的作用。

【加减】若症属热毒重,加炒白头翁 30g、炒败酱草 30g、炒黄芩 20g,以清热解毒排脓;若兼气滞者,加煨木香 6g、炒槟榔 15g,以行气导滞;若湿重,加炒苍术 20g、茯苓 30g,以燥湿健脾;若兼见食滞者,加炒神曲 15g、炒山楂 30g,以消食化滞;若兼见脾肾阳虚者,加用炮肉豆蔻 10g(去油)、炙五味子 20g、炒补骨脂 30g、炒吴茱萸 10g(捣),以温补脾肾。

【注意事项】忌食辛辣油炸肥腻之品及烟酒等。多项研究表明,中药灌肠对慢性结肠炎的治疗确切。

# 加味五苓散治疗急性腹泻

腹泻病程在两周之内为急性腹泻。诊断依据为大便呈稀便、水样便、黏液或脓血便,大便次数比平时增多。临床分为:①感染性腹泻病:肠炎、痢疾、霍乱;②非感染性腹泻病:食物性腹泻病、症状性腹泻病;③过敏性腹泻病;④其他腹泻病。感染性腹泻:流行性腹泻水样便,多为轮状病毒或产毒素性细菌感染,多见于三岁以内小儿,秋冬季节,5—6 月要考虑成人型轮状病毒肠炎,小儿发生在夏季以产毒性大肠杆菌肠炎多见。如水样便或米汤样便,腹泻不止伴有呕吐、迅速出现严重脱水,要考虑霍乱。黏液脓血便伴里急后重,考虑细菌性痢疾。如血多脓多呈果酱样粪便,多为阿米巴痢疾。

【组成】茯苓 30g,生地 20g,滑石 30g,炮阿胶 10g(研细末,分三次冲服),炒乌梅 20g,泽泻 30g,猪苓 15g,炒白术 30g,桂枝 30g,煨葛根 30g。

【功用】温阳化气,滋阴补血,利尿止泻。

【主治】急性腹泻。症见恶心、呕吐、腹痛、腹泻呈水样,口渴不欲饮,舌淡苔滑,脉弦。

【用法】上药加水 600ml,煎至 300ml,分早、中、晚三次服,每天一剂。以上为成人一天量。

【方解】急性腹泻属于中医泄泻病的范畴,脾虚和湿盛是导致泄泻发生的重要原因,所以张景岳在《景岳全书·杂病论》有"泄泻之本,无不由于脾胃"之说,李中梓在《医宗必读·泄泻》中也指出:"无湿则不泻。"这些均是告诫后世在治疗泄泻患者时不要忘记健运脾气、祛除湿邪的治疗法则。本方选五苓散加减治疗。其中,白术、葛根、茯苓健脾化湿,桂枝温阳化气,泽泻、猪苓利水渗湿,阿胶、生地黄、乌梅、葛根滋阴补血、防止脱水,滑石利尿止泻。全方共奏温阳化气、滋阴补血、利尿止泻之效。

【加减】若伴有发热者,可加煨葛根 30g、姜黄连 10g,以解肌退热。

【注意事项】服药期间饮食清淡。密切观察病情,防止脱水。

# 大柴胡汤治疗急性胰腺炎

急性胰腺炎是多种病因导致的胰腺组织自身消化所致的胰腺水肿、出血及坏死等炎性损伤。临床以急性上腹痛及血淀粉酶或脂肪酶升高为特点。多数患者病情轻,预后好;少数患者可伴多器官功能障碍及胰腺局部并发症,死亡率高。

【组成】醋制柴胡 20g,黄芩 20g,熟大黄(后下)15g,炒白芍 30g,姜半夏 15g,炒枳实 15g,煨生姜 10g。

【功用】和解少阳,内泻热结。

【主治】急性胰腺炎。症见饱餐之后,上腹疼痛,压痛明显,恶心呕吐,大便秘结,舌苔黄,脉弦数有力。

【用法】加水煎沸 30min,滤出药液,再加水煎两次,每次 20min,去渣,三煎药液兑匀,分早、中、晚三次,饭前送服,每天一剂。

【方解】胰腺炎属现代医学病名,但古代中医学对此早有认识,在"厥心痛""胁腹痛""脾心痛""胃脘痛"等门类中都有类似记载。现代中医将其病名规范为"胰瘅"。中医学认为,其成因多由长期肝郁气滞,湿热内蕴,肝胆疏泄不利,胆汁郁滞不畅,再由于饮食不当,恣食肥腻醇酒、情志不畅或蛔虫上扰而诱发,致郁滞夹积,积滞于中,酿湿化热,邪热食滞等互结,脾胃实热,腑气不通。同时,本病传变极快,且气、湿、热结聚不散则酿生热毒,热毒炽盛又易导致血热妄行而致血瘀,热毒血瘀互结,肉腐血败成脓,即所谓"邪热炽盛,郁火熏蒸,血液胶凝"。故本病的病机在于少阳、阳明合病,胆胰郁热、腑结是本病病机的关键。方选少阳、阳明病同治的大柴胡汤。柴胡、黄芩疏肝清热利胆,白芍养血柔肝止痛,共同和解少阳;大黄、枳实泻热通便,破气消积,共同推陈致新、清解阳明;半夏、生姜和胃降逆,枢机调达则病愈;大枣与生姜相配,能调脾胃、和表里,并调和诸药。全方共奏和解少阳、内泻热结之功用。

【加减】若痛甚,加醋炒元胡 30g、炒川楝子 15g,以行气止痛;若症见腹胀甚,加姜厚朴 15g、炒莱菔子 20g,以行气除满;若症见血瘀甚,加炒当归 30g、赤芍 30g,以活血化瘀。

【注意事项】用药期间禁食水。若患者为急性出血坏死型胰腺炎,病情危重者,应积极中西医结合抢救治疗。

# 回阳活血汤治疗急性重症胰腺炎之休克

休克是急性出血坏死性胰腺炎之多见并发症,除出现急性胰腺炎的临床症状外,其发热的特点是持续高热不退,常出现少量或大量腹水,有时呈血性,病人可出现皮肤苍白、出冷汗、脉细弱、血压下降等休克征象,死亡率极高,目前尚缺乏特效疗法。

【组成】人参 30g,制附子 20g(先煎),炙干姜 6g,炙甘草 30g,炒当归 30g,炒桃仁泥 20g,红花 20g,赤芍 30g,乌药 10g,生龙骨 30g,生牡蛎 30g,白术 120g。

【功用】回阳救逆,活血温肾,补脾生津。

【主治】急性出血坏死性胰腺炎并发休克。症见面色苍白,失神恍惚,气促息微,唇指紫绀,肢厥冷汗,舌质黯红并多瘀点,腹痛硬满拒按,大便燥结,小便短赤,苔黄而燥(或厚腻),脉微欲绝。

【用法】将上药水煎三次后取汁 600ml,每次口服 200ml,日服三次。

【方解】中医学认为,急性出血坏死性胰腺炎的主要病机为瘀血停滞,新血不生,当发生休克时为元阳亏虚,阴阳隔离。病位在脾肾,病性属于虚实夹杂,故治疗当回阳救逆,活血温肾,补脾生津。回阳活血汤系根据参附汤、急救回阳汤与膈下逐瘀汤化裁而成。方中人参大补元气,复脉固脱,附子、干姜回阳救逆,桃仁、红花、赤芍活血祛瘀,当归补血活血止痛,乌药理气、温肾、散寒,并助活血祛瘀之功用,白术补脾燥湿止汗,生龙骨、生牡蛎重镇平肝,安神潜阳。合而成方,共奏回阳救逆、活血温肾、补脾生津之功。

【加减】若兼见发热,加金银花 30g、蒲公英 20g、炒栀子 10g、炒黄芩 20g、炒柴胡 20g;若症见便秘不通,加玄明粉 10g(分三次冲服);若呕吐重,加煅代赭石 50g、姜炒竹茹 20g;若症见腹胀,加炒莱菔子 20g、姜炒厚朴 20g;若症见黄疸,加茵陈 30g、龙胆草 15g;若症见吐蛔虫,加炒槟榔 15g、炒使君子仁 10g;若症见血瘀,加炒桃仁 15g、丹参 20g;若兼见腹痛,加醋炒元胡 30g、炒川楝子 15g、煨木香 10g。

【注意事项】用药期间禁食水。必要时中西医结合抢救。

# 大半夏汤治疗便秘

便秘是指排便困难或费力、排便不畅、排便次数减少、粪便干结量少。调查显示,中国老年人便秘高达 15%~20%,女性多于男性。随着年龄的增长,患病率明显增加。其病因复杂多样,可分为器质性便秘(结肠、直肠、肛门病变,全身性疾病和神经系统病变等均可引起)和功能性便秘(单纯性便秘和肠易激综合征引起)。

【组成】党参 50g,姜半夏 20g,蜂蜜 150g。

【功用】补虚,降逆,润燥。

【主治】便秘。症见便秘,恶心,口干喜热饮,疲乏无力,舌淡,苔白,脉沉细。

【用法】每天一剂,党参、姜半夏水煎三次,分三次加蜂蜜口服,每次约 200ml,小儿酌减。

【方解】《金匮要略浅注补正》:"此反胃即脾阴不濡,胃气独逆,今之膈食病足矣,或粪如羊屎,或吐后微带血水。用半夏降冲逆,即是降胃,用参、蜜滋脾液以濡化水谷,则肠润谷下。"本方出自《金匮要略》一书,专为反胃呕吐而设。方取党参甘平以益气养胃,法半夏辛温以和中降逆止呕,蜂蜜甘平以润肠通便。诸药合而发力,则心下痞硬、呕吐便燥等症皆平。

【加减】若症见腹胀甚,加白刺果 100g、炒枳壳 30g、生白术 80g、瓜蒌 30g、肉苁蓉 30g、炒火麻仁 30g(捣)、炒当归 20g,以行滞消胀。

【注意事项】用药期间禁食油腻之品;热结者禁用。

# 健胃消食散治疗术后呕吐

术后呕吐是指病人进行手术的过程中牵拉内脏等原因导致的呕吐,也是全身麻醉手术后常见的并发症,若不及时处理会对病人的呼吸等生命体征产生严重影响。西医认为呕吐的发生机理大致与呕吐中枢、化学感受器触发区、胃肠道机制有关,TACE 因刺激消化系统、肠系膜血管等脏器,可通过迷走神经兴奋呕吐中枢而出现呕吐,而造影剂、化疗药物以及肿瘤代谢产物也可影响化学感受器触发区而导致恶心、呕吐,造影剂或药物反流入胃肠道血管,可直接引起胃肠道功能紊乱而出现恶心、呕吐。

【组成】炒麦芽 50g,神曲 20g(布包),炒山楂片 30g,红糖 30g。

【功用】消食行气。

【主治】术后呕吐。

【用法】将前三味水煎取汁,加入红糖饮用。每天一剂。

【方解】本病相当于中医学"呕吐",认为其病机不论何种原因引起,均为胃失和降,脾失健运,胃气上逆所致。方中炒麦芽甘、平,行气消食,健脾开胃,长于促进淀粉类食物的消化;神曲甘、辛、温,消食和胃,专于消化谷麦酒积,陈久者良;山楂酸、甘、微温,消食健胃,行气散瘀,化浊降脂,优于消化油腻肉食积滞之要药;红糖甘、温,归脾、胃、肺经,补中缓急。

【加减】若症见上腹部胀满不适者,可加姜炒半夏 15g、姜炒竹茹 15g、炒枳实 15g、姜炒厚朴 15g、炒莱菔子 20g,以行气除满。

【注意事项】须注意鉴别与排除妊娠、肝炎、中枢性疾病、幽门梗阻等因素导致的呕吐。

# 芒硝莱菔子汤治疗粘连性肠梗阻

为先天发育异常或腹腔手术、炎症、创伤、出血和异物刺激等引起肠粘连或腹腔内粘连的肠梗阻。病人亦有腹痛、腹胀、呕吐等肠梗阻症状,X 线检查有助于诊断。

【组成】炒莱菔子 100g,芒硝 30g。

【功用】消食化积,清热泻火,攻坚散结。

【主治】粘连性肠梗阻。症见停止排便排气,腹部胀痛,舌质红或暗红,苔白,脉涩。

【用法】先将莱菔子砸碎,加水 500ml,文火煎至 200ml,过滤除药渣后,再加入芒硝搅拌匀备用。病人入院后立即插入胃管,抽尽胃液,注入药液,胃管夹闭 30min 左右再松开,持续胃肠减压,观察 6h 仍无肛门排气或排便者,可重复用药一次,但用药每天不得超过两剂。治疗期间需禁食及静脉补液,部分病例加用电针足三里、内关等穴,对外周血象白细胞增高者加用抗生素。

【方解】粘连性肠梗阻多因气滞、血瘀、热结、寒凝、湿阻、食积、虫结等造成肠腑通降失司而发病。治宜通理攻下。方中莱菔子辛、甘、平,入脾、肺、胃三经,能消食化积,祛痰下气;芒硝辛减苦、大寒,入胃、大肠、三焦经清热燥湿,攻坚散结。合而用之,共奏消食化积、清热泻火、攻坚散结之功效。

【加减】若症见粘连性肠梗阻严重,加炙黄芪 50g、炒白芍 50g、炒当归 20g、醋炒元胡 30g、党参 30g、炒枸杞子 20g、姜炒厚朴 20g、炒枳壳 30g、炮阿胶珠 20g(细末,分三次冲服)、炒陈皮 15g、蒸肉苁蓉 30g、制乳香 15g、制没药 15g、儿茶 6g、炒白豆蔻 10g、煨广木香 10g、生甘草 15g。

【注意事项】孕妇禁用。以下情况需手术治疗:非手术治疗后无好转,且病情加重;出现绞窄性肠梗阻;反复、频繁发作的粘连性肠梗阻。

# 第四章　肝胆病系

## 大柴胡汤加味治疗胆囊术后综合征

　　胆囊术后综合征是指在胆囊切除术后原有症状未缓解或在此基础上出现新症状的一组症候群,包括恶心、泛酸、嗳气、腹胀腹泻等消化道症状和右上腹痛、胆绞痛、胆管炎等特异性的胆道症状。其发生率逐年升高且病程反复发作,难以彻底治愈。中医学有悠久的历史根源且着重于辨证论治和整体观念,对于治疗临床上慢性、反复发作性的疾病有其独特的优势。

　　【组成】制柴胡20g,炒枳实15g,炒白芍30g,煨木香10g,广郁金20g,炒黄芩20g,玄明粉10g(包,后下),炒鸡内金30g,姜厚朴20g,甘草10g,制大黄10g,炒黄连6g。

　　【功用】和解少阳,内泻热结。

　　【主治】胆囊手术后综合征。症见胁肋胀痛,走窜不定,疼痛每因情志变化而增减,胸闷腹胀,嗳气频作,纳少口苦,舌苔薄白,脉弦。

　　【用法】加水煎沸30min,滤出药液,再加水煎两次,每次20min,去渣,三煎药液兑匀,分早、中、晚三次,饭前送服,每天一剂。

　　【方解】本病属于中医学"胁痛"范畴。主要有情志不遂、饮食不节、久病体虚等因素,导致肝气郁结、肝失调达、湿热蕴结、肝失疏泄,肝阴不足、络脉失养等诸多病理变化,最终导致胁痛的发生。治疗应根据"通则不痛"的理论。大柴胡汤既能开肝胆之郁,又能下阳明之实。方中重用柴胡入少阳,疏散透达半表之邪;黄芩味苦性寒,擅清少阳半里之郁热,共为君药;大黄、芒硝入阳明,以内泻阳明热结;白芍柔肝缓急止痛,与大黄相配可治腹中实痛;枳实、厚朴理气和血,除心下满痛;黄连清热解毒,木香、郁金行气止痛,解郁;鸡内金健胃消食;甘草缓解止痛,调和诸药。全方和解少阳、内泻热结。

　　【加减】若症见胁脘痛剧,方中可加炒川楝子15g,以行气止痛;若伴黄疸者,加茵陈30g、栀子15g、青皮50g,以清利肝胆;若症属肝胆胃郁热,方中可加金钱草30g、鸡内金30g、熟大黄10g(后下)、白刺果100g、八月札15g、珍珠母30g,以清热燥湿、调气散邪。

　　【注意事项】服药期间禁食辛辣刺激、油腻食物,畅情志。

# 复方术甲散治疗肝硬化

肝硬化是一种或多种原因引起的、以肝组织弥漫性纤维化、假小叶和再生结节为组织学特征的进行性慢性肝病。早期无明显症状,后期因肝脏变形硬化、肝小叶结构和血液循环途径显著改变,临床以门静脉高压和肝功能减退为特征,常并发上消化道出血、肝性脑病、继发感染等死亡。在中国大多数为肝炎后肝硬化,少部分为酒精性肝硬化和血吸虫性肝硬化。

【组成】白术 300g,泽泻 200g,制鳖甲 200g,制龟板 150g,制三棱 200g,制莪术 200g,炮山甲 100g(可人工饲养替代或不用),炒鸡内金 100g。

【功用】健脾利湿,行气消胀,活血化瘀,软坚散结。

【主治】肝硬化腹水。症见消瘦无力、易疲乏、低热、稀便、恶心呕吐、食欲不振、腹胀不适、肝脾肿大、腹水,出现蜘蛛痣、肝掌,舌质紫暗,苔薄白,脉沉细。

【用法】将上药按常规分别炮制共研成为细末,过 120 目筛,分装于瓶内备用,每瓶 100g。用时,每天三次,每次 10g,饭前 30min 用温开水冲服,20~30d 为一个疗程。间隔一周继续服下一个疗程。

【方解】肝硬化腹水属中医"腹胀""症瘕"等范畴。笔者遵"久病多虚""见肝之病,当先实脾"之古训,故首先以白术培后天之本,益气消食,燥湿利水,以龟板、鳖甲养阴柔肝,用三棱、莪术活血通络,炮山甲(可人工饲养或不用)软坚化结,鸡内金消导磨积,泽泻养阴利水。诸药配伍,共奏健脾利湿、行气消胀、活血化瘀、软坚散结之功。

【加减】若兼见肝区疼痛,方中可加金铃子散,以行气活血、泄热止痛;若兼见正虚,加炙黄芪 30g、党参 20g,以益气健脾;若症见食滞不化,加炒砂仁 10g、焦三仙各 30g,以化湿消滞;若症见气滞重,加煨木香 10g、炒枳壳 15g,以行气导滞;若症属肝脉瘀阻,方中可加制水蛭 5g、制蛴螬 5g、土鳖虫 10g、白刺果 100g、炒桃仁 20g、红花 20g、黄芪 30g、党参 30g、白术 30g,以活血破瘀、健脾益气。

【注意事项】服药期间进食清淡、软质饮食。

# 柴胡疏肝散治疗门脉高压症

门静脉高压症是以门静脉压力升高为主要临床表现的综合征,是肝硬化的重要并发症。门静脉压力升高又导致了脾肿大、侧支循环形成、胃肠道瘀血等并发症,尤其以食管胃底静脉曲张破裂出血为最严重,甚至危及患者生命。根据患者具体情况,目前治疗方式包括内科药物治疗、内镜下局部治疗、介入微创治疗及外科手术治疗等措施。

【组成】炙柴胡20g,郁金20g,炒川楝子15g,炒青皮10g,炒白芍20g,制香附20g,制元胡30g,丹参30g,炒白术30g,茯苓20g。

【功用】疏肝健脾,活血化瘀,软坚消积。

【用法】将上药加水煎沸30min,滤出药液,再加水煎两次,每次20min,去渣,三煎药液兑匀,分早、中、晚三次,饭前送服,每天一剂。

【主治】肝硬化门脉高压症。症见腹胀、恶心、呕吐、黑便,舌淡或红,脉沉细。

【方解】中医根据肝硬化的临床表现,将其分别归属"胁痛""鼓胀""积聚""黄疸"的范畴,而门脉高压主要表现为腹水和消化道出血,故多归属"鼓胀"或"血证"。现代中医研究多辨证为肝脾血瘀型,其发病多由疫毒外邪内侵肝胆所致,日久不愈,肝脾气血不畅,脉络瘀阻而成,治疗以活血化瘀、软坚消积为主。方取柴胡疏肝散加减治疗。其中柴胡、香附、青皮疏肝解郁行气,气行则血行;丹参、郁金行气活血化瘀,瘀血去则新血生;白术、茯苓健脾化湿;白芍养肝柔肝,脾强则肝无以乘,肝柔则脾无以反侮;元胡、川楝子行气止痛。全方疏肝健脾,活血化瘀,软坚消积。

【加减】若症见胃纳不佳,方中可加炒鸡内金30g、炒砂仁10g(捣碎),以消食化积;若兼见恶心、呕吐甚者,加煨生姜10g、姜半夏10g,以降逆止呕;若症见大便干结,加熟大黄10g、芒硝10g(后下),以通腑泻浊;若症见腹水,加猪苓30g、泽泻30g、桂枝15g、大腹皮30g、商陆10g、炒苡仁30g,以健脾利水;若症属肝郁气滞、血瘀水聚、水热蕴结者,方中可加十枣散,每次1g红枣汤送服,清热利湿,攻下逐水;若症属阳虚水盛者,方中可加附子理中汤,济生肾气丸,温补脾肾,化气利水。

【注意事项】服药期间进食清淡、软质饮食。

# 消炎利胆汤治疗急性胆囊炎

急性胆囊炎是胆囊管梗阻和细菌感染引起的炎症。约95%以上的病人有胆囊结石,成为胆石性胆囊炎;约5%的病人胆囊无结石,称为非结石性胆囊炎。急性发作主要是上腹部疼痛,开始时仅有上腹胀痛不适,逐渐发展至呈阵发性绞痛;夜间发作常见,饱餐、进食肥腻食物常诱发发作。疼痛放射至右肩、肩胛和背部,伴恶心、呕吐、厌食、便秘等消化道症状。如病情发展,疼痛可为持续性、阵发加剧。若出现寒战高热,表明病变严重,如胆囊穿孔、坏疽或胆囊积液。体征为右上腹压痛,墨菲氏征阳性。

【组成】制柴胡20g,炒枳壳30g,炒白芍30g,赤芍30g,郁金20g,制香附20g,酒大黄10g(后下),金银花30g,甘草10g。

【功用】清热泻火,消炎利胆,疏肝止痛。

【主治】急慢性胆囊炎。症见发热寒战、胁痛、恶心、呕吐等,舌红苔黄,脉弦数。

【用法】将上药加水煎沸30min,滤出药液,再加水煎两次,每次20min,去渣,三煎药液兑匀,分早、中、晚三次,饭前送服,每天一剂。

【方解】《景岳全书》指出："胁痛之病,本属肝胆二经,以二经之脉皆循胁肋故。"胆为中清之腑,与肝同司疏泄。由于饮食、情志、外邪、劳累等因素影响,致肝胆气郁或湿热蕴结,疏泄失常,腑气不通,而见右胁肋痛。胆道感染和胆石症又常互为因果,反复不愈,致病迁延不愈。临床多见急症、实证,辨证多属肝胆湿热、肝郁气滞和肝郁脾虚等,治疗均应着重疏肝理气利胆。方中柴胡疏肝解郁泄热,白芍平肝止痛,赤芍泄热祛瘀止痛,枳壳、香附散结宽中、疏肝理气镇痛,大黄泻火凉血、活血利胆,金银花清热解毒,郁金理气、利胆、解郁,甘草清热解毒、缓急止痛、调和诸药。合而用之,共奏清热泻火、消炎利胆、疏肝止痛之功用。

【加减】若症属热重,可加炒龙胆草20g、黄连10g、板蓝根30g,以清利肝胆湿热;若症见黄疸严重,方中可加茵陈30g、田基黄20g、金钱草50g、鸡内金30g、丹参30g、三棱20g、莪术20g、虎杖30g、桃仁20g、红花20g,以清热退黄、活血化瘀。

【注意事项】服药期间饮食清淡,忌油腻。

# 茵陈柴胡汤治疗慢性胆囊炎

慢性胆囊炎是由急性或亚急性胆囊炎反复发作,或长期存在的胆囊结石所致胆囊功能异常,约25%的患者存在细菌感染,其发病基础是胆囊管或胆总管梗阻。根据胆囊内是否存在结石,分为结石性胆囊炎与非结石性胆囊炎。非结石性胆囊炎是由细菌、病毒感染或胆盐与胰酶引起的慢性胆囊炎。长期间歇发作的慢性胆囊炎症,表现为上腹部疼痛,腹胀、恶心、嗳气、食欲不振、腹泻,右肋下或剑突下压痛,B超检查可见胆囊壁增厚、毛糙现象等。

【组成】茵陈30g,连翘20g,大青叶30g,金银花30g,制元胡20g,青蒿15g,制柴胡20g,炒川楝子15g,炒栀子15g,青黛10g,炒黄芩20g。

【功用】清热解毒利湿,疏肝解郁利胆。

【主治】慢性胆囊炎。症见右胁及上腹部疼痛,恶心、呕吐,食少纳呆,大便干,小便黄,厌食油腻,寒热往来,舌淡,苔黄,脉弦数。

【用法】将上药加水煎沸30min,滤出药液,再加水煎两次,每次20min,去渣,三煎药液兑匀,分早、中、晚三次,饭前送服,每天一剂。

【方解】慢性胆囊炎属于中医的"胆胀""胁痛""黄疸"等范畴。中医学普遍认为,胆为中清之腑,其主要任务是储存和输送胆汁。若患者情志消退,饮食不节制,或为湿热之毒所侵袭,都可能导致患者胆气不利而发为慢性胆囊炎。胆气横逆犯胃,引发肝胃不和之症,如恶心呕吐、腹痛腹胀等。因此对于慢性胆囊炎患者采用中医治疗需要本着疏通为主的治疗方法,治疗上需要疏肝利胆。方中用茵陈、青蒿、黄芩清热利湿,连翘、大青叶、金银花、栀子、青黛清热解毒,柴胡、元胡、川楝子疏肝解郁利胆。全方共奏清热解毒利湿、疏肝解郁利胆之功效。

【加减】若症属脾虚湿盛,加炒白术30g、茯苓30g,以健脾利湿;若症见恶心、呕吐甚者,加姜半夏10g、煨生姜10g,以降逆止呕;若症见大便干结,加用熟大黄10g(后下)、姜厚朴15g,以通腑排便;若症见口苦咽干,加夏枯草 20g,以清肝泻火;若症属中焦肝胆湿热者,方中可加金钱草 60g、平地木 30g、板蓝根 30g、炒麦芽 30g、炒陈皮 15g、制香附 20g、炒青皮 10g、炒苡仁 30g、炒枳壳 20g,以疏肝以养、健脾以醒。

【注意事项】用药期间忌食油腻之品。

# 复方红藤煎预防阑尾、胆囊切除术后感染

阑尾手术后发生感染是比较常见的,表现为伤口愈合缓慢、伤口红肿难消甚至化脓、发热等。

【组成】红藤 50g,金银花 30g,地丁 30g,连翘 20g,熟大黄 15g,炒枳壳 15g,制元胡 30g,丹皮 20g,赤芍 30g,制没药 15g,甘草 10g。

【功用】清热解毒,通里攻下,活血化瘀。

【主治】预防阑尾切除术后感染。

【用法】加水煎沸 30min,滤出药液,再加水煎两次,每次 20min,去渣,三煎药液兑匀,分早、中、晚三次,饭前送服,每天一剂。

【方解】方中以红藤为君药,气薄味苦,性主降泄,能清热解毒、去瘀血、通腑道;金银花、连翘、紫花地丁清热解毒,以除去肠中湿邪热毒,而无苦寒败胃之虞;枳壳行滞导气,大黄苦寒攻下、逐瘀,合牡丹皮、赤芍、没药、延胡索泻热、破瘀消肿之效;甘草缓急止痛、调和诸药。方能通腑泄热,行气活血,解毒透脓,用于治疗肠痈初期和酿脓期,证属湿热瘀滞肉腐症。

【加减】若症见呕吐,加姜半夏 15g、竹茹 15g,以降逆止呕。

【注意事项】用药期间禁食辛辣刺激食物。避免剧烈运动。

# 第五章　肾病系

## 八正散加减治疗急症肾性高血压

因肾脏疾病而引起的高血压,称为肾性高血压,是继发性高血压的重要组成部分,占成年高血压病人的 5%~10%。肾性高血压常常继发于急慢性肾炎、肾病综合征和慢性肾盂肾炎等多种肾脏疾病,多见于青中年人,常无明确的家族史,往往先有水肿、尿检异常及肾功能减退,后有高血压。重症者可表现为血压上升较高、头痛、眼花、呕吐、恶心、惊厥、昏迷等。早发现,早治疗,预后良好。

【组成】荆芥 30g,防风 20g,生地黄 20g,川木通 10g,竹叶 10g,甘草 10g,金钱草 30g,石苇 30g,萹蓄 30g,瞿麦 30g,车前子 30g,白花蛇舌草 30g。

【功用】疏风宣肺,利水消肿。

【主治】肾性高血压。症见起病急,眼睑浮肿,小便如洗肉水,血压升高,胸脘痞闷,口干不欲多饮,纳呆,大便溏泄不爽,小便黄赤混浊,或有尿频急而痛。舌红苔黄而腻,脉滑。

【用法】加水煎沸 30min,滤出药液,再加水煎两次,每次 20min,去渣,三煎药液兑匀,分早、中、晚三次,饭前送服,每天一剂。

【方解】本病多归属于"水肿"范畴。发病前一般有前驱感染病史。中医认为,其病因为外感风邪、湿热、疮毒,导致肺脾肾三脏功能失调,通调、运化、开阖失司,水邪泛滥,致使诸症丛生。本方由八正散加减变化而来。方中荆芥、防风解表散风,宣通水之上源;木通、萹蓄、瞿麦、车前子清热利尿;石苇利尿通淋、凉血止血;金钱草、白花蛇舌草、竹叶利尿通淋,清热除烦,解毒消肿;生地清热凉血,养阴生津,防利水伤阴;甘草甘缓,调和诸药。

【加减】若症属头晕头胀、肝阳上亢者,加石决明 30g、牡蛎 30g、炒白芍 20g、菊花 15g,以平肝潜阳;若症属湿热严重者,加炒黄柏 15g、猪苓 30g、泽泻 30g,以清热化湿。

【注意事项】低盐低脂低蛋白饮食;避免肾毒性药物;监测血压及肾功能。

【附方】当归 20g,生地 15g,黄芩 10g,炒栀仁 10g,炒泽泻 30g,川木通 10g,柴胡 15g,车前子 30g,龙胆草 10g,白茅根 30g,旱莲草 30g,川、怀牛膝各 20g,甘草 6g。

【功用】泻肝火,清湿热,补肾阴。

【主治】肾性高血压(肝火上炎,肾水下亏证)。症见头痛目赤,烦躁易怒,胁痛口苦,便秘溲赤,舌边尖红,舌苔黄腻,脉弦滑数,或伴见两耳鸣响,腰膝酸软者。

【用法】加水煎沸 30min,滤出药液,再加水煎两次,每次 20min,去渣,三煎药液兑匀,分早、中、晚三次,饭前送服,每天一剂。

【方解】本病在中医学中属"头痛""眩晕""厥逆"范畴,属老年慢性病。中医认为,其病机主要是由于痰血互瘀所致,常伴有肝肾虚损,虚阳上浮之象。《素问玄机原病式》中说:"所谓风气甚,而头晕眩晕者,由风木旺,必是金衰不能制木,而木复生火,风火皆属阳,多从兼化,阳主乎动,两动相搏,则为之旋转。"《丹溪心法》认为"无痰不作眩";《景岳全书》认为"无虚不能作眩"。依据临床经验,气血亏虚、髓海空虚、肝肾不足为虚证分型,痰浊中阻、瘀血阻络、肝阳上亢为实证分型,但临床中多虚实夹杂,治疗当辨证论治。本方由龙胆泻肝汤加减而来,原方主治肝火上炎证及肝经湿热下注证。原方中龙胆草上泻肝胆之火、下以清利湿热,黄芩、栀子加强龙胆草清热利湿之效,泽泻、木通、车前子导湿热从小便而出,当归养肝血又能制约燥药伤阴,柴胡疏肝,以防苦寒之药抑制肝脏之条达。在原方的基础上加用二至丸,即女贞子、旱莲草以滋补肾阴,又加用牛膝以引血下行;白茅根甘寒,清热利尿又能生津,可制约预防燥药伤胃。全方清利并行,泻中有补,降中寓升,寓补于泻。

【加减】若兼见头痛眩晕、目赤易怒严重,可加桑叶 20g、菊花 15g、夏枯草 30g,以平肝潜阳;若症属湿盛热轻,去黄芩,加薏苡仁 30g,以清热利湿;若兼见口腔溃疡、口臭、大便干结,加瓜蒌 30g、金银花 30g、连翘 20g、黄连 10g,以清热泻火;若症属气虚瘀阻者,方中可加补气活血汤加减,以益气化瘀、化痰通络;若症属风中通络,气滞血瘀者,方中可加活血通脉汤,以行气活血、熄风通络、兼化痰浊;若症属阴虚者,方中可加制豨莶至阴汤,以滋肾平肝、通经活络。

【注意事项】体质虚弱者慎用。

# 五皮饮加减治疗难治性尿蛋白

难治性尿蛋白是指屡治不愈、缠绵持久的尿蛋白增高,多见于肾病综合征、慢性肾炎、无症状性蛋白尿等疾病。由于肾小球滤过膜的滤过作用和肾小管的重吸收作用,健康人尿中蛋白质的含量很少,蛋白质定性检查时,呈阴性反应。当尿中蛋白质含量增加,普通尿常规检查即可测出,称蛋白尿。如果尿蛋白含量≥3.5g/24h,则称为大量蛋白尿。蛋白尿是慢性肾病的典型症状,蛋白尿的形成原因与肾小球的屏障功能有着密不可分的关系。

【组成】党参 30g,黄芪 50g,白术 30g,炒陈皮 10g,炒大腹皮 30g,冬瓜皮 30g,生姜皮 10g,防风 20g,赤小豆 30g。

【功用】健脾消肿,清热利湿。

【主治】难治性尿蛋白。症见面色不华,水肿,食少倦怠,小便少,大便溏泄不爽,舌质淡,苔腻或滑,脉缓或弱。

【用法】加水煎沸 30min,滤出药液,再加水煎两次,每次 20min,去渣,三煎药液兑匀,分早、中、晚三次,饭前送服,每天一剂。

【方解】中医学根据蛋白尿的临床表现,将其病机归于"精气下泄"范畴。中医学认为,脾主统摄升清,肾为封藏之本,精气宜藏不宜泄。若肺失宣畅,脾失转输,肾司开阖,则可致水液泛滥发为水肿,精气下泄出现蛋白尿。治疗当调补脾肾。本方由五皮饮加减而来,主要治疗脾虚水泛证。方中党参、黄芪、白术健脾利水,陈皮、生姜皮、大腹皮、冬瓜皮化湿行水,防风辛温解表胜湿,宣通水之上源以利水,赤小豆清热利尿消肿。

【加减】若症见小便短少,加桂枝30g、泽泻30g,以温阳化气利水;若症见小便清长量少,加炒菟丝子30g、补骨脂20g,以温肾助阳;若病程迁延,兼见皮肤瘀斑、舌质紫暗者,加赤芍30g、丹参30g、红花15g,以化瘀止血;若症属湿热中阻者,方中可加清热利湿健脾汤,以清热利湿、健脾和中;若症属气阴两虚者,方中可加益肾汤加减,以益气养阴、补肾健脾;若症属脾肾虚衰,湿浊瘀毒内阻者,方中可加益肾泄毒汤,以益肾健脾、泄浊排毒、活血化瘀;若症属脾肾两虚、浊阴内遏者,方中可加补肾健脾泄浊汤,以补肾温阳、渗湿泄浊。

【注意事项】注意防止复发诱因的出现(如感冒、劳累、腹泻等);避免使用肾毒性药物;湿热蕴盛证及久病阴伤者不宜用本方。

# 清毒益肾汤治疗急性肾功能衰竭

急性肾衰竭是指由多种原因引起的肾功能快速下降而出现的临床综合征。可发生于既往无肾脏病者,也可发生在原有慢性肾脏病的基础上。病理机制为肾小球滤过率突然或持续下降,引起氮质废物体内储留,水、电解质和酸碱平衡紊乱,所导致各系统并发症的临床综合征。临床为急性肾小管坏死的表现,可分为少尿期、多尿期和恢复期。积极治疗原发病,及时发现导致急性肾损伤的危险因素并加以去除,是防止发生本病的关键。

【组成】炙、生黄芪各30g,制首乌20g,车前子30g(包),党参30g,炒白芍30g,川芎30g,制附片10g(先煎),熟大黄20g,甘草10g。

【功用】健脾养血,通腑降浊。

【主治】肾功能衰竭尿毒症。症见食欲不振,乏力,腹胀便秘,尿量减少,舌质淡,苔薄白,脉沉细无力等。

【用法】每天一剂,水煎三次分服。病重不能进食者,每天用一剂,煎两次用纱布过滤去渣,每次用200ml,保留灌肠,每日两次。

【方解】急性肾衰竭在中医学中无特有命名,但依据其症状,属于中医"癃闭""关格""肾风"等范畴。《素问·宣明五气篇》云:"膀胱不利为癃,不约为遗溺。"《灵枢·脉度》曰:"阴气太盛阳气不能荣也,故曰关;阴、阳气太盛阴气不能荣也,故曰格,阴阳俱盛,不得相荣,故曰关格。"张仲景在《伤寒论》中指出:"关则不得小便,格则吐逆。"《素问·风论》云:"肾风之状,多汗恶风,面庞然浮肿,脊痛不能正立,其色炲,隐曲不利,诊在肌上,其色黑。"其病机是湿、瘀、热(毒)互结,辨证病性属本虚标实,初期以热证、实证为主,病势迁延则虚实夹杂。治疗时,当明病因,审虚实,实则以疏导通利为主,虚则以益气养阴补肾为主。方中黄芪、党参、白芍、川芎、首乌都有补气健脾、柔肝补血作用,且可增加红细胞带氧能力,改善肾组织缺氧状态,促进红细胞生成素的分泌,纠正贫血,有利于肾功能之恢复。《傅青主女科·妊娠》云:"脾非先天之气不能化,肾非后天之气不能生。"健脾养血,以后天资助先天,正是此处用意;肾病祸及三焦,升清降浊的功能失常,制附片配大黄一温一寒可以温阳降浊,解除尿毒,配车前子可导引毒素从小便排出。本方具有补血扶正、清除尿毒、恢复肾功能的作用。

【加减】若症见呕吐,加姜厚朴 15g、芦根 30g,以降逆止呕;若症见腹胀,加炒大腹皮 30g、炒枳壳 20g,以行气除胀;若症见手心热口渴,去附片,加生地 20g、丹皮 15g,以清热养阴;若症见口渴无力,加人参 6g,以大补元气;若属肾虚络瘀、水湿潴留者,方中可加益气化瘀补肾汤,以益气化瘀、温阳利水、补肾培本;若发病日久,肝肾阴伤,方中可加六味地黄汤以滋补肝肾、利水;若症属脾肾弱者,方中可加潜胪汤,以补肾强胪、健脾渗湿;若症属脾肾气阴两虚,湿热之邪留滞而兼有血瘀者,方中可加滋阴益肾汤,以滋阴益肾、利湿清热、益气化瘀。若症属脾肾虚衰、湿浊瘀毒内阻者,方中可加益肾泄毒汤,以益肾健脾排毒、活血化瘀。

【注意事项】急性期应积极中西医结合治疗。

# 生大黄灌肠治疗慢性肾功能衰竭

慢性肾功能衰竭是多种原因引起的肾功能损害而导致的一种"不可逆转"的终末状态,以代谢产物潴留、水电解质及酸碱失衡和全身各系统症状为表现的一种临床综合征。

【组成】生大黄 50g。

【功用】通腑降浊,化瘀解毒。

【主治】慢性肾功能衰竭。症见小便短少甚至尿闭,纳差,腹胀,恶心呕吐,大便秘结,舌红苔黄,脉弦或沉。

【用法】将生大黄 50g 冷水浸泡 30min,文火煎至 200ml,高位保留灌肠,每天两次(以大便每天 2~3 次,呈稀糊状为度)。

【方解】中医学对肾衰竭的认识最早见于《黄帝内经》,《伤寒论·平脉法》记载的"关则不得小便,格则吐逆"与慢性肾衰症状相似,现在慢性肾衰竭多归属于"关格"范畴。《黄帝内经》曰:"邪之所凑,其气必虚。"本病以脾肾阴阳衰败为本,浊邪内盛成毒是标。脾肾衰惫,气化不利,湿浊毒邪内蕴三焦,病至后期可损及多个脏器。急则治标,缓则治本,在邪盛之期用中药灌肠可加强通腑降浊解毒作用,有效延缓病情恶化。方中生大黄泻下攻积,凉血解毒,久煎可化瘀血,保留灌肠的给药方式使湿浊毒邪等邪气随大便而出。

【注意事项】脾肾阳虚者慎用。

# 龙胆泻肝汤加减治疗肾性高血压

肾性高血压,是由于肾脏实质性病变和肾动脉病变引起的血压升高,在症状性高血压中称为肾性高血压。肾性高血压可分为容量依赖型高血压和肾素依赖型高血压两种。常见为急、慢性肾炎、先天性肾脏畸形和肾动脉狭窄引起,症状为发热、浮肿、血尿、尿频、尿急、尿痛、腰酸痛、蛋白尿等。

【组成】当归 20g,生地 15g,黄芩 20g,炒栀仁 15g,泽泻 20g,川木通 10g,白茅根 30g,制柴胡 20g,龙胆草 20g,旱莲草 30g,甘草 10g,车前子 30g,川、怀牛膝各 20g。

【功用】泻肝火,清湿热,补肾阴。

【主治】肾性高血压。肝火上炎,肾水下亏证,症见头痛目赤,烦躁易怒,胁痛口苦,便秘溲赤,舌边尖红,舌苔黄腻,脉弦滑数,或伴见两耳鸣响,腰膝酸软者。

【用法】加水煎沸 30min,滤出药液,再加水煎两次,每次 20min,去渣,三煎药液兑匀,分早、中、晚三次,饭前送服,每天一剂。

【方解】本病在中医学中属"头痛""眩晕""厥逆"范畴,属老年慢性病。中医学认为,其病机主要是由于痰血互瘀所致,常伴有肝肾虚损、虚阳上浮之象。《素问玄机原病式》指出:"所谓风气甚,而头晕眩晕者,由风木旺,必是金衰不能制木,而木复生火,风火皆属阳,多从兼化,阳主乎动,两动相搏,则为之旋转。"《丹溪心法》认为"无痰不作眩",《景岳全书》认为"无虚不能作眩"。依据临床经验,气血亏虚、髓海空虚、肝肾不足为虚证分型,痰浊中阻、瘀血阻络、肝阳上亢为实证分型,但临床中多虚实夹杂,治疗当辨证论治。本方由龙胆泻肝汤加减而来,原方主治肝火上炎证及肝经湿热下注证。原方中龙胆草上泻肝胆之火,下以清利湿热;黄芩、栀子加强龙胆草清热利湿之效;泽泻、木通、车前子导湿热从小便而出;当归既能养肝血,又能制约燥药伤阴;柴胡疏肝,以防苦寒之药抑制肝脏之条达。在原方的基础上加用二至丸,即女贞子、旱莲草以滋补肾阴,又加用牛膝以引血下行。白茅根甘寒,清热利尿又能生津,可预防燥药伤胃。全方清利并行,泻中有补,降中寓升,寓补于泻。

【加减】若症属头痛眩晕、目赤易怒严重者,可加桑叶 15g、菊花 15g、夏枯草 30g;若症属湿盛热轻者,去黄芩,加薏苡仁 30g;口腔溃疡、口臭、大便干结者,加瓜蒌 20g、金银花 30g、连翘 15g、黄连 10g。若症属肝阳上亢者,方中可加调络饮,以调和脉络、降压清眩;若症属痰瘀阻络、虚风内动者,方中可加加味天麻丸,以熄风定眩、化痰通络;若症属肝火亢盛者,方中可加夏栀泻肝汤,以清肝泻火、平肝潜阳;若症属肝阳上亢、阴虚阳亢眩晕者,方中可加清肝汤以清肝抑阳。

【注意事项】禁用于辨证属纯虚无实证。乏力、纳呆、大便稀溏者不宜用本方。

# 第六章　内分泌代谢病系

## 泻浊调脂汤治疗高脂血症

血脂异常是指血浆中脂质量和质的异常,通常指血浆中胆固醇或甘油三酯升高,也包括高密度脂蛋白胆固醇降低。由于脂质不溶或微溶于水,在血浆和蛋白质结合以脂蛋白的形式存在,因此,血脂异常实际上表现为脂蛋白异常血脂。血脂异常以及与其他心血管风险因素相互作用导致动脉粥样硬化,增加心脑血管病的发病率和死亡率。防治血脂异常对提高生活质量、延长寿命具有重要意义。

【组成】熟大黄 5~15g,土茯苓 30g,山楂 50g,虎杖 30g,赤芍 30g,泽泻 30g,郁金 20g,茵陈 30g,萆薢 20g,首乌 20g。

【功用】活血化瘀,化痰泻浊,补肾健脾。

【主治】高脂血症。高脂血症一般可无症状,血清总胆固醇(TC)>5.72mmol/L,甘油三酯(TG)>1.70mmol/L,单项或两项同时升高,即符合原发性高脂血症诊断。

【用法】将上药水煎三次,每次 20min,三次药液兑匀,分早、中、晚三次,饭前送服,每天一剂。

【方解】高脂血症一般可无症状,也可伴有胸闷气短、头晕、乏力、嗜睡、舌暗淡、苔白腻、脉弦滑等。中医学中本无高脂血症一词,但中医中所指"痰浊""肥胖""眩晕"症状与之相似,且"血脂"应属于古代"膏脂"范畴,《灵枢·五癃津液别》记载:"五谷之津液,和合而为膏者,内渗入于骨空,补益脑髓,而下流于阴股。"本病的基本病理属本虚标实,其标实多见于湿邪、痰饮、瘀血等证,湿邪、痰饮、瘀血又多由于饮食不节、气虚、寒凝等引发,正如《素问·生气通天论》所谓:"膏粱之变,足生大丁"和《素问·通评虚实论》所谓:"凡治消瘅、扑击、偏枯……肥贵人则膏粱之疾也。"本虚多与肝、脾、肾有关,当脾失健运、肝失疏泄、肾虚不能调节水液代谢时,均能引发本病,正如《医宗必读》所说:"脾土虚弱,清者难升,浊者难降,留中滞隔,瘀而成痰。"因此治疗除活血化瘀、化痰泻浊,还应补肾健脾。方中大黄通腑泻浊,山楂可消瘀化积。《本草纲目》云:"消肉食、症痕、破瘀血、化痰。"虎杖、郁金、赤芍活血化浊,茵陈清利湿热,泽泻利水渗湿,萆薢、土茯苓健脾和中、利湿祛风,首乌补肾益精。综观全方,共奏清利湿热、补肾益精、泻火行瘀之功。

【加减】若症属痰浊瘀阻偏盛者,加石菖蒲 15g、制半夏 10g、黄连 6g、炒陈皮 15g,以豁痰化瘀;若症属气滞血瘀偏盛者,加炙鳖甲 15g、厚朴 15g、柴胡 15g、白芍 20g、当归 30g,以行气化瘀;

若症属脾肾阳虚型,加姜厚朴 15g、白术 30g、木瓜 20g、木香 6g、草果 10g、附子 10g(先煎)、炮干姜 6g、茯苓 20g,以温补脾肾。

【注意事项】脾肾阳虚者慎用。用药后保持大便 2~3 次;规律饮食、加强运动;用药期间应戒烟酒、忌辛辣等刺激性食物。

# 加味逍遥散治疗神经性贪食症

神经性贪食症是以暴食为主导行为的精神性进食障碍,是一种伴有精神症状和躯体症状的常见疾病。本病诊断标准为:①周期性的暴饮暴食;②周期性的不适当补偿行为,如饭后呕吐以避免体重增加;③补偿行为至少一周两次且持续三个月;④体重和体型对自我评价的影响过大。贪食症发作次数每周 3~70 次不等,大多伴有呕吐现象,有的出现病理性肥胖,有的曾有过神经性厌食史。认知行为疗法为本病的首选治疗方法,但该法治疗时间长,操作较为复杂,而药物治疗多选用抗抑郁药物,副作用较大。因此,本病目前缺乏疗效肯定,副作用小,操作便捷的方法。

【组成】醋柴胡 20g,姜青皮 15g,白芍 20g,茯苓 30g,天冬 10g,没食子 10g,当归 20g,薄荷 10g,煅龙牡 30g。

【功用】疏肝健脾,补肾藏精。

【主治】神经性贪食症。症见周期性暴饮暴食、食后即吐,情绪低落,性格孤僻,舌淡苔薄白,脉沉弦。

【用法】加水煎沸 30min,滤出药液,再加水煎两次,每次 20min,去渣,三煎药液兑匀,分早、中、晚三次,饭前送服,每天一剂。

【方解】中医古医籍中没有符合神经性贪食症症状的描述或记载,现代医家对该病的研究也并不多。有学者对神经性贪食症患者进行诊治后,认为该病的病位在肝,与脾胃有关,病机为肝气郁滞,木不疏土,脾土不能健运水湿,气机不畅,导致郁火内生,火郁日久伤津,形成肝胃郁热。阴亏与脾土寒湿相混杂,从而导致了善食易饥、食入拒纳的症状,属本虚标实、虚实夹杂的病证。在治疗上他们反对单纯使用抑制食欲的药物,认为应当疏肝解郁,调理气机,使腑气畅通,胃能受纳,则诸症自解。本病多发生于青年女性,常常特别关注自己的体重,恐怕肥胖,体型改变,而惊恐伤肾,且肾为先天之本,滋润其他脏腑。因此,在以上认识基础之上,作者结合临床实践,认为此病除肝郁脾虚外,还存在肾不藏精的因素。故拟定疏肝健脾、补肾藏精之法治疗本病。本方以逍遥散为基础方以疏肝健脾,另加用没食子、煅龙骨、煅牡蛎以补肾藏精。

【加减】若伴情绪抑郁者,加用桂枝 20g、人参 10g、姜半夏 10g、炒陈皮 10g、竹茹 10g、炒枳壳 20g,以振奋心胆阳气;若症属肝血亏虚之不眠者,加用炒酸枣仁 30g、川芎 15g、知母 15g,以行气活血,养肝安神。

【注意事项】建立正确认知行为,缓解心理压力。若精神症状严重而影响生活质量,可配合抗精神病药物。

# 逍遥散合桃红四物汤治疗甲状腺肿

甲状腺肿是指良性甲状腺上皮细胞增生形成的甲状腺肿大。单纯性甲状腺肿也称为非毒性甲状腺肿，是指非炎症和非肿瘤原因，不伴有临床甲状腺功能异常的甲状腺肿。临床上一般无明显症状，甲状腺呈轻、中度肿大，表面平滑，质地较软。重度肿大的甲状腺可引起压迫症状，出现咳嗽、气促、吞咽困难或声音嘶哑等。胸骨后甲状腺肿可使头部、颈部和上肢静脉回流受阻。

【组成】当归20g，熟地黄20g，昆布30g，海藻30g，浙贝母20g，茯苓30g，桃仁15g，红花15g，川芎15g，赤芍20g，桔梗10g，醋炒柴胡20g，炒白芍30g，白术30g，黄连6g。

【功用】疏肝健脾，活血化瘀，软坚散结，消痰化积。

【主治】甲状腺肿。

【用法】加水煎沸30min，滤出药液，再加水煎两次，每次20min，去渣，三煎药液兑匀，分早、中、晚三次，饭前送服，每天一剂。

【方解】中医学将本病归属于"瘿病"的范畴。瘿之病名，最早见于战国时期的《庄子·德充符》。对于其病因，《吕氏春秋·季春纪》中说"轻水所，多秃与瘿人"，《诸病源候论·瘿候》有写道："瘿者由忧恚气结所生，亦曰饮沙水，沙随气入于脉，搏颈下而成之。"可见，情志内伤及水土因素是瘿病的主要病因。元·危亦林在《世医得效方》中按临床症状将其分为五类："坚硬不可移，名石瘿；皮色不变，名肉瘿；筋络露结，名筋瘿；赤脉交络，名血瘿；随忧愁消长，名气瘿。"清·林佩琴在《类证治裁》中简述"筋瘿者宜消瘿散结，血瘿者宜养血化瘿，肉瘿者宜补气化瘿，气瘿者宜理气消瘿，石瘿者宜软坚散结"，以此指出了瘿病的常见原因和治疗方法。现代中医学认为，瘿病的病机主要是肝郁脾虚、痰瘀互结，故治疗以疏肝健脾、软坚消痰、活血化瘀为主。方中以逍遥散(柴胡、茯苓、白芍、白术、当归、甘草)疏肝健脾，以桃红四物汤(桃仁、红花、川芎、赤芍、当归、熟地)活血化瘀。海藻合黄连，一消一降，为金元四大家朱震亨治疗瘿病之药对。昆布、浙贝母软坚散结、消痰化积，桔梗载药上行。全方共奏疏肝健脾、活血化瘀、软坚散结、消痰化积之效。

【加减】症见肿大坚硬难消者，加用三棱30g、莪术30g，以破血行气；若症属肝火旺盛，加用夏枯草30g，以清肝泻火。

【注意事项】定期复查甲状腺功能，甲状腺超声；甲状腺功能亢进症慎用。

# 甲亢重方治疗甲状腺功能亢进

甲状腺功能亢进症是由于甲状腺激素过多所致的一组常见的分泌疾病，可由多种原因引起。临床主要表现为神经兴奋性增高(神经过敏、急躁、紧张、易激动、多虑、手指震颤等)和高代谢状态(怕热多汗、皮肤温湿、多食善饥、疲乏无力等)。

【组成】黄芪 50g,生地 20g,赤芍 30g,白芍 30g,醋炒香附 20g,夏枯草 50g,首乌 20g。

【功用】益气养阴,消瘿散结。

【主治】甲状腺功能亢进症。症见心悸、乏力、多汗、烦躁、消谷善饥,舌红少苔,脉细数。

【用法】加水煎沸 30min,滤出药液,再加水煎两次,每次 20min,去渣,三煎药液兑匀,分早、中、晚三次,饭前送服,每天一剂。服用期间停用其他中西药物。

【方解】甲状腺功能亢进症又简称甲亢,在中医古医籍中又有瘿、气瘿、瘿囊等名。早在战国时期《庄子·德充符》即提到"瘿"的病名。巢氏《诸病源候论·总论》中所谓的"瘿",系指颈前方出现状如樱核的肿物。薛立斋将巢氏原来的三"瘿"分类更细分为"五瘿",即:气瘿、血瘿、肉瘿、石瘿与筋瘿,也有分为石瘿、劳瘿、泥瘿、忧瘿与气瘿五类,其中肉瘿、忧瘿或气瘿则类似于如今的甲亢。瘿病病机为虚实夹杂,虚可见气阴两虚、阴虚火旺,实可见气滞、痰凝、血瘀,脏腑不离肝、心、脾。治疗以益气养阴、消瘿散结为主。方中黄芪补气升阳,生地清热生津,为主药;夏枯草清肝火、散郁结,白芍养血柔肝,香附疏肝理气,赤芍凉血活血,首乌补肝肾、益精血,为辅药。

【加减】临床应用本方时,可根据病情辨证加减。若症见神疲乏力,纳差,便溏者,可减生地,加淮山药 30g、炒白术 30g、炒神曲 15g,以健脾益气;若兼见心烦急躁、失眠多梦,可加姜黄连 10g、炒酸枣仁 30g,以泻火养心;若兼见头痛、目赤、口苦、易怒,可加龙胆草 15g、醋柴胡 20g,以泻肝胆火;若症属肝阳上亢,见手足震颤者,加钩藤 30g、石决明 30g、珍珠母 30g,以清热平肝;若症见眼球突出,加白蒺藜 20g、茺蔚子 15g、沙苑子 20g,以养肝明目;若症属肝肾亏虚,见腰膝酸软者,加桑寄生 20g、怀牛膝 30g,以补益肝肾;若症属血虚精亏,见女子经量稀少或闭经者,加熟地黄 15g、枸杞子 20g、益母草 30g、泽兰叶 10g,以补血滋阴;若症属肾虚,见男子阳痿者,加山萸肉 30g、枸杞子 20g、桑葚子 15g、制何首乌 20g,以补益肝肾;若症属胃阴亏虚而胃热,见善食易饥者,加石斛 15g、生石膏 15~30g,以益胃生津。

【注意事项】调畅情志,注意休息,避免过度劳累。定期复查甲状腺功能。

# 柴胡疏肝散加味治疗男性乳房发育

男性乳房发育症又称"男性乳腺肥大"或男性乳房组织增生症。是指男性一侧或双侧乳房肥大,乳晕后方可触及盘形结节,常有纤维组织及脂肪组织增生,有胀痛或触痛感。是临床常见的男性乳房病,几乎见于任何年龄的男性。系由雌激素和雄激素不平衡所导致。

【组成】炒柴胡 20g,生牡蛎 30g,炒枸杞子 20g,姜半夏 15g,炒白芍 20g,炒枳壳 15g,制黄药子 10g,四制香附 20g,制白药子 10g,炒川芎 20g,炒陈皮 15g,炙甘草 10g。

【功用】疏肝解郁,化痰消瘿,软坚散结。

【主治】男性乳房发育症。症见男子出现单侧或双侧可触及的乳腺组织,呈圆盘状结节或弥漫性增大,有时可伴有乳头和乳晕增大。局部可感隐痛不适或触痛,少数患者在挤压乳头时可见少量白色分泌物溢出,舌淡苔白,脉弦。

【用法】将上药水煎 2~3 次后合并药液,分三次口服。每天一剂,1 个月为一个疗程。

【方解】男性乳房发育,归属于中医之"乳疬""痰核"等范畴。男子乳头属肝,乳房属肾,若情志不畅,则郁久伤肝,致气机郁滞,蕴结于乳房经脉,经脉阻塞不通,不通则痛,故乳房疼痛;肝气郁久化热,灼津为痰,肝郁气血周流失度,气滞痰凝血瘀结聚成块,故见乳房结块。冲任与肾经相并而行,隶属于肝肾,而冲为血海,若肾虚、冲任失调,则气血瘀滞,积聚于乳房则乳房疼痛而结块。治疗当疏肝解郁、化痰消瘰、软坚散结。方中柴胡疏肝解郁、升举阳气,白芍养血敛阴、柔肝止痛,枳壳、香附、陈皮理气化痰止痛,川芎活血化瘀通络,炙甘草补中益气、调和诸药,黄药子、白药子化痰消瘰、凉血止痛,生牡蛎平肝潜阳、软坚散结,法半夏祛痰散结,枸杞子补肾益精,不论肾阴虚亏或肾阳不足,皆可应用。

【加减】若症见压痛、胀感明显者,加醋炒延胡索 30g、郁金 15g、薤白 10g,以行气止痛;若症见乳肿块较硬,加醋炒三棱 30g,醋炒莪术 30g、猫爪草 20g、炙山慈姑 30g,以化痰散瘀。

【注意事项】调畅情志;定期复查乳腺超声、肝功能。

# 补天汤治疗生长激素缺乏性侏儒症

生长激素缺乏性侏儒症又称垂体性侏儒症,患者在出生后或儿童期起病,因下丘脑-垂体-胰岛素样生长因子生长轴功能障碍而导致生长缓慢,身材矮小,但比例匀称。按照病变部位可分为垂体性和下丘脑性,本病多见于男性,男女比例为 3~4:1。

【组成】太子参 30g,炙淫羊藿 30g,熟地 20g,炒杜仲 10g,黄精 20g,天冬 15g(去心),麦冬(去心)15g,炒黑枸杞 30g,煅珍珠母 50g。

【功用】补益脾肾。

【主治】生长激素缺乏症。症见身材矮小,发育落后,伴有少气懒言,四肢乏力,不思饮食,神烦易怒,手足心热,出汗多等,舌质多红,舌体胖嫩,苔少部分有花剥,脉弦细。

【用法】将上药水煎 2~3 次后合并药液,分三次口服。每天一剂,3 个月为 1 个疗程。

【方解】中医无生长激素缺乏症这一病名,根据患儿身材矮小,发育落后等一系列表现,目前多数学者将矮小症归属于"五迟"范畴。肾主先天之精,脾主后天之精,脾肾健全,精血充养,心神安定,生长发育正常。若父之精气和母之阴血虚弱,则先天肾气失充,胎元不足,婴儿出生后可见有五脏不坚之候。后天调摄失当,尤其乳食失节,生活失宜,致使脾胃损伤,气血虚弱,进而五脏失养,则生长缓慢,身材矮小。因此,中医对此病的治疗以补先天、后天之不足为主。拟补天汤,药用淫羊藿、熟地黄、杜仲、枸杞子补先天之气血,太子参、黄精、天冬、麦冬充后天之气阴。肝藏血,心主血,精血亏虚,心肝必燥,药用珍珠母,入心、肝两经,以平肝潜阳,定惊安神。全方补先、后天之精血,同时安定精血亏虚之躁动不安,使亏虚之精血得以补充,使燥之神气得以安定。

【加减】若症见大便稀溏,加炒芡实 20g、煨木香 10g、炒葛根 30g,以补脾止泻;若症见盗汗,加浮小麦 50g、煅牡蛎 30g，以固表止汗；若兼有食滞者，加炒神曲 15g、炒山楂 30g，以消食导滞；若症见舌质白腻，加藿香 10g、姜炒厚朴花 10g、炒砂仁(砸碎)10g，以化湿开胃；若症见手足心热、出汗，加用制龟板 20g、蒸山萸肉 30g、生山药 30g，以滋阴潜阳。

【注意事项】加强合理营养，均衡饮食，充足睡眠，适当锻炼。

# 黄连降糖散治疗糖尿病

糖尿病是一组由多种病因引起的以慢性高血糖为特征的代谢性疾病，是由于胰岛素分泌和(或)作用缺陷所引起。长期碳水化合物以及脂肪、蛋白质代谢紊乱可引起多系统损害，导致眼、肾、神经、心脏、血管等组织器官慢性进行性病变、功能减退及衰竭；病情严重或应激时可发生严重代谢紊乱，如糖尿病酮症酸中毒、高渗高血糖综合征等。

【组成】姜炒黄连 100g，人参 50g，煨天花粉 100g，炒泽泻 100g。

【功用】清热生津，益气养阴。

【主治】糖尿病。症见多饮、多食、多尿口渴、善饥、消瘦、舌红、苔黄、脉细数。

【用法】将上药共研为细末，装入瓶内备用。同时，每次服 5g，每天三次，开水送服。

【方解】糖尿病，根据其典型症状，归属于中医"消渴"范畴。"消渴"之名首见于《素问·奇病论》，另有"消瘅""膈消""肺消"等名称。历代医籍中对消渴病病因均有记载，《灵枢·五变》中有"五脏皆柔弱者，善病消瘅"的观点，《易·义》也载有："火炎则水干，故消渴责之无水"的论点。由此可见，该病由津液亏耗而致，凡导致津液耗伤的因素均为消渴的病因。中医学认为，消渴为气阴两虚所致，"内热伤阴耗气"为糖尿病基本病机，内热灼伤津液，消渴乃成，气阴两虚贯穿糖尿病始终，治宜以清热生津、益气养阴为根本大法。方中黄连苦寒坚阴，人参生津益脾、大补元气，天花粉清热生津，泽泻渗湿利水、排浊降脂。四药配合，共奏清热生津、益气养阴之功。

【加减】若症属口干、口渴明显者，加用生山药 100g、生地黄 100g、炙五味子 100g，以养阴生津；若症属消谷善饥明显者，加生石膏 100g、玉竹 50g，以泻火养阴；若症属小便频数明显者，加用茯苓 100g、桂枝 50g、白术 100g，以化气利水；若症属大便秘结者，加炒桃仁 50g、炒柏子仁 50g，以润肠通便。

【注意事项】糖尿病饮食；适量运动；监测血糖。

# 黄芪桂枝五物汤加味治疗糖尿病性周围神经病变

糖尿病周围神经病变是因糖尿病而引发的神经病变，常表现为对称性损害，下肢较为严重。临床常见症状为：四肢末端疼痛、痛觉过敏、麻木，夜间及寒冷时加重，有如穿上袜子及手套感，还有麻木、针刺、灼热或如踏棉垫感。此病可引起肌张力下降,肌无力甚至肌萎缩。

【组成】黄芪 100g,桑枝 30g,白芍 30g,炒当归 20g,生地黄 20g,怀牛膝 30g,山药 30g,茯苓 30g,地龙 15g,防风 20g,桂枝 50g,独活 15g,炙甘草 10g。

【功用】益气养阴,活血通络,祛风止痛。

【主治】糖尿病周围神经病变。症见双下肢对称性凉、麻、痛,舌紫暗,苔薄白,脉涩。

【用法】加水煎沸 30min,滤出药液,再加水煎两次,每次 20min,去渣,三煎药液兑匀,分早、中、晚三次,饭前送服,每天一剂。

【方解】根据其相关临床症状可将其归属于"血痹""痹症"等范畴。中医理论认为,消渴的主要病机为阴虚燥热。对于糖尿病周围神经病变发病,大多医家认为,由于消渴日久,气阴亏耗,无力推动血液运行,致使血脉瘀阻;血行无力,则无法将阳气疏布于肢末,导致气虚不能载血运行,阴亏不能荣达肌肤,正所谓"不通则痛""不荣则痛"。《素问·逆调论》中提到:"营气虚则不仁,卫气虚则不用,营卫俱虚,则不仁且不用。"表明营卫之气亏虚则可出现肢体麻木、感觉减退及肢体功能下降的症状。临床观察发现,糖尿病周围神经病变患者大多伴有神疲乏力、少气懒言、自汗畏风等兼症,由此表明糖尿病周围神经病变患者多以气虚为主。"黄芪桂枝五物汤"为张仲景《金匮要略·血痹虚劳病脉证并治》治疗"血痹"之方剂,以益气温经、和营通痹为法,主治肌肤麻木不仁、脉微而涩。原文所述"血痹阴阳俱微,寸口关上微,尺中小紧,外证身体不仁,如风痹状,黄芪桂枝五物汤主之。"方中重用黄芪大补元气,合桂枝益气通阳,桂枝合芍药以调和营卫,当归、生地黄滋阴养血,桑枝、防风和独活以祛风通络,地龙通络止痛,牛膝引药下行,炙甘草调和诸药。全方益气养阴,活血通络,祛风止痛。

【加减】若症见口干口渴,加用炙五味子 30g、葛根 30g,以生津止渴;若症见疼痛甚,加用制乳香 10g、制没药 10g,以散瘀定痛;若症见肢体畏寒甚,加大桂枝用量到 30g、细辛 3g,以温经通络;若下肢灼热,加炒黄柏 20g,以清热燥湿。

【注意事项】避免四肢挤压,保持血流通畅;避免四肢受冷或灼伤等。

# 化疽汤治疗糖尿病肢端坏疽

糖尿病肢端坏疽又称糖尿病脱疽,是神经病变及血管病变在肢端的慢性严重并发症,由糖尿病性血管病变引起下肢动脉硬化,逐渐发展为肢端坏疽,往往从下肢疼痛、感觉异常和间歇性跛行等症状开始,进而发展到肢端大块组织坏死、腐败感染等坏疽症状。

【组成】忍冬藤 100g,玄参 100g,赤芍 50g,当归 30g,丹参 30g,红花 20g,川牛膝 30g。

【功用】清热祛湿解毒,活血化瘀通络。

【主治】糖尿病肢端坏疽。症见下肢溃破流脓,皮损处红肿热痛,伴下肢麻木不仁,趺足背动脉搏动减弱或消失,舌红少苔,脉细涩。

【用法】加水煎沸 30min,滤出药液,再加水煎两次,每次 20min,去渣,三煎药液兑匀,分早、中、晚三次,饭前送服,每天一剂。

【方解】糖尿病肢端坏疽属中医"脱疽""臁疮""坏疽""肌痹""脉痹"等范畴,病机为消渴日久,阴虚燥热,气血瘀阻,脉络不通,热毒蕴结。气虚血瘀,脉络蕴毒,血脉瘀阻败坏为其基本病因,病位在血脉,故治当清热祛湿解毒,活血化瘀通络。化疽汤方中用忍冬藤清热解毒、疏风通络,玄参滋阴清热,凉血解毒,重用二味以清下肢津中之热毒;用赤芍凉血活血,以清下肢血中之热毒;当归、丹参养血活血,以去瘀生新;红花辛温,活血化瘀,通络止痛,又可防止上药之寒凉;川牛膝引药下行。全方祛邪不忘扶正,以祛邪为主,扶正为辅,旨在祛邪而不伤正。

【加减】若症属溃破处流脓臭秽者,加炒苍术 30g、金银花 30g、炒黄柏 20g,以解毒燥湿;若症见疼痛甚,加制元胡 30g、炒川楝子 20g,以行气止痛;若症见肿胀明显,加茯苓皮 50g、大腹皮 30g、车前草 50g,以渗湿利水;若后期伤口难收者,减忍冬藤、玄参用量,加黄芪 60g,合当归以益气养血。

【注意事项】寒凝血脉者禁用。嘱咐患者戒烟限酒;必要时可配合清创治疗。

# 补中益气汤加味治疗中枢性尿崩症

中枢性尿崩症是因下丘脑-垂体束,垂体后叶病变,使抗利尿激素合成、转运、储存或释放缺陷导致肾小管回吸收水障碍的疾病。可发生于任何年龄,以青年为多,主要表现为烦渴、多饮、多尿、低比重尿和低渗尿,24h 尿量可达 5~10L,一般不超过 18L。可伴有明显脱水、体重减轻、头昏头痛、心动过速等临床症状。

【组成】炒芡实 30g,炒山药 30g,炙黄芪 50g,炒陈皮 20g,炒当归 20g,升麻 6g,炒益智仁 10g,炒金樱子 30g,炒补骨脂 15g,白蒺藜 20g,人参 10g。

【功用】补中益气,固肾缩尿。

【主治】中枢性尿崩症。症见小便次数增多,夜间为甚,尿量大,伴见身体消瘦,口干口渴,多饮,乏力,舌红少苔,脉细数。

【用法】加水煎沸 30min,滤出药液,再加水煎两次,每次 20min,去渣,三煎药液兑匀,分早、中、晚三次,饭前送服,每天一剂。

【方解】本病表现为烦渴引饮,小便清长,尤以多尿、津液脱失为特点,又见乏力、消瘦,属中医学"消渴病"范畴。中医治疗本病的报道目前较少,南京市中医院的张济群认为其由脾肾两虚所致,中国中医科学院广安门医院的林兰认为其根本病机是肾阴亏虚,病及肺、脾、肾三脏,但重点在肾脏。由此可见,此病阴虚为本,病久必伤气耗血,《景岳全书》指出:"有形之血难以速生,无形之气所当急固。"因此,治疗本病当补中益气、固肾缩尿。补中益气汤出自李东垣的《内外伤辨惑论》,书中提到:"气高而喘,身热而烦,其脉洪大而头痛,或渴不止,其皮肤不任风寒而生寒热。"此处用黄芪补肺气,人参补元气,当归养血滋阴,陈皮理气化湿以防气之滞、水之停。大量饮水必导致胃中清气下沉,故用升麻,其属气之轻而味之薄者,引胃气以上腾,复其本位,便能升浮以行生长之令矣。再加芡实、山药、益智仁、金樱子、补骨脂以固肾缩尿。本病以肝肾阴虚为本,久则肝阳上亢,加白蒺藜以平肝解郁。

【加减】若症见手足心热,加制龟板 20g(先)、制鳖甲 20g(先),以滋阴潜阳;若症见畏寒肢冷,加炮鹿角胶 15g、制紫河车 20g,以温肾补精;若症见纳少腹胀,加炒山楂 30g、炒麦芽 30g、炒枳壳 20g,以消食除胀;若症见胃腑积热、大便不通兼头痛甚者,加生石膏 30g、熟大黄 10g、黄芩 15g,以通腑泄浊;若症见夜寐不实,加炒夜交藤 50g、合欢花 15g,以解郁安神。

【注意事项】服药期间饮食清淡;定期监测电解质。

# 消膏汤治疗单纯性肥胖

肥胖症是以体内脂肪细胞增多以及体积增加为主要特征的一种全球性的慢性代谢性疾病,其中以单纯性肥胖居多。近年来,随着中国经济社会的发展和国民收入的增长,人们的生活水平不断提高,饮食结构不断改变,超重和肥胖人群已接近总人口的四分之一,成为影响居民健康的重要疾患。单纯性肥胖病患者全身脂肪分布较为均匀,较少出现内分泌紊乱、代谢障碍等疾病,但长期的单纯性肥胖容易诱发高血压病、冠心病、糖尿病、心脑血管病的发生,对中老年人健康危害较大。

【组成】党参 20g,茯苓 30g,炒白术 50g,炒陈皮 10g,醋炒莪术 30g,炒鸡内金 30g,炒槟榔15g,炒山楂 20g,炒泽泻 30g,明矾 3g,炙甘草 10g。

【功用】益气健脾,化积消胀。

【主治】单纯性肥胖。症见乏力,腹胀,胸闷,嗜睡,头晕,舌淡苔白腻,脉沉缓。

【用法】加水煎沸 30min,滤出药液,再加水煎两次,每次 20min,去渣,三煎药液兑匀,分早、中、晚三次,饭前送服,每天一剂。

【方解】中医学认为本病属“肥胖病”范畴。中国传统医学很早就有对肥胖的认识,《黄帝内经》认为肥胖与体质、饮食、劳逸失度、情志失调有关。如《素问·通评虚实论》提到:“肥贵人,则膏粱之疾也。”《素问·奇病论》亦记载:“必数食甘美而多肥也。”患者平素过食肥甘,或暴饮暴食,一方面损伤脾胃,致脾气虚弱,中焦气机失调;另一方面可致水谷精微运化失常,堆积成膏脂,即痰湿内阻,碍滞脾胃运化,故脾气虚弱、痰湿内阻是单纯性肥胖的主要病机。治以益气健脾,化积消胀。方用党参、茯苓、白术、甘草,取四君子汤之意以益气健脾;山楂、鸡内金、槟榔、莪术、陈皮消积除胀,泽泻、明矾渗湿燥湿。其中,白术、茯苓、泽泻三药为《金匮要略》泽泻汤的组方,可有效治疗肥胖症患者清阳不升,浊阴上犯所致的眩晕、嗜睡等常见证,现代研究证实泽泻汤有显著降血脂效果,又是《伤寒论》五苓散方的重要组成,三药相伍,可增强利水渗湿、补脾健运之功。《医学衷中参西录》云山楂擅入血分为化瘀要药,且能消化饮食积滞,若以甘药佐之,化瘀血而不伤新血,开郁气而不伤正气,其性尤平和。诸药相伍则健脾、顺气、消积、祛湿,使得脾健而痰湿不能生,痰湿消而脾胃强健。

【加减】若症属气虚甚,重用党参 50g,以益气健脾;若症属腹胀甚者,加姜厚朴 15g、炒枳壳 20g,以下气除满;若症见大便秘结,加熟大黄 10g,以通腑泻浊;若症见畏寒肢冷,加桂枝 20g、炙黄芪 30g、炙淫羊藿 30g,以温补肾阳。

【注意事项】规律饮食,注意营养搭配,适量运动。

# 消瘿饼治疗甲状腺囊肿

甲状腺囊肿多由于甲状腺结节内出血而形成,血块吸收后即为囊性肿块。一般无全身症状,基础代谢率正常,甲状腺可有不同程度肿大,能随吞咽上下移动,肿块较大者容易压迫气管和食管,引起吞咽困难,休息睡觉时呼吸困难,有的出现面部青紫、声音嘶哑、静脉扩张。

【组成】昆布 100g,炒白芍 50g,白芷 50g。

【功用】养血平肝,祛风燥湿,软坚散结,消肿止痛。

【主治】甲状腺囊肿。一般无症状,甲状腺超声诊断为甲状腺囊肿,囊肿大者可见囊肿随吞咽上下移动,甚则吞咽困难,伴烦躁易怒或抑郁低落,舌淡苔白,脉沉。

【用法】共为细末,用上白面 1kg 和药末拌匀,做成 10 个饼子,用火烙熟,每天吃一个。

【方解】甲状腺囊肿属于中医学的"瘿瘤"范畴。《诸病源候论》云:"瘿者,由忧恚气结而生。"现代医家认为肝郁气滞、气滞化火、火热迫血妄行;或脾胃虚弱,运化水湿失职而痰饮内生;或脾气亏虚,血失统摄而离经;或肝郁气滞、气虚失于推动均可导致瘀血停滞。气滞、痰凝、血瘀壅滞于颈部,即可发为瘿瘤。故治疗当养血平肝,祛风燥湿,软坚散结,消肿止痛。方中昆布归肝、胃、肾经,消痰软坚,利水消肿。白芍归肝、脾经,养血调经,敛阴止汗,柔肝止痛,平抑肝阳。白芷入肺、脾、胃经,祛风,燥湿,消肿,止痛。《日华子本草》提到:"破宿血,补新血,治疗瘰疬。"白芍、白芷合用生血养肝,平抑肝阳。全方共奏养血平肝、祛风燥湿、软坚散结、消肿止痛的效果。

【加减】若症属囊肿质软伴气滞痰凝者,加四制香附 30g、炒陈皮 30g、茯苓 30g,以行气化痰;若症属颈部疼痛伴烦躁者,加炒黄芩 20g、炒僵蚕 10g,以清热止烦、祛风止痛;若症属囊肿质较硬者,加醋炒三棱(砸碎)50g、醋炒莪术 50g(砸碎),以破瘀散结。

【注意事项】孕妇禁用。调畅情志,避免忧思郁怒。忌食辛辣油腻食物。每 3 个月复查一次甲状腺超声。

# 天王补心丹加减治疗慢性疲劳综合征

慢性疲劳综合征由美国疾病控制和预防中心于 1988 年正式命名。是一种原因不明的精神及躯体的虚弱状态,持续时间大于 6 个月,以疲劳、低热(或自觉发热)、咽喉痛、肌痛、关节痛、头痛、注意力不易集中、记忆力差、睡眠障碍和抑郁等非特异性表现为主的综合征。临床检查多无明显器质性改变。

【组成】人参10g,炒白术30g,炙甘草20g,炒当归30g,炙远志15g,炒柏子仁10g,炒合欢皮50g,炒酸枣仁30g(捣),熟地20g,茯苓20g,炙黄芪30g,炙五味子30g,炒陈皮10g,煅龙骨30g,炒夜交藤50g,大枣20枚,炒郁金20g。

【功用】健脾益气,养血安神,疏肝解郁。

【主治】慢性疲劳综合征。症见疲乏无力,寐不安,抑郁或烦躁,或头痛,或咽痛,或关节痛,舌淡苔薄白,脉细弱。

【用法】加水煎沸30min,滤出药液,再加水煎两次,每次20min,去渣,三煎药液兑匀,分早、中、晚三次,饭前送服,每天一剂。

【方解】中医学没有慢性疲劳综合征病名的记载,但疲劳作为中医临床中常见症状,在中医古籍中常被描述为"懈怠""懈惰""四肢劳倦""四肢不举"及"四肢不欲动"等。根据这些描述,本病可归属于中医之"虚劳""脏燥""郁证""百合病"等范畴。从脏腑论治,躯体的乏力及易疲劳与脾、肝有直接的关系。如《素问·太阴阳明论》云:"今脾病不能为胃行其津液,四肢不得禀水谷气,气日以衰,脉道不利,筋骨肌肉,皆无气以生,故不用焉。"脾主肌肉及四肢,脾的功能低下,则表现为四肢困倦、乏力。《素问·六节藏象论》说:"肝者,罢极之本。"明确指出肝脏功能失调是产生疲劳的重要原因。中医认为"心主神明,心主血脉,为君主之官,五脏六腑之大主",因此当心主神明,心主血脉之功能受损时,可出现乏力、心悸、不寐等症状。从气血津液论治,气是人体生命之根本,对人体具有推动、温煦、化生、防御和固摄的作用。气虚则百病皆生。《素问·举痛论》曰:"劳则气耗,喘息汗出,内外皆越,精神竭绝。"说明过劳可导致气耗,气虚又可导致脏腑功能低下,人体易出现神疲乏力。而《素问·上古天真论》指出:"肾者主水,受五脏六腑之精而藏之。"王冰将此解释为:"五脏六腑,精气淫溢,而渗灌于肾,肾脏乃受而藏之。"故肾强则五脏精气充沛,肾弱则五脏精气亏虚,相对而言,五脏精气充沛则肾强,五脏精气亏虚则肾弱,因此肾虚被认为是本病的原因,也是本病所引起的结果。五脏精气亏虚日久,必然导致气滞、血瘀等病理产物的产生。综上所述,此病虚实夹杂,涉及肝、心、脾、肾四脏。故治疗当健脾益气,养血安神,疏肝解郁。天王补心丹出自《校注妇人良方》,本为滋阴清热、养血安神之剂,此方舍天冬、麦冬、玄参、生地黄以去滋阴清热之力,存养血安神之功,加白术、陈皮、甘草合茯苓以健脾益气,加当归、黄芪、熟地黄、大枣以益气补血养精,加龙骨、夜交藤以安神定志,加合欢皮、郁金以疏肝解郁,同时郁金可活血化瘀。

【加减】若症见头痛,加炒川芎30g、羌活10g,以祛风止痛;若症见咽痛,加炒牛蒡子15g、玄参20g,以利咽止痛;若症见腰背酸困,加炒女贞子20g、炒菟丝子20g,以补益肝肾;若症见纳呆,加炒砂仁10g(后下,捣碎)、炒薏米30g,以化湿开胃。

【注意事项】服药期间清淡饮食,禁烟酒,畅情志。

# 第七章 血液病系

## 黄芪藤枣汤治疗白细胞减少症

白细胞是一类有核的血细胞。正常人的外周血白细胞数目是 4~10×10⁹/L,当外周白细胞总数超过 4×10⁹/L 时,称为白细胞增多;持续低于 4×10⁹/L 时称为白细胞减少。白细胞减少症由于原因不明和继发于其他疾病之后而引起的疾病,分为原发性和继发性两大类。原发性者原因不明;继发性者认为其病因可由急性感染,物理、化学因素,血液系统疾病,伴脾肿大的疾病,结缔组织疾病,过敏性疾病,遗传性疾病等,获得性或原因不明性粒细胞减少等。白细胞减少症起病较缓慢,多数可有头晕、乏力、四肢酸软、食欲减退、低热等非特异表现。有少数人易产生继发感染。

【组成】炙黄芪50g,鸡血藤30g,大枣60g,女贞子20g,丹参15g,黄精20g。

【功用】补肾滋阴,养血活血。

【主治】白细胞减少症。症见气短,乏力纳差,腰膝酸软,五心烦热,舌质淡暗,苔白或苔少,脉细软无力。

【用法】加水煎煮30min,滤出药液,再加水煎两次,每次煎20min,去渣,三煎所得药液兑匀,分早、中、晚三次,饭前送服,每天一剂。

【方解】白细胞减少症中医学中无相同病名,依其症乏力、头晕、心悸、易外感发热等表现,本病归属于中医学"气血虚""虚劳""温病"等范畴。中医学认为,白细胞减少症的发生与心、肝、脾、肾四脏有关,其中与脾、肾两脏的关系尤为密切。本病初期多是气血两虚、脾气亏损为主,晚期伤及肝肾,总以脾胃肝肾虚损为本,中医治疗白细胞减少症采用益气养血、补肾益精、健脾养胃法。方中黄芪益气健脾,鸡血藤养血活血,大枣培补脾胃、养营安神,黄精补脾润肺,女贞子补肾滋阴,丹参活血祛瘀、清热除烦。诸药合用,共奏益气健脾、养血活血、滋补肝肾之功。

【加减】临床应用本方时,可根据病情随证加减。若症属阴虚重,加干地黄20g、玄参15g、麦门冬15g,以滋阴降火;若症属湿热重,可加石苇15g、白茅根30g,以清热利尿除湿;若潮热、盗汗,加炒胡黄连10g、地骨皮30g,以清虚热、除骨蒸;若食纳差,加焦三仙各15g、陈皮9g,以消食开胃;若症属失眠多梦,加炒酸枣仁30g(捣)、炒柏子仁10g,以养心安神。若症属气虚血弱者,方中可加当归补血汤合补中益气汤加减,以益气和胃,温补脾肾;若症属脾肾阳虚者,方中可加炙附子10g(先煎)、鹿角胶10g(炮珠)、巴戟肉10g、炙仙灵脾20g、炒补骨脂10g、肉桂6g、桑葚子20g、甘草 10g,以补肾健脾、益精养血。

【注意事项】服药期间忌食寒凉、生冷、温燥等食物,避免过度劳累。如发生粒细胞缺乏症者应入院积极治疗。

# 芍药甘草汤加减治疗嗜酸性粒细胞增多症

周围血液中嗜酸性粒细胞绝对数大于 $0.4×10^9/L$ 时称为嗜酸性粒细胞增多症。临床上表现为多种多样,变态反应性疾病、皮肤病、寄生虫感染、胃肠道疾病、高嗜酸性粒细胞综合征等均可为此症的表现。一般多见于寄生虫及过敏等因素,实验室检查可确定诊断。嗜酸性粒细胞增多症,应以治疗原发病为主。若由寄生虫过敏引起,只要去除病因,不需特殊治疗,预后就很好;若患者有脏器受损,则无论嗜酸性粒细胞增多的程度,均应给予降低嗜酸性粒细胞计数或阻断嗜酸性粒细胞效应的治疗。在中医文献中对于表现为咳嗽、发热、呼吸困难等的嗜酸粒细胞性肺炎,可参照"咳嗽""喘证"等相关证型治疗。对于表现为发热、腹痛、腹泻等症状的嗜酸细胞性胃肠炎,可参照"腹痛""胃脘痛"等治疗。对于表现为呼吸道过敏反应和血管炎等症状的嗜酸性肉芽肿性血管炎者,可在辨病与辨证结合的基础上予以治疗。

【组成】海蛤壳 50g,鱼腥草 30g,炙桑白皮 20g,炙地骨皮 15g,炒白芍 20g,炒黄芩 10g,炙甘草 6g,青黛 5g。

【功用】清热化痰,缓急止痛。

【主治】嗜酸性粒细胞增多症。表现为发热、咳嗽、咳痰等,诊断为嗜酸粒细胞性肺炎者,或表现为恶心呕吐,腹痛者,诊断为嗜酸细胞性胃肠炎者,均可依据此方加减治疗。

【用法】加水煎煮 30min,滤出药液,再加水煎两次,每次煎 20min,去渣,三煎所得药液兑匀,分早、中、晚三次,饭前送服,每天一剂。

【方解】芍药甘草汤出自张仲景《伤寒论》,方中芍药酸寒,益阴养血,缓急止痛;甘草甘温,缓急补虚,二药配伍专治阴血不足、筋脉失养之疼痛。在本方基础上,用海蛤壳能清肺热、化痰浊,鱼腥草消痈排脓,桑白皮泻肺平喘、降逆止呕,地骨皮凉血除蒸、清肺降火,黄芩清热解毒,青黛泻火解毒消斑。全方有养阴、清热、化痰、凉血、利湿等效果,方药精简,标本同治。

【加减】若症见出现皮疹,加紫草 15g、白茅根 30g、板蓝根 20g、生地 20g,以凉血消斑;若症见腰膝酸软,加旱莲草 15g、女贞子 15g、山茱萸 15g,以补肾益精;若症见纳呆苔厚腻,加炒鸡内金 20g、炒莱菔子 20g、炒砂仁 10g(捣,后下)、藿香 10g、佩兰 10g,以芳香化湿;若症见咽干口燥,加麦冬 15g、金银花 30g、玄参 20g,以养阴生津;若症见腹痛严重,方中可加白芍 30g、乌梅 20g、制元胡 20g,以缓急止痛;若症见胃痛吞酸,加炒牡蛎 30g、海螵蛸 15g、制元胡 20g,以抑酸止痛;若症属胃肠湿热者,方中可加葛根芩连汤加味,以清化湿热,调理胃肠;若症属邪热壅肺者,方中可加白苏补肺汤以疏风散寒,宣通肺气;若症属胃肠气滞者,方中可加半夏泻火汤,以辛开苦降,和畅气机;若症属肺肾两虚者,方中可加乌梅汤,以补脾益肾。

【注意事项】服药期间避免食用鱼虾等易过敏食物,远离花粉、尘霾等污染环境。

# 当归补血汤加减治疗原发性血小板减少性紫癜

原发性血小板减少性紫癜又称为特发性血小板减少性紫癜,即自身免疫性血小板减少性紫癜,是小儿最常见的出血性疾病。其主要临床特点是皮肤、黏膜自发性出血和束臂试验阳性,血小板减少、出血时间延长和血块收缩不良。西医治疗原发性血小板减少性紫癜以激素治疗为主,也采用免疫抑制剂等治疗,严重时输血和血小板,还可以采用栓脾或脾全切等手术治疗。原发性血小板减少性紫癜的病因及发病机理,迄今尚未被阐明。多认为是一种与免疫有关的疾病。

【组成】炙甘草 30g,黄精 20g,生薏苡仁 30g,茯苓 30g,白茅根 30g,当归 20g,泽泻 20g,黄芪 30g,仙灵脾 20g,生地 20g,小蓟 20g,茜草 15g。

【功用】益气健脾摄血,养血活血凉血。

【主治】原发性血小板减少性紫癜。脾气亏虚兼有虚热内扰者,症见皮肤、黏膜反复散在出血点,斑色淡,面色萎黄或苍白无华,神疲乏力,唇舌色淡,苔白,脉细弱。

【用法】加水煎煮 30min,滤出药液,再加水煎两次,每次煎 20min,去渣,三煎所得药液为 600ml(本方为一剂量)兑匀,分早、中、晚三次,饭前送服,每服 200ml,每天一剂。

【方解】本病属于中医"肌衄""血证""虚劳"等范畴。早在《黄帝内经》中即对血有较深入的认识。《灵枢·百病始生》中指出:"阳络伤则血外溢,血外溢则衄血;阴络伤则血内溢,血内溢则后血。"本病多为本虚标实之证,病位在心、肝、脾、肾四脏,病机在于热、虚、瘀。热有虚实,实热包括胃火、肝之郁火和外感邪毒。虚热指阴虚火旺之热。虚者指脾肾两虚,血液化生不足和失于统摄,或肝肾阴虚,阴虚火旺,迫血妄行。瘀由火热伤络,络伤血瘀,或气虚血瘀,瘀伤血络。病情长久不愈会导致脾肾阳虚或肝肾阴虚。中医治疗以初期有风热者,应疏风清热以宁络止血,血热妄行者应清热凉血,气不摄血者应健脾补气以摄血,阴虚内热者应滋阴降火以宁血,脾肾阳虚者应温阳益髓以生血,瘀血阻络者应活血化瘀以治血。本方从当归补血汤加减而来。方中黄芪、当归补气生血,炙甘草补中益气、甘缓和中,黄精补气养阴、健脾益肾,仙灵脾补肾助阳,二药一阴一阳,一凉一温,可以扶助先天之肾。脾失健运,多生湿停水,用茯苓、泽泻、生薏苡仁健脾利水,又能使补中有通,免犯腻补之过。生地清热凉血、养阴生津,小蓟、茜草、白茅根凉血止血。四药共奏凉血、止血、消斑之效。

【加减】若症属阴血亏虚严重者,加熟地 20g、鸡血藤 30g,以滋阴养血;若症属食欲不振者,加炒陈皮 15g、焦山楂 30g、炒麦芽 30g,以消食开胃;若症属出血绵绵者,加炒白芨 15g(捣)、蒲黄炭 10g(包),配合云南白药口服,以化瘀止血;若症属瘀血明显者,加炒丹皮 15g、赤芍 30g、三七 10g(研细末,分三次吞服),以凉血化瘀;若症属热毒伤里、瘀血阻络者,方中可加犀角地黄汤加减,以清热解毒、止血通络;若症属气不摄血者,方中可加黄芪 30g、党参 20g、白术 30g、茯苓 30g、棕榈炭 15g、三七粉 10g(分三次冲服),以益气摄血。

【注意事项】出血急性期卧床休息,避免外伤。有颅内出血或内脏出血者,应积极中西医结合治疗。

# 茜草汤治疗过敏性紫癜

过敏性紫癜又称亨-舒综合征,是小血管炎为主要病变的系统性血管炎。临床特点为血小板正常,常伴关节肿痛、腹痛、便血、血尿和蛋白尿。多发生于二至八岁的儿童,男多于女;一般四季均有发病,以春秋两季居多。临床表现为皮肤紫癜,最多出现于下肢关节周围及臀部,呈对称性分布,分批出现,大小不等。此外,常伴腹痛、腹泻、便血、关节肿痛、肾损害等,但血小板不减少。可同时伴发血管神经性水肿、荨麻疹等其他过敏表现。本病是儿童时期最常见的一种血管炎,多发于学龄期儿童,常见发病年龄为 7~14 岁,1 周岁以内婴儿少见。伴有腹痛、腹泻、便血,甚至胃肠道出血者也称为胃肠型紫癜。伴血尿、蛋白尿,肾损害者也称为肾型紫癜。伴有关节肿胀、疼痛甚至关节积液者称为关节型紫癜。

【组成】茜草根 30g,生地 20g,元参 20g,丹皮 15g,防风 15g,阿胶 10g,白芍 15g,黄芩 15g,甘草 6g。

【功用】滋阴清热,凉血止血。

【主治】过敏性紫癜。辨证属阴虚血热,迫血妄行,症见皮肤出现瘀点瘀斑,或伴鼻衄、齿衄、呕血、便血、尿血,血色鲜红或紫红、量少。同时并见烦热,入夜尤甚,口渴,或伴腹痛,舌质红苔少,脉细数。

【用法】加水煎煮 30min,滤出药液,再加水煎两次,每次煎 20min,去渣,三煎所得药液兑匀,分早、中、晚三次,饭前送服,每天一剂。

【方解】本病属血证范畴,中医古籍中所记载的"葡萄疫""肌衄""紫癜风""斑毒"等病证与本病有相似之处。过敏性紫癜的发生,小儿素体禀赋不足,正气亏虚是内因,外因则与外感风热、湿热伤络、饮食失节蕴生内热有关。内有伏热,兼外感时邪是本病发生的主要原因。本病病位多在心、肝、脾、肾。急性期多为阳证、实证。病机重在血瘀、血热。病久者转阴证、虚证,病机不离气虚、阴虚,而各阶段均有不同程度的血瘀证候。本病的治疗,实证以清热凉血为主;虚证以益气摄血、滋阴降火为主。本方由《景岳全书》中的茜根散加减变化而来。方中茜草根凉血止血、行血祛瘀,生地清热凉血生津,元参滋阴凉血、清热解毒,丹皮清热凉血、活血散瘀,防风祛风解表、胜湿止血,阿胶补血止血、滋阴润肺,白芍养血敛阴、柔肝止痛,黄芩清热解毒,甘草调和诸药。合而用之,共奏滋阴清热、凉血止血之功。

【加减】若症属鼻衄、齿衄者,加白茅根 30g、焦栀子 15g,以凉血止血;若症属低热者,加银柴胡 15g、地骨皮 15g、青蒿 10g,以清虚热;若症见盗汗,加煅牡蛎 30g、煅龙骨 30g、浮小麦 30g,以敛汗止汗;若症见出血不止,加云南白药 5g(冲服)、蒲黄炭 15g、仙鹤草 30g,以和血止血;若尿血,加大蓟炭 15g、小蓟炭 15g、藕节炭 20g,以凉血止血;若症见大便出血,加地榆炭 30g、槐花

30g,以凉血止血;若症见腹中作痛,重用炒白芍 15g、甘草 10g,以缓急止痛;若症属关节肿痛者,加三七 9g(分三次冲服)、牛膝 15g,以活血祛瘀;若症属血热妄行者,方中可加犀角地黄汤加味,以清热凉血化斑;若症属气不摄血者,方中可加人参归脾汤加减,以补气摄血;若症属阴虚内热者,方中可加知柏地黄汤加减,以滋阴清热、凉血止血。

【注意事项】消化道出血严重者应禁食;避免接触过敏原。

# 四合粉治疗再生障碍性贫血

再生障碍性贫血简称再障,是一组由多种病因所致的骨髓造血功能衰竭性综合征,外周血液中红细胞、粒细胞和血小板都明显减少。临床上出现较重的贫血、感染和出血。本病约半数病因不明,称为原发性再障,部分可由化学、物理、生物因素对骨髓的毒性作用所引起,称为继发性再障。根据骨髓衰竭的严重程度和临床病程进展情况分为重型和非重型再障以及急性和慢性再障。急性型再障起病急,进展迅速,常以出血和感染发热为其主要表现。慢性型再障起病缓慢,以贫血为首起和主要表现,出血多限于皮肤黏膜,且不严重,可并发感染,但常以呼吸道为主,容易控制。

【组成】徐长卿 30g,炮紫河车 30g,小叶鸡尾草 20g,生甘草 20g。

【功用】益肾健脾,凉血解毒。

【主治】再生障碍性贫血。辨证属于肾阴阳俱虚,兼有热毒内蕴者,症见乏力、眩晕耳鸣、腰膝酸软、面色萎黄或苍白、舌质淡、苔白、脉虚细。

【用法】将上药共研为细末,装入瓶内备用。用时,每日口服四次,五个月为一个疗程,以饭前服为宜。

【方解】慢性再生障碍性贫血属中医"虚劳""血虚""髓劳"等范畴,急性再障属于"急劳髓枯""血证""热劳"等范畴。先天禀赋不足,或后天调养不到,或烦劳过度、饮食失调、大病久病,导致脾肾亏虚,先后天之本不足,则发为此病;或五志过极,火热邪毒内伏,耗伤精髓和阴精而发病。常有五脏相关见症:脾虚失于统血,心虚不能主血,肝虚失于藏血,肾虚精血亏损,内不能和调脏腑,外不能洒陈营卫经脉,卫外之力不足易外感发热。脾为后天之本,气血生化之源,有生血、统血之功;肾为先天之本,主骨生髓。脾肾虚弱,则化源不足,精血亏虚,骨髓造血功能衰退。所以治疗再生障碍性贫血应从脾肾着手,气血、阴阳并补,兼治瘀血、痰湿、热毒等。四合粉乃是笔者治疗再障的验方,有健脾补肾、阴阳并补、清热解毒、利湿止血之效。方中紫河车温肾补精、益气养血,徐长卿祛风除湿止痛,小叶鸡尾草清热解毒、利湿止血,生甘草清热解毒、去痰止咳、缓急止痛,又能调和诸药。

【加减】若症见便结,加首乌 30g、肉苁蓉 30g、白术 20g,以润肠通便;若兼见心虚惊悸,加五味子 15g、龙骨 30g,以养心安神;若症见肌衄,加仙鹤草 30g、旱莲草 20g,以补虚养阴;若症见浮肿,加茯苓 30g、泽泻 30g、桂枝 20g,以健脾利水;若症属瘀血明显者,加赤芍 30g、炒丹皮 20g,以凉血化瘀;若症属气短、乏力者,加黄芪 30g、党参 20g,以健脾益气;若症属纳呆、腹胀者,加炒陈皮 15g、焦三仙各 15g,以消食开胃;若症属脾肾两虚、阳虚偏重者,方中可加温补脾肾汤,以温补脾肾;若症属阴阳两虚者,方中可加阴阳双补汤,以阴阳双补、健脾理气;若症属阴阳气血俱虚者,方中可用滋阴扶阳汤,以益气养血、滋阴扶阳;若症属脾肾不足、精血亏虚者,方中可用生血增血汤,以补脾益肾、养血活血;若症属阴虚阳亢、血热妄行者,方中可加苍玉潜龙汤,以滋阴潜阳、凉血止血。

【注意事项】若服药期间病情危重时,可输少量鲜血或予其他对症治疗,使病情稳定,但不必停服药。服药期间忌生冷辛辣及白萝卜、南瓜等。

# 当归补血汤加减治疗缺铁性贫血

缺铁性贫血是体内缺乏铁导致血红蛋白合成减少,临床上小细胞低色素性贫血、血清铁蛋白减少和铁剂治疗有效为特点的贫血症。本病是婴幼儿发病率最高,严重危害小儿健康,是中国重点防治的小儿常见病之一。一般表现为皮肤黏膜苍白或苍黄,倦怠乏力,头晕眼花,心悸气短,食欲不振,可出现口角炎、舌炎或舌乳头萎缩等。常见的患病人群有哺乳期妇女、生长发育迅速的婴儿,还有患有钩虫病、溃疡病、痔疮、慢性腹泻、肠功能紊乱等疾病的人群。

【组成】党参 30g,熟地黄 20g,大红枣 20 枚,炙黄芪 50g,茯苓 20g,当归 30g,乌梅 20g,山茱萸 20g,菟丝子 20g,阿胶(烊化)10g,炒陈皮 15g,甘草 10g。

【功用】益气养血,填精益髓。

【主治】缺铁性贫血。症见皮肤黏膜苍白或苍黄、头晕耳鸣、心悸气短、倦怠乏力,舌质淡苔白,脉细。

【用法】加水煎煮 30min,滤出药液,再加水煎两次,每次煎 20min,去渣,三煎所得药液兑匀,分早、中、晚三次,饭前送服,每天一剂。

【方解】本病属于中医"血虚""虚劳"等范畴。中医学认为,脾胃为后天之本,气血生化之源;心主血,既行血以维持全身各脏器的正常功能,又参与血的生成;肾藏精,精为血之本;肝藏血,与肾同源,故本病与脾胃及肝肾有关,先天禀赋不足,后天喂养不当,或罹患其他疾病而损伤上述脏腑功能,则可导致本病发生。本病的辨证以气血阴阳辨证与脏腑辨证相结合,治疗当以健脾开胃、益气养血为原则。方中阿胶补血滋阴,党参益气健脾,熟地黄、山茱萸、菟丝子补肾益髓,乌梅酸甘化阴,陈皮、茯苓以燥湿理气,健脾利湿,又能防止补血益肾药物滋腻碍胃,甘草、大枣补中益气,调和诸药。

【加减】若症属气虚重者,改党参为人参,以加强益气补虚之效;若症属内有食积、嗳腐吞酸者,加焦三仙各 15g、炒鸡内金 20g、炙枳实 10g,以消食化滞;若症见便秘,加炒柏子仁 10g、炒火麻仁 10g、决明子 15g,以润肠通便;若症见潮热、盗汗,加制鳖甲 30g、地骨皮 20g、胡黄连 10g,以退热除蒸;若症属脾肾两虚、阳虚偏重者,方中可加肉苁蓉 20g、肉桂 6g、制附子 10g(先煎)、鹿角胶 10g(烊化)、炮干姜 6g、炒白术 30g、高丽参 10g，以温肾益气；若症属阴阳两虚者，方中可加制首乌 20g、炒桑葚子 20g，以补益肝肾、养血益精；若症属阴阳气血俱虚者，方中可加人参归脾汤合二生丸加减，以益气养血、滋阴扶阳；若症属血邪毒内陷证者，方中可加白花蛇舌草 30g、连翘 20g、虎杖 20g、葛根 20g、金银花 30g，以清热解毒、益气养阴、托邪外出。

【注意事项】做好卫生宣教工作，提倡母乳喂养；及时添加富含铁的辅食；对于早产儿应在两月左右给予铁剂预防；重症贫血者，可输红细胞。

# 四苓散加减治疗阵发性睡眠性血红蛋白尿症

阵发性睡眠性血红蛋白尿症是一种后天获得性造血干细胞基因突变所致的红细胞膜缺陷性溶血病，是良性克隆性疾病。临床上主要表现为与睡眠有关、间歇发作的慢性血管内溶血和血红蛋白尿，可伴有全血细胞减少和反复静脉血栓形成。诱发原因有感染、输血、过度疲劳等。主要死亡原因是感染、血栓形成和出血。临床上以青壮年多见，男性显著高于女性。起病缓慢，常以贫血或血红蛋白尿为首发症状，血红蛋白尿发作常在睡眠后明显，轻者尿呈葡萄酒色，重者呈酱油色。发作时可有发热、黄疸、腰腹痛等急性溶血症状。皮肤黏膜可有轻度出血，部分有肝脾轻度肿大。常并发静脉血栓及胆石症，部分与再生障碍性贫血并存，称再障–阵发性睡眠性血红蛋白尿(AA–PNH)综合征。后期有些可转化为急性白血病、再生障碍性贫血或骨髓纤维化。PNH 的治疗应针对如何改善血细胞减少。

【组成】猪苓 20g，茯苓 30g，泽泻 30g，白术 20g，板蓝根 20g，炒栀子 10g，炒大黄 6g。

【功用】清热退黄，利水渗湿。

【主治】阵发性睡眠性血红蛋白尿，尿色如酱油，身黄目黄，口苦心烦，食欲不振，小便色黄或赤，大便溏，黏腻不爽，舌苔黄腻，脉滑数。

【用法】加水煎煮 30min，滤出药液，再加水煎两次，每次煎 20min，去渣，三煎所得药液兑匀，分早、中、晚三次，饭前送服，每天一剂。

【方解】本病多属于中医的"虚劳""血证""黄疸"等范畴。其病因病机为先天禀赋不足，后天失于调养而致脾肾亏虚。脾虚则气血化生乏源，肾虚则水湿运化失司。气血亏虚，日久则气滞血瘀，瘀而化热，与湿邪相合则发为黄疸；或外感时邪入里化热，终成湿热相搏伤及血液熏蒸发黄，脉络受损而动血，属正虚邪实。急性期以湿热内蕴为主，慢性期以气阴两虚，脾肾两虚为主。在急性溶血发作时治疗以清热利湿为主，兼以活血化瘀；无溶血发作时，以贫血为主要症状，应以虚劳论治，以补脾肾为主，加用清热利湿，活血化瘀之品。本方源自《明医指掌》之四苓散，在原方基础上加板蓝根、栀子和大黄。方中猪苓、茯苓及泽泻淡渗利湿；白术健脾燥湿，促进运化，可化水为津，又能输津四布；板蓝根、栀子及大黄可清热利湿，凉血解毒。诸药合用，可利水渗湿，清热退黄。

【加减】若症属倦怠乏力者，可加炙黄芪 50g、党参 30g，以健脾益气；若症见食欲不振者，加焦三仙各 15g,以消食开胃;若症见腰酸腿软、头晕乏力,搭配知柏地黄丸口服,以滋阴降火;若症见皮肤黏膜出血者,加茜草 20g、白茅根 20g,以凉血止血;若症属气血双亏者,方中可加补中益气汤加减,以益气养血;若症属脾肾两虚者,方中可加十四味健中汤加减,以补肾健脾;若症属温热内蕴者,方中可加茵陈五苓散加减,以清热利湿为主,佐以益气养血。

【注意事项】缓解期虚证为主者不宜用本方。

# 自拟扶正祛邪丸治疗骨髓增生异常综合征

骨髓增生异常综合征是一组源于造血干细胞,以血细胞病态造血,高风险向急性髓系白血病转化为特征的难治性血细胞质、量异常的异质性疾病。临床主要表现为贫血。常伴有感染或出血,部分脾脏肿大。任何年龄的男、女均可发病,约80%患者大于60岁。

【组成】炙生黄芪各 50g,鸡血藤 60g,太子参 30g,卷柏 20g,茜草 20g,青黛 15g,女贞子 30g,当归 30g,仙灵脾 20g,丹参 20g,甘草 15g,炙五味子 20g,雄黄 5g。

【功用】健脾滋肾,活血止血。

【主治】骨髓增生异常综合征。症见乏力纳差,面色萎黄,唇甲苍白,烦热口渴,皮肤黏膜散在瘀斑,舌质淡,苔少或薄黄,脉细。

【用法】将上药共研为极细末,水泛为丸,每次 8~10g,每日三次红枣汤冲服。

【方解】本病属中医"虚劳""血虚"范畴。《诸病源候论》载:"虚劳而热者,是阴气不足,阳气有余,故内外生于热,非邪气从外来乘也……劳伤则血气虚,使阴阳不和,互有胜弱故也,阳盛则热,阴盛则寒,阴阳相乘,故发寒热。"本病辨证当辨明阴阳气血、症候虚实及病位深浅。治疗当中西医结合,低危期,治宜益气养血、健脾补肾;高危期,治当清肝解毒、泄热活血,兼以健脾补肾。方中太子参、黄芪健脾补气,使气血生化有源;当归、鸡血藤补血活血,配合丹参使补而不滞,又能活血凉血;女贞子、仙灵脾补肾益阳,稳固先天之本;五味子收敛固涩,补肾宁心;卷柏收敛止血,活血通经;青黛清热解毒,凉血消斑,配合茜草凉血止血;雄黄解毒、燥湿祛痰;甘草调和诸药。全方益气健脾,活血止血。现代药理学研究发现,雄黄可通过诱导肿瘤细胞凋亡,抑制细胞DNA 合成,增强细胞的免疫功能等多种因素发挥抗肿瘤作用。故加用雄黄,小剂量服用,以达到扶正又能祛邪的效果。

【加减】若症属虚烦不得眠者,加炒酸枣仁 30g、龙骨 50g、仙鹤草 20g、旱莲草 20g,以除烦安神;若有发热者,加青蒿 10g、地骨皮 30g、丹皮 20g,以清虚热;若症属肾阴虚者,方中可加青蒿鳖甲汤合人参养荣汤加减,以滋阴补肾续髓;若症属脾肾阳虚者,方中可加桂附八味丸加减,以温补脾肾;若症属热毒炽盛者,方中可加三黄汤合化斑汤加减,以清热凉血解毒;若症属血瘀痰核者,方中可加消瘰丸合桃红四物汤加减,以活血化瘀、软坚散结。

【注意事项】不可过量、久服本药,服药期间定期复查。诊断分型为高危组者应联合西医治疗。

# 加减归脾汤治疗小儿免疫性血小板减少症

免疫性血小板减少症，又称特发性血小板减少性紫癜，是小儿最常见的出血性疾病。其临床特点是皮肤、黏膜自发性出血和束臂试验阳性，血小板减少、出血时间延长和血管收缩不良。本病见于各年龄小儿，以 1~5 岁小儿多见，男女发病数无差异，冬春季发病数较高。大约 80%~90% 患儿发病后 1~6 月内痊愈，10%~20% 的患儿呈慢性病程，病死率约为 0.5%~1%，主要致死原因为颅内出血。

【组成】炙黄芪 20g，当归 15g，炒酸枣仁 10g，茯苓 10g，炒白术 10g，炙远志 9g，炙甘草 9g，龙眼肉 10g，煨木香 6g，人参 6g。

【功用】健脾统血，益气养血。

【主治】免疫性血小板减少症。临床常见皮肤紫斑，色淡红或青紫，伴见面色少华、乏力、头晕，食欲不振，舌淡苔薄白，脉细滑或脉细无力。

【用法】加水煎煮 30min，滤出药液，再加水煎两次，每次煎 20min，去渣，三煎所得药液兑匀，分早、中、晚三次，饭前送服，每日一剂，疗程三个月。

【方解】中医学中无免疫性血小板减少症的病名，根据其出血的临床特征，当属中医学"葡萄疫""斑病""肌衄""紫癜病"等范畴。《景岳全书·血证》指出："盖脾统血，脾气虚则不能收摄；脾化血，脾气虚则不能运化，是皆血无所主，因而脱陷妄行。"《血证论》指出："脾主统血，运行上下，充周四肢，且是后天，五脏皆受气于脾，故凡补剂，无不以脾为主。"《世医得效方》记载："归脾汤治思虑伤脾，心多健忘，为脾不能统摄心血，以致妄行或吐血下血。"方中人参、黄芪同用大补元气，益气生血以摄血止血；当归活血养血，益阴柔肝；白术、炙甘草益气，健脾渗湿；茯苓健脾渗湿，宁心安神；龙眼肉补益心脾，益气养血；酸枣仁养心安神，敛阴生津；木香行气，兼防滋补药壅滞气机。全方共奏健脾统血、益气养血、宁心安神之功。

【加减】若症属紫斑增多、色鲜红者，加仙鹤草 9g、紫草 10g，以凉血止血；若症属面色黧黑、腰痛膝软者，加熟地黄 9g、炒补骨脂 10g，以滋阴养肾；若症见关节疼痛，加鸡血藤 15g、海风藤 10g，以祛风养血通络；若症属阴虚火旺，加墨旱莲 9g、玄参 8g，以滋补肝肾；若症属脾虚统摄无权、血不归经者，方中可加健脾凉血止血汤，以益气健脾、凉血止血；若症属脾肾两虚者，方中可加补脾生血汤，以培补脾肾、益气生血；若症属脾肾两亏、脾失统血者，方中可加扶命培土汤，以助阳养阴、补髓生血；若症属阴虚有热者，方中可加羚羊地黄汤，以清热凉血解毒。

【注意事项】注意防治，避免外感；卧床休息，保持皮肤清洁，避免外伤碰撞。服药期间，忌辛辣刺激、肥甘厚腻之品。

# 第八章 肿瘤病系

## 软肝方治疗肝癌

肝癌分原发性和继发性,原发性肝癌是指自肝细胞或肝内胆管细胞发生的癌肿;继发性肝癌是指原发于别处的癌肿转移到肝脏致使癌变。临床表现主要有肝区疼痛、肝肿大、黄疸、肝硬化、腹水、脾肿大、消瘦、乏力、食欲不振、恶病质等。

【组成】生铁落 30g(醋淬),制鳖甲 30g,半枝莲 30g,姜厚朴 20g,炙甘草 20g,醋炒三棱 50g,醋炒莪术 50g,炒桃仁泥 30g,炙杏仁 10g,熟大黄 10g,赤芍 100g,沉香 5g(后下),炙干姜 6g,党参 30g。

【功用】平肝化热,软坚散结,行气活血,清热解毒。

【主治】肝癌。症见消瘦,乏力,肝区疼痛,腹部胀满,恶心,大便干燥,小便可,皮下瘀点或瘀斑,舌质紫暗有瘀点,苔黄,脉涩。

【用法】加水煎煮 30min,滤出药液,再加水煎两次,每次煎 20min,去渣,三煎所得药液兑匀,分早、中、晚三次,饭前送服,每天一剂。

【方解】原发性肝癌是现代医学疾病名称,依据其主要症状和体征等临床表现,当属中医"肝积""黄疸""鼓胀""胁痛"等疾病范畴。如《难经》载:"肝之积,名曰肥气,在左胁下,如覆杯,有头足。久不愈,令人发咳逆,疟,连岁不已。"本病属于肝热内停、热毒壅结、气滞血瘀而成,故治疗当平肝化热、行气活血、软坚散结、清热解毒。方中用生铁落平肝化热,消食化滞,正如《本草纲目》所云:"平肝去怯,治善怒发狂。"以鳖甲滋阴潜阳,退热除蒸,软坚散结,正如《神农本草经》所云:"主心腹症痕坚积、寒热,去痞、息肉、阴蚀,痔(核)、恶肉。"二药合用平肝化热,软坚散结,共为君药。厚朴、三棱、莪术、桃仁、赤芍行气活血,半枝莲、大黄清热解毒,共为臣药。厚朴、杏仁、大黄、沉香下气除秽,共为佐药。干姜、炙甘草、党参健脾生津,解寒药之凉,以顾护脾胃,共为使药。全方攻补兼施、寒热并用,共奏平肝化热、软坚散结、行气活血、清热解毒之效。

【加减】若衄血,加炒白茅根 30g、炒牡丹皮 15g、炒栀子 15g,并减去三棱、莪术;兼见腹满肢肿、小便不利者,加茯苓 30g、白术 50g、猪苓 30g、泽泻 30g、炒桂枝 30g,以温阳化气、健脾利水;若兼见腹满纳差者,加炒砂仁 10g(捣碎)、煨木香 10g、炒仙鹤草 30g、炒鸡内金 30g,以消食开胃;若热毒盛,加山豆根 15g、炒黄芩 15g;若阴虚,加麦门冬 15g(抽心)、石斛 10g;若血虚,加炒当归

30g、制何首乌 20g;若阳虚,加制淫羊藿 20g、炒补骨脂 15g;热痰盛,加川贝母 10g(细末,冲服)、胆南星 10g;若见寒痰,加制白芥子 10g、姜炒半夏 10g;若兼见乏力出汗者,加蜜制黄芪 50g、防风 15g、炒白术 50g,以益气固表;若兼见心烦失眠者,加炒酸枣仁 30g(捣碎)、制知母 15g、炒黄柏 15g,以养血除烦安神。

【注意事项】忌食辛辣油炸、干硬肥腻之品及烟酒等。

# 三黄止痛膏治疗癌性腹痛

癌性腹痛是由于癌细胞生长迅速,牵拉组织包膜或侵及周围神经组织或癌症引发肠道痉挛所引起的疼痛。有 70%的癌症患者存在癌性疼痛,尤其在中晚期患者,严重影响患者的生存质量。由于脏器多集中在腹部,各种癌性疼痛常表现为腹部不同程度的疼痛。迅速有效地止痛治疗对癌痛患者来说尤为迫切。应用 WHO 推广的"3 阶梯药物止痛法"控制癌痛,疗效虽然比较确切,但长期使用毒副作用大,并受患者耐受性的限制,部分病人止痛效果欠佳。

【组成】熟大黄 100g,制姜黄 100g,炒黄柏 100g,皮硝 100g,芙蓉叶 200g,冰片 50g,制天南星 50g,乳香 50g,没药 50g,雄黄 30g,天花粉 150g。

【功用】清热解毒,祛湿化痰,活血止痛。

【主治】癌性腹痛。症见腹痛,痛有定处,局部可触及包块,触之痛甚,舌红苔腻,脉沉数。

【用法】上药共研细末,过 200 目筛,制成散剂另包备用。以患者所指疼痛部位为贴敷点,疼痛为弥漫性不能明确部位者外敷神阙穴。敷药前先以清水或生理盐水局部清洗,再以生姜片外擦至贴敷点有微热感,使用时取以上散剂 100g,加菜油调成糊状,涂于痛处,外敷面积应略大于肿块范围或疼痛范围。敷药厚度约为 2cm,敷盖纱布,在纱布上再敷盖一层塑料薄膜,用无纺布固定。每天一次。7d 为一疗程。

【方解】癌性疼痛的发生与癌瘤有着密切的关系,属中医学"痛证"范畴,六淫、痰饮、瘀血、内伤七情等都是肿瘤产生疼痛的重要因素,其病机:一为不通则痛,因邪毒内蕴、气滞血瘀、经络壅阻而致疼痛,常由气滞、血瘀、痰湿、热毒等引起,多属实证;二为不荣则痛,由于津液枯涸,骨脉筋肉失养而发生疼痛,多属虚证。中医药治疗癌痛有其独特的优越性,尤其是中药外用源远流长。《理瀹骈文》曰:"外治之理,即内治之理。"《医学源流论》云:"使药性从皮肤入腠理,通经贯络,较之服药尤有力,此至妙之法也。"《医学入门》认为:"敷围内外夹攻,药气相通为妙。"因此治疗此病应从"毒""瘀"着手,以化瘀解毒、通络止痛为法,组成三黄止痛膏。姜黄性温,行气破血止痛;大黄、黄柏性寒,清热解毒,三黄共为君药。皮硝味咸、苦,性寒,泻下通便,润燥软坚,清火消肿;芙蓉叶清肺凉血,消肿排脓;乳香没药活血止痛,雄黄解毒燥湿祛痰;冰片清热散毒;南星散风祛痰止痛;天花粉清热泻火,生津止渴,消肿排脓。诸药辅助三黄以加强清热解毒,祛湿化痰,活血止痛的效果,共为臣佐药。全方以通为用,治疗"不通则痛"之癌性腹痛。

【加减】临证使用时根据疼痛部位酌情化裁。若症见上腹疼痛为主者,加当归 100g、白芍

100g,以柔肝缓急止痛;若症见下腹疼痛为主者,加香附 50g、乌药 50g、小茴香 100g,以理气止痛;若症见两胁疼痛为主者,加川楝子 100g、延胡索 100g,以行气止痛;若症属湿热蕴结者,加炒槐花 30g、焦地榆 30g、白头翁 30g,以清热利湿;若症属瘀毒内阻者,加炒黄柏 30g、苦参 30g、半枝莲 50g,以化瘀解毒;若症属脾肾阳虚者,加炒白术 50g、炮附子 30g、炮干姜 30g、炒吴茱萸 20g、补骨脂 50g,以温肾健脾;若症属气血两虚,加当归 50g、党参 50g、黄芪 50g,以益气补血;若症属肝肾阴虚,加女贞子 50g、蒸山萸肉 30g、知母 30g、黄柏 30g,以滋阴补肾。

【注意事项】过敏体质者慎用。

# 通黄汤治疗阴茎头血管瘤

血管瘤多发生在头、颈及四肢部位,发生于龟头或阴茎者<2%。阴茎头海绵状血管瘤为男性外生殖器少见的静脉血管畸形。是由于毛细血管扩张所形成的生长于阴茎头的一种良性肿瘤。该瘤色如紫红色斑块,表面光滑,边缘清楚,指压褪色。患者一般无明显症状,多于体检时发现,其病变生长缓慢,不易恶变。但当血管瘤累及阴茎血管时,可引起部分血管和淋巴管回流障碍,并发感染,使阴茎增大,龟头部因血液循环不良可发生溃疡且经久不愈。阴茎海绵状血管瘤不但影响阴茎、龟头外观形状,且形成钙化结节后可出现性交疼痛或破裂出血。目前研究结果显示,阴茎海绵状血管瘤可致阴茎勃起障碍。

【组成】炒木通 10g,黄柏 30g(盐炒)。

【功用】利尿通淋,清热燥湿解毒。

【主治】阴茎头血管瘤。症见溃烂、经久不愈,或见感染,小便涩痛者。

【用法】加水煎煮 30min,滤出药液,再加水煎两次,每次煎 20min,去渣,三煎所得药液兑匀,分早、中、晚三次,饭前送服,每天一剂。

【方解】木通清热利水而通淋、消肿;黄柏清热燥湿,泻火解毒。

【加减】若症见出血,可加大蓟 30g、炒白茅根 30g,以凉血止血;若症见排尿涩痛,加瞿麦 30g、萹蓄 30g,以清热利湿;若症属气血两亏,加党参 20g、炒白术 30g、炙黄芪 30g、茯苓 30g,以益气健脾补血;若症见阴茎头血管瘤肿大者,加龙葵 30g、蛇莓 30g、白英 30g、草河车 30g、土茯苓 50g,以利湿解毒,软坚散结。

外用抗癌散治疗阴茎癌。方药:制马钱子 5g,枯矾 15g,炙鸦胆子 5g,制附子 10g,制硇砂 5g,制雄黄 5g,制密陀僧 6g,青黛 10g,轻粉 3g。将上药物共研细末适量撒于肿瘤局部,周围用凡士林纱条保护正常组织,每日换药一次,连用五次。观察局部,若肿瘤未全消尽,仍可再用。

【注意事项】若出血多者,应及时至医院急诊外科处理。

# 自拟活血散结汤治疗外耳道乳头状瘤

外耳道乳头状瘤是耳鼻喉科常见疾病,容易复发,有恶变倾向。早期多无症状,待肿瘤体积增大,症状开始明显,主要为耳内阻塞感、作痒,听力轻度障碍及挖耳时易出血,有时挖出"血块"状物。若继续感染,则耳部疼痛及流脓。检查可见肿瘤多充塞外耳道外段,甚至可露出在外耳道口。基底层一般较广,大小数目不一,表面高低不平,如桑葚状。治疗根据肿瘤生长部位、数量、大小选择不同方法。

【组成】炒当归 20g,川芎 30g,红花 20g,赤芍 50g,昆布 30g,炒青皮 15g,制川牛膝 20g,海藻 30g,炮山甲 15g(细末,分三次冲服。可人工饲养替代或不用),生地 20g。

【功用】活血化瘀,化痰散结。

【主治】外耳道乳头状瘤。

【用法】加水煎煮 30min,滤出药液,再加水煎两次,每次煎 20min,去渣,三煎所得药液兑匀,分早、中、晚三次,饭前送服,每天一剂。

【方解】当归、川芎、红花化瘀滞、通血脉;赤芍、生地清热凉血;海藻、昆布消痰软坚散结;山甲、牛膝活血消瘀;青皮入手少阳经,疏肝化滞,破气散结,并引药入经。

【加减】若症见局部破溃流血者,可外敷焦蒲黄 20g,以化瘀止血;若症见流脓,可加白花蛇舌草 50g、紫花地丁 50g、金银花 30g、黄连 10g,以清热解毒。

【注意事项】孕妇、哺乳期忌用。对于广泛乳头状瘤,特别是耳道堵塞者须选择手术治疗,范围要广,防止瘢痕形成堵塞耳道,但注意不要导致耳郭畸形。

# 第九章　皮肤疮疡病系

## 加减消风散治疗肝病黄疸性皮肤瘙痒

瘙痒是一种自觉症状,五脏皆可使人痒,尤以肝为重,且几乎各类肝病均可伴发此症状,但主要以肝病黄疸性瘙痒为主。主要表现为全身或局部皮肤瘙痒,由于不断搔抓,常有抓痕、血痂、色素沉着及苔藓样变等继发性皮肤损害。

【组成】防风 30g,荆芥 30g,知母 20g,炒地肤子 20g,炒蛇床子 10g,党参 30g,炒当归 30g,焦三仙各 15g,苦参 20g,茯苓 30g,石膏 30g,通草 5g,黄芪 20g。

【主治】肝病黄疸性皮肤瘙痒。症见皮肤泛黄,瘙痒难忍,常有抓痕、血痂,伴肝区胀满疼痛,小便色黄,大便色白如陶土,舌红,苔黄腻,脉弦数右甚。

【功用】清热利湿,祛风止痒,补气养血。

【用法】加水煎沸 30min,滤出药液,再加水煎两次,每次 20min,去渣,三煎药液兑匀,量约600ml,分早、中、晚三次,饭前送服,每天一剂。

【方解】中医学认为肝病黄疸性皮肤瘙痒症属于"风瘙痒""痒风",皆由于"风、湿、热、虚、瘀"之邪作祟,且"风为百病之长""风气通于肝",肝受邪则肝失疏泄,风邪阻滞肌肤不得宣泄而成。正如清代《外科证治全书·痒风》中记载:"痒风遍身疹痒,并无疮疥,搔之不止。"《素问》指出:"诸痛痒疮,皆属于心。"《灵枢》也指出:"搏于皮肤之间……毫毛摇,气往来行,则为痒。"由此可见,此病因湿热蕴积肌肤,疏泄不利,缠绵日久,浸淫血脉,血热生风,致湿热内风兼夹,郁于肌肤腠理之间而发,故治疗当清热利湿,祛风止痒,补气养血。方取消风散本意疏风除湿,清热养血。方中以防风、荆芥祛风止痒,地肤子清热利湿,蛇床子祛湿止痒;知母、苦参、石膏、通草清热祛湿利小便,使得湿热有外出之道;黄芪、茯苓、党参、当归益气养血,焦三仙消食化积,配合茯苓强健脾胃,脾胃强健,使气血生化有源。

【加减】若症属大便秘结者,加熟大黄 10g、芒硝 10g,以通腑排便;若症见黄疸甚,加虎杖 30g、茵陈 30g,以利湿退黄;若症属风燥血热,加蝉蜕 15g、蒺藜 30g、紫草 15g,以疏风润燥;若症属血热甚,可加牡丹皮 20g、水牛角 30g(先煎),以清热凉血;若症属血虚风燥,加生地 20g、熟地 10g、秦艽 20g、白鲜皮 20g;若症属夹血瘀,加炒桃仁泥 15g、炒红花 15g、紫丹参 30g,以活血化瘀;若夜难入眠,加合欢花 20g、夜交藤 30g、炙远志 15g,以养心安神。

【注意事项】忌食辛辣油炸、干硬肥腻之品及烟酒等;定期复查肝功能。

# 乌贼骨散治疗皮肤慢性溃疡

位于体表或黏膜而长期不愈的伤口称之为皮肤慢性溃疡(或慢性溃疡)。症见病位有脓液或渗液,肿痛不安,身热神疲等。

【组成】干乌贼骨100g(去皮),珍珠粉50g,黄芪100g,炒当归50g,炒黄连50g。

【功用】敛疮排脓,活血通络,养血生肌,清热燥湿。

【主治】皮肤慢性溃疡。症见疮面色暗红,时有黄白分泌物,味臭秽,缠绵难愈,舌红苔黄,脉沉。

【用法】打成粉末,贮入瓶中备用。用前先将溃疡面用生理盐水擦洗干净,再取乌贼骨散50g,撒在患处,用消毒纱布包扎好即可。隔日换药一次,十次为一疗程。

【方解】皮肤慢性溃疡是以外伤交叉感染,换药不当,致局部供血不良,组织缺氧,组织坏死腐烂。中医学认为,气滞血瘀,经脉阻隔,湿毒内生,而缠绵不愈。病机主要从"虚""瘀""湿"而论。气虚失于温煦,失于推动,加重血瘀、湿阻;反之,痰湿、瘀血阻塞经脉,阻碍气血运行,久之脏腑功能失司,气血生化之机受阻,以致新血不生,正气不复,疮面难以得到气血精津的濡养滋润,新肌不生。二者互为因果,积年累月,"虚""瘀""湿"顽存,溃疡迁延不愈。治则为敛疮排脓,活血通络,养血生肌,清热燥湿,从而达到愈合康健之目的。方中乌贼骨咸、涩,温,归脾、肾经,起敛疮止血之效,正如《别录》所指出"止疮多脓汁不燥",为主药。其与黄连配伍,乌贼骨性专收敛,涩血敛液而收肌,祛寒湿而通血脉;黄连清热燥湿,泻火解毒,二药同研末外用,功专祛湿、收肌、敛疮。与当归配伍,当归能补血活血,又能排脓生肌;乌贼骨涩血止血,又能敛疮收肌,二药合用,共奏补血止血不留瘀、排脓敛疮不留邪之功。黄芪补气生肌,托毒排脓;当归养血活血,祛瘀生肌,二药合用,补气养血,祛瘀生新。关于珍珠粉,《本草纲目》曰:"珍珠味咸甘寒无毒,镇心点目;珍珠涂面,令人润泽好颜色。涂手足,去皮肤逆胪;坠痰,除面斑,止泻;除小儿惊热,安魂魄;止遗精白浊,解痘疗毒⋯⋯令光泽洁白"等。由此可见珍珠粉用于此处可去浊毒而生肌肤。诸药配伍,补气养血,祛瘀生新,敛疮排脓,除湿生肌。

【加减】若症属气滞血瘀甚者,加制乳香、没药各50g,以行气化瘀;若症属湿热甚者,加金银花50g、连翘20g、野菊花50g,以解毒化湿;若症属坏死溃烂者,加制猪皮50g,以解毒祛腐、敛疮生肌;若症见精神萎靡、神疲体衰,气虚血亏甚者,加人参10g、白术20g、熟地30g以益气养血。

【注意事项】用药期间清淡饮食,禁烟酒。

# 清热祛湿美肤膏治疗热力烧伤

热力烧伤是指火焰、热液、高温气体、激光、炽热金属液体或固体等所引起的组织损害,为通常所称的或狭义的烧伤(临床上也有将热液、蒸汽所致的烧伤称之为烫伤)。临床表现为受伤处红、肿、热、痛、水疱、潮湿或糜烂等。

【组成】大黄50g,黄连30g,栀子30g,白芷50g,连翘30g,当归30g,制乳香50g,制没药50g,儿茶30g,海螵蛸30g,冰片为上药总量的5%。

【功用】清热解毒,活血祛湿,行气止痛,去腐生肌。

【主治】烫伤。Ⅰ度、Ⅱ度水火烫伤,表现为红、肿、热、痛,体液渗出等。

【用法】以上诸药共为细末,用麻油调成糊状,加75%酒精100ml,清创消毒后将此药敷患处,流水者可撒干粉,前两天每天换药一次,以后隔日一次。感染者,加入0.5%红升丹。

【方解】烧伤,中医称为水火烫伤。高温水火犹如湿热毒邪,顷刻侵袭局部皮肉,导致患处热盛肉腐,局部气血津液阻滞、不循经而外渗,故出现红、肿、热、痛、水疱等症状。治疗当清热解毒,活血祛湿,行气止痛,去腐生肌。方中大黄、黄连、栀子、连翘清热解毒;白芷燥湿止痒,消肿排脓;当归养血活血;乳香、没药行气活血,散瘀止痛,消肿生肌;儿茶活血止痛,止血生肌,收湿敛疮;海螵蛸收敛止血,收湿敛疮;冰片清热解毒,消肿止痛;麻油解毒生肌。全方清散与收补共用,使得湿热毒邪得以清散,气血津液得以收补,津血充足,气血通畅,病自愈。

【加减】若症属热盛伤阴,伴发热、创面色鲜红者,加生石膏60g、栀子30g、紫草50g、地榆炭30g,以凉血止血;若症见火热伤津者,加元参30g、麦冬30g(去心);若症见形体消瘦、面色无华、神倦乏力、创面皮肤难生难愈者,加黄芪50g、白术30g、茯苓30g,以调补气血。

【注意事项】敷药期间禁食寒凉辛辣之品。注意局部卫生,防止感染。

# 复方大黄合剂治疗烧伤瘢痕

重度烧伤者,焦痂脱落后,基底肉芽组织逐渐生长,愈合时遗留瘢痕,易成畸形和功能障碍。日久严重者可引发烧伤瘢痕癌,因此早期防治具有重要的意义。

【组成】熟大黄100g,炒山柰60g,毛冬青50g。

【功用】清热解毒,活血行瘀。

【主治】烧伤瘢痕。本方适用于Ⅰ度、Ⅱ度烧伤瘢痕。

【用法】将上药烘干研粉,装入瓶内备用。用时,加入蜂蜜、蒸馏水适量,调成糊状。使用酒精消毒后,将上药均匀涂于伤处,必要时可以无菌纱布包扎。隔日换药一次,五次为一疗程。

【方解】关于本病,中医学无明确记载。陕西倪大钧总结其病机为:火邪袭人,乃骤然暴伤,不论有无内虚先在,均能致病。炎上之火,夹有风邪,火烧之处,高温所及,热甚则肉腐,故局部皮焦肉烂,风热毒气冲注于肌腠,发为火疮。火毒内侵脏腑,同气相求,先及于心,可传他脏。视正气强弱,火毒猛缓,于是出现相应程度的内热征象。此时若经适当的治疗,或正气自行胜邪,轻度烧伤则逐渐痊愈,重度烧伤则呈火毒余邪未尽的热证,外结疤痕。烧伤瘢痕既为火毒病邪所致,必有津液、气血耗伤,因而用清热解毒药物以去火毒,养阴益气之品以补津液。火毒除,津液充,气血足,脏腑阴阳从而得以平衡,功能得以协调,内证自解。瘢痕内风热毒得以清除,壅滞气血渐消,瘢痕即渐行软解。正常气血得以上升,营卫调和,则毛发复生,汗液得出。若所伤筋脉获复,功能障碍消除,瘢痕外证亦解。在此基础上,我们根据久病致瘀、久病入络的中医理论,加以活血通络药,提高了临床疗效。方中大黄泻热毒,行瘀血;山柰温中化湿,行气止痛;毛冬青清热解毒,活血通脉;蜂蜜缓急解毒。全方共奏清热解毒,活血行瘀之功。

【加减】若症见瘢痕质软肿胀者,加苦参50g、白芷50g,以清热燥湿、祛瘀生肌;若症见瘢痕质硬色暗,加炮山甲50g(可人工饲养替代或不用)、三棱30g、莪术30g、炒地鳖虫30g、皂刺30g,以破血生肌。

【注意事项】敷药期间禁食寒凉辛辣之品。

# 消瘢膏治疗瘢痕疙瘩

皮肤所出现的异常瘢痕,称为瘢痕疙瘩,俗称蟹足肿。常因外伤、手术、烧伤、粉刺及搔抓等刺激,毒气尚未全散,肌肤疏泄失畅,气滞血瘀而致。瘢痕高出皮面,病变超出原来创口范围,边缘有不规则的爪状突起,形如蟹足或如蜈蚣,有的呈小片状或条状,色暗红或紫暗,质较硬,表面发亮,局部微微作痒,阴天加重,病程长,可逐渐增大,很少自行萎缩。

【组成】醋500ml,五倍子250g,蜈蚣20条,蜂蜜500ml。

【功用】攻毒散结,收湿敛疮,散瘀消痈。

【主治】瘢痕疙瘩。症见病变部位凸出不平,边缘不规则,色红或暗红伴痒或刺痛,饮酒或吃辛辣等刺激性食物后症状加重,舌暗红,苔黄,脉数。

【用法】五倍子、蜈蚣共研细末,蜂蜜、食醋、兑煮烧开,加五倍子、蜈蚣粉共熬成膏。每次根据面积大小取适量软膏,涂敷患处。每日换药一次。

【方解】中医学对瘢痕疙瘩研究较早,且积累了宝贵的经验。西汉马王堆出土的《五十二病方》,宋代的《太平圣惠方遗方》都有治疗瘢痕的记载。瘢痕疙瘩的中医命名很多,明代《证治准绳疡医》称"黄瓜痈",清代《医宗金鉴》称"肉龟",近代名医赵炳南将其命名为"锯痕症",其他命名有"肉蜈蚣""蟹足肿"等。中医学认为本病是素有湿毒内蕴或肺胃湿热,复有金刀、火毒和毒虫外伤,伤及肌肤,气滞血瘀,瘢痕增生,日久而成瘢痕疙瘩。故治疗当攻毒散结,收湿敛疮。方中蜈蚣辛、温、有毒,具有熄风镇痉、攻毒散结、通络止痛之功效,正如《玉楸药解》所云,蜈蚣"拨脓消肿"。五倍子,味酸、涩,性寒,功能收湿敛疮,正如《开宝本草》所言:"疗齿宣疳蟨,肺脏风毒流溢皮肤作风湿疮,瘙痒脓水,五痔下血不止,小儿面鼻疳疮。"《日华子本草》也指出:五倍子"治中药毒,消酒毒。"二药一热一寒,合用后使得寒湿、湿热消于水火之间,共同达到攻毒散结、收湿敛疮的效果。且五倍子合蜂蜜可去蜈蚣之毒,使其去性存用。醋记载于《名医别录》中,在《伤寒论》中又谓之苦酒,具有散瘀、止血、解毒、杀虫的功效,《别录》中说:"消痈肿,散水气,杀邪毒。"《本草拾遗》中提到:"破血运,除症决坚积,消食,杀恶毒,破结气,心中酸水痰饮。"全方共奏攻毒散结、收湿敛疮、散瘀消痈之效。

【加减】若症见坚硬难消,加炮山甲30g(可人工饲养替代或不用)、炒桃仁30g、草红花30g,以活血散结;若症见瘢痕根红,加丹皮30g、赤芍30g,以清热活血;若症见瘢痕色暗,加肉桂15g(去皮,去籽)、细辛15g,以温经散寒。

【注意事项】敷药期间禁食寒凉辛辣之品。

# 蝎甲散治疗慢性窦道

慢性窦道是指由于坏死而在表面形成的开口深在性盲管。其形成的主要原因是细菌侵犯了骨和软组织,引起骨和软组织同时出现在局部具有持续性慢性炎症的一种表现形式,这些细菌或由其所引起患部的各种致炎介质又持续性刺激周围软组织而引起应激反应使大量脓性分泌物引流不畅,被迫首先在深部软组织内迂回破坏,形成窦道。

【组成】制全蝎50g,炮山甲50g(可人工饲养替代或不用),黄芪100g。

【功用】消肿排脓,攻毒散结,益气生肌。

【主治】慢性窦道。症见窦道长期难愈,常有少量脓液流出,肉芽色暗,质硬,舌淡苔薄白,脉沉细。

【用法】共为细末,每服5g,每天三次。

【方解】慢性窦道多因原发疾病迁延不愈,邪气未祛,正气已伤所致。临床表现为窦道瘢痕形成,脓液淋漓不断。余邪未尽而见脓液渗出,正气已虚则久不收口,正邪相争,虚实互结使窦道形成。故治疗当补正祛邪相兼。方中全蝎熄风镇痉,通络止痛,攻毒散结;炮山甲(可人工饲养或不用)通经下乳,消肿排脓,搜风通络,正如《药性论》:"治山瘴疟。恶疮,烧敷之。"《日华子本草》:"治小儿惊邪,痔漏、恶疮、疥癣。"《本草纲目》:"除痰疟寒热,风痹强直疼痛,通经脉,下乳汁,消痈肿,排脓血,通窍杀虫。"上两味合用消肿排脓,攻毒散结,共同达到祛除邪气之功效。黄芪补气固表,托毒排脓,利尿,生肌,扶正气以助祛邪生肌。全方扶正祛邪同用,使得邪去正复,疾病可愈。

【加减】若症见窦道口流脓色黄味臭而多者,加大黄30g、黄连15g、金银花30g,以清热排脓;若症见脓去但疮口色淡难收者,加当归30g、鸡血藤30g、制猪皮30g,以养血生肌;若症属湿热下注者,加萆薢20g、薏米30g;若阴虚湿热,加青蒿10g、制鳖甲20g、地骨皮20g、制知母15g、炒黄柏 15g、土茯苓 30g。

【注意事项】孕妇禁用。服药期间禁食寒凉辛辣之品。

# 椒黄粉治疗体癣

体癣,又称圆癣,本病因皮损多呈钱币状、圆形,故名圆癣,亦称铜钱癣,发于股胯、外阴等处者,称阴癣(股癣)。以青壮年男性多见,多发于夏季,好发于面部、颈部、躯干及四肢近端。圆癣初起为丘疹或水疱,逐渐形成边界清楚的钱币形红斑,其上覆盖细薄鳞屑。病灶中央皮疹消退,呈自愈倾向,但向四周蔓延,有丘疹、水疱、脓疱、结痂等损害。圆癣的皮损特征为环形或多环形、边界清楚、中心消退、外围扩张的斑块。斑块一般为钱币大或更大,多发时可相互融合形成连环形。若发于腰间,常沿扎裤带处皮肤多汗潮湿处传播,形成带形损害。舌质微红,苔薄黄,脉细数。

阴癣发于胯间与阴部相连的皱褶处,向下可蔓延到阴囊,向后至臀间沟,向上可蔓延至下腹部。由于患部多汗潮湿,易受摩擦,故瘙痒明显,发展较快,皮肤损害基本同圆癣,自觉瘙痒,搔抓日久皮肤可呈苔藓样变,类似于神经性皮炎,愈后常留下色素沉着。病情多在夏季发作或扩大,入冬癣减轻,甚至痊愈。

【组成】川椒 50g,硫黄 50g。

【功用】清热解毒,杀菌止痒。

【主治】体癣。临床表现初起为皮肤瘙痒,丘疹或水疱,逐渐形成边界清楚的钱币形红斑,其上覆盖细薄鳞屑;发展到后期病灶中央皮疹消退,呈自愈倾向,但向四周蔓延,有丘疹、水疱、脓疱、结痂等损害。舌淡,苔薄,脉浮数。

【用法】先将川椒焙干后再与硫黄共研为细末,装入瓶内备用。用时,以生姜断面蘸药粉搓擦患处 5~10min,每日早、晚各一次,晚上洗澡后再擦药。

【方解】体癣。中医认为,其病因病机多为风毒客于肌肤所致,治宜解毒杀虫。方中川椒辛大热,入脾、胃、肺、肾四经,温中止痛杀虫。现代药理研究认为,川椒对皮肤真菌有抑制作用。硫黄酸温,有毒,入肾、大肠二经,外用与皮肤分泌液接触,则形成硫化碱,具有软化表皮和杀虫作用。

【加减】若症属风邪较甚,可加防风 20g、荆芥 20g,以祛风止痒;若症属热毒较甚,可加石膏 30g、金银花 30g、连翘 20g,以清热解毒;若症属血燥,加生地 20g、首乌 20g、鸡血藤 30g;若症属体癣糜烂者,可选用苦参 100g、土荆皮 50g、黄柏 100g、百部 50g、青黛 30g,水煎 6000ml,药温 35℃左右,浸洗浴。每日一至两次,每次 30min。

【注意事项】皮肤溃破者慎用。

# 五倍子散加减治疗花斑癣

花斑癣俗称汗斑,相当于中医学的紫白癜风,是由腐生的花斑癣所引起的一种慢性浅表性霉菌病。花斑癣基本损害是黄豆大的圆形斑,略带灰色、棕色、黄色或褐色,有时仅隐约可见,有细小糠麸样鳞屑。由于皮屑的存在,紫外线无法透过,因此,去皮屑后,病区比正常皮肤颜色略浅,甚至发白,可视为本病的一个特征。皮损颜色深浅不同,颇似花斑。发病部位主要在胸和背上部,重者可延及大部分躯干和四肢近端,颈面部均可累及。本病病程缓慢,冬天皮疹可自行消退,来年夏天又复发。

【组成】炒五倍子 50g,硫黄 30g,白附子 20g,枯矾 20g。

【功用】清热解毒,收湿敛疮,杀菌止痒。

【主治】花斑癣常发生于多汗体质青年,可在家庭中互相传染。皮损好发于颈部、躯干,尤其是四肢近心端多汗部位,一般为大小不等、边界清楚的圆形或不规则的无炎症性斑块;色淡褐、灰褐至深褐色,或轻度色素减退,或附少许糠麸状细鳞屑,常融合成片;可伴有轻微痒感,常夏发冬愈,复发率高。舌红,苔黄腻,脉滑数。

【用法】以上四味药研细末,用醋调如糊状,充分调匀备用。用时先将皮损处用清水洗净、揩干,而后用黄瓜蒂(也可改用生姜片)蘸药稍用力涂擦患处,每天三次,连用 15d 后改为每天擦两次,连用两周即可。

【方解】花斑癣。花斑癣相当于中医学的紫白癜风,中医认为其病机主要为湿热所致,风、湿、热外袭,郁于腠理,淫于皮肤所致。方中五倍子收湿敛疮;硫黄清热解毒、杀虫止痒;白附子清热解毒;枯矾解毒杀虫。全方共奏清热解毒,收湿敛疮,杀菌止痒之功效。

【加减】若症属风邪较甚,可加防风 20g、荆芥 20g,以祛风止痒;若症属热邪较甚,可加石膏 30g、黄芩 20g,以清热燥湿;若症属湿邪较甚,可加薏苡仁 30g、佩兰 20g,以芳香化湿;若症属皮肤瘙痒明显者,可加地肤子 30g、白鲜皮 20g,以加强止痒之效。

【注意事项】皮肤溃破明显者慎用。

# 克癣洗剂治疗足癣

足癣是真菌感染引起的常见病、多发病,具有传染性。在夏季,常可发生继发性感染,引起蜂窝组织炎、淋巴管炎、淋巴结炎和丹毒,如发生自身过敏则引起癣菌疹(当小腿丹毒反复发作后,即可发生橡皮腿)。如不彻底治疗,可导致终身不愈。愈后如不采取预防措施,仍可复发。临床可分为 4 型:①水疱型;②鳞屑型;③浸渍糜烂型;④湿疹型。

【组成】明矾 30g,生地榆 50g,花椒 50g,黄柏 50g,苦参 100g,白芨 50g,百部 50g,红花 30g。

【功用】祛湿清热,凉血活血,杀虫止痒。

【主治】手足癣。临床表现为:以皮下水疱,趾间浸渍糜烂,渗流滋水以及角化过度、脱屑、瘙痒为主;夏秋病重,多起水疱、糜烂,冬春病减,多干燥裂口。舌红,苔黄微腻,脉细数。

【用法】将上药加水煎约 20min 后,取其药液 3000ml,再加入食醋 100ml,食盐 50g,每天浸泡患处一次,每次 30min。

【方解】手足癣因染湿热邪毒而起,本方祛湿清热,杀虫止痒。明矾、花椒解毒杀虫、燥湿止痒;黄柏、苦参清热燥湿,红花、地榆活血止血,百部、白芨杀虫敛疱。全方共奏祛湿清热杀虫、生肌活血止痒之功。

【加减】若症见皮肤开裂严重,加炉甘石 50g、橡皮 30g;若湿热重,加苍术 50g、薏苡仁 60g、丹参 50g,以清热燥湿。

【注意事项】敷药期间忌食烟酒及辛辣刺激性食物。

# 手癣疗治疗手癣

手癣是发生于手掌面的霉菌病,主要从足癣传染而来,以手直接接触足癣是主要传染因素。临床分为两个类型。

(1)鳞屑型:开始在一侧掌心或指侧出现针头大水疱,疱壁较厚,不自行破裂。急性发作可有轻微炎性反应,伴有痒感。水疱干后成点状、白色鳞屑,大的中心表皮脱落,留下有狭窄边缘的环状损害。

(2)慢性湿疹型:掌心逐渐变成弥漫性增厚,伴有小片鳞屑,触之粗糙,常对称分布,形态酷似慢性湿疹,称为霉菌性湿疹。在夏季可发生水疱使痒加剧,在冬季皮肤干燥时,可发生裂隙引起痛感,病情缓慢,常年不愈。

【组成】大风子 30g,木鳖子 30g,皂角子 30g,白鲜皮 50g,苦参 50g,皂矾 20g,雄黄 20g,荆芥 30g,防风 30g,食醋 3kg。

【功用】清热解毒,祛风燥湿,杀虫止痒。

【主治】手癣。临床表现多数为单侧发病,也可波及双手。皮损特点为:初起为掌心或指缝水疱或掌部皮肤角化脱屑、水疱,水疱多透明如晶,散在或簇集,瘙痒难忍。水疱破后干涸,叠起白屑,中心向愈,四周继发疱疹,并可延及手背、腕部。病程为慢性,反复发作。舌红,苔黄腻,脉滑数或濡数。

【用法】上药用醋浸泡 24h 左右即可使用。将患肢浸入药液中,每次 30min,每天两次,一个月为一个疗程。药液干后可再加醋一次,一服药液可连续泡洗一个月。

【方解】手癣。中医认为手癣相当于中医学"鹅掌风",其病机主要为湿热内盛,发于腠理皮肤所致。方中大风子解毒杀虫、祛风燥湿;木鳖子攻毒疗疮;皂角子祛风止痒;白鲜皮清热解毒,除湿祛风;苦参杀虫止痒;皂矾解毒敛疮,燥湿杀虫;雄黄解毒杀虫;荆芥、防风祛风止痒。

【加减】若症属明显风邪者,可加防风20g、荆芥20g,以祛风止痒;若症属湿热较甚,可加石膏30g、黄芩20g、薏苡仁30g,以清热燥湿;若皮肤瘙痒剧烈,可加地肤子20g、白鲜皮30g,以加强止痒之效。

【注意事项】皮肤糜烂或溃破者禁用。

# 水冰糊膏治疗酒糟鼻

酒糟鼻又称玫瑰痤疮,是一种发生于面部中央的慢性皮肤炎症,有弥漫性皮肤潮红,伴发丘疹、脓疱及毛细血管扩张等,多在中年时期发病。胃肠道功能障碍、精神因素、病灶感染、嗜酒、辛辣食物、冷热的刺激、毛孔内毛囊虫的寄生等可能是其诱因。病情进展分红斑期、丘疹脓疱期、鼻赘期,但各期并无一定的界限。

【组成】水银3g,冰片5g,樟脑5g,红粉3g,大麻仁50g,核桃仁50g。

【功用】清热泻火,除湿润肤,活血祛瘀。

【主治】酒糟鼻。临床表现为鼻尖或鼻两翼出现红斑,压之褪色,或在红斑基础上出现痤疮样丘疹、脓疱,毛细血管扩张明显,局部灼热,或鼻部组织增生,呈结节状,毛孔扩大,舌质红,苔黄,脉弦滑涩。

【用法】先将大麻子仁和核桃仁捣烂,然后加入其余四种药一起再捣细拌匀,密封备用。此膏油质少,黏度差,用时要慢慢涂药,每晚睡前用药一次,涂至局部有薄薄而均匀的一层药膏后,用大小合适的四层纱布包扎固定,翌晨起床后,把药膏和纱布一起除掉,10d为一个疗程。用药后如无不良反应可继续治疗,连续用两三个疗程,有过敏反应者应停止用药。

【方解】方中水银、樟脑、红粉除湿杀虫,散肿止痛;冰片清热泻火,活血祛瘀;大麻子仁、核桃仁护肤润肤。

【加减】对于长期饮酒者,加葛花20g,以解酒毒;若便秘,加生大黄10g、厚朴10g,以润肠通便;若症见局部灼热明显者,加牡丹皮20g,以清热凉血;若症见鼻部组织增生呈结节状者,加海藻20g、皂角刺20g,以散结消肿。

【注意事项】敷药期间忌食烟酒、辛辣刺激性食物及肥甘厚腻之品。

# 疥疮速效方治疗疥疮

疥疮系疥螨侵袭皮肤所致,其特点为皮肤上出现丘疹、疱疹。主要发生在指缝、腕屈面以及下腹、生殖器等处。剧烈瘙痒,夜间尤甚,为接触性传染。

【组成】硫黄 30g,苦参 30g,贯众 30g,苍术 20g,五倍子 20g。

【功用】清热燥湿,祛风杀虫。

【主治】疥疮。临床表现为皮损以水疱为多,丘疱疹泛发,壁薄液多,破流脂水,浸淫糜烂,或脓疱多,或起红丝走窜,舌红,苔黄腻,脉滑数。

【用法】上药共研细末,去粗存细,用生猪油 100g 调捣泥,以布包裹,烘热出油,趁热擦揉患处,每天数次。

【方解】方中硫黄、贯众清热解毒,燥湿杀虫止痒;苦参、苍术清热燥湿,祛风杀虫;五倍子解毒降火;猪油既为赋形之剂,又使药效长留患处,杀灭疥虫以达祛风止痒之效。全方共奏清热燥湿,祛风杀虫之效。

【加减】若症见皮肤瘙痒明显者,加地肤子 20g、白鲜皮 20g,以燥湿止痒;若症属湿热明显,加黄芩 20g、薏苡仁 30g,以清热燥湿。

【注意事项】发病及用药期间忌食辛燥鱼腥发物。

# 荆防蛇床子散加减治疗头虱

头虱多见于卫生条件较差的农村地区,妇女及儿童为高发人群。在头上可见到虱虫,但更常见的是虱卵,为卵圆形有光泽的小白点,斜附在发干的一侧。咬处瘙痒剧烈,抓破后有渗液、血痂、湿疹样变或继发感染。重者浆液渗出可使头发粘连并散发臭味。

【组成】荆芥 50g,防风 50g,白芷 30g,白鲜皮 50g,地肤子 50g,蛇床子 50g,川椒 50g,甘草 30g。

【功用】杀虫灭虱,祛风止痒。

【主治】头虱。临床表现为头皮发痒,抓破后有渗液、血痂,渗液较多者可有臭味;舌淡,苔薄,脉浮或浮数。

【用法】水煎,洗患处,每天三次。

【方解】荆芥、防风、白芷以祛风疏表;白鲜皮、地肤子、蛇床子、川椒杀虫灭虱止痒;甘草调和诸药。全方共奏杀虫灭虱,祛风止痒之效。

【加减】若症见渗液较多,加黄芩 30g、薏苡仁 30g,以燥湿止痒;若症见出血多,可加地榆炭 20g、焦栀子 20g、茜草 20g、紫草 20g,以凉血止血。

【注意事项】发病及用药期间保持头部皮肤清洁干燥。

# 桂附煎加减治疗冻疮

冻疮是由于较长时间的寒冷和潮湿刺激引起的组织损伤。多见于儿童、青年女性或久坐不动、周围血液循环不良者。当手指、手背、脚趾、足跟、鼻尖、耳轮、耳垂等处受凉后,局部发生紫红色水肿性斑,边界不清,触之较冷,压之易褪色,去压后红色恢复较慢,呈局部血流积滞,常对称分布,有痒、胀和烧灼感。重者可发生水疱和出血性大疱,破后可形成溃疡。春暖时自愈,遗下色素沉着或瘢痕,入冬易复发。

【组成】桂枝 50g,红花 50g,附子 30g(先煎),荆芥 30g,紫苏叶 20g。

【功用】祛风消肿,活血祛瘀,温经活络。

【主治】冻疮。临床表现为局部麻木冷痛,肤色青紫或暗红,肿胀结块,或有水疱,发痒,手足清冷;舌淡,苔白,脉沉或沉细。

【用法】将上药加水 3000ml,煎沸,稍冷却后即将患部浸泡在药液中。每天浸泡三次,每次20~30min,并边浸边用药渣揉搓患部。若患部不宜浸泡者,可用毛巾蘸药液敷患部。每剂药可用 3d。若患部皮肤破溃,可先作外科溃疡治疗处理,待溃疡愈合后再用上法治疗。

【方解】中医认为冻疮的病因病机为寒邪侵袭,面部血管机能障碍,气血运行不畅以致凝滞而成。方中桂枝温通经脉、通阳化气,红花活血祛瘀、舒经活络,附子善温脾肾、散寒止痛,荆芥、紫苏发散风寒、祛风消肿。综观全方,共奏祛风消肿、活血祛瘀、温经活络之功效。

【加减】若症见皮肤瘙痒,加地肤子 30g、白鲜皮 20g,以祛风止痒;若症见瘀血明显,加黄芪 30g、丹参 30g、红花 20g,以活血化瘀;若症见疼痛明显,可加醋元胡 20g、醋乳香 20g、醋没药 20g,以散瘀定痛;若病情长时间迁延不愈,出现气虚证,可加黄芪 50g、党参 30g、山药 30g、白术 30g,以益气健脾。

【注意事项】发病及用药期间忌食寒凉饮食。

# 桂附桃红汤加减治疗寒冷性多形红斑

由于寒冷引起多形性红斑又称多形渗出性红斑,临床表现为红斑、丘疹、水疱的急性炎症皮肤病。本病女性患者略多于男性,男女发病率之比约 1:1.5。病程数天至数年不等。反复发作两年以上者约占 41%~54%。发病部位除面、耳、四肢远端暴露部位包括指(趾)屈侧及掌跖部外,尚见于踝、膝、臀和腰部。损害为水肿性丘疹及中央有水疱的水肿性紫红斑,或可呈轻度出血性红斑;亦可见虹膜样红斑,中央有水疱,并可发生糜烂。多伴瘙痒,或可不痒。

【组成】桂枝 30g,党参 20g,红花 20g,黄芪 30g,丹参 30g,桃仁 20g,当归 20g,炙附子 15g(先

煎)、炒陈皮 15g。

【功用】温通经脉,活血化瘀。

【主治】多形红斑(寒凝血瘀证)。临床表现为手足皮肤瘙痒、红肿、疼痛,严重者出现红斑;舌淡伴有瘀点,苔白,脉沉细涩。

【用法】加水煎沸 30min,滤出药液,再加水煎两次,每次 20min,去渣,三煎药液兑匀,分早、中、晚三次,饭前送服,每天一剂。

【方解】中医认为本病系阳气不达,复感寒冷侵袭,气血运行不畅,经脉阻隔,气血凝滞肌肤。方中桂枝、附子温通经脉,红花、丹参、桃仁、当归活血化瘀;党参、黄芪、陈皮补气活血。全方共奏温通经脉,活血化瘀之效。

【加减】若症属寒重者,可加炮干姜 6g、炒吴茱萸 15g,以温肾散寒。

【注意事项】发病及用药期间忌食寒凉饮食;脾胃虚寒者慎用。

# 参冰三黄酊治疗痱子

痱子是夏季常见的一种皮肤病。由于外界温度高、湿度大,汗腺分泌过多和汗液蒸发不畅,表皮的汗管角化引起汗孔堵塞,汗液滞留,汗管破裂,汗液外逸而形成小水疱。好发于肘窝、颈部、躯干、肥胖者的股内侧、女性乳房及小儿的面部。自觉瘙痒、刺痛和灼热感。如广泛发生,可出现无汗症。搔抓或可继发脓疱疮、毛囊炎或假疖等。

【组成】苦参 50g,生大黄 50g,雄黄 30g,黄连 20g。

【功用】清热解毒,除湿止痒,消疹爽肤。

【主治】痱子。临床表现为皮损呈小水疱、丘疹或丘疱疹,烧灼,刺痒感,或搔抓溃破者可出血,舌淡,苔薄黄腻,脉滑细。

【用法】将上药浸泡于 75% 酒精 500ml 中两三天后,用消毒后的棉花蘸药汁涂于患处,每天四次。

【方解】痱子,又称红色粟粒疹,也称热痱,好发于夏季,高温潮湿的环境中。中医学认为,本病多因脾胃运化不健,暑湿之邪外侵,湿热毒邪相合,熏蒸肌肤,汗邪不畅所致。治宜清热解毒,除湿止痒,消疹爽肤。方中苦参、生大黄、黄连清热解毒,除湿;冰片清热开窍,消肿止痛,爽肤止痒;雄黄辛温,能解毒,善杀虫。全方共奏清热解毒,除湿止痒,消疹爽肤之功效。

【加减】若症见皮肤瘙痒明显者,加地肤子 30g、白鲜皮 30g,以祛风止痒。

【注意事项】发病及用药期间饮食宜清淡。

# 皮炎散治疗夏季皮炎

夏季皮炎是热天常见的皮肤病。此病好发于四肢,其次是胸、腹部,开始为红色粟粒大小之丘疹,成群排列,以后逐渐连成片状。一般无水疱及无渗出。如搔抓继发感染时会糜烂。瘙痒明显,难以忍耐,尤其在阳光照射下瘙痒更为剧烈。

【组成】连翘 20g,熟川军 10g,白矾 5g,白芷 20g,苦参 30g,甘草 15g。

【功用】清热燥湿,杀虫止痒。

【主治】夏季皮炎。临床表现为皮肤颜色正常,稍肿,按之无凹陷,无明显皮疹,患者用力搔抓皮肤后,隐见皮下硬结,摸之皮肤有热感稍碍手。舌质红,苔黄厚腻,脉滑数。

【用法】加水煎沸 30min,滤出药液,再加水煎两次,每次 20min,去渣,三煎药液兑匀,分早、中、晚三次,饭前送服,每天一剂。

【方解】夏季皮炎中医病名为"暑热疮",共同病机为暑热湿盛。患者临床表现上均有热邪与湿邪合而为病的特征,只是因患者体质不同常表现为热胜或湿胜,故治疗中既要清热又要祛湿,只是应有所侧重,因此选方就不同。方中苦参、白矾燥湿杀虫;连翘清热解毒,川军清热燥湿,泻火解毒;白芷活血排脓、生肌止痛;甘草调和诸药。全方共奏清热燥湿,杀虫止痒之功。

【加减】若症见皮肤瘙痒明显,可加白鲜皮 35g、土茯苓 50g,以燥湿止痒;若兼见湿邪较重、舌苔厚腻者,可加苍术 30g、佩兰 20g、炒薏米 30g,以健脾燥湿;若兼见热邪较重、口干者,可加石膏 30g、知母 15g,以清热泻火、滋阴生津。

【注意事项】发病及用药期间忌食辛辣刺激性饮食及肥甘厚腻饮食。

# 皲裂膏治疗手足皲裂

手足皲裂是指手足皮肤粗糙、裂口出血,灼热而痛,足部尤易发作且重,同时还可伴两目干涩、心烦耳鸣等。

【组成】猪油 100g,蜂蜜 150g,硫黄 30g。

【功用】滋润肌肤,解毒生肌。

【主治】皮肤皲裂。临床表现有手足皮肤粗糙、裂口出血,灼热而痛,瘙痒,足部尤易发作且重;舌淡苔薄,脉细。

【用法】将猪油入锅内放炉火上煎沸,待冷却后与蜂蜜调匀,加入硫黄(研为细末后,过120目筛)搅拌均匀。用上药膏前先用温开水浸泡患处 15~30min,去掉污垢后每天三次擦皲裂膏。如在晚上临睡前擦一次,使皮肤能充分吸收,则疗效会更好。

【方解】方中猪油性味甘咸平,入脾、胃、肾经,有滋阴润燥作用,《本草逢原》称猪油"精者补肝益血",《本草备要》又称猪油"其味隽永,食之润肠胃,生精液,丰肌体,固其所也"。蜂蜜性味甘平,入肺、脾、大肠经,能补中润燥,止痛解毒。《本草纲目》将蜂蜜的功效概括为五种作用:"蜂蜜,其入药之功有五:清热也,补中也,解毒也,润燥也,止痛也。生则性凉,故能清热,熟则性温,故能补中,甘而和平,故能解毒,柔而濡泽,故能润燥,缓和可以去急,故能止心腹肌肉疮疡之痛,和可以致中,故能调和百药而与甘草同功。"硫黄性味酸温,有毒,入肾、大肠经,本品有以毒攻毒的作用,且有杀虫之功。合而用之,共奏滋润肌肤,解毒生肌之功效。

【加减】若症属皮肤瘙痒明显者,可加白鲜皮 30g、土茯苓 30g,以祛风止痒;若症见出血明显者,可加煅石膏 60g,以生肌止血。

【注意事项】发病及用药期间忌食过燥饮食。

# 复方五倍子乳膏治疗鸡眼

鸡眼由于是足底或足趾长期受压和摩擦,使局部表皮角质层过度增厚所形成的圆锥形角质物。其底部向上,尖端向下,中央有一半透明的核心,因压迫真皮乳头层感觉神经而发生疼痛,影响行动。

【组成】五倍子 50g,生石灰 50g,石龙芮 50g,樟脑 20g,轻粉 5g,血竭 10g,凡士林 100g。

【功用】敛疮生机。

【主治】鸡眼。临床表现有皮损为境界清晰的淡黄色、深黄色圆形、椭圆形角化过度,绿豆至蚕豆大,平于皮面或略高于皮面,表面光滑有皮纹,质坚实,削去外层则可见到致密的核心向下楔入真皮,恰似倒置的圆锥。

【用法】各研细粉,调匀(可加温)成膏即成。先用热水泡洗患处,待鸡眼外皮变软后,用刀片仔细刮去鸡眼的角质层,贴上剪有中心孔的胶布(露出鸡眼),敷上此药,再用胶布贴在上面。每天换药一次。

【方解】鸡眼中医又称为肉刺,首见于隋《诸病源候论》。该书在"肉刺候"中记载:"脚趾间生肉如刺,谓之肉刺。肉刺者,由著靴急,小趾相揩而生也。"唐《外台秘要·肉刺方》则首先介绍了本病外治方法:"好薄刮之,以黑木耳取贴之自消烂。"然鸡眼之病名则首见于清《医宗金鉴·外科心法要诀》:"此证生在脚趾,形如鸡眼,故俗名鸡眼。根陷肉里,顶起硬凸,疼痛,步履不得.或因缠脚,或著窄鞋远行,皆可生之。"方中五倍子收湿敛疮,生石灰燥湿杀虫、止血定痛,石龙芮拔毒散结、消肿止痛,樟脑杀虫止痛,轻粉、血竭敛疮生肌。全方共奏敛疮生肌之功效。

【加减】若兼见皮肤瘙痒明显者,可加白鲜皮 30g、土茯苓 50g,以祛风止痒;若症属疼痛明显者,可加红花 30g、五灵脂 50g,以活血定痛。

【注意事项】发病及用药期间忌食辛辣刺激饮食。

# 红花甘油散治疗胼胝

胼胝俗称老茧,足掌跖或其他部位的皮肤长期受到反复的摩擦或压迫,致使局部发生保护性的、硬而光滑的局限性片状硬块。基本损害为角化过度,扁平而稍高出皮面,质地坚硬,中央较厚,边缘较薄的斑片,呈半透明、黄白色或淡黄色,边界不清,感觉迟钝,汗腺减少,病情缓慢,无主观不适感,重者可有压痛。

【组成】红花 50g,地骨皮 50g,甘油 100g。

【功用】活血祛瘀,润肤保湿。

【主治】胼胝。临床表现有皮损表现为淡黄色而坚实的角质增生斑块。中央较厚,表面光滑,局部感觉迟钝,有轻度压痛。

【用法】先将红花、地骨皮研末,再与甘油调匀,涂敷患处,并包扎,每天 1~2 次。

【方解】胼胝中医又有"牛程蹇""土栗""琉璃疽"之称,病名首见于隋《诸病源候论》,该书在"手足发胝候"中说:"有手足忽然皮厚涩而圆短如茧者,谓之胼胝。此由行气沉行,不荣其表,故皮涩而成胝。"明《外科正宗》将远路速行而突发之胝,伴有脓疱者,称为"牛程蹇"。明《证治准绳》将染毒化脓又延至足旁者,称为"琉璃疽"。清《医宗金鉴》又称本病为"土栗"。中医认为胼胝是由于局部受压或摩擦而致气血运行不畅,瘀阻日久,皮肤失养而成。方中红花活血祛瘀止痛,地骨皮清热凉血,甘油润肤保湿。全方共奏活血祛瘀,润肤保湿之功效。

【加减】若症属瘀血明显者,可加炒桃仁 50g、血竭 20g,以活血化瘀。

【注意事项】用药期间保持皮肤清洁干燥。

# 紫花地丁治疗生漆皮炎

生漆主要成分是漆酚,具有高度致敏性。皮疹初发在身体暴露部位,以面、颈、手背、前臂等处为多见,少数病例亦同时发生于外生殖器及股内侧。首先出现弥漫性潮红、水肿,在红肿的基础上迅速发出密集的小丘疹或水疱,可融成大疱,破后渗出糜烂,亦可向四肢、躯干发展,伴剧烈瘙痒感。发病严重者可伴有发热、头痛、食欲减退、心悸等全身症状。

【组成】紫花地丁 50g,麻黄 50g,甘草 30g。

【功用】清热解毒,凉血消肿。

【主治】漆过敏性皮炎。临床表现有起病较急,首先出现弥漫性潮红、水肿,在红肿的基础上迅速发出密集的小丘疹或水疱,可融成大疱,破后渗出糜烂,亦可向四肢、躯干发展,皮疹瘙痒剧烈。

【用法】加水煎 3000ml,热浴 30min,温度 40℃左右,每日热浴 1~2 次。

【方解】生漆皮炎相当于中医学的"漆疮",其病机主要为毒邪侵入皮肤,蕴郁化热,邪热与气血相搏而发病。方中紫花地丁清热解毒、凉血消肿,麻黄发汗解表,甘草调和诸药。全方共奏清热解毒,凉血消肿之功效。

【加减】若症属黄水较多者,加土茯苓50g、马齿苋50g,以清热解毒;若兼见红肿面积广泛者,加酒军50g、桑白皮30g、紫荆皮20g,以解毒消肿。

【注意事项】用药期间保持皮肤干燥;避免摩擦搔抓;禁用刺激性强的外用药物。

## 凉血活血汤治疗玫瑰糠疹

玫瑰糠疹是一种常见的急性、自限性炎症性皮肤病。临床特点多数大小不等带圆形或椭圆形玫瑰红或黄红色鳞屑斑,其长轴与皮纹一致,好发于躯干及四肢近心端。皮损出现前,部分病人可有轻度不适、低热、头痛、咽痛、肌肉及关节酸痛、颈及腋下等处淋巴结肿大等。经1~2周后,全身开始出现多数皮疹。本病多见于春秋季节,好发于青壮年。

【组成】生槐花50g,生地黄30g,白茅根30g,鸡血藤30g,丹皮20g,紫草根20g,赤芍30g。

【功用】清营凉血,活血化瘀。

【主治】玫瑰糠疹。症见鲜红色或紫红色斑片状皮疹,鳞屑较多,瘙痒剧烈,伴有抓痕血痂等;舌红,苔少,脉弦数。

【用法】加水煎沸30min,滤出药液,再加水煎两次,每次20min,去渣,三煎药液兑匀,分早、中、晚三次,每次200ml,饭前送服,每天一剂。

【方解】玫瑰糠疹相当于中医学"风热疮",其病机主要为血热风燥郁于皮肤而发病。方中生槐花、生地、丹皮清热凉血止血;白茅根、紫草根、赤芍、鸡血藤凉血活血。全方共奏清营凉血,活血化瘀之功效。

【加减】若症属皮肤瘙痒明显者,加白鲜皮30g、地肤子20g、浮萍20g,以止痒。

【注意事项】用药期间不宜用热水烫洗;避免摩擦搔抓;注意皮肤清洁卫生。

## 自拟祛湿方治疗稻田皮炎

稻田皮炎是农民在稻田劳动中发生于四肢的各种皮肤病。病变主要有红斑、皲裂、手足皲裂三种。此种皮炎发病率高达80%以上,但病程具自限性,如发病后不再下水田或改做干燥工作,轻者一两天,重者1周左右可自行消退。

【组成】旱莲草150g,苦楝叶150g,薄荷100g,漆大姑100g。

【功用】清热燥湿止痒。

【主治】稻田作业所致皮炎。临床表现有初发时在手指或脚趾间及其周围皮肤肿胀发白,起皱,呈浸渍现象。继之表皮剥脱,露出红色糜烂面。在掌跖部可出现针头至黄豆大蜂窝状点状角质剥脱,并感到瘙痒及疼痛。若能停止下水,数天内可自愈。舌红苔黄腻,脉弦滑。

【用法】加水煎3000ml,熏洗患处,每天两三次。

【方解】稻田皮炎相当于中医学农业性皮肤病,其病机主要为湿热之邪蕴于皮肤而发病。旱莲草止血凉血,收敛止痒;苦楝叶清热燥湿,杀虫止痒,薄荷疏风止痒,漆大姑清热解毒,祛湿止痒。全方共奏清热燥湿止痒之功效。

【加减】若症属热邪甚,加黄芩20g、石膏30g,以清热解毒;若症属皮肤瘙痒明显者,加白鲜皮30g、土茯苓30g,以解毒止痒。

【注意事项】用药及发病期间宜清淡饮食。

# 加味益气凉血汤治疗变应性结节性皮肤血管炎

变应性结节性皮肤血管炎是由感染或药物过敏引起的皮肤小血管炎。常发于成人,有发热、疲乏、头痛、关节疼痛等全身症状,但一般不重。损害分布于双臂及两下肢,特别是小腿。损害呈多形性,急性者成批发出,分布广泛,而以红斑、瘀斑、丘疹、风团、坏死等为主。多各型混合存在,也可以一型为突出。结节和溃疡多小而浅,无系统性病变。

【组成】地骨皮30g,生地20g,制龟板20g,制鳖甲30g,党参20,黄芪20g,炒山药20g,紫草15g,丹皮15g,南沙参15g,北沙参15g,麦冬15g,白术30g。

【功用】益气养阴,凉血化瘀。

【主治】变应性结节性皮肤血管炎。临床表现为皮疹反复发作,留有色素沉着,萎缩性瘢痕,或溃疡经久不愈,腐肉不脱,新肉难生,伴有气短,纳少,倦怠,头晕,舌淡有瘀斑,脉细涩无力。

【用法】加水煎沸30min,滤出药液,再加水煎两次,每次20min,去渣,三煎药液兑匀,分早、中、晚三次,饭前送服,每天一剂。

【方解】中医认为变应性皮肤血管炎可归属于中医学"梅核丹""瘀血流注""瓜藤缠"等范畴,中药治疗时应根据症状辨证选方。本方之中党参、黄芪、山药、白术健脾益气;生地、紫草、丹皮、南沙参、北沙参、麦冬养阴,清热,凉血;龟板、鳖甲活血。全方共奏益气养阴,凉血化瘀之功效。

【加减】若症见疲乏头晕明显,加太子参30g、当归30g,以补气生血;若症见瘀血明显,可加桃仁泥50g、红花50g,以活血化瘀。

【注意事项】阳热体质患者禁用;孕妇禁用。

# 湿疮散加减治疗慢性湿疹

皮损多呈局限性,有浸润、增厚、粗糙、苔藓样变及色素沉着。病变中心部常有搔痕、血痂及点状渗出等,周围可见散在的小丘疹。易发于手足背、小腿伸侧、肘膝屈侧、阴部、股部及肛周等处。发于手足部时易发生皲裂,发于阴部及股部时易继发化脓菌或霉菌感染。慢性湿疹者瘙痒剧烈,常为阵发性,以睡前及遇热时加重。病程可达数月或更久,若能去除各种诱发因素,给以恰当治疗,可逐渐痊愈。部分易反复发作。

【组成】青叶胆 50g,黄连 30g,龙胆草 150g,七叶一枝花 50g。

【功用】清热祛湿。

【主治】慢性湿疹。症见皮损多呈局限性,有浸润、增厚、粗糙、苔藓样变及色素沉着。病变中心部常有搔痕、血痂及点状渗出等,可见散在的小丘疹。舌红,苔黄,脉滑。

【用法】将上药加水适量煎泡,每天 1~2 次外洗患处,每次外洗 20~30min。

【方解】慢性湿疹相当于中医学"湿疮病",其病机主要为湿热内生,又兼外受风邪,内外两邪相搏,风湿热邪浸淫肌肤所致。本方主要用于湿热明显引起的湿疮。方中青叶胆清热伏火,利湿退黄,清肝祛湿;黄连清热消肿止痛;龙胆草清热燥湿,泻泄肝胆;七叶一枝花清热解毒,消肿止痛,凉肝定惊。全方共奏清热祛湿之功效。

【加减】若症见水疱多,破后流液多者,可加土茯苓 30g、鱼腥草 30g,以燥湿排脓;若症属热甚,可加黄连解毒汤;若症见瘙痒明显,可加紫荆皮 20g、地肤子 20g、白鲜皮 30g,以祛风止痒。

【注意事项】用药期间避免搔抓,以防感染。

# 三味杀虫散治疗手掌脱皮

手掌脱皮是因单纯性汗疱所致。本病是一种湿疹样反应,精神紧张、情绪激动可能是诱发因素。本病发病具有季节性波动性,大多数人发生在春秋季,常表现为掌趾部位的角质层浅表性的薄层的脱屑。

【组成】儿茶 120g,白矾 120g,樟脑 100g。

【功用】杀虫止痒。

【主治】手足脱皮症。临床表现为手掌部出现小白点,逐渐面积增加,大小不一,形状不一,脱皮处红色样变,伴皮肤发痒;舌红苔微黄,脉滑数。

【用法】先将儿茶、白矾研为末,溶于 600ml 水中;再把樟脑溶于 100ml 酒精中,然后混合,摇匀,涂搽患处。

【方解】中医认为其病机主要为血热与湿热之邪侵犯皮肤,皮肤不能濡养所致。方中白矾解毒杀虫,燥湿止痒;樟脑除湿杀虫;儿茶活血止痛,收湿敛疮。全方共奏杀虫止痒之功效。

【加减】若症见皮肤瘙痒明显,可加地肤子 30g、白鲜皮 30g,以祛风止痒;若症见血热明显者,可加生地 20g、丹皮 20g,以凉血化瘀。

【注意事项】皮肤溃破者应慎用,忌食辛辣刺激饮食及肥甘厚腻之饮食。

# 自拟消瘾方治疗慢性荨麻疹

慢性荨麻疹是指由于各种因素致使皮肤、黏膜、血管反复发生暂时性炎性充血和组织内水肿,临床表现为患者不定时地在躯干、面部或四肢发生风团和斑块。

【组成】黄芪 50g,何首乌 20g,白鲜皮 30g,苦参 30g,炙杏仁 10g,炙麻黄 10g。

【功用】益气养血,杀虫止痒。

【主治】慢性荨麻疹。临床表现有不规则风团,瘙痒剧烈,反复发作,迁延不愈,午后或夜间加剧,伴大便秘结或心烦易怒,口干,舌红少津或黄腻,脉滑或沉细。

【用法】加水煎沸 30min,滤出药液,再加水煎两次,每次 20min,去渣,三煎药液兑匀,分早、中、晚三次,饭前送服,每天一剂。

【方解】荨麻疹相当于中医学"瘾疹",是一种皮肤出现红色或苍白色风团,伴有瘙痒不适的过敏性皮肤病。其病机主要为卫外不固、风邪乘虚侵袭所致,或风、湿、热外袭,致使营卫失调,肌肤腠理失调所致。黄芪益气生血,何首乌养血滋阴,白鲜皮清热解毒,除湿祛风,苦参清热燥湿,杀虫止痒,杏仁苦寒燥湿,麻黄发表祛湿。全方共奏益气养血、杀虫止痒之功效。

【加减】若症见瘙痒明显,可加马齿苋 50g、白鲜皮 30g,以祛风止痒;若症见皮肤干燥,可加当归 30g、白术 50g、茯苓 30g、丹皮 30g,以养血润肤。

【注意事项】用药期间保持皮肤清洁干燥;禁辛辣刺激。

# 虎杖外洗液治疗急性射线皮炎

急性射线皮炎常为应用射线治疗恶性肿瘤所引起, 也可能是某种技术上的错误和意外所造成。按其症状轻重,一般分为三度:①Ⅰ度为红斑或伴有轻度水肿,约在照射后 6d 出现,微有灼热及瘙痒感觉,12d 左右达最高峰,以后逐渐消退,可留下暂时性色素沉着、轻度脱屑和脱毛及皮肤干燥等症状;②Ⅱ度红斑显著,伴有水肿及水疱形成,有明显瘙痒或灼痛感,水疱破裂后表面可糜烂渗液;③Ⅲ度在红肿剧痛的基础上发生黑褐色或紫褐色的组织坏死,可扩展至真皮或较深的皮下组织,当其脱落后,形成深而顽固的溃疡,疼痛剧烈,一般发生于照射后的两个月内。此种溃疡不易愈合。

【组成】虎杖 200g。

【功用】清热解毒,去腐生肌。

【主治】放射性皮炎。临床表现有灼伤处皮肤红斑或伴有轻度水肿,或有水肿及水疱形成,有明显瘙痒或灼痛感,水疱破裂后有渗液,严重者组织坏死;伴口干,大便干,舌红苔黄腻,脉滑数。

【用法】将上药加入清水 1000ml 中用武火煎成约 600ml 药液,用纱布蘸液温洗患部,每天4~6次。

【方解】虎杖,又名大叶蛇总管、土大黄,性味苦寒,具有较强的清热解毒、利湿、去腐生肌的功效,可用于多种热毒证。根据现代药理抗菌试验,证明对绿脓杆菌、金黄色葡萄球菌有较强的抑制作用。中医认为,鼻咽癌的形成多因火毒内困、痰湿结聚而成,而放射治疗本身又属暴热,外热与内毒相结合,则湿热蕴蒸郁于肌肤,致颈部放射部位皮肤出现放射性皮炎的表现。临证用虎杖液外洗治疗放射性皮炎病人,简单易行,且对患部皮肤无刺激性,患者依从性好。

【加减】若症见皮肤瘙痒明显,加白鲜皮 50g、地肤子 50g、土荆皮 50g,以祛风止痒;若症属热毒较甚,加金银花 50g、连翘 30g,以清热解毒。

【注意事项】用本药液外洗时,药液宜稍温即可,以免太热烫伤患部皮肤,洗时动作宜轻柔,勿用力擦洗而加重皮肤的损伤。

# 消银汤治疗银屑病

银屑病旧称牛皮癣,是常见的慢性炎症性皮肤病。好发于四肢表面、头皮、骶部和躯干等处,多呈对称性。最初出现针头或米粒大小的红色丘疹,表面有少量白色鳞屑,以后逐渐扩大并融合,成为大小不等的斑块,境界清楚,基底发红,表现鳞屑逐渐增厚。严重者可互相融合成大片损害。用钝竹、木片轻刮病变表面,可有多层银白色鳞屑脱落,最后一层比较牢固,刮掉后露出鲜红色的光滑面,继续刮则出现小出血点,以后又可重新生出鳞屑。自觉症状轻微,可有轻度瘙痒,也可出现指甲点状凹陷和肥厚变形,有时可并发关节炎。病程漫长,反复发作,迁延数年。

【组成】白花蛇舌草 100g,丹参 30g,磁石 30g,代赭石 30g,煅牡蛎 50g,白蒺藜 30g,白芍 30g,丹皮 20g,紫草 20g,决明子 20g。

【功用】清热解毒泻火,凉血平肝熄风。

【主治】热毒型银屑病。临床表现有皮疹色红,瘙痒剧烈,伴心烦易怒,失眠多梦,眩晕,心悸,口苦咽干,舌边尖红,脉弦数。

【用法】加水煎沸 30min,滤出药液,再加水煎两次,每次 20min,去渣,三煎药液兑匀,分早、中、晚三次,饭前送服,每天一剂。

【方解】本证为火毒内蕴,血热生风,治宜清热解毒泻火,凉血平肝熄风。重用白花蛇舌草清热解毒;磁石、煅牡蛎性味咸苦寒,有平肝泻火之功,佐以白蒺藜熄风止痒;丹皮、紫草清热凉血以肝熄风,使全方更好地发挥疗效。

【加减】若症属舌苔厚黄腻者,加炒黄柏 20g、炒苍术 30g,以清热燥湿;若症见瘙痒甚,加白鲜皮 30g、乌梢蛇 20g,以祛风止痒。

【注意事项】用药期间禁用手搔抓及热水烫洗,沐浴时少用肥皂。戒烟戒酒;避免辛辣刺激饮食。

## 自拟解毒生津汤治疗系统性硬皮病

硬皮病是一种结缔组织病,特点是皮肤失去弹性而硬化,继而出现萎缩和色素变化。可能是遗传因素再加上持久的慢性感染而造成的一种自身免疫病。本病以 20~50 岁的成人多见。

【组成】赤小豆 50g,南沙参 20g,麦门冬 20g,天门冬 20g,炙杏仁 15g,薏苡仁 30g,生地黄 30g,金银花 50g,桑叶 30g,连翘 20g。

【功用】清热解毒,滋阴生津。

【主治】硬皮病。临床表现有皮肤呈斑块状或条索状,表面光亮,呈蜡黄色,局部皮肤变硬,萎缩,呈板样,色素加深,舌红,苔薄,脉细数。

【用法】加水煎沸 30min,滤出药液,再加水煎两次,每次 20min,去渣,三煎药液兑匀,分早、中、晚三次,饭前送服,每天一剂。

【方解】中医认为,硬皮病是由于气营血不足,复受风寒,使血行不畅,血凝于肌肤;或因肺脾肾诸脏虚损,卫外不固,腠理不密,复感风寒之邪伤于血分,致荣卫行涩,经络阻隔,气血凝滞而发病。方中赤小豆、薏苡仁健脾祛湿,南沙参、麦门冬、天门冬、桑叶滋阴清热,生地黄、金银花、连翘清热解毒。全方共奏清热解毒,滋阴生津。

【加减】若症见瘀血明显,可加三棱 50g、莪术 50g、紫草 30g,以活血化瘀。

【注意事项】用药期间禁用手搔抓及热水烫洗;忌食辛辣刺激饮食。

## 祛瘀散治疗神经性皮炎

神经性皮炎为一种常见的发生于颈、肘、骶等部位的以皮肤瘙痒、苔藓化为特征的皮肤神经功能障碍性皮肤病。多见于青壮年。病因可能与神经系统功能障碍、大脑皮质兴奋和抑制平衡失调有关。病人常有精神过度兴奋、忧郁、失眠、神经衰弱和更年期症状。搔抓、摩擦、日光照射、多汗或其他机械性、物理性刺激因素等均可诱发本病。

【组成】红花 50g,桃仁 50g,炙杏仁 15g,生栀子 20g。

【功用】清热凉血,活血通络,消肿止痒。

【主治】神经性皮炎。临床表现有皮损圆形或多角形的扁平丘疹融合成片,剧烈瘙痒,搔抓后皮损肥厚,皮沟加深,形成苔藓样变;伴口苦,咽干,舌红有瘀点,苔少,脉沉细涩。

【用法】将上药共研为细末,加入适量冰片后,用凡士林或蜂蜜调成稠糊状。使用时,将其摊成3cm×3cm×1cm 大小饼块,直接填于脐上,再用敷料覆盖固定,每天换药一次。

【方解】中医认为,神经性皮炎与血瘀、血燥有关,治宜活血化瘀,清热凉血。方中红花、桃仁活血祛瘀、通经止痒,杏仁宣肺通便,润肤开窍,生栀子清热解毒,散结泻火;冰片解毒止痛,消肿止痒;凡士林为调和剂。综观全方,共奏清热凉血,活血通络,消肿止痒之功效。也可将上述药填于神阙穴。神阙穴居任脉腹部之要冲,与督脉之命门相应,经气相通,阴阳相济,故用上药贴之,亦可获佳效。

【加减】若症见瘀血明显,可加制三棱 50g、制莪术 50g、当归 30g,以活血化瘀;若症见瘙痒明显,可加白鲜皮 30g、土茯苓 50g、地肤子 30g,以燥湿止痒。

【注意事项】用药期间禁用手搔抓及热水烫洗,沐浴时少用肥皂。戒烟戒酒;避免辛辣刺激饮食。

# 陀僧当归乳膏治疗雀斑

雀斑为淡褐色或深褐色的小斑点。多发生于面、颈、肩及手背等曝光部位。夏季日晒后皮疹增多,色加深。冬季或暴露日光较少时,皮疹颜色变淡,甚至完全消失。本病系物理性光损伤性皮肤病。有的病人有常染色体显性遗传的表现,因此在临床上可见到上下两代在同样部位发生同病。

【组成】密陀僧 50g,当归 50g,优质护肤膏 100g。

【功用】祛瘀生新,活血营面。

【主治】雀斑。临床表现有皮肤出现淡褐色或深褐色的小斑点,色斑为针尖至米粒大,数目不定,无自觉症状。

【用法】采用精炼密陀僧研为细末,当归煎汁,用优质护肤膏作基质,制成陀僧当归乳膏备用。应用前,先用洗面乳或温水清洁患部,用 0.5~1g 乳膏涂于患部,色素斑较深的部位要多涂一层乳膏,然后按摩 1~3min,每天早晚各一次。忌日光直射,多吃含维生素 C 的食物。

【方解】方中密陀僧性味咸辛平,有小毒,具有燥湿、杀虫、敛疮的功能。据现代药理研究,密陀僧能收缩黏膜及溃疡处血管,使分泌减少,又与白细胞化合而成蛋白化铅,令患处与空气隔绝,可免糜烂。当归性味甘辛温,有养血活血祛瘀的作用,当归煎剂有较好的抑菌和镇静功效。药虽不多,功专力强,具有祛瘀生新,活血营面之功能。故能祛雀斑,使颜面容光焕发。

【加减】若症见皮肤褐色瘀点明显,可加三七 30g、莪术 30g、三棱 30g,以活血散瘀。

【注意事项】用药期间保持皮肤清洁干燥。

# 消斑汤治疗黄褐斑

　　黄褐斑为发生于面部的黄褐色斑。女性多见。日晒、内分泌等与发病有关。有些妇女于妊娠3—5月时发生本病，但于分娩后逐渐消退。皮疹为淡褐色或咖啡色斑，大小不等，形状不规则，表面光滑，无炎症及脱屑。对称分布，尤以额、颧、颊、鼻及上唇为多。鼻及颧部皮疹常融合成蝶状。有的病人乳晕、外生殖器、腋窝及腹股沟处皮肤色素也增加。

　　【组成】珍珠母 50g，鸡血藤 30g，青葙子 30g，丹参 30g，茵陈 30g，浙贝母 20g，杭白菊 20g，茯苓 30g，红花 20g，杭白芍 20g。

　　【功用】泄热和阴，化痰通络，养血和血。

　　【主治】黄褐斑。临床表现有黄色或深褐色斑片，常对称分布于颧颊部，也可累及眶周、前额、上唇和鼻部，边缘一般较明显；伴心烦易怒，口干，痰多，舌暗，苔薄，脉弦涩。

　　【用法】加水煎沸 30min，滤出药液，再加水煎两次，每次 20min，去渣，三煎药液兑匀，药量约600ml。分早、中、晚三次，饭前送服，每天一剂。

　　【方解】黄褐斑在中医学认为是肝气郁结，气血失和，痰湿内滞，血不荣颜所致。治应以泄热和阴，化痰通络，养血和血为原则。消斑汤中，珍珠母、青葙子、茵陈、白菊花、杭白芍泄热和阴，丹参、鸡血藤、红花养血和血，茯苓、浙贝母化痰和络。诸药合用，共奏调理脏腑气血、容颜祛斑之功。

　　【加减】若症属热象明显，加丹皮 20g、赤芍 30g，以清热养阴；若症属肝郁气滞明显，加夏枯草30g、柴胡 20g，以疏肝解郁；若症属心烦失眠，加夜交藤 30g、炒莲子心 10g，以养心安神；若症属月经不调，加益母草 30g，以活血调经；若症属四肢倦怠，加薏苡仁 30g、当归 20g，以益气补血；若症属胸胁胀闷，加郁金 20g、柴胡 20g，以解郁行气。

　　【注意事项】治疗期间停用其他内外药物。

# 复方消痤汤治疗痤疮

　　痤疮是一种毛囊皮脂腺的慢性炎症，好发于面部及胸背部。有粉刺、丘疹、脓疮、结节、囊肿和瘢痕等多种损害。常见有寻常痤疮、聚合性痤疮、婴儿痤疮、药物性痤疮及接触性痤疮等。

　　【组成】炒山栀子 10g，炒黄芩 20g，熟大黄 10g，皂角刺 30g，藁本 15g，金银花 30g，野菊花15g，白花蛇舌草 50g，生山楂 30g，赤芍 30g，丹参 30g。

　　【功用】清热解毒，活血化瘀。

　　【主治】痤疮。临床表现有脸面部丘疹或脓疮，脓疮多发生于丘疹顶端，周围有红晕，大便秘结；舌红苔黄燥，脉滑数。

【用法】将上药水煎三次,每次 20min,三次药液兑匀,分早、中、晚三次,饭前送服,第四煎外洗,每天一剂。服药期间禁食辛辣鱼腥等刺激性食物。

【方解】本病乃火热邪毒郁阻皮肤所致,故治疗上宜泻火解毒,活血散结。方中山栀子、黄芩清热泻火解毒,使肺胃热毒得以清肃;大黄通腑泻下,活血祛瘀,使邪毒由大便而解,乃釜底抽薪之意;白花蛇舌草、金银花、野菊花清热解毒,消肿散结;赤芍、丹参清热凉血活血;皂角刺、山楂活血散结去脂。再配合药渣汁外洗,减少皮疹感染机会和面部油脂,故疗效更佳。全方共奏清热解毒,活血化瘀之功效。

【加减】若已成脓,包赤肿痛者,加蒲公英 30g、丹皮 20g,以清热排脓;若症见皮疹瘙痒,加白蒺藜 20g、炒苍耳子 15g,以祛风止痒;若兼见皮脂溢出多者,加麦芽 50g、谷芽 50g、茯苓 30g,以健脾除湿消脂;若病久入络,加制全蝎 3g,以祛风解毒;若见形成囊性结节者,加土贝母 30g、三棱 30g、莪术 20g、夏枯草 30g,以清肝散结。

【注意事项】用药期间清淡饮食,避免搔抓致溃破。

## 验方治疗汗脚

足部多汗症较多见,轻者仅足底微潮,重则浸湿鞋袜,往往伴有足臭。由于长期浸渍,足底趾缝皮肤发白,周围可有发红及角化过度,易并发足癣而有趾间糜烂、裂纹、疼痛等。

【组成】防风 30g,白芷 30g,细辛 20g,川芎 20g。

【功用】升清燥湿,活血行气。

【主治】脚汗多而臭。临床表现有脚部多汗,汗出而臭,脚部发痒,脚部冰凉,伴全身怕冷,舌淡,苔薄,脉沉。

【用法】共为细末,撒入鞋中,可止汗除臭。

【方解】中医认为汗脚是由于脾胃功能失调而引起,有虚有实,虚实夹杂,因此可从调理脾胃入手。本方主要外用,方中防风、白芷、细辛取其升清燥湿之性,川芎活血行气。全方共奏升清燥湿,活血行气之功效。

【加减】若症属怕冷明显者,可加淡附片 15g、干姜 15g,以温补肾阳。

【注意事项】戒烟戒酒,避免辛辣刺激饮食。

## 生发活血汤治疗斑秃

斑秃,病因不清,青壮年均可发生,无临床不适。少数斑秃出现前,患部有发麻感,秃发区或呈圆形或椭圆形,或不规则状,局部无皮损。斑秃边缘头发或无光泽而易脱落,或有断发。损害区头发拔出后,可见发鞘极薄,萎缩,毛囊不明显,毛根尖如惊叹号状。

【组成】制何首乌 20g,熟地黄 15g,当归 15g,炒白芍 10g,川芎 15g,桃仁 10g,红花 10g,赤芍 20g,牡丹皮 15g,制柴胡 15g,制香附 20g,白芷 15g,甘草 10g,葱白 10g。

【功用】理气活血,养血生发。

【主治】斑秃(鬼剃头)。临床表现有长期脱发,伴头痛,胸胁疼痛,夜寐难眠,或有瘀斑,舌淡或有瘀斑,苔薄,脉沉细。

【用法】将上药水煎三次,每次 20min,三次药液兑匀,分早、中、晚三次,饭前送服,每天一剂。

【方解】斑秃相当于中医学“油风”范畴。《外科正宗》云:“油风血虚不能随气荣养肌肤,故毛发根空,脱落成片,皮肤光亮,痒如虫行,此皆风热乘虚攻注而然。”临床上从血虚风燥,气滞血瘀,肝肾不足而辨证论治。本方主要用于气滞血瘀者,方中何首乌、熟地黄、当归、白芍养血生发,桃仁、红花、赤芍、川芎、牡丹皮活血化瘀,柴胡、香附、白芷行气活血,葱白散结通阳,甘草调和诸药。全方共奏理气活血,养血生发之功效。

【加减】若症见脱发明显,可加炒黑枸杞子 30g、炒黑芝麻 50g、炒桑葚 30g,以滋阴补虚;若症见睡眠不佳,可加茯神 15g、夜交藤 50g、炒酸枣仁 30g(砸碎),以养心安神。

【注意事项】用药期间注意饮食、情志及睡眠的调理,避免过度熬夜。

# 滋阴养血汤治疗妇女多毛症

妇女多毛症指妇女具有男性性征的多毛,以唇上、下巴上部、胸部、小腿等处最为明显。可伴有男性化,如月经不规律、声音变粗、肌肉发达、阴蒂增大、乳房缩小、妇女体形改变等。

【组成】炒女贞子 20g,天冬 15g,炒酸枣仁 30g,炒白芍 15g,炒山楂 30g,炙百合 15g,炒山药 20g,当归 15g,川芎 15g,甘草 10g。

【功用】滋阴清热,益气养血。

【主治】妇女多毛症。临床表现有四肢皮肤多毛,伴手脚心发热,潮热,盗汗,不易入睡;口干,舌红,少苔而干,脉沉细。

【用法】水煎服,每天一剂。

【方解】近年来有人根据中医传统理论认为,本病主要是肺胃阴虚内热所致,主张以养阴清热治疗本病,也有人认为女性多毛症当属中医妇科“奇病”范畴,认识、治疗和控制其发生发展,可从中医奇经理论出发,从“奇”辨治。本病主要病机为阴虚内热,耗血动血。方中女贞子、百合、天冬滋阴清热,山药、当归、白芍益气养血,川芎活血行气,枣仁、山楂、甘草调和脾胃。全方共奏滋阴清热,益气养血之功效。

【加减】若症见睡眠不佳,可加炒酸枣仁 30g、夜交藤 30g、炒柏子仁 15g,以养心安神;若症见大便干燥,可加酒熟大黄 10g、炒火麻仁泥 30g,以通腑排便。

【注意事项】孕妇及月经期患者应禁用。

# 皮硝冰片药袋治疗肌肉注射后皮下硬结

肌肉注射后由于局部血液循环不畅或肌肉紧张挛缩等原因致产生瘀结,局部较硬,甚至有疼痛感、发麻发胀等。

【组成】皮硝 200g,冰片 10g。

【功用】温经通络,化痰散结。

【主治】肌肉注射后臀部硬结。临床可见注射部位有一较大硬结,有轻微压痛、发麻、发胀等。

【用法】将上药共研为细末,用纱布包好成一袋备用。使用时,先用毛巾敷局部 10~20min 后,放置药袋于结节上,外放一热水袋,来回熨烫约 20min,每天两三次。注意热水袋的温度要适宜,避免烫伤皮肤。

【方解】注射后臀部出现硬结肿块,是由于针尖损伤经络,致瘀血停滞所致。本方中皮硝软坚散结,冰片清热解毒消肿,配用热水袋熨敷,能起到温通经络,化瘀散结的作用。

【注意事项】忌局部挤压刺激。

# 蜈蚣全蝎软坚散治疗皮肤恶性黑色素瘤

皮肤恶性黑色素瘤(CMM)是最危险的一种皮肤癌,伴有溃疡、区域淋巴结转移或脏器转移的病人则预后极差,并且 CMM 极易早期发生淋巴及血道转移。虽然在中国的发病率很低,但由于其高死亡率、逐年上升的发病率及对其严重性认识不足等原因,延误最佳治疗时期。

【组成】蜈蚣 3 条,制全蝎 6g,昆布 30g,半枝莲 30g,海藻 30g,当归 20g,续断 20g,白花蛇舌草 50g,防风 20g,黄芪 30g,白术 30g,柴胡 20g,炒白芍 20g,制香附 20g,茯苓 20g。

【功用】攻毒蚀疮,软坚散结。

【主治】皮肤恶性黑色素瘤(CMM)。临床表现有皮肤处黑色肿物,质地或软或硬,伴有疼痛,瘙痒,或不痛不痒,饮食不洁后瘙痒可明显,舌红有瘀点,苔黄,脉弦涩。

【用法】加水煎煮 30min,滤出药液,再加水煎两次,每次煎 20min,去渣,三煎所得药液兑匀,分早、中、晚三次,饭前送服,每天一剂。

【方解】恶性黑色素瘤在中医古代著作中被称为“黑子”“脱疽”“恶疮”等,《外科正宗》中记载黑子:“黑子,痣名也。此肾中浊气混滞于阳,阳气收束,结成黑子,坚而不散。凡人生此,终为不吉。”病机主要为湿热与瘀血蕴于皮肤,滞留不去,渐成湿疮,湿疮日久不治,恶变成恶疮。本方主要在于攻毒蚀疮,软坚散结。方中蜈蚣、全蝎、昆布、海藻软坚散结,半枝莲、白花蛇舌草清热解毒,黄芪、香附、当归、茯苓、白术补气行血,白芍、续断止痛,防风、柴胡取升清上浮之性使气行则血行,瘀血则消失。全方共奏攻毒蚀疮,软坚散结之功效。

【加减】若症见瘀血明显,可加炒炮山甲粉30g(可人工饲养替代或不用)、三七粉30g(二药兑匀,分早中晚同汤剂一起送服),以活血散瘀;若症属热毒甚,可加金银花50g、连翘20g、蒲公英50g,以清热解毒。

【注意事项】忌辛辣刺激性饮食及鱼虾等发物。

# 参苓除湿汤治疗肠病性肢端皮炎

肠病性肢端皮炎,又称慢性肠源性肢端皮炎,肠源性肢端皮炎综合征、非典型性连续性肢端皮炎、异型大疱性表皮松解症等。是一种少见的遗传性疾患,其特征是反复间歇性脱皮、腹泻、口腔周围发红水疱,脓疱性湿疹样损害,四肢则有大疱性或疣状角化过渡性斑块,可有头发脱落,伴有甲沟炎、甲萎缩、舌炎、睑缘炎、口腔炎等。患儿易哭、不安、畏光,结合胃肠道症状,诊断不难。本病常于婴儿期开始发病。该病的病因尚不明了,可能与遗传因素有关。

【组成】太子参20g,茯苓20g,白扁豆20g,焦三仙各15g,黄连10g,白鲜皮15g,白芷20g,甘草10g,炒苍术15g,防风15g。

【功用】健运脾胃,解毒除湿。

【主治】肠病性肢端皮炎。辨证属于脾胃虚弱,湿热内蕴证,症见腹泻、口腔周围发红水疱、脓疱性湿疹样损害;小便黄赤,大便溏结不调;舌质淡红,苔黄腻,脉缓。

【用法】加水煎煮30min,滤出药液,再加水煎两次,每次煎20min,去渣,三煎所得药液兑匀,分早、中、晚三次,饭前送服,每天一剂。

【方解】中医学认为,脾主四肢肌肉,若患儿先天禀赋不足,或喂养不当,致使脾胃虚弱,复感外邪,郁而化热,或直接外感热邪,复受湿邪侵扰,则四肢肌肉可出现脓疱不断,口腔周围发红水疱,腹泻等。治疗当以调理脾胃为主,兼利湿热。本方以太子参、茯苓、白扁豆、炒苍术健脾燥湿,配合防风舒脾升阳以止泻;焦三仙消食和胃,黄连、白鲜皮燥湿解毒,白芷燥湿排脓、祛风止痒,甘草调和诸药。

【加减】若症属湿重,加萆薢20g、土茯苓30g、鱼腥草20g、车前子15g,以燥湿解毒;若症属热重,加炒栀子15g、黄芩15g,以清热解毒;若久病阴伤,加元参10g、麦冬10g、玉竹15g、石斛10g,以养阴生津;若病程绵绵、血行瘀滞者,加川芎20g、当归15g、鸡血藤30g,以养血活血。

【注意事项】患儿适当增加蛋白质和维生素、含锌的食物。合并细菌或真菌感染病情严重者,应积极中西医结合治疗。

# 三味拔毒散治疗甲沟炎

甲沟炎即甲沟或其周围组织发生感染,致病菌多为金葡菌。甲沟皮下组织发生红、肿、痛,有的化脓,如果整个甲沟都累及则形成半环形脓肿。

【组成】蜈蚣2条,雄黄3g,枯矾2g。

【功用】解毒杀虫,燥湿止痛。

【主治】甲沟炎。症见甲沟肿胀青紫,或溃烂后肿胀疼痛;舌暗苔薄,脉弦者。

【用法】共为细末,取鲜鸡蛋一个,打破一端,去一些蛋清,装入药末,将患指插入,搅匀,鸡蛋与患指固定,以火煨烤鸡蛋壳,以有温热感后,再烤15min。每天换一次。

【方解】古医籍中将甲沟炎称为"蛇眼疔",因其生在患指甲缘,色紫而凸,或溃后胬肉高突,形如蛇眼。中医辨证,本病多因火毒之邪阻塞经络,气血凝滞,热胜肉腐而成。治疗以清热解毒为主,脓成者尽早切开排脓。若治疗不及时不彻底,可损筋伤骨,使手指功能障碍或残损。本方仿制《医宗金鉴》中的二味拔毒散而成。方中雄黄解毒杀虫疗疮,枯矾解毒杀虫,燥湿止痒,加上蜈蚣通络止痛,攻毒散结。

【注意事项】忌烟酒、辛辣刺激之物。注意个人卫生。

# 赤小豆汤治疗皮脂腺囊肿

皮脂腺囊肿又称粉瘤,是指皮脂腺管被堵塞时,皮脂潴留而形成的囊样肿物,多发于面部、头皮、背和臀部。表现为病位有缓慢增大的局限性肿块,无压痛和波动,可推动,中央部可见有被堵塞的腺口呈一黑点。若细菌侵入可发生感染,囊肿迅速肿大,有红、肿、热、痛和波动感。可发展至化脓溃破成瘘或窦道。

【组成】赤小豆50g,南沙参20g,麦冬20g,天冬20g,炙杏仁15g,炒薏苡仁30g,生地20g,桑叶20g,连翘20g。

【功用】清肺化痰,理气行水。

【主治】皮脂腺囊肿。症见皮肤多发或单发粉瘤,性质柔软有弹性,高出皮肤,边界清楚可推动,舌质红苔薄黄,脉缓或数。瘤体破溃红肿者也可使用本方。糖尿病合并本病,辨证属于阴虚痰阻者,尤其适宜。

【用法】加水煎沸30min,滤出药液,再加水煎两次,每次20min,去渣,三煎药液兑匀,分早、中、晚三次,饭前送服,每天一剂。

【方解】中医认为,皮脂腺囊肿是脏腑功能失调,导致湿热内蕴,痰瘀积聚于肌肤所致。"诸气贲郁皆属于肺",气郁则湿滞痰生。故治疗当理气化痰。本方中赤小豆解毒排脓,利水消肿;南沙参化痰益气,清肺益胃;杏仁宣发疏通肺气,配合薏苡仁健脾散结利水;金银花、桑叶联合连翘清热解毒,消肿散结;麦冬、天冬、生地养阴生津润燥,既能制约利水化痰药物伤阴之弊,又能扶助正气,调节脏腑功能。

【加减】若症见红肿热痛,加白芥子 10g、蒲公英 30g、野菊花 20g、地丁 20g,以清热消肿;若症属年老体虚患者,症见疮面肉色淡白、脓液清稀者,加黄芪 30g、白术 30g、党参 20g,以益气排脓。

【注意事项】感染且囊肿较大者,建议手术切开清创排脓,术后配合中药治疗预防复发。

# 三黄汤加减治疗皮肤念珠菌病

皮肤念珠菌病又称慢性黏膜皮肤念珠菌病,多为白念珠菌引起的急性或亚急性皮肤炎、黏膜或内脏疾病。这类菌广泛存在于水果、食品及人的口腔、胃肠道、肛门和阴道中,常发生于躯体皱褶部位和颈前、肛周、腹股沟等处,然后逐渐蔓延至邻近部位,皮肤潮红,有针头大丘疹、丘疱疹、水疱,继而糜烂、渗液和结痂,肛周的臀部发展成不规则的大小片状病变,其上疏散分布着不同类型的损害。多见于新生儿、营养不良者等。

【组成】黄柏 30g,黄芩 30g,甘草 30g,地肤子 30g,熟军 10g,赤芍 30g,川椒 30g。

【功用】清热燥湿,杀虫止痒。

【主治】皮肤念珠菌病。症见患儿口腔及舌上满布白屑,周围红晕,疼痛哭闹,腋窝、乳房下、腹股沟、肛周、臀沟、会阴等处红斑、丘疹或小水疱,或见糜烂,有少量渗液,自觉瘙痒,尿赤便秘,舌红,苔黄腻,脉数。

【用法】煎水洗浴患处,药液约 3000ml,温度 40℃,每次 30min 左右,每天三次。

【方解】本病多因胎禀不足,复感邪毒,或久病体虚,秽毒之邪入侵,湿热之邪缠绵,则发为此病。本方以三黄汤加减,方中黄芩、黄柏、大黄清热燥湿,解毒泻下;赤芍清热凉血,化瘀止痛;川椒、地肤子一温一凉,共奏止痒之效;甘草调和诸药。

【加减】若症见心烦、哭闹难安者,加竹叶 20g、灯心草 10g,以清心火;若症见发热,加薄荷 20g、金银花 30g,以疏散风热。

【注意事项】婴幼儿药物剂量酌减,以免浓度过高刺激皮肤。

# 桂枝甘草汤治疗小儿冻伤

冻伤是指低温侵袭人体后发生的局部性或全身性损伤,常发生在暴露部位和四肢远端,如手、足、耳郭等。冻伤有严重受寒史,小儿身体浅部的软组织,容易被冻僵,发生红斑或坏疽,多见于手、足、鼻、颊、耳郭等处。寒冷、受风、潮湿、饥饿、疲劳、出汗以及鞋袜过紧等,均是诱发冻伤的原因。

【组成】生甘草50g,桂枝30g。

【功用】温经散寒,行气通络。

【主治】Ⅰ度至Ⅱ度冻伤。Ⅰ度(红斑性冻伤)症见皮肤潮红,肿胀或有硬结,自觉疼痛或刺痒;Ⅱ度(水疱性冻伤)局部充血,水肿或浆液性水疱形成,疱底颜色鲜红,痛觉过敏。

【用法】两味药投入暖水瓶中,加入沸开水,灌满为度,2h后即可使用,于晚临睡前30min倒入脸盆内,先熏洗后泡洗患处,致水温下降后取出,用干净毛巾拭干。重者中午加洗一次,轻者每晚熏洗一次。一剂药可重复加水使用两次,三剂为一个疗程。

【方解】小儿冻伤多因环境温度过低或保暖不当等有关,小儿多外界寒温适应能力较弱,若患儿禀赋不足、阳气虚弱,一旦受风寒侵袭,则寒凝气滞,发为此病。本方以桂枝温经散寒,行气通络,配甘草甘缓,使药效和缓持久。二药合用,可治疗小儿冻伤轻症。

【加减】可酌加当归20g、白芍20g,以活血通络,缓解止痛;若症见四肢冰凉,加干姜10g、制附子10g、通草10g,以温经通络。

【注意事项】严重冻伤,或冻伤合并感染或组织坏死时,或全身冻伤,应尽快至医院中西医结合治疗。

# 苋柏洗剂治疗摩擦性苔藓样疹

摩擦性苔藓样疹,亦名儿童摩擦性皮炎、肘膝复发性夏季糠疹、沙土皮炎,系一种好发于儿童四肢尤其是肘膝部的糠秕样和苔藓样发疹。病因可能与接触粗糙物质有关。本病多见于夏季,四肢特别是肘膝部多见,其次是手背,皮损为多数稀疏苔藓性丘疹,边缘丘疹孤立散在,中心聚集成片,表面覆有少量具有银白色光泽糠秕样鳞屑,可见有表皮抓伤,基底炎症轻微。病情剧烈时丘疹可呈密集状暗红色,较轻者表现为苍白色帽针大小稍隆起的丘疹。自觉症状不著,偶有轻微瘙痒。去除摩擦因素后14~21d可愈,不留痕迹或仅有暂时性轻微色素脱失。本病可能与过敏有关,具有自限性。

【组成】黄柏50g,马齿苋30g。

【功用】清热燥湿,凉血解毒。

【主治】摩擦性苔藓样疹。摩擦性苔藓样疹急性发作期,症见皮损鲜红、肿胀,有水泡、渗液,瘙痒,伴小便短黄,大便干,舌质红,苔黄略腻,脉滑数。

【用法】煎水洗浴患处,药液约3000ml,温度40℃,每次30min左右,每天三次。

【方解】黄柏清热燥湿除蒸;马齿苋清热解毒凉血。

【加减】若症见糜烂、结痂者,换用青黛膏外擦。

【注意事项】去除病因,避免不良的外界刺激。

# 疹平外用散治疗小儿湿疹

小儿湿疹的临床表现有红斑、肿胀、丘疹、丘疱疹、小水泡、渗出、糜烂、结痂、鳞屑及苔藓样变等,伴剧烈瘙痒,常同时有多种形态的发疹。多数婴儿表现为渗出型,首先于面颊部出现小红斑,类似的皮损可累及颈部、腹股沟、四肢表面或全身。严重瘙痒可影响患儿休息、睡眠和食欲,并易发生消化功能紊乱及呼吸道感染。湿疹是一种有多种内外因素引起的、具有多形性皮疹及明显渗出倾向的炎症性皮肤反应,其特点是伴有剧烈瘙痒,易反复发作和慢性化。一般将其分为急性、亚急性和慢性湿疹。湿疹的病因是不确定的,不同的湿疹患者可能由各自不同的病因所致。

【组成】苦参30g,大黄30g,皂刺20g,白鲜皮20g,冰片5g。

【功用】清热燥湿,杀虫止痒。

【主治】小儿湿疹。症见:患处红斑、小水泡,伴渗出,瘙痒,部分结痂,患儿哭闹,睡眠差,舌红苔薄白,脉细数。

【用法】共研过筛后备用。渗液多者,直接以干粉薄撒于患处;渗液不明显者,用陈醋调涂,无渗液或干燥结痂者以香油(或雪花膏)调涂于患处,每天两次。

【方解】中医学统称本病为"湿疮"。湿疹是由于禀赋不耐,风湿热浸淫肌肤而成,或因脾失健运或营血不足,湿热逗留,以致血虚风燥,肌肤失养所致,尤以小儿脾常不足,湿热内生而易发。方中苦参性味苦寒,清热燥湿,杀虫止痒;大黄攻积泻下,解毒祛瘀;皂刺消瘰通络,杀虫祛风除痰湿;白鲜皮清热燥湿;冰片辛凉解毒,清热生肌。诸药配合,共奏清热除湿,消瘀祛风,杀虫止痒之效,则疹平痒止。

【加减】若症属肝胆湿热盛,加服龙胆泻肝汤;若症属脾湿甚,加服胃苓汤,以健脾除湿;若血燥,加服四物汤,以养血润燥。

【注意事项】禁忌接触可诱发湿疹的因素,如染料、花粉、油漆、洗洁精等;避免外界刺激;忌用热水烫洗、过度搔抓。

# 去秃酊治疗乳儿秃发

秃发的原因比较复杂,可分为先天性及后天性两大类。前者包括先天性全秃、先天性少毛症和先天性局限性秃发;后者包括早秃、斑秃、假性斑秃、精神神经性秃发及拔发狂、内分泌障碍性秃发、化学性秃发、营养障碍性秃发、损伤性秃发、瘢痕性秃发、毛囊炎性脱发及黏蛋白性秃发等。乳儿秃发与汗出浸淫,照顾及喂养不当、感染真菌等有关,这里特指因感染真菌所致的秃发。

【组成】鲜侧柏叶30g,羊踯躅花10g,川花椒20g,地鳖虫10g,75%酒精200~250ml,鲜骨碎补适量。

【功用】燥湿杀虫,祛风止痒。

【主治】真菌感染所致的斑秃,脱发。症见头皮圆形或不规则的斑片,上面覆盖灰白鳞屑,毛发高位断折或脱落,参差不齐,头皮黄痂堆积,瘙痒,舌质红,苔黄,脉数。

【用法】将鲜侧柏叶、羊踯躅花剪碎,川花椒、地鳖虫研末,共置玻璃瓶内,加入75%酒精,密封浸泡7~10d即成。先用鲜骨碎补切片反复擦患处,擦至局部皮肤潮红微有刺痛感时,再用棉签蘸上药酊涂搽患处,每天早晚各一次。

【方解】乳儿秃发,中医称之为"白秃疮"。多因喂养照顾不周,感染真菌,风湿热邪外袭,郁于腠理,淫于肌肤所致。方中侧柏叶祛风凉血,生发乌发治疗血热脱发;羊踯躅花祛风除湿,散瘀定痛治疗顽癣;川花椒杀虫止痒,地鳖虫活血,骨碎补补肾强骨。诸药合用可杀虫止痒,燥湿疗癣。

【加减】若症见瘙痒甚,加地肤子20g、白鲜皮20g,以燥湿止痒;若症见黄痂累累,渗流臭水者,加萆薢20g、薏苡仁20g、黄柏20g,以清热燥湿。

【注意事项】小儿佝偻病所致的枕秃当治疗原发病。羊踯躅花有毒,不宜久用及过用。

# 加味泻青丸治疗带状疱疹

带状疱疹是由水痘-带状疱疹病毒引起的急性疱疹性皮肤病。主要表现为沿身体一侧周围神经呈带状分布的成群水疱,伴神经痛和局部淋巴结肿大。本病多见于青年人,发病前常先有轻度全身不适,低热、食欲不振、局部皮肤刺痛或感觉过敏,继而出现成簇的粟米至绿豆大的丘疹,很快成为水疱,疱壁紧张发亮,周围有红晕。水疱少则一两簇,多则十余簇,最常见于胸部的肋间神经及面部的三叉神经所分布的区域,其次是颈、腹、腰及四肢,其他部位包括口腔、咽部。水疱数日后呈混浊、吸收、干涸、结痂而痊愈,全病程2~4周。愈后极少复发。西医治疗原则为抗病毒、止痛、消炎、防治并发症为主。

【组成】当归20g,川芎20g,羌活10g,防风30g,龙胆草20g,炒山栀子15g,重楼10g,土茯苓30g,熟军6g,甘草10g。

【功用】泻火解毒,祛风除湿,活血止痛。

【主治】带状疱疹。症见皮肤鲜红、灼热刺痛,疱壁紧张,口苦咽干,小便黄,大便或干结,舌质红,苔薄黄或黄厚,脉滑数。

【用法】加水煎煮30min,滤出药液,再加水煎两次,每次煎20min,去渣,三煎所得药液兑匀,分早、中、晚三次,饭前送服,每天一剂。3个月为一个疗程。

【方解】本病相当于中医学的"蛇串疮"其病因多由肝经郁热,脾虚湿蕴,气滞血瘀,外感风毒之邪,内外合邪,浸淫肌肤,损伤营血所致。治疗以清热利湿,行气止痛为主要治法。初期以清热利湿为主,后期以活血通络为主,体虚者以扶正祛邪与通络止痛并用。方中龙胆草清利湿热,山栀子、大黄、重楼、甘草清热泻火解毒,当归、川芎活血止痛,羌活、防风、土茯苓祛风除湿,又能促进疱疹分泌物的吸收,促使早日结痂。诸药合用,药中病机,疗效卓著。

【加减】若症见疱疹发于头面部者,加野菊花 20g、薄荷 15g,以清热解毒;若症属郁热较甚,加野菊花 20g、生石膏 30g,以清热泻火;若发于下部者,加牛膝 20g、黄柏 15g,以清热燥湿;若症见倦怠、乏力,加黄芪 30g、白术 30g,以益气补虚;若症属血瘀明显,加蒲黄、五灵脂各 10g,以活血散瘀。

【注意事项】孕妇禁用;服药期间忌食辛辣、鱼腥之物。

# 自制解毒汤治疗坏疽性带状疱疹

带状疱疹由水痘-带状疱疹病毒引发。初次或原发性感染为水痘,常见于儿童,再次感染为带状疱疹,多见于成人。坏疽性带状疱疹多见于年老体弱或患恶性肿瘤及机体免疫力低下的病人,表现为局部溃烂坏死及所属淋巴结肿痛,病程长,疼痛剧烈,难以忍受。皮损完全消退后,易发生带状疱疹后遗疾病,后遗神经痛可持续数月之久难以治愈,与未及时诊治有关。

【组成】鱼腥草 30g,板蓝根 30g,大青叶 30g,黄芪 50g,续断 20g,虎杖 20g,枸杞子 20g,紫草 20g,黄芩 20g,龙葵 20g,醋炒元胡 30g,山萸肉 20g,炒骨碎补 20g,炒黄连 10g,甘草 10g。

【功用】清热解毒,扶正祛邪。

【主治】坏疽性带状疱疹。症见沿神经分布的暗红斑上簇集的水疱、血痂、溃疡及坏死,伴剧烈疼痛,舌质暗红,舌苔白,脉细涩。

【用法】加水煎沸 30min,滤出药液,再加水煎两次,每次 20min,去渣,三煎药液兑匀,分早、中、晚三次,饭前送服,每天一剂。14d 为一个疗程。

【方解】本病中医称蛇串疮,又称"火带疮""蛇窠疮""蜘蛛疮""缠腰火丹"等,其主要病机是由情志内伤,肝气郁结,久而化火,肝经火盛而致;或因脾失健运,蕴湿化热,湿热搏结,并感毒邪而成。故治以清热解毒,利水行气,扶正祛邪为主。方中板蓝根、虎杖、大青叶、鱼腥草、甘草清热解毒,并有广泛的抗病毒作用;黄连、黄芩、紫草清热凉血,有较明显的促进组织愈合作用;生黄芪扶正固本,托疮生肌,可增强元气,有助于加强皮肤营养,促进肉芽组织的形成,对干扰素具有诱导作用,从而产生抗病毒的功效,并能增加机体的免疫力,促进补体的产生;枸杞子、骨碎补、续断补益肝肾,促进结缔组织增生、伤口愈合;延胡索、山茱萸活血理气止痛,可有效减轻疼痛。全方共奏清热解毒,扶正祛邪之功。

【加减】若症见大便干结,加熟大黄 10g,以泻火通腑;若症见血瘀明显,加赤芍 20g、丹皮 20g,以凉血活血。

【注意事项】纠正不良生活方式,建立信心;加强体育锻炼,增强免疫力。

# 除疣汤治疗扁平疣

扁平疣是人类乳头瘤病毒感染皮肤、黏膜引起的,以细胞增生反应为主的一类皮肤良性赘生物。多见于青少年,为针尖至绿豆大的圆形或不规则扁平丘疹,褐色或肤色,境界明显,好发于颜面、手背,大都骤然发生,散在或密集,或由于搔抓而呈串珠状。无自觉症状或微痒。病程呈慢性,可于数周或数月后突然消失,不久又可复发,但亦可持续多年不愈,且愈后不留疤痕。

【组成】薏苡仁50g,大青叶30g,板蓝根30g,牡蛎粉50g,败酱草20g,夏枯草20g,赤芍30g。

【功用】清热泻火,平肝软坚。

【主治】扁平疣。症见皮疹褐色,数目较多,或微痒或不痒,伴口干,舌质红,苔黄白,脉浮数或弦。

【用法】将上药水煎三次合并药液为600ml,分早晚三次口服。余药渣再煎成1000ml,熏洗患处15~20min。每天一剂,7d为一个疗程,共治5个疗程。

【方解】中医学称为"扁瘊",多由风热毒邪搏于肌肤,或肝旺血燥,筋气不荣所致。中医以清热解毒为主要治法,宜内外合治。方中薏苡仁、大青叶、夏枯草、赤芍清热泻火,除湿软坚;牡蛎平肝潜阳,软坚散结;败酱草、板蓝根清热解毒。

【加减】必要时鸦胆子仁油外涂患处。

【注意事项】孕妇禁用。

# 马齿苋合剂加减治疗寻常疣

寻常疣是人类乳头瘤病毒感染皮肤、黏膜引起的,以细胞增生反应为主的一类皮肤良性赘生物。多见于儿童及青少年,好发于手背、手指、面、足等处。为针头至黄豆大或更大的角质增生性丘疹,半圆形或多角,质硬,灰褐色或正常肤色,顶端可分裂成花蕊状或刺状,基底及周围无炎症。初发仅一个,可由自身接种而增多,一般无自觉症状。

【组成】菊花20g,蒲公英30g,薏苡仁50g,大青叶30g,马齿苋20g,土茯苓30g。

【功用】清热解毒,祛湿散结。

【主治】寻常疣。症见:疣目结节高出皮肤,大小不一,舌红苔薄,脉弦数。

【用法】将上药水煎三次,每次20min,三次药液兑匀,分早、中、晚三次,饭前送服,每天一剂。

【方解】中医学称其为"疣目",俗称"瘊子",多由风热毒邪搏于肌肤,或肝旺血燥,筋气不荣所致。中医以清热解毒为主要治法,宜内外合治。方中菊花散风清热,平肝明目,清热解毒;蒲公英、大青叶、马齿苋清热解毒,凉血;土茯苓除湿,清热解毒;薏苡仁利水渗湿,解毒散结。

【加减】若症属湿热重,加白鲜皮 20g、熟军 10g,以解毒泻浊;若症属神疲倦怠,加炒山药 20g、鸡内金 20g,以健脾消食。

【注意事项】孕妇禁用。

# 祛痣膏治疗疣状痣

疣状痣为一种高出皮面的肿物,边缘不整齐,表面高低不平,一般无任何自我感觉,皮损表面呈褐色状,病理活检为表皮呈角化度,颗粒层增厚,棘层肥厚呈乳头瘤样增生。疣状痣病因不明,经常发生在头面部。西医采用高频电刀、微波、激光等方法治疗,创伤大,容易引起感染,几乎都留下疤痕,影响美容外观,疗效不甚满意。

【组成】海螵蛸粉 50g,滑石粉 50g,弱酸 25g。

【功用】收湿敛疮。

【主治】疣状痣。症见明显的褐色密集丘疹,部分患者感瘙痒、丘疹干燥无分泌物。

【用法】调和成药膏。取一小块胶布,中间剪一个与疣或痣体相等的小孔,敷于患部,以露出疣和痣体,然后涂上药膏,用胶布粘贴封固,24h 更换一次。

【方解】海螵蛸外用收湿敛疮。

【加减】若局部破溃流血者,加花蕊石粉 50g,以化瘀止血。

【注意事项】孕妇禁用。

# 藤黄苦酒酊治疗毛囊炎

毛囊炎为毛囊部的化脓性炎症。多见于成年人,与职业有一定关联。葡萄球菌感染为其主要原因。根据皮损与毛囊一致,好发于头、颈、胸、背,略痒,有小脓点等特征,即可诊断。

【组成】藤黄 50g,苦参 50g。

【功用】清热解毒,杀虫止痒。

【主治】毛囊炎。临床可见皮肤肿痛,色红,突起根浅如粟粒状,破溃流脓,日久难愈,此起彼伏,周围伴炎症红晕,质硬,舌淡红,苔薄白,脉象数等。

【用法】将上药共研为细末,浸泡于 75%酒精 500ml 中。一般浸泡 5~7d 即可使用。用时,每天擦药两三次。

【方解】中医学认为毛囊炎是因感染暑毒,蕴蒸肌肤所致。治宜清热解毒,止痒杀虫。方中藤黄酸涩温,有大毒,入肝、胃、大肠经,既能消肿排脓,又能散瘀解毒,杀虫止痒(因藤黄有剧毒,严格控制,切勿入口);苦参苦寒,入心、肝、胃、大小肠经,能清热燥湿,祛风杀虫;酒精主要是起溶解二药的作用,同时,75%酒精本身就有较强的灭菌作用。二药合用,共奏清热解毒,杀虫止痒的功效。

【加减】若症见局部破溃渗液者,可加海螵蛸粉适量,以收湿敛疮。

【注意事项】藤黄苦酒配外搽时,若见脓栓已成未脱者,则需逐个挑破,将脓栓轻轻挤出,再搽此药;若合并蜂窝组织炎者应综合治疗,切不可拘泥。

# 八珍汤治疗褥疮

褥疮是由于局部组织的血管神经受压,发生营养障碍所致的皮肤全层坏死,以局限性浅表皮肤破损,疮口经久不愈为主要表现的疮疡类疾病。多发于尾骶、肘踝、背脊等容易受压部位。瘫痪和长期卧床患者,由于皮肤血管神经长期受压迫,影响局部血液运行,发生营养障碍,引起组织坏死,机体衰弱及局部抵抗力减弱者,易于发病。往往病程缠绵,难自愈。初起可见局部皮肤发红、紫黯,旋即迅速形成干黑色腐肉,不痛,及时治疗可获愈。若迁延失治则溃疮日益增大,脓臭而稀薄如粉浆污水,四周形成空壳,日久每致伤筋损骨。

【组成】党参30g,炒白术30g,当归20g,川芎20g,炒白芍20g,生姜10g,熟地黄15g,茯苓20g,大枣15枚,炙甘草10g。

【功用】补中益气,活血化瘀。

【主治】褥疮。症见席疮久发,疮面表浅,疮口周围皮肤嫩发红肿灼痛,患者精神萎靡,面色苍白,纳呆,头痛头晕,舌淡,苔腻微黄,脉细数无力。

【用法】将上药水煎三次,每次20min,三次药液兑匀,分早、中、晚三次,饭前送服,每天一剂。同时局部配合一般换药。

【方解】褥疮,中医称之为"席疮",是因久病卧床,局部气血运行失畅壅滞,肌肤失养,长期摩擦,皮肤破损化脓所致。血壅成疮,肉腐化脓溃破。故其病机是气血亏虚、毒邪、瘀血并存。方中党参补中益气,白术、茯苓健脾渗湿,当归、川芎养血活血,白芍养血敛阴、柔肝止痛,熟地黄补血滋阴,生姜宣肺温脾,大枣、炙甘草补中益气、健胃养营。综观全方,共奏补中益气,活血化瘀之功效。

【加减】若症属疮口腐黑塌陷者,加生黄芪50g、炮山甲粉10g(可人工饲养替代或不用),(分早、中、晚三次冲服)以托毒排脓血;若症属火毒蕴盛,加花粉30g、蒲公英50g,以清热解毒。

【注意事项】在不同阶段气血亏虚、毒邪、瘀血各有侧重,故临证辨证治疗当有侧重。本病预防与治疗之关键在于对久病卧床患者的日常护理。患者家属要勤换病人尿湿的床褥和衣被,床铺平整柔软,关节突隆部位放置气圈或棉垫;定时翻身,每一两小时变换一次体位。保持病人皮肤清洁、干燥,每天用热毛巾擦受压部位一次,用皮肤保护剂如50%酒精、10%樟脑酒精涂擦局部后再撒布滑石粉;每周温水浴一两次;加强营养,保持心情舒畅。

# 清热除湿汤治疗念珠菌病

念珠菌病是由念珠菌属,特别是白色念珠菌引起的急性或亚急性皮肤、黏膜或内脏疾病。这些菌属广泛存在于水果、食品及人的口腔、胃肠道、肛门或阴道中,可在机体抵抗力减弱时发病。皮肤皱褶处皮肤潮红、有针头大丘疹、丘疱疹、水疱,继以糜烂、渗液和结痂,肛周的皮疹向臀部和下背部发展成不规则的大小片,其上疏散分布着不同类型的损害。成人损害偶见于腋窝、乳房下或脐窝。治疗上,浅部皮肤念珠菌病的治疗一般以外用药为主;黏膜部位念珠菌病的治疗一般也采用局部治疗,首选制霉素局部外用,对于口角炎、尿布皮炎等并发念珠菌感染者可局部使用含有糖皮质激素和(或)抗生素的抗真菌制剂;对于深部念珠菌病例,两性霉素 B 是治疗念珠菌病的标准用药。中医药对念珠菌病的治疗有较好的疗效。

【组成】土槿皮 30g,川椒 50g,白鲜皮 50g,椿根白皮 50g,黄柏 30g,黄芩 30g,甘草 30g。

【功用】清热燥湿,杀虫止痒。

【主治】念珠菌病。症见带下量多,色黄或白,质稀薄或如凝乳块,无臭味或气味臭,身体困重,舌质淡或红,或边有齿痕,苔黄腻,脉虚缓。

【用法】煎水洗浴患处,药液约 3000ml,温度 40℃,每次 30min 左右,每天三次。

【方解】念珠菌病中医文献无类似病名,散见于"鹅口疮""阴痒""袖口疳"以及"咳嗽""泄泻"等病中。本病有虚实之分,实者以外感湿热虫邪为患,虚者因脾肾两虚所致。临证当辨证用药。方中土槿皮祛风除湿、杀虫止痒,川椒温中止痛、杀虫止痒,白鲜皮清热除湿,祛风解毒;椿根白皮清热燥湿,收涩止泻,止带止血,黄柏清热燥湿,泻火解毒,退热除蒸,黄芩清热燥湿,泻火解毒;甘草调和诸药。

【加减】若症见神疲乏力,加黄芪 50g,以益气补虚;若症见纳呆腹胀,加白术 30g、莱菔子 20g、山楂 30g、神曲 20g,以益气除胀;若症属口干者,加天花粉 20g,以生津止渴。

【注意事项】注意卫生,必要时使用抗生素;加强体育锻炼,增强体质。

# 仙方活命饮加减治疗外伤感染

一般的外伤感染以金葡菌感染居多。此时发炎区域充血,局部组织发生肿胀,渗液,严重时可致化脓、发热等,伤口可有疼痛和功能障碍。西医一般选择抗生素治疗。

【组成】蒲公英 30g,天花粉 20g,防风 20g,白芷 20g,地丁 30g,赤芍 30g,血力花 10g,红花 15g。

【功用】清热解毒,活血消肿。

【主治】外伤感染。症见局部红肿热痛,可伴有全身发热、口干,舌质红,苔黄,脉数。

【用法】加水煎煮 30min,滤出药液,再加水煎两次,每次煎 20min,去渣,三煎所得药液兑匀,分早、中、晚三次,饭前送服,每天一剂。3 个月为 1 个疗程。

【方解】外伤感染属于中医"疮疡"范畴,因邪热侵袭,若正不胜邪,热毒壅滞,可致使热胜肉腐成脓。在脓未成之时,及时用清热解毒,疏散透表,温里散寒,活血行气等方法,能使痈疡消散于无形。清热解毒是疮疡科常用治疗方法。本方是以仙方活命饮加减而来。治疗风热邪毒客于肌肤经络,气血壅滞,聚而成形,郁而化热所致的局部红肿热痛。方中以蒲公英、地丁清热解毒,配合赤芍、血力花、红花活血理气;天花粉、白芷消肿散结排脓为辅,兼以防风疏表透邪。脓未成者,服用本方可使痈肿消散;脓已成者,服用本方可使脓肿溃散。

【加减】若症属发热恶寒、脉浮数者,加金银花 30g、连翘 20g,以疏散风热;若症见疼痛重,加乳香 15g、没药 15g,以化瘀止痛;若病在头部者,加川芎 30g,活血行气;若病在颈部者,加桔梗 15g,以引药上行;若病在胸部,加瓜蒌皮 30g,以引药入经。

【注意事项】外伤后及时清理伤口,并及时注射破伤风疫苗;患病期间忌食辛辣刺激及生冷食物;化脓者及时切开引流;溃烂者注意清创。

# 第十章　性病系

## 马齿苋汤治疗淋病

由淋病双球菌所致的性病称淋病。主要由性交传染,含淋菌的分泌物在性交时侵入尿道口、宫颈等处而得。少数病人也因接触被细菌污染的衣物、手绢、便盆或医疗器械等而传染。潜伏期为 2~10d。急性期的淋病,病人常无症状,是延误治疗的主要原因。症状大多在性交后三四天,出现下泌尿生殖道炎症的症状,如排尿困难、尿频、尿急、尿痛等以及外阴疼痛、肿胀、阴道分泌物增加等。检查时可见尿道口、外阴红肿,有大量黄绿色脓液。由于脓液刺激,可见外阴皮肤浸渍,破溃,粘连,形成湿疣。前庭大腺管口红肿,有脓液或腺体感染形成脓肿,扪之压痛明显,皮肤呈紫红色,破裂时有大量脓液排出;宫颈红肿、变软、糜烂,浸在脓液中;如淋菌侵入宫颈管腺体及肌层,表现为白带多。男性病人的阴茎、包皮和阴阜处,有数个米粒或豌豆大半球形,中央有脐窝的丘疹,表面光亮,如正常皮肤颜色,挤压时有豆渣样物排出。但确诊主要依靠在分泌物涂片中找到淋球菌或培养阳性。

【组成】马齿苋 200g(鲜者加倍)。

【功用】清热解毒,凉血消痈。

【主治】淋病。临床表现有尿道刺痛,红肿,发痒,尿道口排出脓性分泌物,伴有发热,全身不适或食欲减退。舌红,苔少或黄腻,脉滑数或细数。

【用法】加水煎煮 30min,滤出药液,再加水煎两次,每次煎 20min,去渣,三煎所得药液兑匀,分早、中、晚三次,饭前送服,每天一剂。连服 10d 为一个疗程,可服 1~3 个疗程。

【方解】中医学认为,本病由湿热毒邪侵犯下焦所引起。《新修本草》称马齿苋"主诸肿瘘疣目,捣揩之;饮汁主反胃,诸淋,金疮血流……用汁洗紧唇,面疮……"马齿苋性味酸寒,入心、大肠二经,具有清热解毒,凉血消痈的作用。现代药理研究认为,马齿苋的酒精浸液对大肠杆菌、痢疾杆菌及伤寒杆菌等均有显著的抗菌作用。由于本品可作为蔬菜食用,即使大量应用也很安全,故是一味值得重视的药品。

【加减】若症属热毒较甚者,可加清营汤加减,以清热解毒;若症属阴虚明显者,可加知柏地黄汤加减,以养阴清热。

【注意事项】患病期间暂停性行为,并注意个人卫生;用药期间忌烟酒及辛辣刺激饮食。

# 解毒除湿汤治疗尖锐湿疣

尖锐湿疣又称尖锐疣,是由人乳头瘤病毒引起。多发生于湿热易受摩擦处,如外生殖器和肛周,其次是腋窝、乳房下、趾蹼间等处。包皮过长或妇女白带较多而卫生习惯较差者易患。初起损害为淡红色丘疹,渐次增大加多,融合成乳头状赘疣,如菜花状,色暗红、灰白或灰黄,表现湿润、柔软、有恶臭,基底常有蒂。

【组成】白花蛇舌草50g,土茯苓60g,生薏苡仁50g,苦参30g,制香附30g,木贼30g。

【功用】解毒除湿,行气活血。

【主治】尖锐湿疣。临床表现有外生殖器或肛门等处出现疣状赘生物,色红或淡,表面秽浊潮湿,色淡黄,易出血,伴小便黄或不畅,口渴欲饮,大便干燥,舌红,苔黄腻,脉滑数。

【用法】将上药加水3000ml,煎40min,将药汁倒入清洁的盆内,先熏洗后坐浴至水凉为止。一剂药用两次,每天早晚各熏洗坐浴一次。第二次用药时,将药液重新煎沸20min,以达杀菌解毒之目的。若阴道内有湿疣者可将上药150ml浓煎至50ml,先用消毒棉球蘸药后擦洗阴道,后用带线棉球蘸药放入阴道内,2h后取出。肛内湿疣可用同法处理。

【方解】中医学认为,湿热邪毒壅塞肌肤,气血受阻,滋生毒物是本病发生的根本原因。临床以解毒除湿,行气活血导滞为其治疗大法。方中选用白花蛇舌草、苦参解毒清热,生薏苡仁、土茯苓解毒除湿,木贼除风祛湿,香附行气活血导滞,通行督脉。临床证实,其抗病毒作用良好,具有预防癌变的作用。且熏洗坐浴之法,因直取病所,杀死病毒,故与冷冻、激光、电灼、手术等治法相比,更具无痛、简便、无伤害、无结瘢、疗效确切的优点。

【注意事项】用药期间注意卫生;禁止不洁性生活。

# 尖锐湿疣散治疗外阴尖锐湿疣

外阴尖锐湿疣是一种由湿疣病毒引起的皮肤或黏膜疣状赘生物。通过性交传染,也可自身接种,好发于大小阴唇内侧、阴蒂、会阴部、阴道口、尿道口及肛门周围。本病的发展与阴道炎、外阴长期受分泌物刺激有关,并可与淋病或梅毒并发。妊娠或服用避孕药物可加速本病的发展。尖锐疣初发时为小的淡红色或污灰色乳头状隆起,病灶渐增大、多而融合,或相互重叠形成肿块。根部常有蒂,表面湿润柔软凹凸不平。可呈乳头状、蕈样或菜花样突起。常有瘙痒、糜烂,继发感染和恶臭的混浊分泌物。

【组成】生地30g,地丁草50g,蛇床子30g,贯众30g,苦参50g,黄柏30g,丹皮20g,蒲公英50g,炒鸦胆子10g,桃仁30g。

【功用】解毒除湿,活血祛瘀。

【主治】外阴尖锐湿疣。临床表现有外生殖器或肛门等处出现疣状赘生物,色红或淡,表面秽浊潮湿,色淡黄,易出血;伴瘙痒,小便黄或不畅,口渴欲饮,大便干燥,舌红,苔黄腻,脉滑数。

【用法】水煎至1000ml,熏洗外用。每天一剂,煎洗三次。

【方解】中医学认为,湿热邪毒壅塞肌肤,气血受阻,滋生毒物是本病发生的根本原因。临床以解毒除湿、行气活血导滞为其治疗大法。方中地丁草、蒲公英、鸦胆子清热解毒,蛇床子、生地、贯众清热凉血止血,苦参、黄柏清热燥湿,丹皮、桃仁活血祛瘀。全方共奏解毒除湿,活血祛瘀之功效。

【注意事项】用药期间注意卫生,禁止不洁性生活。

# 第十一章　肛肠病系

## 马洗剂治疗痔疮

痔是直肠下端黏膜下或肛管皮肤下静脉丛发生扩大、曲张所形成的静脉团。成年人中十分常见。可分外痔、内痔。内痔最常见,其较早期的症状是出血,便后血自行停止,再进一步发展,痔核增大,排便时脱出肛门,便后自行复位,严重时痔反复脱出,在排便、咳嗽、负重时即可脱出,须用手才能还纳。外痔为久站或长时间行走后觉肛门有异物感。若排便或运动剧烈时可导致静脉丛破裂,肛门部剧痛,并突出一暗紫色圆形肿物稍触碰即疼痛。

【组成】鱼腥草 30g,马齿苋 50g,白头翁 20g,贯众 20g。

【功用】清热泻火,凉血消肿,祛瘀镇痛。

【主治】痔疮。症见大便秘结,便血,肛门瘙痒、疼痛,有下坠感,舌红,苔黄腻,脉弦数。

【用法】将上药煎汤 2000~3000ml,趁热气盛时熏蒸患处,待温热时,再倒入盆中坐浴 20~30min。每天一剂,每天熏蒸两次。

【方解】痔疮是一种常见病、多发病,不同年龄与不同性别人群皆可发生,故常有“十人九痔”之说。《丹溪心法》云:“痔者皆因脏腑本虚,外伤风湿,内蕴热毒,以致气血下堕,结聚肛门,宿滞不散,而冲突为痔也。”《医宗金鉴》亦云:“痔疮形名亦多般,不外风湿燥热源。”指出脏腑虚弱是痔病发生的基本因素,感受风湿燥热邪气是痔病发生的重要原因。中医认为,关于痔的成因,多由久坐、久站、久泻、久秘、久咳,或竭力负重、妊娠生育等致气血纵横,浊气瘀血,流注肛门,结聚成块成痔。饮食不节,过食辛辣,燥热内生,气迫血瘀而肿痛。历代医家均注重对风湿燥热等邪气的治疗。如《东垣十斜弓》云:“治痔瘘大法以泻火、凉血、除湿、润燥为主。”并根据血瘀是痔病的病机这一理论,把活血化瘀法贯穿于痔病治疗的各个方面。中药熏洗是中医肛肠外科重要外治法之一,是治疗痔疮的传统方法。熏洗是指借蒸腾之药气熏患处,再将药汤趁热淋洗患部,依靠其药力和热力直接作用于肛肠病变部位,使该处腠理疏通,气血流畅,从而达到清热燥湿、活血消肿、止痛止血、收敛止痒功用。《外科启玄明·疮疡宜渴浴洗论》云:“凡治疮肿,初起一二日之间,宜药煎汤洗浴熏蒸,不过取其开通腠理,血脉调和,使无凝滞之意,免其痛苦,亦清毒耳。”方中四药共具有清热泻火,凉血消肿,祛瘀镇痛之功效。现代药理研究,鱼腥草、马齿苋、白头翁、贯众均对金黄色葡萄球菌、肺炎双球菌、大肠杆菌等细菌有抑制作用,同时煎汤熏洗,可促使局部血行流畅,痔疮自可痊愈。

【加减】若症属肛门瘙痒流血者,加五倍子 20g、花蕊石 30g、地榆 30g、炒槐花 30g、焦侧柏叶 30g,以收湿敛疮、止血。

【注意事项】清淡饮食;禁烟酒。

## 加味黄芪防风散治疗脱肛

肛管、直肠黏膜或直肠全层甚至部分乙状结肠向下脱出于肛门外的一种疾病,叫作直肠脱垂,也叫"脱肛"。该病常见于幼儿、老年人或生育过多的妇女。表现为排便时肛门有肿物脱出,便后自行缩回肛内。严重者在任何引起腹内压增高的情况下、负重、劳累、咳嗽等均可脱出,可伴肛门潮湿、瘙痒、下坠感、便意不尽,粪便表现有黏液或血液及下腹、腰骶部钝痛等。

【组成】黄芪 120g,炒防风 10g,泡参 60g,升麻 6g。

【功用】补中益气,升提固摄。

【主治】脱肛。症见大便时,或咳嗽、腹部用力时,直肠自肛内部分或完全脱出,常有肛门坠胀、便意频繁和排便不尽之感。食少懒言,体倦肢软,便溏或便后带血,舌质淡,脉沉迟微弱。

【用法】加水煎煮 30min,滤出药液,再加水煎两次,每次煎 20min,去渣,三煎所得药液兑匀,分早、中、晚三次,饭前送服,每天一剂。3 个月为一个疗程。儿童量酌减。

【方解】"脱肛者,肛门脱垂也。"因久泻久痢,脾肾气陷而脱,或因肾气本虚关门不固而脱,或中气虚寒,不能收摄而脱。方中黄芪益气为君,泡参健脾益气,升麻升举下陷清阳,炒防风止泻止血以助摄纳。合而用之,共奏补中益气,升提固摄之功。

【加减】若症见食少,加炒白术 30g、炒砂仁 10g,以健脾开胃;若症见腹痛,加炒白芍 30g、煨木香 10g,以行气止痛;若咳嗽,加桔梗 15g,以宣肺止咳。

【注意事项】孕妇禁用;对于轻度脱垂和幼儿患者,一般采用保守治疗;经保守治疗无效或重度脱垂患者,应手术治疗,以便早日康复。

## 益气举脱汤治疗直肠脱垂

直肠脱垂是肛管、直肠黏膜、直肠全层甚至部分乙状结肠向下移位脱出肛门外的一种疾病。完全性脱垂表现为脱出、出血、潮湿(肛门括约肌松弛或收缩无力,有黏液从肛门溢出、痒)、肛门坠胀感;直肠内脱垂的病人肛门外则看不到脱出,症状轻,仅有肛门不适、排便不尽感,病人常表现为慢性便秘、便失禁、黏液或血便,其中便秘和排空障碍较常见。多见于小儿、老人及体弱营养不良的重体力劳动的青壮年,女性多于男性。

【组成】红参 15g(另炖),升麻 10g,炙黄芪 80g,乌梅 10g。

【功用】补气升阳,收敛固脱。

【主治】直肠脱垂。临床常见症见反复肛周坠胀阻塞感、便后排便未尽感、单次排便时间增加,久坐久站后肛周坠胀阻塞感症状加重,并伴精神疲乏,胃纳不佳,腰膝酸软,舌质淡,苔薄白,脉弱。

【用法】将上药升麻、炙黄芪、乌梅加水 1000ml,煎至 600ml,取汁,再加水 500ml,煎至 300ml,三次药液混合参汤分早、中、晚三次口服。同时,用外洗方:乌梅 30g,五倍子 20g,银花 30g,黄柏 30g,加水 3000ml,文火煎约 1h,取汁约 2500ml,待温度适宜后,再坐浴肛部,每日早、晚各一次。

【方解】本病归属于中医学"脱肛"范畴。《难经》记载:"病之虚实,入者为实,出者为虚,肛门脱出,非虚而何? 久病久泻,小儿呼叫耗气具有此症。"《诸病源候论》云:"小儿患肛门脱出,多因痢久肠虚冷,兼用躯气,故肛门出。"《疡疡心得集》云:"老人气血已衰,小儿气血未旺,皆脱肛。"《疡科心得集·辨脱肛痔漏论》有"治脱肛之证,不越乎升举、固摄、益气三法"的记载。方中红参、黄芪补中益气,升阳固表,为君药;升麻升举阳气,善提清气,为臣药;乌梅收敛、涩肠、固托,为佐使药。诸药配伍共奏补气升阳,收敛固脱之效。配合中药湿渍,改善肛门局部症状;五倍子收湿敛疮、解毒消肿,银花清热解毒,散痛消肿,黄柏清热燥湿,泻火解毒。

【加减】若症见腹痛,加炒白芍 30g、制延胡索 20g,以柔肝止痛;若症见气滞,加煨木香 10g、枳壳 20g,以理气解郁。

【注意事项】平素勿久坐、久站;畅情志;忌辛辣刺激,肥甘厚腻之品。

# 乙字汤治疗肛裂

齿线以下肛管皮肤全层裂开并形成慢性溃疡,称为肛裂。多发生于慢性便秘病人,表现为排便时和便后肛门剧痛,粪便表面或便纸上有血迹,有时便后有少量鲜血滴出。

【组成】制柴胡 20g,酒当归 30g,熟大黄 10g,升麻 6g,甘草 10g,黄芩 15g。

【功用】活血止痛,清热解毒。

【主治】肛裂。症见:肛门周期性疼痛为特征,日久引起便秘,粪质更为干硬,便秘加重肛裂,舌红苔白或微黄,脉数。

【用法】加水煎沸 30min,过滤取液,再加水煎 30min,滤过去渣,两次滤液兑匀。分两三次服,每天一剂。

【方解】《医宗金鉴》说:"肛门围绕,折纹破裂,便结者,火燥也。"热结肠燥,或因阴虚津亏而致大便秘结,排便用力,使肛门皮肤裂伤。本方当归活血,可改善血行不畅,兼有止痛效果。其中,柴胡、升麻配伍具升提举陷之用;大黄、黄芩清热解毒,泻火通便;甘草缓解止痛,调和诸药。

【加减】若症属出血多者,加地榆、槐花各 10g,以凉血止血;若症属风热重者,加银花、连翘各 10g,以疏散风热;若症属体虚,加黄芪 20g、太子参 15g,以益气补虚。

【注意事项】孕妇禁用。

# 第十二章　泌尿病系

## 三金启癃通闭汤治疗泌尿道梗阻

泌尿道梗阻多由于前列腺肥大、急性前列腺炎、尿路狭窄、尿路外伤等所致,临床表现有尿急、尿痛、尿少、尿血等表现。

【组成】金银花 30g,金钱草 25g,海金沙 15g,冬葵子 20g,炒知母 20g,炒黄柏 20g,川牛膝20g,王不留行 30g,菟丝子 30g,通草 10g。

【功用】清热利湿,活血利尿,行气通淋。

【主治】泌尿道梗阻。症见排尿困难,尿频而量少,数次方能排完,有时点滴而下,神气怯弱,小腹坠胀,舌紫暗见瘀点,脉沉细而涩。

【用法】将上药水煎三次,每次 20min,三次药液兑匀,分早、中、晚三次,饭前送服,每天一剂。

【方解】泌尿道梗阻,中医无此名,根据其症状,相当于癃闭。癃闭之名,首见于《黄帝内经》。该书对癃闭的病位、病机做了概要的论述,如《素问·宣明五气篇》谓:"膀胱不利为癃,不约为遗溺";《素问·标本病传论篇》谓:"膀胱病,小便闭";《灵枢·本输》云:"三焦者……实则闭癃,虚则遗溺,遗溺则补之,闭癃则泻之。"本病的病因较为复杂,《丹溪心法·小便不通》认为该病有"气虚、血虚、有痰、风闭、实热"等类型,并根据辨证论治的精神,运用探吐法治疗小便不通。《景岳全书·癃闭》将癃闭的病因归纳为四个方面:有因火邪结聚小肠、膀胱者,此以水泉干涸而气门热闭不通;有因热居肝肾者,则或以败精,或以槁血,阻塞水道而不通;有因真阳下竭,元海无根,气虚而闭者;有因肝强气逆,妨碍膀胱,气实而闭者。由此可见,癃闭偏实者多,因湿、热、瘀郁滞膀胱,导致膀胱气化不利而发为癃闭。故治疗以清热利湿,活血利尿,行气通淋为法。方中金银花、金钱草、海金沙、冬葵子、通草清热利湿通淋;"无阴则阳无以化",故知母、黄柏、菟丝子合用以滋补肾气;川牛膝、王不留行活血通经,利尿通淋。全方清热利湿,活血利尿,行气通淋。肾气强盛,湿热瘀去,膀胱气化正常,癃闭自愈。

【加减】若症属瘀血重者,加丹参 30g、炒桃仁 20g、红花 10g,以活血散瘀;若症属肾虚甚者,加鹿胶 15g、附片 10g(先煎),以补火助阳;若症属肺气不宣降者,加桔梗 10g、升麻 10g、炒柴胡 15g、炙桑白皮 15g、葶苈子 30g,以宣降肺气。

【注意事项】服药期间,忌烟、酒及油腻、辛辣寒凉之品。必要时可配合针刺、导尿等。

# 金匮肾气丸治疗夜尿症

夜尿症是"夜间醒来排尿"的病症,但临床一般只将夜间尿量超过日总尿量的 1/3,或夜尿次数多于两次的病症称为夜尿症,多发生于老年人。该病因长期夜间频繁起床小便,干扰正常睡眠,导致患者白天精神疲惫、神经衰弱,认知功能降低,生活质量和幸福感下降,有些甚至诱发心血管疾病或其他器质性病变。

【组成】生地黄 20g,生山药 30g,山茱萸 30g,牡丹皮 10g,茯苓 20g,泽泻 20g,炒益智仁 15g,桂枝 20g,制附子 10g(先煎),炒覆盆子 30g,乌药 15g。

【功用】温阳补肾,缩尿摄水。

【主治】夜尿症。症见夜尿频,两次以上,寐不安,腰膝酸软,舌淡苔薄白,脉沉细。

【用法】将上药水煎三次,每次 20min,三次药液兑匀,分早、中、晚三次,饭前送服,每天一剂。

【方解】古代中医无夜尿症的病名,一般将其归属于"肾虚""遗溺"等范畴。《素问·上古天真论》指出"肾者主水",而肾主水的功能需要肾阳蒸腾气化。老年人多会出现肾阳不足,开阖失司,夜尿增多,《景岳全书》指出"年老多瘀",可见瘀血亦会导致夜尿增多。《灵枢·口问》篇曰:"中气不足,溲便为之变。"中气不足也会导致夜尿增多;《素问·宣明五气篇》谓:"膀胱不利为癃,不约为遗溺。"由此可见,或中气不足,或瘀血停滞,或肾气本虚,导致肾阳虚衰,膀胱气化失司,开阖失常,水液不固而尿多。病位在肾与膀胱,涉及脾胃。金匮肾气丸本为滋阴补肾,阴中求阳之方,以达"益火之源,以消荫翳"之功。其中,加用益智仁、覆盆子、乌药健脾温肾,收涩止尿,方中丹皮又可活血化瘀,通利水道。全方共奏温阳补肾,缩尿摄水之功用。肾藏元阳,脾肾强健,元阳充足,气化正常,膀胱开阖司职,夜尿自愈。

【加减】若症属腰膝酸冷、乏力但欲寐者,加用制巴戟天 20g、肉苁蓉 30g,以温阳补肾;若症属尿频、尿急、尿痛者,加用金银花 30g、野菊花 20g,以清热解毒。

【注意事项】避免睡前饮茶水、咖啡等利尿或兴奋之品。

# 六味地黄汤加味治疗鞘膜积液

鞘膜积液是指睾丸或精索鞘膜处积聚过多的浆液。表现为阴囊内有肿物,大的可有沉重的下坠感,一般无疼痛,巨大的鞘膜积液影响行走和劳动,病程发展缓慢。

【组成】熟地黄 20g,制山萸肉 30g,茯苓 30g,泽泻 30g,黄芪 50g,炒白术 20g,炒小茴香 15g,橘核 20g,炒山药 30g,炒陈皮 10g,炙升麻 10g。

【功用】益肾健脾,利湿消肿。

【主治】小儿鞘膜积液。临床可见患儿阴囊肿大,触之有囊状感,未触及结节,稍有压痛,阴囊皮色光亮,不红不热,透光试验阳性。舌质红,苔薄腻,脉象细等。

【用法】加水煎沸 30min,滤出药液,再加水煎两次,每次 20min,去渣,三煎药液兑匀,分早、中、晚三次,饭前送服,每天一剂。一个月为一个疗程。

【方解】小儿鞘膜积液,属中医"阴肿""水疝"的范畴。中医认为,本病因先天不足,后天脾胃功能失调,或肾虚气化不利,三焦水道气机不畅,外受寒湿之邪所致。《医宗金鉴》记载:"阴肿之证……由久坐阴湿之地,为寒气所凝而成,间或有因怒叫气闭结聚于下而成者……有阴茎全缩不见,或不缩而阴囊肿大光亮,不燥不痛者,肝肾气虚也。"由此可见,肝肾气虚是病之本,水湿结聚是病之标。六味地黄汤中地黄滋补肾阴,为主药;山萸肉补肝肾、敛精气,山药健脾养肺肾,均为臣药;泽泻去肾之湿浊,使熟地补而不腻,牡丹皮泻肝肾虚火,茯苓去湿以助山药健脾,均为佐药。此外,茯苓、泽泻、生地黄、山萸肉均有利尿作用,黄芪、白术有益气健脾之功,小茴香入肝肾经,理气止痛、调中和胃,与升麻、黄芪、木通合而用之,以加强利湿消肿之功。全方配合,标本兼治,共达益肾健脾、利湿消肿之目的。

【加减】若症见阴囊肿胀硬痛,可加核桃 30g、红花 20g,以活血祛瘀;若症见阴囊坠胀,可加煨广木香 10g、炙升麻 10g,以调气固摄;若症见纳呆、便溏,可加炙鸡内金 30g、太子参 15g,以健脾消食。

【注意事项】服药期间禁食寒凉辛辣之品。

# 倒换散治疗肛门术后尿潴留

肛门直肠疾病由于手术麻醉、手术刺激、肛门填塞、术后肛门疼痛等原因,尿潴留是术后常见的并发症。引起的原因主要是术中对肛门直肠及其邻近组织的牵拉、挤压和切割损伤,还有术后肛门部疼痛、麻醉等因素及肛管内充填辅料过多,包扎过紧,局部压迫均可导致括约肌痉挛、局部水肿,反射性刺激膀胱颈部及尿道括约肌而引起痉挛,发生排尿障碍。还有肛肠疾病术后易发生便秘,会使膀胱逼尿肌收缩力降低导致尿潴留。常表现为自感有尿,且小腹胀满,但排尿不畅,或不能自行排尿。

【组成】荆芥 20g,大黄 10g。

【功用】升清降浊,通利小便。

【主治】肛门术后尿潴留。症见自感有尿,且小腹胀满,但排尿不畅,或不能自行排尿。

【用法】上药焙干研末,加水约 200ml 煎沸,以纱布过滤去药渣,加入白酒少许(约 5ml)为引,温服。此为一次用量,每天一次。

【方解】本病当属于中医学"癃闭",是由于膀胱气化不利,尿液排出困难,小便不利,点滴而出为"癃";小便不通,欲解不得为"闭"。手术打击,元气受损,气虚行津功能减弱;气血受损,气机升降出入异常,气机不降则津液不能下泄,故而肾气与膀胱气化失常,膀胱排尿功能障碍,尿闭于内不能外出,故而出现"癃闭"之证。荆芥取其轻清,以升其阳;大黄取其重浊者,以除其阴;清阳既出上窍,则浊阴自归下窍,而随小便泄也。

【加减】若症属大便秘结者,加炒麻子仁 30g(砸碎)、炒郁李仁泥 30g,以润肠通便;若气虚重,加炙黄芪 30g、党参 20g,以益气补虚。

【注意事项】孕妇禁用。

## 固肾化浊汤治疗慢性前列腺炎

慢性前列腺炎临床上有细菌性和非细菌性。慢性细菌性前列腺炎是指男性前列腺受到细菌感染。大多数慢性前列腺炎病人没有急性炎症过程。其致病菌有大肠埃希菌、变形杆菌、克雷白杆菌、葡萄球菌或链球菌,也可由淋病奈瑟球菌感染,主要经尿道逆行感染所致。临床表现类似,常见有尿频、尿急、尿痛、排尿不尽感,排尿时尿道灼热、尿初或尿末疼痛,放射痛至阴茎头或会阴部。便后或尿末尿道口常有白色分泌物滴出,可伴有性功能障碍及神经衰弱症状。

【组成】黄芪 30g,党参 20g,桑螵蛸 15g,乌药 15g,泽泻 15g,车前子 20g(包煎),丹参 30g,女贞子 20g,菟丝子 20g,小茴香 10g。

【功用】固脾肾,化湿浊,通淋散结。

【主治】慢性细菌性前列腺炎。症见尿频、尿急、尿痛,伴腰膝酸软,肢体困倦,下腹冷痛,舌淡苔白,脉弱。

【用法】加水煎煮 30min,滤出药液,再加水煎两次,每次煎 20min,去渣,三煎所得药液兑匀,分早、中、晚三次,饭前送服,每天一剂。亦可制成蜜丸服用。

【方解】本病属中医学"淋浊""膏淋"范畴。多为老年人罹患,病程缠绵,以致脾肾气虚,湿浊内阻,溺窍不利。治宜固脾肾,化湿浊,兼以通淋散结。方用桑螵蛸、菟丝子、女贞子固肾治本,大剂参、芪补气,小茴香、乌药行气化湿,丹参散结通瘀,泽泻、车前子利尿通淋。如此配伍,则诸症自愈。

【加减】若兼见湿浊内蕴,湿热下注膀胱,见尿黄赤,前阴胀痛者,加炒黄柏 15g、蒲公英 30g、石苇 15g,以清热除湿。

【注意事项】忌酒及辛辣刺激食物;避免长时间骑、坐,适当做提肛运动。

## 益气通关汤治疗前列腺增生症

前列腺增生症亦称为前列腺良性肥大,是老年人常见病,男性自 40 岁以上多有不同程度增生,50 岁以后才出现症状。临床表现为尿频、排尿踌躇、续断,尿后滴沥,甚至尿线细而无力,射程缩短,排尿时间缩短,严重者可出现尿失禁。直肠指诊可触到增大的前列腺。

【组成】黄芪 60g,党参 30g,白术 20g,茯苓 20g,制柴胡 10g,升麻 6g,制知母 10g,肉桂 6g,冬葵子 30g,石花 10g,通草 6g,甘草 10g。

【功用】补气助阳,健脾利湿,清热泻火。

【主治】前列腺增生。症见腹部胀满,小便淋漓不尽,尿频、夜间为甚,舌红苔薄白,脉细弱。

【用法】加水煎煮 30min,滤出药液,再加水煎两次,每次煎 20min,去渣,三煎所得药液兑匀,分早、中、晚三次,饭前送服,每天一剂。

【方解】本病当属于中医学"癃闭",是一种常见老年疾病,属本虚标实。由于中气不足,肾虚不能气化,脾虚清气不能上升,浊阴便难以下降,小便因而不利。如《灵枢·口问》篇指出:"中气不足,溲便为之变。""气为血帅",气虚运血无力,久则血结形成积块。年老肾衰,肾阳不足,或肾阴精亏虚,"无阴而阳无以化",使命门火衰,致膀胱气化无权,尿液难以排出,发生癃闭。方中黄芪、党参补中益气,白术、茯苓补脾燥湿、和中利水,柴胡疏肝解郁、升举阳气,知母清热泻火、滋肾润燥,肉桂温中补阳、散寒止痛,通草、冬葵子、石花清热利湿,甘草补中益气,调和诸药。

【加减】在临床应用本方时,可根据病情灵活化裁加减。若症见舌质有瘀斑或紫暗,或前列腺触诊坚硬者,可加桃仁 20g,红花 20g,三棱 10g,莪术 10g,以活血化瘀、软坚散结。

【注意事项】当排尿梗阻症状严重,残余量大于 50ml,或 BPH 导致的并发症,如反复尿潴留、反复泌尿系感染、膀胱结石、继发上尿路积水,药物治疗疗效不佳而全身状况能够耐受手术者,具有外科治疗适应证,应采用外科手术治疗。

# 芪术车前汤治疗慢性前列腺炎

慢性前列腺炎是成年男性的常见多发病,占 35 岁以上男性的 31%~40%,与内分泌机能障碍、腺体循环障碍、梗阻、感染等有关。以盆骶疼痛,排尿异常和性功能障碍为主要临床表现。直肠指检可扪及稍大、有压痛的前列腺,肿块表面光滑,部分有中央沟变浅或消失现象。前列腺液检查或 B 超及穿刺活检有助于诊断。

【组成】黄芪 50g,紫菀 30g,炒白术 20g,升麻 10g,车前子 20g,肉桂 10g。

【功用】健脾利湿,益气温阳。

【主治】慢性前列腺炎。脾肾阳虚兼有痰湿者,症见尿后滴沥,精神萎靡,伴有气短乏力,畏寒肢冷,不欲饮食,舌淡胖苔白,脉沉。

【用法】加水煎沸 30min,滤出药液,再加水煎两次,每次 20min,去渣,三煎药液兑匀,分早、中、晚三次,饭前送服,每天一剂。

【方解】慢性前列腺炎属于中医"白浊""劳淋""肾虚腰痛"等范畴。因病位在精室,故又称"精浊"。中医认为,相火妄动,或忍精不泻,离位之精化为白浊;或房劳不洁,湿热从精道内侵,湿热壅滞而成此病。基本证型有湿热蕴结,气滞血瘀,阴虚火旺,肾阳亏虚。治疗当辨证论治,抓住肾虚为本,湿热为标,瘀滞为变的三个基本病理环节,分清主次,权衡用药。方中黄芪、肉桂、车前子三药,补气、温阳、利水,合用则升清与降浊并施,温阳与渗利并行,补气与利水并顾;紫菀下气化痰,白术健脾利湿,升麻清热解毒,升举阳气。诸药合用,可健脾利湿,益气温阳。

【加减】若病程长,伴有腰骶部疼痛者,加丹参 20g、赤芍 20g、乳没各 10g、王不留行 10g,以活血散瘀;若症见腰膝酸软,五心烦热者,加知母 10g、炒黄柏 10g、丹皮 10g,以清热泻火。

【注意事项】戒除手淫;生活规律;劳逸结合;调畅情志;服药期间禁烟酒;忌肥甘厚味。

# 济生肾气丸加减治疗前列腺增生症

良性前列腺增生简称前列腺增生。病理学表现为细胞增生,中老年男性排尿障碍原因中最为常见的一种良性疾病。临床早期表现为尿频,夜尿增多。排尿困难是前列腺增生最重要的症状。当梗阻加重到一定程度时,可发生尿潴留。合并感染或解释,可出现明显的尿频、尿急、尿痛症状。长期排尿困难导致腹压增高,还可因为腹股沟疝、内痔和脱肛等。

【组成】黄芪 30g,党参 20g,台乌药 10g,炒怀山药 20g,车前子 20g,茯苓 20g,泽泻 15g,牡丹皮 10g,桔梗 10g。

【功用】益气温阳,通窍利尿。

【主治】前列腺增生。症见小便频,夜间明显,尿线变细,余沥不尽,精神萎靡,畏寒肢冷,舌质淡,苔白,脉沉细。

【用法】加水煎沸 30min,滤出药液,再加水煎两次,每次 20min,去渣,三煎药液兑匀,分早、中、晚三次,饭前送服,每天一剂。

【方解】本病可属于中医学的"癃闭"范畴。现称之为"精癃"。"癃"指小便不利,点滴而出,起病较缓慢;"闭"指小便闭塞,点滴不出,起病较急。脾肾阳虚,不能运化水湿,而致小便不出;或湿热下注,蕴结不散,导致气化不利,小便不通;或肝郁气滞,病程日久气滞血瘀,直接影响三焦水液的运化及气化,致使水道通调受阻,形成癃闭。膀胱以通为用,故温肾益气,活血利尿为基本治疗原则。本方是济生肾气丸去滋腻之熟地、山茱萸,辛热之桂枝、附子,再加黄芪、党参、乌药、桔梗而成。方中黄芪、党参健脾益气,乌药行气止痛、温肾散寒,山药、茯苓健脾利湿,车前子利尿通淋,泽泻利水降浊,丹皮凉血化瘀,桔梗开宣肺气以通利小便。诸药合用,共奏温肾益气,活血利尿之效。本方补而不腻,温而不峻,温中有泻,清中有补。

【加减】若症见腰膝酸软、五心烦热者,去乌药 10g,加知母 15g、黄柏 15g,丹皮用至 15g,以滋肾阴、泻肾火;若症见大便干结,加瓜蒌 30g、枳壳 30g、肉苁蓉 20g,以润肠通便;若症见尿道涩痛伴有血尿者,加大蓟 15g、小蓟 15g、沉香 6g(后下),以凉血止血。

【注意事项】反复尿潴留经非手术治疗无效者建议手术治疗。

# 金匮肾气丸加减治疗小便失禁

小便失禁,多为膀胱神经机能障碍或受损伤后,使尿道括约肌失去功能,尿液不能由意识控制而不自主地流出。尿失禁可发生于各年龄组的患者,但小儿和老年人多发。

【组成】干地黄 250g,炒萸肉 15g,炒山药 150g,泽泻 100g,茯苓 100g,丹皮 100g,桂枝 50g,炮附子 50g。

【功用】温补肾阳。

【主治】老年性尿失禁。临床可见小便失禁,稍有尿意便来不及如厕,经常尿湿衣裤,伴有腰痛脚软,夜尿频数,晨起便溏,精神倦怠,畏寒,舌淡胖,脉沉弱以尺部为甚等。

【用法】将上药研为细末,炼蜜为丸,每天晨起服两丸,淡盐水送服,每天一次,10d 为一个疗程。

【方解】本病属于中医"遗尿""小便失禁"的范畴。《诸病源候论·小儿杂病诸候》中说:"遗尿者,此由膀胱有冷,不能约于水故也……肾主水,肾气下通于阴,小便者,水之余也,膀胱为津液之腑,既冷气衰弱,不能约水,故遗尿也。"中医认为,肾主水司开阖,肾主体内津液的输布排泄,维持体内津液代谢的平衡。老年人机体衰老,肾中精气逐渐衰退,肾的气化功能失常,故出现尿失禁。无论小儿遗尿还是老年性尿失禁,以肾气不固,下元虚寒所致者最为多见。在中医辨证分型中,除了肾气亏虚型,还有气血虚弱型及湿热下注型。具体选药还需辨证论治。笔者应用金匮肾气丸加减治疗诸多遗尿患者,每获良效。本方出自张仲景《金匮要略》,为肾中阳气不足之证而设,对老年性尿失禁有效。方中以肉桂、附子温补肾阳,鼓舞肾气,但阳根于阴,"善补阳者,必于阴中求阳,则阳得阴助,而生化无穷"。否则恐怕未复而阴先伤,反不利于肾阳的恢复。又以熟地、山萸肉、山药以补肾阴,滋化源。扶正不忘祛邪,茯苓、泽泻、丹皮泄其肾浊。合而成方,配伍周全,针对病情,能使阴阳协调,肾气充足。又用淡盐水送服,引药直达病所,功效专一。治疗老年尿失禁病人,服用方便,效果满意。

【加减】若症属畏寒肢冷不甚者,易肉桂为桂枝,并酌情减少附子用量,以温阳化气;若兼见咳饮痰喘者,适当加姜半夏 10g、炮干姜 6g、细辛 3g,以温阳化饮;若症见夜尿多者,加巴戟天 15g、益智仁 10g、金樱子 20g、芡实 15g,以固精缩尿。

【注意事项】气血亏虚或湿热下注所致尿失禁者不宜用本方。

# 金龙排石汤治疗肾绞痛

肾绞痛通常指由于泌尿系结石,尤其是输尿管结石导致的突然发作的肾区剧烈疼痛。肾绞痛不是一个独立的疾病,是由于多种原因导致的肾盂或者输尿管平滑肌痉挛所致,其发病没有任何先兆。典型的绞痛常始发于肋脊角处腰背部或上腹部,偶尔起始于肋骨下缘,并沿输尿管行径放射至同侧腹股沟、大腿内侧、男性阴囊或女性大阴唇,同时有镜下血尿、恶心、呕吐,查体时患者肋脊角压痛明显。输尿管蠕动、结石移动、间断性梗阻均可加重肾绞痛。疼痛最明显的地方往往是梗阻发生的部位。

【组成】鸡内金 30g,滑石 30g,怀牛膝 30g,广地龙 15g,茯苓 30g,泽泻 20g,甘草梢 15g,金钱草 30g,白芍 30g,火硝 4g(冲),硼砂 4g(冲),皮硝 4g(冲),车前子 12g。

【功用】清热利湿,排石止痛。

【主治】肾绞痛(肾结石疼痛)。症见腰痛或小腹疼痛,或尿路突然中断,尿频、尿急、尿痛,小便混赤,或为血尿,口干欲饮,舌红,苔黄腻,脉弦数。

【用法】加水煎沸 30min,滤出药液,再加水煎两次,每次 20min,去渣,三煎药液兑匀,分早、中、晚三次,饭前送服,每天一剂。疼痛甚者,每天两剂,分四次口服。

【方解】中医学无肾绞痛病名,根据临床症状属中医"腰痛""淋症"(石淋、砂淋、血淋)、"转筋"等范畴,其病位在肾。据中医"不通则痛,通则不痛"及《诸病源候论》"肾主水,水结则化石,故肾客砂石"、《丹溪心法》"诸淋所发,皆肾虚膀胱生热也"等理论,归纳本病基本病机是本虚标实,本虚责之于肾虚,标实责之于下焦湿热。湿热久蕴,煎熬尿液日积月累,炼结为石,湿热阻滞经脉气机不畅,气血运行不畅,不通则出现瘀阻之象而引起疼痛。金龙排石汤由芍药甘草汤加味而成。方中鸡内金、硼砂、火硝、皮硝、金钱草具有消石排石的功能;牛膝补肝肾,活血祛瘀,利尿通淋,并可引导结石下行;茯苓、泽泻、车前子、滑石利水渗湿;泻热通淋;白芍养血敛阴,缓急止痛;地龙清热熄风,通络利尿。

【加减】临床应用金龙排石汤时,可根据病情灵活化裁加减。若兼见腹满、便燥者,可加熟大黄 10g、炒枳实 15g,以通腑泻浊;若症见痛甚者,可加炒川楝子 15g、郁金 20g,以行气止痛。

【注意事项】不宜用于表面粗糙,横径大于 1cm 的结石;或双肾功能严重不全,或合并尿路狭窄、畸形者。

# 第十三章　生殖病系

## 吴茱萸细辛散治疗勃起功能障碍

阴茎不能勃起或勃而不坚以致不能性交者称勃起功能障碍,又称为阳痿。是成年男性的常见病、多发病,目前国内勃起功能障碍的患病率达 25%以上,并呈逐年上升趋势。现代医学对本病发病机制尚未有统一认识,缺乏较好的治疗方法。

【组成】吴茱萸 60g,细辛 30g。

【功用】温中散寒,通窍活络。

【主治】阳痿。临床可见阴茎完全不能勃起或举而不坚,畏寒肢冷,舌淡苔薄白,脉弱。

【用法】将上药共研为细末,装瓶备用。用时,取上药适量,加温水调成糊状,每晚睡前敷于脐部,用胶布固定,晨起取下,治疗期间忌房事。

【方解】中医学并无勃起功能障碍的病名,根据其临床表现及病情发展,相当于中医学"阴痿""筋痿""阳痿""不起""阳事不用"等范畴。在先秦、秦汉之际,中医病名的记载已经出现,此时多以症状命名,人们最早认为阳痿与情志不遂密切相关。同样的理论也在《杂病源流犀烛》中提到:"又有失志之人,抑郁伤肝,肝木不能疏泄,亦致阴痿不起。"《诸病源候论·虚劳阴痿候》认为肾虚为其致病根本,即"劳伤于肾,肾虚不能荣于阴器,故痿弱也"。而《临证指南医案》提到"阳明虚则宗筋纵",指出脾胃虚弱也是阳痿发生的病机之一。也有从瘀血而立论者,如《阳痿证》中云:"盖跌仆则血妄行,每有瘀滞精窍,真阳之气难达阴茎,势遂不举。"足厥阴肝经"沿大腿内侧中线进入阴毛中,绕阴器,至小腹",肾司二阴,此病病位在肝肾,病性以虚为主。方中吴茱萸辛苦性温,功能温中散寒,是外治良药;细辛辛温,具走窜之性,通窍活络之功。《别录》称其能安脏、益肝肾、通精气。据临床观察,凡属中下焦虚寒,肾窍郁闭,宗筋失用之阳痿,用之疗效颇佳。

【加减】若兼见头晕耳鸣、腰膝酸软者,加用熟地黄 60g、菟丝子 30g、仙茅 30g、淫羊藿 30g、丹参 30g,以补益肝肾;若兼见抑郁烦躁者,加用柴胡 30g、白芍 30g、当归 30g、枸杞子 30g、白蒺藜 60g,以调和肝脾。

【注意事项】敷药期间,忌烟、酒及油腻、辛辣寒凉之品。调节情志,避免紧张;加强体育锻炼,增强体魄。

# 秘精汤治疗病理性遗精

遗精是指不因性生活而精液自动外泄的一种表现,有生理和病理之分。生理性遗精是指未有性生活的成年男性每月遗精一两次且不伴有其他不适感;病理性遗精则是指成年男子遗精次数频率达到每周两次以上或有正常性生活情况下仍经常遗精,且在遗精后伴有头晕神疲、腰酸腿软、心慌气短、记忆力减退等身体不适症状。

【组成】锁阳 50g,芡实 30g,蒺藜 30g,莲须 30g,炒金樱子 30g,煅龙骨 30g,煅牡蛎 30g,知母 10g,炒黄柏 15g。

【功用】补肾壮阳,涩精摄尿,清热泻火。

【主治】遗精症。临床可见遗精频频发作,每周两三次,伴头晕乏力、心烦失眠、腰膝酸软、记忆力减退、精神萎靡、舌质红、苔薄黄、脉象弦细迟沉等。

【用法】加水煎煮 30min,滤出药液,再加水煎两次,每次煎 20min,去渣,三煎所得药液兑匀,分早、中、晚三次,饭前送服,每天一剂。

【方解】本病在中医学上又名"白淫""精时自下""失精"等,目前多称为"梦遗""滑精"。有梦而遗精的,名为"梦遗";无梦而遗精的,甚至在清醒状态下精液自动流出的,名为"滑精"。遗精之病,五脏皆有,不独肾也。如《景岳全书》云:"盖遗精之始,无不由乎心。""盖精之藏制虽在肾,而精之主宰在心,故精之蓄泄,无非听命于心。"《类证治裁·遗泄》载:"心为君火,肝肾为相火,君火一动,相火随之,而梦泄矣。"《济生方》云:"心有妄想,所欲不遂,心动则神劳,火动于中,火动则心肝气火不宁,在上则神魂不藏,在下则疏泄太过,故遗精多从心治。"此讲从心论治之缘由。亦可因肝而起,从肝论治者,如《四圣心源》云:"遇夜半阳升,木郁欲动,则梦交接,木能疏泄而水不蛰藏,是以流溢不止也。""甚有木郁而生下热,宗筋常举,精液时流。"还有因脾湿下注,迫精外出者,如《明医杂著》云:"梦遗精滑,世人多作肾虚治,而为补肾涩精之剂,不效。殊不知,此证多属脾胃,饮食厚味,痰火湿热之人多有之。"《临证指南医案》载:"脾胃湿热,气化不清,分注膀胱,阴火一动,精随而出,不梦亦可自遗。"然而,虽五脏皆可导致遗精,但终无不是影响肾之封藏而致。如《素问·六节藏象论》曰:"肾者主蛰,封藏之本,精之处也。"《扁鹊心书·梦泄》言:"凡人梦交而不泄者,心肾气实也;梦而即泄者,心肾气虚也。"故本病治疗以补肾壮阳、涩精摄尿为主,辅以清热泻火。方中锁阳补肾,壮阳,益精;芡实益肾固精,健脾祛湿;蒺藜平肝,疏肝,祛风;莲须清心固肾,涩精止血;金樱子涩精摄尿,涩肠止泻;煅龙骨、煅牡蛎平肝潜阳,收敛固涩;知母清热泻火,滋肾润燥;黄柏清热解毒。合而用之,共奏补肾壮阳、涩精摄尿、清热泻火之功用。

【加减】若兼见瘀血者,加用丹参 30g、三七粉 10g,以活血散瘀。

【注意事项】调节情志,适当体育运动,禁食辛辣寒凉之品。

# 益肾生精汤治疗精液不液化症

精液刚排出体外时为黏液性液体,随即变成胶冻状,经 5~10min 后开始液化,从而有利于精子的运动和受孕。根据世界卫生组织的标准:精液排出体外后,置于 37℃水浴箱或温箱内,超过 60min 仍不液化或不完全液化时,即为精液不液化症,它是导致男性不育症的重要原因。现代医学认为精液中存在精囊分泌的凝固因子及前列腺分泌的液化因子,在参与或影响精液液化的因子中,以蛋白酶系统最为重要,慢性前列腺炎时,前列腺的分泌活动减低,蛋白溶液酶的分泌量或酶的活性降低,是精液液化异常最常见的病因之一。西医目前多注重对精液不液化症原发疾病的治疗,但疗效不够理想。

【组成】炒黄柏 30g,虎杖 30g,萆薢 20g,桃仁 20g,山楂 30g,炒薏米 30g,炒麦芽 30g,制水蛭 10g,赤芍 30g,山萸肉 30g,炒补骨脂 30g,炒菟丝子 30g,黄精 30g,炮山甲 10g(可人工饲养替代或不用)。

【功用】益肾生精,清热除湿,化浊活血。

【主治】精液不化症。

【用法】加水煎沸 30min,滤出药液,再加水煎两次,每次 20min,去渣,三煎药液兑匀,分早、中、晚三次,饭前送服,每天一剂。14d 为一个疗程。

【方解】本病在中医学中无此病名,但根据精液不液化症的表现形态可归属于中医学"无子""精浊""精瘀""淋浊""精寒""精热"等范畴。成因虽杂,但与肾虚精亏、湿热壅滞、精聚瘀阻关系密切。故临床治疗以益肾生精,清热除湿,化浊活血为主。方中山萸肉,补骨脂、菟丝子、黄精益肾生精,薏米、黄柏、虎杖、萆薢清热利湿,桃仁、水蛭、赤芍、炮山甲(可人工饲养替代或不用)、山楂活血化浊,麦芽和山楂开胃消食化积。全方共奏益肾生精,清热除湿,化浊活血之功用。

【加减】若伴痰蒙心窍,烦躁健忘者,加用炙远志 15g、石菖蒲 15g,以化痰开窍;若伴遗精、腰膝酸软者,加用芡实 30g、金樱子 30g,以固精缩尿;若伴射精疼痛不畅者,加炒王不留行 30g,以活血通经。

【注意事项】调节情志;适当体育运动;禁食辛辣寒凉之品。

# 补中益气汤治疗少精症

少精,又称精少,正常精液量为 2~6ml,每毫升精液中含精子数应在 6000 万个以上,低于此数者称为少精症。此症为男性不育的最常见原因之一。目前认为,引起少精症的主要原因有:精索静脉曲张、免疫因素、染色体异常、隐睾疾病、生殖道感染、内分泌疾病等。

【组成】黄芪 30g,党参 20g,当归 15g,白术 15g,橘皮 10g,炙甘草 10g,升麻 10g,制柴胡 10g。

【功用】补中益气,升阳举陷。

【主治】少精症。不育,性欲减退,或阳痿不举,或遗精早泄,伴面色萎黄,神倦乏力,心悸气短,食少便溏,舌淡胖嫩,脉细软。

【用法】加水煎沸 30min,滤出药液,再加水煎两次,每次 20min,去渣,三煎药液兑匀,分早、中、晚三次,饭前送服,每天一剂。

【方解】此病见于《诸病源候论·虚劳少精候》,属在中医学"精少""精薄"范畴,现在称为"男性不育症"。其病因分为先天因素、房事过度、情志失调等,与肾、心、肝、脾等脏有关,其中与肾关系最密切。因肾主骨,生髓,藏精,肾气虚弱,可致精液少而不育。治疗少精病当抓住"三辨",即辨虚实、辨先天或后天、辨病位。临床中以虚证多见,如肾精亏虚,肾阳虚衰,气血不足证。实证可见于湿热下注,经脉瘀阻,亦有虚实夹杂;肾精不足有因先天不足,也有后天失养,或先天后天均有者。气血不足,湿热下注,瘀血阻滞者则为后天因素所致。病位主要在肾,也涉及心、肝、脾等脏。治宜当辨证施治,《石室秘录》中治不育有六法:"精寒者温其火,气衰者补其气,痰多者消其痰,火盛者补其水,精少者添其精,气郁者舒其气,则男子无子者可以有子,不可徒补其气也。"中医治疗少精症效果较满意。本方出自《内外伤辨惑论》,原方治疗脾不升清证、气虚发热证及中气下陷证。方中黄芪、党参、白术益气健脾,当归养血活血,升麻、柴胡、陈皮升举阳气。诸药配伍,脾胃健运,元气内充,气虚得补,气陷得举,清阳得升。本方随证加减,可治疗脾胃虚弱,致使气血不足之不育症。

【加减】若症见精子活动力差、成活率低者,加制仙灵脾 30g、巴戟天 30g,以温补肾阳;若症见精液中有脓血、液化欠佳者,加炒黄柏 15g、丹皮 20g、生地 20g、蒲公英 30g,以清热燥湿。

【注意事项】阴虚火旺及湿热下注者禁用;因肾元虚衰致使不育症。

# 第十四章　精神神经脑病系

## 柴胡温胆汤加减治疗失眠症

失眠症是以入睡和(或)睡眠维持困难所致的睡眠质量或数量达不到正常生理需求而影响白天社会功能的一种主观体验,是最常见的睡眠障碍性疾病。失眠症的患病率很高,欧美等国家患病率在 20%~30%,有一项研究发现,失眠症的患病率在 5.9%左右。

【组成】甘草 20g,陈皮 20g,青皮 15g,制香附 20g,川芎 30g,制柴胡 20g,炒黄芩 15g,姜半夏 15g,茯苓 30g,大腹皮 20g,制苏子 10g,赤芍 15g,竹茹 15g。

【功用】和解少阳,清利中焦。

【主治】失眠。症见入睡困难,烦躁,易惊醒或早醒,睡眠时间短或持续不眠等,舌淡,苔腻,脉弦。

【用法】加水煎沸 30min,滤出药液,再加水煎两次,每次 20min,去渣,三煎药液兑匀,分早、中、晚三次,饭前送服,每天一剂。

【方解】失眠症属中医学"不寐""不得卧""目不瞑"等范畴。历代医家认为,失眠病位在心,涉及肝、脾、肾,病机遵从阴阳不交,即所谓"阳入于阴则寐,阳出于阴则寤"。虽然五脏六腑之病皆可致阴阳不交而失眠,但临床所见以肝郁气滞,痰火内扰者居多。现代人生活节奏快、工作压力大,长期精神紧张、焦虑、抑郁,导致肝气郁结,肝失条达,既可使郁火内生,热扰心神,又可横犯脾胃,湿浊内生,日久化热,痰热上扰心神,心神不安而致失眠。《张氏医通·不得卧》曰:"不寐有二,有病后虚弱,年高人血衰不寐;有痰在胆经,神不归舍,亦令人不寐。"胆属木,主决断,内寄相火,为中正之官、清净之府,性喜宁静而恶烦扰,喜通利而恶壅郁,胆气冲和,则能上养心火,故有"心与胆相通"之说。失其常则木郁不达,胆气郁结化火,灼津成痰,痰火扰心以致失眠。胃、脾的升降是全身气机的枢纽,《素问·逆调论》曰:"阳明者胃脉也,胃者六腑之海,其气亦下行。阳明逆不得从其道,故不得卧也。"现代人喜食肥甘厚味,脾胃受损,痰浊内生,阻于中焦,心肾上下交泰之通路受阻,则有"胃不和,卧不安"。综上,调理肝、胆、胃使少阳、阳明之气顺,阴阳相交之路畅为治疗失眠的关键所在。此方由小柴胡汤、温胆汤、柴胡疏肝散合方而成。柴胡、香附轻清升散,疏肝行气;黄芩性味苦寒,清热解毒,一散一清,和解少阳;半夏、陈皮、茯苓健脾和胃、化痰除湿,大腹皮、苏子行气化痰,竹茹清热化痰,除烦止呕;青皮疏肝破气,消积化滞;川芎行气开郁,甘草调和诸药。诸药合用以和解少阳,清利中焦,使得痰湿不生,相火不亢,阳入于阴,心神得安而寐。

【加减】若兼见心悸健忘、头晕目眩者,加龙眼肉 15g、炒酸枣仁 30g、黄芪 30g,以养心安神;若兼见嗳气恶心、纳呆腹胀者,加焦山楂 30g、炒神曲 20g、炒莱菔子 15g,以消食除胀;若兼见心烦易怒、口干口苦者,加炒栀子 15g、黄连 6g、淡豆豉 20g,以解热除烦;若症属善惊易恐、气短乏力者,加炙远志 10g、石菖蒲 15g、龙齿 30g,以化痰开窍;若症属多梦纷纭、彻夜不眠者,加龙骨、牡蛎各 30g,以重镇安神;若症属盗汗烦热、腰酸耳鸣者,加百合 15g、炒知母 15g、磁石 50g,以滋阴泻火。

【注意事项】调节情志;适当运动;睡前避免饮用浓茶、咖啡等。

# 黄精补脑汤治疗神经衰弱

神经衰弱是一种极为常见的神经机能障碍性疾病,多表现为易于兴奋、易于疲劳,白天工作时间乏力,精神萎靡,昏昏欲睡,精神不能集中,记忆力减退,晚上则失眠,早醒,多梦。

【组成】制黄精 20g,制首乌 20g,玉竹 15g,沙参 20g,炒白芍 15g,当归 20g,炒郁金 15g,茯苓 20g,炒山楂 30g,泽泻 15g,大枣 15 枚。

【功用】健脾利湿,滋阴养血,解郁安神。

【主治】神经衰弱。临床可见神疲乏力,头晕,心悸,失眠多梦,健忘食少,腰膝酸软,舌淡,苔薄白,脉细。

【用法】将上药加米醋少许水煎,煎沸 30min,滤出药液,再加水煎两次,每次 20min,去渣,三煎药液兑匀,分早、中、晚三次,饭前送服,每天一剂。

【方解】中医学认为神经衰弱属于“郁症”范畴,以虚实夹杂症候突出,脾胃虚弱,痰湿内停者临床多见。故治疗当健脾利湿,滋阴养血,解郁安神。方中黄精补中益气,润心肺;首乌、当归补肝益肾,活血养血;玉竹滋阴润肺,养胃生津;沙参润肺养胃;白芍养血敛阴,平肝止痛;郁金凉血清心,行气解郁;山楂消食化积,散瘀行滞;茯苓、泽泻利水渗湿,健脾和中;大枣补脾胃,养营安神。

【加减】若症属气虚重,可加黄芪 30g、红参 6g,以益气补虚;若症属阴虚重,可加炙百合 20g、麦门冬 15g、甘菊花 15g,以养阴生津;若症属阳虚者,可加枸杞子 20g、制淫羊藿 30g,以温补肝肾。

【注意事项】调节情志;适当运动;睡前避免饮用浓茶、咖啡等。

# 补中益气汤治疗低颅压综合征

低颅压综合征,包括原发性和继发性,侧卧位腰椎穿刺脑脊液 (CSF) 压力通常低于 $60mmH_2O$,临床表现为体位性头痛、恶心、呕吐等。

【组成】炙黄芪 30g,红参 10g,焦白术 30g,炙远志 15g,炮干姜 6g,炒陈皮 15g,制附子 10g(先煎),升麻 10g,制柴胡 10g,炙甘草 10g。

【功用】补中益气,升阳举陷。

【主治】低颅压综合征。表现头痛绵绵,面色少华,身倦乏力,少气懒言,遇劳则头痛甚,卧则减轻,舌质淡,苔薄白,脉沉细或细弱,重按有力。

【用法】加水煎沸 30min,滤出药液,再加水煎两次,每次 20min,去渣,三煎药液兑匀,分早、中、晚三次,饭前送服,每天一剂。

【方解】低颅压综合征,根据其主要症状,归属于中医"头痛"范畴。中医学认为,脑为髓海,脑之津液属人体精髓,津液范围为气血所化,脑之津液不断充濡于脑,方可髓足脑健。《灵枢·海论》云:"髓海不足则脑转耳鸣,胫酸眩晕,目无所见,懈怠安卧。"如先天禀赋不足,后天失养,其人体怯弱或因脑之津液外流过多,气血化生脑之津液不足,致气液津耗,上气不足,脑失濡润而作头痛;头部外伤,瘀血阻于脑府,脑络痹阻,不通则痛;如脑之津液外流,则元气津液大损,髓海空虚,而头痛、眩晕、耳鸣等。立位时脑府位高,清阳失升,脑之津液不能上荣,故头痛较甚;卧位时脑府较低,脑之津液尚可濡润,故头痛稍缓;清阳不升,浊阴不降,故头痛剧烈之时可见恶心、呕吐之症。故治疗本病关键在于滋其化源,使气血旺盛,津液充沛,髓海得养。方选补中益气汤加减,黄芪合升麻、柴胡补气升阳举陷,红参、白术、陈皮、炙甘草遵四君汤之意以健脾益气;干姜、制附子、甘草为四逆汤之组成,但方中选制附子意在温补中焦,远志安神益智。全方共奏补中益气、升阳举陷之功。脾胃强健,中气充足,才能上养脑壳,病自愈。

【加减】若兼见血虚失养者,加当归 30g、川芎 15g、生地黄 20g、白芍 20g,以养血活血;若兼见肝旺乘脾者,加用制柴胡 20g、鸡血藤 30g、佛手 15g,以疏肝养肝柔肝。

【注意事项】防止情绪过度波动、快速起身、剧烈运动;禁食辛辣刺激及寒凉之品。

# 培元通经熄风汤治疗慢性脑血管痉挛

脑血管痉挛是指颅内动脉的持续性收缩状态,是蛛网膜下腔出血最常见且最严重的并发征之一,大约占 70%,蛛网膜下腔出血后数日至两周左右多发生脑血管持续性狭窄,造成所支配区域不同程度的缺血状态并引发一系列神经系统迟发性缺血症状,重者导致植物人甚至死亡,严重影响治疗效果和生存质量。

【组成】生黄芪 30g,生地 20g,赤芍 30g,炒白芍 20g,白蒺藜 20g,地龙 10g,天麻 10g,钩藤 30g,川芎 30g,胆南星 10g,制白附子 10g,桂枝 20g,当归 20g,天竺黄 10g(后下),竹沥汁 30ml,全蝎 6g。

【功用】益气养阴,温经通络,熄风豁痰。

【主治】慢性脑血管痉挛。症见头痛,伴恶心、呕吐、头晕、耳鸣,肢体麻木,舌质暗红偏干,苔白腻,脉沉弦滑。

【用法】先将药物用冷水浸泡30min，浸透后煎煮。药煎煮沸后，文火再煎50min，二煎沸后文火煎30min，煎好后两汁混匀，300~500ml为宜。昏迷期间采用鼻饲法，分两次饲完。中间隔3h，一昼夜两剂。

【方解】脑血管痉挛属于中医学"偏头风""偏头痛"等范畴。一般是由于素体虚弱，再加上外邪侵袭，致使人体阳虚不能摄血，血溢脉外，久而成瘀，瘀阻脑络，正所谓：不通则痛，不荣则痛。清阳不能上荣于面，脑络瘀阻不通，故而引起头痛。另外，气虚不能推动津液运行，久而成痰成饮，痰饮阻滞中焦，随气上逆，则恶心、呕吐、头晕、耳鸣；痰饮留滞经络，可出现肢体麻木。故治疗当益气养阴，温经通络，熄风豁痰。方中黄芪、生地益气养阴，当归、桂枝、全蝎、地龙温经通络，天竺黄、胆南星、竹沥汁、天麻、钩藤、白蒺藜豁痰熄风，白蒺藜和白芍养肝血，平肝阳；赤芍凉血活血，既可加强活血通络之效，又可防上药之燥热；川芎性走上，引药直达病所，同时增强活血通络之力。全方益气养阴，温经通络，熄风豁痰。使得气血充实，瘀去痰消，病可愈。

【加减】若症属胃纳差者，加炒鸡内金30g、炒山楂30g，以健脾开胃；若兼见大便干燥者，加制军10g、川牛膝30g，以通腑泻浊。

【注意事项】急性脑血管痉挛慎用。用药期间清淡饮食，禁烟酒。

## 天麻钩藤饮加减治疗短暂性脑缺血发作

短暂脑缺血发作，系指脑局部血流一时性、反复性受阻或中断，每次发作引起的神经症状历时数秒到数小时，至多不超过24h。是临床中常见的神经科急症之一，如不能得到恰当治疗，部分患者可进一步发展为脑梗死。

【组成】钩藤30g，怀牛膝30g，天麻20g，石决明30g，玄参20g，天冬15g，川芎20g，杜仲15g，桑寄生20g，炒栀子15g，丹皮15g，白菊花15g，益母草30g，黄芩15g。

【功用】补益肝肾，清热活血，平肝熄风。

【主治】短暂性脑缺血发作。症见单眼一过性黑蒙，或视力丧失，或白色闪烁，或视野缺损，或复视，持续数分钟可恢复，对侧肢体轻度偏瘫或偏身感觉异常，舌淡苔薄白，脉沉细。

【用法】加水煎沸30min，滤出药液，再加水煎两次，每次20min，去渣，三煎药液兑匀，分早、中、晚三次，饭前送服，每天一剂。

【方解】该病归属于中医学"眩晕""中风先兆""头痛"等范畴。关于其病因病机的论述，《素问·调经论》中最早提到："气血未并，五脏安定，酒肉蠕动，命曰微风。"金刘完素称其为中风先兆，金元后，人们对"内风"的认识有所加深，如明代医家张景岳在《景岳全书·杂证漠·非风》中曰："盖其脉络不通，皆由血气，血气兼证，各有所因。如因于风者必闭郁，因于寒者必凝，因于热者必干涸，因于湿者必壅滞，因于虚者必不运行。诸如此者，皆能阻塞经络。"清·王清任亦云："元气即虚，必不能达于血管，血管无气，血液在血管中运行势力迟缓，缓而淤阻。"本病病位在巅顶，属足厥阴肝经所主；《素问·阴阳应象大论》云："东方生风，风生木，木生酸，酸生肝。"由此可见，本病盖由肝肾亏虚,精气不足,瘀阻经络,肝风内动所引起。治当补益肝肾,平肝熄风,清热活血。天麻钩藤饮出自《中医内科杂病证治新义》,具有平肝熄风、清热活血、补益肝肾的功用,本用来治疗肝阳偏亢,肝风上扰证。正如胡光慈《中医内科杂病证治新义》说:"本方为平肝降逆之剂。以天麻、钩藤、生决明平肝祛风降逆为主,辅以清降之山栀、黄芩,活血之牛膝,滋补肝肾之桑寄生、杜仲等,滋肾平肝之逆;并辅以夜交藤、朱茯神以镇静安神,缓其失眠,故为用于肝厥头痛,眩晕,失眠之良剂。"此方去夜交藤、茯神,加丹皮凉血活血,白菊花清热疏风、平肝明目,玄参滋阴清热,天冬滋肾化痰,川芎行气活血、引药上行。全方共奏补益肝肾,清热活血、平肝熄风之功。

【加减】若症属眩晕头痛剧者,加龙骨 30g、牡蛎 30g(先煎),以重镇降逆;若症属口苦面赤、心烦易怒者,加夏枯草 30g,以清肝泻火;若兼见胸闷、脘腹痞满者,加炒枳壳 30g、厚朴 20g、姜半夏 15g、煨生姜 10g,以行气除满。

【注意事项】用药期间清淡饮食;禁烟酒;防止剧烈运动。

# 芎芍通窍止痛汤治疗血管神经性头痛

血管神经性头痛(俗称偏头痛)是以头颅血管收缩功能异常、大脑皮层功能失调为主要生理病理特点的一系列综合征,临床上多表现为一侧头部搏动性疼痛,伴有眩晕、恶心、呕吐等症状,严重者还可以出现视觉、运动觉的丧失。

【组成】川芎 30g,白芍 20g,葛根 30g,白芷 30g,藁本 15g,细辛 3g,蝉蜕 10g,川牛膝 20g,甘草 10g,全蝎 6g(研细末,冲),蜈蚣 2 条(研细末,冲)。

【功用】祛风解表,活血通络。

【主治】血管神经性头痛。症见偏头痛,伴眩晕、恶心,舌质紫暗,苔腻,脉弦。

【用法】加水煎沸 30min,滤出药液,再加水煎两次,每次 20min,去渣,三煎药液兑匀,分早、中、晚三次,饭前送服,每天一剂。

【方解】本病在中医学属"偏头痛"范畴,病因多由风、寒、湿侵袭清窍或脏腑功能失调所致,因病久入络,脉络阻塞,不通则痛。《丹溪心法》中记载:"偏头痛指头风之痛,在一侧者又名偏头风。"故治疗以祛风解表,活血通络为主。方中川芎行气开郁,活血止痛;白芍养血,柔肝,止痛;葛根解肌止痛;白芷祛风解表,通窍止痛;藁本祛风除湿,散寒止痛;细辛辛温升散,引药力以达巅顶;蝉蜕祛风散热,牛膝活血祛瘀、引血下行;全蝎祛风通络;蜈蚣熄风镇痉、通络止痛;甘草清热解毒,调和诸药。

【加减】若症属痰湿重者,加石菖蒲 15g、炙白芥子 6g,以化痰通络;若症属寒湿留滞肝脉之头痛剧烈,呕吐清水痰涎者,加用炒吴茱萸 6g、姜半夏 15g,以暖肝散寒;若症属肝火旺盛之头胀痛而眩,胁痛,失眠烦躁者,加用天麻 10g、钩藤 30g、石决明 30g、白蒺藜 20g、郁金 15g,以平肝潜阳熄风,活血清心安神;若症属眠差者,加夜交藤 30g、合欢皮 30g,以解郁安神。

【注意事项】孕妇禁用;用药期间应戒烟、酒,忌辛辣等刺激性食物。

# 强制健力饮治疗重症肌无力

重症肌无力是一种神经-肌肉接头传递功能障碍的获得性自身免疫性疾病。主要由于神经-肌肉接头突触后膜上的 AChR 受损引起。临床主要表现为部分或全身骨骼肌无力或极易疲劳，活动后症状加重，经休息和胆碱酯酶抑制剂治疗后症状减轻。常见诱因有感染、手术、精神创伤、全身性疾病、过度疲劳等，有时甚至可以诱发重症肌无力危象。

【组成】炙黄芪 50g，党参 30g，五爪龙 30g，炒白术 20g，升麻 10g，制柴胡 10g，炒陈皮 10g，甘草 10g。

【功效】补脾益肾。

【主治】重症肌无力。症见眼睑下垂或四肢无力，后期危重可出现全身肌肉痿废无用，呼吸困难，吞咽不下，舌謇语塞，纳呆便溏，面色萎黄，面浮，舌淡，苔薄白，脉细弱。

【用法】加水煎煮 30min，滤出药液，再加水煎两次，每次煎 20min，去渣，三煎所得药液兑匀，分早、中、晚三次，饭前送服，每天一剂。

【方解】本病当属中医学之"痿证"，多因脏腑内伤，肢体筋脉失养所致，加之摄生不慎，失于锻炼、运动，日久出现肌肉萎缩，骨节不能活动。其病变部位在筋脉肌肉，但根在五脏虚损。本病以热证、虚证为多，虚实夹杂者亦不少见。方中黄芪、党参补益中气，白术补脾益气，陈皮健脾理气化湿，升麻、柴胡升举清阳，五爪龙清热利水解毒，甘草调和诸药。

【加减】若症属气血不足者，加酒当归 20g、阿胶 10g，以养血补虚；若兼见瘀血者，加丹参 20g、川芎 15g，以活血散瘀；若属食积不运者，加神曲 15g、炒山楂 30g、炒麦芽 10g，以消食化积。

【注意事项】避居湿地，适量运动，健康饮食，调畅情志，注意防护。

# 桃红四物汤加味治疗脑外伤综合征

脑外伤综合征是指颅脑受到外伤后而产生的头晕、头痛、记忆力下降等一系列体征。如上述症状持续 3 个月以上，而患者神经系统检查无明显阳性体征，可诊断为脑外伤综合征。中医一般认为产生上述症状的主要病机是瘀恋脑络，未得清澈，伤后瘀阻，气血难以上注以致脑失所养，髓海空虚，"血为气之母，气为血之帅"，血瘀则气滞，气滞血瘀谓之不通，"不通则痛"，故病人皆有头痛等一系列症状。

【组成】酒当归 30g，赤芍 30g，川芎 30g，桃仁 30g，制柴胡 20g，炒枳壳 20g，黄芪 50g，丹参 30g，红花 20g，生地 20g，土茯苓 60g。

【功用】益气养血、凉血活血，渗湿。

【主治】脑外伤综合征。症见脑外伤后头痛,眩晕,记忆力减退,疲乏等。

【用法】加水煎煮 30min,滤出药液,再加水煎两次,每次煎 20min,去渣,三煎所得药液兑匀,分早、中、晚三次,饭前送服,每天一剂。

【方解】脑外伤综合征属于中医"头痛病"范畴。方中黄芪益气;生地清热凉血,为滋阴补血之要药;当归甘温质润,补血养肝,既可助生地补血之力,又可行脉道之滞;赤芍除血分郁热而凉血散瘀止痛;川芎辛散温通,上行头目,下行血海,中开郁结,旁通络脉;桃仁、红花、丹参活血通络,祛瘀化滞;柴胡条达肝气,疏肝解郁;枳壳破气除痞;土茯苓利水渗湿。

【加减】若症见失眠,加炒酸枣仁 30g,以养心安神;若多汗,加浮小麦 50g,以固表止汗。

【注意事项】需排除器质性病变。

# 自拟钩藤饮治疗精神分裂症

精神分裂症是一组以思维、情感、行为之间不协调以及精神活动脱离现实环境,即"精神分裂"现象的最常见的一类精神病。根据临床症状,将精神分裂症分为 Ⅰ 型和 Ⅱ 型,前者以阳性症状(幻觉和妄想)为主,后者则以阴性症状(情感淡漠、主动性缺乏等)为主。抗精神病药也称作神经安定药,这类药大多是强效多巴胺受体拮抗剂,在发挥治疗作用的同时,大多药物可以引起情绪冷漠、精神运动迟缓和运动障碍等不良反应。

【组成】钩藤 30g(后下),炙甘草 15g,制川乌头 10g(先煎),红花 10g,制洋金花 1g。

【功用】平肝熄风。

【主治】精神分裂症。临床常见嬉笑无常,言语有头无尾,秽洁不知,骂詈号叫不避亲疏,舌红,苔黄,脉弦或滑。

【用法】加水煎煮 30min,滤出药液,再加水煎两次,每次煎 20min,去渣,三煎所得药液兑匀,分早、中、晚三次,饭前送服,每天一剂。

【方解】本病归属于中医学"癫狂"范畴。早在《难经·二十难》提出"阳者为狂,阴者为癫"的著名论断。主要病变在肝、胆、心、脾。明代《证治准绳·癫狂痫总论》指出:"癫者或狂或愚,或歌或笑,或悲或泣,如醉如痴,言语有头无尾,秽洁不知,积年累月不愈";"狂者病之发时猖狂刚暴,如伤寒阳明大实发狂,骂詈不避亲疏,甚则登高而歌,弃衣而走。"癫病多属痰气郁结,狂病多属痰火为患,癫狂虽然互有区别,又相互联系,相互转换,故又有虚、实杂症。方中钩藤平肝熄风定惊,为君药;制川乌头、洋金花解痉镇痛,为臣药;甘草调和药性。

【加减】若兼见痰湿内阻者,加胆南星 10g、茯苓 30g、石菖蒲 30g、炙远志 15g、制郁金 20g,以化痰开窍;若伴有情绪低落、心烦失眠者,加茯神 20g,以解郁安神。

【注意事项】孕妇忌用;肝肾功能不全者慎用。

# 改良大承气汤治疗狂躁症

狂躁症是一种常见的精神疾病,临床表现为狂乱无知、语无伦次、不避亲疏、昼夜不寐等。大量临床研究显示,遗传因素、生物因素和心理因素与狂躁症的发生有密切关系,但确切病因仍未阐述清楚。目前该病总体治疗以西药为主,其中碳酸锂的应用最为广泛,但由于碳酸锂治疗剂量与中毒剂量接近,长期服用不现实,大多数患者无法耐受,不能按疗程完成服用,致使病情控制不理想。

【组成】生地黄 30g,熟大黄 10g,龙胆草 15g,炒栀子 15g,枳实 10g,芒硝 6g(研细末,分三次冲服),黄芩 15g,煨木香 6g,知母 10g。

【功用】清热化痰,宽胸散结。

【主治】狂躁症。临床常见狂乱无知,语无伦次,不避亲疏,昼夜不寐,舌红,苔黄腻,脉数。

【用法】加水煎煮 30min,滤出药液,再加水煎两次,每次煎 20min,去渣,三煎所得药液兑匀,分早、中、晚三次,饭前送服,每天一剂。

【方解】狂躁症属中医"狂证"范畴,中医认为,"诸躁狂越,皆属于火",病机主要为痰火上扰,火盛阴伤,多因七情内伤,痰火上扰使阴阳失调,形神失控所致。故治以调畅气机,交通阴阳,豁痰泻火为总则。本方具有清热化痰,宽胸散结之功效,能荡涤热结,宽胸化痰,故治疗躁狂症疗效显著。

【加减】若兼肝胆郁热者,加制柴胡 20g、牡蛎 30g,以解郁降火、镇安心神;若兼火盛伤阴者,加麦冬 15g、玄参 5g、炒酸枣仁 30g、炒柏子仁 10g,以滋阴降火、安神定志。

【注意事项】年老、体弱、孕妇慎用本方。

# 导痰汤加味治疗精神运动性兴奋

精神运动性兴奋或称兴奋状态是指病人整个精神活动的加强,特别是随意动作和言语明显增多,表现为兴奋、躁动不安,甚至有冲动伤人、毁物等暴力行为,可分为协调性精神运动性兴奋(言语行为增多与其认识、情感活动相一致,且与环境密切联系而协调,多见于躁狂状态精神病)和不协调性精神运动性兴奋。本病由多种疾病引起,不仅常见于精神科,在其他临床科室亦可见。病人常因兴奋躁动、不思饮食和拒绝睡眠,影响家庭和社会的安定。长时间处于兴奋状态者,可致身体外伤、体力消耗过度、脱水、电解质紊乱、全身衰竭以及并发感染等。

【组成】石菖蒲 30g,制柴胡 20g,黄芩 15g,姜半夏 15g,炒陈皮 10g,青皮 10g,炒枳实 10g,佛手 15g,姜竹茹 15g。

【功用】涤痰开窍。

【主治】精神运动性兴奋。临床常见情绪激动,头晕目眩,精神失常,舌淡苔腻,脉滑。

【用法】加水煎煮30min,滤出药液,再加水煎两次,每次煎20min,去渣,三煎所得药液兑匀,分早、中、晚三次,饭前送服,每天一剂。

【方解】本病归属于中医学"癫狂"范畴。导痰汤最早记载于明代方贤著《奇效良方》,卷一"治一切中风痰迷,舌强不语"。本方石菖蒲辛温,芳香利窍,疏通邪秽,使九窍通灵,补五脏之真阴;半夏燥湿化痰,陈皮、青皮助半夏行气化痰,共为君药;竹茹清热化痰、除烦,枳实破痰行气利膈,佛手疏肝解郁、燥湿化痰,三者共为臣药;柴胡疏肝解郁,黄芩清热燥湿,为佐使药。诸药配伍,共奏涤痰开窍之效。

【加减】若症属食痰者,加炒莱菔子15g、炒神曲15g,以消食化痰;若症属气痰者,加制香附15g、煨木香10g,以行气化痰。

【注意事项】服药期间,忌食生冷刺激、肥甘厚腻之品。

# 归脾汤加味治疗抑郁性神经症

抑郁性神经症是临床常见的难治性的神经症之一,是一种以持久的心境低落状态为主的轻度抑郁,常伴有焦虑、躯体不适感及睡眠障碍。有调查表明抑郁性神经症国外发病率约占精神科门诊病人的5%~10%,国内统计为3.11%,WHO估计全球患此病者逾3亿人。

【组成】炙黄芪50g,红参10g,当归20g,炙远志15g,茯神15g,川芎15g,炙五味子30g,炒柏子仁15g,炒酸枣仁30g(砸碎),淮小麦30g,肉桂10g,炙甘草10g。

【功用】益气补血,养心安神。

【主治】抑郁性神经症。临床常见精神不振,多思善虑,兴趣减退,善悲易哭,失眠健忘,头晕神疲,面色不华,乏力,心悸纳差,腹胀便溏,舌质淡,边有齿痕,苔薄,脉沉细。

【用法】加水煎煮30min,滤出药液,再加水煎两次,每次煎20min,去渣,三煎所得药液兑匀,分早、中、晚三次,饭前送服,每天一剂。6周为一个疗程。

【方解】抑郁性神经症在传统医学上属于狭义郁证的范畴,狭义的"郁",是由于情志不舒,气机郁滞,脏腑功能失调所致。临床所见以心情抑郁,情绪不宁,胁肋胀痛,胸部满闷,或易怒易哭,或咽中如有异物梗塞,失眠等症为主要表现的一类病证,即情志之郁。中医学的"郁"最早见于《黄帝内经》,其含义为五气之郁。明代张景岳,系统地定义了情志之郁,认为因病而郁者为广义之郁,因郁而病者为狭义之郁,明确将五郁与情志之郁区分开来。《医学正传》首立郁证为病名。肝失疏泄,脾失运化,心神失养,脏腑阴阳气血失调是郁病总的发病机制。方中红参、黄芪益气补血,当归、川芎补血活血,共为君药;远志安神益智,茯神宁心安神,柏子仁、酸枣仁、淮小麦养心安神,共为臣药;五味子宁心安神、补益心肾,肉桂益阳消阴,炙甘草益气滋阴,共为佐使药。诸药配伍共奏益气补血、养心安神之效。

【加减】若症属血虚甚者,加熟地黄 20g、炒白芍 15g,以滋补阴血;若症见失眠,加琥珀 5g(研细末,分三次冲服)、珍珠母 30g,以重镇安神。

【注意事项】服药期间,忌食生冷刺激、肥甘厚腻之品。

# 逍遥散加味治疗焦虑症

焦虑症是一种精神性疾病,临床常见的有广泛性焦虑和惊恐障碍两种形式。广泛性焦虑是以持续的紧张不安,伴有自主神经功能紊乱和过分警觉为特征的一种慢性心理疾病。惊恐障碍是以反复出现的心悸、出汗、震颤等自主神经症状,并伴有莫名担心产生不幸后果的惊恐为特征的一种急性焦虑障碍。流行病学研究显示,焦虑症的发生与遗传有关,焦虑症患者的家族中其发病率高达 15%,为普通人的 3 倍。焦虑症的发病机制尚未明了,一般认为涉及多系统功能的调节紊乱。

【组成】制柴胡 20g,炒白术 30g,当归 30g,炒白芍 20g,茯苓 30g,炒柏子仁 15g,大枣 15 枚,淮小麦 50g,石决明 50g,炒枣仁 30g,薄荷 10g。

【功用】疏肝解郁,养心安神。

【主治】焦虑症。临床常见急躁易怒,善太息,头晕胀痛,胸胁、少腹胀痛,口苦口干,舌红苔薄黄,脉弦数。

【用法】加水煎煮 30min,滤出药液,再加水煎两次,每次煎 20min,去渣,三煎所得药液兑匀,分早、中、晚三次,饭前送服,每天一剂。

【方解】焦虑症归属中医"郁证"范畴。心主神志,肝主疏泄,肝气失于条达,易郁而化火,损伤心神,发为郁证,其病机为肝气郁结,郁而化热,心神失养,表现为急躁易怒,善太息,头晕胀痛,胸胁、少腹胀痛,口苦口干,舌红苔黄,脉弦数。逍遥散疏肝解郁,健脾养血;淮小麦、炒枣仁、柏子仁养心安神;大枣补中益气,养血安神;薄荷疏肝行气;石决明清肝明目。诸药配伍,共奏疏肝解郁,养心安神之效。

【加减】若症属肝郁化火甚,加丹皮 15g、炒栀子 15g,以清肝泻火;若症属食少不化者,加炒麦芽 20g、炒莱菔子 15g,以消食化积。

【注意事项】服用期间,忌食生冷刺激、肥甘厚腻之品。

# 自拟宁动汤治疗抽动秽语综合征

抽动秽语综合征发病机制不明,应用多巴胺受体拮抗剂或多巴胺耗竭剂及选择性 5-羟色胺再摄取抑制剂能够有效控制抽动症状,提示纹状体能和 5-羟色胺能活动过度或多巴胺受体超敏可能与其有关。临床表现以面部、四肢、躯干部肌肉不自主抽动为主,或伴有喉部异常发音,或有猥秽语言,伴有情绪行为异常,呈进行性、波动性、慢性病程等表现,上述不自主运动均有突然、短暂、冲动、闪电式特点,发作时意识清楚,并发出暴发性不自主发声和秽语症。

【组成】茵陈 30g,炒柴胡 20g,黄芩 15g,姜半夏 15g,炒栀子 10g,龙胆草 10g,煨木香 10g,制郁金 15g,熟大黄 10g,芒硝 10g,姜厚朴 15g,炒莲子心 6g。

【功用】燥湿化痰,泻火除烦。

【主治】抽动秽语综合征。临床见烦躁易怒,皱眉眨眼,张口歪嘴,摇头耸肩,发作频繁,抽动有力,口出异声、秽语,舌红,苔腻,脉弦或滑。

【用法】加水煎煮 30min,滤出药液,再加水煎两次,每次煎 20min,去渣,三煎所得药液兑匀,分早、中、晚三次,饭前送服,每天一剂。

【方解】中医学无此病名,据其症状多数归于"肝风证""慢惊风""抽搐""风痰证"等范畴。本病病机当属"诸风掉眩,皆属于肝"之列,正如钱乙《小儿药证直诀》中所说:"凡病,或新或久,皆引肝风,风动而止头目,木属肝,风入于目,上下左右如风吹,不轻不重,儿不能任,故目连劄也。"本病虽与五脏皆有关,但与肝的关系最为密切,又因小儿"脾常不足,肝常有余",脾失健运,痰湿内生,痰阻经络,引动肝风而抽动。方用茵陈清利湿热,柴胡、郁金、木香疏肝解郁、调理气机,黄芩、半夏、栀子、龙胆草清热燥湿,大黄、芒硝、厚朴清热泻火,莲子心清心安神。诸药配伍,共奏燥湿化痰、泻火除烦之效。

【加减】若症属心脾两虚,加太子参 30g、炒白术 20g,以补益心脾;若症属阴虚火旺,加麦冬 15g、生地 15g,以滋阴降火。

【注意事项】服用期间,忌食生冷刺激、肥甘厚腻之品。

# 大补阴丸加味治疗轻微脑功能失调

轻微脑功能失调又称儿童多动综合征,是儿科精神障碍疾病之一。主要表现为与年龄不相称的注意力易分散,注意广度缩小,不分场合的过度活动,情绪冲动并伴有认知障碍和学习困难,智力正常或接近正常。中国儿童患病率为 2%~8%,男女比例为 4~9:1。现代研究病因尚未明确,多与脑结构病理或神经生理激惹性异常有关。西医治疗目前首选中枢神经兴奋药(如利他林、匹莫林),但疗程长、副作用大、易复发。中医药治疗以其作用时间长,疗效巩固和副反应极少的特点,有着巨大的优势。

【组成】熟地黄 20g,制龟板 15g,炒黄柏 15g,制知母 15g,炒山药 20g,炙远志 10g,石菖蒲 15g,青龙齿 30g,山茱萸 30g,茯苓 30g。

【功用】滋补肝肾,健脾养心。

【主治】小儿多动症。临床常见神智涣散,多语多动,冲动不安,舌红少苔,脉细数。

【用法】加水煎煮 30min,滤出药液,再加水煎两次,每次煎 20min,去渣,三煎所得药液兑匀,分早、中、晚三次,饭前送服,每天一剂。

【方解】小儿多动症,中医古典医籍对此病无专门论述,依其临床表现归入"躁狂""躁动""健忘""失聪"范畴。《素问·阴阳应象大论》说:"阴静阳躁","阴在内,阳之守也;阳在外,阴之使也。"多动症症见神不宁、志无恒、情无常、性急躁,系由阴静不足,阴不制阳,而阳动有余,阴阳失调所致。其基本病机是阴虚阳亢,阴阳失调,可由先天禀赋不足,后天失养等原因造成,病位涉及心、肝、脾、肾四脏。中医辨证论治,以调整阴阳,宁神谧智为法则。大补阴丸合山茱萸补益肝肾,滋阴降火;山药、茯苓甘、平,归脾、心、肾经,健脾、补肾、宁心;龙齿、远志、石菖蒲安神益智。诸药配伍,共奏滋补肝肾、健脾养心之效。

【加减】若症属阴虚明显,加天门冬 15g,麦冬 15g,以滋补阴津;若症属脾虚甚,加炒白术 20g、炙黄芪 30g,以益气健脾。

【注意事项】服药期间,忌食生冷刺激、肥甘厚腻之品。

# 自拟抗痫灵治疗癫痫

癫痫是多种原因导致的脑补神经元高度同步化异常放电所致的临床综合征,临床表现具有发作性、短暂性、重复性和刻板性的特点。异常放电神经元的位置不同及异常放电波及的范围差异,导致患者的发作形式不一,可表现为感觉、运动、意识、精神、行为、自主神经功能障碍或兼有之。临床上每次发作或每种发作的过程称为痫性发作,一个患者可有一种或数种形式的痫性发作。

【组成】制郁金 30g,橘红 30g,炒枳实 15g,姜半夏 10g,龙齿 30g,炙远志 15g,石菖蒲 20g,制南星 15g,炒全蝎 10g,海浮石 20g,炒山楂 30g,茯苓 30g,炙甘草 10g。

【功用】祛痰开窍,熄风解痉,重镇安神。

【主治】痫病。临床常见忽然发作,眩仆倒地,四肢抽搐,目斜口㖞,痰涎直流,或叫喊作声,舌质淡,苔白腻,脉弦或滑。

【用法】将上药共研为细末,制成散剂,装入胶囊,每粒重 0.4g,每次服用 3 粒,每天三次,小儿酌减,温开水送服。治疗期间停服其他药物,20d 为一个疗程,每个疗程后行脑电图及其他相关检查。

【方解】中医学将癫痫归为"痫症"的范畴,其发病与内生痰浊、脑窍外伤等因素有关,发病部位为脑部,亦与肝、肾、肺相关。痫症是一种以神智异常为主的发作性疾病,因脏腑受损,元神失控所致,主要表现为突然意识丧失,发则仆倒,不省人事,两目上视,口吐涎沫,四肢抽搐,口中发出类似猪羊叫声等,又有"痫证""癫痫""羊痫风"之称。方中郁金、枳实、橘红、半夏行气化痰、清心解郁,龙齿、远志、茯苓、海浮石重镇安神、平肝潜阳,石菖蒲、制南星、全蝎熄风解痉、祛痰开窍,山楂开胃降逆,炙甘草补中益气、调和诸药。诸药配伍,共奏祛痰开窍、熄风解痉、重镇安神之效。

【加减】若症见大便干结,加熟大黄 10g、芒硝 6g,以泻热通便;若症见抽搐甚,加钩藤 30g(后下)、羚羊角 10g(可山羊角替代或不用),以清热熄风。

【注意事项】避风寒,畅情志,调饮食,忌房事,忌食生冷刺激、肥甘厚腻之品。

# 自拟平肝潜阳汤治疗脑梗死

脑梗死又称缺血性卒中,是指各种原因所致脑部血液供应障碍,导致局部脑组织缺血、缺氧性坏死,而出现相应神经功能缺损的一类临床综合征。其中脑血栓形成是脑梗死常见的类型,脑栓塞占全部脑梗死的三分之一,腔隙性梗死约占 20%~30%。脑梗死是卒中最常见类型,占70%~80%。

【组成】钩藤 30g(后下),菊花 30g,夏枯草 50g,珍珠母 50g,川牛膝 30g,丹皮 20g,赤芍 30g。

【功用】平肝潜阳,熄风通络。

【主治】脑梗死。临床常见头痛头晕,面赤目胀,耳鸣,昏不知人,半身不遂或患肢僵硬拘挛,舌强语涩,口眼歪斜,舌苔薄黄,脉弦有力。

【用法】加水煎沸 30min,滤出药液,再加水煎两次,每次 20min,去渣,三煎药液兑匀,分早、中、晚三次,饭前送服,每天一剂。

【方解】脑梗死属中医学“中风”范畴。气虚,血瘀脉阻,肝阳上亢是其主要病机。刘河间在《素问》病机十九条曰:“诸风掉眩皆属于肝……诸暴强直皆属于风。”其又在《素问玄机原病式·六气为病·火类》中阐述道:“中风偏枯者,由心火暴盛,而水衰不能制,则火实克金,金不能平木,则肝木胜,而兼于火热,则卒暴僵仆。”病机为心火暴甚,肾水虚衰,阴虚阳实,肝阳上亢,治当以平肝潜阳,熄风通络,清心降火为主。方中钩藤清热平肝,熄风止痉;菊花、夏枯草、珍珠母平肝潜阳,清肝明目;丹皮、赤芍清热凉血,活血祛瘀;川牛膝引血下行,逐瘀通经。诸药配伍,共奏平肝潜阳、熄风通络之效。

【加减】若症见舌强不语,加石菖蒲 10g、郁金 10g、远志 10g,以化痰开窍;若症见痰多,加半夏 10g、郁金 10g、天竺黄 10g,以清热化痰;若症属偏瘫经久不愈者,加水蛭、全蝎、地龙、蜈蚣适量,以通经活络。

【注意事项】服用期间,忌食生冷刺激、肥甘厚腻之品。

# 地龙丹参汤治疗脑血栓形成

脑血栓形成是脑梗死常见类型,其病因是由于脑动脉主干或支动脉发生粥样硬化,进而导致管腔闭塞、狭窄、血管增厚及血栓形成,使得脑供血不足或出现中断,导致脑组织软化坏死,具有高发病率、高死亡率的特点。脑血栓形成多发人群为老年群体。西医治疗包括对症治疗和特殊治疗。对症治疗包括维持生命体征平稳、调节水电解质平衡、脱水等;特殊治疗包括动静脉溶栓、抗血小板治疗、脑保护治疗等。与单纯西医治疗相比,中西医结合治疗效果更为显著。

【组成】制地龙 20g,生地 20g,丹参 30g,赤芍 30g,红花 20g,制没药 15g。

【功用】活血化瘀,行气通络。

【主治】脑血栓形成(中风证血瘀型)。临床常见半身不遂,舌謇语塞,口眼歪斜,口角流涎,舌质紫暗,苔黄腻,脉细涩。

【用法】加水煎沸 30min,滤出药液,再加水煎两次,每次 20min,去渣,三煎药液兑匀,分早、中、晚三次,饭前送服,每天一剂。

【方解】脑血栓形成属于中医学"中风"范畴。其病因主要为内风、痰、瘀,以痰、瘀为主。痰浊内阻是中风发生、发展的基本病理机制。中风患者虽为急性起病,但其病理形成却是一个慢性过程,属中医学"久病入络"的范畴,瘀血内停,阻滞脉络发为中风。唐容川在《本草问答》中云:"动物之功利,尤甚于植物,以其动物之本性能引,而又具有攻性。"明确地指出虫类药的特性是行走攻窜,其通经活络,活血祛瘀之力,非草木之品所能及也。本方证为瘀血阻滞经络所致。方中地龙、丹参活血通络,赤芍、红花通络活血,没药行气止痛化瘀,生地养阴清热、滋补肝肾。诸药配伍,共奏活血化瘀,行气通络之效。

【加减】若症见头重头晕,加茯苓 30g、姜半夏 15g,以燥湿化痰;若症见面赤口干,心烦易怒者,加制龟板 20g、熟地 20g、天冬 20g、炒白芍 30g,以滋阴潜阳。

【注意事项】服用期间,忌食生冷刺激、肥甘厚腻之品。

# 止痉汤治疗偏侧面肌痉挛

面肌痉挛亦称面肌抽搐或偏侧面肌痉挛症,是一侧面部肌肉间断性不自主阵挛性抽动或无痛性强直。发病早期多为眼轮匝肌间歇性抽搐,后逐渐缓慢扩散至一侧面部其他面肌,以口角肌肉抽搐最为明显,严重时可累及同侧颈阔肌。紧张、疲劳、自主运动时抽搐加剧,入睡后停止,两侧面肌均有抽搐者甚少见。少数患者病程晚期可伴有患侧面肌轻度瘫痪。

【组成】紫丹参 50g,炒杭白芍 120g,葛根 30g,广地龙 30g。

【功用】养血柔肝,活血祛瘀,清热熄风。

【主治】面肌痉挛。临床可见一侧面部肌肉呈持续性或间断性痉挛,眼裂闭合不全或流口水,舌淡红,苔薄白,脉浮。

【用法】加水煎沸 30min,滤出药液,再加水煎两次,每次 20min,去渣,三煎药液兑匀,分早、中、晚三次,饭前送服,每天一剂。或可炼蜜为丸服用。

【方解】面神经痉挛,中医谓之"口僻"。本病由于正气亏虚,表卫不固,风邪乘虚入侵,以致气血痹阻,经络失和。正如巢元方《诸病源候论》所说:"偏风口歪,是体虚受风,而风因乘之,使其经筋急而不调,故令口歪僻也。"中医治疗本病,应该着眼于风,"治风先治血,血行风自灭",因此亦需养血活血。此病初起,风中经络,病邪尚浅,治疗及时,用药得当,多可取效。如治疗失去时机,气血亏虚,痰瘀凝聚,往往缠绵难愈。方中紫丹参微温,入心、肝二经,活血祛瘀,通经止痛,清心除烦;杭白芍苦酸、凉,入肝、脾二经,养血柔肝,缓急止痛;葛根甘辛、平,入脾、胃二经,升津舒筋,通经活络;广地龙咸寒,入胃、脾、肝、肾四经,清热解痉,搜风祛邪,通络利尿。合而成方,共奏养血柔肝、活血祛瘀、清热熄风之功。

【加减】临床应用本方治疗面肌痉挛时,可根据病情予以灵活加减。若兼见头晕头痛,可加川芎 30g、天麻 15g,以平肝止眩;若兼见恶心纳差,可加姜半夏 15g、广陈皮 15g,以降逆止呕;若症见腹泻,可加苍术 15g(砸碎)、广木香 10g,以芳香化湿;若兼见咽干耳鸣,可加灵磁石 30g、熟地黄 15~30g、炒砂仁 10g(砸碎)、制知母 20g,以平肝潜阳;若症见抽搐甚,可加制全蝎 10g、蜈蚣 3 条、蝉衣 15g,以祛风止痉。

【注意事项】服药期间避风寒,忌生冷。

# 姜葛糖汤治疗顽固性痛症

顽固性疼痛是一种表现复杂的病症,具有反复发作,迁延难愈的特点。目前有关顽固性神经痛的概念没有统一界定。但是在临床上,人们不得不常常面对许多由于周围或中枢神经系统原发疾病或继发性损害引起的疼痛疾病,现代医学的多种常规治疗方法不能有效控制疼痛,病情反复发作或持续恶化。这类患者主要包括带状疱疹后神经痛、复发性三叉神经痛、慢性手术后疼痛综合征、复杂性区域疼痛综合征、幻肢痛、周围神经或中枢神经系统损伤后疼痛和部分晚期肿瘤疼痛等。

【组成】生姜、葛根、红砂糖各 50g。

【功用】行气活血,通经活络,发散寒邪。

【主治】各种痛症。辨证属于风寒侵袭,经络不通者,症见疼痛,畏寒,舌质淡,苔薄白,脉弦紧。

【用法】将二药水煎泡红糖于睡前趁热顿服,取头煎,二煎不用。每天一剂。

【方解】中医医学认为,不通则痛,或不荣则痛,故凡是痛症,不外乎虚实两种。实证为气血凝滞,阻塞不通;虚证为气血亏虚,脏腑经络失养。顽固性痛症,临床上多虚实夹杂,因此反复发作,难以治愈。本方由民间食疗经验方加葛根组成,方中葛根发表解肌,升阳通络,得生姜之助,其力倍增,治之以气;红糖入血分,治之以血。使气血和,使经络通,邪从表出而愈。用大剂量,趁热于睡前服用者,药灌满肠,使药性温通透达而至全身。凡痛症,无论胸背头颅、四肢、腰臀等部位不明原因之疼痛,均可用此法治之。

【加减】若症属畏寒、疼痛严重者,加桂枝 20g、白芍 40g,以温经散寒止痛;若症属腹痛为甚者,加枳实 10g、白芍 20g、香附 10g、元胡 15g,以行气止痛;若症属下肢挛急疼痛者,加白芍 20g、木瓜 20g,以柔肝缓急止痛。

【注意事项】有器质性病变者,宜先明确诊断以免延误病情。

# 川芎止痛汤治疗三叉神经痛

三叉神经痛，是一种病因尚不明的面部三叉神经分布区域内反复发作的、短暂的阵发性剧痛。较多见于女性，常于 50 岁以后发病，疼痛常为电击样针刺、刀割、烧灼样剧痛。发作前无先兆，发作时呈闪电式，历时几秒至十几秒，发作间歇期正常。三叉神经痛可分为原发性(症状性)三叉神经痛和继发性三叉神经痛两大类，其中原发性三叉神经痛较常见。西医治疗以药物治疗为主，包括卡马西平、加巴喷丁、普瑞巴林等，此外亦可选择封闭治疗，或手术治疗，疗效不甚满意，还存在诸多并发症。

【组成】川芎 30g，荆芥 30g，防风 30g，全蝎 6g，荜拨 10g，蜈蚣 3 条，天麻 10g，细辛 5g。

【功用】活血化瘀，行气通络，祛风止痛。

【主治】三叉神经痛。发作时表现为面颊部及舌部明显剧烈电击样、针刺样、刀割样或撕裂样疼痛，严重者伴有面肌痉挛，舌苔薄白，脉微弦等

【用法】加水煎煮 30min，滤出药液，再加水煎两次，每次煎 20min，去渣，三煎所得药液兑匀，分早、中、晚三次，饭前送服，每天一剂。重者每天两剂。

【方解】中医学认为，三叉神经痛的病因有二，一是外感风寒，二是内伤七情、饮食或劳倦。风寒外袭侵犯阳明，风为阳邪，头为诸阳之会，故风邪易犯头面，而寒为阴邪，其性凝滞，致血脉收引，气血闭塞，而产生疼痛。过食炙煿辛热之物，致使胃热偏盛，或邪热犯胃，胃火熏蒸，循经上攻头面，发为疼痛。内伤七情，肝气郁结，郁而化火；或因肾阴不足，水不涵木，阴虚阳亢，肝胆之火循胃络上扰而发病。病程日久，脾虚运化失常，痰浊内盛，阻塞脉络；或久病入络入血，瘀血内阻，络脉不通，不通则痛。治疗当通络止痛。方中川芎活血化瘀、祛风止痛，配以荆芥、防风、细辛以助川芎祛风镇痛，再以全蝎、蜈蚣、天麻搜风通络，荜拨温中散寒，共为佐使药。诸药配合，共奏活血化瘀、行气通络、祛风止痛之效。

【加减】若兼见疼痛，舌质淡，苔白，脉弦细者，可加炒白芍 30g、炙甘草 15g，以柔筋缓急；若兼见疼痛伴心烦、口苦，大便干结者，加白芷 30g、炒黄芩 15g、熟大黄 6g，以泻火除烦；若兼见刺痛，舌质暗，苔白，脉弦涩者，加桃仁 20g、红花 20g、丹参 30g，以活血化瘀。

【注意事项】服药期间避风寒；忌食辛辣刺激；保持精神愉快，避免精神刺激；吃饭，漱口，说话，刷牙，洗脸动作宜轻柔，尽量避免触及"触发点"。

# 辣蓼羊肉汤治疗坐骨神经痛

坐骨神经痛是以坐骨神经径路及分布区域疼痛为主的综合征。病因多种多样，如腰椎间盘突

出、腰骶椎异常、腰部外伤、活动增加甚至腰部着凉等。疼痛且多由臀部或下腰部开始,沿大腿后面向下放射到脚跟,可持续数周或数月。坐骨神经痛的绝大多数病例是继发于坐骨神经局部及周围结构的病变对坐骨神经的刺激压迫与损害,称为继发坐骨神经痛;少数系原发性,即坐骨神经炎。临床表现为疼痛和肌力减退,疼痛主要限于坐骨神经分布区,大多数为单侧,不伴有腰、背痛,疼痛一般为持续性。肌力减退的程度可因病因、病变部位、损害的程度不同差异很大,可有坐骨神经支配肌肉全部或部分力弱或瘫痪。坐骨神经炎常伴随各种类型的感染及全身性疾病发生,如上呼吸道感染。本病治疗首先应对因治疗,并注意对症治疗,所有的坐骨神经痛均应卧床休息,睡硬板床。

【组成】辣蓼 150g(鲜品 200g),羊肉 300g,鲜生姜 50g。

【功用】祛风化湿,消肿镇痛。

【主治】坐骨神经痛。症见臀腰部放射痛,小腿后外侧和足部感觉减退等。

【用法】加水煎煮 30min,滤出药液,再加水煎两次,每次煎 20min,去渣,三煎所得药液兑匀,分早、中、晚三次,饭前送服,每天一剂(羊肉可食之)。

【方解】坐骨神经痛归属于中医学的"痹证"范畴,临床上多按风寒湿痹及筋痹等论治。方中辣蓼辛温,祛风化湿,消肿止痛;羊肉甘温,入脾、肾二经,能益气补虚,温中暖下;生姜辛,微温,入肺、脾、胃三经,祛风消肿,温中止痛。

【加减】若症属腰膝酸软者,加炒杜仲 15g,桑寄生 30g,制巴戟天 20g,制续断 30g,怀牛膝 30g,以补益肝肾。

【注意事项】服药期间注意适当休息、防寒、保温;急性病人疗程 3~5 周;需鉴别诊断具体病因,以免延误病情。

# 头痛汤治疗头痛

头痛是一种病因复杂的身体病变,表现为头颅部位(内、外)发生疼痛,伴有头晕、头胀等症状。常见的原因有颅内疾病(炎症、血管病变、肿瘤、外伤等)、颅外疾病(骨疾病、神经痛、眼、耳、鼻部疾病等)、全身性疾病(感染、心血管病、中毒、中暑等)和神经衰弱等,可根据头痛部位、性质和程度等情况做出诊断。在头痛的诊断过程中,应首先区分是原发性还是继发性。头痛的防治原则包括病因治疗、对症治疗和预防性治疗。病因明确的病例应尽早去除病因。对于病因不能立即纠正的继发性头痛及各种原发性头痛急性发作,可给予止痛等对症治疗以终止或减轻头痛症状,同时亦应对头痛伴随症状如眩晕、呕吐等予以适当的对症治疗。对慢性头痛呈反复发作者应给予适当的预防性治疗,以防头痛频繁发作。反复头痛严重影响患者生活质量,甚至导致患者无法正常工作学习。

【组成】川芎 30g,金银花 25g,菊花 30g,黄芩 15g,辛夷 10g,炒苍耳子 10g,薄荷 15g,连翘 15g,蒲公英 30g,白芷 30g,蔓荆子 10g,防风 20g,全蝎 6g,甘草 10g。

【功用】清热解毒,熄风解痉,通络止痛。

【主治】头痛。西医学中的偏头痛,还有国际上新分类的周期性偏头痛、紧张性头痛、丛集性头痛及慢性阵发性偏头痛等,凡符合头痛证候特征者,辨证属实证或虚实夹杂,症见上午定时发作伴头胀痛,心烦口苦,面红目赤,舌质红苔黄,脉弦数者。

【用法】加水煎煮30min,滤出药液,再加水煎两次,每次煎20min,去渣,三煎所得药液兑匀,分早、中、晚三次,饭前送服,每天一剂。痛甚者可日服两剂。

【方解】中国对头痛病认识很早,在殷商甲骨文就有"疾首"的记载。《黄帝内经》称本病为"脑风""首风",《素问·风论》认为其病因乃外在风邪寒气犯于头脑而致。《三因极一病证方论》对内伤头痛已有较充分的认识,认为"有气血食厥而疼者,有五脏气郁厥而疼者"。《东垣十书》指出外感与内伤均可引起头痛。目前头痛分外感与内伤,外感又分风寒、风热和风湿;内伤头痛分肝阳头痛、血虚头痛、痰浊头痛、肾虚头痛、瘀血头痛。邪阻脉络,清窍不利;精血不足,脑失所养,为头痛之基本病机。治疗当以祛邪活络为主,视其邪气性质之不同,分别采用祛风、散寒、化湿、清热等法。内伤所致多虚,治疗以补虚为要,视其所虚,分别采用益气升清,滋阴养血,益肾填精。本方治疗头痛,不论外感、内伤,不论疼痛性质,不分病程长短及疼痛部位,只要是在上午定时发作伴头昏胀者,均能取效。方中金银花、连翘、蒲公英、黄芩、菊花,清热解毒,泻火清肝;薄荷、蔓荆子疏散风热,明清头目;白芷、防风祛风解表,止痛消肿;辛夷、苍耳子散风通窍;全蝎、川芎熄风解痉,祛风止痛。合而成方,共奏清热解毒、熄风解痉、通络止痛之功。

【加减】若舌苔黄厚,可加生石膏30g,以清热泻火;若舌质淡嫩,可加黄芪50g、当归20g,以补益气血。

【注意事项】避免接触及摄入刺激性食物;避免情绪波动;病因明确的继发性头痛应尽早去除病因治疗;单纯虚证慎用此方。

# 三仁汤治疗高原性头痛

高原地区大气压及氧分压低,当人从平原到高原时易使人体缺氧引起头晕、头痛、乏力、心悸等症状。高原性头痛属于高原反应之一。是人体急速进入海拔3000米以上高原暴露于低压低氧环境后产生的不适。高原反应,常见的症状有头痛,失眠,食欲减退,疲倦,呼吸困难等。头痛是最常见的症状,常为前额和双颞部跳痛,夜间或早晨起床时疼痛加重。肺通气增加如用口呼吸,轻度活动等可使头痛减轻。高原病根据发病急缓分为急性、慢性两大类,再根据低氧突出损害的器官系统进行临床分型。高原适应不全的速度和程度决定高原病发生的急缓和临床表现。急性高原病分为三种类型,即急性高原反应、高原肺水肿、高原脑水肿。彼此可互相交叉或并存。慢性高原病,主要发生在久居高原或少数世居海拔4000米以上的人。高原性头痛,除了头痛外,可伴有头晕、失眠、记忆力减退、注意力不集中、心悸、气短、食欲减退、消化不良、手足麻木和颜面水肿等,有时发生心律失常或短暂性昏厥。

【组成】炒薏苡仁 30g,滑石 30g,炙杏仁 15g,姜半夏 15g,白蔻仁 10g,通草 6g,竹叶 10g,姜厚朴 15g。

【功用】宣畅气机,清利湿热。

【主治】急性高原性头痛。症见恶寒发热,午后尤甚,身重头痛,胸闷心悸,倦怠乏力。

【用法】加水煎煮 30min,滤出药液,再加水煎两次,每次煎 20min,去渣,三煎所得药液兑匀,分早、中、晚三次,饭前送服,每天一剂。24h 内分三次温服。以上为成人一日量,每天一剂。蔻仁后下,武火煎 20min 取液。

【方解】本方原为湿温初起,邪在气分,湿重于热而设。高原性头痛患者往往表现为气机不畅,则有恶寒发热,身重头痛,胸闷心悸,倦怠乏力。方中杏仁入肺经,通宣上焦肺气;白蔻仁芳香苦辛,行气化湿,宣畅中焦;薏苡仁渗下,三焦并调。再以半夏、厚朴行气化湿,畅中和胃;滑石、通草、竹叶甘寒淡渗。诸药合用,宣化上焦,运化中焦,渗利下焦,使湿去热消,气机通调。

【加减】若症见恶心、呕吐,加姜制佩兰 15g、石菖蒲 15g,以芳香化湿;若症属热重见苔黄腻者,加炒黄芩 15g,以清热泻火;若症属湿伏膜原、寒热往来者,酌加青蒿 10g、草果 10g,以清热化湿。

【注意事项】若发生高原性肺水肿或脑水肿者,应积极中西医治疗。

# 柴胡川芎饮治疗偏头痛

偏头痛是以反复发作性头痛为特征,常伴有恶心呕吐,起初往往先为一侧头痛,自颞部开始出现胀痛、钻痛或搏动性痛,然后扩展至整个半侧头部。每次头痛可只限于一侧,亦可左右两侧交替发生。发作前可有视觉症状、肢体感觉运动障碍和情绪改变。间歇期一切正常。偏头痛的病因尚不明确,可能与遗传因素、内分泌和代谢因素、饮食与精神因素等有关。另外一些环境和精神因素如紧张、过劳、情绪激动、睡眠过度或过少、月经、强光等均可诱发。偏头痛的治疗目的是减轻或终止头痛发作,缓解伴发症状,预防头痛复发。

【组成】制柴胡 20g,当归 30g,白芷 30g,炒僵蚕 15g,葛根 30g,炒白芍 30g,川芎 30g,细辛 6g,炒吴茱萸 10g,甘草 15g。

【功用】养血活血,祛风解痉,疏肝止痛。

【主治】偏头痛。临床可见一侧头部剧烈刺痛或跳痛。病人辗转不安,食寐俱废,并伴有呕吐,恶心。舌质暗,苔薄白,脉弦紧等。

【用法】将上药水煎三次,每次 20min,三次药液兑匀,分早、中、晚三次,饭前送服,每天一剂。

【方解】偏头痛是西医的病名,中医称之为"头痛、厥头痛",《黄帝内经》曾记载有头风、头痛、脑风、厥头痛等名。从中医的病因病机角度来讲,偏头痛的发生与患者的体质、生活习惯、情绪等因素相关,而肝阳上亢、气血不足、痰湿瘀阻等也可导致偏头痛的发生。方中柴胡调畅气血,疏肝理气;川芎上行头目,下行血海,有治诸经头痛之美称;当归养血活血;僵蚕熄风解痉,化痰散结;

葛根解表生肌,现代药理认为能扩张脑血管及心血管,又能缓解肌肉痉挛;白芍养血敛阴,柔肝止痛;细辛祛风镇痛;吴茱萸疏肝理气,温中止痛;甘草调和诸药。

【加减】若症属肝火盛,可加龙胆草 15g、炒山栀子 15g、夏枯草 30g,以清肝泻火;若症属肝阳上亢,可去吴茱萸、川芎,加生龙牡各 30g、石决明 30g,以镇肝潜阳;若症属挟湿,可加姜半夏 15g、天南星 10g、羌活 15g,以化痰除湿;若兼见瘀血,可加桃仁 20g、红花 20g,以活血化瘀。

【注意事项】规律作息,避免情绪紧张;避免服用血管扩张剂等药物;避免饮用红酒和进食含奶酪的食物,咖啡、巧克力、熏鱼等。

# 急性子治疗精神药物所致头痛

此症又名药源性头痛、药物过量使用性头痛(medication-overuse headache),药物过量主要指使用过于频繁且规则,如每月或每周有固定天数。此症为在接受精神药物(氯丙嗪、氯氮平、阿米替林等)治疗时出现整个头部或局限于颞、额、顶部疼痛,每天持续 3h 或累计疼痛 5h 以上,逐渐停精神药物后疼痛消失或缓解,既往无头痛病史。药物过量使用性头痛属于继发性头痛。可呈类偏头痛样或同时具有偏头痛和紧张型头痛性质的混合性头痛,头痛在药物停止使用后两个月内缓解或回到原来的头痛模式。药物过量使用性头痛对预防性治疗措施无效,因此对它做出正确的诊断极为重要。

【组成】急性子(即凤仙花种子)适量。

【功用】破血软坚,散瘀消结。

【主治】辨证属痰瘀阻络头痛者。症见头痛绵绵,固定不移,舌质暗,苔白,脉弦。

【用法】将其研末,裹药末少许于药棉内塞鼻。

【方解】头痛,过长时间使用或使用过多精神药物,止痛但是易留邪,容易使痰瘀阻滞。本方中急性子破血软坚,散瘀消结,鼻窍上通于脑,药物纳鼻可使药效直达病所,又能避免损伤脾胃。

【注意事项】急性子有小毒,不可久用;因虚致使的头痛不宜用本方。

# 养血舒筋汤治疗不安腿综合征

不安腿综合征又名"不安肢综合征",早在 1672 年,英国医生 Thomas Willis 首次描述了不安腿综合征,该病又称为 Ekbom 综合征,临床表现为双小腿深部的难以形容和难以忍受的不适感,尤以夜间或休息时为甚。主要诊断依据是:①症状仅限于肢体,多位于小腿深部,感麻木、酸胀、疼痛或蚁走感等;②症状多出现在休息时,尤以夜间为重;③按摩、拍打、行走或热敷后症状可暂减轻;④神经系统检查无阳性体征;⑤病程长短不一。该病虽然对生命没有危害,但却严重影响患者的生活质量。西医治疗首选多巴胺能药物如复方多巴制剂或多巴受体激动剂如普拉克索或罗匹尼罗,但均有较多副作用。

【组成】炒白芍 50g,赤芍 30g,葛根 30g,丹参 30g,木瓜 20g,川牛膝 20g,甘草 15g。

【功用】养血活血,舒筋通络。

【主治】不安腿综合征。中医辨证为气虚血瘀,症见双下肢酸麻或酸胀,有时抽筋疼痛,心烦失眠,夜卧不安,神疲乏力,少气懒言,舌紫暗,苔薄白,脉沉涩或细涩。

【用法】将上药水煎三次,每次 30min,三次药液兑匀,分早、中、晚三次,饭前送服,每天一剂。

【方解】中医认为,本病的形成主要与寒客经脉,湿邪痹阻,瘀血阻滞,气血亏虚,肝肾阴虚等有关。病性属于本虚标实,治疗原则以扶正祛邪为主。本方中白芍养血柔肝,缓急止痛;丹参,赤芍活血祛瘀,通经止痛;葛根升津舒筋,通经活络;木瓜舒筋活络,和胃化湿;牛膝补肝肾、强筋骨,又能活血,善于治疗腰膝以下之不适;甘草缓急止痛、调和诸药。血不利则为水,本方活血通络又能利湿,故除了瘀血阻滞,湿滞血虚失养所致的下肢酸困不适也可运用本方。

【加减】若症属神疲乏力、少气懒言者,加炙黄芪 30g、党参 20g,以益气补虚;若症属肢体冷痛不适者,加桂枝 20g、独活 15g,以温经通络;若症属肢体疼痛固定不移者,加桃仁20g、红花 20g,以活血化瘀;若伴有腰膝酸软者,加炒杜仲 15g、桑寄生 20g、黄精 20g,以补益肝肾。

【注意事项】服药期间避风寒、适当运动、注意休息。

# 桃核承气汤合黄连温胆汤治疗急性酒精戒断综合征

因酒精中毒太深(酒依赖者),以至于突然断酒后出现谵妄、幻觉、四肢抖动等一系列神经精神症状,称为酒精戒断综合征。

【组成】生铁落 50g(先煎),桃仁 30g,茯苓 30g,炒陈皮 20g,熟大黄 10g(后下),桂枝 20g,芒硝 6g(后下),炒枳实 10g,姜黄连 10g,姜半夏 10g,姜竹茹 10g,生姜 10g,炙甘草 10g,麝香 0.2g(装胶囊药汤送服)(可人工饲养替代或不用)。

【功用】通腑泄热,消痰化瘀。

【主治】急性酒精戒断综合征。症见四肢剧烈震颤,眼见异物,耳闻异声,恐惧不安,甚则打人毁物,无端骂詈,大便干结,数日不解,舌质紫黯,苔黄厚腻,脉滑数。

【用法】加水煎煮 30min,滤出药液,再加水煎两次,每次煎 20min,去渣,三煎所得药液兑匀,分早、中、晚三次,饭前送服,每天一剂。

【方解】根据症状,此病当归属于中医"癫狂"范畴。癫狂病名出自《黄帝内经》,并对其病因病机及治疗均有较系统的描述。在病因病机方面《素问·至真要大论》说:"诸躁狂越,皆属于火。"指出了火邪扰心可致发病。《素问·脉解》又说:"阳尽在上,而阴气从下,下虚上实,故狂癫疾也。"指出了火邪扰心和阴阳失调可致发病。在治疗方面,《丹溪心法·癫狂》篇说:"癫属阴,狂属阳……大率多因痰结于心胸间。"提出了癫狂与"痰"的密切关系,为后世用吐法治疗本病建立了理论基础。王清任《医林改错·癫狂梦醒汤》指出"癫狂……乃气血凝滞脑气"，从而开创瘀血学说之先河。此类患者长期大量饮酒，致使痰湿内生，脾胃亏损。痰湿内生，一则日久化热，痰热互结，阻碍三焦气机，影响气血运行，因湿为阴邪，其性向下，致使痰、热、瘀三者结于下焦而不能去，故上扰元神而成癫狂；二则阻碍脾之运化升清、胃之受纳降浊，从而致使清气不升、浊气不降，阴阳逆乱，故平时可有纳差、腹胀、腹泻、胸闷等症状。故认为痰热互结，气滞血瘀为急性酒精戒断综合征之标，脾胃虚弱为其本。急则治其标，缓则治其本，治疗当通腑泄热，消痰化瘀。桃核承气汤出自《伤寒论》太阳病篇："太阳病不解，热结膀胱，其人如狂，血自下，下者愈。其外不解者尚未可攻，当先解其外。外解已但少腹急结者，乃可攻之，宜桃核承气汤。"方中以大黄、芒硝通下热结，釜底抽薪；桃仁活血化瘀，桂枝通利血脉，炙甘草益气调中。诸药相配破解瘀热胶蒸之势，瘀下热清，神明自安。温胆汤是《备急千金要方》中的一张名方，后世陈无择的《三因极一病证方论》在原方基础上再加茯苓和大枣，主要用来治疗"大病后虚烦不得眠"。《医宗金鉴·删补名医方论》认为本方主治"热呕吐苦，虚烦，惊悸不眠，痰气上逆"。方中半夏、陈皮、生姜、茯苓化痰祛湿，竹茹、枳实清热理气化痰，再加黄连以加强清热化痰的力度而成《六因条辨》之黄连温胆汤。前方主要去下焦之瘀热，后方主要去中焦之痰热。二方合用，使腹气得通，痰热瘀去，元神得安。

【加减】若症属痰甚者，加用沉香5g、礞石30g(包)、黄芩15g，合大黄而成滚痰汤，以加强泻火逐痰之功。

【注意事项】便后神志转至正常即刻停药，换用温胆汤加减以善后。

# 第十五章　肢体经络病系

## 乌鸡药酒治疗类风湿关节炎

类风湿关节炎是一种侵蚀性、对称性多关节炎为主要临床表现的慢性、全身性自身免疫性疾病,确切发病机制不明。基本病理改变为滑膜炎、血管翳形成,并逐渐出现关节软骨和骨破坏,最终可能导致关节畸形和功能丧失。早期诊断、早期治疗至关重要。西医治疗包括激素、免疫抑制剂、非甾体类抗炎药等,但是具有较大的副作用,值得临床充分重视。

【组成】桂枝 30g,秦艽 20g,木瓜 30g,当归 30g,制地龙 20g,川牛膝 30g,炒补骨脂 20g,炒小茴香 10g,瓜蒌 20g,姜厚朴 20g,双钩藤 30g(后下),焦杜仲 20g,制全蝎 6g,白僵蚕 10g。

【功用】滋补肝肾,活血通络,祛风除湿。

【主治】类风湿性关节炎。症见关节对称性肿胀疼痛,屈伸不利,遇寒后加重,甚至变形,舌质淡,苔白,脉细弱。

【用法】将上药装入一只新杀的乌鸡内(去毛及内脏),用白酒 500ml,将药浸透(约 2h),随后加水适量,不加油盐等调料煎至鸡肉离骨,剩 600ml,将肉及药液均分四份,每日早晚各空腹温服一份,再将剩下的鸡骨头及药渣烘干,研面均分 15 份,每天三次,每次一份,黄酒冲服。每次服药后当温覆取微汗。7d 为一个疗程,未痊愈者可行第二个疗程。

【方解】类风湿性关节炎属于中医"痹证"的范畴,与"痹证"中的"骨痹""历节病""白虎历节""鹤膝风""尪痹"等极其相似。"骨痹"这一病名最早见于《素问·逆调论》:"肾者水也,而生于骨,肾不生则髓不能满,故寒甚至骨也……病名曰骨痹,是人当挛节也。"《素问·至真要大论篇》曰:"诸寒收引,皆属于肾。"《素问·痹证论》曰:"风寒湿三气杂至,合而为痹也。"由此可见,中医认为风寒湿是引起痹证的主要因素,并认为肝肾不足,气血亏虚是类风湿性关节炎发生的内在因素,而风寒湿是其发生的诱发因素。因此,滋补肝肾,活血通络,祛风除湿是其主要治疗方法。方中桂枝、当归、川牛膝活血祛瘀,舒经通络,驱痹镇痛;补骨脂、杜仲、乌鸡滋补肝肾,壮筋强骨;厚朴、茴香、瓜蒌行气和胃,祛痰燥湿;秦艽、木瓜、双钩藤、全蝎、地龙、白僵蚕搜风通络,祛风除湿之功用。

【加减】若症属关节冰凉、疼痛明显者,加制川乌 10g(先煎)、制附子 10g(先煎),以祛风除湿。

【注意事项】川乌、草乌有毒,先煎 1h 后取药汁与诸药煎煮;孕妇及上消化道溃疡者禁用;高血压者慎用;治疗期间可适当活动,以加强关节的功能锻炼;忌食肥甘生冷。

# 三妙五藤饮治疗急性痛风

痛风是单钠尿酸盐沉积于骨关节、肾脏和皮下等部位,引发的急、慢性炎症和组织损伤,与嘌呤代谢紊乱及(或)尿酸排泄减少所致的高尿酸血症直接相关,属于代谢性风湿病范畴。痛风是一种终身性疾病,慢性期病变可致关节残毁,严重者影响患者生活质量,伴发高血压、糖尿病或其他肾病者,肾功能不全的风险增加,并可危及生命。

【组成】七叶莲 20g,生地 50g,寻骨风 30g,泽泻 30g,防风 20g,忍冬藤 30g,金刚藤 20g,山葡萄 30g,地瓜藤 30g,防己 30g,青风藤 30g,鱼鳅串草 20g,排风藤 30g,楤木根 20g,芦根 30g,炒苍术 15g,炒黄柏 15g,川牛膝 20g,通草 10g。

【功用】清热利湿,活血化瘀,祛风通络,消肿止痛。

【主治】痛风性关节炎。症见关节红、肿、热和压痛,全身无力、发热、头痛等,舌红苔黄腻,脉弦数。

【用法】加水煎煮 30min,滤出药液,再加水煎两次,每次煎 20min,去渣,三煎所得药液兑匀,分早、中、晚三次,饭前送服,每天一剂。7d 为一个疗程。

【方解】"痛风"一词最早见于陶弘景《名医别录》,其曰:"独活,微温,无毒。主治诸贼风,百节痛风无久新者。"朱丹溪创立"痛风"病名,《丹溪心法·痛风》曰:"痛风者,四肢百节走痛也,他方谓之白虎历节风证。"俞嘉言《医门法律·痛风论》曰:"痛风一名白虎历节风,实即痛痹也。"《格致余论·痛风论》云:"彼痛风者,大率因血受热,已自沸腾,其后或涉冷水,或立湿地,或扇取凉,或卧当风,寒凉外搏,热血得寒,汗浊凝涩,所以作痛,夜则痛甚,行于阴也。"属于中医学"痹症"范畴。病机在于湿热浊毒,瘀阻经脉,下注足跗,清热解毒为根本治法。方中鱼鳅串草、寻骨风、楤木根、金刚藤、地瓜藤、排风藤、青风藤、忍冬藤清热解毒,活血通络,消肿止痛;防己、防风、七叶莲祛风止痛;山葡萄清热利湿,解毒消肿;苍术、黄柏、牛膝取三妙丸之意以清热燥湿;泽泻、通草化湿利尿;生地黄、芦根清热滋阴。全方共奏清热利湿、活血化瘀、祛风通络、消肿止痛的效果。

【加减】若症属痛甚者,加制乳香 10g、制没药 10g、红花 20g、制延胡索 20g,以化瘀止痛;若症属脾胃虚寒,加炒干姜 6g、小茴香 15g,以温补脾阳。

【注意事项】避免局部挤压;多饮水,勤排尿;避免高嘌呤饮食。

# 补肾活血方治疗骨关节炎

骨关节炎是一种关节软骨退行性变和继发性骨质增生为特征的慢性关节病。病变累及软骨下骨、关节囊、滑膜和关节周围肌肉。多见于老年人,女性多于男性。好发于负重较大的膝关节、髋关节、脊柱及远侧指间关节等部位。本病亦称为骨关节病、退行性关节炎、增生性关节炎、老年性关节炎或肥大性关节炎等。

【组成】制木瓜 30g,桑寄生 20g,炒骨碎补 20g,川牛膝 20g,鸡血藤 30g,续断 30g,赤芍 20g,山茱萸 30g,炒山甲 10g(可人工饲养或不用),炒桑葚 15g,焦杜仲 20g,巴戟天 20g,红花 20g,甘草 10g。

【功用】养血补肾,搜风祛湿,活血通络。

【主治】骨关节炎。症见关节疼痛,常发生于晨间,活动后疼痛反而减轻,但如活动过多,疼痛又可加重,伴关节僵硬,甚则肿胀、压痛,活动时有摩擦感或"咔嗒"声,严重者可有肌肉萎缩及关节畸形。舌暗苔白,脉沉细。

【用法】水煎服,每天一剂,4 周为一个疗程。

【方解】骨关节炎属于中医痹症范畴,即"骨痹"。《金匮要略》记载"中风历节病"的病理为"筋伤""骨瘘",临床主要表现为"历节痛,不可屈伸",近似于膝关节骨性关节炎的病理和临床特点,并组合了甘草附子汤、桂枝附子汤、桂枝芍药知母汤等方剂。清代王清任《医林改错》提出瘀血致痹学说,创制身痛逐瘀汤等方,别具一格,进一步丰富了中医痹病理论。现代中医对骨性关节炎的病因病机认识与古代基本一致,多数医家认为本病的特点是"本虚标实",故多以补肝肾、强筋骨、补益气血以治其本,祛风散寒胜湿、活血通络止痛以治其标。中医以肾为先天之本而主骨,骨的病变而负于肾。因此,骨关节炎的发病为肾素体虚弱,肝肾亏虚,气血凝滞复感风寒湿热之邪而经络气血阻滞,迁延日久,邪实正虚日益加重而形成骨痹症候。方中桑寄生、骨碎补、续断、山萸肉、杜仲、巴戟天补肾填精,鸡血藤、桑葚滋阴养血,川牛膝、鸡血藤合用以活血补血柔筋,赤芍、红花活血通络,炮山甲(可人工饲养或不用)搜风通络,木瓜舒筋活络、和胃化湿,合川牛膝以利尿祛湿、舒筋活络,甘草调和诸药。全方合用,共同达到养血补肾,搜风祛湿,活血通络的效果。

【加减】若症见四肢冰冷,加炮姜 6g、细辛 3g、炮附子 10g(先煎),以温经散寒;若症见多汗,加桑叶 10g、防风 20g、黄芪 50g、白术 20g,以祛风固表;若症见疼痛严重,加三七粉 10g(冲服)、制延胡索 30g、制没药 15g、制乳香 15g,以散瘀行气止痛;若症见晨僵明显,加穿山龙 20g、伸筋草 10g、僵蚕 10g,以舒筋活络;若合并滑膜炎,加薏苡仁 20g、透骨草 10g、泽泻 15g、泽兰 10g,以渗湿除痹。

【注意事项】服药期间禁食寒凉辛辣之品;注意关节保暖;避免运动过度。

# 芍药甘草汤治疗腓肠肌痉挛

腓肠肌痉挛,是最常见的一种痛性肌痉挛症,一般这种病会被认为是缺钙和受冷影响。腓肠肌痉挛多发于老年人群,青少年也偶有发生,主要原因是老年人缺乏运动,血液循环受阻,还有就是患有静脉曲张等症都会引起发病。主要症状为夜间睡眠中突发小腿腓肠肌剧痛,多为单侧,痉挛后小腿腓肠肌酸胀乏力,有不适感。发病诱因有腿部受寒、疲劳等。

【组成】酒炒当归 100g,炒白芍 45g,炒川芎 20g,伸筋草 30g,炙甘草 10g。

【功用】养阴柔筋,缓急止痛。

【主治】腓肠肌痉挛。症见小腿疼痛,活动后为甚,或夜间突发小腿疼痛,舌红苔白,脉缓。

【用法】加水煎沸 30min,滤出药液,再加水煎两次,每次 20min,去渣,三煎药液兑匀,分早、中、晚三次,饭前送服,每天一剂。

【方解】本病相当于中医学"转筋",主因津液受损,阴血不足,筋脉失濡所致。方中白芍,具有养筋柔肝、缓急止痛的功效;甘草,具缓急止痛,缓和药性之功,二药相伍酸甘化阴,调和肝脾,有柔筋止痛之效;当归补血活血,川芎活血行气、祛风止痛,伸筋草祛风除湿、舒筋活络。

【加减】若症属湿邪重,加熟木瓜 30g、炒薏苡仁 30g,以化湿通络;若症属阴虚火旺,加川、怀牛膝各 30g,以引火下行。

【注意事项】孕妇禁用。

# 第十六章　骨筋伤病系

## 通胁汤治疗肋骨尖端综合征

肋骨尖端综合征临床由 Mebath 于 1975 年首先报道,临床较为少见,也容易误诊。病因及发病机理未明。诊断要点是肋骨(第 8~10 肋多见)前端持续性疼痛,不发热,体检发现下面某一肋骨尖端活动度较大,有明显触痛。发病前多有病毒感染及外伤史,以青壮年多见,X 线检查无异常。

【组成】炙金银花 30g,连翘 20g,醋炒柴胡 20g,四制香附 20g,炒白芍 20g,制乳香 15g,制没药 15g。

【功用】清热解毒,理气活血,化瘀止痛。

【主治】肋骨尖端综合征。症见胁痛,痛有定处,舌暗苔黄,脉涩。

【用法】加水煎沸 30min,滤出药液,再加水煎两次,每次 20min,去渣,三煎药液兑匀,分早、中、晚三次,饭前送服,每天一剂。

【方解】该病根据其症状可归属于中医"胁痛"范畴。《灵枢·经脉》载:"胆足少阳之脉……是动则病口苦,善太息,心胁痛,不能转侧。"《景岳全书·胁痛》载:"胁痛之病,本属肝胆二经,以二经之脉皆循胁肋故也。""胁痛有内伤、外感之辨,凡寒邪在少阳经,乃病为胁痛,耳聋而呕,然必有寒热表证者,方是外感;如无表证,悉属内伤。但内伤胁痛者十居八九,外感胁痛则间有之耳。"《症因脉治·胁痛》载:"内伤胁痛之因,或痰饮、悬饮,凝结两胁,或死血停滞胁肋,或恼怒郁结,肝火攻冲,或肾水不足……皆成胁肋之痛矣。"由此可见,胁痛归经属少阳经;归脏属于肝胆;病因有内外之分,但外因者少;病机不离气滞、血瘀、寒凝、痰阻。此病因外感热毒,或外伤致使局部气血运行不畅而成瘀,不通则痛而发病。故治疗当清热解毒,理气活血,化瘀止痛。方中选用金银花、连翘辛凉解表之剂以清热解毒,柴胡、香附、白芍疏肝理气,乳香、没药理气活血、化瘀止痛。全方通过清、解、理、化,使瘀、毒散去,少阳经气舒利,气血通畅,病告捷。

【加减】若症属肝郁气滞甚,加制元胡 20g、炒川楝子 15g、川芎 20g,以疏肝行气;若症属血瘀重者,加炙桃仁泥 20g、红花 20g、炒川芎 30g,以化瘀行滞;若兼见气血两虚者,加炙黄芪 30g、酒当归 20g、炙淫羊藿 30g、制巴戟天 20g,以补气血,温肾阳。

【注意事项】服药期间清淡饮食,禁烟酒;可配合针灸治疗。

# 木丹舒筋活络汤治疗屈指肌腱狭窄性腱鞘炎

屈指肌腱狭窄性腱鞘炎是屈指肌腱与掌指关节处的屈指肌腱纤维鞘管长时间、反复性摩擦导致局部渗出、水肿、纤维化、鞘管壁变厚、肌腱局部变粗而出现的一种慢性无菌性炎症反应。起病缓慢，初发时觉患指发僵、疼痛，活动后即消失。可有弹响和疼痛，以至不能伸屈。体检时可在远侧掌横纹深处掌骨头上摸到一个豌豆大小的压痛结节。本病多见于拇指、中指和环指，在患者做屈指运动时常常听到"咔嗒"弹响声或扳机样屈伸，因此又可称之为"弹响指""扳机指"。

【组成】制鸡血藤 30g，蒸木瓜 20g，炒当归 30g，丹参 30g，益母草 30g，炒王不留行 20g，炒川芎 20g，赤芍 30g，泽兰 20g，醋炒莪术 30g，炒地鳖虫 10g。

【功用】活血化瘀，舒经活络。

【主治】屈指肌腱狭窄性腱鞘炎。症见手指弹响伴明显疼痛，严重者患指活动受限。舌暗，苔薄白，脉涩。

【用法】加水煎煮 30min，滤出药液，再加水煎两次，每次煎 20min，去渣，三煎所得药液兑匀，分早、中、晚三次，饭前送服，每天一剂。

【方解】屈指肌腱狭窄性腱鞘炎属中医学"伤筋"范畴。中医认为，该病主要是由于长期单一性的劳作或外力损伤，加之风寒湿邪入侵，致使风湿痹阻、血滞筋伤，出现指关节肿痛、屈伸不利等症状。对此中医主张活血化瘀，祛风除湿，舒筋活络为治疗大法，常用方法是针灸、小针刀或腱鞘松解术。木丹舒筋活络汤，方中鸡血藤、当归、丹参、益母草、王不留行、川芎、赤芍、泽兰、地鳖虫活血通络。其中鸡血藤、当归又可养血和血；益母草、王不留行、泽兰又可利水祛湿消肿，鸡血藤、地鳖虫又可通经止痛，配木瓜以舒筋活络，地鳖虫配莪术行气破血止痛。全方合用则风寒湿除，气血通畅而症除。可免除针灸、小针刀或手术治疗带给患者(尤其是女性患者)的痛苦和恐惧感。

【加减】若症属风湿重而关节僵硬者，加酒炒透骨草 30g、酒炒伸筋草 30g，以散寒除湿，舒筋活络；若兼见瘀血疼痛明显者，加制元胡 30g、三七 15g(研细末，分三次冲服)，以散瘀止痛；若症属寒湿明显者，加威灵仙 20g、炒细辛 5g(先煎)，以祛风湿，通经络。

【注意事项】孕妇禁用；服药期间禁食寒凉辛辣之品；避免剧烈运动。

# 归脾汤加减治疗竞技综合征

"竞技综合征"系在考试或表演中，由于精神过度紧张使大脑皮质的兴奋与抑制过程失调、植物神经功能紊乱而引起的怯场现象。表现为心慌、气急、头晕、视力模糊、面色苍白、出冷汗、甚至休克。

【组成】炒当归 30g,茯神 20g,炙远志 15g,龙眼肉 15g,炒枳壳 15g,炒陈皮 20g,炒白术 20g,人参 10g,黄精 20g,熟地 20g,煨木香 10g,甘草 10g。

【功用】益气补血,健脾养心。

【主治】竞技综合征。症见遇事善忘,少寐多梦,精神倦怠,纳呆气短,四肢无力,面色少华,舌淡,舌边齿痕,苔薄白,脉沉细。

【用法】加水煎煮 30min,滤出药液,再加水煎两次,每次煎 20min,去渣,三煎所得药液兑匀,分早、中、晚三次,饭前送服,每天一剂。

【方解】竞技综合征在中医学中属"不寐""健忘""郁证"等范畴。其病因病机为忧愁思虑,精神紧张,或长期伏案思索,使脾气郁结,导致脾失健运。忧思郁虑,亦可使肝木郁而不伸,不得疏泄,横逆犯胃乘脾,致心脾受损,神志失藏。正如《灵枢·本神》云:"愁忧者,气闭而不行,故气结矣。"《素问·本病论》云:"人忧愁思虑即伤心。"故治疗当益气补血,健脾养心。方选《正体类要》之归脾汤,原文提到:"跌仆等症,气血损伤;或思虑伤脾,血虚火动,寤而不寐;或心脾作痛,怠惰嗜卧,怔忡惊悸,自汗,大便不调;或血上下妄行。"方选参、术、黄精、甘草之甘温,所以补脾;茯神、远志、龙眼肉之甘温酸苦,所以补心;熟地黄、当归滋阴而养血;木香、枳壳行气而舒脾,既以行血中之滞,又以助参、黄精而补气。心脾强健,气血充足,神志得藏,诸症可消。

【加减】若兼见脘腹不适,痞塞满闷,心烦易怒,两胁作胀,或时有叹息者,加用醋炒柴胡 20g、四制香附 20g、炒郁金 20g,以疏肝解郁;若症属入睡困难,多梦易惊者,加用珍珠母 30g(先煎)、龙齿 30g(先煎)、夜交藤 30g,以重镇安神。

【注意事项】服药期间清淡饮食,禁烟酒,畅情志;可配合针灸治疗。

## 舒筋活络汤治疗胸廓出口综合征

胸廓出口综合征是指臂丛神经、锁骨下动静脉在肋间隙、斜角肌三角、胸小肌管等胸廓区域,由于各种不同的解剖变异因素,造成不同程度受压而产生的上肢和颈肩部疼痛、麻木、乏力、肌肉萎缩等一系列症候群。由于该病起病隐匿,发病时自我感觉症状严重,而容易误诊为癔病、神经根型颈椎病,导致治疗效果欠佳。

【组成】酒炒透骨草 30g,酒炒伸筋草 30g,炙黄芪 50g,炒当归 30g,忍冬藤 50g,炒桑枝 30g,桂枝 30g。

【功用】益气养血,舒经活络,活血通络。

【主治】胸廓出口综合征。症见肩臂、手指麻木,疼痛,无力,舌淡红苔薄,脉弦。

【用法】上药煎水 3000ml,温度 45℃,患部热敷,每天 d 三次,治愈为止。

【方解】胸廓出口综合征属于中医"痹证"范畴。痹证是由于风寒湿等外邪侵袭人体,闭阻经络,气血运行不畅所导致,以肌肉,筋骨,关节发生酸痛、麻木、刺痛、重着、屈伸不利等为主要临床表现的症状,正如《济生方·痹》所说:"皆因体虚,腠理空疏,受风寒湿而成痹也。"虽有风湿从热化者,而瘀血和寒凝阻滞、经脉不通则是本病发生的关键。因此益气养血,舒经活络,活血通络是此病治疗大法。方中透骨草祛风除湿,舒筋活血,散瘀消肿,解毒止痛。《纲目》云:"治筋骨一切风湿,疼痛挛缩,寒湿脚气。"伸筋草祛风除湿,舒筋活络,《本草拾遗》提到:"主人久患风痹,脚膝疼冷,皮肤不仁,气力衰弱。"黄芪、当归益气养血,活血通络;忍冬藤清热解毒,疏风通络。《滇南本草》曰:"宽中下气,消痰,祛风热,清咽喉热痛。"《得配本草》描述桑枝曰:"入手太阴经。"此处用桑枝,一则为引经药,二则祛风湿,利关节,三则配合桂枝而专治肩臂冷痛,如《本草撮要》说:"桑枝,功专去风湿拘挛,得桂枝治肩臂痹痛;得槐枝、柳枝、桃枝洗遍身痒。"桂枝散寒止痛,通阳化气,《本草纲目》记载:"治一切风冷风湿,骨节挛痛,解肌开腠理,抑肝气,扶脾土,熨阴痹。"全方共奏益气养血,舒经活络,活血通络之效,使得卫气充实而卫外有力,营血丰盈而滋养有源,经络疏通而瘀血不留,病自痊愈。

【加减】若症属痛甚者,加制乳香 20g、制没药 20g,以散瘀止痛;若症属寒甚者,加制附子 20g、制川乌 20g,以温阳散寒。

【注意事项】热敷时注意温度,避免烫伤皮肤;可配合针灸、推拿、理疗等。

# 大将逐瘀汤治疗急性腰扭伤

急性腰扭伤是指腰骶部软组织及棘间韧带的损伤,疼痛的部位或在脊中,或在一侧,或两侧俱痛,为临床常见病之一。本病常由劳动时姿势不正,负荷过重或腰提重物时用力不当等造成骶棘肌或棘间韧带损伤而发病,因此导致局部气血瘀阻,经脉不通。表现为伤后腰部立即出现剧痛,疼痛为持续性,活动时加重,休息后也不能消除。咳嗽、大声说话等可使疼痛加剧,伤后次日加重。X 线检查一般无明显改变。

【组成】熟大黄 30g,炒槟榔 15g,煨生姜 10g。

【功用】活血祛瘀,行气利水。

【主治】急性腰扭伤,症见腰部疼痛,活动受限,舌红,苔黄,脉象有力。

【用法】将上药加水煎煮 30min,滤出药液,再加水煎两次,每次煎 20min,去渣,三煎所得药液兑匀,分早、中、晚三次,饭前送服,每天一剂。

【方解】本病属于中医学"腰痛"范畴,主要病机为气滞血瘀。跌仆外伤,屏气闪挫,损伤筋脉气血,气血经络阻滞不通,血瘀于内,不通则痛。方中大黄泻下逐瘀,以散郁滞之瘀热;槟榔行气利水,助大黄泻下逐瘀之功,使瘀热胀满,从前后分消;生姜辛温,与大黄一寒一温、一升一降,使气条达通顺,又不至苦寒太过。三药合用,邪去正复,气血平和,则诸症悉平。

【加减】方中剂量可灵活调整,以大便畅下为度。若症属瘀血较重者,可加丹参 20g,以凉血散瘀。

【注意事项】孕妇禁用;体虚者慎用。

# 白术山甲白酒汤治疗腰腿痛

腰腿痛是一组临床多见的症状,是指腰、腰骶、骶髂、臀部等处疼痛,可伴有一侧或两侧下肢痛、马尾神经受压症状。除了致痛原因明确的椎间盘突出、腰椎管狭窄等病症外,肌肉、韧带等软组织的慢性损伤是造成症状的主要原因。由于腰腿痛临床表现多样,病程较长治疗困难,研究其病因对于预防具有重要的临床意义。对于该病,治疗的关键是明确致痛原因,并做好鉴别诊断。

【组成】白术 50g,炮山甲 10g(人工饲养替代或不用),20~30 度白酒 200g。

【功用】益气行湿,通络止痛。

【主治】慢性腰腿痛。症见腰腿疼痛,每遇阴雨或劳累后疼痛加重,舌淡,苔白腻,脉沉细。

【用法】将白术、山甲置适宜容器中,加白酒 100g,加盖,加热致沸后减弱火力,保持微沸 30min,将煎液倾出,药渣中再加入白酒 100g,照上法重煎一次,两次煎液合并,混匀后分早晚两次服用。每天三次,连服 10d 为一个疗程。

【方解】中医学将"腰腿痛"归于"痹证"范畴,因肝肾亏虚,风寒湿邪侵袭,慢性劳损导致气血亏虚,卫外不固,脉络瘀阻,不通则痛。本方白术补脾益气,燥湿利水;炮山甲(人工饲养替代或不用)通经透络,行散瘀滞,配白酒辛散走窜,引药直达病所,以增强通经止痛之效。诸药同用,气旺表实,寒散湿去,气血流畅,疼痛悉止。

【加减】若症属邪深入络见痛甚者,加白花蛇 1 条(可乌梢蛇替代剂量加大)、制川乌 10g(先煎 15min)、炒地龙 15g,以温经通络;若症见腰腿冷痛,加炮附子 10g(先煎 15min)、炮干姜6g、防己 10g,以温经散寒除湿。

【注意事项】辛温助热,易伤阴动血,外感热病,阴虚火旺,血热妄行,均当慎用。孕妇月经过多慎用。

# 活血消结汤治疗坐骨结节囊肿

坐骨结节囊肿又称臀大肌坐骨结节滑膜囊肿,或坐骨结节滑囊炎,系在臀部坐骨结节处滑囊炎的慢性病变。常见于久坐、年老体瘦的老年患者,尤其是老年妇女,因坐骨结节长期与硬物接触、刺激、压迫或创伤引起滑膜囊内出血、感染,以致囊内壁滑膜增厚,滑膜细胞分泌活跃,代谢紊乱,炎性渗出,从而形成囊肿。症状有局部疼痛、不适及发现肿块。囊肿多呈椭圆形,囊壁有一层纤维膜,囊内含稀薄的棕色液体。西医学认为本病多与慢性劳损、机械性刺激、外伤等有关。本病传统治疗方法是手术为主,预后良好,但是容易复发。X 线片显示骨干或干骺端有椭圆形透明区,边缘清楚,无鼓膜反应。

【组成】炮丹参 30g,鸡血藤 50g,炒郁金 15g,醋制玄胡 20g,酒炒当归 30g,怀牛膝 30g。

【功用】养血扶正,行气止痛,消瘀散结。

【主治】坐骨结节囊肿。症见局部疼痛不适,面色少华,舌质偏暗,脉弦细者。

【用法】加水煎沸 30min,滤出药液,再加水煎两次,每次 20min,去渣,三煎药液兑匀,分早、中、晚三次,饭前送服,每天一剂。

【方解】本病属中医学“筋结”“筋瘤”范畴。《黄帝内经》曰:“夫精者,生之本也。”“肾……受五脏六腑之精而藏之。”老年人年老体弱,五脏俱虚。肾虚,先天之精不能资助后天之精,则脾更虚;脾虚,则后天之精不能供养先天之精,则肾更虚,脾肾两虚,水液代谢失常,聚湿成饮成痰。痰饮凝滞筋脉即成囊肿,本病多标实本虚,治疗多宜“急则治其标,缓则治其本”或标本兼治。方中丹参活血祛瘀,通经止痛,又能散瘀消痈;鸡血藤活血补血,舒筋活络,二药配合当归活血补血,散瘀止痛;郁金、元胡活血行气止痛;“血不利则为水”,故方中加牛膝,既可补肝肾,强筋骨,又能化瘀利水。诸药合用,共奏养血扶正,行气活血,消瘀散结之效。

【加减】若症见乏力、少气懒言,加蜜制黄芪 30g、党参 20g、白术 20g、陈皮 15g,以益气健脾;若症见疼痛遇寒加重,加桂枝 20g、川牛膝加至 30g,并用制川乌 15g、制草乌 15g,酒精 500ml,浸泡一周后外擦患处,以温经散寒。

【注意事项】囊肿过大者建议手术治疗后再配合药物调理。

# 五倍子散外敷治疗颞下颌关节功能紊乱

颞下颌关节功能紊乱是口腔颌面部最常见的疾病,主要临床表现有关节局部酸胀或疼痛、关节弹响和下颌运动障碍。疼痛部位可在关节区或关节周围,并可伴有轻重等的压痛。关节酸胀或疼痛尤以咀嚼及张口时明显,弹响在张口活动时出现。常见的运动阻碍是张口受限,张口时下颌偏斜,下颌左右侧运动受限等。此外可伴有颞部疼痛、头晕、耳鸣等症状。X线平片可发现关节间隙改变和骨质改变,如硬化、骨破坏和增生、囊样变等,对比开口和闭口两个状态时髁状突的位置,可了解关节的运动状态。

【组成】五倍子 100g。

【功用】祛风除湿,收敛固脱。

【主治】颞下颌关节功能紊乱。症见下颌运动障碍,局部酸楚、疼痛、弹响等。

【用法】将五倍子适量打成细粉,与醋调成膏状,摊于牛皮纸上,约 1cm 厚。用前先取麝香(可人工合成或不用)0.5g,置于患侧颧髎穴、颊车穴位上(每穴 0.1g),再敷五倍子膏,也可将调好的药膏摊于麝香(可人工合成或不用)壮骨膏上,外敷患处,贴敷 48h 以上方可更药。

【方解】在中医学中,该病归属于“痹证”范畴,多责之于外邪侵袭,气血痹阻,肌肉筋膜骨节失养,或局部外伤,关节劳损,导致出现程度不同的功能紊乱。《本草求真》曰:“五倍子……气寒能敛肺经浮热,为化痰渗湿,降火收涩之剂;又言主于风湿……外以治肤熏洗,则能祛风除湿……”

五倍子味酸能消浮热、化痰、收汗,气寒能散热毒疮肿,性收可敛溃疮。本方用五倍子粉联合醋外敷患处,可解毒消肿,清热化痰,收敛固涩,可达络通痛止之效。

【加减】若病程久,可加全蝎 20g、蜈蚣 10 条,以加强逐风散邪之效。将乳香 50g、没药 5g、生川乌 50g、北五加皮 50g、落得打 50g、制马钱子 5g、冰片 5g,诸药打成细粉,每取 50g 与蜂蜜、白酒适量调糊状,按用法置于患处,加强祛风镇痛,舒筋活血。

【注意事项】下颌关节活动明显受限、疼痛严重者,配合药物内服,必要时可行口腔科矫正治疗。

# 桂枝加葛蠲痹汤加减治疗颈型颈椎病

颈型颈椎病也称局部型颈椎病,具有头、肩、颈、臂的疼痛及相应的压痛点,X 线片上没有椎间隙狭窄等明显的退行性改变,但可以有颈椎生理曲线的改变,椎体间不稳定及轻度骨质增生等变化。此型在临床上极为常见,是最早期的颈椎病,也是治疗最为有利的时机。

【组成】桂枝 30g,煨葛根 30g,酒炒当归 20g,炙黄芪 20g,生地 20g,川芎 20g,炒白芍 15g,片姜黄 15g,羌活 15g,防风 15g,甘草 10g,生姜 6g,大枣 15 枚。

【功用】解肌发表,调和营卫,活血止痛,散寒除湿。

【主治】颈型颈椎病、神经根型颈椎病及混合型颈椎病.中医辨证属风寒湿痹之行痹,或行痹夹瘀者。症见颈项肌肉酸楚疼痛,僵硬,转侧不利,上肢麻木,抬举活动受限,遇寒加重,恶风,舌质淡,苔薄白,脉浮或浮缓等。

【用法】加水煎沸 30min,滤出药液,再加水煎两次,每次 20min,去渣,三煎药液兑匀,分早、中、晚三次,饭前送服,每天一剂。

【方解】本方所治之证,多系汗出当风,或久居潮湿之地,或夜寐露肩,或产后体虚,风寒湿之邪入侵并留滞于肌表,风寒湿三邪相搏,经络气血痹阻不通则发病。治疗不当或迁延失治,出现颈项强硬难以转侧,甚至牵涉肩背及上肢疼痛。方中桂枝可发汗解肌,温通经脉,散寒止痛;白芍养血缓急,二药合用可调和营血,解肌散寒止痛;葛根升津舒筋,通经活络;黄芪补气升阳,行滞通痹;川芎活血行气,祛风止痛,二药配合生地、当归补气活血,生津养血,扶正祛邪;羌活、防风祛风散寒胜湿,姜黄活血止痛,甘草调和诸药,姜枣升腾脾胃生发之气而调和营卫。

【加减】若症属偏于寒者,去生地加细辛 3g、威灵仙 20g,以散寒通络;若症属偏于湿者,加炒苍术 20g、独活 15g,以祛风燥湿;若症见苔黄腻,加炒黄柏 15g、忍冬藤 30g,以清热疏风。若症属湿邪偏重者,配海风藤 30g、络石藤 30g,舒筋活络,缓急止痛,共奏其功。

【注意事项】病情缓解期配合功能锻炼效果更佳;服药期间注意休息、避风寒、适寒温,禁烟酒。

# 独活寄生汤加减治疗脊髓型颈椎病

脊髓型颈椎病是中老年脊髓功能障碍的常见病,占颈椎病的 5%~10%,且致瘫残率高,与脊髓血供障碍有关。此病由于颈椎椎骨间连接结构退变,如椎间盘突出、椎体后缘骨刺、钩椎关节增生,后纵韧带骨化、黄韧带肥厚或钙化,导致脊髓受压或脊髓缺血,继而出现脊髓的功能障碍。因此脊髓型颈椎病是脊髓压迫症之一,可严重致残。

【组成】炙黄芪 50g,焦杜仲 20g,炒桃仁泥 20g,酒炒当归 30g,炒防风 20g,怀牛膝 30g,赤芍 30g,红花 20g,炒白芍 20g,煨地龙 15g,煨全蝎 6g,桑寄生 30g。

【功用】益气活血,逐风止痛。

【主治】脊髓型颈椎病,中医辨证属气虚血瘀,或虚实夹杂偏虚者。症见颈肩背及上肢疼痛不适,或头晕、肢体痿软无力或麻木,少气懒言,舌质淡暗,苔薄白,脉细弱或细涩等。

【用法】加水煎煮 30min,滤出药液,再加水煎两次,每次煎 20min,去渣,三煎所得药液兑匀,分早、中、晚三次,饭前送服,每天一剂,10d 为一个疗程。

【方解】脊髓型颈椎病在中医中属于"痹证""痿证""项痹""眩晕""痉证"范畴,多由于肝肾亏虚,则筋骨失养或脉络瘀阻等原因所致,治疗当扶正祛邪,活血化瘀,再以兼证辨证施治。气主温煦,以黄芪益气补虚,当归养血化瘀,白芍补血缓急,赤芍、桃仁、红花活血以通络;筋骨失养,以杜仲、桑寄生、牛膝补肝肾,强筋骨;全蝎、防风祛风除湿,助独活治痹痛;地龙通络止痛。诸药合用,祛邪不伤正,扶正不留邪。

【加减】若兼见肢体沉重、口干不欲饮者,加炒黄柏 20g、炒苍术 20g、炒薏苡仁 30g、制木瓜 20g,以清热燥湿、舒筋活络;若兼见心烦、口干欲饮、舌红少苔者,加生地 30g、玄参 20g、制龟甲 20g,以养阴降火;若症见食纳差,加炒山药 20g、炒白术 30g、炒陈皮 15g,以健脾消食;若症属上肢疼痛、活动不利者,加酒炒姜黄 20g、酒炒羌活 15g,以通络止痛;若症属下肢疼痛、活动不利者,川牛膝加至 30g、加独活 15g,以化瘀通络;若症见颈椎变形,脉细弦,舌瘦糙老而尖部起刺,边有瘀斑,苔白厚,显然为血热阴伤,痰瘀阻络之证,配桑枝 30g、丝瓜络 30g、炒冬瓜子仁 30g(捣碎)、赤芍 20g、皂角子 6g,以疏风化痰,凉血活血,用通络方法治之可获佳效。

【注意事项】湿热痹慎用。

# 柴红止痛汤治疗肋软骨炎

肋软骨炎又称 Tieze 病或 Tieze(泰齐)综合征、肋软骨疼痛性非化脓性肿胀、胸软骨痛、软骨增生病。是一种常见的疾病,分为非特异性肋软骨炎和感染性肋软骨炎。临床中最常见的是非特异性肋软骨炎。该病是肋软骨的非特异性、非化脓性炎症,临床表现为局限性疼痛伴肿胀的自限性疾病。好发于第 2~5 肋软骨交界处,其病因不明,可能与病毒感染、胸肋关节韧带慢性劳损、免疫或内分泌异常引起肋软骨营养障碍等有关。感染性肋软骨炎又称化脓性肋软骨炎,是一种较少见的外科感染。其病因中原发性感染较为少见,一般经血运途径而感染,其致病菌常为结核杆菌、伤寒杆菌或副伤寒杆菌,胸部外科手术后感染引起的软骨炎较为多见,其致病菌主要为化脓性细菌和真菌。主要临床表现为胸壁局限性肿胀、疼痛、压痛。严重时上肢活动及咳嗽均可引起剧痛,伴低热。西医治疗包括止痛、抗感染等对症处理。

【组成】醋制柴胡 20g,炒川楝子 15g,桃仁 15g,红花 15g,当归 20g,川芎 30g,制龟板 15g,制鳖甲 15g,醋炒延胡索 30g,板蓝根 30g,紫花地丁 30g。

【功用】活血化瘀,益肾健骨,理气止痛。

【主治】肋软骨炎。临床可见胸部疼痛,肿胀,局部隆起和有压痛感,舌质暗,苔薄,脉细或细数等。

【用法】将上药水煎三次,共取药液 600ml,分早、中、晚三次服,每天一剂,10d 为 1 个疗程。

# 外敷止痛软骨散

【处方】生南星 100g,生半夏 100g,生草乌 100g,狼毒 100g,甘松 100g,山柰 50g,冰片 50g。

【制用法】将上药共研为极细末,装入玻璃瓶中备用,用时取药末 50g 与鸡蛋清蜂蜜调和成糊状,贴敷阿是穴治疗肋软骨炎患者,加热,14d 为一个疗程。效果颇佳,疼痛消失,肿胀基本消退。随访 2a,未见复发。

【方解】根据其临床表现,本病属中医"骨痹""胁痛"范畴。医圣张仲景在《伤寒杂病论》中论述:"千般疢难,不越三条。"即外因,风寒暑湿燥火;内因,七情所伤;不内外因、虫兽刀箭房室所伤。以此分析,本病的病因有三,一则外感风热之邪,外邪侵袭经络,致气机不利,气滞则血凝,气血壅遏不通,不通则痛。二则由于肝郁气滞,脉络受阻,经气不利,血行不畅则成瘀。三则由于跌仆损伤、慢性劳损而致血瘀阻络。三种原因最终均可致胸胁气血失调,气血壅遏不通,不通则痛;久之气血郁闭,壅塞于局部而见局部隆起。治疗当清热解毒,活血化瘀,消肿止痛。方中柴胡疏肝解郁,升举阳气;当归养血活血,川楝子理气止痛;桃仁、红花、川芎活血行气,化瘀止痛;龟板、鳖甲潜阳滋阴,软坚散结,益肾健骨;延胡索活血,理气,止痛;板蓝根、紫花地丁清热解毒。

【加减】临床应用本方时可根据病情灵活加减。若症属疼痛较剧者,加制乳香 15g、制没药 15g,以活血止痛;若症属隆起明显者,加醋炒三棱 20g、炮山甲 15g(研细末,分三次冲服。可人工合成替代或不用),以破瘀散结;若症属气虚,加炙黄芪 30g、党参 20g,以益气补虚;若症属湿痰凝滞,加大贝母 15g、姜半夏 15g、昆布 30g、海藻 30g,以祛湿化痰、开郁散结;若症属热毒蕴结,加白芷 20g、花粉 20g、金银花 30g、赤芍 30g,以清热解毒、散瘀止痛。

【注意事项】对以上任何药物过敏者禁用;若明确诊断为感染结核杆菌者,须规范抗结核治疗。

# 经验正骨丹加减治疗运动性损伤

运动性损伤是指由于过度使用肢体造成的肌肉或关节损伤，过度使用是导致肌肉或关节损伤最常见的病因。常见运动损伤包括疲劳骨折、外胫夹、肌腱炎、跑步者膝、绳肌损伤、举重者腰、网球肘、头部损伤和足损伤。

【组成】煅自然铜 100g，制川乌 50g，炒骨碎补 50g，煅龙骨 50g，降香 30g，煨土鳖虫 50g，煨干地龙 30g，煨水蛭 20g。

【功用】续筋接骨，化瘀止痛。

【主治】骨折、跌打损伤，局部瘀肿剧痛，活动不利，舌暗有瘀点、瘀斑，脉弦紧。

【用法】上药共研极细末。每服 4g，每天三次，开水加适量白酒冲服。

【方解】运动性损伤在中医伤科中属于"伤筋病"的范畴。中医所讲的筋，范围较广。"筋，束骨而利机关，主全身之运动"，"机关"可以理解为关节，也就是说与关节活动有关的就是筋，包括关节囊、韧带、肌腱等。骨是立身之主干。《黄帝内经》里说："骨为干，"又说："骨者髓之府，不能久立，行则振掉，骨将惫矣。"所以骨的主要功用是支持人体保护内脏免受外力损伤。筋束骨、骨张筋，筋与骨的关系殊为密切。许多运动损伤属于中医"筋伤"范畴，外力致使皮肉、筋骨等组织受损，内伤气血、经络，血溢脉外，气血瘀滞，出现局部肿痛，枢机不利，脏腑机能不和等临床表现，故其治疗当以活血化瘀为先，辨证论治，再补充以活血养血，补益肝肾等。本方效仿清代鲍相璈的经验正骨丹，将原方中能活血定痛、化瘀止血的血竭换为既可活血化瘀，又可理气止痛的降香，用骨碎补以活血疗伤，补肾强骨；用生草乌以祛风除湿，温经止痛。全方寓散瘀消肿，续筋接骨，补肾强骨于一体，可续筋骨，消瘀肿，止疼痛。

【加减】服药后适当予以酒炒当归 30g、炙黄芪 30g、炒白术 20g、炒山药 20g、川芎 15g、白芷 15g、炙甘草 10g 等以调补元气。若症属经气闭阻、络脉不畅者，加桃仁 50g、红花 50g、苏木 50g、制香附 30g，以活血化瘀、通络止痛；若兼见肾虚者，加焦杜仲 50g、寄生 50g、山萸肉 50g、炒补骨脂 50g、菟丝子 50g、川断 50g、肉苁蓉 50g，以壮阳补肾；若兼见寒湿痹证者，加独活 30g、秦艽 30g、海风藤 30g、防风 30g、细辛 20g，以温经散寒、通络止痛。

【注意事项】生川乌有毒，不宜久服。

# 五藤汤治疗肱骨外上髁炎

肱骨外上髁炎又称网球肘，是肱骨外上髁部伸肌总腱处的慢性损伤性肌筋膜炎，归属于运动性损伤范畴。表现肘关节外侧疼痛，握物无力易掉落，握拳拧毛巾时疼痛尤甚，局部无红肿。多见于从事伸屈肘、腕及前臂旋动较多的职业者,它使肱骨外上髁附着的肌肉纤维过度牵拉、撕裂,以至退变从而出现疼痛。疼痛的产生是由于前臂伸肌重复用力引起的慢性撕拉伤造成的。本病多数发病缓慢,治疗的目的是减轻或消除症状,避免复发。

【组成】海风藤 30g,石楠藤 20g,宽筋藤 30g,十大功劳 20g,四方藤 20g,鸡血藤 30g,桑枝 20g,炒苍耳子 20g,桂枝 20g,炒艾叶 20g。

【功用】祛风除湿,活血通络,散寒止痛。

【主治】肱骨外上髁炎。临床可见肱骨外上髁部疼痛,微肿大,屈伸时症状加剧,伸腕抗阻力试验阳性,舌质淡红,苔薄白,脉象弦细。

【用法】将上药水煎后熏洗患处,熏洗前药汤加入适量酸醋,每天一剂。

【方解】本病在中医学中名为"肘劳",属于"伤筋""痹证"范畴。其发生与慢性劳损有关,基本病机是筋脉不通,气血瘀阻。基本治法是舒筋通络,活血止痛。方中海风藤、石楠藤、宽筋藤、四方藤、鸡血藤祛风胜湿,活血通络,补血舒筋;桑枝善于祛风,通利关节;十大功劳清热泻火,桂枝温通经脉,通阳化气;苍耳子、艾叶祛风湿,散寒邪,善镇痛。

【加减】在运用五藤汤时,可辨证后加入制乳香 30g、制没药 30g、七叶莲 30g、穿破石 30g、苏木 30g,可增加活血祛瘀、消肿镇痛之作用。若兼见筋伤气虚者,可加当归 30g、鸡血藤 30g、阿胶珠 30g、黄芪 30g、人参 10g,以补气养血;若症属畏寒肢冷者,加制川乌 30g、三炙附子 30g、肉桂 30g,以温经活络;若症属骨软筋疲者,加焦杜仲 30g、川断 30g,以强筋壮骨。

【注意事项】治疗期间避免肘部过度用力,同时注意局部保暖,免受风寒。

# 活络效灵丹加减治疗足跟痛

足跟痛指足跟一侧或两侧疼痛,不红不肿,行走不便,又称脚跟痛。是由于足跟的骨质、关节、滑囊、筋膜等处病变引起的疾病。常见的为跖筋膜炎,往往发生在久立或行走者,长期、慢性轻伤引起。侧位 X 射线片显示跟骨骨刺。但是有骨刺不一定有足跟痛,跖筋膜炎不一定有骨刺。本病常见病因有足跟骨刺、跖筋膜炎、跟垫痛、跟骨后滑囊炎、跟腱炎等。

【组成】当归 20g,丹参 20g,怀牛膝 20g,威灵仙 20g,鹿角霜 15g,川断 20g,五加皮 15g,制乳香 15g,制没药 15g,炒木瓜 20g。

【功用】舒筋通络,活血止痛,滋补肝肾。

【主治】足跟痛。症见足跟疼痛,行走困难,或肿胀不适,或麻木不仁,舌质淡暗,苔薄白,脉沉细或沉弱等。

【用法】加水煎煮 30min,滤出药液,再加水煎两次,每次煎 20min,去渣,三煎所得药液兑匀,分早、中、晚三次,饭前送服,每天一剂。

【方解】本病在中医学属于"骨痹"范畴。传统中医对足跟痛之症早有研究,隋代著名医学家巢元方称足跟痛为"脚根颓",书云:"脚根颓者脚跟忽痛,不得着也,世俗呼为脚根颓。"金元四大家之一的大医学家朱丹溪在《丹溪心法》中称之为"足跟痛"。本病发病原因多与老年肾亏劳损,外伤和感受寒湿有关。中医学认为,肝主筋、肾主骨,肝肾亏虚,筋骨失养,复感风寒湿邪或慢性劳损而导致经络瘀滞,气血运行受阻,使筋骨肌肉失养而发病。在治疗方面,可辨证予以祛风除湿,温经散寒,软坚消肿,活血镇痛等治疗。方中当归配合丹参补血活血;牛膝、续断、五加皮补肝肾,强筋骨;威灵仙、木瓜祛风通络、舒筋解痉;乳香、没药活血止痛;鹿角霜补肾阳,益精血,强筋骨。

【加减】若症属口干、烦热者,去鹿角霜,加川石斛 15g、生地 20g、炒黄柏 15g,以养阴泻火除烦;若症属乏力、纳差者,加党参 20g、黄芪 30g,以益气补虚;若症见足胫时热而足跟痛,去鹿角霜 10g,加炒黄柏 20g、制龟板 15g,以清热养阴;若症属足胫冷痛者,加桂枝 20g、制川乌 10g(先煎)、吴茱萸 6g,以祛风除湿;若兼见局部发热肿胀者,加赤芍 30g、豨莶草 30g,以活血化瘀、祛风除湿;对于病程日久者,加醋炒三棱 20g、醋炒莪术 20g、煨上 10g,以活血化瘀、通痹止痛、温经散寒。

【注意事项】跟骨骨髓炎及跟骨结核者,须接受抗结核等治疗。

# 当归四逆汤加减治疗跟骨骨刺

跟骨骨刺又称足跟骨质增生,即在跟骨底面结节前缘有大小不等的骨刺。足骨质增生症的一种,其症状是足跟压痛,脚底疼痛,晨重暮轻,起床下地第一步痛不可忍,时轻时重,走路时脚跟不敢用力,有石硌、针刺的感觉,X 线侧位片可明确诊断。随着年龄的增长,人体很多组织会发生退变,尤其是足跟部位承受很大的压力,且承受压力持续时间也较长,从而诱发足部骨刺(骨质增生)的出现。骨刺,医学上的正确名称应该是骨疣,它是一种正常的生理退化现象,长期、过度、剧烈的运动或活动是诱发骨质增生的基本原因之一。

【组成】炒白芍 30g,桂枝 20g,酒炒当归 20g,煨细辛 3g,炒吴茱萸 6g,木通 6g,炙甘草 10g,生姜 10g,大枣 15 枚。

【功用】温经散寒,养血通脉。

【主治】跟骨骨刺。症见足跟及腰腿冷痛,舌淡苔薄白,脉细或沉细者。

【用法】将上药水煎三次,每次 20min,三次药液兑匀,分早、中、晚三次,饭前送服,每天一剂。连服五即可见效。同时服用六味地黄丸,每天两次,每次 20g。

【方解】本病在中医学中属于"痹证"范畴,亦称"骨痹",中医认为本病与外伤、劳损、瘀血阻络、感受风寒湿邪、痰湿内阻、肝肾亏虚有关。中医治疗当辨证施治。本方所治,为营血亏虚,经络受寒之证。营血不足,经脉失养,不荣则痛;寒凝经脉,不通则痛。本方中当归养血,又能温经活血;白芍配合当归养血和血,二药可治疗不荣之痛;桂枝、细辛温经散寒通脉,二药治疗寒凝不通之痛;木通通血脉,利关节,性味苦寒,又可制约桂枝、细辛之温燥;炙甘草益气,生姜、大枣和营卫。此外,加用吴茱萸以散寒止痛。

【加减】若症属寒重凝滞经脉,疼痛严重者,可加制川乌 10g(先煎),以温阳散寒;若寒凝厥阴,症见少腹疼痛者,加炮干姜 6g、酒炒川芎 20g、乌药 15g、制香附 20g、炒小茴香 10g,以暖肝散寒;若兼见舌质紫暗者,加炒桃仁 15g、红花 15g,以活血化瘀;若症属肾阴亏损者,加龟板胶 10g(烊化),以滋补肾阴;若兼见五心烦热者,加知母 15g、炒黄柏 15g,以清热燥湿;若症见眩晕,加龙骨 30g、牡蛎 30g、磁石 30g,以平肝潜阳;若症属肾阳不足,加鹿角胶 10g(烊化)、肉桂 10g、菟丝子 20g、制淫羊藿 30g,以温补肾阳。

【注意事项】湿热痹慎用。

# 第十七章　耳鼻喉病系

## 地龙白糖水治疗耳前瘘管

耳前瘘管,又称耳门瘘管,是第一腮沟的进化遗迹,为常见的先天性畸形。大部分瘘管开口位于耳轮脚之前,多为双侧性,管腔内积有脱落上皮及角化物质,可因腐败而排出腐乳状臭味的分泌物。

【组成】鲜活蚯蚓 50 条,白糖 50g。

【功用】清热排脓,活血通络,去腐生肌。

【主治】耳前瘘管。症见单侧或双侧耳前小孔,周边皮肤红肿疼痛,逐日加剧,中央软,波动应指,舌红苔薄白,脉浮数。

【用法】将蚯蚓洗净,捣烂加入白糖,搅拌待化水后涂于患处。

【方解】中医学认为,经过孔道渗出或排出,经久不愈,好像滴漏一样,名曰"漏"。《素问·刺禁论》云:"刺客主人,内陷中脉,为内漏为聋。"由此看来,本症当属中医"漏""耳疔"之范畴。为汗出入孔或破伤染毒或外感风热,热毒蕴阻肌肤,滞而不散,灼伤肌肤,酿化成脓,脓出毒泄,瘘口暂愈。但因小孔祸根未除,一遇上述诱因,又致本病发作。蚯蚓,中医谓之地龙,其味咸、性寒,《本草纲目》曰:"主……聤耳……疗蚰蜒入耳。"《圣惠方》中用于治耳,脓血出不止,"地龙末,吹入耳中"。治疗耵聍塞耳聋,强坚挠不可得出者"地龙五七条湿者,捣取汁,数数灌之,即轻挑自出"。《圣济总录》中用于治耳聋气闭:"蚯蚓、川芎各两半。为末,每服二前,麦门冬汤下,服后低头伏睡,一夜一服,三夜,效。"《本草纲目》中提到治瘰疬窃溃烂流串者:"荆芥根下段煎汤,温洗良久,看疮破紫黑处,以针刺去血,再洗三四次,用蚯蚓一把,炭火上烧红为末,每一匙入乳香、没药、轻粉各半钱,炮山甲(可人工饲养或不用)九片(炙为末),油调敷之。"由此可见,地龙善治耳疾,具有清热排脓,活血通络,去腐生肌之功效,用在此处亦是如此。白糖甘甜、温润、无毒,具有和中助脾,养血破瘀的功效,与地龙合用,一则以解地龙之毒,防其寒凉;二则增强地龙活血通络之力。

【加减】若症属热肿甚者,加芒硝 15g,以清火消肿。

【注意事项】服药期间禁食寒凉辛辣之品;注意保持瘘管干燥,预防感染。

# 磁石散治疗神经性耳鸣

神经性耳鸣属于耳蜗性和中枢性,是一种阈上听觉异常,这是耳蜗机械性变形在大脑引起的听觉刺激反应,或听觉径路中的电化学反应引起神经过敏所致。这一类型见于外伤性耳聋、某些老年性聋、梅尼埃病、听神经瘤及侵及耳蜗或听神经径路的病变。

【组成】灵磁石 60g,石菖蒲 30g,制川木通 10g,白酒 600ml。

【功用】清热豁痰,聪耳明目。

【主治】痰浊或痰火上泛所致耳鸣或耳聋。临床表现有耳鸣,听力下降,耳部闷胀感,头晕而沉,胸脘痞满,呕恶少食,大便不爽,舌质红,苔黄腻,脉弦滑。

【用法】前三味杵粗末,棉绢裹好,置广口瓶内,加入白酒,密封浸泡,夏日 3d,冬日 7d,备用。每服 20ml,每天服三次。

【方解】本方病机主要为素体痰湿较多,或嗜食肥甘厚味,痰浊内生日久化热,上扰清窍。方中灵磁石聪耳明目,石菖蒲开窍豁痰,川木通清热泻火,白酒清热通经。全方共奏清热豁痰,聪耳明目之功效。

【注意事项】避免掏挖外耳道;保护听力,避免戴耳机等。

# 冰连散治疗中耳炎

中耳炎系累及中耳全部或部分结构的炎症,儿童尤易罹患此病。中耳炎一般分为非化脓性与化脓性两类,按照发病情况又分急、慢性两种。急性非化脓性中耳炎多为咽鼓管功能不良而使中耳内产生负压所致。中耳负压引起鼓膜内陷、黏膜血管扩张、浆液渗出,鼓室积液,导致听力减退、耳鸣和自身增强等症状。若不及时处理而成慢性者,常演变为粘连性中耳炎等后遗症。急性者多继上呼吸道感染经咽鼓管侵入中耳发病。炎症若仅累及中耳的黏骨膜,则仅有黏膜出血。临床症状有发热、流脓、耳痛、耳内跳动感、鼓膜红肿。慢性中耳炎多为急性中耳炎未治或治疗不当所致。其症状主要反复耳漏,一旦出现有耳痛、头痛,则多为急性发作,或发生并发症,应予警惕。

【组成】黄连 20g,冰片 2g。

【功用】清热泻火,消肿排脓,清热解毒,开窍醒神,止痛止痒。

【主治】急慢性化脓性中耳炎。临床可见耳内流出黏性脓液,听力减退,鼓膜松弛部穿孔,伴头晕、头痛,舌质红,苔薄白,脉象滑数等。

【用法】先将黄连研为细末,再加入冰片共研匀,贮入瓶内备用。用时,先将药棉擦净耳内脓液,再滴入少量双氧水,擦干,用麦草管将药末吹入耳内。每天两三次。一般三五见效,无任何不适反应。

【方解】急慢性中耳炎多由湿热蕴结,热毒上攻,犯于耳窍所致。方中黄连性味苦寒,清热燥湿,泻火解毒。现代药理认为本品对绿脓杆菌、溶血性链球菌、肺炎双球菌等细菌具有较强的抑菌作用。冰片性味辛苦,清热止痛,解毒排脓。

【加减】若伴有耳痛、耳鸣者,加麝香(可人工合成或不用)适量,以消肿止痛;若伴有流脓者,加黄柏适量,以清热排脓。

【注意事项】用药期间保持耳内清洁。

# 脓耳散治疗化脓性中耳炎

【配方】四川黄连 10g,冰片 5g,枯矾 20g,龙骨 20g,鱼脑石 20 枚。

【用法】上药共研细末,装瓶备用。治疗时先将耳内脓液用双氧水洗净,再用消毒棉签将耳道拭干净,用纸筒(呈喇叭状)将药末装入,由他人轻轻将药末吹入耳内,然后用消毒棉球轻轻堵塞外耳道,以防药末脱出。每晚睡前用药一次,一般药末与脓液干结后可自行脱落掉出。用药六至十次即愈。

注意:使用该方时必须将药物研成粉状细末,吹入耳内要让其药末与脓汁干结后自行脱落掉出。若药末在耳内长期不能脱出,可用双氧水反复浸泡冲出,不可用金属利器掏出,以防损伤局部黏膜引起炎症。

疗效:一般疗程 10~15d 即痊愈。特殊患者反复发作可继续治疗。

# 自拟二黄一白栀子膏治疗耳郭假性囊肿

耳郭假性囊肿(又称耳郭非化脓性软骨膜炎)系原因未明的耳郭外侧面局限性"囊性"肿物,多见于耳郭外侧面上半部,常为单侧。肿物常呈半球形隆起,界限清楚,表面皮肤色泽正常,无痛。肿物较小者触之较硬,肿物较大者则有皮下积液的波动感。西医治疗包括理疗,穿刺抽液等。

【组成】栀子 10g,大黄 15g,白矾 10g,雄黄 5g。

【功用】清热除湿,消肿止痒,化瘀散结,清热祛腐。

【主治】耳郭假性囊肿。临床可见耳郭有局限性肿大,自觉热胀作痒,微红疼痛,诊断性穿刺能抽出淡黄色液体。

【用法】将上药分别研为极小细末,按 2:1:1:0.25 取药末与凡士林调成 50%软膏。囊肿经常规碘酒、酒精或络合碘消毒后,持针器夹缝合针带 6 号尼龙丝引流。尼龙丝于囊肿外露端留出 0.5cm,以利拆除时钳夹。阴证者用"二黄一白栀子膏"外敷,覆盖消毒纱布,并用弹性夹加压。阳证者外敷药膏中去雄黄。3d后拆除弹性夹和引流尼龙丝,每隔两三天换药一次,直到痊愈时止。

【方解】耳郭性囊肿类似中医的"耳壳痰包""耳郭流痰"等。中医学认为,本病是因痰浊内生或湿热久蕴,痰热互结;加之风邪外犯,致经络受损,经气闭塞,引发痰湿热浊邪循经而上,停积于耳郭,发为此病。治宜清热除湿,消肿止痒,祛瘀散结。方中栀子清热解毒,泻火凉血;大黄性寒苦泄,积泻火、破积、行瘀等功效为一体的妙药;白矾酸寒,外用燥湿止痒;雄黄辛温,解毒散结杀虫。该中医外治法操作简单,无须特殊材料及器械,配合中药外敷疗效确切,无复发,免除了反复穿刺的痛苦,减少了继发感染的机会,未见耳郭增厚、畸形等并发症,安全且治疗费用低,值得在基层医院推广应用。

【加减】若局部表现为红肿热痛者,去雄黄,加紫花地丁10g、黄连10g、金银花15g,以解毒化痰;若局部无明显不适,或伴有麻木、喜温喜按者,加半夏15g、炒皂荚10g,以温化寒痰。

【注意事项】本方寒凉,脾肾阳虚者慎用。

# 穴位按摩治疗晕车

晕车,即晕动症,在临床上并不属于疾病,而是身体受外界环境变化(如外部强烈移动或运动刺激等),从而产生过于敏感的机体反应。即在一段时间内,身体受到强烈运动的刺激而产生的一种过度保护性应激反应过程。临床表现且交感神经兴奋性增强导致神经功能紊乱,引起出冷汗、眩晕、恶心、呕吐等晕车症状。

【组成】双侧太阳穴、外关穴、内关穴。

【功用】清利头目,升阳降浊。

【主治】晕车,晕船等,症见恶心、呕吐、面色苍白、出冷汗等。

【用法】以拇指按压双侧太阳穴、外关穴、内关穴,局部呈现酸麻痛胀时生效。

【方解】晕车属于中医"眩晕"范畴,是由于气机升降失常,导致清阳不升,浊阴不降所致。清阳不升则清窍失养,浊阴不降则致清窍被蒙或中焦壅滞。清窍失养或清窍被蒙则眩晕,中焦壅滞则恶心呕吐。太阳穴能够清利头目,醒脑开窍;外关穴联络气血,补阳益气;内关穴宁心安神、理气止痛。

【加减】若症属头晕者,可按压百会穴,头晕日久者可按摩足三里穴,肾精不足者,可按摩肾俞命门穴。

【注意事项】症状严重甚至发生晕厥者,尽量避免乘车、船、飞机等。

# 自拟眩晕停饮子治疗眩晕

眩晕是一种运动性或位置性错觉,造成人与周围环境空间关系在大脑皮质中的反映失真,产生眩晕、倒伏及起伏等感觉。临床一般按照病变解剖部位分为周围性眩晕和中枢性眩晕,前者为前庭神经系统病变引起,后者由前庭系统以外的病变引起。

【组成】丹参30g,黄芪50g,川芎30g,枸杞子30g,钩藤30g(后下),白芍20g,熟地15g,当归20g,人参10g,法半夏20g,炒白术20g,茯苓30g,天麻10g,菊花10g,阿胶10g(烊化),蔓荆子10g,防风20g,陈皮15g,旋覆花10g,炙甘草10g。

【功用】补气血,祛痰湿,清头目。

【主治】良性位置性眩晕、前庭神经元炎、中耳炎、后循环缺血、颈椎病等表现为眩晕、恶心、心慌等不适者。

【用法】加水煎煮30min,滤出药液,再加水煎两次,每次煎20min,去渣,三煎所得药液兑匀,分早、中、晚三次,饭前送服,每天一剂。

【方解】中医认为,眩晕是由风、火、痰、瘀、虚所导致的以清窍失养或清窍受扰为基本病机的一类病证。《灵枢·卫气》曰:"上虚则眩。"汉·张仲景认为,"无痰不作眩"。眩晕病理因素较多,但病性以虚者居多。本方由半夏白术天麻汤和四物汤加减而来,天麻、钩藤、菊花平肝熄风,利清窍;半夏燥湿化痰,降逆止呕;白术杜绝痰邪变生之源,助天麻、半夏降逆止眩;茯苓淡渗利水,健脾利湿;陈皮理气化痰,助天麻理肝气,平降逆;人参、丹参、阿胶、熟地、当归、川芎、白芍益气生血,养血活血;黄芪、蔓荆子药性升发,清利头目;防风祛内外风邪止眩。

【加减】若症属水湿盛者,加肉桂10g,以温阳化饮;若症属痰湿甚者,加胆南星15g、竹茹15g,以清热化痰;若兼见便秘者,可加熟军10g,以通腑泄热;若症属阳亢化风者,宜加羚羊角粉10g(分三次冲服。可山羊角替代剂量加大)、牡蛎30g(先煎)、代赭石30g(先煎),以镇肝熄风;若兼见阴虚者,加龟板10g(先煎)、鳖甲20g(先煎)、制首乌20g、生地黄30g,以滋阴潜阳。

【注意事项】针对眩晕要注意鉴别急性脑血管病、脑肿瘤等中枢神经系统疾病,以免延误最佳治疗时期。部分外耳疾病引发的眩晕,必要时需要选择耳科手术或复位治疗。

# 自拟安神止眩汤治疗耳源性眩晕

耳源性眩晕主要表现为听力减退、耳鸣和发作性眩晕,严重者常伴有面色苍白、出汗、恶心呕吐等症状。耳源性眩晕的发病机制为内耳淋巴过多或吸收障碍。该病中医病机一般认为与肾精不足、肝失疏泄、脾失传输,导致痰湿中阻,清阳不升,不能颐养头目有关。

【组成】酸枣仁 30g,炒山药 20g,酒炒当归 15g,炙五味子 30g,山萸肉 20g。

【功用】补益肝肾,宁心安神。

【主治】梅尼埃病、良性阵发性位置性眩晕、前庭神经元炎、前庭阵发症等。

【用法】加水煎煮 30min,滤出药液,再加水煎两次,每次煎 20min,去渣,三煎所得药液兑匀,分早、中、晚三次,饭前送服,每天一剂。

【方解】肾开窍于耳,耳源性眩晕主要责之于肾精不足,髓海不充。酸枣仁补肝养血安神,当归补血活血,五味子补肾宁心,山药补肾涩精,山萸肉温而不燥、补而不峻,益精助阳。诸药共奏补肾宁心之效。

【加减】若症属痰涎壅盛者,加姜半夏 15g、制陈皮 10g、姜竹茹 10g,以健脾化痰;若症属气虚,加党参 20g、炙黄芪 30g,以健脾益气;若症属血虚,加熟地 15g、鸡血藤 30g,以养血补血;若症属肝阳上亢者,加天麻 10g、钩藤 30g(后下)、夏枯草 30g、羚羊角粉 10g(分三次冲服),以平肝潜阳;若症属眩晕较甚者,可选加龙骨 30g(先煎)、牡蛎 30g(先煎)、制鳖甲 20g(先煎)、磁石 30g(先煎)、珍珠母 30g(先煎),以潜浮阳;若症属遗精者,可加莲须 15g、炒芡实 30g、沙苑子 20g、覆盆子 20g,以固肾涩精;若症属阴虚兼内热,加制知母 15g、盐炒黄柏 15g,以清虚热。用量临证酌情掌握。

【注意事项】耳源性眩晕必要时可选择手术、复位等治疗,如同时伴有面神经麻痹、耳聋等考虑神经瘤,需行相关检查,避免漏诊误诊。

## 自拟神效龙牡散治疗耳郭软骨膜炎

耳郭软骨膜炎是一种常见而棘手的外耳疾病,耳郭继发伤后继发血肿和感染是最多见的原因。多为耳郭损伤,如刀伤、裂伤、烧伤、冻伤、手术伤及耳郭假性囊肿、穿刺抽液或耳针治疗等继发感染所致。感染发生后体温升高,全身不适,局部灼热疼痛。耳郭红肿,常延及耳后皮肤,致耳郭耸起,疼痛日增。

【组成】赤芍 50g,龙骨 30g,牡蛎 30g,金樱子 30g,覆盆子 15g,白芨 20g,海螵蛸 20g。

【功用】清热凉血,消肿生肌。

【主治】耳郭软骨膜炎。症见耳郭局部烧灼、疼痛、红肿。

【用法】加水煎煮 30min,滤出药液,再加水煎两次,每次煎 20min,去渣,三煎所得药液兑匀,分早、中、晚三次,饭前送服,每天一剂。

【方解】龙骨、牡蛎入肝经,平肝潜阳,收敛固涩;白芨性苦、甘、涩,微寒,入肝经,消肿生肌,海螵蛸收湿敛疮,金樱子煎剂对金黄色葡萄球菌、绿脓杆菌、破伤风杆菌以及流感病毒均具有抑制作用。

【加减】若症属局部破损者,加黄芪 30g,以敛疮生肌;若症属流黄水、灼热、疼痛者,可加白鲜皮 15g、紫花地丁 30g,以燥湿解毒;若症属热毒内盛者,加金银花 30、鱼腥草 30g、蒲公英 30g,以清热解毒;若症属烦渴甚者,加石膏 30g、知母 10g、花粉 15g,以清热生津;若症属气虚甚,加党参

30g、太子参 20g,以益气养阴;若症属低热者,加炙功劳叶 15g、白薇 15g,以清虚热;若症属阴虚甚,加麦冬 15g、玉竹 15g;若症属纳少、便溏者,加白术 20g、茯苓 30g、炒山药 20g,以健脾益气。

【注意事项】若治疗时机和方法选择不对容易导致耳郭畸形,影响外观和生理功能。必要时选择足量抗生素、外科手术(但外科手术本身就是导致畸形的一种原因)。

# 大黄粉治疗鼻出血

鼻出血是鼻腔疾病的常见症状之一,也可由全身疾病所引起,偶有因鼻腔邻近病变出血经鼻腔流出者。90%~95%的出血部位发生在鼻中隔前下端的利特区动脉丛。还有 5%~10%的鼻出血表现为短时期内反复发作,出血量多,常规鼻内镜难以寻找到出血点。使患者反复治疗,极其痛苦,医疗费用增加,并发症随之出现。

【组成】熟大黄 100g。

【功用】清热泻火,凉血止衄。

【主治】鼻出血。临床可见反复多次鼻出血,呈鲜红色,伴有口鼻干燥,咽喉疼痛,心情急躁易怒,大便干结,舌质红,苔黄腻,脉弦滑数。

【用法】将熟大黄研为细末,装入瓶内备用。用时,每次口服 5g,每天 4 次,5d 为一个疗程。儿童药量酌减。

【方解】鼻出血多由火盛络伤,迫血上逆所致。治宜清热泻火,凉血止衄。熟大黄苦寒,行瘀通经,通腑泄热,有泻血分实热的功效,用于治疗血热妄行的鼻出血,目赤肿痛,吐血,热毒疮疖等属于血分实热壅滞的症候效果显著。同时取清热解毒,上病下取,釜底抽薪之妙用。药理实验表明,大黄具有良好的止血作用,临床可广泛使用于支气管扩张出血、消化道出血等。

【加减】若症属肺经热盛者,加菊花 15g、连翘 15g,以清肺热;若症属胃热炽盛者,加生石膏 30g、川牛膝 30g,以清热泻火;若症属为肝火上逆者,加龙胆草 15g、柴胡 20g、炒黄芩 20g,以清肝泻火;若症属血热妄行者,加白茅根 30g、仙鹤草 30g、丹皮 15g,以凉血止血;若症属出血甚多者,加大、小蓟炭 30g,以清热解毒、散瘀消肿。

【注意事项】局部原因如外伤、炎症等导致的鼻出血可以选择以上方法,对于全身原因如血液病、高血压、动脉硬化、风湿热、中毒等引起的鼻出血,必须在鼻腔止血的同时积极治疗原发病;孕妇及月经期、哺乳期慎用;本品苦寒,易伤胃气,脾胃虚弱者慎用。

# 自拟消炎解毒灵治疗鼻前庭炎

鼻前庭炎是发生在鼻前庭皮肤的慢性炎症,病因多为急慢性鼻炎、鼻窦炎、变应性鼻炎、鼻腔异物等鼻分泌物的刺激,长期有害粉尘、挖鼻或摩擦导致鼻前庭继发感染。临床表现为鼻前庭干燥、发痒、发热和疼痛。鼻前庭呈现红肿、糜烂、脱屑、结痂和皲裂。西医治疗包括局部涂擦氧化锌乳膏、莫匹罗星乳膏、复方樟脑氯霉素、紫草油等。

【组成】硫黄 100g,雄黄 30g,铅丹 15g。

【功用】解毒杀虫止痒。

【主治】鼻前庭炎。

【用法】共研极细末,加凡士林 300g 调匀,用消毒棉签蘸药少许,均匀涂患处。每天三次即可。

【方解】三药辛温与苦寒并用,解毒杀虫疗疮。临床常用麻油、面粉等为膏,外擦治疗顽癣疥疮。

【加减】若症见鼻塞不通、流涕,可选择生硼砂 3g、白芷 10g、薄荷 10g、苍耳子 10g、檀香 3g、冰片 1g,研极细末吹鼻,以清热开窍;若症见鼻窦炎流浊涕,可加梅片 2g、鹅不食草 10g、黄芩 30g、金银花 10g、甘草 10g,研极细末吹鼻,以解毒排脓。

【注意事项】硫黄、雄黄、铅丹均有毒性,局部涂擦要控制剂量和使用次数。若合并有过敏性鼻炎、鼻窦炎、鼻塞等,需配合中药内服。

# 自拟鼻炎清治疗鼻窦炎

鼻窦炎是鼻窦黏膜的非特异性炎症,为一种常见病、多发病。一般分为急性和慢性两类。急性鼻窦炎多由上呼吸道感染引起,细菌与病毒感染可同时并发。慢性鼻窦炎较急性多见,症状为鼻塞明显,脓性鼻涕,头痛,头部闷胀感,鼻窦压痛。慢性鼻窦炎的西医治疗方法为内窥镜手术,但是对于鼻腔鼻窦黏膜有一定的损伤,易出现鼻腔分泌物变多、鼻腔水肿甚至粘连,影响预后。中医治疗慢性鼻窦炎能促进鼻黏液纤毛传输速度的恢复,提高治疗效果,有很好的应用价值。

【组成】黄芪 30g,柴胡 20g,黄芩 20g,白芷 20g,桔梗 10g,金银花 30g,辛夷 10g,苍耳子 10g,薄荷 10g(后下)。

【功用】宣肺通窍,化浊止痛。

【主治】各种急、慢性鼻炎、鼻窦炎。症见鼻塞不通,时流脓涕,甚则头昏脑胀、头痛,香臭不辨。

【用法】加水煎煮 30min,滤出药液,再加水煎两次,每次煎 20min,去渣,三煎所得药液兑匀,分早、中、晚三次,饭前送服,每天一剂。儿童剂量酌减。亦可制成散剂或冲剂。

【方解】方中慢性鼻窦炎属中医学"鼻渊"范畴,多由于感受外界风邪,肺失去正常的清肃功能,湿热之邪共同停留在肺而致。柴胡疏肝利胆,黄芩清泻肺热;苍耳子、辛夷辛散香窜,上行头面,宣通肺窍,乃治鼻渊之要药;银花清热解毒;白芷、薄荷祛风止痛、排脓、止痒;桔梗乃"舟楫之剂",载药上行,又可祛痰排脓;黄芪扶正固表,益气排脓。诸药相伍为用,则肺气宣而鼻窍通,浊涕除而头痛止。

【加减】若症属脓涕多者,加鹅不食草 20g、蒲公英 30g,以清热排脓;若症见口苦,加龙胆草

10g,以清利肝胆;若症见鼻痒,加地龙 10g、蝉蜕 10g、地肤子 15g,以通窍止痒;若症见咳嗽,加炙杏仁 10g、炙桑白皮 15g、瓜蒌 20g、炙紫菀 10g,以宣肺止咳。

【注意事项】若伴有鼻腔解剖结构异常,或伴鼻息肉者可选择手术治疗。

# 自拟养血开窍汤治疗萎缩性鼻炎

萎缩性鼻炎是一种慢性鼻腔疾患,主要表现是鼻腔黏膜、骨膜炎和鼻甲骨萎缩,鼻腔宽大,有大量黄绿色脓性分泌物积存,形成痂皮,可发生恶臭,并有明显嗅觉障碍。病人常感鼻及鼻咽部干燥,鼻分泌物黏稠不易排除,故鼻呼吸道经常受阻,鼻感觉神经末梢失灵。病人外鼻部常呈鼻梁低下,鼻翼外翻。

【组成】当归 20g,桑白皮 20g,赤芍 30g,鸡血藤 30g,瓜蒌仁 20g,桃仁 20g,川芎 30g,白芷 30g,红花 20g,地龙 15g,辛夷 15g,甘草 10g。

【功用】清热生津,养血润燥,祛风开窍。

【主治】萎缩性鼻炎,干燥综合征等。症见鼻腔干燥、分泌物黏稠不易排出,嗅觉减退。

【用法】加水煎煮 30min,滤出药液,再加水煎两次,每次煎 20min,去渣,三煎所得药液兑匀,分早、中、晚三次,饭前送服,每天一剂。

【方解】萎缩性鼻炎,中医认为多由肺卫受损,日久化燥伤津,鼻窍失荣所致。治宜滋养津血,宣畅肺卫,开通鼻窍。方中当归、赤芍、鸡血藤、桃仁、川芎、红花养血活血、祛瘀通络;桑白皮、地龙泻肺生津;瓜蒌仁甘寒清润,润肺燥;白芷宣利肺气,升阳明清气,通窍排脓;辛夷祛风散邪;甘草调和诸药。合而用之,共奏清热生津,养血润燥,祛风开窍之功效。

【加减】临床应用养血开窍汤时,可根据病情,灵活化裁加减。若兼见咳嗽者,加炙前胡 15g、炙马兜铃 15g,以降气止咳;若症见喉痛,加炙射干 15g、马勃 10g,以清肺利咽;若症见口干,加芦根 30g、花粉 30g,以养阴生津;若症见大便燥结,加炒火麻仁 30g、炒郁李仁 20g、决明子 20g,以润肠通便;若症见鼻出血,去炙桃仁 20g、红花 20g,加生地 20g、白茅根 30g、侧柏叶 15g,以凉血止血。

【注意事项】孕妇、妊娠期、月经期忌用。

# 自拟芷芩汤治疗急性额窦炎

鼻窦黏膜炎症性疾病统称为鼻窦炎,急性鼻窦炎严重者可累及骨质和周围组织及邻近器官,引发严重的并发症。急性鼻窦炎反复发作未彻底治愈而迁延为慢性鼻窦炎,临床表现为鼻塞、流涕、头痛或局部压痛。额窦炎性头痛表现为前额部周期性疼痛。常于晨起不久开始,到午间最重,午后逐渐轻乃至消退;次日又复如此,病人上眼睑常有肿胀,额窦前壁及底部有明显压痛。全身症状有发热、头昏、恶心、食欲减退等。

【组成】白芷 50g,黄芩 50g。

【功用】清热排脓,祛风止痛。

【主治】急性额窦炎。症见头痛、头昏、鼻塞、流涕等。

【用法】加水煎沸 30min,滤出药液,再加水煎两次,每次 20min,去渣,三煎药液兑匀,分早、中、晚三次,饭前送服,每天一剂。

【方解】中医称本病为"鼻渊"。急性额窦炎多因外感风热邪毒,或风寒侵袭,久而化热所致。白芷宣利肺气,升阳明清气,通鼻窍,祛风止痛,消肿排脓;黄芩入肺经,清肺热,泻火解毒。慢性鼻渊病情反复,经久难愈的主要原因是正气亏虚。须四诊合参,适当加入白术、黄芪、党参、女贞子等药物,补气健脾,脾肾同调。

【加减】若症属鼻塞流涕者,加炒苍耳子 15g,以通窍化浊;若兼见后枕部头痛者,加煨葛根 20g,以舒筋通络。

【注意事项】急性鼻窦炎不及时治疗可伴发硬脑膜外脓肿等并发症,根据临床实际,必要时选择抗生素控制感染,中药辅助治疗。

# 自拟温肺止流丹治疗过敏性鼻炎

过敏性鼻炎是鼻黏膜受冷风或其他过敏源刺激后鼻塞、鼻痒、喷嚏、流涕等表现的一类鼻科常见病。《医方辨难大成·中集》有"鼻窍属肺,鼻内属脾",《灵枢·本神篇》载有"肺气虚则鼻塞不利",《素问·宣明五气》指出"五气为病……肾为欠为嚏"。肺、脾、肾虚损为致病的根本,肺气虚弱,感受风寒;肺脾气虚,水湿犯鼻;肾阳亏虚,肺失温煦。

【组成】党参 30g,黄芪 50g,细辛 5g,荆芥 20g,白芷 20g,诃子 10g,防风 10g,桔梗 10g,甘草 10g。

【功用】宣肺化痰,祛风解表,消肿排脓。

【主治】过敏性鼻炎。临床可见鼻塞,流清涕,鼻道发痒,打喷嚏,鼻镜检查鼻黏膜苍白水肿。舌淡,苔薄白,脉细弱等。

【用法】加水煎沸 30min,滤出药液,再加水煎两次,每次 20min,去渣,三煎药液兑匀,分早、中、晚三次,饭前送服,每天一剂。

【方解】过敏性鼻炎属中医学"鼻鼽"的范畴。本病主要由肺脾气虚,风寒外袭,津液停聚,鼻窍壅塞所致。温肺止流丹从温补脾肺,祛风散寒立法,恰中病机。方中党参、黄芪补中益气升阳,细辛、白芷、荆芥、防风祛风解表、消肿排脓,诃子敛肺利咽,桔梗宣肺祛痰排脓,甘草既能补中荣汗源,又能培土生金补肺气。诸药配合,开中有合,散中有收,以使风寒得散,寒饮得去,肺之宣降得复。

【加减】若症见清涕过多，加炙五味子15g、炙干姜6g，以温肺化饮；若症属恶风、自汗者，加桂枝20g、白芍20g，以调和营卫；若兼见咳嗽、咳稀白痰者，加姜半夏10g，以温肺化痰。

【注意事项】肺阴虚、肺热者慎用本方。

# 自拟鼻渊汤治疗慢性鼻炎

慢性鼻炎属于中医学的"鼻窒"范畴。肺开窍于鼻，肺和则鼻窍通利，嗅觉灵敏，若肺气不足，卫阳不固，则易受邪毒侵袭，失去清肃功能，以致邪滞鼻窍，或饥饱劳倦，损伤脾胃，脾胃虚弱，运化不健，失去升清降浊之职，湿浊滞留鼻窍，壅阻脉络，气血运行不畅而发为本病。或是体健之人，正不胜邪，外邪时犯鼻窍，邪毒久留不去，阻于脉络，遏制气血，以致气滞血瘀，发生鼻窒。临床以鼻塞及鼻分泌物增多为特征，鼻塞严重者有头痛、嗅觉减退、注意力不集中等症状。鼻分泌物可为黏液性或带有脓液。

【组成】荆芥30g，防风30g，马勃10g(包)，玄参20g，薄荷10g，蝉蜕10g，甘草10g。

【功用】解表祛风，散郁通窍。

【主治】慢性鼻炎。症见鼻塞不通，流涕，头痛，无汗，舌苔白，脉浮。

【用法】加水煎沸30min，滤出药液，再加水煎两次，每次20min，去渣，三煎药液兑匀，分早、中、晚三次，饭前送服，每天一剂。小儿酌减。

【方解】本证为风邪久留不去，郁热壅肺，治宜散郁热，清肺胃。荆、防之辛温，以祛风解郁而止头痛；薄荷、蝉蜕之辛凉，轻扬以散风热，宣肺窍，疗郁热壅盛之口苦浊涕；玄参味甘、苦，性寒，配马勃之辛，以祛肺热，清肺火。甘草之甘平，以助清热解毒而和诸药。如此配伍则风热清，壅滞消，肺气利，鼻渊愈。

【加减】若症属肺壅咳嗽者，加沙参20g、桔梗10g，以宣肺排脓；若症见口苦、口干或食不香，加石斛15g、天花粉30g、芦根30g，以养阴益胃；若症见流脓涕，加鱼腥草30g、蒲公英30g，以清热排脓。

【注意事项】本方偏于温燥，阴血亏虚、热病动风者不宜使用。

# 自拟芙蓉散热汤治疗慢性肥厚性鼻炎

慢性肥厚性鼻炎为鼻黏膜及鼻甲骨增生肥厚。临床表现为单侧或双侧持续性鼻塞，无交替性。鼻涕不多，黏液性或黏脓性，不易擤出。常有闭塞性鼻音、耳鸣和耳闭塞感以及头痛、头昏、咽干、咽痛。少数患者可能有嗅觉减退。西医治疗包括对症治疗(鼻内激素使用、鼻腔清洗、鼻内用减充血剂等)和手术治疗。

【组成】芙蓉叶 15g,丝瓜藤 20g,白蔹 10g,土贝母 15g。

【功用】清热排脓,止咳化痰。

【主治】肥厚性鼻炎。症见鼻流黏涕、嗅觉减退、干咳等。

【用法】加水煎沸 30min,滤出药液,再加水煎两次,每次 20min,去渣,三煎药液兑匀,分早、中、晚三次,饭前送服,每天一剂。

【方解】该病主要病机为外感风热邪毒,或风寒侵袭,久而化热,邪热循经上蒸,犯及鼻窍,邪热伤津煎津,则鼻腔干燥、鼻涕黏稠;犯及咽喉则咽痛、咽干;犯及脑络则头痛、头昏。芙蓉叶清肺排脓,丝瓜藤止咳化痰。药理实验证实,丝瓜藤具有抗炎抗过敏的作用,能够改善小鼠鼻炎。白蔹清热消痛,土贝母入肺经散结消肿。

【加减】若症见鼻干,加沙参 20g、麦冬 15g、石斛 15g,以生津润燥;若症见头痛,加川芎 30g、白芷 30g、防风 20g,以祛风止痛;若兼打喷嚏、流鼻涕者,加桔梗 15g,以宣降肺气。

【注意事项】本方偏于寒凉,脾虚泄泻者及孕妇慎用。

# 自拟大黄银翘汤治疗急性扁桃体炎

急性扁桃体炎是腭扁桃体的急性非特异性炎症,常伴有不同程度的咽黏膜和淋巴炎症,是一种很常见的喉部疾病。劳累、受凉、烟酒过度或慢性病等常为诱因。病人感全身不适、恶寒、发热、头痛、全身酸痛、食欲下降、便秘等。局部表现为剧烈咽痛,伴有吞咽困难。西医治疗以抗生素应用为主要治疗方法。

【组成】生地 20g,炒大黄 10g(后下),牛蒡子 20g,玄参 20g,豆根 15g,金银花 30g,射干 10g,连翘 15g,青黛 10g(先煎),马勃 10g,炙桔梗 15g,山慈姑 15g,甘草 10g。

【功用】清热解毒,泻火利咽。

【主治】化脓性扁桃腺炎、腮腺炎、急性淋巴结炎等临床表现为咽喉、面肿、咽痛等。

【用法】加水煎沸 30min,滤出药液,再加水煎两次,每次 20min,去渣,三煎药液兑匀,分早、中、晚三次,饭前送服,每天一剂。

【方解】中医称扁桃体为"乳蛾",称该病为"烂乳蛾"或"喉蛾风"。作者受《温病条辨》"温毒咽痛喉肿、耳前耳后肿、颊肿、面正赤……普济消毒饮主之"的启发,创大黄银翘汤,应用此方加减治疗咽喉红肿疼痛,扁桃体炎等,有良效。大黄泻火解毒,釜底抽薪;金银花、连翘、射干、豆根、马勃、山慈姑清热解毒,消肿利咽;桔梗祛痰排脓;青黛、生地、玄参凉血解毒;牛蒡子疏散风热;甘草调和诸药,清热解毒,泻火利咽。

【加减】若症见大便不干,减大黄量;若食欲减退,加焦三仙各 30g,以消食开胃;若兼见头痛者,加川芎 30g、僵蚕 15g,以化瘀止痛;若症见全身疼痛,加羌活 15g,以祛风胜湿。

【注意事项】阳虚者慎用此方。

# 自拟玄麦柑橘汤治疗慢性咽炎

慢性咽炎为咽部黏膜、黏膜下及淋巴组织的弥漫性慢性炎症。常为上呼吸道慢性炎症的一部分,多发于成年人,病程长,症状顽固,较难彻底治愈。病因包括急性咽炎反复发作、呼吸道慢性炎症、吸烟、粉尘、辛辣食物以及全身维生素缺乏、消化不良等。表现为咽部异物感、咽痒、发胀或干燥感。常有少量黏稠分泌物附着于咽后壁,使患者晨起出现频繁的恶心、咳嗽不适。

【组成】麦冬 20g,玄参 30g,板蓝根 30g,桔梗 15g,甘草 10g。

【功用】滋阴润燥,清热解毒,祛痰利咽。

【主治】慢性咽炎。症见咽痒干咳、灼热感、干燥感、异物感等。

【用法】将上药水煎煮三次,每次 30min,得煎液 600ml,每日早、中、晚各服 200ml,用药 10d 为一个疗程,一般为一至两个疗程。治疗期间不用其他抗生素。

【方解】本病属中医“喉痹”范畴。方中玄参滋阴降火;麦冬养阴润肺,养胃生津;桔梗宣肺利咽祛痰,板蓝根清热解毒,甘草利咽解毒、调和诸药。全方具有滋阴润燥,清热解毒祛痰之功效。使用期间,除少数病人有胃部不适外,未见其他不良反应。

【加减】若症见咽红或肿,加金银花 30g、马勃 10g(炙)、山豆根 20g,以解毒利咽;若症见痰多,加茯苓 30g、浙贝母 20g、半夏 10g,以润肺化痰;若症见喉中有异物感,可加合欢花 15g、厚朴 15g、陈皮 15g,以解郁散结;若症见喉干、声音嘶哑者,加天花粉 20g、天冬 15g、芦根 30g、知母 15g,以养阴生津。

【注意事项】服药期间禁烟、酒、辛辣,适寒温,防外感,少用嗓。

# 自拟消瘀化痰汤治疗喉息肉

喉息肉是喉部最常见的假性肿瘤,好发于声带游离缘前三分之一与中三分之一处。一般认为与发声不当、过度发声、吸烟、粉尘等有关。

【组成】桃仁 20g,诃子 25g,当归 15g,槟榔 15g,生地 30g,玄参 30g,桔梗 15g,制柴胡 20g,红花 15g,赤芍 30g,甘草 10g。

【功用】活血散瘀,化痰解毒。软坚散结,益气养阴,疏肝理气。

【主治】喉息肉。

【用法】加水煎沸 30min,过滤取液,渣再加水煎两次,每次 20min,滤过去渣,两次滤液兑匀。分三次服,每天一剂。

【方解】中医认为此乃邪毒与瘀血痰浊聚结于喉部所致。方中桃仁、红花、赤芍活血散瘀;当归养血活血,生地清热凉血,柴胡疏肝解郁,槟榔清热解毒生津,玄参滋阴解毒,诃子降火利咽,桔梗宣肺泻邪、利咽开音,甘草清热解毒、调和诸药。

【加减】若伴干咳剧烈者,可加乌梅 20g、山豆根 15g、射干 15g,以敛肺止咳;若症见咽干,加木蝴蝶 15g、石斛 15g、南沙参 30g、麦冬 15g、胖大海 15g、马勃 10g,生津止渴。

【注意事项】息肉过大严重影响患者呼吸、吞咽等时,可选择电子喉镜下作息肉摘除术。

# 第十八章　口腔病系

## 外用雄黄冰片散治疗牙周炎

牙周炎是由于牙垢、牙石、食物嵌塞等刺激因素造成牙周组织发生破坏性变化引起炎症。表现为牙龈红肿、灼热、出血、牙龈溢脓、牙齿松动等。

【组成】滑石 20g，甘草 10g，雄黄 2g，冰片 1g，朱砂 0.5g。

【功用】清热解毒，清热止痛。

【主治】牙周炎。临床表现有牙痛明显，牙龈肿胀，面颊肿胀，牙龈周围灼热，严重者牙龈出血、流脓，舌红，苔黄，脉数。

【用法】将上药各研为细末，混匀，装瓶备用。用牙刷蘸药刷患处两次。然后取药末 33.5g，生蜂蜜 300ml，调匀，取适量涂患处，早晚各一次。

【方解】本方病机主要为热毒较重，上扰清窍，伤及口腔。方中滑石清热泻火；雄黄、冰片解毒杀虫，清热止痛；朱砂清热解毒；甘草清热解毒，调和诸药。全方共奏清热解毒，清热止痛之功效。

【加减】若伴有牙龈出血者，方中可加生地 20g、三七 10g，以化瘀止血；若症属牙周炎所致牙齿松动者，加骨碎补 20g、食盐 20g，以固齿补肾；若症属牙周炎所致溃疡性口臭，加石膏 30g、黄连 20g、金银花 20g，以清热泻火。

【注意事项】用药期间忌辛辣刺激饮食；保持口腔清洁及孕妇忌用。

## 针柏泻心汤治疗慢性牙周炎

慢性牙周炎是牙龈继续发展所造成的，此病常无明显的自觉症状，不引起人们注意，及至晚期，牙周组织破坏严重，出现牙齿松动或急性症状时，治疗就比较困难了。临床表现为病人口腔卫生不良，牙龈充血、水肿，可表现为龈色和龈形态的改变，其分布位置与牙石堆积是一致的，更主要的是龈沟的加深及牙周袋的出现，还可有牙出血、牙松动等表现。

【组成】黄连 20g，黄芩 30g，大黄 50g，黄柏 30g，三棵针 50g。

【功用】清热泻火,祛腐生肌,凉血止痛。

【主治】慢性牙周炎。临床表现有牙龈充血、水肿,牙龈肿痛,面颊发热,严重者牙龈出血、牙齿松动,舌红,苔薄黄,脉数。

【用法】将上药加水煎 50min,待凉后含漱,每天数次。治疗 10d 后,待炎症减轻,牙龈外形趋于好转,再行器械除石。

【方解】本病相当于中医学"牙宣病"范畴,本方是在泻心汤的基础上加黄柏、三棵针而成。方中五味药均对金黄色葡萄球菌、溶血性链球菌、绿脓杆菌、肺炎双球菌等具有抑菌和抗病毒作用,其中大黄还具有泻火凉血,行瘀通经之功效。合而用之,共奏清热泻火,祛腐生肌,凉血止痛之功。

【加减】若症属疼痛明显者,方中可加细辛 5g、白芷 20g、乳香 20g、没药 20g,以化瘀止痛消肿;若症属急性发作者,加金银花 50g、连翘 20g、白芍 20g,以清热解毒泻火;若症属瘀血明显者,可加生地 30g、水牛角 30g、丹皮 30g、丹参 20g、三棱 20g,以活血化瘀凉血。

【注意事项】忌用辛辣刺激饮食;孕妇忌用。

# 牙周败毒饮治疗牙髓炎急性发作

急性牙龈炎发作的病因为细菌通过深龋洞而引起感染,发作时的症状是剧烈性阵发疼痛,有的夜间加重,病人多不易明确患牙的位置,温度刺激可影响疼痛症状。

【组成】生石膏 30g,黄芩 15g,紫花地丁 20g,生地 20g,玄参 20g,大黄 10g。

【功用】清热凉血,解毒消肿,泻火通便。

【主治】急性牙龈炎、牙龈脓肿、智齿冠周炎、急性尖周炎。临床表现有牙龈肿痛,口渴,口黏口臭,便干,尿黄,舌质红,苔黄腻,脉弦实数。

【用法】加水煎煮 30min,滤出药液,再加水煎两次,每次煎 20min,去渣,三煎所得药液兑匀,分早、中、晚三次,饭前送服,每天一剂。

【方解】牙龈炎相当于中医学"牙宣""牙痛"范畴。由于饮食不节,嗜食肥甘厚味,或外感风邪,运化失调,脾胃中蕴郁而化热,上熏口齿,循阳明胃经及大肠经脉而入于牙龈。方中生石膏、黄芩、紫花地丁清热解毒泻火,生地、玄参、大黄清热凉血,滋阴通便。全方共奏清热凉血,解毒消肿,泻火通便之功效。

【加减】若症属热毒甚,方中加金银花 30g、连翘 20g、牡丹皮 20g、赤芍 30g、玄参 20g,以清热解毒;若症见疼痛明显,加细辛 3g、川芎 30g、白芷 30g,以化瘀止痛。

【注意事项】孕妇禁用;用药期间保持口腔清洁。

# 生地白芍散治疗牙龈出血

牙龈出血是牙周炎常见症状之一,也是某些全身性疾病的口腔表征。慢性牙龈出血的主要原因多是牙菌斑、软垢、牙石等刺激物引起的牙龈慢性炎症,食物嵌塞、咬合创伤、不良修复体等刺激也会导致出血。急性牙龈炎症性疾病,如疱疹性龈炎和坏死性龈炎,所致出血较多,不易自行停止。某些全身性疾病,如白血病、血友病、肝病等也可导致牙龈出血。

【组成】生地黄 30g,白芍药 30g,墨旱莲 20g,女贞子 20g,白茅根 30g,藕节 20g,生大黄 10g,莲子心 3g。

【功用】清热凉血止血。

【主治】牙龈出血。临床表现有牙龈出血,肿胀,疼痛,伴口臭、口苦,或伴有全身发黄,舌红,苔少或黄腻,脉细数或滑数。

【用法】加水煎煮 30min,滤出药液,再加水煎两次,每次煎 20min,去渣,三煎所得药液兑匀,分早、中、晚三次,饭前送服,每天一剂。

【方解】方中生地黄清热凉血;白芍养阴柔肝;墨旱莲、女贞子滋阴清热;白茅根、藕节、莲子心清热止血;生大黄活血化瘀。全方共奏清热凉血止血之功效。

【加减】若症属热邪较甚者,生石膏 30g、知母 15g、黄芩 20g,以清热泻火;若症属毒邪甚者,方中可加紫花地丁 30g、蒲公英 30g、银花 20g,以清热解毒;若症属阴虚明显者,方中可加生地 30g、麦冬 10g、丹皮 15g、玄参 20g,以养阴生津;若症属肝病患者黄疸明显者,方中可加茵陈 30g、炒栀子 15g、金钱草 30g、虎杖 20g、姜黄 10g,以清热利湿。

【注意事项】孕妇禁用;肝病患者应积极治疗原发病。

# 朱矾散治疗口腔溃疡

口腔溃疡是指口腔上皮组织发生缺损而形成的一种疾病,具有周期性反复发作的特点,病人感觉溃处疼痛、发热、进食困难等。

【组成】朱砂 3g,白矾 20g,儿茶 10g,牛黄 10g,月石 10g,梅片 2g,芒硝 20g,青黛 20g。

【功用】清热解毒,燥湿化瘀,生肌止痛。

【主治】口腔溃疡。临床表现有口腔部大小不等的多发溃疡,周围红肿,疼痛,伴有出血,舌红,少苔,脉细数。

【用法】将上药共研为细末,装入干净瓶内备用。用时,用上药少许外涂患处。

【方解】方中朱砂、儿茶、牛黄、青黛清热解毒、燥湿化瘀,其中儿茶、青黛对金黄色葡萄球菌、溶血性链球菌、绿脓杆菌等均有较好的抑制和抗病毒作用。白矾、梅片、芒硝、月石,起收敛生肌、开窍止痛之效。

【加减】若症属久病热病之后或阴虚火旺者,加紫草 20g、生地 20g、黄连 15g、白芍 20g,煎水冲服鸡子黄 1 枚,以清热养阴;若症属舌燥咽痛,腰膝酸软,偏于肾虚者,宜加熟地 20g、山萸肉 30g、山药 30g、麦冬 15g、五味子 15g,以滋补肾阴;若症属反复发作、气血两虚者,加党参 30g、炒白术 30g、当归 20g、炒白芍 15g、炙甘草 10g,以健脾益气;若症见怔忡失眠者,方中加炒枣仁 30g、炙远志 15g、龙骨 30g、牡蛎 30g,以养心安神;若症属腹胀满自利、手足冷、脉沉迟者,加制附子 10g(先煎)、煨干姜 6g、肉桂 6g、细辛 3g、炒吴茱萸 10g,以温阳散寒。

【注意事项】孕妇忌用及饮食清淡,忌食辛辣刺激油腻之品。

# 知柏地黄汤加减治疗复发性口腔溃疡

复发性口腔溃疡又称复发性口疮或阿弗他口炎,多见于青壮年,女性比男性多见。临床表现为口腔黏膜上反复出现孤立的、圆形或卵圆形的浅在溃疡,可单发或多发,有剧痛,病程一般 10d 左右可愈合。病人语言、进食都感困难,溃疡面多为黄白色,底浅,边缘整齐,周围有红晕及水肿,常有复发。

【组成】生地黄 30g,女贞子 20g,墨旱莲 30g,熟谷芽 30g,炒知母 15g,炒黄柏 15g,制龟板 10g,生甘草 10g,川木通 6g,川黄连 10g。

【功用】滋阴降火,凉血止血。

【主治】复发性口腔溃疡。临床表现有口腔可见大小不等溃疡灶,疼痛,周围红肿,出血,口干,伴五心烦热,盗汗,舌红少苔,脉细。

【用法】加水煎煮 30min,滤出药液,再加水煎两次,每次煎 20min,去渣,三煎所得药液兑匀,分早、中、晚三次,饭前送服,每天一剂。

【方解】复发性口腔溃疡相当于中医学"口疮""口疳"范畴,其病机主要为阴虚内热,虚火上扰而发病。方中生地黄清热凉血,女贞子、墨旱莲滋补肾阴、凉血止血,熟谷芽行气健脾,知母、黄柏清热泻火,龟板滋阴养血,木通、川黄连清虚火,生甘草清热解毒、调和诸药。全方共奏滋阴降火、凉血止血之功效。

【加减】若症见口干明显,加丹皮 30g、玄参 20g,以养阴生津;若症属睡眠不好者,加夜交藤 30g、炒酸枣仁 30g(捣碎),以养心安神。

【注意事项】用药期间忌辛辣刺激饮食;孕妇慎用。

# 生柏竹青散治疗唇痈

唇痈多为脾胃蕴热,循经上冲而致,唇部肿胀疼痛,继则溃烂成疮痈,进食困难,影响食欲。

【组成】大青叶 30g,淡竹叶 15g,炒黄柏 15g,生地 20g。

【功用】清热解毒凉血。

【主治】唇痈。临床表现有唇部肿胀疼痛,继则溃烂成疮痈,进食困难,食欲减退,伴口干,大便秘结,小便黄赤,舌红,苔黄,脉数。

【用法】加水煎煮 30min,滤出药液,再加水煎两次,每次煎 20min,去渣,三煎所得药液兑匀,分早、中、晚三次,饭前送服,每天一剂。

【方解】唇痈相当于中医学之"唇疗"。中医认为,其多为火毒、脾胃蕴热引起。方中大青叶清热解毒、凉血消斑,淡竹叶清热泻火,黄柏清热燥湿,生地清热凉血。全方共奏清热解毒凉血之功效。

【加减】若症属毒邪较重,加金银花 30g、连翘 20g、蒲公英 30g,以清热解毒;若症属火毒较甚有瘀血者,加炒炮山甲 10g(可人工饲养替代或不用)、皂角刺 20g、白芨 10g、石膏 30g、制知母 15g、花粉 30g、炒栀子 15g,以解毒化瘀、清热泻火。

【注意事项】服药期间饮食清淡,忌辛辣刺激饮食。

# 唇疹散治疗唇疱疹

唇疱疹为病毒侵入口腔黏膜上皮层后而引起的感染,发病初常发热、头晕、全身不适,口腔黏膜上出现充血、发疱疹,疹子针头大小不等,可逐渐长大,溃破后形成白色或灰白色假膜的溃疡。溃疡周围发红,几个小溃疡可融合成较大溃疡。但疱疹出现后全身症状即渐消退,颌下淋巴结肿大。一般病程 7~14d。

【组成】生地 30g,土茯苓 30g,板蓝根 20g,淡竹叶 15g,防风 15g,柴胡 20g,前胡 10g,薄荷 10g(后下)。

【功用】清热解毒,疏风止痒。

【主治】唇疱疹。临床表现有发病初常发热、头晕、全身不适、口腔黏膜上出现充血、发疱疹,疹子针头大小不等,可逐渐长大,溃破后形成白色或灰白色假膜的溃疡。溃疡周围发红,几个小溃疡可融合成较大溃疡。病人进食困难,食欲不振,便秘或腹泻,小便黄赤,苔黄,脉数。

【用法】加水煎煮 30min,滤出药液,再加水煎两次,每次煎 20min,去渣,三煎所得药液兑匀,分早、中、晚三次,饭前送服,每天一剂。

【方解】唇疱疹相当于中医学之"唇疹"。中医认为,其病机主要为脾胃火盛,外邪相侵,唇生疱疹。方中生地清热凉血,淡竹叶清热泻火,板蓝根清热解毒,防风、土茯苓祛风止痒,柴胡、前胡、薄荷疏表解热。全方共奏清热解毒,疏风止痒之功效。

【加减】若症属脾经郁火者,可用炒黄连15g、炒黄柏10g、龙胆草10g、穿心莲20g,以清热燥湿、泻脾胃伏火。

【注意事项】服药期间忌辛辣刺激饮食;保持唇部清洁干燥;孕妇慎用。

# 蚤休愈牙方治疗牙痛

牙痛是口腔科临床上最常见的主诉,最主要的痛因是牙齿疾病,如龋齿、牙髓炎、髓石、急性根尖周炎等。另外,牙周组织疾病也可引起牙痛,如坏死性龈炎、牙周脓肿等,还有一些非牙源性疾病也可致牙痛,如三叉神经痛、上颌窦炎、颌骨内肿瘤等。

【组成】蚤休(七叶一枝花)150g。

【功用】清热解毒,消肿止痛。

【主治】牙痛(牙周炎、牙龈炎、牙周脓肿等)。临床表现牙龈肿胀,疼痛,牙龈部烧灼感,伴大便干结,小便黄赤,舌红,苔黄,脉数。

【用法】用黄米酒200ml磨研蚤休至稀糊状后,以棉签蘸药液涂牙痛处,唾液不可吞咽,吐干口水后再涂上药,反复数次至痛止。

【方解】蚤休性味苦,微寒,有小毒,有较强的清热解毒、消肿止痛之功效。

【加减】若症见牙龈肿胀明显,可加牛黄30g、冰片3g,以清热解毒、消肿止痛;若症见疼痛明显,可加生地30g、红花20g,以清热凉血,活血化瘀;若症见牙龈肿痛,加石膏30g、知母30g、大黄30g,以清热泻火。

【注意事项】孕妇慎用。

# 漱口散治疗口臭

口臭是一种临床症状而不是一个独立的病,常见的原因是:①不注意口腔卫生,食物碎屑附于牙隙中被细菌分解而产生臭气;②患牙周病及根尖周病时,牙周袋溢脓或瘘管溢脓也可致口臭;③龋洞内的腐质亦易产生臭气;④急性坏死性龈炎可引起明显口臭;⑤口腔伤口感染;⑥其他器官病变亦可引起,如慢性扁桃体炎、鼻窦炎、肺癌、肺结核等。

【组成】雄黄5g,青黛20g,甘草10g,冰片3g,牛黄2g,黄柏30g,龙胆草20g。

【功用】清热解毒,燥湿泻火。

【主治】口臭。临床表现口苦、口臭,伴牙龈肿痛,偶有出血,舌红,苔黄腻,脉滑。

【用法】将各药研极细,取 3g,加入白开水 100ml,漱口,每天三次。

【方解】口臭病位主要在脾胃,但与心、肝、肺、肾也有密切的关系,病机主要是脏腑功能失调,致浊气产生。方中雄黄杀虫解毒,青黛清热解毒,清肝泻火;冰片清热解毒,消肿止痛;黄柏清热燥湿,牛黄、龙胆草清热解毒。全方共奏清热解毒、燥湿泻火之功效。

【加减】若兼见舌苔黄腻较甚者,可加苍术 30g、佩兰 20g,以芳香化湿;若兼见大便干结者,可加姜厚朴 20g、酒大黄 20g,以通腑通便。

【注意事项】注意鉴别其他器官引起的口腔异味,应积极治疗原发病。孕妇慎用。

# 第十九章　外周血管病系

## 银归桃承汤治疗血栓闭塞性脉管炎

血栓闭塞性脉管炎是血管的炎性、阶段性和反复发作的慢性闭塞性疾病。多侵袭四肢中、小动静脉,以下肢多见,好发于男性青年。临床症状主要表现为患肢肿胀疼痛,发沉麻木,发凉,重时发黑、溃烂、疼痛剧烈,甚至夜不能眠,晚期可导致截肢,造成残废,严重影响患者生活质量,甚至危及生命。处理原则是应该着重于防治病变发展,改善和增进下肢血液循环。

【组成】金银花 50g,川牛膝 30g,炒黄柏 20g,酒当归 30g,炒桃仁泥 30g,熟大黄 15g,桂枝15g,芒硝 6g(后下),炙甘草 10g。

【功用】清热利湿,解毒凉血,通络止痛。

【主治】血栓闭塞性脉管炎急性期。症见患肢怕冷,感觉异常,疼痛,间歇性跛行等。

【用法】加水煎煮 30min,滤出药液,再加水煎两次,每次煎 20min,去渣,三煎所得药液兑匀,分早、中、晚三次,饭前送服,每天一剂。

【方解】本病属中医"脉痹""湿热下注""青蛇毒""黄秋痈"等范畴。本病多因湿热毒邪外侵,以至气血瘀滞,脉络滞塞不通所致。《素问·痹论》说:"痹在于脉则血凝而不流。"《肘后备急方》云:"恶脉者,身中忽有赤络脉起如蚓状。"《医宗金鉴·内科新法痹论》云:"脉痹则脉中血不流行,而色变也。"故治疗当清热利湿,解毒凉血,通络止痛。方中金银花清热解毒,《重庆堂随笔》称:金银花"清络中风或湿热,解瘟疫秽恶浊邪,息肝胆浮越风阳……"当归活血祛瘀、通经止痛,桃仁破血化瘀,当归、桃仁二药相配,补中兼祛,祛中兼补,正合本证病机,故用于临床,每获桴鼓之效。桂枝温通经脉,温阳化气。大黄、芒硝攻积导滞,泻热通便,二药合用,可增强泻火通便的功用。川牛膝、黄柏清热燥湿,活血化瘀,引药下行;炙甘草补中益气,调和诸药。合而成方,共奏清热利湿、解毒凉血、通络止痛之功。

【加减】若症属湿热瘀滞重者,加白茅根 30g、通草 10g,以凉血化瘀;若症属偏气滞血瘀者,加川芎 30g、煨木香 10g、鸡血藤 30g,以行气化瘀;若兼见痛甚者,加制乳香 15g、制没药 15g、地鳖虫 10g,以活血定痛;若症属阳虚寒凝者,可加制附子 10g(先煎)、桂枝 30g、鹿角霜 15g,以温络散寒;若症属气血两亏者,方中可加炙黄芪 30g、党参 30g、阿胶 10g(烊化),以益气补血;若症见瘀血明显,方中可加丹参 30g、红花 20g、赤芍 30g,以活血化瘀。

【注意事项】孕妇禁用;忌食寒凉辛辣之品;已有肢体远端缺血性溃疡或坏疽时,应积极处理创面,选用有效抗生素治疗;组织已发生不可逆坏死时,应考虑不同平面的截肢术。

# 第二十章　眼病系

## 金黄汤治疗角膜炎、角膜溃疡、碱性化学烧伤

由细菌、病毒、真菌、变态反应、营养不良及神经麻痹等引起的角膜炎症统称为角膜炎。角膜炎严重发展可导致角膜变性、坏死、脱落,此时称为角膜溃疡。症状有明显的疼痛伴有畏光、流泪、眼睑痉挛等,影响视力;体征有角膜周围充血(称睫状充血),球结膜水肿、角膜混浊,角膜上可长新生血管,严重者可并发虹膜睫状体炎,角膜后壁出现沉着物。碱性烧伤多由于氢氧化钠、石灰、氨水等碱性物质所致,是进行性病变,损伤处边界不清,预后较差。其症状有刺痛、畏光、流泪、睑痉挛、视力减退。体征有:轻者睑皮肤潮红及轻度水肿,结膜充血及轻度水肿,角膜轻度混浊。数日即愈。重者眼睑深部糜烂,结膜高度水肿、苍白甚至坏死。角膜上皮全部脱落,呈灰白色混浊,基质水肿、溃疡甚至穿孔。虹膜有剧烈的渗出反应,前房积脓。修复期出现睑球粘连。角膜有血管翳或假性胬肉,严重影响视力。

【组成】金果榄 20g,黄精 20g,密蒙花 15g,谷精草 20g,急性子 15g,菟丝子 20g,枸杞子 15g,炙甘草 10g,杭菊花 10g,白蒺藜 30g。

【功用】清热解毒,补中益气,清肝滋肾,退翳明目。

【主治】病毒性角膜炎。临床表现有自觉眼内碜涩,疼痛,流泪难睁,黑睛骤起白翳,中间低陷,状如花斑,或如鱼鳞,伴口干口苦,烦躁不安,舌红,苔黄,脉细数。

【用法】将前八味中药水煎两次后合并药液,分两次口服每天一剂。第三煎加入杭菊花、白蒺藜,水煎后熏洗患眼,每天一次。

【方解】方中金果榄清热解毒,黄精补中益气,菟丝子、枸杞子补肾固精、养肝明目,急性子活血祛瘀、散结通络,杭菊花疏散风热、平肝明目,白蒺藜平降肝阳、祛风明目,炙甘草补中益气、调和诸药。合而成方,共奏清热解毒、补中益气、清肝滋肾、退翳明目之功效。

【加减】若症属热毒甚,加金银花 30g、蔓荆子 30g,以清热解毒;若症见角膜有血管翳或假性胬肉者,加当归 30g、川芎 20g、赤芍 30g,以活血化瘀;若症属肝肺热盛,方中可加黄芩 15g、海螺 10g、龙胆草 15g、炒山栀子 10g,以清肺泻肝、祛风散热。

【注意事项】保持眼部清洁,忌食辛辣刺激饮食;孕妇慎用。

# 青黛解毒散治疗急性结膜炎

结膜由于受到刺激、感染和外伤而发生的急性炎症称之为急性结膜炎。由于病因很多,其临床表现也可不同。总的来说,可表现为眼部异物感或灼热感,可有发痒、怕光、流泪、结膜充血、眼睑肿胀、眼部分泌物增多等病症。

【组成】青黛 30g,川芎 30g,薄荷 20g,鹅不食草 20g。

【功用】解毒清热,祛风明目,清热泻火。

【主治】急性结膜炎。临床表现有胞睑肿胀,白睛红赤,痒痛兼作,粟粒丛生,羞明多泪,怕热畏光,全身伴有头痛鼻塞,恶风发热或口干口渴,大便干结,小便黄赤,舌红苔薄白或微黄,脉浮数。

【用法】共研细末,密贮备用。使用时令病人口含温开水,取药末少许吹鼻,左痛吹右,右痛吹左,双眼俱痛,左右均吹。吹药以泪出为度,流泪后吐出所含之水。每天两三次。

【方解】急性结膜炎相当于中医学"暴风客热",多因风热之邪外袭,客于内热阳盛之人,内外合邪,风热相搏,上攻于目,故猝然发病。方中青黛清热解毒、清肝泻火,薄荷疏散风热、清利头目,川芎、鹅不食草祛风散瘀。全方共奏解毒清热,祛风明目之功效。

【加减】若症见大便秘结,可加酒大黄 10g(后下)、炒枳壳 15g,以通腑排便;若症属热重者,可加炒栀子 15g、连翘 20g、石膏 30g,以清热泻火;若症属热毒,兼见热毒壅盛者,方中可加金银花 30g、蒲公英 30g,以清热解毒泻火。

【注意事项】脾胃虚弱、脾胃虚寒患者应慎用。

# 银花菊花汤治疗红眼病

红眼病是急性卡他性结膜炎的俗称,是由细菌感染的一种常见传染性眼疾,具流行性。其主要特征为显著的结膜充血和有黏液性或脓性分泌物,多见于春秋二季。集体生活环境中易暴发流行。表现症状为眼刺痒,异物感,重者畏光流泪及有灼热感。大量的分泌物常使上下睫毛粘住。检查时见眼睑肿胀,结膜充血,但以穹窿部和睑结膜最为显著,结膜表面有脓性分泌物覆盖。发病三四天达高峰,随即减轻,10~14d 即可痊愈。

【组成】金银花 50g,黄柏 30g,杭菊花 20g,薄荷 15g。

【功用】清热解毒明目。

【主治】结膜炎,亦治红眼病。临床表现有白睛红赤,或见白睛溢血成点成片,涩痒交作,怕热羞明,畏光流泪,甚者热泪如汤,伴大便干结,小便黄赤,舌红,苔黄,脉数。

【用法】加水煎汤,煎水洗浴患处,药液约 3000ml,温度 40℃,每次 30min 左右,每天两三次。

【方解】红眼病相当于中医学"天行赤眼",见于《银海精微》,多于夏秋季节发病,多因外感疫疬之气所致,或兼肺胃积热,内外合邪交攻于目而发。方中金银花、菊花、黄柏清热解毒,薄荷疏散风热,清利头目。全方共奏清热解毒明目之功效。

【加减】若伴肝火上炎目赤、多泪,加桑叶 30g、青葙子 20g,以清肝明目;若症属热毒炽盛者,症见眼睑赤烂而肿,方中可加龙胆草 20g、蒲公英 20g、生地 30g、赤芍 20g、丹皮 20g、大黄 30g,以泻火清热解毒。

【注意事项】发病期间忌包眼,防止热毒更甚,加重病情;清淡饮食。

# 生蒲三七散治疗前房出血

前房出血多见于外伤后而产生,凝血功能异常、老年人、高血压、动脉硬化、青光眼或虹睫炎晚期均可为出血的诱发原因。前房出血少量且呈红色液状者,则在一两天内迅速从房角排出,大量出血难以吸收,引起较严重后果。

【组成】生地 20g,生蒲黄 15g(包),生三七粉 10g。

【功用】清热凉血,化瘀止血。

【主治】防治眼底出血,如高血压病、视网膜静脉阻塞等眼底出血。临床表现有前房可见血丝,眼睛疼痛,流泪,畏光,视力下降,舌红,苔少,脉细数。

【用法】上方诸药每天一剂,水煎取汁代茶饮。

【方解】前房出血属中医"血灌瞳神"范畴,多因肝阴亏虚,虚火上炎,血不循经,溢于络外,积于前房所致。本方主要体现在阴虚虚热所致出血,生地、生蒲黄清热凉血,化瘀止血;三七止血补血。全方共奏清热凉血、化瘀止血之功效。

【加减】若症属阴虚明显,可加玄参 30g、丹皮 30g,以滋阴养血;若症见出血明显,可加紫草 30g、小蓟 20g、大蓟 20g,以凉血止血;若症见眼睑血管水肿者,方中可加葶苈子 20g、车前子 30g、制香附 20g、茺蔚子 20g,以理气行血利水渗湿。

【注意事项】用药期间注意保护眼睛,避免揉摸,保持清洁;孕妇忌用。

# 玄明桑叶散治疗沙眼

沙眼是由沙眼衣原体引起的一种慢性传染性结膜角膜炎,因其在睑结膜表面形成粗糙不平的外观,形似沙粒,故名。其表现过程为早期结膜有浸润和乳头、滤泡形成,同时发生角膜血管翳;晚期由于受累的睑结膜发生瘢痕,以致睑内翻畸形,加重角膜的损害,可严重影响视力。

【组成】桑叶 30g,玄明粉 20g。

【功用】清热解毒,平肝明目,疏风清热。

【主治】沙眼。临床表现有眼痒涩不适,羞明流泪,睑内微红,有少量红赤颗粒,舌边尖红,苔薄,脉浮数。

【用法】用水 300ml 煎开后 30min 去渣,倒入盆内,用热水熏眼,适温洗眼,每天三次。

【方解】沙眼相当于中医学"椒疮",其病机主要为脾胃积热,复感风热毒邪,内热与外邪相结,蕴阻于睑,脉络受阻,气血失和,易发本病。方中桑叶疏散风热、平肝明目、凉血止血,玄明粉清热解毒、软坚散结。全方共奏清热解毒、平肝明目之功效。

【加减】若兼见热毒明显者,可加金银花 30g、蒲公英 30g、决明子 20g,以清热解毒;若症属脾胃热盛者,症见眼痒涩痛,分泌物多而胶黏,睑结膜充血明显,方中可加防风 20g、荆芥穗 20g、黄连 10g、大黄 20g,以清脾胃、散风邪。

【注意事项】用药期间注意保护眼睛,避免揉摸,保持清洁;孕妇忌用。

# 龙胆泻肝汤加减治疗眼睑带状疱疹

眼睑带状疱疹是三叉神经的半月神经节或其某一分支受水痘-带状疱疹病毒感染所致。发病后终身免疫,极少复发。其特征是在沿三叉神经分布区域的皮肤上发生疱疹,常为单侧性,于前额的中线形成明显分界。有剧烈神经痛,数日后出现一簇簇疱疹。继则混浊化脓,于数周内结痂脱落并遗留永久性瘢痕。同侧眼的角膜于虹膜亦可同时受累。此外,还有发热、畏寒、不适等全身症状或局部淋巴结肿大、压痛。

【组成】当归 20g,龙胆草 15g,炒栀子 10g,黄芩 20g,生地 20g,车前子 30g,泽泻 20g,川木通 6g,炒柴胡 15g,防风 20g,荆芥 20g,千里光 15g,板蓝根 30g,甘草 10g。

【功用】清热泻火,清肝明目。

【主治】眼睑带状疱疹。临床表现有胞睑红肿,出现脓性疱疹,破损后溃疡糜烂,渗出黏液明显,头痛目赤,胁痛,烦躁易怒,口苦,舌红,苔黄腻,脉滑数。

【用法】加水煎煮 30min,滤出药液,再加水煎两次,每次煎 20min,去渣,三煎所得药液兑匀,分早、中、晚三次,饭前送服,每天一剂。

【方解】肝开窍于目,肝火亢盛,则眼睛出现红肿,本病病机主要为肝火亢盛。方中龙胆草、栀子清肝泻火,黄芩、生地、木通清热泻火,当归活血补血,车前子、泽泻清热祛湿,柴胡疏肝解郁,千里光清肝明目,板蓝根清热解毒,防风、荆芥祛风解表,甘草调和诸药。全方共奏清热泻火,清肝明目之功效。

【加减】若症属热毒较重者,可加决明子 20g、金银花 30g,以清热解毒;若症见口干、口苦、大便秘结者,可加熟大黄 10g、牡丹皮 15g、淡竹叶 10g,以泻下攻积;若症属肝胆湿热者,症见肤色红赤,遍生疱结,疼痛剧烈,便干溲赤,方中可加紫花地丁 30g、制乳没各 10g、蒲公英 20g、制元胡 20g、青皮 10g、香橼 15g,以活血化瘀,清热解毒,行气止痛。

【注意事项】用药期间忌辛辣刺激饮食；孕妇忌用。

# 除风止痉汤治疗假性近视

近距离作业时，睫状肌处于紧张状态，过度紧张导致睫状肌痉挛，即使看远物时也继续维持紧张的调节作用，这种现象称为假性近视。多见于青少年学生，多因不注意用眼卫生而导致，久而久之可引起真性近视而难以逆转。表现有视物困难，眼睛感觉疲乏干涩，休息后缓解。该症特点是在用阿托品滴眼后症状即可消失。

【组成】羌活 10g，防风 20g，荆芥 20g，钩藤 20g（后下），当归 20g，川芎 30g，生地 20g，赤芍 30g，菖蒲 15g，丹参 30g，炒黄柏 15g，车前子 30g。

【功用】行气活血，除风止痉。

【主治】假性近视。临床表现有眼睛视力下降，视物模糊，羞明流泪，头晕眼胀、视力疲劳，舌紫暗，苔薄，脉细涩。

【用法】加水煎煮 30min，滤出药液，再加水煎两次，每次煎 20min，去渣，三煎所得药液兑匀，分早、中、晚三次，饭前送服，每天一剂。连续服用 10d 后，休息 3d 不服药，15d 为 1 个疗程。

【方解】假性近视一般伴有头晕眼胀、视力疲劳等症状。作者认为，气滞血瘀，血虚生风为基本病机。方中羌活、防风、荆芥、钩藤为祛风胜湿、解痉止痛，配四物丹参活血祛瘀，治风先治血，血行风自灭；黄柏、车前子清肝明目利水，菖蒲开心孔，通九窍，聪耳明目。诸药合用，风熄痉除，神明通达，而病告自愈。

【加减】若症见瘀血明显，可加炒三棱 20g、炒莪术 20g，以活血化瘀；若症见气滞症状，可加炒柴胡 20g、煨木香 6g，以疏肝行气；若伴有头晕耳鸣、腰膝酸软者，方中可加菟丝子 20g、枸杞子 20g、山萸肉 30g、炒山药 20g、熟地 15g、丹皮 15g、泽泻 10g，以滋补肝肾。

【注意事项】孕妇忌用；用药期间注意保护视力，避免过度用眼。

# 柴胡疏肝散加减治疗急性视神经炎

急性视神经炎发病急骤，可在数天内引起视力急剧下降，甚至达无光感的程度，大多数病人无明确病因，部分是在特异性感染后起病。

【组成】制柴胡 20g，炒栀子 15g，白芍 30g，当归尾 30g，牡丹皮 20g，制香附 15g，青皮 10g。

【功用】疏肝解郁，活血行气，清热泻火。

【主治】急性视神经炎。临床表现有单眼或双眼发病，视力急降，甚至失明，常伴眼珠压痛，眼底水肿、渗出、出血，其人神情抑郁，常胸胁胀痛，脘腹食少，舌紫，苔白，脉弦涩。

【用法】加水煎煮 30min,滤出药液,再加水煎两次,每次煎 20min,去渣,三煎所得药液兑匀,分早、中、晚三次,饭前送服,每天一剂。30d 为一个疗程。

【方解】本病相当于中医学之"暴盲"范畴,本病机主要为长期情志失调,气机阻滞,肝郁化火,久则瘀血内生,气滞、郁火、血瘀共同影响而发病。方中柴胡、香附、青皮疏肝解郁,炒栀子泻火解毒,白芍养血柔肝止痛,当归尾活血补血,牡丹皮清热凉血。全方共奏疏肝解郁、活血行气、清热泻火之功效。

【加减】若症属瘀血明显者,可加炙桃仁 15g、红花 15g,以活血化瘀;若症属肝火明显者,可加龙胆草 20g、焦栀子 10g、黄芩 10g,以清肝泻火;若症属急性眼球后视神经炎,若症属肝络郁热者,方中可加金银花 30g、蒲公英 30g、丹皮 20g,以清热解毒;若症属胃呆纳少者,方中可加炒麦芽 30g、焦神曲 15g、炒山楂 30g、炒莱菔子 20g,以消食化积除胀。

【注意事项】孕妇忌用;用药期间避免辛辣刺激饮食。

# 杞菊地黄丸加减治疗肾病性视网膜色素变性

视网膜色素变性是一种进行性视网膜色素上皮和光感受器变性的遗传性眼病。它是以进行性夜盲、视野缩窄、中心视力下降以至失明为特征的眼科临床疑难病症,其确切的病因及发病机理尚不明了,目前为止,尚无特效的治疗方法。

【组成】熟地 20g,炒枸杞子 20g,丹参 30g,制山萸肉 30g,炒补骨脂 15g,制肉苁蓉 20g,泽泻 15g,车前子 30g,当归 20g,炙山药 20g,杭菊花 15g,草红花 15g,川芎 30g。

【功用】滋肾养肝,清热明目,活血化瘀。

【主治】视网膜色素变性。临床表现有夜盲,视野缩窄,中心视力下降,形寒肢冷,腰膝酸软,舌紫暗,苔薄,脉沉细涩。

【用法】加水煎煮 30min,滤出药液,再加水煎两次,每次煎 20min,去渣,三煎所得药液兑匀,分早、中、晚三次,饭前送服,每天一剂。

【方解】视网膜色素变性相当于中医学之"高风雀目"范畴,又名"高风内障"。高风内障是因先天禀赋不足,脉络细涩,神光衰微所致。以眼外观端好,而以夜盲、视力渐降和视野缩小为主要表现的内障类疾病。方中熟地、山药、山萸肉、补骨脂、肉苁蓉、枸杞子滋补肝肾,菊花清肝明目,泽泻、车前子清虚火,当归、红花、川芎、丹参活血化瘀。全方共奏滋肾养肝、清热明目、活血化瘀之功效。

【加减】若兼见形寒肢冷,腰膝酸软明显者,可加菟丝子 30g、制附子 10g(先煎),以温补肾阳;若症属脾胃虚弱者,可加党参 30g、白术 20g,以健脾益胃;若症属肾病性视网膜病变,证兼脾胃两亏、气血不足者,方中可加茯苓 20g、黄芪 30g、炒山药 20g,以健脾益气;若症属肾阴亏损、肝阳上亢者,方中可加天麻 10g、黄芩 15g、川牛膝 20g、杜仲 10g、钩丁 30g(后下)、桑寄生 20g、石决明 50g,以滋阴潜阳。

【注意事项】孕妇忌用;避免揉捏,保持眼部清洁。

# 麦粒肿散治疗麦粒肿

麦粒肿即睑腺炎,为化脓性细菌(如葡萄球菌)侵入眼睑内的腺体而引起的一种急性炎症。眼睑皮脂腺(或毛囊)感染者称外睑腺炎,睑板腺感染者称内睑腺炎。外睑腺炎开始时局部红肿、疼痛、有胀感,触之有硬结和压痛。数日后出现一黄色脓点,破溃后疼痛迅速减轻。内睑腺炎表现范围较小,睑结膜面呈现隆起、充血,其中心可有黄色脓点,多可自溃而愈。

【组成】薏苡仁 30g,金银花 20g,蒲公英 20g,当归 15g,川芎 15g,陈皮 10g,甘草 10g,炒栀子10g,炒大黄 10g(后下)。

【功用】清热解毒,活血行气。

【主治】麦粒肿。临床表现有胞睑局部红肿,硬结较大,灼热疼痛,伴有口渴喜饮,便秘溲赤,舌红或有瘀点,苔黄,脉数。

【用法】加水煎煮 30min,滤出药液,再加水煎两次,每次煎 20min,去渣,三煎所得药液兑匀,分早、中、晚三次,饭前送服,每天一剂。每天煎药时取适量药液先熏洗患处一次。

【方解】麦粒肿相当于中医学之"针眼",其病机主要为热毒之邪,脾胃积热,或素体虚弱,上攻于胞睑,气血凝滞,复感外邪而发病。本病机主要为热毒之邪上攻于胞睑,导致气血凝滞而发病。方中薏苡仁利水渗湿、清热排脓,金银花、蒲公英清热解毒,当归、川芎活血行气,陈皮、甘草健脾补气,栀子、大黄清热泻火。全方共奏清热解毒、活血行气之功效。

【加减】若症属局部发痒、红肿热痛较剧者,加白芷 10g,防风 10g,以祛风止痒;若症属实热较重,大黄加至 12g,以清热泻火;若兼见口渴明显者,可加天花粉 30g,既能清热生津,又能清热排脓。

【注意事项】避免揉捏挤压,保持眼部清洁;孕妇忌用。

# 自拟地芍降压汤治疗眼压升高

眼球内容物对眼球壁各个方向所施加的一种均衡压力称为眼压。正常眼压值为 10~21mmHg,当眼压值超过 21mmHg 时称为眼压升高。引起眼压升高的因素有神经反射、眼内血液循环障碍、房水生成失衡、外界压力影响等。常见于青光眼,也可见虹睫炎、眼疲劳、外伤等多种情况都可引起。

【组成】生地 20g,车前子 20g,制柴胡 20g,赤芍 30g,川芎 30g,夏枯草 30g,野菊花 20g,猪苓20g。

【功用】清热利湿,活血祛瘀,明目散结。

【主治】眼压升高。临床表现有眼睛红肿疼痛,头部胀痛,可出现虹视,严重者视力下降,舌紫红,苔薄黄,脉滑数涩。

【用法】加水煎煮 30min,滤出药液,再加水煎两次,每次煎 20min,去渣,三煎所得药液兑匀,分早、中、晚三次,饭前送服,每天一剂。

【方解】中医认为,眼压升高的病机为湿热毒邪阻滞于眼内,毒邪较甚,或气血亏虚,瘀血阻滞于眼内,气血运行异常,不通则痛,不通则眼部压力升高,属于津液范畴。根据中医学,津血同源理论,津液入脉为血,出脉为津(房水)。本病主要病机为湿、热、瘀、毒共同引起而发病。方中生地、赤芍清热凉血,赤芍又能散瘀止痛,柴胡疏肝解郁、升举阳气;川芎活血行气、祛风止痛;夏枯草清热泻火、散结明目,野菊花清热解毒;车前子既能利湿又能明目,猪苓利水渗湿。全方共奏清热利湿、活血祛瘀、明目散结之功效。

【加减】若症见瘀血明显,方中可加三棱 15g、莪术 15g,以活血化瘀;若症属肝气不疏者,可加香附 15g、陈皮 10g,以疏肝解郁;若症属热毒明显,方中可加金银花 30g、炒决明子 15g,以清热解毒。症见患眼混合性充血,瞳孔散大,眼压升高,玻璃体内红光反射,眼底窥测不清者,方中可加制香附子 15g、茺蔚子 20g、葶苈子 20g、车前子 30g(包),以行气活血利水。

【注意事项】用药期间忌辛辣刺激性饮食;避免情绪波动。孕妇忌用。

# 退翳汤治疗翼状胬肉

翼状胬肉是由增生的球结膜侵袭到角膜上的病变组织,呈三角形,如翼状,故名。多见于户外工作者。病变表现为鼻侧角膜缘相邻处的球结膜侵袭到角膜上,呈三角形逐渐地向角膜中央生长。其尖端为头,角膜缘处为颈,球结膜上者为体。体部上下边缘形成皱褶。翼状胬肉上有水平行走的血管。进行的翼状胬肉充血显著,组织肥厚,且头部前房角膜上显灰色点状浸润。静止者不充血,较薄,头部前房角膜透明。

【组成】桑叶 30g,菊花 20g,白芷 20g,薄荷 15g,生地 20g,当归 20g,川芎 30g,谷精草 30g,白蒺藜 30g,车前草 30g,石决明 30g,决明子 20g,甘草 10g。

【功用】平肝潜阳,明目退翳,疏散风热。

【主治】翼状胬肉。临床表现有胬肉初生,渐见胀起,赤脉集布,痒涩羞明,舌苔薄黄,脉浮数。

【用法】加水煎煮 30min,滤出药液,再加水煎两次,每次煎 20min,去渣,三煎所得药液兑匀,分早、中、晚三次,饭前送服,每天一剂。部分病例配合滴用氯霉素眼药水。

【方解】翼状胬肉相当于中医学"胬肉攀睛",其病机主要为风热蕴盛,胬肉生长。方中桑叶疏风散热、清肝明目;菊花清热解毒、平肝明目;白芷祛风解表、消肿排脓;薄荷疏风散热、止痛止痒;生地清热凉血生津;当归、川芎补血活血化瘀;谷精草疏风散热、明目退翳;白蒺藜平肝疏肝、祛风明目;车前草利水通淋、祛痰明目;石决明、决明子平肝潜阳、清热明目;甘草清热解毒、调和诸药。全方共奏平肝潜阳、明目退翳、疏散风热之功效。

【加减】若症属热毒甚者,方中可加金银花 30g,以清热解毒;若症属风邪甚者,可加防风20g、荆芥 20g,以祛风解表;若翼状胬肉属心肺火邪壅盛者,症见胬肉体肥厚充血,尖端向角膜浸润,发展较快,痒涩不适,羞明流泪,可加桑皮 30g、丹参 20g、黄连 15g、蝉蜕 15g、熟大黄 10g、赤芍 30g,以清火泻肺,活血祛瘀,清热退翳,消肿止痒。

【注意事项】用药期间忌辛辣刺激饮食;孕妇忌用。

# 第二十一章　妇产科病系

## 痛经外敷散治疗痛经

痛经是最常见的妇科症状之一,指行经前后或月经期出现下腹部疼痛、坠胀,伴有腰酸或其他不适,症状严重影响生活质量。痛经分为原发性和继发性两类,原发性痛经是指生殖器官无器质性病变的痛经,占痛经90%以上;继发性痛经是指盆腔器质性疾病引起的痛经。

【组成】当归30g,炒吴茱萸20g,制乳香30g,制没药30g,肉桂20g,细辛20g,樟脑3g。

【功用】补阳温中,活血祛瘀,行气止痛。

【主治】痛经。症见经前或经期下腹部疼痛、坠胀不适。

【用法】先将当归、吴茱萸、细辛、肉桂(研细末)共水煎三次,煎液浓缩成稠糊状,混入溶于适量95%乙醇的乳香、没药,烘干后研细末加樟脑备用。经前3d取药粉20g,用黄酒数滴拌成糨糊状,外敷脐中,用护伤膏固定,药干则调换一次,经行3d后取下。每月一次,连续使用,治愈或仅有微痛为止。

【方解】神阙穴乃五脏六腑之气出入之处,用痛经外敷散敷于脐部(神阙穴),可有一股暖气从脐部直达腹中,药效颇佳。方中当归补血活血,吴茱萸、肉桂、细辛发散风寒、祛风止痛、温中补阳,乳香、没药活血祛瘀、理气镇痛。并酌加少许樟脑,以代麝香(可人工合成或不用)作为引药渗透。合而用之,共奏补阳温中、活血祛瘀、行气止痛之功效。

【加减】若兼见乳房胀痛,经色黯有块,方中可加制桃仁15g、红花20g、炒枳壳30g,以活血化瘀;若兼见畏寒肢冷,加炒小茴香15g、炮干姜25g、制川乌20g、细辛15g;若症属寒湿凝滞,方中散剂取10g,用姜汁调糊状敷于脐中,外用胶布固定,以温经散寒;若症属气血虚弱,可加党参20g、黄芪30g、鸡血藤30g,以益气补血;若症属肝肾亏损者,可加炒川断30g、山茱萸30g、炒白芍30g,以益肾养肝。

【注意事项】注意调护,避免食辛辣刺激、生冷油腻;保持精神愉快;避免剧烈活动。孕妇忌用。

# 芪附四君子汤治疗经前期综合征

经前期综合征是指反复在黄体期出现周期性以情感、行为和躯体障碍为特征的综合征。月经来潮后,症状自然消失。

【组成】炙黄芪 50g,党参 30g,制附子 15g,炒白术 20g,茯苓 30g,甘草 10g,当归 15g。

【功用】温中散寒,益气健脾,疏肝理气,益气养血。

【主治】经前期综合征。症见情绪不稳,烦躁易怒,疲乏身困,腹胀腹泻,或肢体浮肿,舌淡苔白,脉虚缓。

【用法】加水煎煮 30min,滤出药液,再加水煎两次,每次煎 20min,去渣,三煎所得药液兑匀,分早、中、晚三次,饭前送服,每天一剂。

【方解】属于中医学"经行情志异常"范畴。本病的发生与妇女月经期气血的盈亏变化和体质禀赋密切相关。方中党参健脾益肺、养血生津,为常用补中益气之品;白术健脾燥湿,茯苓则降气渗湿,当归补气活血、调经止痛,甘草调和诸药;附子大辛大热,温肾散寒;黄芪益气建中,使阳生阴长、诸虚不足之证自除。

【加减】若症属风寒表证者,加苏叶 15g、防风 20g、荆芥 20g,以疏风散寒;若症属气滞明显者,选加制香附 20g、煨木香 10g、炒枳壳 30g,以疏肝行气;若症属阳虚明显,加炙淫羊藿 30g、炒补骨脂 15g、巴戟肉 15g、菟丝子 20g,以温补肾阳;若症属阴虚明显,加熟地 15g、炒白芍 20g、制首乌 20g,以滋阴养血;若症属纳少便稀者,加炒神曲 15g、炒山楂 20g、炒麦芽 30g,以消食化积;若症属不寐者,加炒酸枣仁 30g,以养心安神;若属浮肿尿少者,加益母草 30g、泽泻 30g,以活血利水;若症属肝郁气滞者,加制香附 20g、炒柴胡 20g,以疏肝理气;若症属血瘀者,加炒桃仁 25g、草红花 20g、炒当归 20g、川芎 30g、川牛膝 20g、炒枳壳 15g,以理气活血,化瘀通络。

【注意事项】应注意与精神病相鉴别,必要时中西医结合治疗。

# 桃红四物汤加味治疗月经过多

月经过多是指月经量较正常明显增多,而周期基本正常,一般认为月经量以 30~50ml 为宜,超过 80ml 为月经过多。本病可与周期、经期异常并发,如月经先期、月经后期、经期延长伴量多,尤以前者为多见。西医学子宫肌瘤、子宫肥大症、盆腔炎、子宫内膜异位症等疾病引发月经过多,可参考本病治疗。

【组成】当归 30g,赤芍 30g,熟地黄 20g,泽兰 20g,炒卷柏 15g,炒柏子仁 15g,怀牛膝 20g,炒桃仁 15g,丹参 20g,川芎 20g,制香附 20g,草红花 10g。

【功用】活血化瘀，止血调经。

【主治】月经过多，辨证气滞血瘀型。症见经行量多，色紫暗，有血块；经行腹痛，或平素小腹胀痛；舌紫暗或有瘀点，脉涩。

【用法】加水煎煮 30min，滤出药液，再加水煎两次，每次煎 20min，去渣，三煎所得药液兑匀，分早、中、晚三次，饭前送服，每天一剂。

【方解】中医学又称"经水过多"或"月水过多"，并认为其主要病机是冲任不固，经血失于制约而致经血量多。分型有气虚、血热和血瘀。瘀血阻滞是妇科常见的病机。素性抑郁，或忿怒过度，气滞血瘀，或经期产后，余血未尽，感受外邪，或不禁房事，瘀阻冲任，血不归经，新血难安，故经行量多；瘀血内结，故经色紫暗有块；瘀阻胞脉，"不通则痛"，故经行腹痛，或小腹坠痛等。本方在桃红四物汤养血活血的基础上加泽兰、卷柏、柏子仁、丹参活血化瘀；牛膝引血下行；香附行气调经。

【加减】若症属有热象者，加炒黄芩 15g，以清热泻火；若兼见疼痛明显者，加制元胡 30g，以行气止痛；若兼见气血不足者，加炙黄芪 30g、白术 20g、人参 10g、阿胶 10g(烊化)，以益气养血；若症属脾不统血，月经量增多，加党参 30g、炒山药 20g、茯苓 20g、大枣 15 枚、炙甘草 10g、棕榈炭 15g、藕节炭 15g，以健脾益气、固冲止血。

【注意事项】畅情志；少食辛辣温燥生冷之品。孕妇忌用。

# 血府逐瘀汤加减治疗子宫内膜异位症

子宫内膜组织出现在子宫体以外的部位时，称为子宫内膜异位症。临床表现有痛经，呈进行性加重，疼痛始于经前一两天，经期后痛渐消失。疼痛部位在下腹部及腰骶部。此外，还有月经失调、不孕、深位性交痛、排便痛及便血、尿频、尿痛、血尿等。本病是良性病变，但具有类似恶性肿瘤的种植、侵蚀及远处转移的能力。治疗内异症的根本目的是"缩短和去除病灶，减轻和控制疼痛，治疗和促进生育，预防和减少复发"。

【组成】桃仁 20g，红花 15g，川芎 30g，赤芍 30g，制柴胡 20g，炒枳壳 15g，炒三棱 15g，炒莪术 15g，炒土鳖虫 10g，茯苓 30g，桂枝 20g，甘草 10g。

【功用】活血祛瘀，理气通络。

【主治】子宫内膜异位症。临床可见痛经，面色晦暗，肌肤乏润，舌质暗，苔薄白，脉象沉弦。伴继发性痛经、不孕、盆腔包块等。

【用法】加水煎煮 30min，滤出药液，再加水煎两次，每次煎 20min，去渣，三煎所得药液兑匀，分早、中、晚三次，饭前送服，每天一剂。10d 为一个疗程。

【方解】子宫内膜异位症是妇科常见病，多发生于育龄期妇女，初潮期及绝经后罕见。中医学认为，本病属"症积"范畴。"离经之血则为废血"，治疗宜活血化瘀为要。方中桃仁、红花、川芎、赤芍活血祛瘀，柴胡、枳壳疏肝解郁、行气化滞，三棱、莪术、蟄虫活血破瘀、通络止痛，茯苓健脾除湿,桂枝温经散寒,甘草调和诸药、缓和急迫。合而成方,共奏活血祛瘀、理气通络之功效,使瘀血祛除,气畅热清,则诸症自可去除。

【加减】若症属寒凝血瘀明显者,方中可加炮姜 6g、炒小茴香 10g、焦艾叶 10g、当归 15g、炒吴茱萸 10g,以温经散寒,活血祛瘀;若症属肝气不舒者,加制香附 20g、炒元胡 20g,以疏肝行气,加炒川楝子 15g、炒白芍 20g、炒丹皮 10g、生地 15g、炒茜草 20g,以清肝解郁、降逆止血;若兼见肾虚血瘀者,加熟山萸肉 20g、炒菟丝子 20g、焦杜仲 15g、巴戟肉 15g、炒枸杞子 15g、益母草 30g、锁阳 20g、肉苁蓉 20g,以益肾调经、活血祛瘀。

【注意事项】本病经早期诊断、积极治疗,多数轻中度内异症患者经中医治疗症状明显缓解,受孕率提高;但若内异症囊肿发生扭转、破裂,当积极手术治疗;对症状严重、无生育要求或药物治疗无效者,应行全子宫切除术。孕妇忌用。

# 红藤败酱汤治疗慢性盆腔炎

盆腔炎性疾病指女性上生殖道的一组感染性疾病,主要包括子宫内膜炎、输卵管炎、输卵管卵巢囊肿和盆腔腹膜炎,为育龄期妇女常见病、多发病。盆腔炎有急性和慢性。急性常发生于月经期、流产、分娩、刮宫、放置宫腔节育器或其他手术操作后,细菌易上升侵入而引起;慢性是由于急性炎症未能彻底治疗而致。临床表现:急性期病人常有高热、寒战、头痛、下腹疼痛,有时可伴有恶心、呕吐、腹胀、腹泻、排便困难以及排尿困难、尿频、尿痛等。慢性盆腔炎的全身症状多不明显,可有低热、乏力、全身不适等,局部症状可有下腹部坠胀、疼痛及腰骶部疼痛,在劳累、性交后、月经前后加剧。

【组成】红藤 50g,败酱草 30g,蒲公英 30g,紫花地丁 30g,野菊花 20g,金银花 30g。

【功用】清热解毒,消痈排脓,活血行瘀。

【主治】慢性盆腔炎。症见下腹部胀坠疼痛,腰骶部酸痛,白带增多,月经量多,或不孕,舌质红或暗红,苔黄腻,脉弦滑。

【用法】将上药水煎三次后去渣,浓缩至 200ml,药温保持在 30℃,保留灌肠 3h,每天一次,15次为一个疗程,月经期暂停。

【方解】本病属于中医"带下病""妇人腹痛""症瘕""不孕症"。治疗以活血化瘀、止痛消症为主。方中红藤、败酱草、蒲公英、紫花地丁具有清热解毒、消痈排脓、活血行瘀的作用,金银花、连翘起清热解毒、消散痈肿之功效。

【加减】若兼见经量过多者,加三七粉 10g、小蓟炭 20g,以凉血止血;若兼见白带过多、有臭味者,加炒黄柏 30g、炒苍术 20g、生黄柏 10g,以清热燥湿;若兼见肝肾两亏者,加用夏枯草 30g、墨旱莲 20g,以滋阴补肾;若兼见腰膝酸软、小腹坠胀者,加续断 20g、炒菟丝子 20g,以补肾涩精;若症属寒滞血瘀者,方中可选用炒小茴香 10g、炮干姜 6g、焦蒲黄 15g、炒五灵脂 10g、官桂 10g,以温中散寒、化瘀止痛;若症属气滞血瘀者,加制乳没各 15g、炒川楝子 10g、制延胡索 15g、炒当归 20g、炒青皮 10g,以活血行气化瘀。

【注意事项】注意性生活卫生,减少性传播疾病;忌食辛辣刺激性食物。

# 养阴生肌散加减治疗宫颈糜烂

宫颈外口周围的表面被宫颈管黏膜柱状上皮伸展占据而产生的红色病变,称为宫颈糜烂。宫颈糜烂常无症状,如炎症明显,临床表现有大量脓样白带,刺激外阴而引起外阴瘙痒、潮红、肿胀。阴道及宫颈充血,有触痛。

【组成】炒黄柏 15g,蒲黄 15g(包),炙甘草 10g,雄黄 1g,薄荷 10g,龙胆草 10g,青黛 10g,冰片 1g,生石膏 20g,珍珠粉 5g。

【功用】清热泻火,活血化瘀,敛疮生肌。

【主治】子宫颈糜烂。临床可见于子宫颈表面充血糜烂,伴有带下量多,下腹部疼痛,舌质红,苔黄,脉细数等。

【用法】将上药研细过 120 目筛,勿令透气,装入瓶内备用。用时,先用窥阴器扩开阴道,暴露宫颈后,按常规以 0.1%新洁尔灭清洗阴道,然后用喉头喷粉器将药粉均匀地喷于患部。每天用药一次,10d 为一个疗程。

【方解】本病属中医妇科学"带下病"范畴。方中黄柏、龙胆草清热解毒、燥湿泻火,蒲黄理血、化瘀、祛腐,青黛、雄黄、珍珠粉、生石膏、冰片解毒泻火、燥湿止痛、敛疮生肌,薄荷疏散风热,甘草清热解毒、调和诸药。合而用之,共奏清热泻火、活血化瘀、敛疮生肌之功效。

【注意事项】在应用本方宜尽量避免性生活;忌食辛辣刺激性食物;月经期或妊娠期停止用药。

# 苦参汤洗剂治疗慢性宫颈炎

慢性宫颈炎是指子宫颈间质内有大量淋巴细胞、浆细胞等慢性炎细胞浸润,可伴有子宫颈腺上皮及间质的增生和鳞状上皮化生。慢性子宫颈炎可由急性子宫颈炎迁延而来,也可为病原体持续感染所致,病原体与急性子宫颈炎相似。主要症状为白带多,呈黏液脓性,伴腰酸及下腹部坠痛,性交后有少量出血。妇科检查可发现子宫颈糜烂样改变,或有黄色分泌物覆盖子宫颈口或从子宫颈口流出,也可表现为子宫颈息肉或子宫颈肥大。

【组成】苦参 100g,炒蛇床子 50g,炒黄柏 50g,白矾 30g,地肤子 50g,炒五倍子 30g,炒艾叶 30g,土茯苓 50g,炒花椒 30g,炒黄连 20g。

【功用】利湿收敛,杀虫止痒。

【主治】慢性宫颈炎。症见阴道分泌物增多呈黏液脓性,外阴瘙痒,伴有腰酸及下腹部坠痛,舌质红,苔微黄,脉滑数。

【用法】加水煎汤 300ml,过滤去渣,冲洗外阴及患处。

【方解】本病属中医妇科学"带下病"范畴。苦参清热燥湿,蛇床子、白矾、花椒杀虫止痒,黄连、黄柏泻火解毒,治热毒疮疡,地肤子清热利湿、祛风止痒,五倍子收湿敛疮,艾叶温经散寒,土茯苓解毒除湿。诸药相配合,具有清热解毒,利湿收敛,杀虫止痒之效。

【注意事项】治疗前,应常规行子宫颈癌筛查;患处溃烂出血、月经期禁用;妊娠期慎用;注意浴具分开,避免交叉感染。

# 地肤子汤治疗滴虫性阴道炎

滴虫性阴道炎是由阴道毛滴虫引起的阴道炎症。临床表现主要为白带增多,典型者呈灰黄色或黄绿色,泡沫状,亦可呈浆液性、水样、脓性或带血性,有臭味。急性病人常有大量白带,而慢性病人则仅有中等量白带。病人常有外阴瘙痒,疼痛或灼热感等,这是由于分泌物的刺激所致。部分患者伴有尿频、尿急。

【组成】地肤子 50g,蛇床子 30g,苦参 30g,艾叶 30g,风化硝 30g(另包烊化)。

【功用】清热燥湿,解毒杀虫。

【主治】滴虫性阴道炎。症见白带量多,呈灰黄色泡沫状,外阴瘙痒,舌淡,苔白腻,脉缓。

【用法】将上药加水 1000ml,煎至 600ml,去渣,纳入风化硝烊化,待用。用时,每天将上药液冲洗阴道两次,冲洗后将纱布蘸药液后塞阴道后穹窿处,保留 2h 后取出,连续用药 10d。

【方解】本病属中医妇科学"带下病"范畴。主要病机为湿热下注。方中地肤子、蛇床子祛风杀虫止痒,苦参清热燥湿,艾叶温经散寒,风化硝杀虫止痒。

【注意事项】阴道出血或患处溃烂出血、月经期禁用;妊娠期慎用;注意浴具分开,避免交叉感染。

# 藿香煎治疗霉菌性阴道炎

霉菌性阴道炎主要是由白色念珠菌引起的阴道炎症。其临床表现主要是外阴、阴道瘙痒,但瘙痒的程度不等,严重时可影响病人的工作和休息。瘙痒多以小阴唇及前庭部位为主。急性期常有外阴灼热感,排尿时加重,并可反射性地引起尿频、尿急,容易与膀胱炎混淆。病人白带增多,典型的白带呈凝乳状或片块状且黏稠,有时亦可呈水样或浆液状。慢性病人的外阴部现皮肤破裂、苔藓样或湿疹样改变。

【组成】藿香 30g,土茯苓 50g,蛇床子 50g,贯众 30g。

【功用】解毒利湿,杀虫止痒。

【主治】霉菌性阴道炎。症见带下量多,色白,质稀白如凝乳块,无臭味,舌质红,苔黄腻,脉数。

【用法】将上药加水 2000ml,煎沸后取药液置便盆或痰盂内,待温度适宜时先熏后洗,每天一两次,连续 10d 为一个疗程,一般两个疗程即可。治疗时间以在月经期后较为适宜。

【方解】本病属中医妇科学"带下病"范畴。主要病机是湿热,故选用藿香芳化湿浊而解秽恶之气,配以土茯苓清热解毒利湿,以增强其祛湿效果,并佐以贯众、蛇床子杀虫止痒。五行之中脾属土,土色黄,脾主运化水湿,脾虚湿浊不化,湿蕴化热,湿热下注,任脉失约,带脉不固,遂成黄带。必要时可配合内服方药,加用山药、芡实、黄柏、车前子、白术等健脾化湿,清热止带。

【加减】若症见青带与黄带相兼出现,加白芍 30g、荆芥炭 20g,以解郁养肝;若症见带下臭秽,加炒黄柏 30g,以清泄肾火。

【注意事项】阴道出血或患处溃烂出血、月经期禁用,妊娠期慎用;注意浴具分开,避免交叉感染。

## 苦参洗剂治疗萎缩性阴道炎

萎缩性阴道炎常见于自然绝经或人工绝经后妇女,也可见于产后闭经或药物假绝经治疗的妇女。临床表现为外阴部灼热不适、瘙痒及阴道分泌物增多。阴道分泌物稀薄,呈淡黄色,感染严重者呈脓血性白带。由于阴道黏膜萎缩,可伴有性交痛。检查可见阴道黏膜萎缩性改变,上皮皱襞消失,萎缩,菲薄。阴道黏膜充血,有散在小出血点或点状出血,有时可见溃疡。溃疡面可与对侧粘连,严重者造成狭窄甚至闭锁,炎症分泌物引流不畅形成阴道积脓或宫腔积脓。

【组成】苦参 50g,生百部 30g,蛇床子 30g,地肤子 30g,白鲜皮 30g,紫荆皮 20g,龙胆草 20g,川黄柏 30g,川花椒 20g,苍术 20g,枯矾 20g。

【功用】清热燥湿,杀虫止痒。

【主治】老年性阴道炎。症见白带增多成黄水状,重者呈脓性或血性,伴外阴瘙痒、灼热,干涩感,盆腔坠胀不适,或有小便黄赤,舌质红,苔黄腻,脉滑数。

【用法】加水 2000~3000ml,煎煮 30min,再加食醋 150ml,先熏后洗,每天一剂,早晚各一次,10d 为一疗程。也可用胡桃大小消毒棉球缚以长线、饱吸药液,于睡前坐浴后塞入阴道并于次晨取出。

【方解】古籍称该病为"下白物""流秽物"。《诸病源候论》明确提出了"带下病"之名。《傅青主女科》认为,"带下俱是湿证"治疗以清热除湿为主。苦参、白鲜皮清热燥湿,蛇床子、百部、川花椒、枯矾杀虫止痒,黄柏、紫荆皮泻火解毒,治热毒疮疡,地肤子清热利湿、祛风止痒,龙胆草、苍术清热燥湿、泻肝胆火。诸药相配合,清热燥湿,杀虫止痒。

【加减】若症见白带带血,加清肝止淋汤,以清肝火、扶脾气;若症见白带色黄,加易黄汤,健脾化湿，清热止带；若症属脾虚湿胜，加白术 30g、萆薢 20g、苡仁 30g、通草 20g、滑石 30g、陈皮 20g，以健脾燥湿；若症属肝肾亏损，加菟丝子 20g、桑寄生 30g、山萸肉 30g、椿皮 30g、鸡冠花 30g、丹皮 20g、生地 20g、苦参 50g，以滋养肝肾、清热止带。

【注意事项】临床症状严重者，可配合中药内服治疗。

# 妇更饮治疗更年期综合征

更年期综合征有时也称绝经期综合征，大多发生于自然绝经前后或人工绝经(如手术切除卵巢或放射治疗)之后的妇女。临床表现为近期症状和远期症状。近期症状包括月经紊乱、潮热、出汗等血管舒缩症状，心悸、失眠、眩晕等自主神经功能失调，烦躁易怒、情绪低落等精神神经症状；远期症状包括尿痛、尿急等泌尿生殖道症状，骨质疏松，伴发动脉硬化、糖脂代谢异常等心血管病变等。治疗目标：缓解近期症状，并能早期发现、有效预防骨质疏松症、动脉硬化等老年性疾病。

【组成】生地 20g，紫草 15g，桑寄生 20g，炒当归 30g，钩藤 20g(后下)，制香附 20g，生麦芽20g，炒仙灵脾 20g。

【功用】滋补肝肾，养血活血。

【主治】更年期综合征。临床可见头晕耳鸣，心烦易怒，失眠心悸，月经紊乱，舌淡，苔薄，脉弦细等。

【用法】加水煎煮 30min，滤出药液，再加水煎两次，每次煎 20min，去渣，三煎所得药液兑匀，分早、中、晚三次，饭前送服，每天一剂。

【方解】本病中医学称为"绝经前后诸症"或"经断前后诸证"，古籍无此病名记载，有关本病的临床表现散见于"年老血崩""脏躁""百合病"等病症中。治疗当明确诊断后辨证求因论治，缓解近期症状。方中生地清热凉血、生津，紫草凉血解毒，仙灵脾补肾助阳，桑寄生补肝肾、强筋骨，当归养血、活血、调经，钩藤清热平肝、熄风解痉，香附疏肝理气、调经止痛；生麦芽疏肝、消食、化滞。综观全方，共奏滋补肝肾，养血活血，调理阴阳之功效。

【加减】临床应用时可随证加减。若症属肝郁心虚者或脏躁神烦者，加淮小麦 30g、炙甘草 15g、红枣 10g，以养心补脾；若兼见脾弱少运、纳差便溏、神倦乏力者，加党参 20g、白术 30g、炒山药 20g、茯苓 20g，以健脾益气；若症属水亏木旺、烦躁易怒、血压偏高、头晕耳鸣偏重者，加女贞子 20g、墨旱莲 20g、夏枯草 30g、石决明 30g，以镇肝潜阳；若症属阴虚血少、失眠心悸者，加北沙参 20g、麦冬 15g、制首乌 20g、炒酸枣仁 30g、五味子 20g，以养心安神；若症见自汗盗汗，加糯稻根 30g、浮小麦 30g、炒白术 20g，以固表止汗；若症属肾阳肾阴两虚者，方中可选用二仙汤合二至丸加减：仙茅 15g、炒淫羊藿 30g、制巴戟肉 20g、制知母 15g、炒黄柏 15g、炒当归 20g、炒女贞子 20g、旱莲草 20g、炙甘草 10g，以补肾扶阳、滋养冲任。

【注意事项】畅情志；调饮食；适当补充维生素和钙；必要时辅以雌激素治疗。

# 消症散加减治疗不孕症之输卵管阻塞

不孕症之输卵管阻塞是指女性生殖系统的输卵管腔受到阻塞而引起的一系列表现。引起的原因为输卵管炎等病症,此为不孕症的常见原因之一。病人可表现有下腹闷胀痛或不适、月经失调等症状。

【组成】当归500g,白芷300g,炒赤芍300g,五加皮500g,追地风500g,透骨草500g,艾叶300g,香附300g,千年健300g,羌活200g,独活300g,制乳香300g,制没药300g,桂枝300g,血竭100g,红花300g,紫苏200g。

【功用】行气活血,祛瘀散结。

【主治】不孕症之输卵管阻塞。症见婚久不孕,月经量多或少,经色多紫暗、夹血块,伴经行腹痛或平时少腹胀痛,经前加重,平素多愁善感,郁郁寡欢,舌质紫暗,苔薄白,脉弦细。

【用法】上药共研细末,每用250g,装入布袋内,蒸透后40℃热熨两侧少腹,每天熨两次,以冷却为度,每袋可连续使用10d,再更换新药。

【方解】中医有关不孕症的记载,最早见于《周易》。《备急千金要方》将原发性不孕称为"全不产",继发性不孕称为"断绪"。《广嗣纪要》将女性不孕归纳为"五不女",即"螺、纹、鼓、角、脉",除脉外,其余主要属先天性生殖器官畸形。中医学认为,其与月经病的关系较为密切,其辨证,主要依据月经的变化,全身症状及舌脉等。方中当归补血活血,调经止痛;白芷散寒,消肿,排脓,止痛;炒赤芍清热瘀止痛;五加皮、千年健补益肝肾,强筋壮骨;追地风行气止痛;透骨草活血止痛,通络;艾叶、香附温经散寒,调经止痛;羌活、独活祛风除湿止痛;乳香、没药活血化瘀止痛,消肿生肌;桂枝、紫苏解表散寒,温通经脉;血竭活血化瘀止痛,敛疮生肌。

【加减】若症属肝郁气滞者,可选用开郁种玉汤加减,即炒白术200g、郁金100g、炒川楝子100g,以疏肝解郁、养血理脾;若症属寒湿凝结者,加肉桂100g、炒吴茱萸200g,以温经散寒、化瘀通络;若症属痰湿阻隔,选用启宫丸加减,即制法半夏100g、苍术100g、制香附100g,以燥湿化痰、理气调经;若症属湿热内蕴,可加红藤200g、金银花100g、败酱草200g、桃仁100g、赤芍100g,以清热利湿、化瘀调经。

【注意事项】月经期禁用。孕妇忌用。

# 固肾汤治疗压力性尿失禁

压力性尿失禁也称用力性尿失禁,指病人腹压增加时(如咳嗽、大笑、喷嚏、用力提物,甚至改变体位、大声讲话、排便等)尿液不随意地自尿道口流出,是妇女常见的泌尿科疾病。其原因主要由于产伤所致,但体质虚弱、营养不良、手术损伤和子宫脱垂等也可引起。据统计,即使健康妇女也有约 50%以上有程度不同的压力性尿失禁,其中 10%左右每日均有尿失禁发生。

【组成】炒菟丝子 30g,益智仁 15g(捣),炒枸杞子 20g,炒补骨脂 30g,炙黄芪 50g,焦杜仲 20g,锁阳 30g,知母 15g,炒黄柏 15g,炒当归 20g,制龟板 30g,炒陈皮 15g,炒白芍 15g,炒牛膝 30g,制虎骨 20g(捣)。

【功用】益气健脾,补肾固虚,收敛固涩。

【主治】压力性尿失禁。症见患者神疲懒言,腰膝酸软,咳嗽或大笑、喷嚏、用力提物,甚至改变体位、大声讲话、排便时,小便不自主流出,舌淡,苔薄白,脉弱,尺侧尤甚。

【用法】加水煎煮 30min,滤出药液,再加水煎两次,每次煎 20min,去渣,三煎所得药液兑匀,分早、中、晚三次,饭前送服,每天一剂。

【方解】本病当属中医学"遗溺",认为老年女性中气亏虚,气虚下陷,肾阳不足,命门火衰,失于固摄,致膀胱气化无权,而溺不得出,故出现压力性尿失禁。方中菟丝子补益肝肾、固精缩尿,益智仁、补骨脂温脾暖肾、收敛止遗,枸杞子滋补肝肾,黄芪补益脾肺肾,气血共养;杜仲、锁阳补益肝肾专治下元虚冷,知母、黄柏滋肾阴、润肾燥,共奏滋阴降火之效。当归与陈皮配伍补肺益肾,龟板与白芍配伍滋阴潜阳、益肾强骨,牛膝引火下行、补肝肾、强筋骨,虎骨平肝潜阳、收敛固涩。诸药合用,脾肺肾得以温补,津液生化与固摄如常,膀胱制约功能复健。

【加减】若症属中气下陷,方中加炙升麻 10g、制柴胡 15g,以升阳举陷;若症属里虚寒,加炒吴茱萸 10g、炮附子 10g(先煎)、炒小茴香 10g、炒桑寄生 15g、制川断 20g,以温肾散寒;若症属阳虚不固者,用制天雄 6g(先煎),以温阳逐寒固遗;加煅牡蛎 30g、煅龙骨 30g,以交通心肾固涩;加乌药,以温阳散寒。方药相互为用,以取其效。

【注意事项】病情严重影响生活质量者,可选择中西医结合治疗,尽早手术治疗。孕妇忌用。

# 玄参钩藤饮治疗妊娠高血压综合征

妊娠高血压综合征是妊娠与血压升高并存的一组疾病。该组疾病严重影响母婴健康,是孕产妇和围产儿病死率升高的主要原因,包括妊娠期高血压、子痫前期、子痫以及慢性高血压并发子痫前期和慢性高血压合并妊娠。主要表现为水肿、高血压和蛋白尿,并伴有全身多脏器损害,严重时出现抽搐、昏迷、心力衰竭、肾功能衰竭和胎盘早期剥离等。本病治疗目的是控制病情、延长孕周、确保母儿安全。

【组成】玄参 20g,钩藤 30g(后下),石决明 30g,丹参 30g,赤白芍各 20g,葛根 30g,土牛膝 20g。

【功用】清热凉血,熄风止痉。

【主治】妊娠中毒症。症见妊娠后期,颜面浮肿或肿及全身,肤色淡黄,皮薄而光亮,夜寐多梦易惊,或突发四肢抽搐,甚则昏不知人,舌红苔薄黄,脉弦滑数。

【用法】将上药水煎三次,每次 20min,三次药液兑匀,分早、中、晚三次,饭前送服,每天一剂。

【方解】在中医学中,妊娠中、晚期出现肢体面目肿胀者,称"子肿";出现头晕目眩者中医称"子晕";若于妊娠晚期或正值临产时或新产后发生眩晕倒仆,昏不知人,手足抽搐,全身强直,双目上视,须臾醒,醒复发,甚或昏迷不醒者,中医称"子痫"。治疗当辨病与辨证相结合,随证施治勿用过滑利、峻下、逐水、耗散之品,以免伤胎。本病为危急病症,尤其子痫,防重于治,以熄风、安神、镇痉为要,并积极进行中西医结合抢救,急则治其标。方中丹参、赤芍活血化瘀,钩藤、石决明清热平肝、清热熄风,玄参、葛根养阴清热,配伍牛膝补益肝肾,并能引药下行,促使机体气血通调,阴平阳秘。

【加减】若症属水肿重者,方中可加大腹皮 20g、猪苓 20g,以利水渗湿;若兼见抽搐者,加羚羊角粉 6g,以平肝熄风;若症属胆火亢盛者,加生地 15g、龙胆草 15g、炒山栀子 15g、炒黄芩15g、菊花 15g、白术 20g、天麻 15g,以平肝泻火;若症属痰湿壅盛者,可加姜半夏 15g、姜竹茹 15g、桑寄生 15g、焦杜仲 15g、炒山药 20g、茯苓 20g、薏苡仁 30g、大腹皮 15g、车前草 20g、菟丝子 20g,以祛痰化湿,健脾补肾利水。

【注意事项】对高危人群适度锻炼、合理饮食、低钙饮食、抗凝治疗直至分娩;重度子痫前期预防子痫发作,必要时加硫酸镁肌肉注射。

# 安胃饮治疗妊娠剧吐

妊娠 5~10 周频繁恶心呕吐,头晕倦怠,甚至食入即吐者,排除其他疾病引发的呕吐,体重较妊娠前减轻≥5%、体液电解质失衡及新陈代谢障碍。可致维生素 $B_1$ 和维生素 K 缺乏。严重者,可引发肾前性急性肾衰竭。

【组成】赤石脂 30g,姜半夏 10g,青黛 10g。

【功用】清肝和胃,降逆止呕。

【主治】妊娠呕吐。症见妊娠以后,面色苍白,恶心呕吐,食欲不振,呕吐酸水或苦水,嗳气叹息,烦躁,舌红,苔薄白或微黄,脉弦滑。

【用法】加水浓煎 3000ml,调入蜂蜜 50g。少量多次服用,每日一剂。

【方解】本病相当于中医学"恶阻",多因孕后经血不泻,冲脉气盛,冲脉隶于阳明,若脾胃素虚,冲气上逆,胃失和降或脾虚不运,痰湿内生,冲气挟胃气上逆,或挟湿上逆而致恶心、呕吐;或孕后血聚养胎,阴血不足,肝气偏旺,若素性肝旺,则肝气愈旺,肝旺侮胃,胃失和降,遂致恶心、呕吐。治疗当以调气和中,降逆止呕为主,并调饮食和畅情志,用药忌升散之品。方中半夏和胃降逆,善治呕吐,赤石脂除湿痰,青黛泻肝火。

【加减】若症属肝气上逆,加当归 20g、炒白芍 30g、熟地 15g,以养血平肝;若症属脾胃虚弱,加炒白术 30g、茯苓 20g、党参 20g,以健脾养胃、益气和中;若症属食欲不振,加炒麦芽30g,以健胃消食;若症属脾胃虚弱,加人参 40g、炒砂仁 10g(捣碎)、炒陈皮 10g、大枣 10 枚、煨木香5g,以健脾和胃、降逆止呕;若症属肝胃不和,加紫苏 10g、姜黄连6g、橘皮 10g、姜厚朴10g,以抑肝和胃、降逆止呕;若症属气阴两虚,加生脉散合增液汤加减,以益气养阴、和胃止呕。

【注意事项】若经积极治疗后出现以下情况需考虑终止妊娠:①持续黄疸;②持续蛋白尿;③体温升高达 38℃以上;④心率≥120 次/分;⑤伴发 Wernicke 综合征等。

## 安胎散治疗胎漏先兆流产

先兆流产指妊娠 28 周先出现少量阴道流血,常为暗红色或血性白带,无妊娠物排出,随后出现阵发性下腹痛或腰背痛。妇科检查宫颈口未开,胎膜未破,子宫大小与停经周数相符。经休息及治疗后症状消失,可继续妊娠;若阴道流血量增多或下腹痛加剧,可发展为难免流产。

【组成】炒当归 20g,阿胶 10g(烊化冲服),川芎 15g,炒白芍 15g,炒白术 30g,炒艾叶 15g。

【功用】益气养血,补肾安胎,健脾清热。

【主治】先兆流产。症见孕妇出现少量阴道流血,色淡暗,腰腹坠胀,神疲肢倦,舌红,苔薄白,脉细滑。

【用法】加水煎沸 30min,滤出药液,再加水煎两次,每次 20min,去渣,三煎药液兑匀,分早、中、晚三次,饭前送服,每天一剂。7d 为一个疗程,连服至症状消失。停用其他治疗,卧床休息,避免情绪紧张,禁止性生活。

【方解】中医学称先兆流产为"胎漏""漏胎""胎动不安""妊娠腹痛"等。其主要原因是脾肾亏损,带脉无力,胞胎无以胜任。治疗以益气养血、补肾安胎为主,佐以补脾、清热、调气之品。安胎散以当归、川芎、白芍、阿胶益阴补血为主,白术补气安胎,艾叶暖宫止血。以上述诸药为主,再辨证加味,于病情更为熨帖,故获效满意。

【加减】若症属气血虚弱者,加人参 10g、炙黄芪 30g、枸杞 15g,以益气养血;若症属肾虚,加焦杜仲 15g、炒续断 20g,以固肾安胎;若症属血热,加炒黄芩 15g、生地 15g,以清热安胎;若症见阴道流血较甚,加地榆炭 15g,以凉血止血;若症见小腹坠胀,加炒升麻 9g、制柴胡 10g,以升阳举陷;若症见小腹掣痛或阵发性加剧者,重用炒白芍 30g~50g、炙甘草 15g,以缓急止痛;若症见小腹胀痛,加枳实 20g,以理气止痛;若胎动下血,加棕榈炭 20g,以固冲止血。

【注意事项】卧床休息,保持情绪稳定,禁止性生活。

## 救母丹加减治疗人流扩宫

进行人工流产时,由于宫颈口狭窄而不能操作,必须采用扩张宫颈口的办法使之扩张,从而才能进行进一步的操作。这种扩张宫颈口的办法就称为扩宫。

【组成】人参 20g,当归尾 30g,黄芪 30g,益母草 30g,制乳香 10g,赤石脂 20g,川芎 20g,川牛膝 30g。

【功用】补益气血,活血下胎。

【主治】人流扩宫。

【用法】加水煎煮 30min,滤出药液,再加水煎两次,每次煎 20min,去渣,三煎所得药液兑匀,分早、中、晚三次,饭前送服,每天一剂。

【方解】方中人参大补元气为君;黄芪补气运胎;当归、川芎补血,使气充血旺为臣;益母草活血又善下死胎;赤石脂化恶血,使恶血去而胎自下;牛膝引血下行;乳香行气下滞,使气行则血行,以助排胎外出。

【加减】方中可加焦荆芥穗以引血归经,使胎气下而不致流血过多。若症属殒胎瘀阻,加炒桃仁 10g、红花 10g、炮干姜 6g、焦艾叶 10g,以去胎逐瘀、养血止血;若症属邪热瘀阻,加金银花 30g、炒丹皮 10g、赤芍 30g、蒲公英 20g、紫花地丁 30g、天葵子 10g,以清热解毒、活血化瘀。若症属脾肾两虚,可加炒川续断 20g、炒菟丝子 20g、焦杜仲 15g、熟地 20g、阿胶 10g(烊化)、桑寄生 20g,以补肾健脾,益精养血。

【注意事项】术前后监测凝血功能。孕妇忌用。

# 二鲜饮加味预防产后出血

胎儿娩出后 24h 以内失血量超过 500ml,剖宫产时超过 1000ml,是分娩期的严重并发症,居中国产妇死亡原因首位。处理原则为:针对出血原因,迅速止血;补充血容量,纠正失血性休克;防止感染。

【组成】黑荆芥 20g,炮姜炭 6g,鲜白茅根 30g,陈藕节 30g,三七 10g(细末,分两次冲服)。

【功用】扶正止血。

【主治】产后出血。症见新产后,突然阴道大量出血,血色鲜红,舌淡苔少,脉微或浮大而虚。

【用法】加水煎沸 30min,滤出药液,再加水煎两次,每次 20min,去渣,三煎药液兑匀,分早、中、晚三次,加田三七末 4.5g 冲服。饭前送服,每天一剂。

【方解】本病属于中医妇科学“血崩”范畴。多因素体气血不足,或产时失血过多,致血虚气脱。本病主要根据阴道出血及全身伴随症状以辨其虚实。治疗原则以“急则治其标,缓则治其本”。方中黑荆芥清阳之剂,散风清血之药也,可理顺气机,引清阳之气上升而止血;炮姜炭入脾经,长于温经止血,对脾阳虚,脾不统血之出血病症,为首选药;白茅根性味甘寒,主入血分,功善凉血止血,为治血热妄行诸血症之常用药;陈藕节收敛止血,补虚扶正;三七散瘀止血。

【加减】若症属气虚,加炙黄芪 30g、人参 15g,以益气补血;若症属脾气虚,加升麻 10g,以升阳补脾;若症属血块多、腹痛剧者,加炒益母草 20g,以化瘀利水;若症属肝郁血瘀者,加制香附子 20g、炒蒲黄 5g、炒白芍 20g、炒五灵脂 15g、白刺果 100g、仙鹤草 30g,以理气化瘀止血;若症属阴虚血瘀,加女贞子 30g、生地 20g、炒茜草 20g、山萸肉 20g、炒丹皮 20g、炒川断 20g,以滋阴化瘀止血。

【注意事项】积极治疗各种妊娠并发征。有产后出血危险的孕妇,应积极预防:产前做好抢救措施;产时正确处理产程,尽早使用缩宫素;产后密切监测生命体征,鼓励产妇与新生儿早接触,以便反射性引起子宫收缩。孕妇忌用。

## 十全大补汤治疗产后尿潴留

分娩后排尿困难,小腹胀急疼痛甚或小便癃闭者称为产后尿潴留。多因身体素质虚弱,产时劳力伤气,或血失过多而致。

【组成】党参 30g,炒白术 30g,炙黄芪 50g,茯苓 20g,炙甘草 15g,炒当归 20g,生地 20g,炒白芍30g,川芎 20g,车前子 30g,冬葵子 30g,炒知母 15g,炒黄柏 20g,肉桂 10g。

【功用】温补气血,利尿。

【主治】产后尿潴留。症见患者神疲倦怠,面色少华,小腹胀急,小便淋漓,舌质淡红,苔薄白,脉细弱。

【用法】加水煎沸 30min,滤出药液,再加水煎两次,每次 20min,去渣,三煎药液兑匀,分早、中、晚三次,饭前送服,每天一剂。

【方解】产后尿潴留,属于中医"癃闭"范畴。产后癃闭病机主要为新产后耗气伤血失精,气血虚弱,肝肾精亏,肝本主疏泄,肾主开阖,二者失司,则施泄无权开阖不利。本病为气血两伤,膀胱气化不利,本虚标实之证。方中人参、白术、茯苓、甘草,四药皆温甘得中之味,温得中之气,此为生化良方,而助脾胃之阳;方中当归、白芍、生地、川芎,四药合用使血虚得补,血滞得散,补血调血,养脾胃之阴;黄芪补气生阳,利水消肿;肉桂补火助阳,引火归元;车前子、冬葵子利尿通淋,配伍知母、黄柏加强滋阴降火之效。

【加减】若症属气郁血瘀,方中可加丹参 30g,以活血化瘀;若症属恶露不畅,加益母草 30g,以活血调经;若症属肾虚较甚,加炒杜仲 15g、桑寄生 20g,以补益肝肾;若症属膀胱郁热,加淡竹叶10g,以清热利尿;若肝郁气滞,加沉香 6g(后下)。

【注意事项】必要时可行导尿术,间断夹闭导尿管,锻炼膀胱功能。孕妇忌用。

## 通络下乳汤治疗产后缺乳

产后乳汁甚少或全无称为产后缺乳,其病机主要是气血虚弱,生化不足,或因肝气郁结,乳脉壅塞致乳不得下。

【组成】炒当归 30g,炒川芎 20g,桔梗 10g,炒王不留行 20g,炙黄芪 30g,通草 10g,路路通30g。

【功用】补气养血,活血祛瘀,通络行乳。

【主治】产后缺乳。症见患者神疲,乳汁少,乳房胀满,或情志不畅,舌质暗红,苔白腻,脉弦或弱。

【用法】将上药水煎服。另用七星猪蹄一只,煎汤入药同服。每天一剂,每剂煎三次,早、中、晚分服。

【方解】产后乳汁甚少或全无称为"缺乳",亦称乳汁不行。多见于新产之后,少数人哺乳期亦可发生。《景岳全书》云:"妇人乳汁,乃冲任气血所化,故下则为经,上则为乳。"因此治宜补养气血基础之上,加血肉有情之品加强滋补之力,更配合通草通窍下乳。方中用当归、川芎、黄芪益气养血,桔梗、通草理气通络,路路通、王不留行通络下乳,猪蹄补血通乳。综观全方,共奏补气养血、活血祛瘀、通络行乳之功效。

【加减】若症属肝郁气滞,方中可加炒白芍30g、麦冬15g、熟地15g、炒柴胡20g,以滋阴养血、疏肝解郁;若伴失眠,加炙远志20g、炒酸枣仁30g、五味子20g,以安志定神;若症属肝郁脾虚,加炒白术30g,以健脾实脾、助肝木疏泄;若气血虚,加鸡血藤30g、人参10g、生黄芪30g、茯苓30g、桔梗10g,以益气养血、通络生乳;若兼见纳呆腹胀便溏者,加茯苓30g、炒山药20g、炒扁豆20g、炒砂仁10g(捣碎)、炮肉豆蔻10g(去油),以健脾除湿。

【注意事项】孕期做好乳头护理;提倡早期哺乳、定时哺乳;加强产后营养,保持心情愉悦;若乳房红肿胀痛,势欲成脓者,当按外科乳痈处理。孕妇忌用。

# 神效瓜蒌散治疗乳汁淤积症

乳汁淤积系乳腺管受阻,乳汁淤积于腺体内,不能排出而形成硬块,局部肿胀疼痛,易形成乳腺炎。

【组成】瓜蒌30g,炮山甲10g(可人工饲养替代或不用),当归20g,制乳香15g,制没药15g,甘草10g,通草6g。

【功用】开郁散结,活血消肿。

【主治】乳汁淤积症。症见乳房肿胀不适,腋窝或可触及硬块,舌红苔白,脉弦。

【用法】加水煎沸30min,滤出药液,再加水煎两次,每次20min,去渣,三煎药液兑匀,分早、中、晚三次,饭前送服,每天一剂。

【方解】乳汁淤积症属中医"乳癖"范畴。神效瓜蒌散方出自《寿世保元》,主治痈疽肿毒,毒及乳痈。方中瓜蒌清热化痰、理气散结;当归活血化瘀;制乳香、制没药活血化瘀,散结止痛;炮山甲(可人工饲养替代或不用)通经下乳;甘草清热解毒、调和诸药。全方具有理气活血、化痰散结之效。

【加减】若症见头晕目眩,加黄芪30g、党参20g,以益气止眩;若症见乳房局部肿痛灼热,舌红、苔薄黄、脉弦数者,加银花30g、连翘15g、蒲公英30g,以解毒消肿;若症见肿块较硬而不坚,触之疼痛,推之移动者,加皂刺15g、三棱20g,以托毒散瘀;若兼见瘀乳者,加炒牛蒡子20g、天花粉 15g、生山栀子 15g、青皮 15g、柴胡 15g,以清热解毒、行气散瘀止痛;若兼成脓者,加生黄芪 50g、皂角刺 15g、炒麦芽 30g、玄参 20g、炙甘草 10g,以托里排脓、大补气血。

【注意事项】若乳房红肿胀痛而乳汁不通,势欲成脓者,当按外科乳痈处理。孕妇忌用。

# 补肾固本汤治疗女性尿道黏膜脱垂症

女性尿道黏膜脱出外翻于尿道口之外称之为尿道脱垂,多发生于儿童。临床表现为出血(量多少不定,易误认为是月经来临),少数病例出现尿道口有肿块(一般无痛感)和尿急、尿频、血尿、排尿困难等症状,病人多有反复尿路感染的历史。尿道镜检或尿道造影可确定诊断。

【组成】熟地 20g,制仙灵脾 30g,炒山药 20g,炒补骨脂 20g,山萸肉 20g,巴戟肉 20g,炒菟丝子 20g,皂角刺 15g,桃红 10g,山慈姑 10g,菖蒲 15g。

【功用】补肾滋阴,益气升提。

【主治】女性尿道黏膜脱垂症。症见尿道口有肿块(一般无痛感)和尿急、尿频、血尿、排尿困难等症状,或见尿道口烧灼感,腰膝酸软,神疲乏力。

【用法】加水煎沸 30min,滤出药液,再加水煎两次,每次 20min,去渣,三煎药液兑匀,分早、中、晚三次,饭前送服,每天一剂。

【方解】本病属于中医学"阴挺",多因先天不足,或房劳多产,年老体弱,或素体气虚,中气不足所致。方中重用熟地、山萸肉、山药滋阴益肾,养肝补脾,填精补髓,取"阴中求阳"之意。仙灵脾、巴戟天、补骨脂、菟丝子温壮肾阳,皂角刺消肿排脓、祛风杀虫,桃红活血祛瘀、通经,山慈姑清热解毒、消痈散结,石菖蒲开窍化痰。纵观全方,标本兼治,阴阳并补。

【加减】若兼阳衰气虚者,加制附子 10g(先煎),以温补肾阳;若症属大便溏薄者,加炙五味子 20g、炒肉豆蔻 15g(去油),以涩肠止泻;若兼气虚者,加炙黄芪 50g、当归 20g、升麻 6g、炒柴胡 15g、炒白术 20g、炒陈皮 10g、川续断 20g、炒金樱子 20g、炙甘草 15g,以补气升提;若症属肾虚者,方中可选山茱萸 30g、炒枸杞子 30g、炒芡实 20g、鹿角胶 10g(烊化,冲服)、炮紫河车 10g,以补肾固脱;若兼继发湿热者,可加炒黄柏 15g、炒苍术 20g、土茯苓 30g、败酱草 30g、炒苡仁 30g,以清热除湿。

【注意事项】脱垂者,避免体力劳动,保持大便通畅,有慢性咳嗽者,积极治疗。孕妇忌用。

# 芒硝外敷散治疗急性乳腺炎

急性乳腺炎是乳腺的急性化脓性感染,多为产后哺乳的妇女,尤以初产妇更为多见,往往发生在产后三四周。因乳房血管丰富,早期就可以出现寒战、高热及脉搏快速等脓毒血症表现。临床表现为乳房疼痛、局部红肿、发热。随着炎症发展,可有寒战、高热、脉搏加快,常有患侧淋巴结肿大、压痛,白细胞计数明显增加。治疗原则为消除感染、排空乳汁。

【组成】芒硝100g,大黄50g。

【功用】软坚散结,清热消肿。

【主治】急性乳腺炎,症见乳房结块,局部红肿胀痛者。中医辨证用于乳痈气滞热壅证;或配合切开排脓、抽脓法,用于乳痈热毒炽盛证,症见乳房肿痛剧烈,皮肤焮红灼热,舌红,苔黄腻,脉洪数者。

【用法】将上药共研为细末,加入适量冷开水搅匀外敷于乳房肿胀疼痛处,每天三次。

【方解】急性乳腺炎,属于中医学的"乳痈"的范畴,治疗当以消为贵,郁滞者以通为主,成脓者以彻底排脓为要。本方中芒硝咸、苦、寒,归胃、大肠经,外用有清火、消肿、止痛的功效,咸可软坚散结;大黄苦,寒,入脾、胃、大肠、心包、肝经,能攻积导滞,泻火凉血,行瘀通经。二药合用,共奏软坚散结,清热消肿之功效。

【加减】若症属红肿严重者,可加用鲜蒲公英、鲜野菊花叶捣烂外敷,以清热解毒。若乳房红肿热痛者,可外敷方选用金黄膏或油调膏。脓肿形成,宜切开排脓。脓肿小而深者,可用针管穿刺抽出脓汁,然后可外敷金黄膏。余脓未净,外治方药选用九一丹或生肌散:余脓未净用九一丹药线引流,脓尽改用生肌散外敷。

【注意事项】避免乳汁淤积,防止乳头损伤,并保持其清洁。如有乳汁淤积,可按摩或用吸乳器排尽乳汁。注意婴儿口腔卫生。孕妇忌用。

# 消瘰丸加减治疗乳腺囊性增生病

乳腺囊性增生病又称乳腺小叶增生病性病变,简称乳腺病。多发病之一,最常见于25~40岁,表现为患乳可扪及单个或多个边界清楚、活动度好的囊性肿物,亦可触及区段性结节,结节表现呈颗粒状,按乳管系统分布呈三角形或不规则形。疼痛多不显著,钝痛或刺痛,囊肿形成后疼痛消失。部分病人虽无乳腺肿块,但按压乳腺某一部位可引起乳头溢出血性或浆性液体。腋窝淋巴结不肿大。治疗以对症治疗为主。

【组成】桔梗20g,炒白芍30g,牡蛎50g,川牛膝30g,生地20g,炒枳壳15g,大贝母20g,玄参20g,夏枯草30g,王不留行20g,漏芦20g,桃仁15g,红花15g,炒三棱20g,炒莪术20g,制乳香15g,制没药15g,炮山甲10g(细末,分三次冲服)(可人工饲养或不用),甘草10g。

【功用】疏肝理气,活血化瘀,软坚散结。

【主治】乳腺增生病。症见一侧或两侧乳腺,发生多个大小不等,形状各异,质韧不硬,边界不清的肿块,肿块与皮肤不粘连,推之可动,肿块因情绪波动而变化,月经前加重,月经后减轻,舌质暗,苔薄黄,脉弦数或弦滑。

【用法】加水煎沸30min,滤出药液,再加水煎两次,每次20min,去渣,三煎药液兑匀至

450ml,分早、中、晚三次,饭前送服,每次服150ml,每天一剂。

【方解】本病属于中医学的"乳癖"范畴,多因肝气郁滞,气血凝结乳络;思虑伤脾,脾失健运,痰湿内生,气滞痰凝,瘀血结聚而成肿块;或因冲任失调,使气血凝滞;或阳虚痰湿内结,经脉阻塞而致乳房结块、疼痛、月经不调。本方由《医学衷中参西录》之消瘰丸加减而成,方中贝母、玄参、牡蛎、夏枯草、王不留行、炮山甲(可人工饲养或不用)化痰散结、活血消症软坚,漏芦清热解毒、消痈下乳、舒筋通经,桔梗宣肺气、化痰结,引药达所,枳壳破气消积、化痰除痞,桃仁、红花、牛膝活血化瘀,乳香、没药以行气活血止痛;生地性寒质润,配合白芍可清热养血,又能制约众多活血散结药耗血动血之弊;甘草调和诸药。

【加减】若症属全身乏力、少气懒言者,加炙黄芪30g,以益气补虚;若症属月经量少伴腰膝酸软者,加熟地15g、当归20g、仙茅15g、仙灵脾20g,以补益肝肾;若症属肝肾气滞者,加制柴胡15g、制香附15g、牡蛎50g、丝瓜络20g、炒橘核20g、炒荔枝核20g、青皮10g,以疏肝解郁、软坚散结;若症属肝络郁热、气滞痰凝者,方中可去甘草,再加海藻30g、昆布30g、夏枯草30g、旋覆花10g(包)、瓜蒌20g、炙杏仁10g、片姜黄20g,以清泻肝热、化痰软坚。

【注意事项】若服药一段时间后肿块不消反增,推之不动,质地边硬者,应尽快切除并做快速病理检查。孕妇忌用。

# 第二十二章　儿科病系

## 五虎追风散加味治疗新生儿破伤风

新生儿破伤风是由破伤风杆菌侵入脐部，并产生痉挛毒素而引起牙关紧闭和全身肌肉强直性痉挛为特征的急性感染性疾病，又称七日风。临床表现吸吮困难，苦笑面容，吃奶困难，不安，哭声低微，继之牙关紧闭，全身痉挛，呈角弓反张，任何外界刺激都可引起阵发性惊厥。

【组成】蝉蜕 5g，天麻 3g，全蝎 1g，僵蚕 3g，钩藤 3g，制天南星 1g，麝香 0.1g（研细末，分三次。可人工饲养替代或不用）。

【功用】祛风解痉。

【主治】新生儿破伤风。症见患儿哭吵不安，张口困难，牙关紧闭，呈苦笑貌，全身肌肉呈阵发性痉挛。

【用法】加水煎沸 30min，滤液，再加水煎 20min，去渣，二煎药液兑匀。徐徐分服，每天一剂。

【方解】本病属中医"脐风""四六风""七日风""锁口风"等范畴，系因脐带创伤，感染污秽之毒所致。方中主用全蝎、僵蚕、蝉蜕熄风止痉，天南星、天麻祛风化痰，钩藤熄风止痉、清热平肝，麝香（可人工合成或不用）开窍醒神、活血通经。服药后以五心汗出为佳，可使风痰清而痉抽自止，症状缓解而收功。

【加减】若症属畏冷发热者，加防风 5g、羌活 3g，以祛风散寒；若症属痰涎涌盛，加天竺黄 2g、竹沥汁 3g，以清热化痰；若症属肢冷息微，汗出如珠，加参附汤，以回阳固脱；若症属不安多啼，吮乳困难，牙关紧闭者，方中可加炒蜈蚣 1 条、僵蚕 3g，天然牛黄 0.5g，研细末，兑汤剂送服，以熄风镇痉、祛风通络；若症属四肢强直，角弓反张，痰壅屏息，面目青紫，指纹紫滞者，外治法：用脐风撮口方〈蜈蚣 2 条，蝎梢 10 个，僵蚕 10 个，瞿麦 3g，共为细末，每次取 0.2g 吹入鼻中，如有反应啼哭者，可加薄荷 3g，煎汤，取调药末，徐徐喂服〉。本方具有温通经络、祛风止痉之效。

【注意事项】严格执行新法接生完全可预防本病。一旦接生时未严格消毒，须在 24h 内将患儿脐带远端剪去一段，重新结扎、消毒脐带，同时注射破伤风疫苗。

# 当归四逆汤加减治疗新生儿硬肿症

新生儿硬肿症又称新生儿寒冷损伤综合征或新生儿冷伤,表现为低体温和皮肤硬肿,是新生儿危重疾病。常发生在出生后一周内,常系早产儿,以寒冷季节多见,常有摄食过少、保温不当等病史。患儿体温在31℃~35℃,皮下脂肪凝固,皮肤发硬呈暗红色,甚至青紫、苍白,硬肿由两下肢渐向臀部、躯干、面颊部发展。患儿活动少,哭声打下,严重者影响呼吸及吸吮。

【组成】黄芪5g,红人参3g,鹿角片2g,羌活3g,桂枝3g,当归3g,炙甘草3g,麻黄1g,细辛1g。

【功用】益气温阳,散寒。

【主治】新生儿硬肿症。症见患儿反应尚可,哭声较低,低体温,全身或肢端冰凉,皮肤紧贴皮下组织,不易提起,或肢体僵硬不能活动,触之如硬皮样,以臀、小腿、面颊、臂为甚,指纹紫滞。

【用法】加水煎沸20min,滤液,再加水煎20min,去渣,二煎药液兑匀。分次,徐徐送服,每天一剂。

【方解】本病属中医"胎寒""五硬"范畴。隋代《诸病源候论》指出,因为"儿在胎之时,母取冷过度,冷气入胞,令儿著冷。"论述了本病是外感寒邪、阳气虚弱致病。方中黄芪补气升阳,红人参大补元气,鹿角片温补阳气;当归苦辛甘温,既可补营血之虚,又可行血脉之滞;麻黄、桂枝温经散寒,活血通络,助当归温通经脉;细辛辛温,温经散寒,羌活解表散寒,炙甘草调和诸药。全方诸药相和,使阳气振,寒邪散,血脉通。

【加减】若症属硬肿由四肢波及全身者,加桑枝5g、郁金3g、鸡血藤5g,以养血活血;若症属寒甚者,加炮附子2g、炮干姜1g,以温肾散寒;若兼见脾肾阳虚、气滞血瘀者,方中加炮附子3g(先煎)、桃仁3g、红花3g,以温肾健脾、活血化瘀。

【注意事项】注意防寒保暖,同时避免出现产伤、窒息;供给足够热量,经常检查皮肤及皮下脂肪软硬情况。

# 茵陈蒿汤加减治疗婴儿肝炎综合征

婴儿肝炎综合征简称婴肝征,多为巨细胞病毒、风疹病毒和弓形虫、肝炎病毒等感染引起。临床主要表现为黄疸,多见于六个月以内,尤其是三个月内的婴儿最多见。可出现在新生儿的早期,往往因黄疸持续不退而就诊。此征特点是起病急,病情变化急剧,多在发病三周内发生肝功能衰竭,而且病情重,病死率比较高。凡具备婴儿期发病、黄疸、病理性肝脏体征和转氨酶增高四大特点时就可确诊本病。

【组成】白毛藤6g,金钱草5g,丹参5g,茵陈6g,炒栀子6g,熟大黄3g。

【功用】清热利湿，利胆退黄。

【主治】新生儿及婴儿黄疸肝炎。症见目睛黄染，黄色明显，持续不退，哭闹不安，不欲吮乳，小便深黄，大便黏腻或干结，舌质红，苔腻。

【用法】加水煎沸 30min，滤液，再加水煎 20min，去渣，二煎药液兑匀。分多次，徐徐送服，每天一剂。

【方解】婴儿肝炎综合征属于中医"黄疸"范畴，主要病因为胎禀湿蕴，即孕母将湿热之毒遗于胎儿，或胎儿出生后感受湿热邪毒，湿热蕴阻脾胃，肝胆疏泻失常。本方由茵陈蒿汤加减变化而来，主治湿热郁蒸之黄疸。方中茵陈、栀子、大黄清热利湿退黄，金钱草清利湿热退黄，白毛藤活血通络利湿，丹参凉血活血祛瘀。诸药共用增强利湿退黄之功。

【加减】若症属热重，加虎杖 5g、龙胆草 5g，以利湿退黄；若症属湿重者，加茯苓 6g、滑石 6g、车前子 6g，以清热利湿；若症属呕吐者，加姜半夏 3g、姜竹茹 3g，以降逆止呕；若腹胀，加姜厚朴 5g、炒枳实 5g，以行气除胀；若症属纳呆食少者，加焦三仙各 6g、砂仁 5g，以消食开胃；若症属湿热者，加炒白术 6g、藿香 6g、炮干姜 2g、炙甘草 3g，以温脾化湿；若症属气血两虚者，加炙黄芪 6g、当归 6g、党参 6g，以益气补血；若症属身目发黄者，加桃仁 6g、红花 6g、赤芍 6g、茵陈 6g、柴胡 6g、制香附 6g，以活血化瘀、疏肝退胆。

【注意事项】当存在早产、极低体重出生、呼吸困难或缺氧，严重感染、低白蛋白血症、低血糖、低体温、酸中毒等高危因素时，应积极中西医结合治疗。寒湿体质者不宜用本方。

# 十灰散合小蓟饮子加减治疗小儿肾性血尿

血尿是小儿泌尿系统的常见症状，多种肾脏疾病引起的肾小球基膜完整性受损或通透性增加、肾小球毛细血管腔内压增高、尿道黏膜损伤、全身凝血机制障碍等均可导致血尿。

【组成】墨旱莲 6g，大蓟 6g，小蓟 6g，白芨 6g，白茅根 10g，藕节炭 6g，蒲黄炭 6g，仙鹤草 6g，茜草 6g。

【功用】滋养肾阴，凉血止血，活血化瘀。

【主治】小儿肾性血尿。症见单纯性血尿，或伴见小便频数灼热，舌质红，苔黄，脉数。

【用法】加水煎沸 30min，滤出药液，再加水煎两次，每次 20min，去渣，三煎药液兑匀，分早、中、晚三次，饭前送服，每天一剂。15d 为一个疗程。

【方解】方中旱莲草滋养肾阴，凉血止血；大蓟、小蓟、白茅根、茜草清热凉血止血；白芨收敛止血；藕节、蒲黄炭既能凉血止血，又能活血化瘀；仙鹤草收敛止血，解毒补虚。诸药共奏凉血止血、活血化瘀之功。

【加减】若症属脾阳虚明显者，加炒白术或合理中丸加减，以温补脾阳；若症属肝阳上亢者，加怀牛膝 6g、炒杜仲 6g、石决明 6g，以平肝潜阳；若兼见咽喉疼痛者，加玄参 6g、牛蒡子 6g、板蓝根 6g，以清热利咽；若症属瘀血较甚者，可加丹参 6g、赤芍 6g，以活血化瘀；若症见水肿明显，可加重茯苓 10g、泽泻 6g,以利水渗湿;若症属胃脘痛者,加佛手 6g、海螵蛸 6g,以抑酸护胃;若症属阴虚火旺者,加炙鳖甲 6g、生地 6g、茜草 6g、丹皮 6g,以清热滋阴。

【注意事项】积极寻找原发病,必要时配合中西医结合治疗;脾胃虚弱者慎用。

# 七仙膏外用治疗小儿血管瘤

皮肤血管瘤是起源于皮肤血管的良性肿瘤。临床症状一般分为三型:①鲜红斑痣,又称葡萄酒样痣,皮损初起为大小不一的淡红、深红或紫红色斑疹,质软、表面光滑,可见毛细血管扩张,为单个或数个,不规则形,境界清楚,压之完全或部分褪色;②单纯性血管瘤,又称草莓状血管瘤,损害为大小不等的鲜红色或紫红色隆起的结节,扩大后形成斑块,质软,表面呈桑葚样,其间可见毛细血管扩张,压之体积可缩小,多数患儿的皮损于 5a 内可自行消退,一般不留痕迹,有时可留有轻度皮肤萎缩;③海绵状血管瘤,损害为大小不等之紫红、暗红或青红色结节或斑块,质软,状如海绵。表面呈半球形或分叶状,压之体积可缩小,多为单发。有时亦可出现混合型。

【组成】牙硝 50g,明矾 100g,青矾 50g,砒石 10g,斑蝥 10g,食盐 100g,水银 20g,鸦胆子油汁 50g,百草霜 50g。

【功效】破血止血,燥湿收敛,生肌止痛。

【主治】血管瘤。

【用法】上药研末溶成糊状,将药均匀涂于患处。

【方解】方中牙硝润燥软坚、清热消肿,明矾解毒杀虫、燥湿止痒、补血消积、解毒敛疮,砒石蚀疮去腐,斑蝥破血逐瘀、散结消症,食盐、水银消毒,鸦胆子腐蚀赘肉,百草霜收敛止血。全方共奏破血止血、燥湿收敛、生肌止痛之效。

【加减】若症属小儿血管瘤过大者,方中可用自拟腐蚀皮仙膏,在临床医生指导下,外敷治疗,解毒散结,活血化瘀,取效甚佳。

【注意事项】结痂后不宜过早揭去,待创面自行脱落;必要时手术治疗。

# 益智汤治疗儿童精神发育不全

由于先天或儿童期的疾病引起的精神活动发育受阻,特别表现为智力及社会适应能力低下,是由于遗传、感染、中毒、外伤、内分泌异常、缺氧等使大脑发育受到阻碍而产生。

【组成】煅龙齿 10g,炒枣仁 10g,柏子仁 6g,黄精 9g,枸杞子 10g,茯神 10g,川芎 6g,当归 6g,丹参 6g。

【功用】补益肝肾,安神益智。

【主治】儿童精神发育不全。主见智力低下,语言思维表达能力差,记忆力差,咬字不清,发育迟缓,表情呆滞。舌质红,苔薄白,脉涩。

【用法】加水煎沸 30min,滤出药液,再加水煎两次,每次 20min,去渣,三煎药液兑匀,分早、中、晚三次,饭前送服,每天一剂。

【方解】本病属于中医学"五迟""五软"等范畴。中医认为,儿童大脑发育不全与心、肝、脾、肾、脏腑功能低下,气血亏虚,精髓不足有关。方中酸枣仁养心补肝、宁心安神,柏子仁补血益精、养心安神,枸杞子滋补肝肾、益精明目,煅龙齿镇惊安神、平肝潜阳,茯神宁心安神,川芎活血行气、祛风止痛,当归补血活血,丹参活血祛瘀、清心除烦,黄精补气养阴、健脾益肾。全方共奏补益肝肾、安神益智之效。

【加减】若症属小儿痴呆重者,加郁金 6g、炙远志 10g,以开窍益智;若症属小儿智力低下,肝肾亏虚者,加人参 6g、炒白术 6g、肉苁蓉 6g、山茱萸 6g、怀牛膝 6g、炙黄芪 10g、炒山药 6g、砂仁 3g,以健脾益气、补肾填精;若症属小儿惊风,肝风内动,加羚羊角 3g(先煎。可山羊角替代剂量加大)、双钩藤 6g(后下)、炒白芍 6g、川贝母 5g、石菖蒲 6g、霜桑叶 6g、杭菊花 6g,以平肝熄风、化瘀通络。

【注意事项】本病除药物治疗外,尚需配合心理辅导,儿童智力训练;饮食宜补充高蛋白、维生素、氨基酸等营养促进大脑发育。

# 清心豁痰汤治疗小儿多动综合征

小儿多动症为儿童时期慢性行为改变与学习困难的常见原因之一,以行为(如动作过多)、性格的改变,注意力不集中,情绪波动为突出症状,小儿智能正常或接近正常。学习上的困难常由于动作过多注意力不集中所引起。以男孩为多见,7 岁以前起病,病程 6 个月以上。

【组成】石菖蒲 6g,炒栀子 6g,制半夏 5g,制白附子 5g,牛黄清心丸 1 粒(冲服)。

【功用】清热泻火,化痰宁心。

【主治】小儿多动综合征。症见多语多动、冲动任性,易于激动,兴趣多变,注意力不集中;胸中烦热,夜寐不安,目赤口苦,喉间痰多,舌质红,苔黄腻,脉滑数。

【用法】加水煎沸 30min,滤出药液,再加水煎 20min,去渣,二煎药液兑匀。分服,每天一剂。

【方解】本病在古籍中无专门记载,据其神志涣散、冲动不安、多语多动的特征,可归入"脏燥""躁动"证中,据其认知障碍和学习困难,与"健忘""失聪"证有关。以调和阴阳为治疗原则。方中石菖蒲开窍豁痰、醒神益智,栀子清三焦火热,半夏燥湿化痰、降逆止呕,白附子祛风痰、解毒散结,牛黄清心丸清热解毒、开窍安神。全方共奏清热泻火、化痰宁心之效。

【加减】若症属胸闷恶心者,加炒莱菔子 6g、紫苏梗 6g,以理气宽中;若兼见面色晦暗,舌有瘀斑者,加炒桃仁 6g、红花 6g、川芎 9g,以活血化瘀;若症属小儿心脾两虚者,加人参归脾丸两丸,益气补血,健脾养心;若症属小儿肝肾阴亏,肝阳偏亢,加孔圣枕中丹(按小儿剂量加减);若小儿痰热多动型,多为病程较短者,加生铁落饮合牵正散化裁;若症属小儿阴虚水亏型,多为病久致虚,肾水不足,虚火上炎,加二至合补心丹化裁。

【注意事项】规律作息、培养良好的生活习惯;注意防止小儿脑外伤、中毒及中枢神经系统感染。

# 异功散加味治疗小儿异食癖

小儿异食癖,又称嗜异症,是指小儿特喜食煤渣、土块、烟头、火柴、毛发、纸张、毛线以及金属玩具或床栏上的油漆。本病病因尚不明确,目前多认为是由于体内缺乏铁、锌等微量元素引起。当体内缺铁时,小儿颊黏膜内的细胞色素氧化酶活性降低和行为异常;缺锌时舌黏膜上味蕾细胞更新减慢,味觉的敏锐度下降,还可使嗅觉功能减退。

【组成】炙黄芪10g,炒白扁豆9g,炒山药9g,伏龙肝10g,党参10g,茯苓6g,炒白芍6g,炒山楂9g,炒神曲9g,炒麦芽9g,炙甘草6g。

【功用】益气健脾消积。

【主治】小儿异食癖。症见患儿面色苍白,形体消瘦、纳呆,疲乏急躁,伴头发稀疏,舌苔薄白,脉细。

【用法】加水煎沸30min,滤出药液,再加水煎20min,去渣,二煎药液兑匀。分服,每天一剂。

【方解】本病属于中医学"疳积"。中医认为,小儿异食癖多为乳食积滞、虫积等损伤脾胃,运化失司所为,当以健脾开胃,消食导滞,杀虫消积为治。方中黄芪补脾益气,白扁豆健脾化湿,山药补脾养胃;伏龙肝辛散、温补,入脾、胃经;党参健脾益肺,茯苓健脾宁心、利水渗湿,白芍柔肝止痛,山楂、神曲、麦芽消食健胃,甘草调和诸药。

【加减】若兼见舌苔白腻或大便溏薄者,加炒苍术6g、佩兰6g,以芳香化湿;若症属脘腹胀满者,加佩兰叶6g、炒白术10g,以益气除胀;若兼见口舌干燥者,加天花粉6g、芦根9g,以益胃生津;若症属小儿气虚体弱者,加人参6g、升麻3g、炒山楂10g、甘松6g、炮干姜1g、炒鸡内金10g、炒砂仁3g,以健脾益气、运脾消积。

【注意事项】注意个人饮食卫生;按时补充微量元素;加强体育锻炼。

# 消食汤治疗小儿厌食症

厌食症是指小儿连续两个月食欲不振、甚则拒食的一种常见病症。临床特征是对所有事物均不感兴趣,甚至厌恶进食。各年龄儿童均可发病,多发于1~6岁儿童,起病缓慢,病程较长。本病一般预后良好,长期不愈可使患儿体重下降,精神疲惫、抗病力弱,易患他病,甚至严重的营养不良,影响生长发育及逐步出现神经精神异常。

【组成】炒山楂 10g,炒鸡内金 10g,炒神曲 10g,炒麦芽 10g,炒槟榔 6g,炙黄芪 10g,太子参 10g,炒银柴胡 6g,炒胡黄连 3g,炙甘草 5g。

【功用】消食清热,健脾开胃,磨积化食。

【主治】小儿厌食症。症见食欲减退,甚至不食,伴心烦口干,睡卧不安等,舌质淡,苔薄白,脉缓、无力。

【用法】加水煎沸 30min,滤出药液,再加水煎两次,每次 20min,去渣,三煎药液兑匀,分早、中、晚三次,饭前送服,每天一剂。十剂为一个疗程。

【方解】小儿厌食症属于中医学的"恶食""不思食""不嗜食"范畴。本病多因素体脾胃虚弱,喂养不当,致脾胃不运,食滞中焦,久则积热伤阴所成。治疗当以运脾开胃为基本法则。方中主用山楂、鸡内金、神曲、麦芽、槟榔消食导滞,黄芪、太子参益气生津,银柴胡、胡黄连清热除烦。全方攻补兼施,共奏消食清热、健脾开胃之功。

【加减】若症见苔腻便稀,加炒苍术 6g、炒薏苡仁 10g,以健脾燥湿;若症见大便溏薄,加炮干姜 3g、炮肉豆蔻 5g,以温胃散寒;若症属小儿脾胃气虚者,可加党参 10g、炒白术 10g、茯苓 10g、炒砂仁 5g(捣碎)、炒陈皮 6g,以健脾益气、醒脾开胃、佐以助运。

【注意事项】掌握正确的喂养方法,饮食起居按时有度,饭前勿食糖果饮料,夏季勿贪凉冷饮。

# 遗尿合剂治疗小儿遗尿症

遗尿症是儿科一种很常见的疾病。主要表现为在已达到应控制排尿年龄(≥5 岁)而入睡后仍有不自主的排尿(≥1~3 次/月),不伴有先天或后天性的尿道疾病。

【组成】煅牡蛎 30g,党参 10g,沙参 6g,白术 10g,生地 10g,桑螵蛸 6g,仙鹤草 6g,覆盆子 6g,菖蒲 6g,当归 6g,炙远志 5g,五味子 6g。

【功用】益气固肾,宣发肺气,滋肾缩泉。

【主治】小儿遗尿。临床可见神疲乏力,食欲减退,时时遗尿,舌质淡,苔薄白,脉细。

【用法】将上药水煎三次后,合并滤液,浓煎至 150ml,每天服三次,每次 50ml,10d 为一个疗程。

【方解】本病在中医学中被称作"遗溺"。中医学认为,小儿遗尿多与肺、脾、肾、膀胱、三焦功能失调有关。其病因有寒热之别,因寒所致者主要是由于脏腑虚寒,如下元虚寒,肾与膀胱阳气温煦不足,膀胱气化功能失调,不能制约水道而致遗尿,正如《证治准绳·幼科·遗尿》所言:"肾与膀胱俱虚,而冷气乘之,故不能拘制,其水出而不禁,谓之遗尿。"《诸病源候论》指出:"遗尿者,此有膀胱有冷,不能约于水故也……肾主水,肾气下通于阴,小便者,水液之余也,膀胱为津液之腑,既冷气衰弱,不能约水,故遗尿也。"或因上焦肺虚,中焦脾弱而成肺脾两虚,气虚不固,而小便自遗。因热所致者常与肝经湿热或肾经虚火有关,此由膀胱虚冷,但临床上以寒者居多。治疗上,根据虚则补之、寒则温之的原则,临床上多以温补肾阳、固涩膀胱、补脾益肺等为主要治法。对肝经湿热者,治以清利热湿、泻肝止遗;对心肾失交,虚火内扰者,则以清心滋肾、安神止遗为法。本方煅牡蛎收敛固涩,党参、白术健脾益气,五味子上敛肺气、下滋肾阴、补肾涩精止遗,覆盆子、桑螵蛸益肾固精缩尿,生地清热养阴,菖蒲、远志益智安神、开窍祛痰,仙鹤草补虚强壮,沙参养阴润肺,当归养血活血。合而成方,共奏健脾益肺、补肾涩精之效。

【加减】若症属五心烦热者,加炒栀子 6g、炒黄柏 6g,以泻火除烦;若症属纳呆者,加焦山楂 6g、焦神曲 6g,以消食开胃;若症属肾气不固者,加山萸肉 6g、制附子 6g(先煎)、炒芦巴 6g、炒砂仁 5g(捣碎)、炙麻黄 3g、补骨脂 6g、炙金樱子 10g、石菖蒲 6g、菟丝子 10g、肉桂 3g、炒小茴香 6g、枇杷子 10g,以温肾固摄、温下止遗。

【注意事项】缓解小儿心理压力,避免受惊吓。

# 尿频方治疗小儿神经性尿频症

小儿神经性尿频为小儿常见多发病,多因神经系统发育不全所致。临床表现为尿频、尿急,无发热及尿痛,轻者 30~60min 排尿一次,重者三五分钟一次。尿常规检查(−),尿培养无致病菌生长。小儿神经性尿频多见于学龄前儿童,临床主要表现为非感染性的尿频、尿急。该病多采用西药治疗,虽有一定的临床疗效,但易出现不良反应而使用药受到限制。

【组成】炙麻黄 3g,炙杏仁 6g,桔梗 6g,炒白术 10g,陈皮 6g,石菖蒲 6g,炙远志 6g,炒覆盆子 10g,炙五味子 6g,炙甘草 5g。

【功用】补肾固摄,宣畅肺气,宁志安神。

【主治】小儿神经性尿频。临床可见尿频、尿急,排尿时无痛涩感,伴面色萎黄,舌质偏红,苔厚黄。

【用法】将上药浓煎 150ml,少量频服,每天一剂。

【方解】中医古籍无"小儿神经性尿频"病名,根据其症状表现,属"淋证"范畴。小儿神经性尿频的病因目前尚未明确。根据中医理论,尿频多与肺、脾、肾、膀胱有关,并受三焦气化功能的调节,其中与肺的关系最大。方中麻黄性温,味苦、辛,入肺、膀胱经,有宣肺作用,肺气宣通则膀胱开阖有度为君药;杏仁、桔梗辅麻黄宣畅肺气,为臣药;白术、陈皮健脾助运,远志、菖蒲宁志安神,覆盆子、五味子收敛固摄补肾,为佐药;炙甘草补中益气、调和诸药,为使药。

【加减】若兼见尿色黄,舌红,苔黄或黄腻者,去五味子,加炒黄柏 5g、炒车前子 5g、茯苓 5g,以清热利湿;若症见尿色清,面色黄白,舌淡,苔薄者,加炒淮山药 10g、太子参 6g、炒益智仁 10g、炒芡实 6g,以温肾固精;若症属脾肺气虚,命门火亏者,可加制附片 3g(先煎)、炙黄芪 10g、焦白术 10g、党参 10g、桑螵蛸 6g、升麻 3g、柴胡 6g、当归 6g,以补中益气、收敛固涩。

【注意事项】畅情志,调饮食;培养良好的排便习惯,缓解患儿各种心理压力,想方设法分散排尿注意力,如进行户外活动,引导患儿与其他小朋友玩耍,使患儿忘记排尿,或鼓励患儿尽量延长排尿间隔时间,稍有进步,即应给予奖励,增强患儿治疗信心。

# 理气活血汤治疗小儿中毒性肠麻痹

小儿中毒性肠麻痹主要为多种病原微生物及毒素引起的胃肠功能紊乱,肠蠕动减弱至消失,使肠腔积气,压力增加,胃肠循环功能障碍。有明显的全身中毒症状,腹部高度胀气、呕吐,肠鸣音减弱或消失。常并发于痢疾、肠炎、重症肺炎。腹部立位 X 线片检查可诊断。

【组成】姜川朴 6g,炒槟榔 6g,炒陈皮 6g,炒枳实 5g,炒桃仁 6g,红花 3g。

【功用】行气化瘀,散结除胀。

【主治】小儿中毒性肠麻痹。症见小儿腹痛、腹胀、拒按或便红白黏液,或咳嗽高热。

【用法】每天一剂,分三次早、中、晚煎服。如不能口服者可鼻饲或保留灌肠。

【方解】本病相当于中医学"腹胀",因气机不畅,瘀血停着,痹阻经脉。本方所治为气滞血瘀所致。方中厚朴、槟榔燥湿行气、下气除满,陈皮、枳实破气消积,桃仁、红花化瘀通络止痛。诸药合用,故使肠胃气滞血瘀之症渐愈。

【加减】若症属热病后期肺气大虚者,加醋炒白芍 10g、生牡蛎 20g、党参 10g,以益气敛阴;若症属便后白黏液者,加马齿苋 10g、地锦草 10g,以凉血止痢;若症属咳嗽发热者,加鱼腥草 10g、桔梗 6g、甘草 5g,以清肺止咳;若症属小儿肠燥气滞者,可加炒青皮 6g、煨木香 3g、炒瓜蒌仁10g(捣)、炒莱菔子 6g、当归 6g、炒鸡内金 6g,以清热润燥、行气通下。

【注意事项】上方用量为小儿剂量(5~7 岁),随年龄可酌情增减。对病情危重者,应急送医院诊治,积极中西医结合治疗。

# 青黛消白散治疗鹅口疮

鹅口疮为白色念珠菌在口腔黏膜表面形成白色斑膜的疾病。多见于新生儿或婴儿,营养不良、腹泻、长期使用广谱抗生素或类固醇激素的患儿常有此症。新生儿多由产道感染或哺乳时污染的奶头或乳具获得感染。西医治疗多采取局部涂制霉菌素甘油涂擦,效果较明显,但复发率高,有时即停即发,且有毒副作用。

【组成】青黛 5g,儿茶 5g,黄连 5g,黄柏 5g,人中白 3g,冰片 1g,煅龙骨 5g,芦荟 5g。

【功用】清热解毒,祛腐生肌。

【主治】鹅口疮。临床常见舌上、牙龈或上唇、上腭散布白屑,可融合成片;白屑周围绕有微赤色的红晕,互相粘连,状如凝固的乳块,随拭随生,不易清除。

【用法】诸药共为极细粉,涂撒患处,每日三次。

【方解】《诸病源候论·鹅口疮》云："小儿初生口里白屑起,乃至舌上生疮,如鹅口里,世谓之鹅口,此由在胎时受谷气盛,心脾热气,熏发于口故也。"《外科正宗·鹅口疮》载："鹅口疮皆心脾二经胎热上攻,致满口皆生白斑雪片,甚则咽间叠叠肿起,致难乳哺,多生啼叫。"《圣济总录》曰："……谓之鹅口。此由胎中禀受谷气偏多,既生之后,心脾气热,上熏于口,致成斯疾,盖心主舌,脾之络脉,散舌下数也。"清代名医吴师机提出："外治之理,亦即内治之理,外治之药,亦即内治之药,所异者法耳。"并认为"虽治在外,无殊治内。"本病以胎热内蕴、口腔不洁、感染秽毒之邪为主要病因。病变部位在心、脾,病久可影响到肾。青黛咸寒走肝,具有清热、凉血、解毒之功效,善治疮痛丹毒;冰片辛苦,通口窍、散郁热、消肿止痛、祛腐生肌;儿茶苦涩,收湿生肌、敛疮祛腐,三药合为主药;辅黄连、黄柏苦寒泻火,燥湿收疮;人中白咸寒入膀胱经,清心泄热,引热毒之邪下行,从小便而出,佐以煅龙骨收湿、敛疮、生肌;芦荟泻火疗疮。诸药合用,共奏清热解毒、祛腐生肌之功。

【加减】预防本病:每日用甘草5g煎水拭新生儿口腔,并少量吞下即可。若症属小儿鹅口疮不愈者,可加导赤散加减治疗,湿重者,加炙苍术10g、佩兰10g(后下);热重者,加炒黄连6g、炒山栀子10g,利湿化浊,清热解毒疗效甚佳。

【注意事项】平素注意哺乳卫生,加强患儿营养。

# 石膏硼砂散治疗小儿口腔黏膜烫伤

多为饮热水、进食时不慎损伤口腔黏膜,表现为口腔黏膜红肿伴疼痛、烧灼感,甚或出现水泡和溃疡,致进食困难,咀嚼活动不便等。

【组成】生石膏30g,硼砂15g,人中白10g,青黛15g,黄连10g,乳香10g,没药10g,冰片3g。

【功用】清热解毒,祛腐生肌。

【主治】口腔黏膜烫伤、小儿口疮、口角糜烂。症见唇内侧、颊、舌上下出现黄白色、黄豆大小溃疡,剧烈烧灼、疼痛,严重者影响进食、说话。

【用法】共为极细末,以少许涂患处,每日3~6次。

【方解】该病属于中医学"口疮""口糜"范畴。方中生石膏清热泻火,除烦止渴;硼砂清热解毒,消肿祛腐;青黛咸寒走肝,具有清热解毒,凉血消斑之功效;人中白咸寒入膀胱经,清心泄热,引热毒之邪下行,从小便而出;黄连苦寒泻火,燥湿收疮;冰片辛苦,泻火解毒,清热止痛;乳香、没药散瘀定痛,祛腐生肌。诸药配伍共奏清热解毒、祛腐生肌之效。

【加减】若伴口臭,烦渴易饥者,可加泻黄散,以泻脾胃伏火。若症属小儿口腔黏膜烫伤后,形成溃疡,治疗不愈者,加海螵蛸20g、白芨15g、紫草15g、虎杖15g、地榆15g、炒五倍子15g,研极细末,创面处理后,香油调和涂口腔患处。

【注意事项】保持口腔清洁,多饮水,以微温或凉的流质食物为宜,避免刺激性食物。

# 自拟玄参饮治疗小儿疱疹性口腔炎

疱疹性口腔炎是单纯疱疹病毒感染引起的急性口腔黏膜感染,多见于1~3岁婴幼儿,发病无明显季节差异。感染后疱疹常好发于颊黏膜、齿龈、舌、唇内和唇黏膜及邻近口周皮肤。起病时发热可达38℃~40℃,一两天后,上述各部位口腔黏膜出现单个或成簇的小疱疹,直径约2mm,周围有红晕,迅速破溃后形成溃疡,有时累及软腭、舌和咽部。由于疼痛剧烈,患儿可表现拒食、流涎、烦躁,常因拒食啼哭才发现。患儿体温多在三五天后恢复正常,病程约一两周。西医以抗病毒及对症治疗为主,无特效治疗方法。

【组成】玄参6g,板蓝根6g,蝉蜕3g,炒枳壳5g,桔梗5g,炒牛蒡子5g,炒栀子6g,牡丹皮6g,射干5g,茯苓6g,甘草3g,灯心草2g,薄荷2g。

【功用】清热解毒,清心泻火。

【主治】疱疹性口腔炎。临床常见口腔黏膜出现疱疹,周围充血,口涎增多,咽红,乳蛾轻度肿大,或伴有发热、咳嗽、流涕,胃纳不馨,大便干结,小便短赤,苔薄白或薄黄,舌红,脉数。

【用法】加水煎沸30min,滤出药液,再加水煎两次,每次20min,去渣,三煎药液兑匀,分早、中、晚三次,饭前送服,每天一剂。

【方解】该病属于中医学"口疮""口糜"范畴。本病主要是由脾胃积热,或心火上炎所致。脾开窍于口、心开窍于舌、肾脉连舌本、胃经络齿龈,若感受风热之邪,或心脾积热,或虚火上炎,均可熏蒸口舌而致口疮。正如《小儿卫生总微论》中所说:"风毒湿热,随其虚处所著,搏于血气,则生疮疡……若发于唇里,连两颊生疮者,名曰口疮……"《诸病源候论》指出:"手少阴,心之经也,心气通于舌;足太阴,脾之经也,脾气通于口。脏腑热盛,热乘心脾,气冲于口与舌,故令口舌生疮也。"《圣济总录》亦云:"口疮者,由心脾有热,气冲上焦,熏发口舌,故作疮也。脾脏壅实,口内生疮,则食少心烦。"符合《黄帝内经》"火郁发之"之义。方中玄参、栀子、牡丹皮清热泻火、凉血解毒,牛蒡子、板蓝根清热解毒、消肿利咽,桔梗、枳壳、射干消痰利咽,薄荷、蝉蜕疏散风热、宣毒透疹;茯苓、灯心草清心热,利小便,引热下行;甘草缓急和中、调和诸药。诸药配伍,共奏清热解毒、清心泻火之功。

【加减】若症属咳嗽频繁者,加前胡6g、炒枇杷叶6g,以清肺止咳;若症属热盛口渴,加生石膏5g、知母6g,以生津止渴;若症属大便坚硬,状若羊屎者,加芒硝3g冲服,以润燥软坚;若症属小儿心烦不安,舌上糜烂者,加泻心导赤汤加六味地黄汤,清心泄热,滋阴降火。另加冰硼散、西瓜霜等口腔局部外治。

【注意事项】保持口腔清洁,多饮水,以微温或凉的流质食物为宜,避免刺激性食物。

# 黄桃芍乌汤治疗婴儿腹泻

婴儿腹泻旧称婴儿肠炎或消化不良,以腹泻为主要表现。腹泻原因很多,如能确定其病因为某种特异性细菌或病毒,可称之为该种细菌性或病毒性肠炎;如病原微生物不能确定或由其他原因引起者则统称为婴儿腹泻。是中国婴幼儿最常见的疾病之一。与消化系统发育不成熟、生长发育快、机体防御能力差、人工喂养等有关。

【组成】炒黄芩6g,鲜桃树叶(嫩叶)6g,炒白芍6g,炒乌梅6g。

【功用】清热燥湿,解毒止泻。

【主治】小儿湿热泄泻。症见发热或不发热,腹痛,烦躁不安,饮食失常,大便稀或水样,内杂不消化食物,色黄而臭或伴有黏液,肛门灼热,小便少,色黄。舌质红,苔黄腻,脉濡数,指纹紫。

【用法】加水煎沸30min,滤出药液,再加水煎两次,每次20min,去渣,三煎药液兑匀,分早、中、晚三次,饭前送服,每天一剂。

【方解】本病归属中医学"泄泻""下利"范畴。感受外邪,湿热蕴郁,脾胃虚弱,饮食内伤致"湿邪内蕴,脾胃失调",脾主运化,喜燥而恶湿,若脾为湿困,则健运失职,外感湿邪为致病之标,内生湿邪为致病之本。故其根本病机是脾胃受损,功能失调,则饮食入胃,谷水不化,谷反为滞,水反为湿,合污而下,乃成泄泻。方中用黄芩清热燥湿,鲜桃树叶祛湿解毒,白芍养血柔肝,乌梅涩肠止泻。四药相用,共奏清热燥湿、解毒止泻之功。

【加减】若症属湿重,加炒苍术6g、姜厚朴6g,以健脾燥湿;若症属热重,加炒马齿苋6g,以凉血止痢;若兼见食滞者,加炒神曲6g、炒麦芽6g、炒山楂6g,以消食化积;若兼见水泻者,加滑石3g、车前子3g,以利水渗湿;若症属婴儿腹泻不止、面色苍白者,加人参5g、炮附子3g(先煎)、煅龙牡6g,以温阳救逆;若症属泻下无度、小便短少者,加炒黄连5g、生地5g、麦冬3g、阿胶5g(烊化),以酸甘敛阴;若兼见食后作泻、大便稀溏者,加党参6g、炒白术6g、茯苓5g、炒山药5g、炒苡仁5g、炒扁豆5g、炒砂仁3g(捣)、炙甘草3g、桔梗3g,以健脾益气。

【注意事项】服药期间,忌生冷刺激、肥甘厚腻之品。

# 自拟止泻方治疗小儿轮状病毒性肠炎

病毒性肠炎主要病原为轮状病毒,属于呼肠病毒科RV型。轮状病毒肠炎好发于秋冬季节,故习惯称为"秋季腹泻",以两岁以下婴幼儿较为多见。其临床表现为起病急,常伴有上呼吸道感染症状,腹泻、呕吐及低热,大便次数增多,呈蛋花样或水样,若未及时采取有效的治疗措施,可引发严重脱水、酸中毒及电解质紊乱等情况,甚至对患儿的生命构成严重的威胁。目前,西医针对本病尚无特效药物,多采用止吐、补液等常规对症处理,临床效果不理想。

【组成】茯苓 6g,防风 5g,炒陈皮 5g,煨诃子 5g,藿香 5g,姜竹茹 5g,炒柴胡 3g,荆芥 6g,姜厚朴 6g,泽泻 6g,炒山楂 10g,炒神曲 6g,炒麦芽 6g,甘草 3g,炒吴茱萸 2g。

【功用】散寒化湿,升清止泻。

【主治】泄泻(寒湿夹滞证)。临床常见大便清稀,或如水样,腹痛肠鸣,脘闷食少,肢体困重,舌苔白腻,脉濡缓。

【用法】加水煎沸 30min,滤出药液,再加水煎两次,每次 20min,去渣,三煎药液兑匀,分早、中、晚三次,饭前送服,每天一剂。

【方解】本病归属中医学"泄泻""下利"范畴。泄泻之病因与感受外邪、情志失调、饮食失节及脏腑病变等因素有关,脾虚湿盛是导致泄泻发生的关键所在,其病变主脏是脾,与肝、肾等密切相关,病理因素主要为湿。方中茯苓淡渗利湿,为主药;防风辛散肝郁、祛风解表、胜湿止泻,柴胡解表退热、升举阳气,藿香辛温散寒、芳香化湿,陈皮理气醒脾,诃子涩肠止泻;竹茹除烦止呕,佐以泽泻利水渗湿;荆芥祛风解表,厚朴清暑化湿、行气除满,山楂、神曲、麦芽消食导滞,吴茱萸温中散寒,甘草缓急止痛、调和诸药。全方共奏散寒化湿、消食导滞、升清止泻之功。

【组成】煨葛根 6g,炒黄芩 6g,茯苓 6g,姜厚朴 6g,炒陈皮 6g,炙甘草 5g。

【功用】清利湿热,升清止泻。

【主治】泄泻(湿热内伤)。临床常见腹痛即泻,泻下急迫,或泻下不爽,泻下黄褐臭秽,肛门灼热,可伴烦热口渴,小便短赤,舌质红,苔黄腻,脉濡数。

【用法】加水煎沸 30min,滤出药液,再加水煎两次,每次 20min,去渣,三煎药液兑匀,分早、中、晚三次,饭前送服,每天一剂。

【方解】小儿轮状病毒肠炎属中医"泄泻"范畴,治疗以清热解表、表里兼治为原则。《幼幼集成·泄泻证治》云:"夫泄泻之本,无不由于脾胃,盖胃为水谷之海,而脾主运化,使脾健胃和,则水谷腐化而为气血以行荣卫。若饮食失节,寒温不调,以致脾胃受伤,则水反为湿,谷反为滞,精华之气不能输化,乃至合污下降,而泄泻作矣。"葛根芩连汤出自张仲景《伤寒论》。方中葛根走表疏散风热,能升发脾胃清阳之气而止下利,为君;黄芩清热解毒、厚肠止痢,茯苓淡渗利湿、健脾和中,共为臣药;厚朴、陈皮行气止痛,健脾和中,为佐药;甘草缓急止痛,调和诸药。全方共奏清利湿热、升清止泻之功。

【加减】若症属里急后重者,加煨木香 3g,以行气化滞;若兼见发热者,加炒柴胡 5g、金银花 6g,以疏散退热;若症属腹痛甚者,加炒白芍 6g,以缓急止痛;若症属湿重者,加炒薏苡仁 6g,以健脾渗湿;若症见呕吐者,加姜半夏 5g,以降逆止呕;若症属小儿体质虚弱者,加党参 6g、炒白术 6g、炒山药 6g,以健脾益气。

【注意事项】服药期间,忌生冷刺激、肥甘厚腻之品。

# 渗湿运脾汤治疗小儿假膜性肠炎

假膜性肠炎是难辨梭状厌氧芽孢杆菌相关性结肠炎的典型表现,以水样便(>每天7次,一般不带血)为初始表现,通常伴有发热、腹痛,主要发生在成人,儿童假膜性肠炎的报道很少,但对于长时间应用抗生素(氨苄青霉素、阿莫西林、头孢类抗生素、克林霉素和氟喹诺酮类药物)的儿童,有发热、腹泻、腹痛,粪常规检查多次异常,排除其他原因引起的肠道疾病,应警惕CD引起的抗生素相关性疾病。通过CD相关性检测,必要时行肠镜检查明确诊断,尽早治疗(首选甲硝唑,治疗效果不佳时改用万古霉素及对症治疗)。

【组成】六一散10g,茯苓10g,藿香6g,炒薏苡仁10g,炒谷麦芽各10g,煨葛根6g,炒苍术6g,陈苍米30g。

【功用】健脾渗湿,运脾止泻。

【主治】泄泻(脾虚湿盛证)。临床常见大便时溏时泻,或夹有水谷不化,稍食油腻之物,则大便次数增多,饮食减少,伴面色萎黄,神疲乏力,舌淡苔白,脉细。

【用法】将上药水煎三次取药液500ml,弃药渣,再将药液置锅内入陈苍米,煮至汤稠,取汤分四次喂服。每日一剂,两天为一个疗程。

【方解】本病归属中医"泄泻"范畴。《素问·藏气法时论》曰:"脾病者,虚则腹满,肠鸣,飧泄,食不化。"《素问·阴阳应象大论》曰:"湿胜则濡泄。"《景岳全书·泄泻》言:"泄泻之本,无不由于脾胃。"正如叶天士所曰:"太阴湿土,得阳始运。"泄泻的病因虽然纷繁复杂,但其基本病机变化为脾病与湿阻。本方遵古训"脾健不在补贵在运",临床收效理想。方中六一散清热利水湿,茯苓、薏苡仁健脾渗湿,藿香化湿和中,苍术燥湿健脾,炒谷麦芽消食和中、健脾开胃,煨葛根生津止泻。综观全方,共奏芳化渗利、健脾止泻之功。

【加减】若症见发热,加炒柴胡6g,以疏散退热;若症见呕吐,加姜半夏6g、炒陈皮6g,以降逆止呕;若症属中气下陷,可合用补中益气汤,以升阳举陷;若症见小儿腹痛,可加炒白芍6g、煨木香2g,以活血、理气、止痛。

【注意事项】服药期间,忌生冷刺激、肥甘厚腻之品。

# 小儿止咳方治疗咳嗽

咳嗽是由外邪侵袭,或脏腑功能失调导致肺失宣降、肺气上逆,冲击气道,发出咳声或咯出痰液为主要临床表现的一种肺系病证。咳嗽既是独立的病种,又是多种肺系疾病的一个症状。

【组成】炙百部6g,射干6g,炙款冬花6g,炒枳壳6g,炙紫菀6g,沙参6g,炙黄芪10g,炒白术

6g,防风 6g,甘草 5g。

【功用】益气固表,肃肺止咳。

【主治】小儿支气管炎、支气管扩张症、上气道咳嗽综合征、咳嗽变异性哮喘。临床常见咳嗽,咳痰,咽痛,鼻塞,流涕,恶风寒,苔薄白或薄黄,脉浮。

【用法】剂量依年龄大小而定,水煎服,分温分服,每日一剂。

【方解】明·张介宾《景岳全书·杂证谟·咳嗽》曰:"咳嗽之要,止唯二证?一曰外感,一曰内伤而尽之矣⋯⋯但于二者之中当辨阴阳,当分虚实耳。"方中百部、紫菀、款冬花润肺化痰止咳,沙参、麦冬养阴润肺,射干清热解毒、利咽消肿、化痰止咳,枳壳理气消痰,黄芪、白术、防风合而为玉屏风散,补散兼施,益气固表。

【加减】若伴流清涕者,加防风 6g、白芷 6g,以解表散寒、宣通鼻窍;若症见头痛如裹,加细辛 1g、川芎 6g,以散寒止痛;若症属寒热往来者,加柴胡 6g、黄芩 6g,以和解少阳;若症属小儿久咳不愈,咳声无力者,加党参 6g、茯苓 6g、甘草 3g、陈皮 6g、姜半夏 6g,以健脾益气、补肺止咳;若症属小儿咳嗽不爽,痰黄黏稠者,加桑叶 6g、菊花 6g、桔梗 6g、连翘 6g、炙杏仁 5g、薄荷 5g、芦根 6g、炒牛蒡子 20g,以疏风清热、清肺化痰;若症属小儿头痛、身痛,咽痒咳嗽者,加荆芥 6g、防风 6g、羌活 5g、生姜 3g,以辛温解表;若症属小儿发热恶风,微汗口渴者,加金银花 10g、连翘 6g、竹叶 3g、板蓝根 6g、僵蚕 3g、蝉蜕 3g,以辛凉解表。

【注意事项】不可贪饮凉饮冷损伤肺气,亦不可食肥甘厚味酿痰生热。

# 香菊冲剂治疗小儿上呼吸道感染

急性上呼吸道感染系由各种病原体引起的上呼吸道急性感染,俗称"感冒",是小儿最常见的疾病。各种病毒和细菌均可引起急性上呼吸道感染,但 90%以上为病毒,主要为鼻病毒、呼吸道合胞病毒、流感病毒、腺病毒等。临床表现为鼻塞、流涕、喷嚏、咽痛等局部症状,伴发热、烦躁不安、头痛、乏力等全身症状。婴幼儿起病急,病情重,体温可高达 39℃~40℃,热程在两天至一周左右,起病一两天内可因发热引起惊厥。

【组成】藿香 30g,青蒿 60g,野菊花 30g,香薷 30g。

【功用】清热解毒,化湿解暑。

【主治】小儿上呼吸道感染(外感暑湿证)。临床常见发热恶寒,鼻塞流涕,身重倦怠,胸闷欲呕,苔腻,脉濡数。

【用法】将上药共研为细末,制成冲剂,每服 15g,开水冲服,每 6h 一次。

【方解】本病归属中医学"感冒"范畴。《素问·骨空论》说:"风从外入,令人振寒,汗出,头痛,身重,恶寒。"隋·《诸病源候论·风热候》指出:"风热之气,先从皮毛入于肺也⋯⋯其状使人恶风寒战,目欲脱,涕唾出⋯⋯有青黄脓涕。"方中藿香化湿和中、解暑发表,香薷发汗解表、化湿和中,野菊花清热泻火、解毒利咽,青蒿清热解暑、善退虚热。全方共奏清热解毒、化湿解暑之效。

【加减】若症属头痛甚者,加炒白芷 6g,以散寒止痛;若症见项背强痛,加煨葛根 10g,以舒经通络。

【注意事项】服药期间,忌辛辣刺激、肥甘厚腻之品。

## 清热解毒合剂治疗小儿上呼吸道感染致发热

上呼吸道感染是指环状软骨以上的呼吸道发生感染,其病原包括细菌、病毒、支原体、衣原体等,其中病毒性感染占百分之七八十。四季均可发病,以冬春季较多,发病率较高,具有易感性、泛发性。临床多表现为发热、恶寒、头痛、咳嗽、鼻塞、流涕、喷嚏、乏力、全身肌肉酸痛等。目前西医主要为抗病毒及退热等对症治疗,并不能缩短病程,且价格昂贵。

【组成】青黛 6g,黄芩 10g,茯苓 10g,党参(或太子参)10g,柴胡 6g,薄荷 6g,炙前胡 10g,羌活 10g,独活 6g,桔梗 5g,甘草 5g

【功用】清热解毒,疏风解肌。

【主治】小儿急性上呼吸道感染致发热。临床常见发热,恶风有汗,咽红肿痛,鼻塞流涕,咳嗽,舌红,苔薄黄,脉浮数或指纹浮紫。

【用法】将上药加水煎煮 30min,滤出药液,再加水煎两次,每次煎 20min,去渣,三煎所得药液兑匀,分早、中、晚三次,饭前送服,每天一剂。

【方解】上呼吸道感染发热属于中医学"外感发热"范畴,是由外感六淫之邪侵袭,郁于卫表,营卫之气失和,肺卫功能失调而产生的一系列以发热为主症的临床病证。《黄帝内经》提出"火郁发之"的治疗大法,张景岳将其治法具体化,即"发,发越也,故当因势而解之、散之、升之、扬之,如开其窗,如揭其被,皆谓之发"。《伤寒瘟疫条辨》指出:"扬之则越,降之则郁,郁则邪火犹有,兼以发扬,则炎炎之势皆尽矣。"《本草求真》亦云:"……开窍利湿,不独尽由小便而下……上开腠理而发表,是除上中之湿热,下行便溺而行,是除中下之湿热,热去则三焦宁而表里安,湿去则阑门通而阴阳利。"方中柴胡、黄芩、薄荷泻火解毒、凉血燥湿、疏风解肌,茯苓利水渗湿、健脾宁心,党参健脾益肺,桔梗宣肺祛痰,前胡降气化痰、疏散风热,羌活、独活解表散寒、除湿止痛,甘草清热解毒、祛痰止咳、补脾益气、调和诸药。全方共奏清热解毒、疏风解肌之效。

【加减】若症属发热甚者,方中加石膏 10g,以清热泻火;若症属头痛重者,加炙桑叶 6g、菊花 6g、蔓荆子 6g,以清利头目;若症属咳嗽痰多兼胸闷纳呆者,加橘红 6g、法半夏 6g、茯苓 6g、川贝母 6g、炙紫菀 6g、姜厚朴 6g、炙款冬花 10g、白术 6g,以健脾燥湿、化痰止咳;若兼见干咳无痰、喉痒声嘶者,加沙参 6g、麦冬 6g、花粉 6g、玄参 6g、炙枇杷叶 10g,以养阴清肺、润燥化痰。

【注意事项】嘱避风寒,畅情志,忌辛辣刺激、肥甘厚腻之品。

# 小柴胡汤加减治疗小儿反复发热

健康人的体温通常维持在 36.5℃ 左右(此指口腔温度,肛门温度比此高 0.3℃~0.5℃,腋下温度比此约低 0.5℃),每日的波动不超过 1℃。婴儿由于大脑皮质发育尚未完全,体温的调节不够完善,故微小的刺激就容易引起发热。

【组成】连翘 10g,金银花 15g,炙柴胡 10g,黄芩 6g,炒牛蒡子 6g,薄荷 5g。

【功用】解表退热,祛痰止咳。

【主治】小儿发热。症见反复低热,偶有咳嗽、咳痰。

【用法】将上药加水煎煮 30min,滤出药液,再加水煎两次,每次煎 20min,去渣,三煎所得药液兑匀,分早、中、晚三次,饭前送服,每天一剂。

【方解】中医学认为,本病多由外感六淫,内伤饮食所致。小柴胡汤是治疗少阳病的主方。病入少阳,邪气居于半表半里,致使少阳枢机不利,正邪相争,进退于表里之间,邪胜则恶寒,正胜则发热。方中柴胡味苦微寒,气质轻清,以疏少阳经中之热;黄芩苦寒,气味较重,清少阳胆腑之郁火;金银花、连翘清热解毒泻火,牛蒡子疏散风热、祛痰止咳,薄荷清利咽喉。

【加减】若症属畏寒,加荆芥 10g、防风 10g,以疏散风寒;若症属头痛,加白芷 10g、蔓荆子 6g,以散寒止痛;若症属呕吐,加藿香 10g、姜竹茹 6g,以化湿止呕;若症属身痛,加煨葛根 10g,以通经活络;若症属发热微汗、鼻流浊涕、咳嗽气急者,加炙麻黄 5g、生石膏 10g、桑叶 10g、炙杏仁 6g,以疏风清肺、化痰止咳。

【注意事项】适寒温,畅情志,调饮食,锻炼身体,增强体质。

# 玉屏风散加减预防小儿反复呼吸道感染

反复上呼吸道感染多由病毒感染所致,它是上呼吸道反复发作的一种炎症反应,临床症状以反复发热、流鼻涕、打喷嚏、咳嗽、咽红、扁桃体肥大等为主要表现。以六个月至六岁儿童最为多见。反复呼吸道感染若预防不当,容易导致体质明显下降、免疫力降低,易患肺炎、支气管炎、鼻炎等多种疾病,药物治疗是预防的一个手段,而更重要的是提高小儿日常抗感染的能力。

【组成】防风 6g,白术 10g,桔梗 5g,黄芪 10g,炒槐花 6g,甘草 5g。

【功用】益气固表,疏散风邪。

【主治】反复上呼吸道感染。临床常见面色萎黄,多汗,厌食,乏力,少气懒言,畏风,大便异常,舌淡苔薄白,脉浮缓。

【用法】将上药加水煎煮 30min,滤出药液,再加水煎两次,每次煎 20min,去渣,三煎所得药液兑匀,分早、中、晚三次,饭前送服,每天一剂。

【方解】本病可归属于中医学"外感""体虚感冒""虚证""汗证"等范畴。《医宗金鉴·订正伤寒论注》曰:"六气之邪,感人虽同,人受之而生病各异者,何也?盖以人之形有厚薄,气有盛衰,脏有寒热,所受之邪,每从其人之脏气而化,故生病各异也。"方中黄芪、白术补益脾气、止汗固表,防风疏散风邪,桔梗宣肺祛痰,槐花清肝泻火,甘草补脾益气、调和诸药。全方共奏益气固表、疏散风邪之效。

【加减】若兼见汗出多者,加麻黄根 6g、浮小麦 10g,以益气止汗;若兼见恶风明显者,加桂枝 6g、炒芍药 6g,以调和营卫;若症属心悸明显者,加人参 5g、炙五味子 6g,以益气敛阴安神;若症属气虚明显,加党参 10g、炒山药 6g,以补脾和胃益气;若症属小儿阳虚,加炮附子 3g(先煎)、细辛 1g、炙麻黄 3g,以温阳解表;若症属阴虚,加玉竹 6g、白薇 3g、淡豆豉 6g,以滋阴解表。

【注意事项】阴虚盗汗者慎用本方。

# 自拟宣肺止咳汤治疗小儿支气管炎

急性支气管炎是指由于各种病原体引起的支气管黏膜感染,由于气管常同时受累,故称为急性气管-支气管炎。常继发于上呼吸道感染或为急性传染病的一种表现,是儿童时期常见的呼吸道疾病,婴幼儿多见。临床表现为咳嗽、咯痰、双肺呼吸音粗、不固定的散在的干啰音和粗中湿啰音是小儿急性支气管炎的主要临床症状和体征。

【组成】炙杏仁 6g,炙前胡 6g,炙紫苏子 5g,桔梗 5g,炙葶苈子 6g,炙麻黄 3g。

【功用】宣肺平喘,止咳化痰。

【主治】小儿急性支气管炎。临床常见发热,微恶风寒,鼻塞喷嚏,头痛,咽喉疼痛,咳嗽、咯痰,舌苔薄黄,脉浮数或缓。

【用法】将上药加水煎煮 30min,滤出药液,再加水煎两次,每次煎 20min,去渣,三煎所得药液兑匀,分早、中、晚三次,饭前送服,每天一剂。

【方解】急性支气管炎属于"外感咳嗽"范畴。六淫外邪犯肺,肺络壅遏不畅,肺气上逆,热蒸液聚成痰致咳,治疗以清热解毒、疏风散热、止咳平喘、降气化痰为主要原则。《医学心悟》形象地指出:"肺体属金,譬若钟然,钟非叩不鸣。风寒暑湿燥火,六淫之邪,自外击之则鸣。"《杂病源流犀烛》言:"咳之为病,有新久虚实之殊。新咳者,肺有实邪,风则散之,寒则发之,热则清之,火则泻之,湿则除之,痰则涤之。有久病忽咳,病虽久而咳则暴,亦为新咳,必新伤风食也。风则疏之,食则消之,即愈矣。"《景岳全书·咳嗽》指出:"外感咳嗽,其来在肺,故必由肺以及他脏……内伤之咳,先伤他脏,故必由他脏以及肺。"方中麻黄发汗解表、宣肺平喘、利水消肿,杏仁镇咳平喘、润肠通便,前胡下气宣散、降逆止咳、疏散表邪,桔梗止咳祛痰、宣肺排脓,葶苈子化痰止咳、泻肺平喘,紫苏子降气化痰、止咳平喘。全方共奏宣肺平喘、止咳化痰之效。

【加减】若兼口干渴心烦者,加炒栀子 5g、炒乌梅 6g,以清热泻火、生津除烦;若症属呕吐者,加沉香 3g、姜竹茹 5g,以降逆止呕;若症属胀满者,加炒枳壳 6g、煨木香 3g,以消积除胀;若症属外寒内热兼痰者,加橘红 6g、川贝母 5g(捣)、炙百部 6g、炙紫菀 6g、白前 3g、芦根 6g、荆芥 6g、防风 6g,以疏风清热、祛痰止咳。

【注意事项】嘱避风寒,畅情志,忌辛辣刺激、肥甘厚腻之品。

# 自拟止嗽散治疗小儿毛细支气管炎

毛细支气管炎是一种婴幼儿较常见的下呼吸道感染,多见于一至六个月的小婴儿,以喘息、三凹征和气促为主要临床特点。临床上较难发现未累及肺泡与肺泡间壁的纯粹毛细支气管炎,故国内认为是一种特殊类型的肺炎,称为喘憋性肺炎。喘息和肺部哮鸣音为其突出表现。主要表现为下呼吸道梗阻症状,出现呼气性呼吸困难、呼气相延长伴喘息。呼吸困难可呈阵发性,间歇期喘息消失。严重发作者,可见面色苍白、烦躁不安,口周和口唇发绀。

【组成】炙麻黄 3g,炙白芥子 2g,炙杏仁 5g,炙紫菀 5g,炙冬花 5g,法半夏 5g,僵蚕 3g,炙莱菔子 5g,炙陈皮 6g,炙桑白皮 6g,炒细辛 1g,甘草 3g。

【功用】温肺化饮,止咳平喘。

【主治】小儿毛细支气管炎。症见咳嗽,气喘,痰鸣,痰白清稀;恶寒怕风,发热,口不渴,咽不红;舌质淡红,苔薄白,指纹浮红。

【用法】将上药加水煎煮 30min,滤出药液,再加水煎两次,每次煎 20min,去渣,三煎所得药液兑匀,分早、中、晚三次,饭前送服,每天一剂。

【方解】本病可归属于中医学"肺炎喘嗽"范畴。《小儿药证直诀》曰:"肺主喘,外邪袭肺,肺气闭从而出现喘憋、气促。"《章次公医案》云:"喘咳频,皆因风挟痰饮,上逆于肺,清肃失司使然",进一步发展"肺将炎矣"。《灵枢·邪气脏腑病形篇》曰:"邪之中人,奈何?岐伯曰:形寒寒饮则伤肺,以其两寒相感,中外皆伤,故气逆而上行。"《黄帝内经·咳论篇》亦云:"其寒饮食入胃,从肺脉上至于肺,则肺寒。肺寒则外内合邪,因而客之。"方中麻黄宣肺温肺、化饮散寒、止咳平喘、开达气机,杏仁止咳平喘,半夏、细辛祛饮降逆,紫菀、款冬花化痰、降气、散结,僵蚕化痰散结,莱菔子、白芥子化痰下气平喘,桑白皮清肃肺热平喘,陈皮温化寒痰、宣肺止咳,甘草祛痰止咳、调和诸药。全方共奏温肺化饮、止咳平喘之效。

【加减】若症属肺气虚,加党参 9g、黄芪 9g,以补益肺气;若症属气喘明显,加炙苏子 6g、炙葶苈子 10g,以降泻肺气止咳;若症属寒邪袭肺,加蒸百部 6g、炙五味子 6g、桔梗 5g、姜半夏 5g、炙前胡 6g、桂枝 3g、蝉蜕 3g、辛夷 3g,以温肺化痰、宣肺止咳。

【注意事项】嘱避风寒,畅情志,忌辛辣刺激、肥甘厚腻之品。

# 加味小青龙汤治疗小儿喘息性支气管炎

喘息性支气管炎(简称喘支)是一组临床综合征,泛指一组有喘息表现的婴幼儿的急性支气管感染,多见于小于三岁的婴幼儿。主要病因有过敏、感染、气道的病变及其他疾病等,其中病毒感染和过敏因素最常见。由于小儿呼吸系统的解剖生理特点,在发生喘息性疾病时易导致气道狭窄,严重时可导致心力衰竭、呼吸衰竭甚至死亡。目前国际公认的控制喘息发作最有效的药物是糖皮质激素,但长期应用激素产生严重的全身性不良反应,影响骨代谢和儿童生长发育、声音嘶哑、真菌感染等,还可造成皮质激素抵抗型哮喘和皮质激素依赖型哮喘,最终发展为"难治性哮喘"。

【组成】炙麻黄 3g,炙桂枝 3g,炙僵蚕 3g,炒白芍 5g,炙五味子 5g,法半夏 3g,炙苏子 3g,炙黄芩 5g,石膏 9g,炙干姜 1g,甘草 3g,炙细辛 1g,全蝎 1g。

【功用】温肺散寒,化痰平喘。

【主治】小儿喘息性支气管炎。症见发热恶寒,咳嗽,气喘,痰稀色白量多或呈泡沫状,或胸中痞满,或干呕,或倚息不得平卧,或头面四肢水肿,或身体疼重,舌苔,苔薄白,脉浮紧。

【用法】以上为两岁用量,小于两岁酌减,两岁以上酌增。水煎两次,少量多次喂服,每日一剂,7d 为一个疗程。

【方解】喘息性支气管炎属于中医"哮喘"范畴。如明·秦昌遇在《症因脉治》中指出:"痰饮留伏……偶遇七情之犯,饮食之伤,或外有时令之风寒……则哮喘之证作矣。"本方中麻黄宣肺平喘,桂枝温阳化气化饮,且二药相须为用,发汗散寒以解在表之寒邪,其麻黄佐桂枝辛温发汗,外散风寒,以开去邪之路;加石膏辛甘大寒,以清郁闭之热,使郁闭通,内热除,烦躁可解。同时制麻黄具有发散之能,其利尿行水之功可治疗水饮之宿疾,二药可增强解表、温阳化饮之功。干姜、细辛、半夏为臣药,干姜温脾,细辛温肺,半夏燥湿,三者合用,一温一散一燥,使气得行、津得输,三药结合温运中焦而除水饮。五味子敛肺阴而止咳,白芍养血养阴和营,二药辛散之品相配,有散有收,调和营卫,有利于开肺气,且可制约诸药辛燥太过而伤津。僵蚕化痰散结,全蝎平息肝风、通络止痛,苏子降肺平喘,黄芩清肺热,甘草既益气和中,又调和诸药。全方共奏温肺散寒、化痰逐饮之效。

【加减】若症属肺气虚弱,加炙蛤蚧 2g、人参 2g,以补益肺气;若症属夹热,炙葶苈子 5g、川贝母 3g、炙苏子 3g,以降气平喘;若症属寒喘者,加炙射干 6g、炙白芥子 3g、苏叶 6g、闵姜3g、白刺果 10g、鹅管石 10g、荆芥 6g、防风 6g,以温散解表、降逆和喘。

【注意事项】肺热证、肺阴虚证慎用本方。孕妇忌用。

# 钩藤竺黄汤治疗小儿肺炎

肺炎是指不同病原体或其他因素(如吸入羊水、油类或过敏反应)所引起的肺部炎症。主要表现为发热、咳嗽、气促、呼吸困难和肺部固定性中、细湿啰音。重症患者可累及循环、神经及消化等系统而出现相应的临床症状,如心力衰竭、缺氧性脑病及缺氧中毒性肠麻痹等。属于婴儿时期重要的常见病,是中国住院小儿死亡的第一位死因,严重威胁小儿健康。

【组成】钩藤10g,天竺黄3g,炒莱菔子6g,炙知母6g,炒僵蚕5g,炙地龙干5g,炙黄芩6g,全蝎3g,熟大黄3g,车前子5g,炙麻黄3g,生石膏10g,川木通2g。

【功用】清热解毒,化痰平喘。

【主治】小儿肺炎(痰热内蕴证)。临床常见壮热烦躁,痰黄色稠,气促喘憋,鼻翼翕动,呼吸困难,喉间痰鸣,舌质红,口唇青紫,苔黄腻,脉滑数。

【用法】将上药加水煎煮30min,滤出药液,再加水煎两次,每次煎20min,去渣,三煎所得药液兑匀,分早、中、晚三次,饭前送服,每天一剂。

【方解】小儿肺炎归属于中医学“肺炎喘嗽”范畴,主要表现为热、喘、咳、痰。《灵枢·百病始生》云:“风雨寒热,不得虚,邪不能独伤人。卒然逢疾风暴雨而不病者,盖无虚,故邪不能独伤人。此必因虚邪之风,与其身形两虚相得,乃客其形。”故小儿肺炎喘嗽基本病机为肺气郁闭、痰热壅阻,治当以宣肺解表、泄热平喘为主。方中钩藤、全蝎、僵蚕、地龙清热熄风、平喘止痉,天竺黄、知母、黄芩清热泻火、化痰定惊,莱菔子消食化积,大黄泻下攻积,石膏清热泻火,车前子、木通清肺利水,麻黄发汗平喘。全方共奏清热解毒、化痰平喘之效。

【加减】若症属发热较甚,加石膏10g,以清热泻火;若咳嗽,气喘太甚者,可加炙麻黄6g、炙地龙3g,以清肺平喘;若症属痰热闭肺者,加桑白皮9g、炙射干6g、葶苈子6g、制麻黄5g、鱼腥草9g、川贝母5g、炙杏仁5g、紫菀6g、瓜蒌6g、炙苏子6g、枳实5g,以泻肺解毒、化痰定喘。

【注意事项】嘱避风寒,忌辛辣刺激、肥甘厚腻之品。

# 加味五虎汤治疗小儿哮喘

支气管哮喘是由于一系列炎性介质和细胞因子共同参与的气道弥漫性、反复发作性、变态反应性炎性疾病。常于幼儿期开始发病,主要表现为反复发作的咳嗽、喘息、呼吸困难,两肺闻及哮鸣音等,其机制与变态反应、气道慢性炎症、气道高反应性气道重构及其相互作用等有关。中国小儿哮喘发病率为1.54%,近年来呈上升趋势。临床上常使用激素和β2受体激动剂等药物治疗。由于儿童哮喘发作,病情隐匿,病因复杂,病程较长,反复滥用抗生素及糖皮质激素治疗不良反应多,长期效果较差。

【组成】炙麻黄5g,炙杏仁6g,生石膏15g(先煎),细辛1g,炙干地龙5g,生甘草5g。

【功用】止咳平喘,清热泻火。

【主治】小儿哮喘。临床可见咳嗽较甚,气喘不平,痰声辘辘,且伴流涕,咽痛,烦躁不安,舌边红,苔腻,脉象滑数等。

【用法】将上药加水煎煮30min,滤出药液,再加水煎两次,每次煎20min,去渣,三煎所得药液兑匀,分早、中、晚三次,饭前送服,每天一剂。

【方解】小儿哮喘属于中医学的"哮症""喘症"等范畴,其病理性质有虚实之分,虚治主张培补摄纳,实治主张祛邪利气。小儿为纯阳之体,感邪后易出现热化,故儿童哮喘多为热哮,治疗应以清肺化痰、止咳平喘为主。五虎汤出自《医宗金鉴·幼科心法》喘症门,实为麻杏石甘汤加细辛。方中麻黄、杏仁平喘,生石膏清热泻火;细辛可"降冲逆而止咳,驱寒湿而荡浊",细辛与石膏配伍,一凉一热,乃以寒治热,寒热并用;干地龙平惊治喘,生甘草清热解毒、调和诸药。合而用之,共奏止咳平喘、清热泻火之功效。

【加减】若症属哮喘偏寒者,加桂枝3g、炙干姜2g、姜半夏6g、炙苏子5g、金沸草9g,以温肺散寒;若兼有发热、舌红、苔黄或黄腻、脉象弦数、便干者,加炙桑白皮9g、黄芩6g、鸭跖草9g、海浮石9g,以泻肺平喘;若症属瘀热阻肺者,加川贝母6g、全瓜蒌6g、白前5g、川芎6g、当归6g,以清热止咳,活血化瘀。

【注意事项】嘱避风寒,忌辛辣刺激、肥甘厚腻之品。孕妇慎用。

# 蟾蜍二陈汤治疗小儿哮喘持续状态

小儿哮喘在临床上比较常见,其主要是一种因多种细胞与其组成作用引起的气道慢性炎症疾病。哮喘患儿发病通常与遗传因素、环境因素、接触变应源及病菌感染等存有密切的关系,其患儿的症状体征主要表现为反复的咳嗽、咳痰、胸闷及呼吸困难等。哮喘持续状态主要是指患儿哮喘急性发作后24h,病情仍未得到缓解的情况。该类患儿随着病情发展常常会出现咳嗽无力、紫绀及呼吸衰竭等,严重危害患儿的生命安全。对哮喘持续状态患儿的临床治疗中,单纯给予吸氧、解痉与抗感染等对症治疗处理往往难以获取良好的疗效。

【组成】蟾蜍1只,炒陈皮10g,姜半夏10g,炒白胡椒3g。

【功用】清热解毒,燥湿化痰。

【主治】哮喘持续状态。临床常见呼吸急促,喉中哮鸣,胸膈满闷如窒,张口抬肩,不能平卧,呛咳频频,咳痰不爽,或伴发热,微恶风,舌苔薄黄,脉滑或数。

【用法】将蟾蜍去头和内脏,再将白胡椒、半夏、陈皮置入蟾蜍腹内,用棉线缝牢,外用黄泥包裹,置火上烧焦,去泥研细末。每日三次,每天1g,蜂蜜梨汤送服。

【方解】本病归属于中医学"哮喘"范畴。朱丹溪在《丹溪心法》一书中始以"哮喘"作为独立的病名成篇,认为哮证"专注于痰",而且提出"未发以扶正为主,既发以攻邪为急"的施治要领。哮喘病因以宿痰伏于肺为主因,外感、饮食、情志、劳倦等为诱因,尤以气候变化最为密切。其病机为上述病因致肺气郁闭,痰涎壅滞,气因痰阻和肺气升降不利而发。治当以急治其标、缓治其本为原则。方中蟾蜍清热解毒、利水消肿,陈皮理气健脾、燥湿化痰,半夏燥湿化痰、降逆止呕,白胡椒温中散寒、下气消痰。诸药合用,共奏清热解毒、燥湿化痰之效。

【加减】若伴口渴、恶寒发热者,加石膏 10g,以清泻里热、生津止渴;若症见痰色黄稠,加炙桑白皮 10g、炙黄芩 6g、金银花 10g,以清热泻肺;若症属寒哮喘者,方中可加蜜炙麻黄 10g、细辛 2g、炙白芥子 6g,以温肺散寒、化痰平喘;若症属痰热蕴肺者,加南北沙参各 10g、炙桑皮 10g、炙知母 10g、炙枇杷叶 10g、山萸肉 10g,以补肾纳气、清肺化痰;若症属持续哮喘者,加蝉蜕 10g、炙射干 10g、炙款冬花 10g、炙紫菀 10g、川芎 10g、防风 10g,以祛风和营、宣肺平喘。

【注意事项】避免接触变应源,嘱避风寒,忌辛辣刺激、肥甘厚腻之品。孕妇禁用。

# 磁黄竹汤治疗小儿心律失常

儿童时期如果心脏的心肌细胞兴奋性、传导性和自律性等电生理发生改变,都可导致心律失常。儿科心律失常可以是先天的,也可是获得性的:如风湿热、心肌炎,毒素、毒物,药物或手术后。其主要危险是由此产生的严重心动过缓或心动过速,可导致心搏出量的降低,并可能引起晕厥或猝死。准确判断心律失常是否对生命构成威胁非常重要。

【组成】灵磁石 20g(先煎),黄芪 15g,玉竹 10g,苦参 10g,丹参 10g,炙甘草 3g。

【功用】镇惊安神,清心除烦,益气养血。

【主治】心悸(心胆气虚证)。临床常见心悸惊恐,多梦易醒,哭闹不安,舌苔薄白,脉数或疾、促。

【用法】加水煎煮 30min,滤出药液,再加水煎两次,每次煎 20min,去渣,三煎所得药液兑匀,分早、中、晚三次,饭前送服,每天一剂。

【方解】心律失常归属于中医学"心悸"范畴。心悸病位在心,与肝、胆、脾、肾、肺功能失调密切相关,其病机为气血阴阳亏虚,导致心神失养或气滞、痰浊、瘀血、水饮内邪扰神而致。本病为本虚标实之证,虚证以补益气血阴阳、养心安神为主;实证以祛邪安神为主;虚实错杂应扶正祛邪兼顾。方中磁石质重沉降、镇惊安神、平肝潜阳,黄芪补中益气、生津养血,玉竹清热养阴安神,苦参清热泻火,丹参清心除烦、安神定志,甘草调和诸药。全方共奏镇惊安神、清心除烦、益气养血之效。

【加减】若偏阴虚,加熟地 9g、麦冬 6g、炒山药 9g,以滋阴补肾;若偏气虚,加太子参 10g,以健脾益气;若属气阴两虚,加白人参 6g、麦冬 6g、五味子 6g、郁金 9g、枳实 6g、炙远志 6g、柴胡 6g、丹参 6g、紫石英 9g,以补气豁痰化瘀、疏肝解郁安神;若属心肾阳虚者,加炙黄芪9g、制附子 3g(先煎）、桂枝 6g、炙麻黄 3g、淫羊藿 6g,以温阳益气、祛寒复脉;若属心脾气虚、心脉瘀阻者,加丹参 9g、桃仁 6g、红花 6g、苏木 10g、降香 6g、太子参 9g、白术 9g,以健脾补气、活血升脉。

【注意事项】须与致死性心律失常相鉴别,必要时应用西药或采取手术治疗,避免威胁生命。

【附方】丹参 9g,党参 9g,紫石英 10g,生地黄 9g,麦门冬 6g,川芎 9g,连翘 9g,炙甘草 9g,桂枝 6g。

【功用】宁心安神,清心除烦,养阴生津。

【主治】期前收缩。小儿心律失常,症属心阴不足证。临床常见心悸不宁,胸闷气短,头晕目眩,少寐多梦,神疲乏力,舌苔薄白,脉细。

【用法】加水煎煮 30min,滤出药液,再加水煎两次,每次煎 20min,去渣,三煎所得药液兑匀,分早、中、晚三次,饭前送服,每日一剂。

【方解】《平人气象论》曰:"惊则心无所倚,神无所归,虑无所定,故气乱矣。"《素闻·痹论》云:"心痹者,脉不通,烦则心下鼓。"《金匮要略·痰饮咳嗽病脉证并治第十二》曰:"……水停心下,甚者则悸。"《伤寒明理论》云:"其气虚者,由阳气虚弱,心下空虚,内动而为悸也。"《丹溪心法·惊悸怔忡》又云:"人之所主者心,心之所养者血,心血一虚,神气不守,此惊悸之所肇端也。"方中丹参活血祛瘀、宁心安神,紫石英镇心安神,党参养阴生津,生地清热凉血、养阴生津,麦冬养心阴、清心热、除烦安神,连翘清心泻火,川芎活血行气,桂枝、炙甘草温通心阳。诸药合用,共奏宁心安神、清心除烦、养阴生津之效。

【加减】若症属阴虚,加沙参 9g、玉竹 9g、石斛 6g,以滋阴清热;若症属失眠多梦,加炒酸枣仁 10g、合欢皮 10g、夜交藤 16g、茯神 10g、红枣 5 枚、浮小麦 10g、当归 9g,以养心安神。

【注意事项】服药期间,忌服辛辣刺激、肥甘厚腻之品。

# 补阳还五汤治疗儿童脑动脉闭塞症

脑动脉闭塞症是多种原因(脑动脉炎、脑血管发育异常、脑血栓形成或脑栓塞)引起的一种临床综合征。三至九岁小儿多见。由于脑动脉闭塞,脑血流循环障碍,造成脑组织的缺血缺氧,因而出现头晕,呕吐,失语,失明,偏瘫,感觉障碍,耳鸣,耳聋,共济失调,眼球震颤等症状。

【组成】水牛角 10g,炙黄芪 15g,太子参 10g,川芎 9g,赤芍 9g,枳实 6g,生地 9g,煨木香 3g,全蝎 2g,水蛭 3g。

【功用】补气,活血,通络。

【主治】儿童脑动脉闭塞症。临床常见眩晕,肢体不遂,肢体麻木或肢体疼痛,或肢体困重无力,语言謇涩,口角流涎,小便频数或遗尿不禁,舌暗淡,苔白,脉虚弱或细涩。

【用法】加水煎煮 30min,滤出药液,再加水煎两次,每次煎 20min,去渣,三煎所得药液兑匀,分早、中、晚三次,饭前送服,每日一剂。

【方解】中医古籍中无本病名的记载,据其临床表现可归属于"中风""眩晕""肢体麻木"等范畴。本病的基本病机为阴阳失调、气血逆乱。病位在脑,与心、肾、肝、脾密切相关。病理基础为上盛下虚,肝肾之阴虚于下,肝阳亢于上。病理性质多属本虚标实,肝肾阴虚、气血衰少为致病之本,风、火、痰、瘀、气为发病之标,二者可互为因果。方中黄芪补气升阳,太子参补气健脾、养阴生津,生地黄清热凉血、养阴生津,川芎、赤芍、全蝎活血化瘀通络,枳实、木香行气止痛,水牛角清热凉血,水蛭破血通经、逐瘀消癥;全方共奏补气、活血、通络之效。

【加减】若症属血虚明显,加炮阿胶 10g、熟地黄 10g,以补血滋阴;若症属肢体浮肿者,加茯苓 10g、炒白术 10g,以健脾利水;若症属脾虚阳虚、气虚血瘀,方中可加济生肾丸合补阳还五汤,以温肾健脾、益气祛瘀;若症属气血不足、脉络空虚,方中可加十全大补汤加减,以益气养血、荣脉通络;若症属痰浊中阻、风痰上扰,方中可加苓桂术甘汤加减,以健脾化浊、豁痰熄风;若痰瘀互结、阻滞脉络,方中可加涤痰汤合桃红四物汤加减,以涤痰化瘀、活血通络。

【注意事项】寒瘀症慎用本方。

# 急肾汤治疗小儿急性肾炎

急性肾小球肾炎(简称急性肾炎),主要为 β 溶血性链球菌感染所致,临床表现为急性起病,多有前驱感染,以血尿为主,伴不同程度蛋白尿,可有水肿、高血压,或肾功能不全等特点的肾小球疾病。本病多见于儿童和青少年,以 5~14 岁多见,小于两岁少见,男女之比为 2:1。本病无特异治疗,一般采取休息、低盐饮食、抗感染、利尿、降血压等对症治疗。

【组成】生地 10g,通草 5g,竹叶 6g,甘草 6g,白茅根 15g,石苇 15g,车前子 10g(包),泽泻 16g,黄芩 6g

【功用】清热解毒,利水消肿,化瘀止血。

【主治】小儿急性肾炎。临床常见眼睑浮肿,遍及全身,肿处皮肤光亮,小便少、色赤,恶风发热,舌质红,苔薄黄,脉浮数或滑数。

【用法】加水煎煮 30min,滤出药液,再加水煎两次,每次煎 20min,去渣,三煎所得药液兑匀,分早、中、晚三次,饭前送服,每日一剂。

【方解】本病归属于中医学"水肿"范畴。《素问·水热穴论》提出本病的病因病机,"勇而劳甚,则肾汗出,肾汗出逢于风,内不得入于脏腑,外不得越于皮肤,客于玄府,行于皮里,传为胕肿,""故其本在肾,其末在肺。"《素问·汤液醪醴论》提出"平治权衡,去菀陈莝……开鬼门,洁净府"的治疗原则。本方为导赤散加味而成。方中生地清热凉血养阴,通草、竹叶清心利尿,引热下行从小便而出。白茅根清热生津、凉血止血,石苇、车前子、泽泻通利小便、清泻湿热,黄芩清热解毒,甘草清热泻火、甘缓和中。合而用之,清热解毒而不伤正,利水消肿而不伤阴,行气活血而不留瘀,化瘀止血而不塞其流。

【加减】若症属血尿明显者,加炒藕节 10 个,以化瘀止血;若症属恶风发热者,加金银花 15g、连翘 10g,以疏散风热;若症属水邪壅肺、三焦决渎失司者,方中可加加味枇杷叶煎,以肃肺化气、行水退肿;若症属阴虚湿热内蕴者,方中可加养阴汤,以养阴清热、利湿止血;若症属脾肾两虚、浊阴内遏者,方中可加补肾健脾泄浊汤,以补肾健脾、渗湿泄浊。

【注意事项】嘱避风寒,低盐饮食,忌辛辣刺激、肥甘厚腻之品。

# 自拟止悸汤治疗小儿期前收缩

期前收缩又称过早搏动,是由心脏异位兴奋灶发放的冲动所致,为小儿时期最常见的心律失常。异位起搏点可位于心房、房室交界或心室组织,分别引起房性、交界性及室性期前收缩,其中室性期前收缩为多见。小儿症状较成人轻,常缺乏主诉。个别年长儿可诉心悸、胸闷、不适。为明确期前收缩的性质,必须行心电图检查。

【组成】丹参 10g,党参 9g,紫石英 9g,生地黄 10g,麦门冬 9g,川芎 9g,连翘 9g,炙甘草6g,桂枝6g。

【功用】宁心安神,清心除烦,养阴生津。

【主治】期前收缩。临床常见心悸不宁,胸闷气短,头晕目眩,少寐多梦,神疲乏力,舌苔薄白,脉细。

【用法】加水煎煮 30min,滤出药液,再加水煎两次,每次煎 20min,去渣,三煎所得药液兑匀,分早、中、晚三次,饭前送服,每日一剂。

【方解】小儿期前收缩归属于中医学"心悸""怔忡"范畴。《平人气象论》曰:"惊则心无所倚,神无所归,虑无所定,故气乱矣。"《素问·痹论》云:"心痹者,脉不通,烦则心下鼓。"《金匮要略·痰饮咳嗽病脉证并治第十二》曰:"……水停心下,甚者则悸。"《伤寒明理论》曰:"其气虚者,由阳气虚弱,心下空虚,内动而为悸也。"《丹溪心法·惊悸怔忡》云:"人之所主者心,心之所养者血,心血一虚,神气不守,此惊悸之所肇端也。"方中丹参活血祛瘀、宁心安神,紫石英镇心安神,党参养阴生津,生地清热凉血、养阴生津,麦冬养心阴、清心热、除烦安神,连翘清心泻火,川芎活血行气,桂枝、炙甘草温通心阳。诸药合用,共奏宁心安神、清心除烦、养阴生津之效。

【加减】若症属阴虚,加沙参 9g、玉竹 9g、石斛 9g,以滋阴;若症属失眠多梦者,加合欢皮 10g、炒酸枣仁 10g、夜交藤 10g,以安神;若症属心脾肾虚、寒阻心脉者,方中可加温阳散寒调脉汤以温阳散寒、活血生脉;若症属痰湿阻滞者,方中可加豁痰宁心汤,以健脾益气、豁痰宁心;若症属心中阳气不足者,方中可加振心复脉汤以益气温阳、安神定志。

【注意事项】服药期间,忌服辛辣刺激、肥甘厚腻之品。

# 第二十三章　传染病系

## 益肝汤治疗慢性病毒性肝炎

　　慢性病毒性肝炎多是由乙型或丙型肝炎等病毒引起的,以肝脏病变为主的传染性疾病。临床多表现为肝区疼痛、乏力纳差、呕吐、黄疸等症状,实验室检查转氨酶、胆红素升高,病毒抗体阳性等。目前西医对病毒性肝炎的治疗,一是抗病毒治疗,如采用干扰素,其能够诱生多种抗病毒蛋白,从而有效抑制细胞内病毒的繁衍复制,并且可以使自然杀伤细胞(NK)的活性增强,具有较为广泛的免疫调节、抗病毒与抗肿瘤作用,但使用后往往将导致外周血白细胞数目减少,出现食欲不振、神疲乏力、脉象虚软和腰膝酸软等多种精气两亏现象。二是保肝治疗,如采用门冬氨酸钾镁,其能够改善肝脏代谢,促进毒素排泄,降低胆红素,在一定程度上促进肝细胞的恢复和再生,但可能引起高钾血症和高镁血症等。相比之下,中医药在保肝、抗纤维化、免疫调节方面具有效果明显、副作用小的特点,而且实验证据翔实。

　　【组成】黄芪 30g,连翘 20g,太子参 20g,山萸肉 30g,陈皮 15g,生山楂 30g,女贞子 30g,丹参 30g,茯苓 30g,三七粉 18g(分三次冲服),熟猪肝 30g。

　　【功用】益气养阴,活血祛瘀。

　　【主治】慢性病毒性肝炎。临床表现为乏力,全身不适,食欲减退,肝区不适或疼痛,腹胀,低热;体征为面色晦暗、巩膜黄染、可有蜘蛛痣或肝掌、肝大、质地中等或充实感,有叩痛,脾大严重者,可有黄疸加深、腹腔积液、下肢水肿、出血倾向等。舌质紫暗,苔薄白或薄腻,脉细涩。

　　【用法】将上药加水煎煮 30min,滤出药液,再加水煎两次,每次煎 20min,去渣,三煎所得药液兑匀,分早、中、晚三次,饭前送服,每天一剂。3 个月为一个疗程。

　　【方解】中医学认为,慢性病毒性肝炎可归属"胁痛""黄疸""鼓胀"等范畴,是湿热之邪和正气不足共同作用的结果,因湿热所伤或过食肥甘酒热,或素体胃热偏盛,则湿从热化,湿热交蒸而发病。日久可致正气亏虚,脾胃受损,瘀血阻滞,病变脏腑以肝胆为中心,伤及脾肾。方中黄芪、太子参大补元气,黄精、女贞子、山萸肉滋补肝肾之阴,三七、丹参凉血活血,茯苓、陈皮理气健脾化湿,连翘、虎杖清热解毒、活血祛瘀,山楂酸而不敛、消食健胃,可增加丹参、三七的活血化瘀之效,猪肝补肝养血。合而成方,有的放矢,正中要害,用之取效甚佳。

　　【加减】若症属胁痛者,可加炒川楝子 15g、青皮 10g、郁金 20g,以行气止痛;若症属胁肋挚痛,兼心急烦躁、口苦口干、小便黄、大便结、舌红苔黄、脉象弦数者,加丹皮 10g、炒山栀 10g、制元胡 20g、姜黄连 10g,以疏肝泄热;若症属隐隐胁痛,兼见失眠、头晕、舌红、苔薄少津、脉弦细者,可加当归 30g、何首乌 20g、枸杞子 20g、丹皮 10g、炒山栀子 10g、菊花 10g,以清肝养阴;若症属肝郁脾虚、气滞血瘀、温热未清者,方中可加荣肝汤加减,以健脾疏肝、活血化瘀、清热利湿;若症属肝肾阴虚、气滞不运者,方中可加加味一贯煎,以滋阴养血、理气疏肝;若症属湿热蕴蒸、气滞血瘀者,方中可加犀泽汤加减,以凉血化瘀、解毒利湿;若症属气滞血瘀者,方中可加软肝缩脾汤,以行气开郁、活血化瘀、软肝缩脾;若症属肝郁脾滞、络伤动血者,方中可加疏肝运脾软坚汤,以疏肝运脾、软坚化积、和血护营。

【注意事项】孕妇禁用;有痛风病史者慎用;用药期间应戒烟、酒,忌辛辣等刺激性食物。

# 清肝汤治疗急性病毒性肝炎

急性病毒性肝炎,是由肝炎病毒引发的全身性传染病。主要特征为肝脏的急性炎症和坏死病变,主要症状为疲乏无力、恶心呕吐、食欲不振、肝功异常、肝肿大、病毒指数显著增高等,具有传播途径复杂、流行面广、发病率高等特点。是严重危害人类健康的传染病之一。包括急性黄疸型肝炎和急性无黄疸型肝炎。按照病原学明确分类的有甲、乙、丙、丁、戊五型肝炎病毒。其中甲肝、戊肝为急性肝炎,有自愈性,不易转为慢性肝炎;乙肝、丙肝较易转为慢性肝炎。急性肝炎一般为自限性,多可完全康复。

【组成】山豆根 20g,蒲公英 30g,虎杖 20g,茵陈 30g,生大黄 10g(后下),炒栀子 10g,郁金15g,姜半夏 15g,五味子 15g,赤芍 30g,茯苓 30g,黄芪 30g,党参 20g,甘草 10g。

【功用】清肝祛湿,活血祛瘀。

【主治】急性病毒性肝炎。表现为全身乏力、发热、食欲不振、厌食、恶心、呕吐,皮肤巩膜黄染,肝区痛、尿色逐渐加深等。舌红苔黄腻,脉弦数。

【用法】将上药加水煎煮 30min,滤出药液,再加水煎两次,每次煎 20min,去渣,三煎所得药液兑匀,分早、中、晚三次,饭前送服,每天一剂。15d 为一个疗程。

【方解】急性病毒性肝炎属中医的"黄疸""胁痛""疫毒"等范畴,系因人体正气不足,湿热邪毒内蕴,肝胆气机郁滞,胆汁外溢,血行不畅,瘀痰阻络,正邪交争所致。方中茵陈、虎杖清肝祛湿,蒲公英、山豆根、栀子清热解毒,生大黄泻热通肠、逐瘀通经、凉血解毒,郁金行气化瘀、利胆退黄,赤芍凉血活血,黄芪、党参、茯苓、甘草健脾益气化湿,半夏温中化痰、降逆止呕,五味子滋肾敛肺生津。诸药合用,能清肝祛湿、活血化瘀,同时不忘顾护脾胃。

【加减】临床根据病程长短、症状轻重随症加减使用:若症属早期湿热、热毒、肝郁偏盛,表现为阳黄之身目发黄,其色鲜明,小便短赤如浓茶,胁痛拒按,脘腹灼热痞满,易怒心烦,口渴喜饮或口臭,大便秘结,舌红、苔黄糙,脉弦滑数者,可加金银花 20g、连翘 15g、半枝莲 10g、白花蛇舌草20g、蒲公英 30g、玉米须 20g、制柴胡 20g、夏枯草 20g 等,以清热解毒、清肝祛湿、疏肝解郁;若症属中晚期患者,症见脾气亏虚、肝血受损、湿热残余,纳差、面色萎黄、胁肋胀满不适、疲乏无力等,可加黄精 20g、炒芡实 15g、当归 20g、炒白芍 30g、薏米 30g、炒砂仁 10g(砸碎),以健脾益气、养血和肝、淡渗利湿;若症属湿重于热者,方中可用加味茵陈五苓散加减,以健脾温中、祛湿退黄;若症属脾虚肝郁、湿热内蕴者,方中可加新生饮加减,以健脾疏肝、清热利湿;若症属胁痛、黄疸、症积、膨胀,兼见湿热伤阴者,方中可加味兰豆枫楮汤,以清滋肝肾、化瘀利水;若症属肝气郁滞者,方中可加疏肝解郁汤,以疏肝调气、活血解郁。

【注意事项】孕妇禁用;用药期间应戒烟、酒,忌辛辣等刺激性食物。

# 凉肝饮治疗重度病毒性肝炎合并重度黄疸

病毒性肝炎出现黄疸,其退黄效果缓慢的主要为肝细胞坏死后,胆小管壁淤阻,形成胆汁淤积、微循环障碍等诸因所致。

【组成】赤芍 200g,栀子 30g,炒大黄 20g,茵陈 50g,龙胆草 15g。

【功用】凉血活血,清热利湿。

【主治】病毒性肝炎合并重度黄疸。症见发热、腹部疼痛、皮肤和巩膜黄染、皮肤瘙痒、乏力、厌油腻、恶心等。舌红苔黄腻,脉弦数。

【用法】将上药水煎三次,每次 20min,三次药液兑匀,分早、中、晚三次,饭前送服,每天一剂。30d 为一个疗程。

【方解】中医认为,本病属于肝胆瘀热,故治疗以凉肝、清热、利湿为主要治疗方法。方中大剂量使用赤芍以凉血活血;设栀子、大黄、茵陈,取茵陈蒿汤之意以清热利湿退黄;龙胆草清泻肝胆湿热。全方药简意明,直达病所,共奏凉血活血、清热利湿之功,达到湿热去,正气复的效果。

【加减】若症属小便短少、色黄者,可加用玉米须 30g、泽泻 30g、车前草 20g,以清热利尿;若症属肝气不舒、胁肋胀痛者,可加用制柴胡 20g、郁金 20g、金钱草 30g、醋炒元胡 20g、川楝子 15g,以疏肝行气、活血止痛;若症属心烦易怒、夜不能寐者,加用丹参 30g、炒莲子心 10g、竹叶 15g,以清心凉血、养心安神;若症属疫毒发黄者,方中可加犀角散加减,以清营凉血;若症属胆郁发黄者,方中可加柴胡疏肝汤,以疏肝理胆;若症属湿热瘀郁、肝肾亏虚者,方中可加化肝解毒汤,以清化瘀毒、滋补肝肾、益气健脾;若症属肝脾不和者,方中可加肝达舒方加白刺果 100g,以疏肝健脾、清热活血;若症属肝脾不和并肾虚者,方中可加益肾解毒汤,以益肾解毒、疏调肝脾;若症属湿毒疠邪,内蕴肝胆脾胃,或久病伤脾肾者,方中可加健脾益肾汤,加白刺果 200g,以健脾益肾、扶正攻毒、活血化瘀。

【注意事项】孕妇禁用;素体阳虚脾弱者慎用;用药期间应戒烟、酒,忌辛辣等刺激性食物。

# 疏肝清热解毒饮治疗慢性乙型病毒性肝炎

急性肝炎病程超过半年,或乙、丙、丁型肝炎或有 HBsAg 携带史而因同一病院再次出现肝炎症状、体征及肝功能异常者。发病日期不明确或虽无肝炎病史,但根据肝组织病理学或根据症状、体征、化验及 B 超检查综合分析符合慢性肝炎表现者。慢性乙型肝炎患者数量庞大,根据病情积极保肝及抗纤维化、抗病毒治疗预防疾病发展具有重大意义。

【组成】炒柴胡 30g,制香附 20g,僵蚕 15g,枳壳 30g,炒白术 30g,当归 20g,白芍 30g,郁金 15g,虎杖 20g,半枝莲 50g,丹参 30g,赤芍 50g,甘草 10g。

【功用】疏肝健脾,清热凉血,解毒利湿。

【主治】慢性乙型病毒性肝炎。症见胸胁胀满不适,时有刺痛,喜叹气,四肢倦怠,纳呆,舌质淡嫩或边有齿痕,舌苔薄白或薄腻,脉弦缓等。

【用法】将上药加水煎煮 30min,滤出药液,再加水煎两次,每次煎 20min,去渣,三煎所得药液兑匀,分早、中、晚三次,饭前送服,每天一剂。一个月为一个疗程。

【方解】中医认为,本病主要病因为感染湿热疫毒之邪,病位主要在肝脾。肝藏血,主疏泄,湿热毒邪侵犯营血,累及肝脏,致情志失调,肝失疏泄,气滞血瘀;见肝之病,知肝传脾,肝郁日久致脾气亏虚、胃纳受损,而脾胃为后天之本,气血生化之源,脾胃受损,气血生化乏源,致阴阳失衡,正气损伤,抗邪无力,湿热毒邪更加肆意蔓延,造成恶性循环,致使病情缠绵难愈。故治疗应当遵循疏肝健脾、清热凉血、解毒利湿的基本原则。方中柴胡、香附疏肝解郁,枳壳、白术行气消积、健脾祛湿,郁金疏肝解郁活血,当归、白芍养血和肝,虎杖利湿退黄、活血通经,半枝莲清热解毒利湿,僵蚕疏风散热、化痰散结,丹参、赤芍凉血活血祛瘀,甘草调和诸药,兼以清热解毒。全方配合,共奏清热解毒、理气化湿、活血化瘀之效。

【加减】临床上在应用本方时,应酌情增减:若症属血虚甚,加制何首乌 20g,以补益精血;若症属气虚甚,加黄芪 30g、党参 30g、炒莲子 15g、炒山药 30g,以健脾益气;若症属肝肾阴虚,加沙参 15g、女贞子 20g、熟地 20g,以补血滋阴;若症属食欲欠佳者,加焦神曲、焦麦芽、焦山楂各 15g,以消食化积;若症属胁痛明显者,加川芎 20g、制延胡索 30g,以行气化瘀止痛;若症属肝脾虚者,方中可加自拟益肝健脾汤,黄芩 30g、紫草 20g、蚤休 20g、冬暗里 1g(研细末,冲服)、黄芪 50g、白花蛇舌草 30g、垂盆草 50g、五味子 30g、炒山药 20g、赤芍 50g、首乌 20g、金银花 30g、田基黄 20g、当归 20g、炒栀子 15g、蒲公英 30g、生姜 10g、红枣 20g,以益气活血,健脾补肾,清热解毒。

【注意事项】孕妇禁用;10 岁以下儿童酌减量;用药期间应戒烟、酒,忌辛辣等刺激性食物。

# 健肝宁治疗慢性丙型肝炎

丙型病毒性肝炎,简称为丙型肝炎,是一种由丙型肝炎病毒(HCV)感染引起的病毒性肝炎,主要经输血、针刺、吸毒等传播。据世界卫生组织统计,全球HCV的感染率约为3%,估计约1.8亿人感染了HCV,每年新发丙型肝炎病例约3.5万例。丙型肝炎呈全球性流行,可导致肝脏慢性炎症坏死和纤维化,部分患者可发展为肝硬化甚至肝细胞癌(HCC)。未来20年内与HCV感染相关的死亡率(肝衰竭及肝细胞癌导致的死亡)将继续增加,对患者的健康和生命危害极大,已成为严重的社会和公共卫生问题。慢性丙型病毒性肝炎症状较轻,表现为肝炎常见症状,如容易疲劳,食欲欠佳,腹胀等。也可以无任何自觉症状。化验ALT反复波动,HCVRNA持续阳性。有1/3的慢性HCV感染者肝功能一直正常,抗HCV和HCVRNA持续阳性,肝活检可见慢性肝炎表现,甚至可发现肝硬化。

【组成】葛根30g,田基黄30g,党参30g,茯苓50g,板蓝根50g,藿香10g,柴胡20g,青皮10g,蜂房15g。

【功用】益气扶正,健脾疏肝,化浊降酶。

【主治】慢性丙型肝炎。临床可见四肢倦怠,纳呆,胸胁胀痛,脘腹痞胀,舌质淡嫩或边有齿痕,舌苔薄白或薄腻,脉弦缓等。

【用法】将上药加水1000ml,煎至400ml,取汁口服,每日三次,一个月为一个疗程。治疗期间每周记录临床症状、体征,每月或半月内做一次肝功能检测,3个月做抗-HCV检测,半年后随访。

【方解】本病属于中医学"胁痛""腹胀""虚劳"的范畴,此病多以脾虚为主,肝郁次之。故治疗用健脾益气的党参、茯苓等药,配葛根提升脾气,藿香醒脾和胃,柴胡、青皮疏肝理气,田基黄、板蓝根、蜂房清热解毒。合而成方,共奏益气扶正、健脾疏肝、化浊降酶之效。

【加减】若症属胁痛明显者,加川芎20g、延胡索30g,以行气止痛;若症属脘腹胀满甚者,加炒莱菔子20g、枳壳20g,以消食除胀;若症属疲乏无力甚者,加黄精20g、白术30g、枳壳20g、炒苍术20g,以益气补虚;若症属食入无味者,加炒砂仁10g、陈皮15g,以化湿开胃;若症属肺阴不足、心肾不交者,方中可加养血益肺汤加减,以养血益肺;若症属阴虚内热者,方中可加抗痨丸,以滋阴润肺、通络、培元固本。

【注意事项】孕妇禁用;用药期间应戒烟、酒,忌辛辣等刺激性食物。

# 当归六黄汤治疗结核病

结核病是由于结核分枝杆菌感染引起的一种慢性感染性疾病,以肺结核最常见,主要表现为长期低热、咳痰、咯血、盗汗等。而盗汗则是结核病最常见的一种症状,表现为睡中出汗,醒时即止,多为活动性结核病时的表现。

【组成】熟地黄 20g,黄芪 30g,生地黄 30g,当归 30g,黄连 10g,炒黄柏 10g,黄芩 15g。

【功用】滋阴泻火,固表止汗。

【主治】结核病盗汗。症见盗汗,常伴有低热、乏力等全身症状和咳嗽、咯血等呼吸系统表现。舌红,苔薄白或少苔,脉细数。

【用法】将上药水煎三次,每次 20min,三次药液兑匀,每天一剂,分两三次口服。

【方解】入睡汗出,醒后汗止,临床称为盗汗,中医学认为多属阴虚征象。因阴虚则阳亢,蒸发阴津而为汗。方中熟地黄、生地黄能滋阴补血,养肝益肾;黄连、黄柏、黄芩清热解毒泻火;当归补血活血;黄芪补气升阳,固表止汗。全方共奏滋阴泻火,固表止汗之功。

【加减】若兼见咳嗽者,加用桑叶 10g、炙枇杷叶 10g、炙百部 10g,以宣降肺气、润肺止咳;若兼见咯血者,加用炒侧柏叶 15g、茜草根 15g,以凉血止血;若兼见骨蒸潮热者,加用地骨皮 10g、银柴胡 10g、制龟板 10g,以滋阴退热;若兼见心血亏虚、心神不宁者,加用柏子仁 10g、炒酸枣仁 30g、夜交藤 30g,以养血安神;若兼见自汗者,加用浮小麦 30g、炙五味子 15g、煅龙骨 30g、煅牡蛎 30g,以固表止汗;若症属肺阴亏损、干咳少痰者,加麦冬 30g、川贝粉 10g(冲)、功劳叶 20g,以滋阴润肺;若症属阴虚火旺、呛咳气急者,加炙百合 30g、炙鳖甲 30g(先煎)、炙知母 15g、秦艽 15g、玄参 20g、玉竹 20g,以滋阴降火;若症属气阴耗伤、咳嗽无力、气怯声低者,加太子参 30g、生黄芪 50g、生白术 30g、炙紫菀 20g,以益气养阴;若症属阴阳两虚、咳嗽喘急者、气短乏力者,加西洋参 10g、山药 20g、黑枸杞子 15g、阿胶 10g(烊化)、鹿角胶 10g(烊化)、白芍 30g、炮紫河车 10g,以滋阴补阳。

【注意事项】孕妇禁用;用药期间应戒烟、酒,忌辛辣等刺激性食物。

# 竹叶石膏汤治疗流行性出血热恢复期

流行性出血热恢复期是一种由虫媒病毒引起的自然疫源性传染病,临床上以发热、出血和循环衰竭为特征,可有肾脏损害,出现少尿、蛋白尿等。病者多有近期到过疫区、有野外作业、留宿、并与鼠粪接触史,症状有短期发热、头痛及眼眶痛,颜面、颈、胸部充血、出血、水肿,伴有高血压和肾脏损害等。

【组成】淡竹叶20g,生石膏30~60g,党参15~30g,麦冬20g,半夏10g,甘草10g,粳米30g。

【功用】清热生津,益气和胃。

【主治】流行性出血热恢复期。症见身热多汗,心胸烦热,气逆欲呕,口干喜饮,气短神疲,或虚烦不寐,舌红少苔,脉虚数。

【用法】将上药加水煎煮30min,滤出药液,再加水煎两次,每次煎20min,去渣,三煎所得药液兑匀,分早、中、晚三次,饭前送服,每天一剂。3个月为一个疗程。

【方解】本病属中医学"温病"范畴。其根本病因是正气亏虚,外感温邪病毒,其病机转变一般以卫气营血规律来阐明。病之初期温邪侵犯卫表,低血压休克期温邪疫毒内陷、热毒盛于血分,少尿期疫毒内侵弥漫三焦,邪热逼血妄行,而致身发斑疹、鼻出血、咯血、呕血、尿血、便血等,多尿期邪热渐退,正气逐渐恢复。方中竹叶、石膏清透气分余热,除烦止呕,为君药。热病重用石膏,系前人之经验。张锡纯曾称:"石膏之质,中含硫养,是以凉而能散,有透表解肌之力,外感有实热者,放胆用之……夫之石膏之质,七八钱不过一大摄耳,以微寒之药,欲用一大摄扑灭寒温辽源之热,又何能有大效,是以余用生石膏以治外感实热,轻症亦必用两许,若实热炽盛,又恒重用至四五两或七八两。"人参配麦冬,补气养阴生津,为臣药。半夏和胃降逆止呕,为佐药。甘草、粳米和脾养胃,为使药。

【加减】若症属口渴甚者,加用天花粉30g、生地15g、石斛15g,以生津止渴;若症见尿多,加生山药30g、炙五味子10g、桑螵蛸10g,以益肾缩尿;若症属气短神疲甚者,加生黄芪30g,以补气升阳;若症属虚烦不得眠者,加炒酸枣仁30g、当归20g、熟地20g,以养心宁神;若症属热毒挟湿、壮热口渴不欲饮者,加板蓝根30g、金银花30g、生大黄6g、丹参30g、玄参30g、白茅根30g,以清热解毒、凉血止血;若症属热伤营血者,可加用清瘟败毒饮合调胃承气汤加减,以宣肺逐水,攻里散结。

【注意事项】孕妇禁用;温病早期慎用;用药期间应戒烟、酒,忌辛辣等刺激性食物。

# 清瘟合剂治疗肠伤寒

肠伤寒也叫伤寒,是由伤寒杆菌引起的急性全身性传染病,主要经水及食物传播。临床表现为持续发热、食欲不振、脾脏肿大、玫瑰疹、相对缓脉及白细胞减少等。有时可出现肠出血、肠穿孔等严重并发症。病程一两周血培养发现伤寒杆菌阳性率可达80%~90%,多数患者在病程低两周肥达氏反应阳性。

【组成】板蓝根50g,青蒿10g(后下),通草10g,银柴胡15g,川朴15g,川连15g,黄芩15g,陈皮10g,半夏10g,生姜10g,滑石30g,蒲公英30g。

【功用】清热解毒,化湿通下。

【主治】肠伤寒。临床表现为发热,上腹部疼痛,伴恶心欲呕,背部胀痛,咽痛,无咳嗽咯痰,无鼻塞流涕,纳差,不能进食,食入水则呕,深褐色水样便等。

【用法】将上药水煎三次,每次 20min,三次药液兑匀,分早、中、晚三次,饭前送服,每天一剂。

【方解】肠伤寒属于中医学湿温病范畴。由于感受湿热病邪弥漫三焦而致病,以中焦脾胃为病变中心。湿热阻结,病势缠绵,若只清热则湿不退,单化湿则热愈炽,治宜湿热两清,分消其势,首选清热利湿法。清温合剂取蒿芩清胆汤之意,方中选用青蒿清透少阳之邪,黄芩清泄肝胆之热,二药合用,使热有外出之路,此上清之法也;陈皮芳化湿浊,半夏燥湿祛疾,生姜温中和胃,三药合用,一升一降,旨在运脾化湿,此调中之法也;川连清热燥湿、泻火解毒,滑石清热、利水渗湿,二药合用,清湿热于二阴,此清下之法也。另加用银柴胡凉血、退虚热,蒲公英、板蓝根清热解毒,川朴行气、燥湿、散满,通草清利湿热之邪。诸药各行其道,使病邪从三焦分解。

【加减】若症属湿热秽浊扰动胃腑者,加姜半夏 10g、藿香 10g,以燥湿和胃止呕;若兼热伏营血、扰动胃腑者,加丹皮 20g、炒薏苡仁 30g,以清热凉血、渗湿透疹;若兼见血尿及潜血者,加白茅根 30g、仙鹤草 20g 等,以清热止血;若症属神昏谵语者,加安宫牛黄丸,以清热解毒、镇惊开窍醒神。

【注意事项】孕妇禁用;注意消毒和隔离;必要时加用抗生素,密切监测患者生命体征、电解质;用药期间应戒烟、酒,忌辛辣等刺激性食物。

# 自拟清解汤治疗猩红热

猩红热为 A 组 β 型溶血性链球菌感染引起的急性呼吸道传染病。本病多流行于春季,患者和带菌者是主要传染源,主要是由空气飞沫传播,也可经由皮肤伤口或产道感染。人群普遍易感,但发病多见于 2~8 岁的儿童。临床表现为发热,体温可达 39℃左右,并伴有畏寒、呕吐和头痛等全身中毒症状。咽峡炎:咽痛,局部充血并可有脓性渗出物,颌下及颈部淋巴结呈非化脓性炎症改变;皮疹:发热后 24h 内开始发疹,始于耳后、颈部及上胸部,然后迅速蔓延及全身。普通型病人口周苍白,称为"口周苍白圈",舌乳头增大且呈酱红色,舌面光滑呈肉红色,称此为"杨梅舌"。少数患者患病后由于变态反应而出现心、肾、关节的损害。青霉素是西医治疗猩红热首选药物,同时采用纠正酸中毒、给血管活性药物等对症治疗。

【组成】马勃 10g,金银花 30g,板蓝根 30g。

【功用】辛凉宣透,清热利咽。

【主治】猩红热。中医辨证属于邪侵肺卫证,症见咽喉肿痛,影响吞咽,发热头痛,恶寒无汗,皮肤斑疹隐隐,舌质红,苔薄黄,脉浮数有力者。

【用法】共为细末,每日三次,每次 5g,白水送服。须连服四五天。1~2 岁每次 0.3~1g;3~5 岁每次 1~1.5g;年长儿童酌加量。

【方解】猩红热在中医学中属于温病学范畴,因其具有强烈传染性,中医称之为"疫痧""疫疹",又因咽喉肿痛腐烂,皮肤色赤猩红、皮疹细小如沙,故又称"烂喉痧""烂喉丹痧"。中医认为是时邪趁正气不足或寒暖失调之际,从口鼻侵入人体,蕴于肺胃二经。咽喉为肺胃之门户,邪热蒸腾,则咽喉红肿甚至腐烂。本方中,马勃宣散肺经风热,又能清泻肺经实火,长于解毒利咽;板蓝根善于清解实热火毒,解毒利咽散结,又能凉血消肿;金银花有疏散风热,清热解毒之效,与马勃、板蓝根同用可清解热毒利咽消肿,又因其芳香疏透,给热邪以出路。三药合用,辛凉宣透,清热利咽,可治疗瘟疫热毒之邪侵肺卫证。

【加减】若症属咽喉红肿、疼痛严重者,可加桔梗 10g、射干 10g、牛蒡子 15g、甘草 10g,以清解热毒;若症属发热恶寒、脉浮数明显者,加蝉蜕 10g、浮萍 15g、豆豉 20g、葛根 15g,以宣散风热;若症属颈部淋巴结肿大者,加夏枯草 20g、地丁 20g,以解毒散结;若兼大便干结者,加瓜蒌 20g、玄明粉 6g,以润燥软坚;若症属痰鸣气急、苔黄腻者,加滑石 30g、苇根 20g、竹茹 10g、茯苓 20g,以降气化痰;若症属毒侵肺卫,证见恶寒发热、头痛身楚者,加荆芥 20g、防风 20g、前胡 15g、僵蚕 15g、薄荷 15g、绿豆衣 30g、升麻 10g、玄参 20g、象贝母 15g、炒山栀子 15g,以疏表宣肺、泻热解毒、托邪透疹、解毒利咽。

【注意事项】注意隔离;若发生中耳炎、鼻窦炎、肾炎、心肌炎等并发症者,应积极中西医结合治疗。疹后阴伤,症见疹退后低热,唇干口燥,皮肤干燥脱屑、舌红少津者不宜用本方。

# 天麻散加减治疗麻疹

麻疹是由麻疹病毒引起的一种急性呼吸道传染病,临床表现为发热、咳嗽、流涕、眼结合膜炎、口腔麻疹黏膜斑及皮肤斑丘疹。自婴幼儿广泛接种麻疹减毒活疫苗以来,该病的流行基本得到控制。

【组成】肉桂 6g,附子 10g(先煎),天麻 10g,薄荷 10g,钩藤 10g,白僵蚕 10g,地鳖虫 6g,制雄黄 1.5g,制蟾蜍 1 只(冬季采集,风干入药)。

【功用】回阳救逆,透表熄风。

【主治】麻疹。症见发热、咳嗽、流涕、咽痛、畏光、全身乏力等。

【用法】共研极细末,装入瓷瓶中,密封备用。1~3 岁,每次服 1~1.5g;4~6 岁,每次服 2~3g。日服三次,白开水送下,连服两三天。

【方解】麻疹的中西医病名一致,中医根据麻疹疹点如麻粒大小,故名"麻疹"。本病为阳明热证,主要侵犯肺脾及心肝。古代医家概括为"先起于阳,后归于阴,毒兴于脾,热流于心,脏腑之伤,肺则尤甚"。本方中肉桂、附子回阳救逆,天麻、钩藤、白僵蚕熄风止痉、平抑肝阳,薄荷疏散风热、利咽透疹,地鳖虫破血逐瘀,雄黄解毒杀虫、燥湿祛痰,蟾蜍开窍醒神。

【加减】若症属疹出不透,有内陷趋势者,加人参 5g,以大补元气;若症属尿少者,加通草 6g、车前子 10g,以清热利水;若症属肺热壅盛者,加金银花 15g、连翘 10g、牛蒡子 10g、蝉蜕 6g,以清热解毒。

【注意事项】麻疹患儿应早发现、早隔离、早治疗。

# 内外消豆汤治疗水痘

水痘是由水痘-带状疱疹病毒引起的常见急性传染病。水痘与带状疱疹是同一病毒感染的两种表现,水痘为原发性感染,多见于幼儿,临床特征是同时出现的、全身性丘疹、水疱及结痂。抗病毒治疗是西医治疗手段,可控制皮疹发展,加速病情恢复。本病预后一般良好,痂脱落后大都无瘢痕。重症或并发脑炎者,预后差,甚至可导致死亡。

【组成】

1.内服方:金银花 20g,土茯苓 20g,黄芩 20g,薏苡仁 30g,连翘 10g,蒲公英 30g,防风 10g,蝉衣 10g,大青叶 20g,紫草 10g。

2.外洗方:大黄 50g,黄芩 20g,蒲公英、白鲜皮、金银花各 30g,芒硝 100g,明矾 10g,冰片 5g。

【功用】内服方:疏风清热,祛湿解毒。外洗方:解毒清热,疗疮止痒。

【主治】小儿水痘。

【用法】内服方将上药水煎三次,每次 20min,三次药液兑匀,分早、中、晚三次,饭前送服,每天一剂。外洗方每天一剂,水煎,分两次外洗,并留取适量煎液用棉签轻搽患痘疮之处。

【方解】本病在中医学中被称为“水花”“水疱”。其病因多为风热毒邪外侵,治宜疏风清热、祛湿解毒。方用金银花、连翘、防风、蝉衣疏风清热,蒲公英、大青叶、土茯苓、黄芩、紫草祛湿解毒,且能防止痘毒内陷营血。因皮肤痘疮处瘙痒难忍,患儿易抓破,引起继发感染。外洗方中金银花、蒲公英疏风清热解毒,大黄、黄芩、白鲜皮燥湿泻火止痒,明矾、冰片、芒硝收敛解毒止痒,防止病毒繁殖。诸药共用解毒止痒疗疮之效甚佳,可加速痘疮愈合。

【加减】若症属发热甚,口渴,舌红绛,苔黄燥者,加生石膏 30g、生地 20g、丹皮 10g,以清热养阴泻火;若症属风热挟湿者,加竹叶 6g、炒牛蒡子 10g、薄荷 6g、生甘草 6g,以清热疏风、解毒祛湿;若症属湿热炽盛者,加黄连 6g、赤芍 10g、茯苓 10g、水牛角 10g、生苡仁 10g、玄参10g,以清热凉血、解毒渗湿。

【注意事项】注意隔离;锻炼身体,增强体质。发病季节或流行期间,尽量避免出入公共场所。

# 镇咳煎治疗疫咳百日咳

百日咳是小儿常见呼吸道传染病。咳嗽严重,病程长,全身症状较轻。其特征为阵发痉挛性咳嗽,伴特殊吸气性吼声,病程可长达两三个月以上,故有“百日咳”之称。病原体以百日咳杆菌为主,轻症病例有时可由不同血清型的副百日咳杆菌、支气管败雪球杆菌感染所致。

【组成】代赭石 30g(打碎先煎),焙蜈蚣 2 条,炒黄芪 30g,制半夏 10g,白茯苓 30g,炙苦杏仁

10g,炙百部 10g,炒陈皮 10g,甘草 10g。

【功用】止咳解痉,润肺化痰,降逆和中。

【主治】百日咳。症见患儿神疲乏力,痉咳频作,咳声低微,痰多稀白,纳呆,时有呕吐,舌淡苔白,脉沉有力。

【用法】将上药水煎三次,然后将药汁浓缩成 200ml,再加入冰糖 20g 溶化,分三四次温服,每天一剂。一岁以下患儿剂量减半,或一剂分两天服。

【方解】中医学对本病的描述,在历代儿科著作中记载颇多。因其具有传染性,故称为“疫咳”,又因其呈阵发性痉挛性咳嗽,亦称“顿咳”“顿呛”“顿嗽”。本方重用代赭石降气镇逆、消肿化痰,蜈蚣解痉镇静,杏仁祛痰止咳、平喘、润肠,百部温润肺气、止咳平喘,黄芩清泄肺热、解毒,陈皮止咳化痰,半夏燥湿化痰、降逆止呕、消痞散结,茯苓利水渗湿、健脾和中、宁心安神,甘草调和诸药。合而成方,共奏镇咳解痉、宣肺化痰、降逆和中之功。

【加减】若症属汗多者,加牡蛎 30g、浮小麦 30g,以固表止汗;若症属反复感冒者,加黄芪 30g、防风 20g,以益气固表;若症属肺阴虚,症见咳声频数,痰少,鼻燥唇干或久咳无力者,加北沙参20g、白前 10g、川贝母 6g,以清肺润燥止咳;若症见阵发性、痉挛性咳嗽,并伴有深长的鸟啼样吸气声,一次比一次加重,直到痰液咳出,咳嗽日渐加重,日轻夜重,缠绵难愈者,加黄精10g、炙射干 10g、葶苈子 10g、天冬 10g、枳实 6g、炙紫菀 15g、炙百合 10g,以润肺解痉、化痰止咳。

【注意事项】隔离患儿,对密切接触的易感者检疫 21d。

# 复方倍矾石糊剂治疗黄水疮

黄水疮是由金黄色葡萄球菌和乙型溶血性链球菌引起的急性化脓性皮肤病。致病菌通过接触方式传播,也可来自病人鼻前庭或咽部。以儿童病人为主,多在夏秋季发病。原发损害为脓包,疱壁薄易破,形成脓痂,故又称脓痂疹。好发于颜面,尤其是口鼻周围。

【组成】炒五倍子 30g,枯矾 30g,滑石 30g,青黛 10g,冰片 5g,75%酒精 150ml。

【功用】清热泻火,收敛消肿,镇痛止痒。

【主治】脓疱疮。症见皮疹多而脓疱密集,色黄,四周有红晕,破后糜烂面鲜红,或发热,多有口干、便干,小便黄等,舌红苔黄腻,脉滑数。

【用法】将前五味药共研为细末,再用酒精调成糊剂。涂药前除去脓痂,用此膏涂于皮损上,每天三次。

【方解】中医学称本病为“黄水疮”“滴脓疮”,由暑湿热蕴或脾虚湿盛所致。治疗以清暑利湿为主,实证祛邪,虚证健脾。方中五倍子、枯矾收敛固涩、除湿止痒,滑石利水渗湿泄热,青黛清热解毒;冰片辛香走窜,外用消肿止痛,且能止痒;酒精有抑菌作用。

【加减】若症属黄水淋漓者,加苍术 20g、苦参 20g,以清热燥湿;若症见局部瘙痒不适,加白鲜皮 15g、地肤子 15g,以祛风止痒;若症属阴虚者,加赤芍 20g、丹皮 20g、煅石膏 30g、黄连20g、黄柏

20g、大黄 30g、黄芩 20g、马齿苋 30g、蚤休 30g、金银花 30g,以清热解毒,燥湿泻火。

【注意事项】病损处避免搔抓,以免病情加重及传播;托儿所、幼儿园应定期检查,注意隔离;患儿接触过的物品衣物要严格消毒处理。

# 菌痢复方汤治疗急性细菌性痢疾

急性细菌性痢疾是由痢疾杆菌引起的一种常见肠道传染病。其主要病理变化为直肠、乙状结肠的炎症和溃疡,主要表现为腹痛、腹泻、脓血便和里急后重等,可伴有发热和全身毒血症状,严重者出现感染性休克和中毒性脑病。

【组成】白头翁 20g,黄连 10g,黄柏 15g,炒秦皮 15g,蒲公英 30g,鲜马齿苋 30g,炒陈皮 10g,白术 20g,炒白芍 30g,防风 10g,煨木香 10g,炒槟榔 10g。

【功用】清热解毒,补脾益胃,理气化湿。

【主治】急性细菌性痢疾。症见腹痛,腹泻,脓血便和里急后重等。

【用法】将上药水煎取汁,每天服三次,每天一剂。上述药物,急性用大剂量,慢性用小剂量。

【方解】本方由白头翁汤合痛泻要方加味组成,对治疗急慢性菌痢效果颇佳。方中黄连、白头翁、黄柏、秦皮、蒲公英、马齿苋清热解毒,燥湿凉血,为治热毒菌痢之首选药;白芍养血柔肝,缓急止痛,为治泻痢腹痛之要药,所谓"和血则便脓自愈";木香、槟榔行气,所谓"行气则后重自除";白术补脾益胃,燥湿和中;陈皮理气健脾,燥湿化痰;防风胜湿解痉,止泻止血。

【加减】若症属湿热偏重者,应重用白头翁 30g、马齿苋 50g、蒲公英 30g,还可加入苦参 10g,以清热除湿;若症属肝脾不和者,重用痛泻要方及木香 6g、六曲 10g,也可加入白扁豆花 10g,以调和肝脾;若症属湿毒滞肠兼脾虚者,症见腹痛坠胀,或里急后,重脘腹痞闷,纳少乏力,面色黄白者,加太子参 20g、茯苓 20g、当归 15g、乌梅 15g、败酱草 30g、煨葛根 30g、鱼腥草 30g、炒枳实 10g、制香附 20g,以清热化湿、调气行血、健脾抑肝;若症属脾虚肝郁者,症见大便无规律,时痛泻日达数次,时大便不通畅而胀痛,加瓜蒌仁泥 20g、大芸 30g、防风 20g、厚朴 10g、槟榔 15g,以补土泄木、滋润通便;若症属湿热者,症见泄泻腹痛,大便急迫或不爽,粪便色黄或褐,气味腥臭,肛门灼热痛,小便短少色黄,伴有体倦乏力,加车前子 30g、猪苓 15g、炒苍术 30g、炒诃子 15g、金银花 30g、甘草 20g、焦地榆 30g、炒槐花 30g,以利湿健脾、止血止痢、清热解毒。

【注意事项】孕妇禁用;必要时加用抗生素,监测患者生命体征、电解质;用药期间应戒烟、酒,忌辛辣等刺激性食物。

# 加味芍药汤治疗细菌性痢疾

细菌性痢疾简称菌痢，是痢疾杆菌在肠黏膜上大量繁殖及释放内毒素发生炎症反应引起的肠道传染病。临床上以发热、全身中毒症状、腹痛、腹胀、里急后重、排出脓血便为主要症状，大便镜检可见白细胞和脓细胞，严重者可有感染性休克和中毒性脑病。长年散发，夏秋多见。人群对本病有普遍易感性，幼儿及青壮年发病率较高。临床多应用抗菌药杀灭痢疾杆菌，对毒素引发的中毒症状无特效药物，且抗菌药的广泛应用，痢疾杆菌对多种药物普遍耐药，不良反应多见，导致病情迁延不愈，病程长，尤其儿童更为突出。

【组成】黄连 10g，黄柏 15g，白头翁 20g，秦皮 20g，白芍 30g，煨木香 10g，肉桂 6g，熟附子 6g，炮干姜 3g，甘草 10g。

【功用】清肠化湿，解毒，调气行血。

【主治】细菌性痢疾。症见腹痛拒按，里急后重，痢下赤白脓血腥臭，舌苔黄腻，脉滑数。

【用法】水煎服，分温分服，每日一剂。

【方解】细菌性痢疾属中医学"痢疾"范畴，古称"肠澼""滞下"。《医碥》卷三："痢由湿热所致，或饮食湿热之物，或感受湿热之气，积于肠胃，则正为邪阻，脾胃之运行失常，于是饮食日益停滞，化为败浊，胶黏肠胃之中，运行之机，益以不利，气郁为火，与所受湿热之气混合为邪，攻刺作痛……"主要是湿热蕴滞，热毒壅盛，熏灼肠道，气血壅滞肠道，播灼气血所致。治以清热解毒，调气和血，凉血止痢。芍药汤出自刘完素《素问·病机气宜保命集》，具有清热燥湿、调气和血之功效。方中黄连、黄柏苦寒而入肠道，清热燥湿解肠中热毒，为君药。白头翁清热解毒；秦皮清热解毒祛湿；白芍活血养血，调理血脉，以治便血；浊气壅滞不行，特以木香理气行气、调理气机，以治后重，并与当归、芍药配伍，调理气血，即"行血则便脓自愈，调气则后重自除"，以上共为臣药。甘草行血和营、缓急止痛，肉桂辛热通畅气机，与熟附子、干姜辛热以制苦寒药物伤阳、碍湿之弊，皆为佐药。全方共奏清肠化湿、解毒、调气行血之功。

【加减】若症属有表证者，加荆芥 20g、防风 20g，以解表散邪，或用荆防败毒散逆流挽舟；若兼见食滞者，加炒莱菔子 10g、炒山楂 6g、炒神曲 10g，以消食导滞；若症属痢下鲜红者，加炒地榆 15g、丹皮 10g、仙鹤草 20g、炒侧柏叶 20g，以凉血止血。

【注意事项】服药期间，忌生冷刺激、肥甘厚腻之品。

# 白头翁汤合芍药汤治疗阿米巴痢疾

肠阿米巴病又名阿米巴痢疾，是由溶组织阿米巴寄生于结肠引起的疾病。主要病变部位是近端结肠和盲肠。典型临床表现以右侧腹痛、便次增多、果酱样大便为主,十岁以下儿童临床表现不典型,可仅有肠出血表现。

【组成】白头翁 30g,秦皮 20g,黄连 10g,黄芩 15g,黄柏 15g,党参 20g,白芍 30g,肉桂 6g,木香 10g,炮干姜 6g,甘草 10g,陈皮 10g。

【功用】清热解毒,调气和血。

【主治】阿米巴痢疾。临床常见发病急骤,腹痛剧烈,痢下鲜紫脓血,呕吐频繁,神差或神昏,舌质红绛,苔黄腻或燥,脉滑数。

【用法】水煎服,分温分服,每日一剂。

【方解】阿米巴痢疾归属中医学"痢疾"范畴,《黄帝内经》将本病称为"肠澼""赤沃",《素问·太阴阳明篇》曰:"饮食不节,起居不时,阴受之……阴受之则入五脏……入五脏则满闭塞,下为飧泄,久为肠澼。"《素问·至真要大论》曰:"少阴之胜……腹满痛,溏泄,传为赤沃。"白头翁汤是《金匮要略》经典名方,由白头翁、黄连、黄柏、秦皮组成,功能清热解毒,凉血止痢。方中白头翁清血分之热毒,为君药,辅以秦皮泻热而涩大肠,黄连、黄芩、黄柏清热燥湿、坚阴厚肠以止痢。然其调气和血不足,刘河间指出:"调气则后重除,和血则便脓愈。"故合以功擅清肠化湿,调气和血之芍药汤加减,两方合用,共奏清热解毒、调气和血之功。全方体现了"行血则便脓自愈,调气则后重自除"的治疗原则,方证相符,故诸症消失,身和痢止。

【加减】若症属有表证者,加荆芥 15g、苏叶 15g、葛根 15g,以解表祛邪;若夹食滞者,加炒山楂 30g、炒神曲 20g,以消食导滞。

【注意事项】服药期间,忌生冷刺激、肥甘厚腻之品。孕妇禁用。


# 自拟健脾祛湿汤治疗鼠伤寒沙门氏菌肠炎


沙门菌感染是五岁以下儿童急性腹泻的主要原因之一,鼠伤寒沙门菌感染在沙门菌感染中最为多见,占 25%~35%,全年均有发生,以 6—9 月份发病率最高。沙门菌在小肠黏膜上皮细胞中繁殖,主要引起小肠结肠炎,造成肠黏膜充血、水肿甚至出血,其临床表现均以大便多样性、便次多,呈稀水样、黏液样、脓血样便为主,伴发热(37.5℃~38.5℃)。新生儿、婴幼儿免疫功能相对低下,是鼠伤寒沙门菌的易感人群,主要通过粪–口传播。本病病情轻重不等,年龄越小者病情越重、并发症多。年长患儿感染后可呈自限性经过或成为无症状带菌者。

【组成】鸡内金 30g,白扁豆 20g,车前子 20g,辣蓼 10g,炒山药 20g,白术 30g,五味子 10g.甘草 10g,茯苓 20g。

【功用】清热利湿,健脾止泻。

【主治】鼠伤寒沙门氏菌肠炎。临床常见发热,腹泻、腹痛,痢下赤白脓血,舌苔黄腻,脉数。

【用法】水煎服,分温分服,每日一剂。

【方解】本病属中医学"痢疾"(湿热型)范畴,多因暑气当令,湿热交蒸,疫毒戾气交混而致。小儿稚阴稚阳,脾常不足,感受外邪后,脾胃运化失职,升降失常,水谷不分,合污而下,则成本病。治疗以清热利湿、健脾止泻为原则。方中鸡内金、白扁豆补脾止泻、解暑化湿,白术补脾益气、燥湿利水,山药健脾补气养阴,辣蓼解毒利湿、散瘀止痛,五味子益气生津、涩肠止泻,茯苓健脾化湿;泽泻、车前子利水渗湿清热,使湿热从小便出,利水道而分清浊,小便利则泄泻止;甘草补脾益气,缓急止痛,调和诸药。

【加减】若症属湿阻中焦、泛恶欲吐者,加藿香10g、佩兰15g,以芳香化湿、理气和中。

【注意事项】本病初起,多为实证热证,忌用收敛固涩之品,以免"关门留寇"。

# 乌柴雄黄汤治疗血吸虫病

血吸虫病潜伏期一两个月。接触疫水后两三天内皮肤可出现痒疹,称尾蚴皮炎。急性期多见于儿童,常有间歇热或弛张热,伴腹泻、纳呆、消瘦及荨麻疹,主要体征为肝脾肿大、淋巴结肿大,晚期则见肝硬化继发门静脉高压、食道静脉曲张、腹水、巨脾等,血嗜酸性粒细胞明显增高。慢性病人常无症状或诉腹痛、腹胀,甚则见脓血便。

【组成】乌梅30g,柴胡15g,黄连10g,炒大黄10g,川楝子10g,白芍20g,党参20g,炮干姜6g,黄柏15g,细辛3g,制附子6g(先煎),雄黄0.5g(另装胶囊),桂枝10g,当归20g,花椒0.5g。

【功用】扶正杀虫,健脾安胃,理气泻毒。

【主治】血吸虫病。症见腹痛、腹泻,或肋下疼痛,面色萎黄,或面色有虫斑,倦怠乏力,舌淡,脉细。

【用法】水煎服,分四次口服,每日一剂。或以上方炼蜜为丸,每丸重10g,每次一丸,每天三次。本方儿童用量酌减。

【方解】血吸虫病应归属于中医学"癥瘕""积聚""蛊病""蛊胀""胁痛"等范畴。本方系乌梅丸加味而成。方中乌梅涩肠止泻,生津止渴;柴胡解表退热,疏肝解郁;党参、当归味甘,益气补血,助乌梅滋养肝体;白芍养血敛阴,柔肝止痛;黄连、黄柏清热燥湿,泻火解毒;大黄清热解毒,泻下攻积,逐瘀通经;川楝子行气止痛,杀虫;雄黄解毒杀虫;花椒温中止痛,杀虫;肝为刚脏,喜条而恶抑郁,少用辛温之附子、干姜、桂枝、细辛,以通达肝阳,使邪热有泄路。综观全方,共奏扶正杀虫、健脾安胃、理气泻毒之功。

【加减】若症属津液不足者,加麦冬15g、石斛15g,以养阴生津;若症属呕吐明显者,加旋覆花10g、炒陈皮15g,以降气止呕。

【注意事项】空腹服用,忌油腻食物。孕妇禁用。

# 槟榔雄黄汤治疗蓝氏贾第鞭毛虫病

蓝氏贾第鞭毛虫病是蓝氏贾第鞭毛虫寄生于人体小肠所致的疾病，使小肠上部黏膜上皮细胞损害，出现肠上皮细胞翻转，绒毛变平，粉膜下层局限性炎症，造成水、电解质代谢障碍和脂肪吸收障碍，引起食欲不振、上腹不适、腹痛、呕吐、腹泻、肠鸣音亢进，大便常带黏液，量多而臭，伴贫血、消瘦或浮肿等一系列消化道症状及营养不良。蓝氏贾第鞭毛虫其生活史包括滋养体和包囊期，传播主要通过被包囊污染的水源或食物，多见于儿童。目前该病主要靠病原学诊断，粪便直接涂片染色检查及浓集法对诊断该病最为简单可靠。

【组成】雄黄 0.6g，炒吴茱萸 6g，槟榔 15g。

【功用】解毒，杀虫。

【主治】蓝氏贾第鞭毛虫病。临床常见腹痛剧烈，或时溏时泻，或脐周疼痛，不欲饮食，面色萎黄，倦怠乏力，舌淡，脉细。

【用法】雄黄装胶囊吞服，另用吴茱萸、槟榔，水煎服。可连用三四天。

【方解】中医学无蓝氏贾第鞭毛虫病名的记载，据其症状可归属于中医学"症瘕""蛊病""蛊胀""腹痛""泄泻"等范畴。本方中雄黄解毒，杀虫；槟榔杀虫消积；吴茱萸散寒止痛，降逆止呕，助阳止泻。

【加减】若症属腹痛明显者，加煨木香 10g、炒川楝子 15g，以行气止痛。

【注意事项】空腹服用，忌油腻食物。

# 大承气汤合乌梅丸加减治疗蛔虫性肠梗阻

蛔虫性肠梗阻是中国常见的一种寄生虫病，由蛔虫团块堵塞肠腔，肠管受虫体机械性和化学性刺激而痉挛，造成肠内容物通过障碍的一种急腹症。是小儿蛔虫感染最重要的并发症，多见于2~10岁的农村儿童。临床早期多为阵发性脐周疼痛，遂出现持续性绞痛，伴呕吐、腹胀，多数患儿可触及活动性条索样有弹性的包块。

【组成】炒大黄 10g(后下)，芒硝 10g，枳实 15g，厚朴 15g，乌梅 15g，炮干姜 6g，细辛 2g，炒蜀椒 1g，黄芩 10g，槟榔 15g，炒苦楝皮 10g，甘草 5g。

【功用】清肠通便，驱蛔止痛。

【主治】蛔虫性肠梗阻。临床常见腹痛剧烈，腹中转气，脘腹痞满，大便不通，或食则吐，舌红，脉弦数。

【用法】水煎服，分温分服，每日一剂。

【方解】本病应归属中医学"蛔厥证""肠结"等范畴。成无己《注解伤寒论》曰："《内经》曰燥淫所胜,以苦下之。大黄、枳实之苦,以润燥除热。"亦曰："燥淫于内,治以苦温。厚朴苦温,下结燥。"又曰："热淫所胜,治以咸寒,芒硝之咸,以攻蕴结。"方用大承气汤,以奏泻下攻积、清肠通便之效。其中,乌梅味酸以安蛔;黄芩苦寒,苦以下蛔,寒能清热;辛温之蜀椒、细辛、干姜,辛能伏蛔,温能散寒;槟榔杀虫消积,缓泻通便;苦楝皮驱蛔散结;甘草调和诸药。全方共奏清肠通便,驱蛔止痛之效。

【加减】若症属津液不足者,加麦冬 15g、生地 10g,以养阴生津;若症属气虚者,加党参 15g、白术 15g,以健脾益气。

【注意事项】空腹服用,忌油腻食物。孕妇禁用。

民间骨伤妙方治疗篇

# 第一章　中医药在骨伤治疗中的应用

中医骨伤科历史悠久,源远流长,是中医学宝库的一个重要组成部分,具有丰富的学术内容和卓越的医学成就,对中医学的发展产生了深远的影响。经过长期的发展和经验的积累,中医骨伤科已经形成了相对完善且独具特色的治疗体系,并在各种骨伤病如软组织损伤、各种类型的骨折及一些骨病的治疗中均发挥着独特的优势。

在急性软组织疾病治疗方面, 中医药具有丰富的治疗手段。中医一般通过分阶段、筋骨并重、内外兼施以及动静互用的方法进行治疗。采取的治疗手段也非常多,包括针灸、按摩、外敷药膏以及内服药物等。在治疗急性软组织损伤疾病的过程中,常采用局部中药外治法,并辅助使用内服药物法。与传统治疗方法相比,其优点在于:高效快速、利用率高、方便快捷以及不良反应少等。随着中国科学技术的不断进步,各种高科技方法在中药骨伤科中的应用越来越广泛。比如,通过离子药物导入法能够显著提升药物有效成分吸收,不同新的剂型也将提高药物使用的便捷性,提高患者依存性。

在骨折治疗方面,中医药具有独特的优势。传统骨折治疗一般采用的是西医方法,很多人都有这样的观念,就是只有西医才可以有效治疗骨折疾病。经过医学界多年来采用中西医结合方法治疗骨折疗效的观察,很多医学工作人员明显察觉出了中医在骨折疾病治疗方面所具有的巨大潜力以及优势。目前,手术复位范围更加广泛,中医治疗方法的引入显著提升了骨折手术的成功率。治疗开放性骨折的时候,中医治疗方法具有非常大的优势。中医治疗能够显著减小感染概率,促进患者的快速愈合,整个手术留下的瘢痕也相对较轻微,同时功能恢复也十分快。对手术和相应创口表面采取中药外敷方法,能够促进患者切口位置的愈合。中医学对骨折疾病的愈合也提出了非常独到见解,传统中医理论里面就有活血化瘀法的介绍,其中指出为了去除骨折位置的瘀,首先应该活血,只有活血后才可以有效化瘀,同时化瘀后能够促进新肉芽以及上皮再生,通过再生能够让骨折部位接合完全愈合。

在骨病治疗方面,中医药能发挥更大的作用。对于骨病来说,其种类非常多,主要有骨髓炎、骨关节结核及骨关节炎等,会对人们的正常生活以及工作造成严重影响。中医治疗骨病是在辨证施治的条件下,结合患者骨病种类采取科学有效的具体治疗方案。一般通过喷洒药剂、内服中药以及外敷药膏手段,考虑患者疾病实际情况合理调配中药。药物疗法是治疗骨伤科疾病的一种重要方法。主要分为内治法和外治法。内治法有温阳驱寒法与祛痰散结法。外治法是指对损伤局部进行治疗的方法,用药基本与内治方药相同。临床外治用药大致分为敷贴药、捺擦药、熏洗湿敷药、热熨药。操作简便,疗效显著。

# 第二章 上肢骨折

### 1. 锁骨骨折

【概述】锁骨位置表浅,易发生骨折。间接暴力造成骨折多见,跌倒时手或肘着地,外力自前臂或肘部沿上肢向近心端冲击;肩部着地更多见,撞击锁骨外端造成骨折。多发生于儿童及青壮年。

【组成】当归12g,柴胡12g,花粉12g,穿山甲6g(炮)(可人工合成替代或不用),桃仁10g,红花10g,防风10g,乳香12g,没药12g,赤芍10g,浙贝母15g,白芷10g,陈皮10g,甘草6g。

【用法】每日一剂,水煎三次后合并药液,分早、中、晚内服。同时可用棉签或纱布蘸药水涂擦患处。

【主治功能】活血祛瘀,理气止痛。适用于锁骨骨折早期及其引起的锁骨局部肿胀、疼痛、压痛明显等临床症状。尤适用于有移位的锁骨中段骨折,手法复位后服用本方。

【方解】锁骨位于上胸两侧,肝经循行所过之处,故损伤时易致气滞不通。在治疗时当标本兼顾,柴胡专入肝胆,疏利两胁瘀滞;桃仁、红花、赤芍、乳香、没药活血破瘀,行气除滞;防风、陈皮祛风除湿,行气消痰;当归养血行血;炮山甲(可人工饲养替代或不用)、贝母、白芷逐瘀通络,散结消痰;血瘀之处,必有伏阳,故以花粉清泄瘀热;甘草调和诸药,以成破瘀通络之功。

【注意事项】锁骨骨折当合并有神经、血管压迫症状或损伤时当首选手术治疗,同时可配合中药,加速骨折愈合。复位后积极开始功能锻炼,预防肩周炎等后遗症发生。

### 2. 肱骨髁上骨折

【概述】肱骨髁上骨折是指肱骨干与肱骨髁交界处发生的骨折。肱骨干肘线与肱骨髁肘线之间有30°~50°的前倾角,这是容易发生肱骨髁上骨折的解剖因素。多发生于5~12岁儿童。肱骨髁上骨折时,易被刺伤或受挤压而合并血管神经损伤。早期处理不当易发生缺血性挛缩,晚期可出现内翻等畸形。

【组成】炒大黄10g,乳香10g,没药10g,红花10g,独活12g,羌活12g,制川乌15g,制草乌15g,血竭10g,续断15g,伸筋草15g,透骨草15g,五加皮15g,海桐皮15g,威灵仙15g,骨碎补50g。

【用法】将上药共研为极细末,用凡士林调煮成软膏,装入瓶内备用。用时,先局部外敷本药,再用麻纸、绷带予以包扎。肘关节屈曲90°中立位悬吊固定,3~5d换药一次。换药5次后,开始自主活动,但勿被动牵伸或强力活动。

【主治功能】活血散瘀,温经通络。适用于肱骨髁上骨折早中期骨折部位疼痛、肿胀及局部活动受限等症状。

【方解】骨折早期治疗以活血化瘀为主法,故以大黄、乳香、没药、红花、血竭活血祛瘀;肱骨髁邻近肘关节,骨折时易影响关节功能活动,故以独活、羌活、川乌、草乌、威灵仙温经通络;以伸筋草、透骨草、五加皮、海桐皮祛湿利水,舒筋活络以通利关节;续断、骨碎补补肾强骨为佐。全方以活血祛瘀为主,兼以温经、舒筋通络、补肾强骨以补骨之源。

【注意事项】本方针对于寒湿体质之人。孕妇禁用。

### 3. 桡骨尺骨双骨折

【概述】桡尺骨骨折可由直接暴力、传达暴力和扭转暴力所造成。直接暴力所致者,多为重物砸伤、撞伤和压轧伤;传达暴力所致者,多为跌倒时手掌着地暴力向上传导所致;扭转暴力所致者,多为前臂被旋转机器绞伤,或跌倒时手掌着地、躯干过度倾斜、扭伤,使前臂遭受扭转暴力而引起的骨折。

【组成】骨折早期用当归、赤芍、桃仁、连翘、制香附、炙乳香各10g,红花、栀子各6g,大黄5g,白茯苓12g;中期用当归、川芎、川牛膝、川断、炙土鳖虫、炙乳香、炙没药、骨碎补、丹参、泽兰各10g;后期用当归、白芍、川牛膝、生黄芪、骨碎补各10g,熟地黄12g,炙甘草3g。

【用法】每日一剂,水煎三次后合并药液,分早、中、晚三次内服。早期和中期可配合丹参注射液穴位注射,取穴:双侧足三里、悬钟。每穴2ml,每日一次。两侧穴位交替使用。

【主治功能】骨折早期,活血散瘀,清热利水;骨折中期,消瘀止痛,接骨续筋;骨折后期,补肾壮骨,益气养血。适用于四肢骨折远端长骨骨折。

【方解】骨折早期,以消为主,用赤芍、桃仁、红花活血化瘀;当归养血活血;香附、乳香行气散瘀;连翘、栀子、大黄清热;白茯苓利水消肿。中期,以托法为主,用川芎、炙乳香、炙没药行气止痛;川断、炙土鳖虫、骨碎补补肾壮骨续筋;当归、丹参消瘀兼养血;泽兰、川牛膝活血利水。后期,以补法为主,以熟地黄补肾益精、怀牛膝、骨碎补补肾强骨,三药合用,共补骨之源;生黄芪补气生血,强壮后天;当归、白芍养血理血,当归动而活血,白芍静而敛阴,一动一静,二药合用养血而不至瘀;甘草固护中焦,调和诸药。全方共奏补肾壮骨,补气养血之效。

【注意事项】尺骨下三分之一骨折愈合迟缓时,要着重补益肝肾、壮筋骨以促进其愈合,若后期前臂旋转活动仍有受限者,可用上第三方行中药熏洗。孕妇忌用。

# 第三章 下肢骨折

### 1. 股骨颈骨折

【概述】股骨头下至股骨颈基底部之间的骨折称股骨颈骨折。老年人发生股骨颈骨折有两个基本因素,一是骨强度下降,二是老年人髋周肌群退变,不能有效地抵消髋部有害应力。青壮年股骨颈骨折,往往由于严重损伤所致。

【组成】接骨散(岷当归、续断、制何首乌各 40g,牛膝、土鳖虫、茯苓各 30g,广木香 15g,熟大黄、血竭、儿茶、牡丹皮、白花蛇(可乌梢蛇替代剂量加大)舌草、苏木、自然铜、骨碎补各 20g,研末,装瓶备用。)

【用法】患者平卧,骨折局部擦表面麻醉剂(川乌、草乌各 20g,红花、透骨草、生半夏、细辛各 1g,制曼陀罗 6g,冰片 10g,置 95%乙醇内浸泡三周,过滤取液),10~20min 有麻凉感后行整复术;第一助手用牵引带从健肢腹股沟围绕向健侧肩部方向牵拉,第二助手另取牵引带从患肢踝关节部扎缚向下牵拉,均逐渐加大拉力;术者立于患侧,一手按压髋关节部,另一手握患肢股骨中段,以端、提、挤、压手法复位。如患足不外旋,多可复位成功。然后牵拉患肢长于健肢 1cm,夹板固定,适当加垫;皮牵引 5~10kg,下肢托架固定中立位。用接骨散 5g/次,2 次/日,口服,3~5 周后去除皮牵引,用平衡托架固定中立位,患肢做适量伸展活动;6~8 周可扶双拐行走,至 X 线摄片证实骨折已坚固愈合时可弃拐。

【主治功能】接骨续筋,消肿止痛。适用于骨股颈骨折导致的髋关节肿胀、疼痛及活动受限等症。

【方解】自然铜、骨碎补、续断、土鳖虫接骨续筋,疏通经脉,补益肝肾,强筋壮骨;牛膝、熟大黄、血竭、儿茶、苏木、牡丹皮活血祛瘀,消肿止痛;秦当归、制何首乌养血和血,以防血竭等化瘀之品伤血太过;白花蛇(可乌梢蛇替代剂量加大)舌草、茯苓利湿消肿,增强儿茶、牛膝等利水之功;木香行气止痛,使药达病所。

可用表面麻醉剂川乌、草乌散寒止痛。现代医学研究表明川乌、草乌含有乌头碱,具有局麻(先刺激,后麻醉)镇痛及消炎作用;曼陀罗散瘀消肿止痛,其含有天仙子碱(东莨菪碱),可产生麻醉镇痛作用;红花、透骨草祛风活血,消肿止痛,在表面麻醉同时可使瘀血消散;生半夏、细辛祛痰散结,辛温开窍;冰片辛凉,止痛作用明显,兼制川乌、草乌及曼陀罗温热之性。全方共奏化瘀消肿、麻醉止痛之效。

【注意事项】股骨颈骨折病人多为老年人,治疗前应当进行全面评估,必要时行手术治疗。本方亦可加减内服,但对年老体衰气血虚弱者,加减时不宜重用桃仁、红花之类,宜用三七、丹参等活血止痛之品,使瘀祛而又不伤新血。

### 2. 髌骨骨折

【概述】髌骨骨折可因直接暴力或间接暴力引起致髌骨骨折,伴有髌骨两旁腱膜撕裂。如踢球、跌倒等发生的骨折多为横断型或上、下极的撕脱。因系关节内骨折,关节内有积血。

【组成】方①:桃仁9g,红花、田七各6g,生地黄、当归、赤芍、乳香、没药各10g,土鳖虫10g,泽泻15g,木通15g;方②:党参、当归、黄芪、枸杞子、桑寄生、白芍、牛膝、白芨各10g,杜仲、川续断、骨碎补各15g,龙骨、自然铜各5g;方③:刘寄奴、苏木、秦艽、杜仲、狗脊各15g,赤芍12g,独活、防风、木瓜、穿山甲(炮)(可人工饲养替代或不用)各10g。

【用法】横断性、纵形骨折,肿胀不甚者,用手法复位,多头带固定圈固定4~5周;肿甚(或横断、纵行分离>1.5cm,或复位失败,或粉碎性)手术,用细克氏针两枚平行穿过远、近骨折端,改良式张力带钢丝固定。去除外固定以后,早期用方①,中期用方②,晚期用方③。每日一剂水煎两次后合并药液,分早、中、晚三次内服。第三煎熏洗患处,用至症状消失。

【主治功能】①活血化瘀,消肿止痛。主要用于髌骨早期骨折膝关节红肿,疼痛等症。②益气养血,续筋接骨。用于骨折中期骨折愈合缓慢或者不愈合者。③活血消肿,舒筋活络,接骨续筋。用于骨折后期恢复欠佳,畸形愈合并伴有功能障碍者。

【方解】①:早期桃仁、红花、田七、土鳖虫、乳香、没药活血化瘀,行气止痛,生地凉血消肿,当归养血活血,泽泻、木通利水消肿;②:中期黄芪、党参、当归、白芍益气养血,杜仲、川续断、骨碎补、龙骨、自然铜补肾强骨,接骨续筋,白芨收敛止血,消肿生肌,牛膝补肾强骨,逐瘀通经,枸杞子、桑寄生平补肝肾,精血互生,壮骨之源;③:晚期穿山甲(代)(可人工饲养替代或不用)活血消症、消肿排脓,刘寄奴、苏木、赤芍活血化瘀、散瘀止痛,杜仲、狗脊补肾强骨。髌骨骨折易致膝关节肿胀,瘀水互结,故在活血化瘀时,要兼顾祛湿利水,故以秦艽、防风、独活、木瓜祛风胜湿,舒筋活络。

【注意事项】髌骨骨折系关节内骨折,骨折后关节腔内大量积血,髌前皮下淤血、肿胀,严重者可发生张力性水疱。故在早期治疗时在活血化瘀的同时,更要兼顾利水消肿,同步并举。

### 3. 距骨骨折

【概述】距骨位于胫腓骨与跟、舟骨之间,是足部主要负重骨之一,对踝关节的活动有非常重要的作用。距骨脱位较骨折更多见。距肌的营养血管供给主要来自前后关节囊及韧带附着处,如骨折或脱位后营养血管供给断绝,复位后距骨坏死率可高达95%以上。距骨骨折主要分为距骨头骨折、距骨颈骨折及距骨体骨折,临床常见为距骨颈骨折,其主要分为三型。Ⅰ型,距骨颈垂直骨折;Ⅱ型,距骨颈骨折合并距下关节骨折;Ⅲ型,距骨颈骨折合并距骨体脱位,常为开放性损伤。

【组成】寻骨风、制闹羊花、川椒、海桐皮、当归、续断各10g,伸筋草、透骨草各15g。

【用法】Ⅱ及Ⅲ型小于一周,连续硬膜外麻醉(或氯胺酮全麻),于踝关节前外侧切口,锐性分离皮下脂肪层,显露外踝及深筋膜,在小腿横韧带与交叉韧带之间横行切取筋膜蒂腓骨瓣,蒂在外踝尖前下1.5~2cm处,基底部宽度>2.5cm,修剪横断面呈梯形,盐水纱布保护。显露骨折处,清除断端,缺损甚取自体髂骨植骨;复位后,用骨松质加压螺丝钉1~2枚,向后下方固定。在距骨前上外侧并且跨越骨折线凿一个底大口小的梯形凹槽,将骨瓣滑行锤入。与Ⅰ型均石膏处固定4~6

周。均早、中、晚期分别用活血疏肝汤加减(柴胡、枳壳、郁金、红花、泽兰各10g,赤芍、乳香、没药、茯苓各15g,香附12g,元胡20g,大黄5g,炙甘草6g),通络舒筋汤加减(鸡血藤20g,木瓜、续断、川牛膝各15g,川芎6g,独活、秦艽、当归各10g,炙甘草6g),右归丸(熟地24g,山药、杜仲、山萸肉、当归各20g,枸杞15g,鹿角胶、肉桂、炮附子各10g,菟丝子30g)。并将上药水煎取液,外洗。配合功能锻炼。

【主治功能】祛风除湿,活血止痛。适用于距骨脱位或骨折后引起局部关节肿胀疼痛。活血疏肝汤:理气活血,化瘀消肿。用于损伤前期气滞而致的肿胀、疼痛、下肢浮肿明显。通络舒筋汤:舒筋通络,理气活血。右归丸:温补肾阳,填补精血。用于骨及软组织损伤后期,肾阳不足,精血亏损而致神疲气短,畏寒肢冷,腰膝软弱,筋骨连接延迟,或下肢浮肿。

【方解】寻骨风、闹羊花祛风除湿,活血止痛,二者共为君药;伸筋草、透骨草、海桐皮祛风除湿,舒经活络;当归养血活血,上四药共用,加强寻骨风、闹羊花之效,共为臣药;川椒辛温,温中止痛,温通经脉;续断补肾强骨,壮骨之源,共为佐药。

附:活血疏肝汤郁金、元胡行气解郁、活血止痛,兼顾气滞血瘀,共为君药;柴胡、枳壳、香附疏肝理气,赤芍、乳香、没药、红花活血化瘀,诸药合用助郁金、元胡药力;泽兰化瘀利水消肿,茯苓健脾利水消肿,一血一气,活血消胀;大黄凉血化瘀,为佐药;炙甘草调理中焦,调和诸药。诸药合用,共奏理气活血、化瘀消肿之效。

通络舒筋汤鸡血藤、当归养血活血,舒筋通络,共为君药;木瓜、独活除湿柔筋,续断、川牛膝补肾强骨,共为臣药;川芎行气活血防瘀滞,秦艽清热除湿、柔筋止痛,炙甘草调和诸药,三药共为佐药。诸药合用共奏舒筋活络、养血柔筋之功。

右归丸鹿角胶、杜仲、菟丝子温补阳气,使虚阳得补,共为君药。阳虚生寒,以肉桂、炮附子温壮阳气,助鹿角胶、杜仲、菟丝子峻补阳气,共为臣药。阴可化阳,以当归、熟地大补阴血,以使阳从阴血而化生;枸杞子滋阴和阳,以使阳复有源;气能化阳,以山药益气助阳补阳,山萸肉温肾固精,强健筋骨,共为佐药。诸药配伍,以奏温补肾阳、兼益精髓之效。

【注意事项】距骨有七个关节面,五分之三骨质被软骨关节面包围,骨折线多经过关节面,骨折时发生创伤性关节炎的机会较多。因此在后期的恢复治疗尤当注意祛湿舒筋活络法的应用。

### 4. 跟骨骨折

【概述】跟骨骨折为跗骨骨折中最多见者,易发生于中年男性。由于跟骨骨折可严重地破坏跟距关节,引起粘连和僵硬以及骨刺形成和跟骨畸形愈合等,可遗留患足疼痛和运动功能障碍,故在治疗时除了明确骨折类型外,更须着重功能治疗,即早期活动患足和逐渐承重步行,以达到满意的功能恢复,而不宜过分强调骨折块的解剖复位和坚强的固定。跟骨为松质骨,血循供应比较丰富,骨不连者甚少见。但如骨折线进入关节面或复位不良,后遗创伤性关节炎及跟骨负重时疼痛者很常见。

【组成】消肿定痛汤(当归尾、赤芍、苏木、陈皮各10g,泽兰、桑枝、车前子各15g,延胡索20g);接骨丸(血竭10g,自然铜15g,乳香15g,没药15g,土鳖虫6g,红花10g,续断20g,补骨脂20g,三七粉6g);跌打养营汤(党参15g,黄芪30g,当归10g,川芎6g,熟地15g,白芍12g,枸杞15g,山药20g,续断15g,补骨脂15g,骨碎补15g,炙甘草6g)。

【用法】先嘱患者俯卧位,屈膝90°角患足向上,医师半蹲将患者足背置其肩上,使之保持趾屈位,双手掌根紧扣跟骨两侧,一边向上提拉使恢复跟骨结节角,一边摇晃使粉碎嵌插的跟骨骨折块松解开,维持牵引,双掌根用力相扣,按压矫正跟骨横径增宽。整复成功后,踝关节趾屈位,用伤科药水纱布外敷;跟骨内外侧各放平垫一个及夹板一块,足底放置塔形垫,在小腿及足背打石膏托,用绷带按顺序适当用力加压缚扎数层。肿胀消除前每天用伤科药水外敷。术后第1天,用消肿定痛汤,每日一剂,水煎服;5~7d后,用接骨丸水煎服,每日两次。后期用跌打养营汤水煎服。功能训练;解除固定后,用中药外洗。3个月后,完全负重。

【主治功能】消肿定痛汤:活血行水,消肿定痛。适用于跟骨骨折早期局部肿胀及疼痛等症。接骨丸:活血止痛接骨。适用于一切跌打损伤,如筋伤、骨折脱位的早中期瘀血肿痛者。跌打养营汤:补气血,养肝肾,壮筋骨。适用于骨折中后期愈合延迟、肌肉萎缩等症者。

【方解】消肿定痛汤。当归尾、赤芍、苏木活血止痛,延胡索行气止痛,桑枝通络,泽兰活血利水,车前子利水消肿,增强泽兰之功,陈皮健脾燥湿,阻断水肿之源。诸药合用,共奏活血行水,消肿定痛之功。

接骨丸。自然铜、土鳖虫散瘀止痛,接骨续筋,共为君药;续断、补骨脂补肾强骨,以助自然铜、土鳖虫药力,共为臣药;血竭、红花、三七粉、乳香、没药活血祛瘀,共为佐药。诸药合用,可使瘀散,骨接筋续。

跌打养营汤。骨折后期,治疗以补益气血、调养肝肾为主,故以党参、黄芪、四物汤(当归、川芎、熟地、白芍)补气养血充养肌肉;枸杞子、山药、续断、补骨脂、骨碎补补益肝肾,强筋壮骨;炙甘草固护中焦,调和诸药。全方调理气血,补益肝肾,配伍精当,可使骨折后期患者较快恢复。

【注意事项】跟骨骨折的中医手法复位的关键在于恢复跟距关节的对位关系和跟骨结节关节角,维持正常的足弓高度和负重关系。本病治疗复位为第一要务。运用中药时需注意活血化瘀与消肿利水药物的配合应用。

# 第四章　躯干骨折

1. 胸椎腰椎骨折畸形愈合

【概述】胸椎腰椎骨折失治或治疗不当,常会造成胸腰椎生理曲度改变或畸形愈合,并由此出现一系列后遗症状,临床治疗困难。

【组成】黄芪 30g,熟地黄、续断、鸡血藤各 18g,桑寄生、狗脊、川芎、赤芍、牛膝、制川乌(先煎 30min)各 12g,乳香、甘草各 10g,大枣 10 枚。

【用法】每日一剂,水煎服。另外同时用克痹膏(含杜仲、续断各 20g,当归、白芷、防风、乳香、没药各 10g,肉桂 6g,共研细末)贴患椎棘突处及其周围部位和双侧肾俞、大肠俞、膀胱俞、委中等,24h 更换一次。

【主治功能】补肾强骨,通络止痛。适用于胸腰椎骨折后期不愈合或畸形愈合。症见背部疼痛、脊椎轻度畸形等。克痹膏温通经脉,接骨续筋,活血止痛。

【方解】黄芪益气养血,补后天;熟地黄补肾益精,滋先天;续断、桑寄生、狗脊补肾强骨,助熟地之力;制川乌温经通络;鸡血藤、牛膝、川芎、赤芍、乳香活血化瘀,通络止痛;甘草、大枣健脾和胃,顾护中焦。

附:克痹膏:杜仲、续断补肾强骨,续筋止痛;当归、乳香、没药活血化瘀生新;白芷、防风祛风除痹;肉桂温通经脉,散寒止痛。诸药合用,共奏接骨续筋、化瘀止痛之效。

【注意事项】制川乌内服当先煮 30min。畸形愈合的患者在内服中药的同时要注重腰背部功能锻炼。

2. 腰椎压缩性骨折

【概述】腰椎压缩性骨折是指以椎体高度变化为主要表现的一种脊柱骨折,也是脊柱骨折中最多见的一种类型。临床上多以第 11、12 胸椎和第 1、2 腰椎最为多见,老年人由于骨质疏松的缘故,发生率更高。

【组成】桃仁、桂枝各 10g,大黄、芒硝各 12g,甘草 6g。若骨折处肿痛甚,加归尾、苏木、地龙;若腹满胀痛明显,加厚朴、枳壳或广木香;若小便短赤者,加生地黄、小蓟;口苦咽干、恶心呕吐者,加黄芩、竹茹。

【用法】每日一剂,水煎服。一般服药三四剂即奏效。服药收效后,继按骨折分期辨证施治,结合卧硬床板床,腰背肌功能锻炼等,骨折均可达到临床愈合的标准。

【主治功能】攻逐瘀热,破血下瘀。适用于跌打损伤,腹满胀痛,按之痛甚,不能转侧,大便不通,或瘀血化热发狂,舌红苔黄,脉沉实而涩者。

【方解】重用桃仁破血逐瘀,为君药;大黄荡涤邪热,以增破血下瘀之力;桂枝通行血脉,与大黄同为臣药,二药相伍,既不使大黄直泻胃肠,又能制约桂枝辛散走表,共同发挥攻逐瘀热之效;芒硝软坚散结为佐,助君药化瘀;使以甘草调和诸药以成其功。

【注意事项】阴血虚之人及孕妇忌用。

### 3. 多发性肋骨骨折

【概述】肋骨骨折在胸部伤中占61%~90%,不同的外界暴力作用方式所造成的肋骨骨折病变可具有不同的特点:作用于胸部局限部位的直接暴力所引起的肋骨骨折,断端向内移位,可刺破肋间血管、胸膜和肺,产生血胸和(或)气胸;间接暴力如胸部受到前后挤压时,骨折多在肋骨中段,断端向外移位,刺伤胸壁软组织,产生胸壁血肿。

【组成】柴胡、红花、郁金、五味子、半夏、川贝母、桔梗各10g,三七粉3~5g(冲服),枳壳、白糖参、陈皮各12g,麦冬、茯苓各15g,葶苈子15~30g,竹茹、甘草各6g。

【用法】先嘱患者取平卧或半坐位,禁止侧卧及活动翻身;早期用胶布或肋骨固定带固定后使用本方。每日一剂,水煎服,饭后温服。

【主治功能】活血化瘀、宣肺涤痰、疏肝理气。适用于外伤性引起肋骨骨折导致的气血胸。

【方解】胸为肺之分野,清阳所聚之地,肝之经脉布于胁肋。肺主气,肝藏血。胸胁损伤,气滞血瘀,责之于肝肺两脏。方中以柴胡、郁金、枳壳、陈皮疏肝行气开郁,三七粉、红花、郁金活血化瘀,理气药和活血药相伍,以增行气活血之功;五味子、半夏、川贝母、桔梗化痰降气平喘;茯苓、葶苈子、竹茹利水饮,白糖参、麦冬养阴生津,甘草调和诸药。

【注意事项】肋骨骨折治疗重点在于止痛和预防肺部感染,应中西医结合同时治疗,鼓励患者深呼吸及咳嗽、排痰,必要时给予祛痰剂或雾化吸入。

### 4. 脊柱骨折

【概述】脊柱骨折多见男性青壮年。多由间接外力引起,为由高处跌落时臀部或足着地,冲击性外力向上传至胸腰段发生骨折;少数由直接外力引起,如房子倒塌压伤、汽车压撞伤或火器伤。脊柱骨折可以并发脊髓或马尾神经损伤,病情严重者可致截瘫,甚至危及生命;治疗不当的单纯性压缩骨折,遗留慢性腰痛。

【组成】紫河车、黄芪各30g,川芎、红花、桂枝各10g,当归、桃仁、地龙、炮壁虎各15g,制马钱子6g,酒炙大黄12g。

【用法】将上药共研为细末,炼蜜为丸,每丸重10g。成人一次以温米酒送服一丸,一日三次;儿童以姜汤送服,用量酌减。在应用本药前,宜先手法整复:患者俯卧于硬板床并屈膝60°,第一助手站在患者足侧,双手分别紧握患者小腿上、下部;第二助手站在患者头侧,双手拉住患者腋部,施行相对拔伸;术者用拇指沿腰背沟上下按揉,然后叠手掌心由轻至重挤压突出部位,以达复平。骨折整复后,仰卧于硬板床上,患处垫软枕头,保持过伸体位。一般成人卧床四五周,小儿卧床两三周。加强功能锻炼:初期做深呼吸及上、下关节功能活动;中期练仰卧、俯卧挺腰;后期练弯腰仰背、左右侧屈、扶膝转腰等。

【主治功能】补肝益肾,益气生血,化瘀止痛。适用于脊柱骨折后期,患者肌肉消瘦发硬,活动不利伴慢性疼痛者。

【方解】紫河车、黄芪益气养血,填精补髓,益骨之源;当归、川芎养血行气;桃仁、红花、大黄活血化瘀,桂枝温通血脉;地龙、壁虎活血通络,制马钱子通络止痛,散结消肿。诸药合用,共奏益气生血,通经活络止痛之效。

【注意事项】脊柱骨折恢复后期应注重四肢及腰背部功能锻炼。中医药治疗应以补益肝肾,调养气血为主。孕妇忌用。

# 第五章 其他骨折和骨折迟缓愈合

### 1. 鼻骨骨折

【概述】外鼻突出于面部,易遭受撞击、跌撞的损伤。外鼻创伤占鼻部创伤的 50%,其中以裂伤和鼻骨骨折为多见。

【组成】当归尾、赤芍、苍耳子、生地黄各 15g,川芎、红花、桃仁、泽兰、乳香、没药、栀子、辛夷、白芷、牡丹皮各 10g,大黄、甘草各 6g。

【用法】每日一剂,水煎分三次内服。并配合挤压撬顶手法:单侧骨折以左侧为例。仰卧,助手固定其头部,术者左手拇指、食指稳压住鼻部,右手持竹签(长 25cm,粗 0.5cm,一端削成 0.3cm 粗细,药棉浸普鲁卡因肾上腺素注射液 2ml,包缠尖端),尖端插进鼻道塌陷的骨折部,轻轻向上撬顶骨折块,矫正塌陷偏歪。复位成功后,退出竹签,用长 5cm,尖小尾大,普鲁卡因 4ml 浸润的棉锥垫塞进鼻道。双侧骨折以左侧塌陷,右侧凸起为例。塌陷复位及固定同上,同时向左轻轻挤压右侧凸起骨折。以鼻梁为中心横行再用 8cm×2cm 胶布固定。均两日换一次。

【主治功能】活血化瘀,凉血解毒。适用于颜面部外伤及面部骨折早期的肿胀、瘀血、疼痛。

【方解】因颜面部血管密布,鼻骨骨折易导致瘀血阻滞,郁而化火,故在遣药时当以活血化瘀为主,以当归尾、川芎、红花、桃仁、乳香、没药、赤芍大量活血药物活血化瘀,行气止痛;臣以生地黄、大黄、牡丹皮、栀子清热凉血,泻火解毒;辛夷、白芷、苍耳子辛温通窍止痛;泽兰化瘀利水;甘草调和诸药,固守中焦。诸药合用,共奏活血化瘀,清热凉血止痛。

【注意事项】鼻骨骨折治疗时应首先注意把骨折的鼻骨复位,其次应注意患者鼻腔的通畅。饮食应避免辛辣刺激与过硬的食物,以减轻对鼻腔黏膜的刺激,防止黏膜撕裂。

### 2. 四肢骨折后期关节功能障碍

【概述】骨折经过一段时间的治疗后一般能愈合,但是也有人骨折几个月,甚至几年仍不能愈合。其主要与年龄有关。老年人与年轻人尤其是儿童的骨折愈合速度有很大的不同。如老年人的股骨骨折一般需要三四个月才能达到骨性愈合。由于骨折愈合延迟,影响了局部关节的正常功能活动,从而出现活动不利、疼痛等骨折愈合后期障碍。

【组成】苏木、当归、三棱、川椒各 10g,鸡血藤、透骨草、伸筋草、海桐皮、桑寄生、续断、天仙藤各 15g。上肢者,加姜黄 12g、桑枝 15g;下肢者,加牛膝、木瓜各 20g。

【用法】将上药加水 2000ml 左右,煮沸 20~40min 过滤取液,煮取药液 800ml,口服 400ml,每日三次。其余药液外洗熏蒸,先用蒸汽熏蒸患处,药液稍凉,用毛巾蘸药液反复擦洗或热敷强直关节,洗后自行按摩,活动关节数分钟。每日三四次,每剂熏洗两日。

【主治功能】活血通络,散瘀止痛。适用于四肢骨折后期关节活动不利等关节功能障碍者。

【方解】三棱、苏木活血行气,消瘀止痛;鸡血藤、透骨草、伸筋草、海桐皮、天仙藤舒筋通络;桑寄生、续断补肝肾强筋骨;当归养血活血,以防三棱破血太过;川椒辛温散寒,消散瘀结。诸药相配,药力平和,化瘀不伤正,散瘀不敛邪。

【注意事项】中药应用同时注意关节功能的锻炼。孕妇禁用。

### 3. 骨折迟缓愈合

【概述】骨折经过治疗,超过通常愈合所需要的时间,骨折断端仍未出现骨折连接,且患处仍有疼痛、压痛、纵轴叩击痛、异常活动现象。X线片上显示骨折端所产生的骨痂较少,骨质轻度脱钙,骨折线仍明显,骨折断端无硬化现象。

处方一:

(1)跌打损伤速愈汤

【组成】接骨丹王6g,打不死还魂草30g(细末分三次冲服),全当归30g,桃仁20g,红花20g,炙土鳖虫10g,麒麟血竭6g,制乳没各15g,煅自然铜30g,汉三七10g(细末冲服),骨碎补20g,续断30g,元胡20g,鹿角霜20g,苏木20g,炮山甲10g(可人工饲养替代或不用),补骨脂30g。药引子:生姜3片,大枣15枚,黄酒50ml,蜂蜜50g。

【用法】水煎服,每日一剂,分两次温服。

【主治】活血化瘀,续筋接骨。适用于跌打损伤、伤筋、骨折、凡损伤后伤处青紫血瘀者。

【方解】凡跌打损伤,皆以瘀血阻滞、筋骨疼痛为主要病机,故治以活血化瘀,续筋接骨为主法。用药首当破血逐瘀,以土鳖虫、自然铜、苏木、血竭、骨碎补破血逐瘀,续筋接骨,直达病所,共为君药;次则以接骨丹王、还魂草、桃仁、红花、炮山甲(可人工饲养替代或不用)、乳香、没药、三七、元胡等活血行气通经络,散瘀消肿止痹痛,以助前药之力,共为臣药;因肾主骨生髓,凡骨折伤筋之病,每加补肾强骨之药,以培元固本可使病程缩短,加速骨折愈合,以续断补肾强骨,续筋疗伤,鹿角霜、补骨脂温肾助阳,然活血化瘀药物行散走窜,易耗血动血,故以当归养血活血;生姜、大枣、蜂蜜健脾护胃,使行散而不伤血,化瘀而不伤正。黄酒为引,引药直达病处,兼助药力。全方配伍得当,标本兼顾,使损伤速愈而不留瘀,不伤正,实为诸多骨伤之妙方。

【禁忌】孕妇禁服。服药期间忌酸、辣、生冷食品。

(2)消肿结痂外敷散

【组成】骨碎补100g,自然铜100g,五加皮100g,苏木100g,补骨脂100g,月季花100g,白矾30g,大黄100g,黑毛童子公鸡1只,赤小豆100g,冰片3g,赤芍100g,红花50g,桃仁50g,生栀子100g,川草乌各50g。

【用法】黑公鸡去毛,连骨皮肉与中药粉细末,每取100g用温白酒调糊状,用纱布包好,贴敷患处,1周左右揭去,切不可过时。

【主治】活血消肿,散瘀止痛。适用于跌打损伤,扭搓伤剧痛,瘀肿疼痛,外敷此药后痛可立止。

【方解】外伤后因气血运行失常,局部经络瘀阻不通而易致局部肿胀疼痛,故治宜活血利水、消肿止痛,以五加皮、生栀子、赤小豆、白矾利水燥湿消肿,治肿之标,骨碎补、苏木、自然铜、月季花、大黄活血逐瘀止痛,治瘀之本,红花、桃仁活血祛瘀,助祛瘀之力;因肿胀瘀阻可使腠理开泄而外邪侵袭,故以补骨脂消风散邪,拒邪于"门外";冰片、赤芍清热凉血止痛,川草乌温经通络止痛,两寒两温,两升两降,相互制约,既可防瘀阻化热而成脓,又能使经络温通气血流畅;黑毛童子公鸡、白酒为引,增加活血通经之力。诸药合用,配伍精当,标本兼顾,共奏清热利水消肿,活血化瘀止痛之功效。

【禁忌】孕妇及破伤口贴敷。

处方二:

【组成】骨碎补、川续断、乳香、没药、自然铜、土鳖虫、当归、丹参、苏木、大黄各30g,血竭15g,冰片6g。

【用法】将上药研细末,涂于湿垫布上。先取穴:上肢取臂臑、曲池、手三里、内关、外关、列缺、阳溪、期门;下肢取足三里、阳陵泉、下巨墟、解溪、中封、委中、承山等。用GZ-ⅢA型导入治疗仪离子导入,电流强度10~30mA,每次20~30min,每日一次,十次为一个疗程。并用复方接骨汤(雄狗骨、鹿茸、血竭、乳香、没药、土鳖虫各10g,降香10g,鹿角霜、当归、鸡血藤各30g,炮山甲12g(可人工饲养替代或不用),毛姜、自然铜各15g,水煎服,每日三次,口服。)

【主治功能】接骨续筋,活血祛瘀。适用于各种类型骨折的中后期骨折延迟愈合引起的肿痛等症。

【方解】自然铜、骨碎补、土鳖虫散瘀止痛,接骨续筋,续断强筋壮骨,以增强自然铜、骨碎补、土鳖虫功效,苏木、大黄活血祛瘀;乳香、没药、血竭祛瘀生新;当归、丹参养血兼活血;冰片行气通窍,引药达病所。诸药合用,共奏散瘀接骨之功。

附:复方接骨汤:自然铜、毛姜、土鳖虫消瘀止痛;雄狗骨、鹿茸、鹿角霜补肾温阳,强筋壮骨;血竭、乳香、没药、降香祛瘀生新;当归、鸡血藤养血活血通络;炮山甲(可人工饲养替代或不用)通经消肿。

【注意事项】中医治疗骨折延迟愈合多从肝肾入手,补肝肾,强筋骨。通过运用穴位离子导入等现代医学技术可使药物更好地吸收。孕妇禁用。

# 第六章　关节脱位与脱臼

### 1. 肩关节脱位

【概述】肩关节脱位最常见,约占全身关节脱位的 50%,这与肩关节的解剖和生理特点有关。肱骨头大,关节盂浅而小,关节囊松弛,其前下方组织薄弱,关节活动范围大,遭受外力的机会多。肩关节脱位多发生于青壮年,男性较多。

【组成】黄芪 50~100g,党参 15g,当归 10g,白术、白芍、川续断、何首乌各 12g,柴胡、赤芍各 9g,桂枝 8g,红花、地龙、陈皮、甘草各 5g,升麻 6g。

【加减】若血分热者,去桂枝,加桑枝;胃阴虚者,去赤芍、当归,加石斛、太子参;便秘者,加桃仁;腹胀痛者,加厚朴、枳壳;泛酸者,加瓦楞子;多痰口淡者,加半夏、生姜。

【用法】每日一剂,水煎三次后合并药液,分早、晚内服,30 日为 1 个疗程,及时复位,并用三角巾悬吊患肢于胸前,做握拳动作。治疗 28d 至 3 个月。

【主治功能】益气养血,通经活络。适用于肩关节脱位引起的肩部疼痛及关节功能障碍。

【方解】黄芪补气生血,具有生发之性,骨伤科用以取其生气活血之效;党参、白术、甘草健脾补气;当归、白芍养血理血,配合参、术、甘使得气血双补;肩关节脱位易致局部瘀血,故以赤芍、红花活血化瘀;地龙、桂枝通经活络;川续断、何首乌补益肝肾,强筋壮骨;柴胡、升麻升举清阳,使机体血气流畅;甘草调和诸药。

【注意事项】早期瘀血严重时,本方可外敷于关节处。复位后固定、制动,禁止肩关节外展、外旋活动。去除固定后,开始肩关节功能锻炼。早期禁止做强力外旋动作。孕妇禁用。

### 2. 肘关节脱位

【概述】肘关节脱位最为常见,占全身四大关节脱位总数的一半,大多发于青壮年,由传达暴力和杠杆作用所造成。新鲜脱位经早期正确诊断及适当处理后,不会遗有明显的功能障碍。如早期未能得到及时正确地处理,则可能导致晚期严重的功能障碍。

【组成】伸筋草、透骨草、当归、丹参、桑枝各 20g,桂枝、红花、乳香、没药各 15g。

【用法】术前两日,用本方水煎,加陈醋 50g,熏洗患处,每次 30min,每日两次。并按摩,用拇指弹拨分离患处周围肌肉、肌腱。臂丛阻滞麻醉,对抗牵引后,医者两手分握腕、肘,做肘部屈伸、内外伸展、内外回旋,听到撕裂声后,用力牵引,纠正重叠移位;上下推拉,纠正侧方移位。助手拔伸牵引,医者用大拇指向前推挤鹰嘴,余四指向后拉肱骨下端,助手屈曲肘关节,听到入臼声。复位后,石膏托固定呈 90°,7~10d 解除。

【主治功能】通经活络,散瘀止痛。适用于肘关节脱位早期疼痛肿胀不适及局部功能障碍。

【方解】伸筋草、透骨草祛风除湿,通经活络;桑枝、桂枝为上肢损伤专药,取温通经络之效;乳香、没药散瘀定痛,活血消肿;当归、丹参、红花养血活血。

【注意事项】关节脱位治疗的关键在于手法复位后的功能锻炼,同时配合中药外洗内服,协同增效。

### 3. 踝关节脱位

【概述】当踝关节跖屈位时,小腿突然受到强有力的向前冲击力,可致踝关节后脱位。当踝关节背伸位,自高处坠落,足背着地,可致踝关节前脱位;当压缩性损伤使下胫腓关节分离时,可致踝关节脱位。

【组成】方①:桃仁、当归、赤芍、地丁、金银花、野菊花、蒲公英、天葵子各10g,红花5g,生地黄12g,川芎8g;方②:续断15g,土鳖虫8g,煅自然铜、骨碎补各10g,乳香、没药各6g,血竭30g,地龙5g;方③:当归6g,秦艽、熟地黄、苏木、牛膝、独活各10g,威灵仙15g,地龙5g。

【用法】均用开放复位,内固定后,再用功能位夹板固定四周。早期者,用方①;中期者,用方②;后期者,用方③。将上药水煎后,熏洗患处。

【主治功能】①清热解毒,凉血散瘀。用于踝关节脱位或其他开放性损伤创口感染初期,症见局部红肿热痛。②活血止痛,续筋接骨。适用于关节脱位中期肿胀未消等症者。③养血通络,舒筋活络。用于关节脱位后期局部功能障碍者。

【方解】①地丁、金银花、野菊花、蒲公英、天葵子五味消毒饮清热解毒,桃仁、红花活血化瘀,当归、川芎养血行血,赤芍、生地黄凉血散血。②续断、土鳖虫、煅自然铜、骨碎补、血竭续筋接骨,乳香、没药活血定痛,散瘀消肿;地龙通络除痹。③熟地黄、当归补血滋阴;苏木活血祛瘀,消肿止痛;牛膝逐瘀通经,补肾强骨;独活、威灵仙祛风除湿,通络止痛;秦艽祛风清热,除痹止痛;地龙辛凉,通络除痹,与威灵仙一阴一阳,平调痹痛。

【注意事项】踝关节脱位易导致周围韧带的损伤,后期因关节软骨退变致骨关节炎。故在治疗时早期以清热解毒,凉血散血为主;后期以通经活络,补肾强骨为主。孕妇禁用。

### 4. 关节脱臼

【概述】脱臼俗称"错环",最常见的是肩关节的脱臼。所谓脱臼就是关节从关节囊中滑出脱位,关节也随之丧失功能。但很多患者脱臼在第一次治愈后很容易经常脱臼,稍有用力过猛关节就会脱位,给生活和工作带来极大不便,在医学上被称为习惯性或复发性脱臼。

【组成】祛瘀解毒糖浆:三七24g,生地黄、五灵脂、丹参、赤芍各80g,蒲公英、忍冬藤各160g,川芎、红花、桃仁各48g,制乳香、制没药各40g。

【用法】上药,水煎两次;以上两煎药渣再水煎一次;均取过滤液,合并静置,取上清液蒸发浓缩至800ml,加苯甲酸钠3g,蔗糖600g,搅拌,加水至1L,相对密度≥1.14。50ml/次,每日两三次,口服。

【主治功能】活血化瘀,消肿止痛。适用全身大关节脱位如肩关节、肘关节脱位等引起的局部肿胀、疼痛及功能障碍。

【方解】关节脱臼主要以血瘀为主,故治以活血化瘀为主法,药用三七、川芎、红花、桃仁、五灵脂、丹参、赤芍、制乳香、制没药活血化瘀,行气止痛;关节脱臼易致关节局部肿胀、疼痛,故以生地黄、蒲公英清热凉血,解毒消肿;忍冬藤清热疏风,通络止痛。

【注意事项】关节脱位应尽早整复,并合理有效地固定。四肢大关节脱位,局部瘀肿严重,手法难以复位者,应尽早行手术复位。孕妇禁用。

# 第七章　肩部筋伤

**肩周炎**

【概述】肩周炎是以肩关节疼痛和活动不便为主要症状常见病症。本病的好发年龄在 50 岁左右,女性发病率略高于男性,多见于体力劳动者。如得不到有效的治疗,有可能严重影响肩关节的功能活动。

【组成】追风活血止痛膏:威灵仙 30g,防风 20g,川乌、草乌、栀子、白芥子各 15g,红花 10g。

【用法】上药浸泡于香油 600g 共 5~7d,置铁锅中炸枯去渣,滤净炼至滴水成珠,加黄丹250g,收膏;再加乳香末、没药末、血竭末各 10g。膏药冷却凝固后浸冷水中 1d,烊化后摊于纸上,加热后贴敷患处,一两日换药一次;10d 为一个疗程。

【主治功能】祛风通络,温经散寒。适用于肩颈部疼痛及肩关节局部功能障碍者。

【方解】威灵仙祛风通络,为君药。川乌、草乌温经止痛、祛风除湿,为臣药。防风祛风除湿助威灵仙之药力;白芥子温经散寒助川乌、草乌之力;红花养血活血,栀子清热,以防川乌、草乌、白芥子燥热太过伤阴,兼制三者药力。

【注意事项】本方可加减调整剂量后内服,川乌、草乌要先煎;药物治疗的同时应加强功能锻炼,可配合手法康复、针灸、物理治疗、封闭治疗等同步进行;中老年人平时应注意肩部保暖,避免风寒湿邪侵袭。经常进行肩关节功能锻炼,可对肩周炎有较好的预防作用。孕妇禁用。

# 第八章　肘部筋伤

## 1. 肱骨外髁骨膜炎

【概述】肱骨外髁骨膜炎主要由于前臂屈肌起点肱骨外髁处反复牵拉累积性损伤所致,与网球肘的发病机制类似。常见于网球运动员、学生、矿工或建筑工人。

【组成】黄芪 20g,当归 10g,白芍 12g,川芎 9g,生地黄、红藤、党参、桑枝各 15g。疼痛甚者,加制乳香、制没药各 12g。

【用法】每日一剂,水煎服,分三次服用。同时,外治用白酒调中华跌打丸成稠糊状,摊在油纸上约硬币厚,外敷局部超过疼痛范围 0.5~1.0cm,干后再调敷,每天一两次。

【主治功能】益气养血,活血通络。适用于肱骨外髁骨膜炎等局部炎症或伤患后期血虚致经络痹阻不通之症。

【方解】黄芪、党参益气养血,当归、白芍、川芎、生地黄养血补血;红藤、桑枝活血通络。诸药相配,气血调和,经络疏通,则疼痛自止。

【注意事项】急性损伤以气滞血瘀为主,局部经脉破损,血溢脉外,阻滞经络而出现疼痛,治疗当以活血化瘀为主,运用本方时去黄芪,加红花、桃仁各 10g。慢性损伤多为筋肉、经脉失养或复感风寒湿邪侵袭,痹阻经脉,治疗当以养血通络为主。孕妇慎用。

## 2. 肘部扭挫伤

【概述】直接的暴力打击可造成肘关节挫伤;跌仆、失足滑倒,手掌着地,肘关节处于过度外展、伸直位置,可致肘关节扭伤。临床以关节囊、侧副韧带和肌腱等损伤多见。

【组成】伸筋草、透骨草、当归、丹参、桑枝各 20g,麻黄、红花、桂枝各 15g,三棱、莪术各 10g,乳香、没药、川乌各 12g。

【用法】水煎沸后,加陈醋 50ml,熏洗患处,每天一两次。每剂春秋季用三四次,夏季用一两次。手法依次用按摩法、弹拨法、旋肘法、屈伸法、牵肘法、搓动法。

【主治功能】活血舒筋,温经通络。用于肘关节扭伤中期关节疼痛、屈伸不利等症。

【方解】伸筋草、透骨草、桑枝舒筋活络,三棱、莪术祛瘀止痛。上药共行活络止痛之效,为君;乳香、没药、红花、当归、丹参活血化瘀,增强前药药力,共为臣;麻黄、桂枝、川乌温经通络,防止因脉久不疏而致寒凝痹阻。

【注意事项】老年人伴心脑血管疾病者在应用本方时注意应减少三棱、莪术、红花、桃仁用量。孕妇禁用。

## 3. 肘关节僵硬症

【概述】肘关节僵硬症是骨损伤后期严重并发症之一,严重影响患者的生活质量,部分患者因就医条件的限制,缺少有效治疗方法,成为永久性功能障碍。

【组成】伸筋草、海桐皮各 30g,透骨草 20g,山姜、木瓜、牛膝、独活各 10g,乳香、没药、当归、红花、威灵仙、防风、桂枝各 12g,川椒 15g,细辛 6g。

【用法】两三日一剂,水煎,先熏后洗患肢,每次 30~60min,每天一两次。同时做关节主动伸屈活动。并用拇指推揉法(推揉肘部屈伸肌群)、弹拨肌筋法(用拇指自外向内弹拨提肘外侧肌筋,再用余四指由内向外弹拨肘内肌筋各数次)、关节扳屈法(被动做肘关节屈伸活动数次,以患者能忍受为限),每周两三次。用 3~10 周。

【主治功能】祛风活血,燥湿舒筋。适用于肘关节骨折或扭伤后期关节僵硬及局部功能障碍者。

【方解】伸筋草、海桐皮、透骨草、木瓜舒筋活络,牛膝、独活补肝肾,强腰膝,乳香、没药、当归、红花活血行气,消瘀止痛;威灵仙、山姜、防风、桂枝、川椒、细辛辛香走窜,温通经脉。

【注意事项】老年人用药时活血化瘀药药量当酌情减小。孕妇忌用。

# 第九章　腕部筋伤

【概述】腕部是连接前臂与手的重要结构,是前臂肌腱、血管、神经分布到手的通道。掌长肌腱居腕掌侧的正中部,正中神经在掌长肌腱与桡侧腕屈肌腱之间。掌长肌腱的桡侧为桡侧腕屈肌腱,尺侧为尺侧腕屈肌腱。尺神经居指浅屈肌腱和尺侧腕屈肌腱之间。腕掌侧深层有腕掌侧韧带和腕横韧带。由于腕部的结构比较复杂,且活动频繁,易发生筋伤疾患。

【组成】舒筋活血液(黄鳝藤 10g,枫荷梨 25g,蓝香草 2g,鸡血藤 20g,陆英、红藤各30g,虎杖、川牛膝各 5g,黄酒 50ml)。四生散(生川乌、生草乌、生半夏、骨碎补各 10g,生天南星 3g,桃仁、红花、土鳖虫各 5g,当归 12g,川芎 6g,海藻、昆布各 15g,栀子 8g)。

【用法】将舒筋活血液药材加水 750ml 煎至 500ml,取药液过滤,装瓶密封备用。将四生散药材研末,混匀,每份 30g,置干燥处备用。急性伤筋,将四生散 1 份,加适量舒筋活血液调成糊状,敷于患处,绷带包扎,两三天换一次。同时,内服舒筋活血液,50ml/次,一日两次。慢性伤筋,先以适当舒筋活血液涂擦患处,推拿数分钟,再用四生散调适量舒筋活血液外敷于患处。

【主治功能】舒筋活血液,祛风除湿,活血止痛。用于急性筋伤后的肿胀、疼痛及局部功能障碍。四生散,温经通络、逐痰解毒、祛风止痛。用于慢性筋伤引起的肢体活动不利,关节变形,局部冷痛等症状。

【方解】舒筋活血液:黄鳝藤健脾利湿、祛风活血止痛,为君;枫荷梨、蓝香草祛风除湿、活血消肿止痛,共为臣;陆英、红藤、川牛膝、虎杖祛风利湿,活血舒筋,逐瘀通经以助前药;鸡血藤补血活血通络,以防活血药力太过伤血。

附:四生散:生川乌、生草乌温经止痛,祛风除湿;生半夏、生天南星温通经络,燥湿化痰,散结消肿,四药共用,祛除经络风痰;骨碎补补肾强骨,疗伤止痛;土鳖虫破血消瘀定痛,接骨续筋;桃仁、红花行血通络,消肿止痛;当归、川芎活血行血;海藻、昆布消痰散结;栀子清热泻火,兼制四生辛热药力

【注意事项】腕部筋伤,主要以手法配合药物治疗为主,舒筋活血液以早期筋伤为宜,四生散用于腕部筋伤后期以致关节活动不利者为宜。孕妇禁用。

# 第十章　手指筋伤

*屈指肌腱术后粘连*

【概述】本病多发于拇指，少数患者为多个手指同时发病。患指屈伸功能障碍，清晨醒来时特别明显，活动后能减轻或消失。疼痛有时向腕部放射。掌指关节屈曲可有压痛，有时可触到增厚的腱鞘状如豌豆大小的结节。

【组成】威灵仙、片姜黄各 25g，桑枝 50g，当归、川芎、延胡索、制香附、伸筋草各 12g，海桐皮、赤芍、木瓜、制乳香各 10g。

【用法】术后一周患者肿胀疼痛，给予本方每日一剂，水煎服。术后两周开始被动功能锻炼，并视创口愈合情况，每日以上方一剂加透骨草 15g，没药、川椒各 10g，煎汤熏洗 15~30min，一日两次。术后 3 周逐渐进行主动功能锻炼，内服及外洗治疗均持续 4~6 周；在用石膏托固定期间，熏洗时可暂予拆除并在熏洗后继续固定。

【主治功能】活血行气，舒筋活络。适用于手指筋伤术后恢复期活动不利、肿胀疼痛等症。

【方解】威灵仙、片姜黄、桑枝、伸筋草、海桐皮、木瓜舒经活络，柔筋止痛；当归、赤芍养血和血；川芎、延胡索、乳香行血止痛；制香附理气止痛。

【注意事项】术后当积极开始功能锻炼，粘连严重者可局部行针刀治疗与药物相配合。孕妇忌用。

# 第十一章　膝部筋伤

### 1. 膝关节创伤性滑膜炎

【概述】膝关节滑膜炎是滑膜受到刺伤后的反应,而滑膜分泌液的失调则致滑膜腔积液。刺激一般可分为外在性因素和内在性因素两大类。外在因素是以急性损伤或慢性劳损(包括手术的损伤)等机械性损伤为主要形式,它是创伤性滑膜炎的重要发病因素。

【组成】川芎、红花、丹参、茯苓、白术、苍术各 15g,木瓜、木通、牛膝各 12g,伸筋草、威灵仙各 20g,甘草 10g。

【加减】肾阴虚者,加熟地黄、山茱萸;肾阳虚者,加鹿衔草、淫羊藿;气虚者,加黄芪、党参;血虚者,加枸杞子、白芍;湿热盛者,加薏苡仁、萆薢;风寒盛者,加徐长卿、秦艽;膝关节肿甚者,加泽兰;痛甚者,加白花蛇(可乌梢蛇替代剂量加大)舌草、细辛、独活。

【用法】每日一剂,水煎服。药渣再煎取液,熏洗 10min,再用布包热敷患处,一天两三次。配合长收肌及膝关节伸屈锻炼。10d 为一个疗程。

【主治功能】舒筋活络,祛湿消瘀。用于膝关节滑膜炎早期的关节肿胀、疼痛及活动不利等。

【方解】川芎、红花、丹参活血消瘀;白术、苍术健脾祛湿,木瓜舒筋活络;茯苓、木通、牛膝利水消肿;伸筋草、威灵仙伸筋通络;甘草和中调和诸药。

【注意事项】关节腔积液较多时抽取后再行治疗。孕妇忌用。

### 2. 膝关节强直

【概述】由膝关节类风湿关节炎、骨折、出血、长期制动及滑膜切除等原因均可导致膝关节内部粘连,失去主动和被动活动,称之为膝关节强直。膝关节强直可分为伸直型强直和屈曲型强直,其中以伸直型多见。

【组成】伸筋草、透骨草、海桐皮各 15g,木瓜、牛膝各 12g,三棱、莪术、红花、苏木、独活、威灵仙、防己、乳香、没药各 10g。

【用法】将上药加水 3000ml,煎汤熏洗患部 30~60min。并用拇指推揉法、弹拨肌筋法、捏推髌骨法、关节扳屈法按摩患膝。用 10~15kg 重量牵引 20~30min,一天一次,15d 为一个疗程。

【主治功能】通经活络,活血消肿,散瘀定痛。适用于各种外伤及内科疾病后期引起的膝关节僵硬、强直、活动障碍者。

【方解】伸筋草、透骨草、海桐皮、木瓜、牛膝通经活络,补肾强膝;三棱、莪术破血行气、祛瘀止痛;红花、苏木活血祛瘀,消肿止痛;独活、威灵仙、防己祛风除湿,消肿止痛;乳香、没药活血消肿,散瘀定痛。

【注意事项】本方亦可内服,但老年人用药时注意三棱、莪术等破血逐瘀药物用量不可过大。孕妇禁用。

# 第十二章　踝部筋伤

### 1. 踝关节扭挫伤

【概述】在外力作用下,关节骤然向一侧活动而超过其正常活动度时,引起关节周围软组织如关节囊、韧带、肌腱等发生撕裂伤,称为关节扭伤。关节扭伤最为常见,其中以踝关节最多,其次为膝关节和腕关节。

【组成】田三七、地丁、青黛、泽兰各2份,薄荷1份,白蜡、凡士林油各适量。

【用法】将前五味药研为极细末,加入适量白蜡,用凡士林油加温调成糊状。用时,将药膏均匀涂在油纸上,约8cm×10cm,若内外踝均肿,可用两贴同敷,再用绷带包扎,两日换药一次,8d为一个疗程。

【主治功能】清热凉血,散瘀止痛。适用于踝关节扭伤初期的红肿、疼痛、活动受限。

【方解】三七止血散瘀,消肿定痛;地丁、青黛清热解毒,泽兰化瘀利水,薄荷清香宣散。

【注意事项】严重的踝关节扭伤,易造成韧带松弛致关节不稳,日后易反复发生扭伤,日常生活中应予注意防护。孕妇忌用。

### 2. 腱鞘炎

【概述】腱鞘具有维持手指的正常伸屈和腱鞘滑动的功能。当手部固定某一位置或过度活动时,使肌腱和腱鞘之间经常发生摩擦,以致水肿、纤维性变,引起屈伸功能障碍。

【组成】透筋散(含透骨草、紫荆皮各2份,芙蓉叶,海桐皮、玄明粉、乳香、没药、红花、川椒、川芎、白芷、防风、桂枝、桑枝、怀牛膝、细辛、伸筋草、三棱、莪术、冰片各1份)。

【用法】上药共研细末后装入干净瓶内密封备用,用时取适量,开水冲泡后,熏洗,浸泡患处,每天两次。

【主治功能】活血祛瘀,通络止痛。用于腱鞘炎急性发作期的红肿热痛。

【方解】透骨草祛风除湿,活血止痛;紫荆皮活血行气,消肿镇痛;乳香、没药、红花、川芎、三棱、莪术活血化瘀,行气止痛;白芷、防风、怀牛膝祛风除湿;细辛祛风止痛;冰片、芙蓉叶、玄明粉清热消肿止痛;川椒温中止痛;海桐皮、桂枝、桑枝、伸筋草祛风湿,通经络。

【注意事项】疼痛严重者可配合穴位注射或局部封闭注射。孕妇禁用。

### 3. 跟痛症

【概述】本病属一种骨质退行性改变。由于附着在跟骨结节处的跖腱膜受到长期的牵拉,刺激而产生损伤变性,慢性无菌性炎症以及跟骨的骨质增生引起的跟痛症。祖国医学认为本病是由于肝肾不足而造成。

【组成】生天南星、生半夏、生草乌各等份。

【用法】以上三味药必须用生药;共碾为极细末,装入瓶内密封用。用时,取药末用鸡蛋清或黑膏药外敷,连续外用十次为一个疗程。

【主治功能】温经通络,逐痰解毒,祛风止痛。适用于足踝部跌打损伤肿痛、关节痹痛及肿瘤局部疼痛。

【方解】生天南星、生半夏燥湿化痰、散结消肿;生草乌温经止痛,祛风除湿。诸药合用,可使络通痰消,风祛痛止。

【注意事项】本方为外用方,临床凡见皮肤破溃者不宜用。孕妇禁用。

### 4. 跟骨刺

【概述】足跟骨刺即足跟骨质增生,其症状是足跟疼痛,走路时脚跟不敢用力,如针刺的感觉,活动开症状减轻。多见于中老年人。一般是早晨重,下午轻。

【组成】方①:女贞子、黄精、茯苓各15g,旱莲草、生地黄各20g,牛膝12g,怀山药、山茱萸各10g,田七末2g(冲服);方②:杜仲20g,牛膝、菟丝子、当归、枸杞子各12g,熟地黄、鸡血藤各15g,田七末2g(冲服)。

【用法】属肾阴虚者,用方①,属肾阳虚者,用方②;均日一剂,水煎服,12d为一个疗程,疗程间隔7d。用跌打药酒(市售)浸湿8cm×10cm敷料,置热水袋上,再放患足;感到灼痛时,抬足片刻,再踏上,反复30~60min,并保持敷料湿润。

【主治功能】①滋补肝肾,凉血止血;②补肾助阳,活血止痛。用于足跟骨刺引起的疼痛、局部红肿、行走困难等症。

【方解】①女贞子、旱莲草滋补肝肾之阴,凉血止血为君;生地黄清热凉血,山茱萸益肾滋阴,共为臣,增强二至丸之药力;牛膝逐瘀通经,补肾强骨;山药、黄精补气养阴健脾;茯苓健脾利水;田七末散瘀止痛。②杜仲、牛膝、菟丝子、熟地黄、枸杞子补肾助阳,强筋壮骨;当归、鸡血藤补血活血,养血不留瘀;田七散瘀止痛。

【注意事项】跟骨骨刺引起的跟痛症以非手术疗法为主,急性期制动,减少负重,减少站立时间,避免过多行走。急性期可行石膏外固定。本病的病机关键为气滞血瘀、痰湿内阻,日久肝肾亏虚,治疗以补益肝肾治其本,活血化瘀、祛风除湿以治其标。孕妇慎用。

### 5. 损伤性足痿

【概述】痿病中医系指外感或内伤,使精血受损、肌肉筋脉失养以致肢体弛缓、软弱无力,甚至日久不用,引起肌肉萎缩或瘫痪的一种病症。本病多为下肢及足部骨折或筋伤后期恢复欠佳,引起局部肌肉及肌腱萎缩,最终影响运动功能。老年人尤多见。

【组成】熟地黄、白芍、怀牛膝、党参、全当归各15g,枸杞子、杜仲、续断、木瓜各12g,川芎10g,制乳香、制没药各5g,炙甘草6g。

【用法】将上药水煎三次后合并药液,分早、中、晚内服,每日一剂。注意保暖并适当活动;足下垂内翻重症者,用夹板固定一两周。

【主治功能】益气养血舒筋,滋肾活血通络。用于各种原因引起的下肢及足部肌肉萎缩导致行走困难、跛行等症状。

【方解】熟地黄、白芍、全当归、川芎养血补血;党参、炙甘草益气健脾,合四物汤以益气生血,生肌长肉;枸杞子、怀牛膝、杜仲、续断补肝肾,强腰膝;木瓜舒筋活络;乳香、没药活血定痛,消肿生肌;炙甘草调和诸药,健脾和中。

【加减】患肢欠温,疼痛者,加细辛;血虚者,党参易红参,加阿胶;病久者,加鹿筋(炖服)。

【注意事项】本病属于"痿病"范畴,治疗以益气养血,益髓填精,生肌长肉为主,用药多为补药,易滋腻碍胃,老年人在用药时更应该注重脾胃运化功能的正常。孕妇慎用。

## 第十三章　颈部筋伤

### 1. 颈椎病

【概述】颈椎病是由于颈椎间盘退行性变、颈椎骨质增生引起的一系列临床症状的综合征，可发生于任何年龄，以 40 岁以上的中老年人为多。颈椎病具有发病率高、治疗时间长、治疗后极易复发等特点。

【组成】葛根、鸡血藤各 20g，羌活、狗脊各 15g，僵蚕、当归、防风、桂枝各 10g，生地黄、白芍各 12g，川芎 8g。

【用法】上药加水 500ml，煎至 300ml。每日一剂，分早、晚两次温服。10d 为一疗程，一般服用两三个疗程有较明显的效果。

【主治功能】活血疏经，祛风通络。用于各种类型的颈椎病，症见颈部僵硬、疼痛、麻木不适者。

【加减】风阳上扰型者，加钩藤 10g、石决明 15g；痰浊上蒙型者，加天麻、菖蒲各 10g；气血亏虚型者，加黄芪、茯苓各 15g；肝肾亏虚型者，加杜仲、续断各 10g；恶心、呕吐者，加竹茹 10g；心悸汗出者，加生地黄 15g；失眠、多梦者，加远志 10g、枣仁 30g；耳鸣、耳聋者，加蝉蜕 10g；头痛者，加蔓荆子 10~15g。

【方解】本病多因风寒湿之邪痹阻颈部经脉，气血凝滞不通，故而发病，治疗多从风、从血入手，故以葛根、鸡血藤解肌舒筋、活络止痛，二药合用，一入气分，一入血分，气血双调，共为君药；羌活、狗脊、桂枝温督通络，共为臣药，助葛根、鸡血藤舒筋活络；四物汤(生地黄、白芍、川芎、当归)养血活血，行滞通络；僵蚕、防风祛风除湿，为佐药。

【注意事项】药物治疗同时配合颈部牵引、针刺手法效果更佳。平时生活嘱患者避免长时间低头，避免受风寒之邪。孕妇忌用。

### 2. 颈椎间盘突出症

【概述】由于颈椎间盘退变或外伤，致使椎间盘突出或破裂，出现神经根或脊髓受损的症状，称为颈椎间盘突出症。本病多见于青壮年，有明显的颈部外伤史或有长时间低头位工作的职业史。

【组成】当归 25g，全蝎、羌活、白芷、桂枝、川芎、丹参各 10g，蜈蚣 2 条，淫羊藿、僵蚕各 15g，白芍 20g，甘草 6g。

【用法】每日一剂，水煎服。配合颈椎牵引及揉、滚推拿手法放松颈部肌肉，继用弹拨、分筋、理筋、拿法，以颈部侧击及拍法结束，禁粗暴手法。每日一次，7d 为一个疗程。

【主治功能】宽筋止痛，祛风通络。用于颈椎间盘突出引起的颈部疼痛、眩晕等症者。

【方解】当归养血通络,祛风止痛;配以羌活、桂枝、白芷、淫羊藿祛除风寒湿之气;全蝎、蜈蚣、僵蚕以搜风通络;川芎、白芍、丹参合当归以养血舒筋,合甘草以养筋止痛。诸药合用,可使经络宽舒,而疼痛自止。

【加减】上肢麻痛甚者,加桑枝 15g;颈项强直者,加葛根 20g;天气变化痛甚者,加防己 10g、秦艽 15g。

【注意事项】治疗时可配合颈椎牵引、针刺及中药外敷。孕妇慎用。

## 3. 颈性眩晕

【概述】颈性眩晕是由于来自上颈椎本体感受器的不正常冲动传入前庭核所致。以下与颈性眩晕相关起病和发作时,颈痛与眩晕症状紧密相关;既有颈椎部外伤史或疾病史;排除其他原因导致的眩晕。

【组成】陈皮、川芎、全蝎各 6g,姜半夏、天麻(先煎)、羌活各 10g,姜竹茹、泽泻、白芷、钩藤(后下)、白蒺藜 12g,茯苓、枳实、枸杞子各 15g,石决明 30g(先煎)。

【用法】水煎服,每日一剂。头晕甚,用复方丹参注射液、刺五加注射液各 20ml,分别加 5%葡萄糖液 250ml,静脉滴注。同时配合针灸,取穴:百会、风池、颈 4~7 夹脊(均双),酌配头维、曲池、合谷、内关、丰隆等。留针 20min,每日一次。

【主治功能】清热平肝,祛风除湿,理气化痰。用以治疗椎动脉型颈椎病引起的眩晕、疼痛、麻木不适、烦躁等症。

【方解】石决明平肝潜阳止眩晕,全蝎、天麻、钩藤、白蒺藜平肝熄风止痉,四药合用,助石决明之药力,抑制肝木上冲太过;羌活、白芷祛风除湿止痹痛;陈皮、姜半夏、枳实燥湿化痰、消痞散结;竹茹清热除烦祛痰浊;茯苓、泽泻利水渗湿;川芎活血行气,祛风止痛;枸杞子滋补肝肾以培元。

【加减】痰浊盛者,加胆南星 10g、石菖蒲 15g;风寒盛者,去竹茹,加防风 10g、细辛 3g;肝肾虚者,加熟地黄 20g、山萸肉 20g、鹿角霜 10g。

【注意事项】本方剂量可随湿、热等症状的轻重灵活调整。湿重者,加大除湿药剂量;肝阳过亢者,加大清热平肝之药力。

学 术 论 文 篇

# 第一章　学术探讨

## 对"同病异治"与"异病同治"的再认识

赵文金[1]　赵多明[2]　李浩冉[3]
(1. 甘肃省兰州市城关区九州中路社区卫生服务站;2. 甘肃省中医院;
3. 石河子大学医学院第一附属医院)

**摘要**　"同病异治"与"异病同治"是中华传统医学独特的医学观念,是中医学在长期的医疗实践中总结出来的关于辨证论治的基本法则。因此,深入学习、深刻理解、正确把握"同病异治"与"异病同治"的基本内涵及治疗原则与方法,对于指导临床实践有着重要的现实意义。

**关键词**　同病异治;异病同治;中医理念

## Recognition of "treating the same disease with different methods" and "treating the same disease with different methods"

**Abstract**: "different treatment of different diseases" and "different treatment of different diseases" are the unique medical concepts of traditional Chinese medicine, which are the basic principles of syndrome differentiation and treatment summed up in the long-term medical practice of traditional Chinese medicine. Therefore, it is of great practical significance for guiding clinical practice to study deeply, understand deeply and grasp correctly the basic connotation and treatment principles and methods of "treating the same disease with different treatment" and "treating the same disease with different treatment".

**Keywords**: different treatment for the same disease; different treatment for the same disease; concept of traditional Chinese Medicine

## 一、"同病异治"和"异病同治"的基本内涵

"同病异治"一词源于《黄帝内经》。《素问·五常政大论》曾明确提出："西北之气,散而寒之;东南之气,收而温之,所谓同病异治也。"所谓"同病异治",是指同一病证,因时、因地、因人不同,或由于病情进展程度、病机变化以及用药过程中正邪消长等因素的差异,因而需采取不同的治疗方法。它反映了矛盾的普遍性和特殊性之间的辩证统一,是辨证论治原则的具体体现。譬如以感冒为例,风、暑、湿、燥、寒都可以引起感冒,然而就时间而言,一般冬季多易感风寒,春季多易感风热,夏季多易感暑湿,秋季多易感燥火;就地域而言,北方山区居民易伤寒,江南盆地居民易伤湿,南方居民多伤热,西北高原居民多伤燥;就体质而言,阳虚之体耐夏而不耐冬,易感风寒而不易犯燥热,阴虚之体耐冬而不耐夏,易犯燥热而不易伤寒。综上,同是感冒,因证候不同、季节不同、体质不同,治则治法就有所不同。疾病是一个不断传变的过程,其中会发生病位的传变和病性的转化。疾病的传变也因时、因地、因人而不同,在不同的时段就诊,其所处病理阶段不同,证候也就各异,因而治则治法也应随证而变。譬如以麻疹为例,因病变发展的阶段不同,所表现出的证候就不同。麻疹初期未透有表,治宜发表透疹;中期肺热壅盛,宜用清热之法;后期余热未尽,阴液不足,宜用养阴清热之法。故病变不同,症候不同,治则也应不同。

"异病同治",是指不同的疾病,在其发展变化过程中,由于出现了相同的病机,因而采用同一方法治疗的法则。在《金匮要略》和《伤寒论》中对"异病同证"的论述主要体现于同一方剂的重复使用,即一方用治多病,其实质就是因证候相同而采取"异病同治"。《石室秘录》将其定义为"同治者,同是一方而同治数病也"。众所周知,"异病同治"的前提是"同证",即只有病机相同,才能采用相同的治疗措施和方法,包括相同的方剂。如《金匮要略·腹满寒疝宿食病脉证治第十》中说,"寒疝腹中痛,及胁痛里急者,当归生姜羊肉汤主之。"再如《金匮要略·妇人产后病脉证治第二十一》中记载,"产后腹中痛,当归生姜羊肉汤主之。"寒疝与产后腹痛虽是不同的疾病,但二者的病因相同,都是血虚里寒所致,故皆用当归生姜羊肉汤以养血补虚,温中散寒止痛。因此,中医的辨证论治,不是着眼于病症的异同,而是着眼于病机的区别,"异病同治"主要是因为不同疾病在其自身发展过程中出现了病位相同、病因同源、病机吻合。譬如久痢脱肛、子宫下垂、胃下垂等,属不同的病症,但如果均表现为中气下陷证,都可以用升提中气的方法治疗,常用代表方剂是补中益气汤。"异病同治"体现了中医辨证论治的精髓,是中医最基本的治疗原则之一。

## 二、"同病异治"的临床应用原则及方法

中医学在辨证论治上十分注重矛盾的普遍性和特殊性。中医认为,同种疾病,虽然有它的共同规律性,有其相应的治疗原则与方法,但由于个体矛盾的特殊性的不同,如年龄、体质、精神状态、环境等的不同,反映出来的病情也各异,即同一疾病可以表现出不同的"证"。由于证候不同,尽管病种相同,治疗法则也有一定的差异,这就是"病同证异",应该"同病异治"。"同病异治"应遵循以下原则:

"同中求异"原则。即同一疾病因阶段、证候不同,应采取不同治法。《金匮要略·痉湿暍病篇》云:"太阳病,其证备,身体强,兀兀然,脉反沉迟,此为痉,瓜蒌桂枝汤主之。""痉为病,胸满口噤,

卧不着席,脚挛急,必龇齿,可予大承气汤。"又云:"太阳病,无汗,小便反少,气上冲胸,口噤不得语,欲作刚痉,葛根汤主之。"上述三种疾病皆为痉病,若邪在表发痉则用瓜蒌桂枝汤生津液、和营卫驱邪外出;若因里热炽盛,邪热内结阳明府,热盛耗灼津液,筋脉失养拘急而发为痉,则用大承气汤荡涤肠胃,逐邪下行,以急下存阴;若因五脏元真被湿所阻,不能濡养阳明筋脉,口噤不语,又外兼太阳表证无汗而欲作刚痉,用葛根汤发汗解痉,兼顾津液。由此可以看出,三证虽同一种病,但因阶段、证候不同而采取不同的治疗方法,可以收到相同的临床治疗效果。

"去伪存真"原则。即症状虽同,但病因不同,治法应不同。如《金匮要略·痰饮咳嗽病脉证并治第十二》曰:"病溢饮者,当发其汗,大青龙汤主之,小青龙汤亦主之。"溢饮除当汗出而不汗出、发热恶寒、身体疼痛等共同的症状外,如兼有无汗而喘,烦躁,其脉浮紧,为外感风邪、内有郁热之候,当治以大青龙汤发汗兼清泄郁热;如兼有胸脘痞闷,干呕,咳喘,痰稀量多,其脉弦紧或弦滑,为外感风寒、内停水饮之候,当治以小青龙汤发汗兼温化里饮。因此,本病虽相同,症状亦相同,但病因不同,辨证不同,所以治法也应不同。

"由表及里"原则。即虽疾病相同,但因症证不同,诊治应各异。《金匮要略·痉湿暍病脉证第二》云:"伤寒八九日,风湿相搏,身体疼烦,不能自转侧,不呕不渴,脉浮虚而涩者,桂枝附子汤主之。"又云:"风湿相搏,骨节烦疼掣痛,不能屈伸,近之痛剧,汗出短气,小便不利,恶风不欲去衣,或身微肿者,甘草附子汤主之。"此两种病证皆为风湿相搏,但症状不尽相同:一为身体烦痛不能转侧,属表虚寒湿夹风,故用桂枝附子汤温经散湿;二为骨节烦疼,不得屈伸,汗出短气,恶风不欲去衣,小便不利,或身有微肿,此为湿邪流于关节,重点是脾不运湿,故用甘草附子汤助阳化湿。这两条说明了病因虽然相同,但其症状有异,病情轻重亦不同,所以治疗上也应区别对待。

"因人制宜"原则。即病机和症状相同,但因体质不同,则用药有别。《胸痹篇》说:"胸痹,心中痞气,气结在胸,胸满,胁下逆抢心,枳实薤白桂枝汤主之,人参汤亦主之。"此论治一证二方。胸痹症是由于痰饮水气互结于胸中所致,其症状都有心胸部感觉痞满,同时胁下之气又逆而抢心。但由于病人体质的虚实不同,故治疗方法应有区别,正如《医宗金鉴》所说,"实者用枳实薤白桂枝汤主之,倍用枳朴者,以破气降逆为主也,虚者用人参汤主之,是以温中补气为主也。"中医辨证论治强调"因人制宜"的观点,疾病是发生在人身上,药物作用也须通过人的内因发挥作用,因此医家治病,不能只见病而不见人,开方用药要因人而别、因人制宜,对证下药。

### 三、"异病同治"的临床原则及方法

中医治病的法则,不是着眼于病的区别,而是着眼于病机的异同。异病可以同治,这既不决定于病因,也不决定于病症,关键在于辨识不同疾病有无共同的病机。只有病机相同,才可采用相同的治法。这种因病异证同而采用同样的治法,就叫作"异病同治"。"异病同治"应遵循以下原则:

"异中求同"原则。即虽疾病不同,但症因症状相同,则治法相同。《金匮要略·痉湿暍病篇》云:"风湿,脉浮,身重,汗出恶风者,防己黄芪汤主之。"意思是,脉浮者,风也;身重者,湿也;汗出表气虚,不能托邪外出而恶风也,以防己黄芪汤逐湿而固表也。此句论述了两种病变,一个是风湿病,一个是水气病,病种虽然不同,但病因病机是相同的,都属于风湿在表,前者为风湿在表,表

虚邪实,后者为风水在表亦为表虚邪实,故都有汗出、恶风、自身重等症状,故均用防己黄芪汤,固表利湿祛风兼和营卫,都可以收到邪去病愈之效果。

"追本溯源"原则。即疾病不同,病机相同,治法相同。《金匮要略·腹满寒疝篇》曰:"痛而闭者,厚朴三物汤主之。"《痰饮败咳嗽篇》云:"支饮胸满者,厚朴大黄汤主之。"上述两种病种,症状、病因皆不同。一是便闭内实气滞证;一是支饮胸满的痰饮内停症。但二者在病机上都属于内积结实,皆具有满、痛、闭之症,故均可用厚朴、大黄、枳实三药汤以荡涤肠胃,以达到行气荡积进而逐饮的目的。厚朴三物汤与厚朴大黄汤,药味相同,但分量不同,汤名各异,而从药味功能和药味配伍来看,两方均以厚朴为君,大黄、枳实为臣使,都有行气通府的作用。

"披沙拣金"原则。即疾病症状不同,病机相同,治法相同。《金匮要略·百合孤惑阴阳毒病脉证治第三》曰:"病者脉数,无热,微烦,默默但欲卧,汗出,初得之三四日,目赤如鸠眼;七八日,目四眦黑。若能食者,脓已成也,赤小豆当归散主之。"《金匮要略·惊悸吐衄下血胸满瘀血病脉证第十六》又云:"下血,先血后便,此近血也,赤小豆当归散主之。"此二病,虽然病因、病名、病症不同,但病机相同,均为血中有热,湿毒不化,所以同用赤小豆当归散清热利湿,活血化瘀排脓。

"殊方同致"原则。即疾病不同,主症、病机相同,治法不同。《金匮要略·血痹虚劳篇》云:"虚劳腰痛,少腹拘急,小便不利者,八味肾气丸主之。"《金匮要略·妇人杂病篇》又云:"问曰:妇人病,饮食如故,烦热不得卧,而反倚息者,何也?师曰:此名转胞不得尿,以胞系了戾,故此病但利其小便则愈。肾气丸主之。"此两条所论:一为虚劳肾阳不足,下集肾阳不足而寒水不化;一为妇人转胞,胎气不举,下压膀胱。但就其主证来看,都是小便不利,这是由于肾阳衰弱导致的,故均可用肾气丸补益肾阳以生气,气足胎气自升,气足则气化水行,而小便自利,皆可收到症祛而病愈之功。

"同病异治"与"异病同治",关键在于"辨证"二字。中医临床,不是着眼于"病"的异同,而是重要着眼于"证"的区别,相同的"证",用基本相同的方法,即所谓"证同治亦同,证异治亦异"。

# 探析"见肝之病,知肝传脾,当先实脾"的理论及应用

赵文金[1]　李娟芳[2]　赵家康[1]

(1. 甘肃省兰州市城关区九州大道 289 号赵文金中医诊所;2. 商洛学院)

**摘要**　对"见肝之病,知肝传脾,当先实脾"的具体内涵予以探讨及分析,并举例说明该理论在临床疾病诊治中的具体应用,为进一步认识肝病发生发展及更好运用实脾之法提供思路。

**关键词**　见肝之病;金匮要略;中医学

# Analysis of the theory and application of "seeing the disease of liver, knowing the transmission of liver to spleen, and strengthening the spleen first"

**Abstract**：The specific connotation of "seeing liver disease, knowing the liver and spreading the spleen, and realizing the spleen first" is discussed and analyzed, and the specific application of this theory in the diagnosis and treatment of clinical diseases is illustrated. Method provides ideas.

**Keywords**：See Liver Diseases; Jin Gui´s Outline; Traditional Chinese Medicine

整体观念是中医学的指导思想之一,该理论将人体视为具有社会属性的一个整体,并延伸出五脏六腑学说,即以五脏为核心,六腑以辅佐,五脏六腑通过经络系统相互联系,即所谓"内属于脏腑,外络于肢节",以此来实现整体性。在人体正常生理情况下,心、肝、脾、肺、肾之间存在相生相克之道,相互依存、相互制约,肝脾两脏相互为用,共同维持机体正常的生理功能;在病理情况下,五脏相互影响、互相传变,肝木克脾土致肝脾功能异常、紊乱,出现一系列病理现象。正如《素问·宝命全形论》提出"土得木而达",即在机体功能正常情况下,肝的疏泄调达是脾发挥"后天之本的"前提;肝脾在五行的归属为肝木、脾土,在病理状态下,肝木失去疏泄调达的功能,若肝木偏亢,则出现"木乘土"的病理现象。又如《血证论·脏腑病机论》指出:肝木疏泄调达,五谷精微可入胃,肝木之疏泄,水谷精微物质尤可被吸收纳入,倘若肝的清阳之气不能上升,则不可助水谷

精微引入于胃,导致中焦脾胃湿满积聚之证。

《金匮要略》曰:"夫治未病者,见肝之病,知肝传脾,当先实脾。"这一理论成为后世"治未病"思想的理论源泉[1,2]。《难经》有言:医者诊肝之病,当明肝病易传脾,应先顾护中焦脾胃,方为"治未病"之道。《素问》云:外邪侵袭机体,以胜相加,五行学说中木克土,故肝木克脾土,则知肝脏受邪易累及脾脏。

## 1 "见肝之病","肝之病"为何病?

现代中医临床工作者认为:"肝之病"包含以下几个方面,即情志不畅郁结失调,肝血不足,肝经经气疏泄不畅等均为"肝之病"的病理基础,不单局限于《金匮要略·心典》提出的"肝之病"为肝之实证,还包括肝之虚证及脾病及肝[3-5]。肝实证主要包括抑郁伤肝、暴怒伤肝、湿热或寒湿之邪气侵袭肝脏致肝胆湿热、寒滞肝脉及肝郁日久、气郁血瘀;肝虚证主要包括肝之气、血、阴、阳各自虚弱不足。古代医家之肝病,对应到现代医学实践中,既包括"形态学之肝",亦涵盖"功能学之肝",各种理化因素(病毒感染、急慢性乙醇中毒、寄生虫、癌细胞等)侵袭肝脏,导致肝脏形态学改变,继之出现功能异常,如营养代谢异常、水电解质酸碱平衡紊乱、体液与细胞免疫功能异常、解毒功能低下、胃肠道功能异常、凝血系统障碍等。

## 2 "知肝传脾","知肝"如何"传脾"?

查阅大量古代著作,仔细研读《素问·玉机真脏论》《素问·五运行大论》可知,"见肝之病,当知肝病传脾"理论可在多种中医学理论学说上找到支撑,如"藏象学说""五行学说",此两种学说将"肝病传脾"解释为肝失疏泄调达、肝气郁结不升,肝木克脾土,脾失运化(即木旺乘土),或反之为脾胃虚弱,不耐肝气伐克(即土虚木乘)。现代临床研究认为[6],祖国医学之脾为现代医学肝脏之结构性器官,即"知肝"为肝脏器质性病变,"传脾"为肝脏器质性病变后出现的一系列病理现象。例如,肝硬化患者出现腹水、侧支循环建立、脾功能亢进,进一步出现消化道瘀血形成,此为"知肝",患者出现消化道功能异常的临床表现及体征,如:消化不良、腹痛腹血、食欲减退、恶心呕吐等脾失运化的胃肠道瘀血水肿症状,此为"传脾"。

## 3 "当先实脾",何为"实脾"?

中医学遵从"未病先防,既病防变"的原则,针对"肝之病",不忘从"实脾"入手,无论从预防、临床治疗、病情控制、改善预后等方面都大有裨益[7]。历代医家对"实脾"都有独到的见解,从最初的"补脾",逐渐演变为利用"消、和、温、清、吐、下"等多种方法使脾脏阴平阳秘、气血调和,并提出补用酸、助用焦苦、益用甘味之药调之等具体的遣方处药原则。实脾一方面指补益脾气、温中健脾、益脾阴、养脾血、调脾行滞、燥湿运脾、降胃开脾、清化脾胃湿热、温脾化湿等直接实脾法;另一方面指疏肝理气、滋阴柔肝、清利肝胆、化瘀通络等间接实脾法。故在临床治疗肝病时,当谨记《金匮要略》有言:医者不知肝之病易传脾,见肝之病,不先实脾,仅以治肝为唯一,恐会耽误病情、危及性命。

## 4 "见肝之病,知肝传脾,当先实脾"在临床实践中的应用

姚玉璞[8]等从抑郁症肝郁脾虚证和肝气郁结证的证型探讨"见肝之病,知肝传脾"的研究发现,肝气郁滞甚者、病程绵延者,其脾气虚弱所致的消化道功能障碍越明显,故在治疗此两种抑郁症时,应在疏泄肝气的同时,配合健运脾胃的方药,并在抑郁症的全病程中都应肝脾同治,以收良效。邓中甲教授认为[9]肝癌终末期患者,其肝之不足、肝气虚弱,而木克土,致肾水不能被脾土所约束,最终可见肝、脾、肾三脏同时受损。肝性脑病的临床症状与病理变化与此中医理论完全吻合,正如《难经》所云:"肝病传脾,脾当传肾。"而肾主骨生髓,脑为髓海,故此类患者治疗时应以扶正缓治为主,兼补脾虚,因木乘土,土不制水,而根据五行相生相克理论,水生金,故所选方剂在培土抑木制水的同时应兼顾益肺金之气阴,如柴芍六君子汤合生脉饮。张锡纯曰:"愚自临证以来,凡遇肝气虚弱、不能条达,用一些补肝药皆不效者,重用黄芪为主,而少佐理气之品,服之覆杯即见效验。"故针对辨证为肝气虚证出现情绪低落、胆怯易惊、四肢倦怠等病症者,应当知晓肝气虚则生发之气不足、疏泄无能,可致脾气虚,应先补脾气,脾气足则肝气得补。正如医家叶天士有言:"补脾必以疏肝,疏肝即以补脾也";又曰:"见肝之病,当先实脾,二句从未解者,谓肝病当传脾,实所以防其传,如此解法固是,而实不知实脾,即所以理肝也。"

## 5 小结

《金匮要略》言及"见肝之病,知肝传脾,当先实脾",其是在揭示肝脾之间的传变关系。基于此理论,临床中针对肝病的处方遣药,及顾护脾脏的诊疗策略,受肝脾二脏各自的功能状态的制约。肝脾相关理论既是脏腑学说的构成核心要素,也是藏象理论、五行相生相克理论的重要组成部分。肝脾在生理功能、病理传变两方面相互制约、相互影响,故在临床诊疗实践中应肝脾同治,时时谨记"见肝之病,知肝传脾,当先实脾"的理论。

### 参考文献

[1]温洁.《金匮要略》肝病传脾与肝病实脾初探[J].四川中医,2014,32(06):1-3.

[2]高素兰.浅谈对《金匮》"见肝之病,当先实脾"论述的体会[A].中国中西医结合学会第十二次全国消化系统疾病学术研讨会论文汇编[C].北京:中国中西医结合学会消化系统疾病专业委员会,2000:366.

[3]吴少慧."见肝之病 知肝传脾 当先实脾"本义探析[J].辽宁中医药大学学报,2012,14(01):137-138.

[4]魏鹏辉,江一平,邓陈英."见肝之病,知肝传脾,当先实脾"之实质[J].时珍国医国药,2015,26(11):2732-2733.

[5]杜鑫,王舒."肝病实脾"在针刺治疗原发性高血压病中的应用[J].中医杂志,2013,54(17):1469-1471.

[6]郑敏麟.纠正千古谬误:中医"脾"在解剖学上对应的脏器非脾非胰而是肝![J].辽宁中医药大学学报,2010,12(12):72-75.

［7］陈子瑶,梁健,邓鑫.肝病实脾理论在乙肝肝硬化防治中的应用［J］.时珍国医国药,2013,24（12）:2952-2954.

［8］姚玉璞,张立平,郭蓉娟,刘云霞,张志辰,陈建新,张声生.从抑郁症的主要证型探讨"见肝之病,知肝传脾"［J］.中华中医药杂志,2013,28（04）:1081-1083.

［9］周滢,周萍.邓中甲教授治疗肝癌经验分析［J］.中国实验方剂学杂志,2012,18（02）:260-261.

# "治未病"思想在社区医疗中的积极作用

赵文金[1]  赵多明[2]  潘艳花[1]  严治梅[1]

(1. 甘肃省兰州市城关区靖远路街道社区卫生服务中心中医科;2. 甘肃省中医院)

**摘要**  中医"治未病"思想源远流长,是中医学理论体系中独具影响的理论之一。中医"治未病"思想具有两方面的意义:一是救其萌芽,有早期治疗意义;二是既病防变,即对已经形成的疾病积极治疗,防止进一步传变与发展。长久以来,中医"治未病"思想在养生与防病治病方面一直发挥着独特的优势。因此,中医"治未病"思想在社区卫生服务体系的建设与发展有着积极的指导、引领作用。

**关键词**  治未病;社区医疗;作用

# The positive role of the idea of "treating the disease before it is cured" in community medical treatment

**Abstract**: the idea of "treating the disease before treatment" in traditional Chinese medicine has a long history, and it is one of the most influential theories in the theoretical system of traditional Chinese medicine. There are two aspects of significance in the thought of "treating diseases before they are cured": one is to save the sprouts and have early therapeutic significance; the other is to prevent diseases from changing, that is, to actively treat the formed diseases and prevent further transmission and development. Since ancient times, the thought of "treating disease before treatment" in traditional Chinese medicine has been playing an unique and effective role in health preservation, disease prevention and treatment. Therefore, the idea of "prevention of disease" of traditional Chinese medicine has a positive guiding role in the construction and development of community health service system.

**Keywords**: prevention and treatment of disease; community medical treatment; function

## 一、中医"治未病"思想在社区医疗中具有独到的特色优势

社区卫生服务是社区建设的重要组成部分,是在政府领导、上级卫生机构指导及社区卫生医疗机构参与,以人的健康为中心、家庭为单位、社区为范围、需求为导向,以妇女、儿童、老年人、慢性病人、残疾人、贫困居民等为服务重点,以解决社区主要卫生问题、满足基本卫生服务需求为目的的基层卫生服务体系。基层卫生服务社区卫生服务机构属非营利性医疗机构,是为社区居民提供预防、保健、健康教育、计划生育和医疗、康复等服务的综合性基层卫生服务机构。"有效、经济、方便、综合、连续"是社区卫生服务的基本特点和自身优势。构建社区卫生服务体系,对于深化医疗卫生改革、建立城镇职工基本医疗保险制度、加强社会主义精神文明建设、维护社会稳定具有重大而深远的意义。

中医"治未病"思想与社区卫生服务的理念十分契合,是中国传统文化"天人合一"思想的具体体现。首先,中医"治未病"强调未病养生,预防为先;欲病救萌,防微杜渐;已病早治,防其传变;病后调摄,防其复发。中医"治未病"思想体现在疾病发生、发展及预防的全过程,涵盖了天人相应、心主神明、形神合一、七情制胜、药食同源、体质分型等学术理念,其内容十分丰富,是遵从祖国医学整体观和辨证施治的中医思想。其次,中医"治未病"思想有其独到的疾病防治观,"治未病"包括未病先防和既病防变的诊疗思路。"未病先防"全面地反映了预防、健康教育、保健等内容;"既病防变"能有效地指导医疗、康复的活动,这与社区卫生服务的理念与实践极其吻合。随着医学的发展,未病先防是医疗实践的发展方向,是积极主动的医学实践,正在被世人广泛地接受。预防疾病,必须建立群众性预防、主体性预防的机制,采取一系列全方位措施,有效地防止和减少疾病的发生。最后,中医"治未病"思想可以有效指导社区卫生服务体系的建设与发展。《黄帝内经》指出"正气存内,邪不可干""邪之所凑,其气必虚",人体是否患病,关键在于"正气","正气"是机体抵御外邪,促进康复的能力。疾病的发生,无论外感还是内伤,均是正气虚在先,正气虚,邪气入侵,六淫肆虐,发生外感病;七情中伤,致内伤疾病。正气的盛衰变化,影响机体康复能力的强弱,决定病情轻重及病程的长短。因此,正气的维护,健康保健知识的普及,成为人体健康的关键,成为社区卫生服务的重心。

## 二、社区卫生服务要重视发挥中医的特色优势

随着人民生活水平的提高及城市化进程的加快,人们对回归自然的渴望更为迫切,对"绿色健康食品"的期盼更加热切。然而化学合成药品越来越多地占领了医药市场,含有各种添加剂的食品时不时地充斥着人们的餐桌,其毒副作用越来越引起人们的重视。中医药采用植物、动物等天然药材,顺应了回归自然的潮流,呼应了人们对绿色环保的期望。因此,在社区基层卫生服务中将会越来越受到人们的青睐与推崇。

1. 强化社区卫生服务中的中医特色建设

中医学是中国传统文化的瑰宝,它以中国的人文哲学、宇宙观、生命观为基础,重视人与自然的辩证统一,提倡"天人合一"的整体观念,强调"辨证论治"的诊治思路。现代中医重视中医辨证与西医辨病相结合的方式,取长补短,发挥中西医结合的优势。而社区卫生服务的宗旨是,以健

康为中心、社区为范围、家庭为单位、需求为导向,为社区居民提供安全、有效、便捷、经济的生命全周期健康服务[1]。因此,在社区卫生服务体系建设中,要树立健康"前移"的观念,倡导中医养生的理念,发挥中医"治未病"的优势,积极发挥中医药在预防保健、医疗卫生等方面的综合优势,对患有慢性病、老年病、中晚期肿瘤、妇科病等患者提供及时有效的健康医疗服务。

2. 积极提倡"亚健康"状态下的中医药干预

"亚健康"是"未病"的一种重要表现形式,是整体功能失调的表现,中医治疗有其独到之处。"治未病"除了理论上的优势之外,在干预程度上也有其独到的优势,它以"善诊"和"善治"为特色。中医的"善诊"是动用中医辨证论治理论,通过系统望、闻、问、切综合分析患者症状表现,辨证分析"亚健康"人群的"病理性体质""临床前征兆",从而抓住核心病机,确立治疗大法,来干预亚健康状态的形成。中医的"善治",是指在辨证论治的基础上提出的系统的治则治法,即调治措施,譬如心理调治法、饮食调治法、起居调理法、中药调治法等中医学养生方法,都是中医调理"亚健康"状态的有效手段,这充分体现了中医"治未病"干预"亚健康"的显著优势。

3. 努力推广"非药物治疗"的中医防治病理念

中医药防治疾病有药物治疗和非药物治疗之分,二者各具优势和特色。社区医疗服务的优势是为患者提供低廉、快捷、周到的服务。社区医生应结合地域或环境特点,发挥当地的中医优势项目为广大患者服务,譬如食疗、药膳、药浴、醋疗、针灸、推拿、按摩、正骨等,这些养生调摄方法可就地取材、简便易行、价格低廉、疗效确切,易为社区居民乐于接受,尤其是中医药的综合性措施对慢性病的治疗和管理效果突出,适合在社区卫生服务中推广运用。

综上所述,中医药学独特的诊疗方法及奇特的疗效,已被广泛应用于医学临床实践之中,在社区卫生服务领域也越来越发挥着积极的作用。因此,顺应社区卫生服务发展要求,树立中医养生和"治未病"思想,充分发挥中医在社区卫生服务中的诊疗优势,对社区卫生服务体系的建设具有十分重要的现实意义。

**参考文献**

[1]吴晓霞,梁施慧,赵琼,蔡卫,莫穗林.社区居民健康教育需求调查分析[J].岭南急诊医学杂志,2012,17(02):155-156.

# 中医养生理念与"治未病"思想对临床应用的指导意义

赵文金[1]  赵多明[2]  赵家康[1]

(1. 甘肃省兰州市城关区九州中路社区卫生服务站;2. 甘肃省中医院)

**摘要**  养生是中华民族传统文化的一个有机组成部分,是中华民族在长期的生产、生活实践中不断总结生命经验、提高生命质量的结果。中医养生与"治未病"思想同根同源,一脉相承,集中反映了中国传统文化的思想精髓,是中华民族的瑰宝。

**关键词**  治未病;养生理念;临床意义

# The guiding significance of the concept of health preservation of traditional Chinese medicine and the thought of "treating diseases before they occur" to clinical application

**Abstract**:health preservation is an organic part of the traditional culture of the Chinese nation. It is the result of the Chinese nation's continuous summing up of life experience and improving the quality of life in the long-term production and life practice. Health preservation of traditional Chinese medicine is the treasure of the Chinese nation,which has the same root and the same origin as the thought of "curing diseases".

**Keywords**:prevention and treatment of disease;concept of health preservation;clinical significance

## 一、中医养生及"治未病"思想的基本内涵

养生是关于人类提高自身组织、自身康复能力的学问,从而达到延年益寿的境界。养生是立

命之根本,是立业之保障。《吕氏春秋》中将医学定义为"生生之道"。中国的养生之道,数千年来经久不衰。《庄子·养生主》:"文惠君曰:'善哉!吾闻庖丁之言,得养生焉。'"宋代陆游《斋事》中说,"食罢,行五十七步,然后解襟褪带,低枕少卧,此养生最急事也。"清代袁枚《随园诗话》卷二中也说,"同年储梅夫宗丞,能养生,七十而有婴儿之色。"中医的养生学说,历史悠久亘古不朽,至今仍为中外人士津津乐道。《黄帝内经》奠定了养生学理论基础,如《素问·上古天真论》《素问·四气调神大论》《素问·生气通天论》《灵枢·天年》等专门阐述了养生理论,既涉及生、长、壮、老、已的生命规律,又讲述了许多重要的养生原则和行之有效的养生方法,为养生理论的形成做出了重要贡献。可以说,整个中医学说就是广义的养生学。

"治未病"是中华传统医学的一大基本理念,它与中医养生一脉相承,共同构建了疾病防治的有效屏障。"治未病"的概念最早出现于《黄帝内经》,在《素问·四气调神大论》指出,"是故圣人不治已病治未病,不治已乱治未乱,此之谓也。夫病已成而后药之,乱已成而后治之,譬犹渴而穿井,斗而铸锥,不亦晚乎。"这生动地揭示了"治未病"的重要意义。《素问·刺热》篇也指出,"肝热病者左颊先赤,心热病者颜先赤,脾热病者鼻先赤,肺热病者右颊先赤,肾热病者颐先赤。病虽未发,见赤色者刺之,名曰治未病。"此处的"病虽未发",就是指机体已受邪但尚处于无症状或症状尚较少、较轻的阶段,而这种潜在的病态可发展成为某种具有明显症状和体征的疾病。这就需要通过一定的防治手段以阻断其发展,从而使这种潜病态向健康方向转化。这种防病于先、早起治疗以"防患于未然"的理念就是中医的"治未病"思想。

**二、中医养生的基本原则及方法**

中医养生讲究四时阴阳,即春生、夏长、秋收、冬藏,这是自然界的规律。主张因时、因地、因人而异。中医养生包括形神共养、协调阴阳、顺应自然、饮食调养、谨慎起居、和调脏腑、通畅经络、益气调息、动静适宜等一系列养生原则,而协调平衡是其核心思想。当一个人身体达到平衡点的时候,是最健康的,是"治未病"的理想状态。

1. 和于阴阳,顺应四时

《素问·宝命全形论》指出,"人以天地之气生,四时之法成。"人类生存于自然界中,人的生命活动与自然界息息相关。《灵枢·邪客》称之为"人与天地相应"。在自然界的变化中,存在着以四时、朔望、昼夜为标志的年月日周期性节律变化,并由此产生了气候和万物的周期性节律变化。《素问·四气调神大论》中说:"四时阴阳者,万物之根本也,""阴阳四时者,万物之终始也,死生之本也。逆之则灾害生,从之则苛疾不起,是谓得道。"这充分体现了天地人相应的整体观念,强调个体必须适应自然气候变化,才能够避免疾病发生,才能处于阴阳和谐的健康状态。因此,养生顺应自然,讲求"天人合一",旨在要求人们在掌握自然规律的基础上,主动采取各种综合措施来顺应其变化,使人体生理活动与自然变化节律同步,保持机体内外环境的协调统一,以避邪防病、保健延衰。

2. 调摄情志,修身养性

中医强调"形神共养"。"形",指形体,即脏腑身形;"神",指以五神、五志为特征的心理活动。形神共养,是"形""神"统一的生命观。"形"为生命的基础,"神"为生命的主宰,"形"具而"神"生。

《素问·上古天真论》指出:"恬淡虚无,真气从之,精神内守,病安从来。"《素问·生气通天论》也指出:"清静则内腠闭拒,虽有大风苛毒,弗之能害。"对于形神的辨证关系,明末医家绮石在《理虚元鉴》中曾精辟地归纳说:"以先天生成之本体论,则精生气,气生神;以后天运用之主宰论,则神役气,气役精。"正由于形神统一是生命的基本特征,故中医养生强调形神共养,养形以全神,调神以全形,最终达到"形与神俱,而尽终其天年"(《素问·上古天真论》)的目的。由此可见,人的精神情志活动与人体的生理、病理变化有密切的关系,调摄精神,使人心情舒畅,精神愉快,可以增强正气抗邪能力,对疾病的预防有着积极的意义。

3. 饮食调理,以资气血

形体是人体生命存在的基础,有了形体,才有生命,有了生命,才能产生精神活动和生理功能,因此保养形体非常重要。养形的内容非常广泛,凡调饮食、节劳逸、慎起居、避寒暑、勤锻炼等养生的方法,均属于养形的内容。"民以食为天",人出生以后,其形体的生长、发育,均依赖于食物的摄取和脾胃功能的正常。但中医养生强调节制饮食。《周礼·天官》的记载中有"食医"这个职业,他们专门研究饮食养生。古代有很多"食治、宜食、忌食"的文献记载。孙思邈说"凡欲治病,先以食疗,既食疗不愈,后乃药尔。"饮食五味是人类赖以生存的基本条件,是五脏气血的本源。合理安排饮食,可保证机体的营养,使五脏功能旺盛,气血充实,提高适应自然界变化的应变能力,增强抵御外邪的力量。因此要合理调配饮食,既不能单一而进,应谷肉果菜荤素结合,四气五味相互配合,又要注意饮食适量,讲究卫生等,这样才能使人体营养充分,满足各组织器官的需要。

4. 养生方药,防病祛邪

中国具有运用传统中药保健养生的悠久历史。几千年来,各种保健药物、延年益寿方药层出不穷、效果显著。作为中国第一部诗歌总集的《诗经》,里面却记载了100余种有益于健康的药物。《山海经》虽不是医药学专著,但收载药物多达124种之多,里边有不少药物具有补益抗老的作用,如"(櫰)木,食之多力;枥木之实,食之不忘;狌狌食之善走;蓇食之不夭"。这里所说的"多力""不忘""善走""不夭",就是指使人增强脑力,强壮身体,延年益寿。中国现存最早的药物学专著《神农本草经》共收载药物365种,分上、中、下三品。其中记述有延年、不老、耐老、益气、轻身、增寿等药物共165种,这165种与抗老延寿有关的药物,均被后世本草著作收录。汉代著名医学家张仲景的《伤寒杂病论》全面记述了黄芪健中汤、薯蓣丸、金匮肾气丸等著名的补养抗衰老方剂。唐代孙思邈通过药物内服来强身防病,在其著作《千金要方》里,不仅记载了根据时令服食药物的防病方法,同时还载有内服外施的辟疫防病之方。在内服药物方面,医家大多从健脾固肾、补养精血入手,研究药物的防病、健身、增寿抗老之方,或从固护肌表入手,研究御邪防病之法。同时还提出了"顺应四时,服药防病"的理念,即每逢节气来临,预先调整机体,使之与外界季节气候变化适应,达到强身防病之目的。可以说,在养生方药方面,古人积累和总结出了一些行之有效的方法和经验。"借助药物,强壮身体,益寿延年"是中医养生学的共识。

5. 养生锻炼,通调气血

中医学历来重视"运动养生"的意义,认为运动可以增强人的体质,促进气机通畅,气血调和,肢体舒展,四肢灵活,从而达到抗御病邪、延缓衰老的目的。汉代医家华佗根据"流水不腐,户枢不蠹"的理论,创造了"五禽戏"健身运动,即模仿虎、鹿、熊、猿、鸟五种动物的动作来锻炼身体,促使血脉流通,关节流利,气机调畅,以增强体质,防治疾病。后世发展的太极拳、八段锦、易筋经等多种健身方法,使筋骨关节得到适度活动,促进机体精气血脉流通,达到内以养生、外以却邪的效果。中医养生学认为,心神宜静,形体宜动,动静要适度,刚柔须相济,否则太过或不及都会影响人体,导致疾病的发生。运动养生的方法有多种,如散步、打拳、舞蹈、游泳、按摩、气功等,但应根据不同的年龄、体质、季节、环境等而选择适合于自身状况的运动项目。恰当的锻炼可以使机体的气血流畅,经络疏通,关节滑利,耳聪目明,情志畅达,对于抵御病邪的入侵具有重要意义。

### 6. 针灸按摩,强身健体

将针灸按摩用于防病延年、强身健体,是中国养生学的一大优势。针灸学是中医学中的一个重要分科,针灸治病、针灸美容、针灸减肥在中国已有几千年的历史,具有简、便、廉、验的优点,因而深受广大人民群众的欢迎。古代医家认为适当灸法可以壮阳益阴,《灵枢·经脉》中说:"灸则强食生肉。"《古今医统大全·摄生要义》也说:"按摩者,开关利气之道,自外而达内者也,故医家行之,以佐宣通。而摄生者,贵之以泄壅滞。"针灸推拿运用针刺、艾灸、推拿手法作用于相应的穴位以调整阴阳,疏通经络,运行气血,从而调整脏腑功能,沟通内外上下,使人体恢复阴平阳秘,脏腑功能活动协调的状态。针灸推拿,不仅环保健康,而且在治疗某些急、慢性痛症、疑难杂症方面疗效显著。针灸推拿,还可以有效预防疾病,即在无病或疾病发生之前选择一定的时机,应用针灸方法激发经络之气,以增强机体的抵抗力,防止疾病的发生,达到健身强体、延年益寿之目的。

## 三、中医"治未病"的科学内涵及精髓

"治未病"思想源自《黄帝内经》,历代医家乃至现代中医学均十分重视"治未病"思想的临床运用。唐代医家孙思邈将疾病分为"未病""欲病""已病"三个层次,认为"上医医未病之病,中医医欲病之病,下医医已病之病"。他反复告诫人们要"消未起之患,治病之疾,医之于无事之前"。他对"未病"的论治主要从"养生防病"和"欲病早治"两个方面着手,并明确论证了治未病与养生的直接关系,创造了一整套养生延年的方法。根据现代医学理论,将人群的健康状态分为三种:一是健康未病态;二是欲病未病态;三是已病未传态。因此,"治未病"思想针对以上三种状态,提出了以下行之有效的治疗原则及思路:①未病养生,防病于先。是指未患病之前先预防,避免疾病的发生,这是医学的终极目标,是健康未病态的治疗原则,也是一名高明医生应该追求的最高境界。②欲病施治,防微杜渐。是指在疾病无明显症状之前要采取措施,治病于发端,避免机体的失衡状态继续发展。③已病早治,防止传变。是指疾病已经存在,要及早诊断,及早治疗,防其由浅入深,或发生脏腑之间的传变。另外,还有瘥后调摄、防其复发的原则及思路,是指疾病初愈正气尚虚,邪气留连,机体处于不稳定状态,机体功能还没有完全恢复之时,此时机体或处于健康未病态、潜病未病态,或欲病未病态,故要注意调摄,防止疾病复发。

### 1. 未病先防,养生保健

"未病先防"是指在人未发生疾病之前,采取各种有效措施,做好预防工作,以防止疾病的发生,这是中医学"治未病"思想最突出的体现,是中医养生学所追求的最高境界。《黄帝内经》中

说,"圣人不治已病治未病,不治已乱治未乱,此之谓也。"《黄帝内经》又说,"虚邪贼风,避之有时,恬淡虚无,真气从之,精神内守,病安从来。"张仲景也在《脏腑经络先后病脉证第一》中指出:"若人能养慎,不令邪风干忤经络。"邪盛正衰、正气不足是疾病发生的内在因素,邪气是疾病发生的重要条件。人体若能内养正气,外慎风寒,与自然界四时气候相适应,就可以抵御外邪侵袭,避免疾病发生,这是预防疾病的关键之所在。因此,"未病先防"就是强调调摄情志、养护人体正气,防御各种致病因素的侵袭。要达到"未病先防"目的,就必须从增强人体正气和防止病邪侵害两个方面入手。

2. 已病防变,防微杜渐

"已病防变"是指在疾病无明显症状之前要采取措施,争取治疗的主动权,避免机体的失衡状态继续发展,防止疾病的传变恶化,又叫"早治防变"。《伤寒论》序言指出,"时气不和,便当早言,寻其邪由,及在腠理,以时治之,罕有不愈;患人忍之,数日乃说,邪则入脏,则难可制。"是指在疾病表现的初期,在典型征兆出现之前,预先给予适当的治疗,使之不发病。《金匮要略·脏腑经络先后病篇》也提到了"适中经络,未流传脏腑,即医治之"的治疗理念。以上典籍都在论述并强调"已病防变"的重要性。因此,我们必须树立"已病防变"的思想,正确分析疾病的原因和机理,掌握疾病由表入里、由浅入深、由简单到复杂的发展变化规律,力求做到已病防变、防微杜渐。

3. 及早施治,慎防传变

"未病先防"是最理想的养生措施,但如果疾病已经发生,则应争取早诊断、早治疗,以防止疾病的发展与传变。《素问·阴阳应象大论》中说,"故邪风之至,疾如风雨,故善治者治皮毛,其次治肌肤,其次治筋脉,其次治六腑,其次治五藏。治五藏者,半死半生也。"即在疾病发生的初始阶段,应早诊断、早治疗,防微杜渐,尽早康复。但若不及时诊治,病邪就有可能由表入里、由浅入深,以致侵犯内脏,致使病情愈来愈复杂、愈来愈加重,治疗也就愈加困难。《金匮要略·脏腑经络先后病脉证治第一》指出,"若人能养慎,不令邪风干忤经络。适中经络,未流传脏腑,即医治之。"疾病发生后,必须认识疾病的原因和机理,根据疾病发生发展变化的规律,抓住治疗时机或采取预防性治疗,防患于未然,使"已病"得到有效控制及治疗,这是十分明智的选择。

综上所述,中医养生和"治未病"思想是中华传统医学在长期的实践、发展过程中逐渐形成的较为完善的理论系统。其中,"治未病"是中医养生的思想基础和实践依据,中医养生是"治未病"思想的实践途径和最终归宿。只有未病养生、欲病施治、已病早治,方能达到"治未病"之境界;只有顺应时气、调摄情志、调节饮食、劳逸适度、起居有常,方可达到科学养生之目的。因此,深入学习、领会中医养生和"治未病"思想,树立正确的医学观和养生观,对于我们的临床实践具有广泛的指导意义。

# 第二章 临证心得

## 斑秃的中医临床治疗体会

赵文金[1] 赵多明[2] 李浩冉[3] 赵家康[1]

(1. 甘肃省兰州市靖远路街道社区卫生服务中心中医科;2. 甘肃省中医院;
3. 石河子大学医学院第一附属医院)

**摘要** 斑秃的病机主要为湿邪内盛,肝气郁滞,血热伤络。治法以凉血除湿行滞清解瘀,肝肺脾三脏同调荣养发。采用中药内服与外治法同用,临床收效显著。

**关键词** 斑秃;中医治疗

## Clinical treatment of alopecia areata

**Abstract**:The pathogenesis of alopecia areata is mainly dampness,stagnation of liver qi and blood heat. The treatment is to cool blood,remove dampness,remove stagnation,clear blood stasis,liver,lung and spleen. The internal and external treatment of traditional Chinese medicine were used together,and the clinical effect was significant.

**Keywords**:alopecia areata;TCM Treatmen

斑秃是临床常见的一种非瘢痕性疾病,属于脱发的一种。现代医学[1]认为斑秃属于自身免疫性疾病,因毛囊免疫豁免机制被破坏而引起,除此之外环境与遗传因素对斑秃的发病也有一定影响。不论何种原因,其共同结果为毛囊退行性改变[2]。中医学称之为"油风""鬼剃头"或"鬼舐头",多数医家认为斑秃多由肝血不足,血虚受风,风胜生燥不能营养肌肤、毛发,或肝气郁结,气机不畅,以致气滞血瘀,发失所养而成。临床常见头发突然成圆形或椭圆形片状脱落,不留一茎,患处皮肤光亮,无炎症,或有轻度发痒如虫行,或毫无感觉,严重者全部头发及眉毛均脱光。

## 1 辨证论治

经过长期临床观察与总结,笔者认为斑秃的辨证主要从虚、实两方面论治,因实证的占据95%以上,斑秃多由湿邪引起,现代社会由于人们生活条件及饮食习惯的改善,饮食多为肥甘厚味、滋腻之品,故而体内多夹瘀夹湿;亦可因生活或工作压力的不断增大,致气机郁滞不畅,郁而化热,热伤精血,经络不通。因发为血之余,血热致使发根不固,故而易形成断发、斑秃之症。饮食不节,脾胃积热,造成风胜血燥或由情志不遂,肝气郁结,气机不畅,气滞血瘀,发失所养而成。治以除湿凉血,疏肝调气。凉血除湿行滞清解瘀,肝肺脾三脏同调荣养发。选方内服方以平胃散合神应养真丹加减,基础方:苍术 20g,厚朴 20g,茯苓 20g,菟丝子 20g,羌活 10g,生地 15g,丹皮 10g,木瓜 15g,当归 15g,天麻 10g,川芎 10g,柴胡 10g,红花 5g。外用自制斑秃擦剂,方药组成:补骨脂 50g,菟丝子 30g,当归 20g,桂枝 15g,生姜 30g,川芎 10g,生地 15g。用法:捣碎和匀,加入 75%乙醇 500ml 内浸泡 1 周后备用。取棉签蘸取药液少许,擦斑秃处,每日两次。涂擦后配合梅花针叩刺,以斑秃处皮肤泛红为度。

## 2 典型案例

秦某,男,30 岁,公务员,体型偏胖,2017 年 10 月 15 日初诊。主诉:发现头发脱落半月余。自诉近两月来因工作压力大,饮食不规律,出现乏力、纳差、大便黏腻症状,头发油腻,每日洗一次仍不能缓解,脱发严重,每日晨起枕边可见大量掉发,半月前突然发现右枕部一片头发脱落,约 4cm×4cm 大小圆形秃发斑。因公务繁忙,未曾到医院就诊治疗。近几日自觉症状加重,头发脱落加重,为求中医诊治,遂来门诊就诊。患者心情郁闷,喜嗳气,对任何事物提不起兴趣,舌淡胖大,伴有齿痕,脉滑数。诊断为油风病痰湿阻滞、肝气郁结证。治以祛湿除痰,益气疏肝。处以平胃散合神应养真丹加减。苍术 20g,白术 15g,厚朴 15g,茯苓 30g,白蔻仁 15g,炒薏苡仁 20g,菟丝子 20g,羌活 10g,生地 15g,木瓜 15g,天麻 10g,柴胡 10g。五剂,水煎服,每日一剂,分温两服。同时配合斑秃擦剂外用,每日两次。嘱清淡饮食,不可过食油腻厚味,注意劳逸结合。

二诊:2017 年 10 月 20 日。自诉乏力及大便黏腻症状较前稍好转,情绪抑郁较前缓解。头发油腻较前稍好转,仍需每日洗一次,脱发仍较多。内服上方茯苓加至 60g,加炒麦芽 15g 以开胃消食,十剂,用服法同前。外治在斑秃擦剂涂抹基础上加用梅花针叩刺,每日两次。

三诊:2017 年 11 月 1 日。诉心情舒畅,已基本无乏力,大便黏腻较前明显缓解。脱发已较前明显减少,头发油腻缓解,现可 3d 洗一次,头发脱落处可见细小绒毛,舌淡稍胖苔微腻。前期治疗有效。处方:苍术 12g,白术 15g,厚朴 10g,茯苓 60g,菟丝子 20g,羌活 10g,生地 15g,木瓜 15g,天麻 10g,柴胡 10g,当归 15g,川芎 10g,杏仁 10g,红花 5g。十剂,用法同前。外用擦剂同前,梅花针叩刺每日一次。

四诊:2017 年 11 月 10 日。发渐长出,上方去苍术、厚朴,茯苓减量为 20g、当归 10g,加女贞子、旱莲草、制黄精各 15g 以荣养滋发。15 剂。外用擦剂同前。

五诊:2017 年 11 月 20 日。斑秃处毛发已开始转黑,秃斑基本消失。因要出差去外地,无法服药,故停止服药。

随访半年,头发浓密,未复发。

## 3 治疗体会

发为血之余,头发的生长与血液有密切的关系,如若气血运行失调,湿邪阻滞,发根受湿热之邪所困,水气上泛巅顶,则头发油腻,侵蚀发根,发根不固,使发根腐而枯落,犹如田地中生长之谷物久受雨水浸泡,则根腐烂而倒。情志对头发的生长亦有较大的影响,情志不畅则气机郁滞,致使经络瘀阻不通,气血不达头部发根,易致头发脱落及生斑秃。

本医案中,患者体型偏胖,为痰湿体质,再加饮食不调,素喜肥甘厚味油腻之品,故以湿邪为重,治疗当以除湿为先。平胃散原出自《太平惠民和剂局方》,为湿滞脾胃之主方。方中用大剂量的茯苓利湿,张石顽说:"茯苓得松之余气而成,甘淡而平,能守五脏真气。其性先升后降。"使湿邪从下焦出。三诊时湿邪较前缓解,故减少除湿之力,而加大养血生发之力。神应养真丹出自《三因极一病证方论》。原方由当归、天麻、川芎、羌活、白芍药、熟地黄组成,功能养血熄风。赵老改良此方,因熟地易滋腻碍胃,故以生地、丹皮易之,增加凉血之功,白芍酸寒而去之,在此基础上合平胃散,加茯苓、菟丝子、杏仁、柴胡、红花而成。杏仁开宣肺气,引药达皮毛,滋养发根;菟丝子补肾益精,置水中可见其能吐出细丝,故又别名吐丝子,历代医家根据中医象思维认为其可以治疗脱发,用之于临床效果更佳;柴胡疏肝解郁,使气血畅达;更以少量红花养血。患者初诊时湿邪为重,故治以祛湿为主,三诊时以平调气血为主,活血理气并行,以期气行血行,瘀血去,新血生,毛发得养,犹如枯涸禾苗得雨露灌溉油然而生。诸药相伍,使湿邪祛除,瘀血得去,肝气得疏,精血得填,则毛发丛生。

本案外用斑秃擦剂为笔者经验用方,补骨脂温阳补肾,外用可祛风消斑,治疗斑秃效果颇佳;菟丝子温肾,借其吐丝之象,与补骨脂合而用之;生姜具有温经散寒之效,民间早有生姜外擦治疗斑秃的经验,借其辛散之性刺激毛囊;桂枝能引药上达,发汗解表,散寒止痛,有温通经络之效;当归、川芎活血行气;生地凉血,兼制他药温散太过而损伤头部皮肤。乙醇浸泡有助于药性渗入毛囊。诸药合用,可以促进毛囊再生。

梅花针叩刺为中医治疗斑秃的另一种有效方法。现代医学研究表明[3],斑秃与情绪有密切的关系,应激引起的下丘脑-垂体-肾上腺(HPA)异常应答为斑秃发病的重要机制,梅花针叩刺可以改善斑秃患者亢进的 HPA 轴,调节 HPA 应激轴的平衡和改善患者焦虑、烦躁、失眠症状。现代医学研究发现通过治疗使发根局部血液灌注量增加,皮下细胞营养得到改善,毛囊活性增加,则斑秃可愈。斑秃的现代医学治疗[4]主要为药物治疗与手术植皮,药物主要以营养神经、调节免疫、改善症状为主,没有特效药物,但副作用多。手术植皮花费巨大,且易反复发作。多数中医医家[4]认为肝肾不足、精血亏虚为基本病机,故治疗多直接从肝肾入手,以补为主法。笔者在治疗斑秃时另辟蹊径,从除湿入手,待得湿邪尽除,用平补平泻之法,临床收效显著。

**参考文献**

[1]章星琪,杨淑霞.斑秃发病机制的研究进展[J].中国医学文摘:皮肤科学,2016(4):465-470.
[2]斑秃发病机理探讨[J].皮肤性病诊疗学杂志,2015,22(2):144-147.

[3]谢光春,杨名己,魏大能等.梅花针叩刺治疗斑秃的 HPA 轴机制探讨[J].湖南中医杂志,2016,32(12):99-101.

[4]徐桃桃,左英奇.斑秃的治疗现状[J].医学理论与实践,2016,29(8):1014-1017.

# 分期辨治肝硬化腹水的中医临床探讨

赵文金[1]　赵多明[2]　李辉民[1]　薛亚萍[3]

(1. 甘肃省兰州市城关区九州中路社区卫生服务站中医科;2. 甘肃省中医院;

3. 甘肃宝石花医院)

**摘要**　肝硬化腹水是肝硬化失代偿期最突出的临床表现,笔者从事中医临床工作数十载,治疗疑难杂症积累了一定经验。尤其在治疗肝硬化腹水方面有独特的方法,且疗效显著,主张分期论治。现将笔者对肝硬化腹水的中医治疗进行总结论述。

**关键词**　肝硬化腹水;分期辨治;中医治疗

# Clinical study on the treatment of cirrhosis ascites by stages

**Abstract**: cirrhotic ascites is the most prominent clinical manifestation of decompensated cirrhosis. The author has been engaged in the clinical work of traditional Chinese medicine for decades, and has accumulated some experience in the treatment of difficult and miscellaneous diseases, especially in the treatment of cirrhotic ascites, which has a unique method, and has a significant effect. He advocates the treatment by stages. Now the author summarizes and discusses the traditional Chinese medicine treatment of cirrhotic ascites.

**Keywords**: hepatocirrhosis ascites; stage differentiation and treatment; traditional Chinese medicine treatment

　　肝硬化是临床常见的慢性进行性肝病, 由一种或多种病因长期或反复作用形成的弥漫性肝损害[1]。早期由于肝脏代偿功能可无临床症状,晚期通常因肝功能损害及门脉高压而表现明显,且引起一系列并发症。腹水是最常见、最突出的临床表现,严重影响患者生存质量,甚或危及生命。对于肝硬化腹水,西医多主张采用一系列治疗措施,包括休息、限钠、补充白蛋白、利尿、放腹水以及改善微循环等。其难治性、持续性、反复性是临床治疗中的一大难题[2]。

　　中医对于肝硬化腹水,早在先秦时期已有记载。肝硬化腹水属于中医"鼓胀"范畴。《黄帝内经》中可见"鼓胀"之名。《灵枢·水胀》记载"鼓胀何如？岐伯曰：腹胀，身皆大，大与肤胀等也，色苍黄，腹筋起，此其候也。"较详细地讲述了鼓胀的临床特征。《素问·腹中论》记载："有病心腹满且食则不能暮食，此为何病？岐伯对曰：名为鼓胀。"中医又称"蛊胀""水臌"。由于"鼓胀"病情易于反复，属于中医"风、痨、臌、膈"四大难症之一[3]。中医通过调节整体脏腑功能治疗本病，最终改善肝硬化腹水患者的临床症状，提高生活质量。笔者从事中医临床多年，在治疗肝硬化腹水方面，积累了诸多临床经验。现将个人心得体会总结如下。

## 1  病因病机

鼓胀病因复杂，主要有酒食不节、情志失调、感染虫毒及病后续发(黄疸日久、抵积不愈等)四个方面，形成本病的机理。《景岳全书·肿胀》曰："少年纵酒无节，多成水臌，"又云"凡七情、劳倦、饮食、房闱，一有过伤，皆能戕贼脏气，以致脾土受亏，转输失职，正气不行，清浊相混，乃成此证。"主要在于肝、脾、肾三脏受损，气滞、血瘀、水停腹中。病变脏器主要在肝脾，日久及肾。因肝主疏泄，司藏血，肝病则疏泄不行，气滞血瘀，进而横逆乘脾；脾主运化，脾病则运化失健，水湿内聚，进而土壅木郁，则肝脾俱病。病久及肾，肾开关不利，水湿不化，则胀满愈甚。病理性质总属本虚标实。脏器受损为本，气滞、血瘀、水停为标[3]。

初起，因肝脾先伤，疏泄运化功能失常，气血交阻，致水气内停，以实为主。脾脏已然受损，运化失常，升降失职，三焦不通，水液不能正常运行，进一步困遏脾阳，阻滞气机，既可郁而化热，而致水热蕴结，亦可湿从寒化，水湿困脾。同时，肝肾同源，肝体受损，必及肾脏；脾阳亏虚日久，必及肾阳，使其鏵合失司，气化不利，而致阳虚水盛；若阳伤及阴，或湿热蕴结，热耗伤阴，则肝肾阴亏，肾阴不足，则阳无以化，导致水不能气化，水津失布，阴虚水停，故后期主要以虚为主。肝、脾、肾三脏俱虚，运行蒸化水湿功能更差，此时，气滞、血瘀、水停既是病变产物，亦是病因。

## 2  辨证及分期治疗

2.1  病变早期，以邪实较盛，此阶段当攻逐水饮。

临床症见：患者精神欠佳，面色晦暗，腹部膨隆，腹胀，消瘦，纳差，尿少色黄，大便干结，舌质暗，脉沉弦。盖因腹胀，患者食纳差，腹水不去，饮食愈少，正气愈虚，腹胀愈甚，如此致恶性循环。故必先攻逐水饮，待腹水减退，饮食得下。

此阶段，常常以自拟复方膨胀散以攻逐水饮。方药组成：炙甘遂10g，煨木香30g，炒砂仁15g，炒白术90g，黄芩30g，红枣10枚。上药装入胶囊，每次三粒，每日一次，以红枣十枚煎汤送服，清晨空腹服。

按：肝硬化腹水早期，重用甘遂，疗效显著。甘遂，苦寒、有毒、入肾经，具有泻水饮、破聚积、通二便功效。历代医家对甘遂的应用主要涉及鼓胀、水肿、痰饮等，而近代医生惧于甘遂之毒性，虽知其斩夺之功，却畏其峻利而弃用。通过临床体会，适量甘遂对肝肾不仅没有损害，而且还有治疗作用。早期以甘遂为将攻之，有利于肝细胞的修复，加速病灶的吸收。经临床验证，在肝硬化腹水治疗中，越早使用甘遂，预后越好[4]。肝硬化腹水患者，病程日久，缠绵难愈，患者常紧张焦虑、忧心忡忡，必影响肝脏疏泄功能，进而气机失调[5]，故以木香理气；"见肝之病，知肝传脾，当先实脾"，用白术、砂仁培土制水；水停气滞、湿郁久化热，故用黄芩清郁热；大枣十枚为佐，煎汤送服，其寓意有三：一为缓和诸药毒性；二则益气扶正气，减少服药后出现的如恶心等不良反应；三则固护中焦，培土以制水。

## 2.2 病变中期，有形实邪已去，虚实夹杂。

临床症见：患者身体瘦怯，精神萎靡，面色黧黑，腹部膨隆，青筋暴露，巩膜黄，皮肤黄染，上腹胀痛，胸痞纳差，饮食不化，小便短赤。舌质暗，有小瘀斑，苔薄白，脉弦涩。此时，虚实夹杂，不宜盲目攻伐。当以活血化瘀、消肿散结，并予以逐水。赵老常以甘遂醋制，研成细末，早起空腹，红枣水送服以逐水饮。继之，予以自拟软肝药：三棱20g，莪术60g，鳖甲60g，蚂蚁60g，全蝎20g，茯苓60g，黄芩90g，太子参90g，红花30g。肝硬化起于肝郁气滞，气滞血瘀，肝病日久及脾，且由实转虚。肝硬化腹水主要是由肝病传脾或脾虚，木贼土衰，运化失职，水湿不能泻利，渐致水邪泛滥而成，从而形成气滞、血瘀、水停相兼为患。三棱、莪术破血行气，消积止痛；红花活血通络；鳖甲软坚散结；全蝎熄风止痉，通络止痛；茯苓利水渗湿，健脾；黄芩清热燥湿；太子参益气健脾。

## 2.3 病变晚期，至此肝、脾、肾三脏俱损，气滞血瘀，水湿滞留。

虚实交错、本虚标实是肝硬化腹水的主要特点。故其治疗宜谨据病机，以攻补兼施，补虚不忘实，泄实不忘虚为原则。

临床症见：患者神疲乏力，颜面晄白或萎黄无华，皮肤或干枯、粗糙，四肢消瘦，腹部膨隆，腹部青筋暴露，肝掌，蜘蛛痣，或畏寒肢冷，苔白，舌质胖嫩或晦暗，或口舌干燥，舌质红无苔，食纳差，小便量少或正常。若以实证为主，则应先祛邪治标，根据具体病情，合理选用行气、化瘀、健脾利水之剂，如腹水仍较严重，可暂行攻逐之法，同时辅以补虚；若以虚证为主则侧重扶正补虚，分别施以健脾温肾，滋养肝肾等法，同时兼以祛邪。治疗过程中不可一味温补，否则易致邪滞胀甚，变生他病；若单纯攻下，则正气易伤，终致坏病不治。在鼓胀治疗中经常选用的逐水方药，用之得当可获良效，泻水逐饮；针对这一特点，主要从虚、瘀、水入手，自拟鼓胀逐水保肝丸攻补兼施。方药组成：制蝼蛄（去头足翼），蟋蟀（去头足翼）1对，制甘遂0.5g，制大戟0.5g，制芫花0.5g、猪苓10g，黄芪30g，党参20g，白术30g，茯苓15g，当归15g，砂仁12g，炙甘草9g，山药20g，黄精15g，枸杞子15g，柴胡12g，赤白芍各15g，丹参20g，鳖甲20g，龟板15g，炮山甲30g（可人工饲养替代或不用），大腹皮30g，水复草10g，制地鳖虫10g，垂盆草20g，炙五味子15g，红枣5枚，白刺果30g等。每日三次，每次一丸（约3~6g）。重症适当加量饭前用生姜红枣汤送服。以益气健脾，行气逐水，养血疏肝，利水消胀，温运肾阳。方中蝼蛄具有软坚散结，利水通便的功能；蟋蟀行水利窍，利尿消肿，为治疗肝硬化腹水的对药；甘遂、大戟、芫花、猪苓、茯苓、大腹皮攻逐水饮；攻逐水饮力峻猛，恐伤人之正气，故配黄芪、党参、白术、山药、人参、白刺果、红枣健脾益气，培土治水起到扶正的作用。蟋蟀利水通闭走前窍，甘遂攻水饮从后，前后分消，一般药后二便通利，腹水减轻，饮食增加。鳖甲、山甲、土鳖虫软坚散结，活血祛瘀。"久病及肾""精血同源"，故用枸杞子、龟板、黄精、五味子、白芍、复生草滋补肝肾。"血不利则为水"，故用当归、丹参、赤芍养血活血。柴胡、郁金等醋炙可增强疏肝止痛作用，引诸药入肝。

### 3 病案举例

徐某,男性,56岁。主因"纳差、乏力二十余年,加重伴腹胀三月"就诊,诊断为"乙型病毒性肝炎失代偿期合并腹水"。患者平素服用利尿剂,并适时补充人血白蛋白。自述纳差、乏力二十余年,加重伴腹胀三月,右上腹偶有胀痛。查体可见:患者神清,精神差,面色晦暗,四肢见少数色素沉着,前胸、面颈部见数个蜘蛛痣,全身皮肤及巩膜轻度黄染,患者直立时腹部饱满,平卧时腹部膨隆成蛙腹状,腹部见静脉曲张,肝肋缘下3cm可触及,质硬,表面欠光滑,脾脏轻度肿大,四肢轻度凹陷性水肿,舌质暗红,苔白腻,脉弦。中医诊断:鼓胀水湿泛滥气滞血瘀型。予以甘遂醋制,研成细末1g,晨起空腹,红枣水送服。若已泻下则不加量,若未泻下,每日加醋制甘遂0.2g至常用量为限。继之,用自拟软肝药:三棱20g,莪术60g,鳖甲60g,蚂蚁60g,全蝎20g,茯苓60g,黄芩90g,太子参90g,红花30g,每日一剂,水煎口服。连服七剂后,患者尿量增多,腹胀、乏力症状好转。连服一月余,患者腹胀消失,腹水基本消退。

### 4 小结

肝硬化腹水病因病机复杂,在临床中治疗难度较大,治疗时间长。且腹水消退后每因寒温失调、饮食不节及劳累而使病情反复[6]。笔者通过多年临床经验总结,在治疗肝硬化腹水中,早期邪实,正气不衰,以攻逐水饮为主;病变中期,邪实已去,虚实夹杂,以逐水、活血化瘀、消肿散结;晚期,攻补兼施,补虚不忘实,泄实不忘虚为原则,且以逐水法贯穿肝硬化腹水的治疗始终。中医行气、活血、化瘀等治法,具有改善肝内微循环,促进肝细胞再生,抑制肝纤维化,降低门脉高压等作用。

**参考文献**

[1]葛均波、徐永健.内科学[M].第八版.北京.人民卫生出版社,2014.

[2]高毅、舒劲.中医治疗肝硬化腹水经验总结与分析[J].山东中医杂志,2016,35(8):758.

[3]周仲英.中医内科学[M].第二版.北京.中国中医药出版社,2007.

[4]赵文金,赵辉章.重用甘遂治疗肝硬化腹水的体会[J].中医杂志,2009,12(50):95.

[5]陈永青,李春婷,金实.金实教授治疗肝硬化腹水经验浅析[J].四川中医,2011,29(04):21-22.

[6]吴文平、吕文哲.黄保中治疗肝硬化腹水经验[J].河北中医,2011,33(07):967-968.

# 分期论治痛风的中医临床微探

赵文金[1]  王涛[2]  赵家康[1]

(1. 甘肃省兰州市城关区九州中路社区卫生服务站;2. 商洛学院)

**摘要** 痛风之名,始于李东垣、朱丹溪,中医谓之广义"历节病",笔者据多年临证经验,认为此乃本虚标实之证,其病位在胃肠,基本病机为先天禀赋不足,或后天调摄失养,过食肥甘厚腻致脾胃运化失常,脏腑功能失调,升清降浊无权,痰湿阻滞,与血结为瘀浊,滞留经脉,致骨节肿痛。治以清热化湿祛浊、健脾通络止痛为法,随证灵活调整用药,常能取得满意的临床疗效。

**关键词** 痛风;分期论治;中医治疗

# Discussion on the treatment of gout by stages

**Abstract**: Due to the change of people's living and eating habits in recent years, the incidence of gout is increasing year by year. According to the experience of diagnosis and treatment for many years, the author believes that gout is the syndrome of deficiency and excess, and its pathological mechanism lies in the gastrointestinal tract. The basic pathogenesis is congenital deficiency, or acquired maladjustment, too much fat, sweet and greasy food, resulting in the disorder of spleen and stomach transportation. Therefore, in the treatment of heat clearing, dampness removing and turbid, spleen strengthening, collaterals unblocking and pain relieving are the basic principles, and the drugs can be flexibly adjusted according to the syndrome, which can often achieve satisfactory clinical effect.

**Keywords**: gout; treatment by stages; TCM Treatment

痛风(Gout)是常见的炎性关节病之一,主要是由多种原因引起机体嘌呤代谢异常导致过多的尿酸盐结晶(尿酸钠结晶)在软骨、关节液、骨等部位沉积引起。由于近年来生活及饮食习惯的改变,痛风在中国的发病率呈逐年上升趋势,达 1.5‰~6.7‰[1]。痛风急性期表现为突发单关节或远端关节红肿热痛,大部分患者首发于第一跖趾关节。"痛风"在中医文献中最早记载于朱丹溪的《格致余论》,其归属于"痹证""历节""白虎风""浊瘀痹"等范畴,本病与肝脾肾密切相关[2],根本病机乃脾胃正气虚弱,升降失常,水饮布散失常,聚而为湿,日久化热,流注关节,气血不畅,发为痛风;或外邪侵袭机体,经脉痹阻,不通则痛。笔者根据多年临证经验,针对痛风病的病因病机、证型症状及诊断治疗形成了自己独特的学术见解,提出清热化湿祛浊、健脾通络止痛的治则治法。

## 1　病因病机

本病的性质是本虚标实,以肝肾亏虚、脾运失调为主,后可累及他脏,以风寒湿热、痰浊、瘀血闭阻经络为标。本病发生与体质因素、气候条件、饮食起居有着密切的关系[3],病因复杂,或为内伤脾胃,湿热内蕴,流注四肢;或为脾肾亏虚,痰浊瘀血内生;或为肝肾阴血不足,相火偏胜。其中恣食甘肥厚腻或酒热海腥发物导致脾运失健,湿热痰浊内生是痛风发病的重要诱发条件,因此痛风好发于形体丰腴或平素嗜食膏粱厚味之人。

## 2　分期论治

对于痛风的治疗首先应审证求因,明确分期,辨证论治。通常急性发作期病机多以湿热蕴结、痰浊阻滞为主,主要症见关节红肿热痛明显、拒按,得凉痛减,同时伴有发热口渴,小便黄赤,舌质红,苔黄腻或有瘀斑,脉滑数。治疗应清热化湿祛浊、化痰通络止痛为法,方用四妙散合二陈汤为主方,临证加减。若痛甚,加虫类药土鳖虫、乌梢蛇以攻毒散结,加强通络止痛之功;若关节僵硬,加蜂房、蛪螂破结开瘀;若漫肿较甚,加白芥子、僵蚕消肿缓痛。

在缓解痛风急性期疼痛之后,对于处于间歇期和慢性期患者,多以脾虚湿阻、肝肾阴虚为多,主要症见病久屡发、关节痛或不痛、昼轻夜重,伴有关节变形、筋脉拘急、屈伸不利,同时有一派虚象,如头晕耳鸣、颧红口干,或脘腹胀闷、身困倦怠、舌红少苔,或舌淡胖、苔白、脉细数等症状。对此,治疗应以补虚为主,治宜补益肝肾、益气健脾、化湿通络,常用独活寄生汤合防己黄芪汤为主方,以奏补益肝肾、除湿通络之效[4]。若心悸气短、自汗恶风,则加桑寄生、防风以益气养血、和络止痛;若面色无华、手足拘挛,加黄芪、秦艽以养血熄风、通络止痛。

## 3　病案举例

患者孙某,男,50岁,2017年8月12日初诊。主诉:右足拇趾反复肿痛两年,加重两天。患者两年前无明显诱因出现右足拇趾红肿疼痛,疼痛难忍,拒按,行走不利。经当地医院诊断为痛风。给予止痛药及秋水仙碱等药物治疗后疼痛有所好转,但仍时断时续,反复发作。两天前患者饮食不节,右足拇趾红肿疼痛加重,遂求治于我处。诊见:右足拇趾疼痛肿大,触之局部有灼热感。患者体型较肥胖,自述平时嗜食辛辣及肥甘厚腻,偶有饮酒,无恶寒发热,精神尚可,夜寐欠安,食纳尚可,二便调,舌红、苔黄腻,脉滑数。查尿酸:560μmmol/L。诊断:痛风。辨证:患者平素嗜食肥甘厚腻,饮食不节致湿浊内生,郁而化热,湿热蕴结,痹阻经络,流注关节,闭阻气血。治法:清热化湿祛浊,通络止痛。予以中药煎剂口服:秦艽15g,黄柏10g,苍术15g,茯苓20g,白术10g,牛膝10g,生薏苡仁20g,木瓜10g,防己10g,土茯苓20g,秦皮15g,土鳖虫6g,乌梢蛇15g,甘草6g,七剂。同时,给予迈之灵片一片口服以减轻组织肿胀,另用醋拌黄柏末外敷,每日一次。

二诊：患者自诉服药后右足拇趾疼痛减轻，可自由行走，红肿灼热稍减，舌红、苔黄，脉滑。续用原方加山慈姑 15g，同时口服药继续服用。继续用醋拌黄柏末外敷，每日一次。治疗两周后患者自诉症状明显好转，右足拇趾红肿热痛不显，行走正常，情志舒畅。

按语：该患者为中年男性，形体肥胖，平素嗜食辛辣及肥甘厚腻，饮食不节，脾胃虚弱，无力运化，痰浊内生，郁而化热，热毒流注关节，外加风寒湿外邪侵袭，故发为痹证。湿热阻滞经络、流注关节，气血瘀滞不通，故见关节疼痛、灼热。方中苍术健脾祛痰化湿，土茯苓解毒除湿，通利关节，薏苡仁清热利湿、除痹消肿，茯苓健脾利水、化湿祛肿，牛膝补益肝肾、强筋健骨，又可利尿通淋引诸药下行，黄柏清热泻火、滋阴润燥，土鳖虫、乌梢蛇以攻毒散结，加强通络止痛之功。对于本病，急则治其标，痛风急性期治疗以止痛降尿酸为主，中药汤剂配合降尿酸药及外敷药治疗效果显著，症状可得明显的缓解。除此之外，嘱患者应严格戒烟酒，忌食高嘌呤食物（如海鲜、动物内脏等），多饮水，勤排尿，增加尿酸排泄，适当锻炼等。

## 4 体会

痛风患者多为形体丰腴的痰湿体质，平素嗜食肥甘厚味、吸烟、酗酒等，缺乏体育锻炼。本例患者因多食肥甘厚味，致脾胃受损，运化失司致湿热内生，痹阻经络关节，不通则痛。治疗中应采用中医分期辨证论治的方法，并正确选取相应的中医治则。急性期以清热化湿祛浊、通络止痛为治疗原则，间歇期和缓解期以补益肝肾、益气健脾、化湿通络为法，在痛风分期治疗中健脾利水、祛风通络贯穿始终。对于痛风的治疗，应按疾病的分期合理地采用中西医联合用药以增强疗效，同时注意养成良好的饮食习惯也是预防痛风发作的关键环节。提高患者的预防意识，做到早发现、早治疗是本病防治的关键环节。

**参考文献**

[1]中华医学会风湿病学会.原发性痛风诊断和治疗指南[S].中华风湿病杂志,2011,15(6)：410-411.

[2]蔡光先,赵玉庸.中西医结合内科学[M].中国中医药出版社,2010,657-665.

[3]殷海波,石白.中医药治疗痛风的研究现状[J].风湿病与关节炎,2014,3(2):56-60.

[4]潘碧琦,潘建科,刘军.基于关联规则和复杂系统熵聚类的痛风用药规律研究[J].中华中医药杂志,2014,29(6):2040-2043.

# 活血化瘀法治疗胸痹心痛的临床运用探讨

赵文金[1]    赵多明[2]    史晓伟[2]    潘艳花[3]

(1. 甘肃省兰州市城关区九州大道 289 号 赵文金中医诊所;2. 甘肃省中医院;

3. 石河子大学医学院第一附属医院)

**摘要**　本文主要论述活血化瘀法在治疗胸痹心痛病中的临床运用，将活血化瘀法在临床运用中分为理气活血化瘀法、益气活血化瘀法、温阳活血化瘀法、养阴活血化瘀法、散寒活血化瘀法、化痰活血化瘀法、养血活血化瘀法七种大法，对各种大法治疗胸痹心痛加以详细的论述，并通过病例进行探讨说明活血化瘀法在临床中的重要作用。

**关键词**　活血化瘀法;胸痹心痛;临床运用探讨

# Discussion on the clinical application of activating blood circulation and removing blood stasis in the treatment of chest arthralgia and heartache

**Abstract**：The paper mainly discusses the clinical application of the method of promoting blood circulation and removing blood stasis in the treatment of chest arthralgia and heartache. The method of promoting blood circulation and removing blood stasis can be divided into seven methods in the clinical application：the method of regulating qi and activating blood circulation and removing blood stasis, the method of Supplementing Qi and activating blood circulation and removing blood stasis, the method of Warming Yang and activating blood circulation and removing blood stasis, the method of dispersing cold and activating blood circulation and removing blood stasis, the method of resolving phlegm and activating blood stasis and the method of nourishing blood and promoting blood circulation and removing blood stasis Detailed discussion, and through case study to explain the important role of the method of promoting blood circulation and removing blood stasis in clinical.

**Keywords**：promoting blood circulation and removing blood stasis;chest arthralgia and heartache;

clinical application

　　胸痹心痛是指以胸部憋闷,甚则胸痛彻背,喘息不得卧为主症的一种疾病,轻者仅感胸闷隐痛,呼吸欠畅,重者则有胸痛,严重者心痛彻背,背痛彻心[1]。活血化瘀法是临床上针对血瘀证常用的一种治疗法则,是使用消散或攻逐体内瘀血的药物治疗瘀血病证的一种治疗大法。此法适用范围很广,常用川芎、桃仁、红花、赤芍、丹参、蒲黄、乳香、没药等药物组成方剂,代表方剂有桃核承气汤、血府逐瘀汤、复元活血汤、温经汤等,临床上可用于冠状动脉粥样硬化性心脏病、急性缺血性脑血管疾病和脑动脉硬化等疾病。

## 1　胸痹心痛的认识

### 1.1　胸痹心痛的来源

　　胸痹最早见于《灵枢·本脏》:"肺大则多饮,善病胸痹、喉痹、逆气。"心痛之名首见于《灵枢·五邪》:"邪在心,则病心痛。"《素问·标本病传论》中有"心病先心痛"的观点,《素问·脏气法时论》也指出:"心痹者,胸中痛,胁支满,胁下痛,膺背肩胛间痛,两臂内痛。"胸痹是以病位和病机命名,由于心脉痹阻不通而引起胸部闷痛,甚至胸痛彻背、短气、喘息不得卧为主的一种病证;心痛则是以病位和症状命名,特指近心窝部位的疼痛,是胸痹的常见表现。因二者在病因病机及症状表现上反映了同一病理,临床惯称为胸痹心痛。

### 1.2　胸痹心痛的病因病机

　　胸痹心痛的发病多由正气亏虚,饮食不节,情志失调或感受风寒邪气,从而引起体内痰浊、瘀血、气滞、寒凝等痹阻心脉,出现以胸部发作性憋闷、疼痛为主的临床症状。病性为本虚标实,虚实夹杂。虚者以气虚、阳虚、阴虚多见;实者则以气滞、血瘀、痰浊、寒凝多见。

### 1.3　胸痹心痛的治疗原则

　　本病治疗当先祛邪治标,再予以扶正治本,亦可根据临床实际标本同治。本病急性期以标实为主,缓解期以本虚为主,当遵循"邪实者以通为补,虚者以补为通"原则,治疗据"痛则不通、不通则痛"之理,采用标本兼顾、虚实同治之法,补其不足,泻其有余。补虚,当权衡心之气血阴阳之不足,同时关注肝、脾、肾脏之亏虚,以调阴阳补气血,调整脏腑之偏衰,尤应重视补心气、温心阳;泻实,当针对气滞、血瘀、寒凝、痰浊而理气、活血、温通、化痰,尤重活血通络、理气化痰。补虚与祛邪的目的均在于使心脉气血流通,通则不痛,故补虚、祛邪应视证型不同,随证治疗。

## 2　活血化瘀法治疗胸痹心痛的临床运用

　　活血化瘀法是治疗血瘀证的主要法则,主要体现在王清任逐瘀汤方之中。王清任提出"百病不离乎气,不离乎血",认为久病血瘀,活血化瘀法可医治百病,瘀血去而诸病自愈。活血化瘀分为活血和化瘀两部分,活血运用于血液运行不畅,瘀血较轻的轻证;化瘀运用于血液瘀滞已久,瘀血较重的瘀血重证。根据瘀血的程度、病理产物、脏器的气血阴阳虚实和兼症的不同,活血化瘀法在治疗胸痹心痛时可分为理气活血化瘀、益气活血化瘀、温阳活血化瘀、养阴活血化瘀、散寒活血化瘀、化痰活血化瘀、养血活血化瘀七法。由于本虚标实之不同,兼证的不同,各种证型会相互交错而出现,临床应随证灵活论治。

### 2.1 理气活血化瘀法

气为血之帅,血为气之母,血的运行依赖于气的推动。虞抟《医学正传·气血》曰:"血非气不运。"若情志不遂,肝郁气滞,肝失疏泄,气滞则血瘀,不通则痛。本法主要运用于气滞血瘀证,症见心胸刺痛,痛点固定,每因情志不遂时诱发或加重,伴两胁闷痛,心烦善太息,舌紫唇暗,脉涩或弦。临床多用理气活血化瘀法,方用血府逐瘀汤合柴胡舒肝散加减。

### 2.2 益气活血化瘀法

老年人及久病患者,耗伤气血,致使气血虚弱,血液运行不畅,气虚则血瘀,心脉失养而出现气虚血瘀证候。《素问·六节藏象论》说:"心者,其充在血脉。"王清任所言:"元气既虚,必不能达于血管,血管无气,必停留而瘀。"本法主要运用于气虚血瘀证,症见心悸怔忡,胸闷,心前区疼痛,甚则难忍,牵引肩臂,发作有时,过劳则重,动则喘息,气短乏力,神疲倦怠,舌淡紫暗,苔薄白,脉细涩。临床多用益气活血化瘀法,方用补阳还五汤加益气行气药加减运用。

### 2.3 温阳活血化瘀法

心气虚日久,伤及心阳,阴寒之邪乘虚而入,"血得寒则凝"而出现阳虚血瘀的证候,其瘀血现象较心气虚更为明显。《医门法律》云:"胸痹心痛,然总因阳虚,故阴得乘之。"本法主要运用于阳虚血瘀证,症见心胸憋闷,猝然心痛,心悸发慌,形寒肢冷,气短乏力,面色紫暗灰滞或苍白,舌胖紫暗,苔白腻,脉细欲绝。临床多用温阳活血化瘀法,方用参附子汤合四逆汤加活血化瘀药川芎、桃仁、红花、丹参等。

### 2.4 养阴活血化瘀法

久病伤阴或七情内伤,五志化火,耗伤津液,不能濡养和滑利血脉,则津亏血燥,阳亢内灼,血行涩滞,致使心脉失养而见阴虚血瘀证候。《读医随笔》记载:"阴虚必有滞。"本法主要运用于阴虚血瘀证,症见心胸隐痛,心烦口干,少寐,舌暗红少津,脉细数。临床多用养阴活血化瘀法,方用生脉散加川芎、夜交藤、柏子仁、丹参等。

### 2.5 散寒活血化瘀法

《素问·调经论》云:"寒气积于胸中而不泻,不泻则温气去,寒独留,则血凝泣,凝则脉不通。"可见寒邪留置胸中易致心脉痹阻不通。东汉张仲景《金匮要略·胸痹心痛短气病脉证治篇》,对胸痹论述甚详:"胸痹之病,喘息咳唾,胸背痛,短气,寸口脉沉而迟,关上小紧数,"又云:"夫脉当取太过不及,阳微阴弦,即胸痹而痛,所以然者,责其极虚也。今阳虚知在上焦,所以胸痹心痛者,以其阴弦故也。"[2]把胸痹心痛的病机归纳为"阳微阴弦",即上焦阳气不足,下焦阴寒气盛,此乃本虚标实之寒凝血瘀证,症见胸闷胸痛,怕冷,短气,面色苍白,苔薄白,脉沉紧或沉细。临床多用散寒活血化瘀法,方用枳实薤白桂枝汤合当归四逆汤、失笑散加减。

### 2.6 化痰活血化瘀法

脾为后天之本,气血生化之源,若脾运失健,则易导致湿聚凝结,津液不布,久聚为痰;或因郁怒伤肝,肝失疏泄,肝郁气滞,郁而化火,炼津成痰,导致痰郁互结,胸阳失畅,则心脉痹阻,发为胸痹。形成痰浊闭阻血瘀证,症见胸闷重而心痛微,痰多气短,肢体沉重,形体肥胖,伴有纳呆便溏,倦怠乏力,舌体胖大且边有齿痕,苔白腻水滑,脉滑。临床多用化痰活血化瘀法,方用瓜蒌薤白半夏汤合涤痰汤加减。

### 2.7 养血活血化瘀法

血液亏虚,脉管不充,心脉失养,致使血液运行不畅,瘀血阻滞于心胸,导致胸闷心痛。史料《景岳全书》中观点认为"血有虚而滞者,宜补之活之"[3]。本法主要运用于血虚血瘀证,症见胸闷刺痛,心悸,乏力,头晕,劳累或熬夜可加重,口唇爪甲颜色发白,面色不华,舌淡黯,苔白少,脉细弱。临床上多用养血活血化瘀法,方用桃红四物汤加减治疗。

### 3 病案举例

患者,女,64岁。2007年3月19日首诊。患者既往有"冠状动脉粥样硬化性心脏病""心律失常""脑梗死"病史。多年来胸闷不舒,时有胸痛,下肢变细无力,大便欠畅,苔薄腻,舌胖质紫,脉细滑。西医诊断:冠状动脉粥样硬化性心脏病,心律失常,室性早搏,房性早搏;中医诊断:胸痹,证属气虚血瘀,治以益气活血,方用补阳还五汤加减。处方:苍术9g,白术9g,生黄芪30g,赤芍9g,白芍9g,川芎9g,当归9g,地龙6g,桃仁9g,酸枣仁9g,红花6g,生蒲黄(包煎)9g,海藻9g,人中白(包煎)9g,广郁金9g,瓜蒌皮15g,丹参15g,檀香3g,砂仁(后下)3g,怀牛膝9g,竹叶6g。七剂,每日一剂,水煎服,早晚分服。2007年3月26日二诊,药后症状缓解,续服上方两月余,诸症悉减,神清气爽。[4]

按:患者既往病史较多,从症状及舌脉可辨为气虚血瘀证。患者下肢痿软无力,排便不爽,舌淡胖大,脉细弱,是为气虚之象;舌紫表示有瘀;气虚血瘀见胸闷胸痛;气虚失固,阴火上冲,故见舌痛。临床气虚与血瘀多同见,《医林改错》载有"元气既虚,必不能达于血管,血管无气,必停留而瘀"[5]之论。此病案以补阳还五汤合丹参饮加生蒲黄益气活血止痛,苍术、白术运脾补脾助运化;海藻软坚,化无形之痰;郁金、瓜蒌皮调畅胸中气机;怀牛膝、人中白、竹叶引火下行。全方标本同调,可获良效。

### 4 小结

综上所述,血瘀是胸痹心痛病病因病机的重要因素,运用活血化瘀法,则是把握住了治疗胸痹心痛的关键所在。临床上应用活血化瘀法治疗胸痹心痛,目的是实现由"不通则痛"向"通则不痛"的转化。血瘀证的发生往往有多种诱因,气虚、气滞、阳虚、血虚、阴虚、寒凝、痰浊均可导致血瘀,不同的诱因又会产生相应的证型,然而无论属于何种证型,在临床上应辨证论治,活血化瘀,补虚祛邪,标本兼治。在临床实践中,笔者发现,运用此法治疗胸痹心痛可以取得显著的疗效。

**参考文献**

[1]吴勉华,王新月.全国高等中医药院校规划教材.第九版.见:中医内科学[M].北京:中国中医药出版社,2012:134.

[2]张仲景.金匮要略[M].北京:人民卫生出版社,2005:31.

[3]曹征.《景岳全书》中治未病学术思想探讨[J].江西中医药,2013(3):16–17.

[4]胡文龙,杨旭,李颖,颜新.颜新教授治疗胸痹经验[J],中华中医药杂志,2015,30(1),123–126.

[5]王清任.医林改错[M].北京:人民卫生出版社,2005:40.

# 类风湿性关节炎的中医治疗浅析

赵文金[1]　赵小娟[2]　李浩冉[3]

(1. 甘肃省兰州市靖远路街道社区卫生服务中心;2. 甘肃省中医院;

3. 石河子大学医学院第一附属医院)

**摘要**　类风湿性关节炎的中医治疗始终坚持辨病与辨证相结合,正气不足是其根本原因,风寒湿等外邪是其主要致病因素,选方组药时以益气固本为主,祛邪化瘀为辅,并配合局部病灶或穴位注射等中医特效疗法,临床取得较好疗效。附案例一则以验证。

**关键词**　类风湿性关节炎;中医治疗

# Treatment of rheumatoid arthritis with traditional Chinese Medicine

**Abstract**：The treatment of rheumatoid arthritis in traditional Chinese medicine always adheres to the combination of disease differentiation and syndrome differentiation, the root cause of which is the deficiency of vital energy, and the main pathogenic factor is external pathogenic factors such as wind, cold and dampness, etc. when selecting the prescription group, it is mainly based on Benefiting Qi and consolidating the root, supplemented by eliminating pathogenic factors and removing blood stasis, and combined with local lesions or acupoint injection and other special effects of traditional Chinese medicine, which has achieved good clinical effect. A case is attached for verification.

**Keywords**：rheumatoid arthritis；TCM Treatment

　　类风湿性关节炎(Rheumatoid Arthritis, AS)是一个累及周围关节为主的多系统炎症性的自身免疫性疾病,其特征性的症状为对称性、多个周围关节的慢性炎症病变。基本病理改变为滑膜炎、血管翳形成,病变后期出现关节软骨和骨破坏,最终可导致关节畸形和功能丧失[1]。本病西医治疗效果不明显,患者经济负担重,且药物副作用较大,对患者的生活质量有很大影响。

　　笔者从事中医工作五十余年,在风湿骨病诊治方面,积累了丰富的临床经验,擅长运用中药内服外敷并配合中医特色疗法治疗类风湿关节炎,收效良好。现总结报道如下。

## 1 宏观西医诊断与微观中医辨证相结合

笔者始终坚持"西医明确诊断,中医辨证分型,辨病与辨证相结合,明确病因,审视病机"的诊断原则。AS发病往往累及手足小关节,其主要临床特征为对称性、周围型性多关节慢性炎性病变,临床表现为受累关节疼痛、晨僵、肿胀、功能障碍,病变呈持续性、反复发作[2]。现代医学研究认为AS的发病与机体免疫因素、遗传、环境及自身心理因素有关[3]。实验室检查类风湿因子及绵羊红细胞冷凝集试验阳性,抗"O"试验阴性,X线常表现为关节腔变窄和骨质疏松。类风湿性关节炎中医称为"痹病",最早见于《素问·痹论》"风寒湿三气杂至,合而为痹"。笔者认为:正气不足,外邪内侵是痹症的主要病机,其发生与体质强弱、生活方式、饮食习惯及气候变化等密切相关。笔者总结历代医家及自己多年临床经验,将类风湿性关节炎分为风寒阻络证、寒湿痹阻证、瘀血阻滞证、气血两虚证、肝肾两虚证五种证型。

### 1.1 风寒阻络证

证候:四肢小关节肿胀,小关节呈游走性疼痛,畏寒,发痒,关节屈伸不利。舌淡红,苔白,脉浮。治法:祛风散寒,温经通络。处方:四藤汤加减:青风藤30g,海风藤30g,络石藤30g,鸡血藤30g,丝瓜络15g,威灵仙20g,防风10g,细辛5g,桂枝15g,生黄芪50g,当归15g,白术15g,炙甘草10g,川芎10g。

### 1.2 寒湿痹阻证

证候:关节冷痛,得热则减,肢体沉重,阴雨天加重。舌淡,苔白腻,脉浮紧。治法:散寒除湿,通络止痛。处方:麻杏苡甘汤合乌头汤加减:炙麻黄10g,薏苡仁20g,炙甘草10g,炒白芍15g,炮附子15g,黄芪30g,白术20g,鸡血藤30g,苍术15g,桂枝15g,细辛5g,干姜10g。

### 1.3 瘀血阻滞证

证候:关节刺痛,固定不移,皮肤紫暗,关节僵硬变形,有硬结。舌质暗或有瘀点瘀斑,苔白,脉弦涩。治法:活血化瘀,通络止痛。处方:桃仁红花煎加减:桃仁10g,红花10g,当归10g,鸡血藤30g,黄芪50g,桂枝15g,地龙15g,威灵仙30g,姜黄15g,桑枝15g,独活20g。

### 1.4 气血两虚证

证候:关节肿胀疼痛,屈伸不利,晨僵,关节畸形,头晕目眩,乏力心悸气短。舌淡,苔薄白,脉细弱。治法:补气养血通络。处方:黄芪桂枝五物汤加减:黄芪50~100g,桂枝15~20g,白芍15g,炙甘草10g,生姜15g,当归12g,川芎10g,鸡血藤30~50g,白术15g,茯苓20g。

### 1.5 肝肾两虚证

证候:痹痛久而不愈,经脉拘挛,关节变形,肌肉瘦削,腰膝酸软无力,或见畏寒肢冷,阳痿,遗精等阳虚之象,或骨蒸劳热,心烦口干等阴虚之证。舌质淡红或暗瘀,舌苔薄白少津或白腻,脉沉或细弱。治法:滋补肝肾,舒筋活络。处方:偏阳虚者以右归丸为主加减;偏阴虚者以左归丸为主方加减。

## 2 重视益气散邪,扶正祛瘀

《类证治裁·痹症》记载"诸痹……良由营卫先虚,腠理不密,风寒湿乘虚内袭。正气为邪所阻,不能宣行,因而留滞,气血凝滞,久而成痹"[4]。正气不足,气血虚弱,肝肾两虚,致使机体卫表不固,风寒湿邪乘虚而入,致使经脉痹阻,郁滞不畅,而发痹病。治疗时以黄芪桂枝五物汤为主方加减,其源自《金匮要略》"血痹,阴阳俱微,寸口关上微,尺中小紧,外证身体不仁,如风痹状,黄芪桂枝五物汤主之。"本方由黄芪、芍药、桂枝、生姜、大枣五味药组成。具有益气温经,和血通痹之功[5]。黄芪甘温益卫行气,引阴出阳,以达温阳行痹之功。桂枝温经通阳,协黄芪达表,温通血脉;芍药通血脉,而养阴血;生姜、大枣散风寒、补营血,调和营卫。诸药配伍精当,共奏温经散寒,祛风止痛之效。

## 3 培土健脾、护胃助正气

脾胃为后天之本,气血生化之源,脾胃受损的两大原因为疾病本身与长期服用药物[6]。在治疗痹症的过程中,由于疗程较长,且大量运用虫类药、藤蔓类药、活血化瘀药物等久服影响脾胃运化吸收功能,耗伤脾胃之气,故在治疗痹症时常加用培土健脾药物,以增强正气。常用药物有白术、党参、焦三仙等。

## 4 中医特色疗法

笔者治疗疾病时积极倡导"宏观辨证立方,微观辨证变通,积极应用中医特效技能"治疗疾病的思路。针药并施,中药内服兼外用,同时取诸家之所长,根据患者病情轻重缓急,选用穴位注射、中医理疗等中医特色技能。局部病灶或穴位注射疗法常用配方:利多卡因注射液 2.5ml、注射用腺苷钴胺 1.5mg、正清风痛宁注射液 2ml、曲安奈德注射液 40mg、生理盐水 5ml,配入 20ml 一次性注射器,总量 12ml,局部病灶或穴位注射。七天一次,三次一疗程。

## 5 验案举隅

范某,女,51 岁,农民。2016 年 12 月 10 日初诊。自诉四肢小关节肿胀僵硬疼痛不适三月余。三月前无明显诱因出现四肢小关节肿胀疼痛,伴晨起僵硬,遂就诊于某三甲医院。经相关检查及化验诊断为"类风湿性关节炎",给予非甾体类抗炎药、激素等对症治疗半年,症状未见明显缓解。近日天气变化上述症状加重,并伴有乏力、胃酸不适及畏寒怕冷,双腕关节活动受限,喜食热饮,大便偏稀,舌暗红,苔白,脉沉弦。诊断为痹病(寒湿阻络证)。治以散寒止痛,舒筋活络。处方:炮附片 20g(先煎),生黄芪 20g,酒当归 15g,桂枝 15g,炒白芍 15g,羌活 15g,干姜 10g,鸡血藤 30g,炒白术 15g,桃仁 10g,红花 10g,乌贼骨 30g,煅瓦楞子 30g,细辛 5g,炙甘草 10g。七剂,水煎服,每日一剂,分两次温服。两遍煮完后以药渣温敷患处。同时给予局部病灶注射:利多卡因注射液 2.5ml、注射用腺苷钴胺 1.5mg、正清风痛宁注射液 2ml、曲安奈德注射液 40mg、生理盐水 5ml,配入 20ml 注射器,总量 12ml,局部病灶注射。

二诊:2016 年 12 月 18 日。自诉畏寒怕冷及关节疼痛症状较前有所缓解,乏力、胃酸亦有所缓解,舌暗瘀,苔白,脉沉弦。淤阻仍未解,故加重活血通经之力,上方减乌贼骨、瓦楞子至15g,加鸡血藤至 45g,独活 15g,乳香、没药各 12g,片姜黄 20g,桑枝 15g。七剂,用服法同前。同时给予局部病灶注射,注射药物及剂量同一诊。

三诊:2016 年 12 月 26 日。关节疼痛基本消失,怕冷较前明显好转,四肢小关节可以活动,自觉关节处发热,现纳差,不思饮食,大便仍偏稀,舌淡红,苔白稍腻,脉稍沉。患者经络逐渐通达,寒湿亦较前减轻,尚有脾胃功能欠佳,故治宜健脾养胃。上方减去乳香、没药、桃仁,鸡血藤减量为 20g,红花减量为 5g,加炒麦芽 15g,大枣 12 枚。五剂,用服法同前。同时给予局部病灶注射:利多卡因注射液 2.5ml、注射用腺苷钴胺 1.5mg、正清风痛宁注射液 2ml、曲安奈德注射液 40mg、生理盐水 5ml,配入 20ml 注射器,总量 12ml,局部病灶注射。嘱此次药尽后去医院复查风湿三项。

四诊:2017 年 1 月 3 日。患者自诉已基本无关节疼痛,晨僵及肿胀亦明显消退,无明显畏寒,饮食及二便均已基本恢复正常,复查风湿三项示:血沉正常,类风湿因子(±),患者当前自诉关节受限。此为经络渐通而正气未复。治以祛邪扶正。上方加杜仲 15g、桑寄生 15g、黄芪加量至 60g。十剂,用法同前。并继续以药渣温敷患处。后随访半年未复发。

按语:本案例为风寒湿之邪侵袭机体,经脉痹阻不通,气血郁滞不畅所致。因患者病程较短,正气尚存,故在治疗时以散寒祛湿行阻痹,温经通络除痹痛。局部病灶注射用药共奏活血化瘀、除湿止痛之功,中西药有机结合,缩短疗程,提高疗效。在治疗痹病时,由于疗程较长,且长时期运用活血化瘀药易影响脾胃运化,因此培土护本应贯穿整个过程。

## 6 小结

祖国医学对痹病研究源远流长,积累了诸多精辟理论及丰富的防治方法[7]。临床治疗痹病时应坚持中西医理论与药物的有机结合,中药内服外敷,系统调治气血阴阳,益气散邪;局部病灶或穴位注射精准用药,快速解除患者痛苦,从而提高临床疗效,取效理想。

**参考文献**

[1]葛均波,徐永健.内科学[M].北京:人民卫生出版社,2013:808-809.

[2]周萍,苏咏梅.温经散寒通络汤联合针灸治疗类风湿性关节炎寒湿痹的临床研究[J].世界科学技术—中医药现代化,2014,16(4):784.

[3]李素琴,王俊宏.黄芪桂枝五物汤加味治疗类风湿性关节炎临床体会[J].山西中医学院学报,2010,11(3):50

[4]张海文.黄芪桂枝五物汤治疗类风湿性关节炎的体会[J].中医药信息,2006,23(3):44.

[5]雷艳,王新昌.黄芪桂枝五物汤在风湿病中的临床应用[J].黑龙江中医药,2014,6:39.

[6]杨峰.付新利教授治疗类风湿性关节炎经验[J].陕西中医学院学报,2015,38(6):36.

[7]郭奇.中医药治疗类风湿性关节炎近况[J].中国中医药现代远程教育,2007,3(5):22.

# 失眠症治则治法探讨

赵文金[1]　赵多明[2]　李彦龙[2]

(1. 甘肃省兰州市城关区九州大道 289 号 赵文金中医诊所;2. 甘肃省中医院)

**摘要**　失眠是一种常见病,对人类健康造成极大影响。本文结合中医基础理论,对失眠症的病因病机、治疗原则做了深入的研究,为失眠症的中医药治疗提供新思路、新方法。

**关键词**　失眠;病因病机;治则治法

# Discussion on the treatment principles and methods of insomnia

**Abstract**:Insomnia is a common disease,which has a great impact on human health.Based on the basic theory of traditional Chinese medicine,this paper makes an in-depth study on the etiology,pathogenesis and treatment principles of insomnia,so as to provide new ideas and methods for the treatment of insomnia with traditional Chinese medicine.

**Keywords**:insomnia;etiology and pathogenesis;treatment principles and methods

失眠的主要证候特点为:①夜卧不易入睡;②睡着后易醒;③醒后入寐困难;④有时自觉时寐时醒;⑤更甚者彻夜不寐。失眠常伴有白天精神不振、反应迟钝、体倦乏力,甚则心烦懊恼,严重影响患者的身心健康及日常生活。

不寐的主要病因为内因——"情志伤""饮食伤""劳倦伤",主要脏器涉及肝胆心脾肾。其病机主要有虚、实两方面,实者为肝失舒畅、饮食失节、痰热上扰;虚者为心肾不交、气虚劳倦、心脾两虚。

## 1　失眠的病因病机分析

失眠在《黄帝内经》中称为"目不冥""不得眠""不得卧"。《难经》称为"不寐"。《黄帝内经》认为引起失眠的原因有三:一是阴阳不交;二是营卫运行失常;三是胃气不和。《灵枢·口问》曰:"阳气尽,阴气盛,则目瞑;阴气尽而阳气盛,则寤矣。"阴阳失调,阳不交阴可致失眠。《灵枢·邪客》又曰:"今厥气客于五脏六腑,则卫气独卫其外,行于阳,不得入于阴。行于阳则阳气盛,阳气盛则阳跷陷,不得入于阴,阴虚故目不瞑。"卫气运行不入于阴分,形成夜晚"卫强营弱"的病理状态,导致夜晚阳盛则精神亢奋,故失眠。再如《素问·逆调论》曰:"人有逆气不得卧……是阳明之逆也……阳明者,胃脉也。胃者,六腑之海,其气亦下行。阳明逆,不得从其道,故不得卧也。"《下经》曰:"胃不和则卧不安,此之谓也。"意即因胃主通降,胃乃通降之道,饮食不节制,致使阳明胃脉气机发生紊乱,不能顺其本来的通道运行,故而发为"卧不安寐"。

《古今医统大全·不寐候》认为失眠的病因病机为肾阴不足,痰火上扰,"痰火扰乱,心神不宁,思虑过伤,火炽痰郁而致不眠者多矣[1]。有因肾水不足,真阴不升,而心阳独亢,亦不得眠"。张景岳在《景岳全书·不寐》中将失眠分成"有邪、无邪"两种类型,认为有邪多实、无邪皆虚。张景岳认为,"寐本乎阴,神其主也,神安则寐,神不安则不寐。其所以不安者,一由邪气之扰;一由营气之不足耳"[2]。《医宗必读·不得卧》将失眠原因概括为"一曰气虚,一曰阴虚,一曰痰滞,一曰水停,一曰胃不和"五个方面[3]。

综上,历代医家认为不寐主要分为外因邪盛与内伤,其中内伤又可分虚实,但主要以内因为主。

## 2 辨证失眠的基本原则

临床对失眠症的辨证常遵循三个原则:一是辨病情轻重,审证求因,并了解病程长短。轻者为少眠或不眠,重者则彻夜不眠,轻者数日即愈,重者成年累月不解、入睡困难。二是辨其虚实,即失眠的病性有虚、实之分。虚证属阴血不足、虚火上炎、扰乱心神,表现为体质瘦弱、燥热难耐、乏力盗汗;或因脾失健运,气血不足,不能濡养心脉所致,如面色少华、肢倦神疲而失眠者,多为脾虚不运、心神失养。实证为心火亢盛或瘀血阻滞,表现为心烦易怒、口苦咽干、便秘溲赤、胸闷且痛,彻夜不寐。三是辨脏腑,失眠的主要病位在心脑,兼顾肝脾肾,心神被扰或心神失养、神不守舍可致失眠,如入睡后易惊醒者,多为心胆虚怯;因肾精亏虚、脑海失滋也可致失眠。因肝火旺盛而不寐者多见急躁易怒,两胁胀痛等症状。

## 3 失眠症的临床治疗探索

失眠的治疗须遵循三个要点:一是注重调整脏腑阴阳气血。由于失眠主要因脏腑阴阳失调、气血失和,以致心神不宁而失眠,因此失眠之证首先应从治本开始,着重调治所病脏腑及其气血阴阳,以"补其不足,泻其有余,调其虚实"为总则,应用补益心脾、滋阴降火、交通心肾、疏肝养血、益气镇惊、化痰清热、和胃化滞、活血通络等治法,以达到和调气血、平衡阴阳、恢复脏腑功能的目的。心神守舍,则失眠可愈。二是以"安神定志"为基本治法。失眠的病机关键在于心神不宁,因此笔者认为安神定志是治疗本症的基本原则,同时配以其他治法,如养血安神、清心安神、育阴安神、益气安神、镇肝安神、补脑安神等不同治法,标本兼顾。三是加强精神疗法。现代人们多因生活节奏加快,社会压力过大而易导致情志不舒、精神紧张、过度焦虑等精神症状,伴有严重的失眠,因而多与患者交流沟通,消除患者顾虑,安抚紧张情绪,保持精神舒畅,是治疗失眠的有效方法之一,可以达到药物所难以达到的疗效。

失眠症有十种常见证型,即热扰神明、肝郁化火、痰热内扰、胃气失和、瘀血内阻、心脾两虚、阴虚火旺、心胆气虚、心肾不交及肝郁血虚等,不同的证候应采取不同的治法。笔者在多年的临床实践中,重视失眠症的研究与中药方剂的组方,并探索心理疗法在治疗本病中的积极作用。经过长期临床实践发现,笔者自拟的"顽固性不寐散"对治疗顽固性失眠症有独到的疗效。现将"顽固性不寐散"的临床实践介绍如下:

方药组成:炒酸枣仁、珍珠母、磁石、龙齿、合欢花、肉桂、黄连、知母、远志、茯神、百合、元肉、黄芪、三棱、人参、莪术、炙甘草、砂仁、琥珀、川芎、柏子仁、龟板、浮小麦、当归、麦冬、五味子、红枣。

药物功效:宁心安神,滋阴养血,清热除烦,益气镇悸,安脏润燥。

临床应用:整夜不能入寐,气短神疲,梦遗健忘,营血不足,心身失调,精神恍惚,睡眠不安,呵欠频繁,纳少腹胀。

服用方法:每日三次,每次一袋(约3~5g,重症加倍),饭后红枣生姜汤送服。

现代医学研究表明[4-5],酸枣仁煎剂灌胃可有效抑制小鼠自主活动,增加戊巴比妥钠阈下剂量,可加快小鼠的入睡时间。生酸枣仁与炒酸枣仁作用无明显差异;酸枣仁皂苷、总黄酮灌胃抑制正常小鼠的活动,抑制苯丙胺对小鼠的中枢兴奋作用,降低大鼠的协调运动,协同戊巴比妥钠对小鼠的催眠作用;酸枣仁皂苷A累积剂量和单次剂量腹腔注射均可使小鼠的活动强度减少,静息时间增加;腹腔注射酸枣仁有效成分可使猫的慢波睡眠时间延长,有助于猫的入睡,并使深睡时间延长;煎剂灌胃提高小鼠热板法和电刺激法的痛阈值,抑制戊四唑引起的惊厥;水煎液灌胃降低小鼠脑组织中神经递质多巴胺3、4-二羟基苯乙酸的含量;酸枣仁皂苷A阻滞海马神经元中青霉素诱导的谷氨酸释放、抑制谷氨酸介导的兴奋性信号传导,可能与抗钙调蛋白作用有关。

众所周知,酸枣仁为鼠李科枣属植物酸枣的果肉,它具有中枢抑制作用。酸枣仁水提物灌胃延长小鼠戊巴比妥钠或硫喷妥钠的睡眠时间,降低大鼠的协调运动,酸枣肉注射液还减少小鼠的激怒反应,延长安钠咖所致小鼠惊厥的潜伏时间。其他作用为酸枣肉提取液给小鼠自由饮用可增加小鼠饮食和体重、延长游泳时间、提高学习和记忆功能、增强常压耐缺氧能力。酸枣肉多糖灌胃能增强正常小鼠细胞免疫和体液免疫功能,提高60CO辐射小鼠降低的白细胞数目,增强被照小鼠单核巨噬细胞的吞噬功能及延长被照射时间。酸枣肉粉喂饲降低实验性动脉粥样硬化兔的血清胆固醇、低密度脂蛋白胆固醇和三酰甘油水平、提高高密度脂蛋白值等,减轻冠状动脉粥样硬化。灌胃酸枣仁汁使D-半乳糖所致衰老模型大鼠脑丙二醛含量、单胺氧化酶B活性降低、抵抗D-半乳糖所致大鼠皮肤羟脯氨酸含量的减少[6]。

临床实践表明,"顽固性不寐散"具有"抑制中枢"的药理及作用,能够达到"安神定志,滋阴养血,补益心脾"之功效,是治疗顽固性失眠症的一剂良药。

## 参考文献

[1]张芳,刘清泉.失眠的病因病机及脏腑论治[J].河南中医,2019,39(11):1643-1647.

[2]刘彦延,许嵘,杨秀清(指导).从痰热内阻治疗失眠之探讨[J].江西中医药,2006(1):17-18.

[3]王平,孔明望.疏肝解郁论治失眠[J].湖北中医杂志,2001(10):19-20.

[4]符敬伟,乔卫,陈朝晖.酸枣仁总生物碱镇静催眠作用的实验研究[J].天津医科大学学报,2005(01):54-56.

[5]王成.酸枣仁皂贰 A 对小鼠自发活动及 Mark3 和 Rpgrip1 基因表达的研究[D].电子科技大学,2007.

[6]张舜波,游秋云,吴丽丽.酸枣仁总皂苷对老年阴血亏虚型失眠证候模型大鼠脑组织 Glu 及 GABA 含量的影响[J].湖北中医药大学学报,2009(02):21-23.

# 顽固性自汗治疗体会

赵文金[1]　赵多明[2]　张小鹏[2]

（1. 甘肃省兰州市城关区九州中路社区卫生服务站;2. 甘肃省中医院）

**摘要**　自汗为中医临床常见症候,中医病名为"气虚自汗"。中医临床采用益气敛汗法治疗一般自汗能获较好疗效,但对于顽固性自汗往往效果不佳。笔者在临床实践中运用温阳益气敛汗法,即以温阳化气敛汗为本,以发汗祛邪、清热祛湿、活血化瘀治其标,取得满意临床疗效。

**关键词**　顽固性自汗;阳虚;治疗验案

## Experience in the treatment of intractable spontaneous sweating

**Abstract**: Self perspiration is a common clinical symptom in traditional Chinese medicine, which is called "deficiency of Qi and self perspiration". In traditional Chinese medicine, the treatment of general self perspiration with the method of replenishing qi and accumulating perspiration can get better effect, but it is often ineffective for stubborn self perspiration. In clinical practice, the author uses the method of Warming Yang, supplementing qi and gathering sweat, that is, based on Warming Yang, gathering Qi and gathering sweat, aiming at sweating and removing pathogenic factors, clearing heat and removing dampness, promoting blood circulation and removing blood stasis, to achieve satisfactory clinical effect.

**Keywords**: intractable spontaneous sweating; Yang deficiency; treatment

历代医家多认为自汗属气虚,从益气敛汗论治,然而临床常见一些顽固性自汗,其病机属阳虚者多见,同时夹杂邪气、湿热、瘀血等病理产物,或阳虚邪滞,或阳虚夹杂湿热,或阳虚夹杂瘀血。气可生津,津汗同源,自汗日久,津液亏虚,气随津泻,久则阳气亏虚,自汗更甚。邪气停留肌表成阳虚邪滞;脾虚湿停,日久化热成阳虚夹杂湿热;病久入络成阳虚夹杂瘀血。治当辨证论治,即合用发汗祛邪法、清热祛湿法、活血化瘀法,可取得较好的临床疗效。

## 1 病因病机

祖国医学对汗液的认识最早可追溯到《黄帝内经》,《素问·宣明五气论》云:"五脏化液,心为汗。"何以为之?《素问·经脉别论》又云:"饮食饱甚,汗出于胃。惊而夺精,汗出于心。疾走恐惧,汗出于肝。持重远行,汗出于肾。摇体动摇,汗出于脾。"《素问·评热病论篇》又云:"汗者,精气也。""脾胃为气血生化之源""肾藏精,肝藏血","心为君主之官",五脏所生藏之精血皆由心统之,又有"血汗同源",故后世有"汗为心液"之说法。《素问·阴阳别论》说:"阳加于阴谓之汗。"由此可见,出汗既是人体的生理反应,又是机体阴阳失衡的一种病理表现。

对于这种病理表现的发病机制,后清代叶天士在《临证指南医案·汗》进一步阐述:"阳加于阴谓之汗,由是推之,是阳热加于阴,津散于外而为汗也。"宋代成无己在《伤寒明理论·自汗》中指出:"自汗之证,又有表里之别焉,虚实之异焉。"元代朱震亨《丹溪心法》说:"自汗属气虚、血虚、湿、阳虚、痰。"明代戴原礼《证治要诀》中言:"其无病而常自汗出,与病后多汗,皆属表虚,卫气不固,荣血漏泄。"《景岳全书》云:"自汗盗汗,亦各有阴阳之证,不得谓自汗必属阳虚,盗汗必属阴虚也……盗汗亦多阳虚也。"清代王清任在《医林改错》中云:"醒后出汗,名曰自汗,因出汗醒,名曰盗汗,盗散人之气血。此是千古不易之定论。今有用补气、固表、滋阴、降火,服之不效,而反加重者,不知血瘀亦令人自汗、盗汗,用血府逐瘀汤。"可见,自汗为本虚标实之病症,本虚以气虚、血虚、阳虚为主,标实以湿、痰、瘀为主。

## 2 治疗方法

孙思邈《备急千金要方》始有治汗专方"牡蛎散谓",并称"正汗之验无出于此方"。朱丹溪治疗自汗以芪参术之属为主药。叶天士认为:"阳虚自汗,治宜补气以卫外。"现代医家对自汗治疗更有发挥。邢志敏[1]等采用中药敛汗散(五倍子、煅牡蛎、桂枝、黄芪以3∶2∶1∶1比例共研细粉)3g,米醋调成糊状,敷入脐中(神阙穴),胶布固定治疗慢性心力衰竭患者自汗症临床疗效满意。欧阳群[2]辨证使用针灸治疗汗症疗效显著。莫丽霞[3]等选取神阙、百会、足三里、复溜四穴,采用回旋、雀啄、往返、温和灸四步法依次进行艾灸治疗产后汗症,能明显改善患者出汗症状。倪斐琳[4]等选取穴位神阙、气海、三阴交,自上而下拔罐,留罐15min,隔日一次治疗脑卒中急性期多汗症疗效较佳且副作用小。郭普东[5]采用民族医药治疗产后自汗、盗汗亦获得了较满意的临床效果。以上医家运用中医药、采取外治法,对治疗汗症进一步丰富了治疗思路和方法,值得借鉴。

## 3 典型医案

### 3.1 病案1

张某,男,47岁,2015年6月2日初诊。患者自汗五年,动辄全身汗出,头身汗甚,汗出黏稠不畅,全身关节冰冷疼痛,下身尤甚,伴口干不喜饮,疲乏无力,腰膝酸困,畏风,饮食可,小便清长,大便正常,寐安,舌质紫暗胖大边有齿痕,苔黄腻,脉浮无力。辨证属阳虚寒凝,湿热瘀结。治当温阳散寒,清热祛湿,活血化瘀。予麻黄附子细辛汤合二仙汤加减:麻黄5g,制附片10g,细辛10g,干姜10g,肉桂10g,仙茅20g,淫羊藿15g,菟丝子15g,当归20g,川芎10g,知母20g,黄柏15g,山萸肉 20g,生山药 20g,生地黄 15g,苍术 15g。六剂,水煎两次共约 600ml,分两次饭后服,每日一剂。第三次煎药水 3000ml,待水温合适后泡脚。

2015 年 6 月 9 日二诊:服药后汗出减半,行走 200~300 米开始汗出,自觉汗出身静后身体舒畅,关节疼痛明显缓解,唯有遇风寒后局部不适,口干缓解,身体较前灵巧,舌暗胖大,苔薄黄,脉浮细。效不更方,原方三剂,上法内服外用。

2015 年 6 月 12 日三诊:药后汗出已减七八成,行走约 500 米后开始出汗,关节疼痛消失,精力增加,小便正常,舌暗胖大,苔薄白,脉沉细。原方去麻黄、细辛、苍术。七剂,上法内服。

2015 年 6 月 23 日四诊:患者药后汗出正常。上方七剂,巩固疗效。

一月后电话随诊,患者近来未再出现异常出汗,身体轻松,病告痊愈。

### 3.2 病案 2

王某,女,66 岁,2015 年 5 月 4 日初诊。患者自汗、乏力 5a,汗出黏腻,动则加重,口干喜热饮,畏寒肢冷,同时伴右下肢轻度浮肿,纳可,寐不安,二便正常,舌暗有瘀斑,苔黄腻,脉沉涩。辨证属阳虚血瘀、湿热阻滞。治当温阳化瘀,清热祛湿。予血府逐瘀汤加减:当归 30g,川芎 20g,桃仁 20g,川牛膝 20g,赤芍 15g,柴胡 20g,桔梗 10g,黄芪 40g,黄芩 15g,薏苡仁 20g,干姜 10g,黄精 30g,玄参 20g,天花粉 20g,大枣 20g,炙甘草 5g,枳壳 15g,红花 10g。七剂,水煎两次共约 600ml,分两次饭后服,每日一剂。

2015 年 5 月 11 日二诊:服药后汗出减 1/3,口干、口渴、右下肢水肿缓解,睡眠改善,仍觉乏力、畏寒,舌暗有瘀斑,苔薄黄,脉沉。原方加白术 15g,三剂,上法内服。

2015 年 5 月 13 日三诊:药后汗出已减五成,自述出汗舒畅,精力增加,睡眠改善,舌暗有瘀点,苔薄白,脉沉细。原方去柴胡、黄精、黄芪、黄芩、薏苡仁、天花粉、玄参、大枣,加仙茅 20g、仙灵脾 15g、菟丝子 15g、山萸肉 30g。七剂,上法内服以巩固疗效。

2015 年 6 月 2 日四诊:患者自述药后汗出正常,精力充沛。查体:舌暗,苔薄白,脉沉。病告痊愈。

## 4 讨论

案 1 患者为焊接工程人员,长年备受高温烘烤,机体津液煎灼外漏,气随津泄,日久致阳虚,阳虚卫外失固,津液外泄发为自汗,同时伴疲乏无力,腰膝酸困,小便清长;阳虚卫外失固,寒湿之邪侵犯肌表,日久化热,湿热瘀阻,故见口干不喜饮,畏风。患者病情复杂,5a 间在多处求医问药,大多以益气养阴敛汗治之,病情反复发作,时轻时重,严重影响其工作生活。《黄帝内经》云:"正气存内,邪不可干,邪之所腠,其气必虚。"《医碥》曰:"汗者,水也,肾之所主。内藏则为液……外泄则为汗。"本案患者以肾阳亏虚、阳虚寒凝为本,湿热、血瘀为标。在治疗上,笔者以补肾温阳散寒治本。正如陈修园在《伤寒论浅注·辨太阳病脉证》中提到:"方中取附子以固少阴之阳,固阳即所以止汗。"以清热祛湿、活血化瘀治标。另加少许麻黄何为? 患者汗出黏稠不畅之由除为阳气亏虚,湿邪黏滞之外,笔者认为存在"鬼门"开泄不畅,此时若只温阳,湿热之邪因阳助而不得宣,则致患者内热更甚,病情加重,故宗《黄帝内经》之"开鬼门"大法,在温阳化湿基础上,借麻黄以"开鬼门",发汗祛邪,达到邪去阳复,客归主安之效。又问,既已化热,为何温阳? 此热本因阳虚、寒湿之邪内侵所化,阳若不复,邪之不去,热乃长留,故笔者以麻黄附子细辛温阳发汗祛邪,另加黄柏清热祛湿,以期治病求本,终获良效。

案 2 患者既往高血压病病史 15a,冠状动脉粥样硬化性心脏病病史 20a,右下肢静脉血栓病史 7a,糖尿病病史 5a,萎缩性胃炎病史 1a。可谓病史繁杂,病程长,符合中医"病久入络"的特点,其舌脉可鉴。该案患者出汗 5a,气随汗脱,久则致阳气亏虚。同时,患者脾胃虚弱,运化水湿功能失调,湿久化热。结合病史,总结病机为阳虚血瘀为本,湿热为标。治疗上,初期笔者侧重活血化瘀,同时稍予温阳补气、清热利湿之品,同时为了防止温燥伤阴,兼以滋阴清热;治疗后期,瘀血去半,湿热已消,加用仙灵脾温补肾阳,菟丝子平补阴阳,山萸肉补肾收敛元气,达到邪去正复、防止复发的治疗目的。

两则案例均具有病史复杂,病程长,久治不愈,反复发作的特点。从病机方面剖析,都以阳虚为本,夹杂湿、热、瘀。然案 1 阳虚更甚,故治疗上侧重温阳化气;案 2 血瘀更甚,治疗上侧重活血化瘀。同时,案 1 的治疗抓住久病阳气亏虚,邪留肌肤,反复发作的特点,采用中医"通因通用"的治疗大法,发汗祛邪,邪去正复,病告痊愈;案 2 治疗抓住久病入络的特点,全程活血化瘀,瘀血去、阳气复,病告痊愈。

**参考文献**

[1]邢志敏,苏敏.敛汗散敷脐治疗慢性心力衰竭自汗症 35 例[J].河南中医,2011,31(8):897-898.

[2]林仁勇,王林淦,陈俊琦等.欧阳群教授针灸治疗汗证医案 3 例[J].中华中医药杂志,2011,26(10):2302-2303.

[3]莫丽霞,徐桂花,高超.艾灸疗法治疗产后汗证[J].中医研究,2014,27(12):43-44.

[4]倪斐琳,章正祥,沈勤等.穴位拔罐治疗脑梗死急性期多汗症 31 例观察[J].浙江中医杂志,2013,48(9):633-634.

[5]郭普东.土家医治疗产后汗症疗效观察[J].中国民族医药杂志,2008,7:19-20.

# 哮喘病的临床辨证与治疗体会

赵文金[1]　赵多明[2]　巩婷[2]

(1. 甘肃省兰州市城关区九州大道 289 号赵文金中医诊所;2. 甘肃省中医院)

**摘要**　哮喘是临床上常见的一种易反复发作的疑难病。本文对哮喘病的病因病机、辨证依据及治则治法进行了深入的探讨,并在此基础上对哮喘病的临床感悟及经验做了梳理与总结。

**关键词**　哮喘;辨证论治;临床实践

# The clinical differentiation and treatment of asthma

**Abstract**：Asthma is a common disease in clinic,which is difficult to cure and easy to repeat. In this paper,the etiology,pathogenesis,dialectical basis and treatment principles of asthma were discussed in depth,and on this basis,the clinical perception and experience of asthma were combed and summarized.

**Keywords**：bronchial asthma;syndrome differentiation and treatment;clinical practice

哮喘(即支气管哮喘)是呼吸系统的一种常见病、多发病,且是一种反复发作,缠绵难愈的慢性呼吸道疾病。哮喘是影响人们身心健康的重要疾病,哮喘病的误诊、误治,是造成哮喘病反复发作、久治不愈的主要原因,因此应引起人们的高度重视。

## 1　哮喘的病因病机

本病的发生,多认为是由于感受外邪,触动伏痰,阻塞气道而发。《黄帝内经》认为"哮喘"或因"虚邪侵袭"所致,或因"水气乘肺"所致,或因"阳明厥逆"所致,或因"肺形异常,肺脏发病"所致,因此提出了"五脏致病"的观点。张仲景对哮病做了更深入的探讨,根据哮病发作时喉间哮鸣有声、不能平卧的临床特点,指出"伏饮、痰浊"与哮喘的发病直接相关,并提出温阳化饮祛痰法。朱丹溪首创"哮喘"病名,并指出"痰浊"为哮喘之病根。同时,内因在哮喘的发病中也起到重要作用,如肺气不足,卫外之阳不能充实腠理,易为外邪所侵;脾虚则会导致湿邪内生困阻,日久则积湿蒸痰,上贮于肺;肾主人身之津液,为水之原动力,肾阳虚亏,则水不能行,易致水上犯于肺。肺为水之上源,脾胃为水谷之海。若肺气虚衰,则治节无权,失于输布,凝液为痰,脾气虚衰,则运化失司,聚湿而为痰,肾气虚衰,则失于蒸化,其阴虚者,炼液为痰。故肺、脾、肾三脏虚衰与痰饮留伏有密切关系,可导致本病的发生[1]。外因多为气候骤变,寒湿失调,接触异物,或过食生冷咸酸等,以上兼为本病发生的重要诱因。

总之,哮喘的发病机理主要在于痰饮久伏,若遇到诱因,一触即发,且反复发作。发作时,痰随气升,气因痰阻,二者相互搏击,阻塞气道,以致气机升降不利,而出现呼气困难、气息喘促症状,呼吸引触积痰,而产生哮鸣之声。

## 2 哮喘的辨证论治

本病常突然发作,患者先觉鼻喉发痒,呼吸不畅,胸部憋闷,继而发作明显的呼吸困难,呼气延长,喉中痰鸣,痰少而黏,咳吐不爽,甚则不能平卧,俯状方舒。黏痰咳出,则症状稍缓,呼吸逐渐通畅,痰鸣气喘方得平静。本病的发作,多半因感受外邪诱发,属于邪实,当攻伐以治其标,并辨其寒、热而施治。但同时需要注意的是,在其发作过程中,邪实仅仅是一个短暂的过程。发作期主要以祛除实邪为主。本病具有病程长、反复发作以及久病多虚的特点,正虚痰伏是本病的主要病理病机,也是辨证论治的主要依据之一。在其发展的后期缓解期内,要抓住时机,培土生金,补脾益肺,调其脏器功能,祛除生痰之因,以期减轻或制止其发作,进而达到根治的目的。

哮喘病的发病过程与气机失畅、痰蕴内伏有关[2]。临床以"咳嗽、喘息、咳痰、哮鸣"为四大主症。哮喘病临床治疗应分为三期论治,即发作前期、发作期和缓解恢复期。①发作前期。因外感六淫邪气、环境、饮食不节等致病因素,机体肺卫受邪,侵袭肺脾,导致气机失常,运化失司,痰湿内生,蕴伏于肺。病程相对较短,气病痰蕴较轻,气与痰交结轻浅,故临床表现不明显,或为咳嗽,鼻塞鼻痒、流涕等类似感冒等症状;若素体肺卫不足,则伴有气怯声低,面色㿠白,畏风自汗等。②发作期。气冲痰动、痰随气升,导致肺气升降失常。这一阶段的特征是无形之气与有形之痰互结,病变多端。在发作早期,痰气互结不甚,若治疗及时,则调畅气机,痰液畅利,可随咳嗽而出,或自身正气损伤不重,气机自行畅快者,痰与气两相分离,则呼吸渐畅,咳嗽渐消,喘促痰鸣亦随之消失,病得缓解。若痰性黏腻,缠绵潜于窠臼,呈蓄势待发之势,倘遇各种诱因,必更伤其气,引发伏痰,痰气又为互相搏击,痰随气升,阻塞气道,致哮喘复发。若长期反复发作,久则必伤其正,正虚邪恋,痰气交阻更甚,故病情呈屡发难愈之势。临证除表现为痰鸣如吼、气息喘促之外,兼见颜面、口唇、手足肢节青紫等痰瘀气阻之症。③缓解恢复期。在此阶段,由于哮喘反复发作,人体正气日渐亏虚,痰饮之邪因体虚而久恋不去,临床表现以咳嗽、咳痰、呼吸紧迫等为主,主要病机为肺、脾、肾三脏气虚。若给予正确积极的治疗,正气渐充,气机调畅,或部分儿童、青少年随年龄增长而人体正气日盛,肺、脾、肾三脏气机调畅旺盛,可使痰浊日渐散尽,哮喘自行停止发作而恢复,病趋向愈。

## 3 哮喘的治则治法

哮喘的治疗,主要抓住"祛痰、化饮、温肺、散寒"这四大法则,张仲景首创哮喘的治疗原则,他认为哮喘与痰饮密切相关,提出"病痰饮者,当以温药和之"的治疗原则,为历代医家治哮设立典范。《金匮要略》中射干麻黄汤被后人称为治哮祖方。孙思邈在《备急千金要方》中记载有喘息方、橘皮汤、泻肺散、麻黄引气汤、厚朴汤等多个对因对症治方治疗哮喘。朱震亨指出哮喘病"专注于痰",他提出"未发以扶正气为主,既发以攻邪为急",成为后世医家尊崇治疗哮喘病的大法。楼英在其《医学纲目·哮喘》中总结哮证发作期当分二证:"一者为中外皆寒,用东垣参苏温肺汤调中益气,加茱萸汤及紫金丹,以劫寒痰;二者属寒包热,治法用张仲景越婢加半夏汤等诸方。"秦景明在其著作《症因脉治·哮病》中记载"身发热者,外有感冒,先解表,前胡苏子饮、防风泻白散,佐以化痰之药;身无热无外邪,消痰理气为主,二陈汤、三子养亲汤、小半夏汤;伏痰留饮,结成窠臼,控涎丹、滚痰丸,量情选用。"主要论述了哮喘实证的治疗方法。李士材认为哮喘的病因病机主要为痰火内郁,风寒束外,主张用苏子、枳壳、桔梗、防风、半夏、瓜蒌、茯苓、甘草一方统之,冬加麻黄,夏加石膏,寒加生姜。《医宗金鉴》将哮病分"寒、热、虚、实"四类,主张按外寒伤肺、停饮、火郁、痰盛、气虚、肾气虚寒立方。《沈氏尊生书·咳嗽哮喘》主张以"淡饮食,行气化痰"为治法,以苏子、枳壳、青皮、桑白皮、桔梗、半夏、前胡、杏仁、栀子为治哮必用之药,另择历代治哮有效之方,即以陈皮汤表散,以千金汤总治,以清金丹疗食哮,以水哮方治水哮,以千缉导痰汤治风痰哮,以参苏温肺汤治内外皆寒,以越婢加半夏汤治寒包热,以定喘汤除根。蒋宝素在《问斋医案》中提出:"疏解豁痰为主,平复后脾肾双补为宜"的治法,尤其对平复后的"脾肾双补"提出了独到的见解:"不扶其土,无以生金,不固其下,无以清上,法当固肾扶土为主,清上实下辅之,爰以六味、六君加减,守常调治,或可图功。"以上治疗原则及方法对后世研究"哮喘"提供了丰富的实践依据和难能可贵的经验。

## 4 哮喘病临床实践

中医认为,哮喘病的发作是因为"内有壅塞之气,外有非时之感,膈有胶固之痰"[3],三者相合,闭阻气道,而发哮喘。"哮"以声响鸣(主要是指哮鸣声),"喘"以气息言(是指急促呼吸貌),有哮必兼喘,所以一般通称为"哮喘"。哮喘一年四季都可发病,但以春秋季节、气候骤变时更易发生,呼吸道感染是哮喘的重要致病诱因。哮喘多见于5岁以上的小儿,男性多于女性,均为过敏性体质。老年人多为咳嗽变异性哮喘。笔者在五十余年的临床中积累了较为丰富的哮喘治疗经验。笔者自拟的"止咳化痰平喘散"为无数患者祛除了病痛,恢复了健康。现将"止咳化痰平喘散"的临床实践叙述如下:

方药组成:炙射干、蜜麻黄、炙冬花、炙桑白皮、炙橘红、浙贝母、白芥子、炙苏子、五味子、炙黄芩、炒白术、党参、茯苓、当归、炙甘草、防风、黄芪、姜半夏、枳壳。

药物功效:止咳化痰,清热润肺,养阴益气,补气纳肾,降气平喘。

临床应用:哮喘。症见咳嗽、咳痰、呼吸浅短难续、胸闷、气短,甚则张口抬肩,倚息不能平卧,面唇青紫。

服用方法:每日三次,每次1袋(约3~5g),重症加倍,饭后服,冬果梨萝卜汤送服。

典型医案:张某,男,17岁,学生。2016年11月15日初诊。自诉因近日天气变化随即出现咳嗽、喉中痰鸣、胸闷、气短、呼吸困难等症状,自行吸入万托林、激素等药物后症状可稍缓解,但近几日反复发作,影响正常学习,为求中医诊治,遂就诊于我处。患者既往有哮喘病史七年余。症见咳嗽连作,伴白色泡沫样清痰,畏寒,伴胸部憋闷不适,舌淡稍暗,脉浮紧。诊断:哮病,风寒袭肺证。治以发散风寒,止咳平喘。方用射干麻黄汤加减。处方:射干 6g,麻黄 8g,桂枝 5g,款冬花10g,紫菀 10g,百部 6g,细辛 5g,清半夏 10g,五味子 6g,枳壳 10g,生姜 12g,大枣 12 枚。五剂,水煎服,每日一剂,分两次温服。2016 年 11 月 21 日二诊。咳嗽、胸闷症状减轻,基本无畏寒,但喉中痰鸣、呼吸困难症状仍时有发生,现外邪基本已去,故用止咳化痰平喘散加减。处方:炙射干 6g,蜜麻黄 3g,炙冬花 10g,炙桑白皮 15g,炙橘红 12g,浙贝母 12g,白芥子 3g,炙苏子 5g,五味子 5g,炙黄芩 6g,炒白术10g。十剂,用服法同前。2016 年 12 月 1 日三诊。基本无咳喘、胸闷、气短症状,诸症缓解,后期给予培土健脾之剂以善后。方用六君子汤合玉屏风散加减。党参 12g,茯苓 12g,白术 15g,当归 10g,炙甘草 6g,防风 5g,黄芪 20g,姜半夏 10g,枳壳 10g。十剂,用服法同前。随访半年未复发。

按语:本案为风寒之邪触动伏痰而发,故在治疗初期以驱邪为主,因患者年轻,体质尚可,正气未见明显衰退,处方精简,起四两拨千斤之效。二诊时外邪已去,故治本以止咳化痰平喘散去除伏痰。三诊时患者诸症大减,故健脾以培土生金防止复发。本案分阶段论治,用药精简,收效明显。

## 5 小结

哮喘一病,病因多端,病机复杂,属临床疑难杂症。很多哮喘患者早期容易被误诊为慢性支气管炎、慢性咳嗽、咽炎等,由于没能及时选择正确的治疗方案,往往延误了治疗,给患者不但造成身体上的痛苦,也给患者带来精神上的压力和一定的经济损失。中医学为哮喘病的诊断治疗积累了坚实的理论基础和丰富的宝贵经验。只要分清证候,识别病机,把握好发作前、发作期及恢复期的诊治原则和方法,就可以达到事半功倍的效果。

**参考文献**

[1]王志英,许爱兰.中医药防治支气管哮喘的思考[J].中国中医急症,2005,014(003):239-240.

[2]张成博.哮喘病病因病机和发病机理的新构架[J].新中医,2005,037(011):3-5.

[3]李春荣,尹哲.中药治疗支气管哮喘体会[J].中外妇儿健康,2011(8):305-305.

# 血管神经性头痛的中医治疗体会

赵文金¹ 史晓伟² 赵多明²

(1. 甘肃省水利水电工程局职工医院中医科;2. 甘肃省中医院)

**摘要** 血管神经性头痛多由风、寒、湿侵袭清窍或脏腑功能失调所致,因病久入络,脉络阻塞,不通则痛,其病机之根本在于瘀血阻络,治以祛风解表、活血通络之法,自拟芎芍通窍止痛汤,临床收效较好。

**关键词** 血管神经性头痛;中医治疗

# Experience of traditional Chinese medicine in the treatment of angioneurogenic headache

**Abstract**:Vascular and neurogenic headache is mainly caused by wind,cold and dampness invading and clearing the orifices or dysfunction of the viscera. Because of the long-termdisease entering into the collaterals,the venation is blocked,and if it is blocked,the painwill be caused. The pathogenesis of the headache lies in the blood stasis blocking the collaterals,and the treatment is based on the method of dispelling the wind and removing the surface,activating the blood and unblocking the collaterals,and the self-made xiongshaotongqiaozhitong decoction has a good clinical effect.

**Key words**:angioneurotic headache,TCM Treatment

血管神经性头痛现代医学认为是由于颅内外血管出现舒缩功能障碍和大脑皮层功能失调而引起的血管异常痉挛,导致颅内血流阻滞不通或供血不足而产生的一种反复发作性头痛。常见临床表现为一侧或两侧头部钝痛、刺痛、胀痛或搏动性疼痛,多伴有视物模糊、失眠烦躁,头痛剧烈时可伴有恶心呕吐[1]。血管神经性头痛属于中医学"头痛""头风""脑风""偏头痛"等范畴。历代医家多采用辨证论治或针药结合方式治疗本病。

## 一、经典论治

"头痛"首见于《黄帝内经》，在《素问·风论》中称之为"首风""脑风"。医圣张仲景在《伤寒论》中将头痛分为太阳头痛、阳明头痛、少阳头痛和厥阴头痛，并指出三阳经脉俱会于头，厥阴经脉亦会于巅顶，故邪客诸经，循经上扰，发为头痛。李东垣勤求古训、博采众方，对《黄帝内经》和《伤寒杂病论》治疗头痛进一步进行了发挥，在《东垣十书》中将头痛分为外感头痛和内伤头痛。外感头痛又分风寒、湿热而论治，内伤头痛又分气虚、血虚、气血俱虚而论治，同时增加太阴头痛和少阴头痛，完善了六经头痛的辨证论治。朱丹溪所著《丹溪心法·头痛》增加了痰厥头痛和气滞头痛，提出了"若头痛不愈可加引经药"的论治方法，即"头痛需用川芎，如不愈各加引经药。太阳川芎，阳明白芷，少阳柴胡，太阴细辛，厥阴吴茱萸"。徐春甫对前人外感、内伤论治头痛进一步进行了阐述，在《古今医统大全·头痛大法分内外之因》中指出，"头痛自内而致者，气血痰饮，五脏气郁之病，东垣论气虚、血虚、痰厥头痛之类是也；自外而致者，风寒暑湿之病，仲景伤寒东垣六经之类是也。"清代医家王清任提出了"瘀血头痛"之说，并拟血府逐瘀汤治疗，获得奇效，如《医林改错·头痛》中所说，"查患头痛者无表证，无里证，无气虚、痰饮等证，忽犯忽好，百方不效，用此方一剂而愈。"

由此可见，头痛大可分外感、内伤。外感皆由风、寒、暑、湿、燥、火之六淫邪气入侵六经，上结清窍，不通则痛；内伤皆由气虚不充，不能濡养清窍，不荣则痛，或痰、湿、瘀阻滞清窍，不通则痛，或虚实夹杂而为病。

## 二、辨证施治

笔者结合多年临床经验，认为血管神经性头痛外因多由风、寒、湿侵袭清窍，内因为脏腑功能失调所致，病机为病久入络，脉络阻塞，不通则痛。故治疗以祛风解表、活血通络为大法，自拟芎芍通窍止痛汤。方中川芎行气开郁、活血止痛；白芍养血、柔肝、止痛；葛根解肌止痛；白芷祛风解表，通窍止痛；藁本祛风除湿、散寒止痛；细辛辛温升散，引药力上行；蝉蜕祛风散热；牛膝活血祛瘀、引血下行；全蝎祛风通络；蜈蚣熄风镇痉，通络止痛；甘草清热解毒，调和诸药。全方寒热并用、升降同调、攻补兼施，对应血管神经性头痛之寒热错杂、升降失调、虚实夹杂之病机，可有效攻克顽疾。临床据证加减，痰湿重加石菖蒲、白芥子以化痰通络止痛；寒湿留滞肝脉之头痛剧烈，呕吐清水涎者，加用吴茱萸、半夏；肝火旺盛之头胀痛而眩，胁痛，伴失眠烦躁者，可加用天麻、钩藤、石决明、白蒺藜、郁金平肝潜阳，清心安神，化瘀止痛；眠差加夜交藤、合欢皮解郁安神。

## 三、典型病例

王某某，女，42岁，2015年7月18日初诊。平素情绪不稳、易怒易躁，就诊前一周与家人争吵后出现头痛、头晕、眼胀、耳鸣，左侧痛甚，并伴有跳动感。在当地一所西医院住院诊疗，查血压162/90mmHg，头颅CT、颈部血管彩超均未见明显异常。初步诊断为：高血压病2级，高危。给予硝苯地平缓释片20mg po qd降压，盐酸氟桂利嗪胶囊10mg po qd以扩张脑血管对症治疗，治疗一周后头晕、眼胀明显缓解，测血压134/78mmHg，但头痛症状未见好转，搏动感明显。患者要求出院,出院时诊断:①高血压病 2 级,高危;②血管神经性头痛。患者出院后不慎感受风寒,头痛症状加重,为求中医诊疗,慕名就诊于我处。症见:患者神清、面红,自述头痛有波动感,右侧甚,寐不安,大便干,小便调。舌质暗,苔白,脉弦细。测血压 140/84mmHg。诊断为:偏头痛,外感风寒、脉络瘀阻。拟以芎芍通窍止痛汤加减治疗。处方:川芎 15g,白芍 30g,葛根 30g,白芷 15g,藁本15g,细辛 5g,柴胡 10g,蝉蜕 10g,川牛膝 20g,炙甘草 5g,全蝎 3g(研细末,冲),蜈蚣 2 条(研细末,冲),天麻 15g,钩藤 10g,石决明 20g,白蒺藜 10g,郁金 15g,夜交藤 15g。三剂,水煎两次,共约400ml,早晚餐后 30min 口服。2015 年 7 月 21 日二诊,患者欣喜而来,数药后头痛明显缓解,心情舒畅,大便正常,睡眠质量提高。测血压 136/84mmHg。舌暗,苔白,脉弦。效不更方,原方去全蝎、蜈蚣。七剂,煎药及服用方法同前。2015 年 7 月 28 日三诊,患者神清气爽,自述头痛症状消失,睡眠好。测血压 130/72mmHg,舌暗,苔薄白,脉弦。拟逍遥散加减以巩固疗效。

### 四、验案分析

血管神经性头痛多以一侧头痛为主,伴血管搏动,中医称之为"偏头痛"。其发病多由长期脏腑功能失调或外感六淫,导致头部脉络瘀阻,或因劳累,或因情绪波动,或因天气变化而诱发,引起头部血管痉挛而发病。本例患者平素急躁易怒,致使肝木旺盛,肝气引血上冲于脑,久而成瘀;肝藏血,血不归肝致使肝血亏虚。患者发病是因与人争吵,致使肝气冲脑而出现头痛、头晕、耳鸣等症状,经使用降压药后头晕虽减,但头痛依旧,考虑为肝气未降所致。出院后又感受外邪,诱发脑血管痉挛,头痛固然加重。拟芎芍通窍止痛汤,其中葛根、白芷、藁本、细辛、柴胡、蝉蜕祛除外邪,又专为疗头痛之良药;川芎、白芍养肝疏肝,川芎为血中之气药,善走上窍,而为疗头痛之主药,白芍味酸可敛,防川芎之燥、养肝中之血,一阴一阳,使得阳得阴而生,阴得阳而长,为养肝血、行肝气之常用药对;川牛膝引血下行,血可载气,血下则气降,患者肝气上冲为要,此处以牛膝引血下行即引气下行;天麻、钩藤、石决明、白蒺藜平肝降逆,与牛膝同用,加大降肝气之力;蜈蚣、全蝎乃虫类药,可直达病所而搜风祛瘀。全程辨病辨证论治,终获佳效。

中医治病必求于本。在论治血管神经性头痛这一西医病种时,要抓住其中医发病之本——瘀血阻络。同时,《素问·刺禁论》指出"肝生于左",是指肝气行于左之言,抓住这一特点,结合患者平素烦躁易怒的特性,认为该患者头痛左甚乃肝木过旺,肝气上冲所致。结合以上两点,治疗本例患者以平肝降逆、活血通络为治疗之本,因此能效如桴鼓,立竿见影。

### 参考文献

[1]贾建平.神经病学[M].第七版.北京:人民卫生出版社,2013:158.

# 脂溢性脱发的中医治疗微探

赵文金[1]  赵多明[2]  李浩冉[3]  潘艳花[3]

(1. 甘肃省兰州市靖远路街道社区卫生服务中心中医科;2. 甘肃省中医院;

3. 石河子大学医学院第一附属医院)

**摘要**　总结分享笔者治疗脂溢性脱发的临床经验,认为本病病因多为后天调摄失养,发病重在肝脾,兼顾肾脏,主要证型为肝郁脾虚证和肝肾亏虚证,治以中药内调外治,并加强对病人的心理安抚,临床疗效显著。

**关键词**　脂溢性脱发,中医治疗

# Treatment of seborrheic alopecia with traditional Chinese Medicine

**Abstract**：This paper summarizes and shares the author's clinical experience in the treatment of seborrheic alopecia. It is believed that the etiology of this disease is mostly postnatal maladjustment and out of nourishment, with the focus on the liver and spleen, taking into account the kidney. The main syndrome types are liver depression and spleen deficiency and liver and kidney deficiency. The treatment is based on the internal adjustment and external treatment of traditional Chinese medicine, and strengthening the psychological comfort of patients. The clinical effect is significant.

**Keywords**：seborrheic alopecia；TCM Treatment

脂溢性脱发,又称为雄性激素脱发,是临床诸多脱发类型中最为常见的一种,主要特征为非瘢痕性、进行性的毛囊微型化[1]。流行病学调查显示,中国男、女性患病率分别为21.3%、6.0%[2]。现代医学研究认为本病的发生与雄激素受体亲和力增强、Ⅱ型$5\alpha$-还原酶活性增加、生长因子变化及生活习惯等因素有密切关系[3]。属于一种雄激素依赖的多基因遗传性疾病。西医治疗本病目前主要包括药物、手术和激光为主,而以米诺地尔等为代表的药物对症治疗为首选,虽有一定疗效,但同时也具有明显的副作用,且对机体有一定伤害。

脱发中医学称之为"油风""蛀发癣",历代医家认为该病与肝脾肾三脏关系密切,脏腑气血充足则毛发荣华,气血虚衰则须发秃落,变白枯竭。现代中医界把脱发的主要证型分为肝肾不足,脾虚湿盛,气血亏虚,气血瘀滞几大类[4]。治疗主要从调节脏腑功能,调节气血多方面入手。中医治疗手段主要有中医方剂辨证论治、中药酊剂外擦、针刺治疗等多种,因通过进行个体化的辨证论治,中医疗效显著。

笔者自幼勤奋好学,酷爱中医,扎根民间,毕生尽力于中医事业,行医五十余载,活人无数,对各种疑难杂症有着丰富的临床经验,尤其治疗脱发,内调外治,临床收到较好疗效。现将笔者近年来治疗脂溢性脱发的临床经验介绍如下。

## 1 病因病机

笔者认为,凡诸病致病之因,外不过六淫邪气侵袭,内不过先天不足,饮食不节,情志不畅影响。脱发之病,主要以内因为主。第一,发为血之余,若先天肾精不足,则精气无以化血,毛发稀少失养易掉落。第二,随着现代人们饮食的改善,肥甘厚味已遍及寻常百姓家,久食肥甘厚味,易致脾失健运,痰饮内停不化,郁久而化热,终致湿热内生,流注巅顶,阻塞毛窍,使发根受损,日久毛发失养而脱落,油脂浸出。第三,由于人们生活习惯的改善,生活节奏加快,社会压力增加,情绪对机体的影响愈发增大,易受七情所伤,损及肝肾,致肝则肝气不疏,郁而化火,耗气伤血,使发根失养,致肾则肾阴亏虚,虚火上炎,相火过旺,使肌肤毛发失荣,久而脱落。《外科正宗》中记载:"油风乃血虚不能随气荣养肌肤,故毛发根空,脱落成片。"头发的生长需精、血互相化生,共同滋养,精血的正常运行转化依赖气机调畅,精、气、血有一方不足或者有余都可能导致头皮失养,气血亏虚,影响头发正常生长。

本病病位在肝脾肾三脏,重在肝脾,兼顾补肾滋阴。病机主要归类以肝气郁结、肝血亏虚、脾虚湿困、阴虚火旺四种为主。证型主要有肝郁脾虚证和肝肾亏虚证两种,其中肝郁脾虚主要包括肝气郁结伴脾虚湿困,本证型以男性多见;肝肾亏虚主要包括肝血虚和阴虚火旺,本证型多见于女性。

肝郁脾虚证患者临床表现为油性脂溢性脱发,可见头发油亮,发根处可见油脂集聚,发丝易脱落折断,甚至头皮可见有渗出,伴心烦,急躁,大便黏腻粘马桶,不易冲走,舌体胖大,舌质淡,苔水滑,脉濡缓。肝肾亏虚证患者临床表现为干性脂溢性脱发,可见头发干枯无光泽,伴有大量鳞屑,瘙痒,头晕,面色无光泽,乏力。女性可伴见身体瘦弱,月经量稀少。舌体瘦小,苔薄白,脉沉细。

## 2 选方用药

### 2.1 内服汤剂

#### 2.1.1 肝郁脾虚证:四逆散合五苓散加减

组成:柴胡15g、枳壳10g、赤芍15g、炙甘草10g、白刺果50g、茯苓30g、生白术15g、泽泻20g、薏苡仁30g、桂枝10g。

加减:湿邪重者加大茯苓剂量为60g,苍术15g,厚朴15g,气郁明显者加香附12g。

按语:上方中以四逆散疏肝理气,五苓散健脾利水渗湿,加薏苡仁加强利水之功,引水下行,桂枝通阳化气。方中重用白刺果健脾渗湿。白刺果为赵老临床健脾祛湿最喜用之物。本品为药食同源之品,调经活血,健脾消食,味酸柔肝,为肝脾两脏病变常用,辅以茯苓,增强健脾渗湿之力。张石顽说:"茯苓其性先升后降。"茯苓能上行渗水湿,而导引下降,湿去则发生。

2.2.2　肝肾亏虚证:四物汤合二至丸加减

组成:熟地 15g,生白芍 15g,当归 10g,川芎 5g,女贞子 15g,旱莲草 15g,制首乌 20g,红花 10g,桑叶 15g。

加减:头发干枯萎黄稀少甚者加大熟地剂量为 40g,加黄精、桑葚各 15g。

按语:肝主疏泄与藏血,肝气不足,则血液无以运化,不能滋养头发则发枯脱落,故以四物汤补肝体;精血同源,以二至丸加制首乌、黄精滋肾阴,使肝血化生有源,红花增强活血养血之力,桑叶润燥,引药达病所。

2.2　自制外擦酊剂

侧柏叶 30g,红花 10g,当归 10g,苦参 20g,土槿皮 15g,桂枝 10g,生姜 15g,将前六味药共研细末,生姜榨汁,置于 500ml 广口瓶内,倒入 400ml75% 酒精,密封备用。主治皮肤瘙痒、头发脱落,甚至有斑秃者。使用时用棉签蘸取酊剂擦于头皮处,可反复轻轻摩擦数次,增加渗透疗效,每天两次。连用一周,间隔两天。效不显者连用四周。用药后出现皮肤过敏者停用,头皮有糜烂者禁用。

## 3　验案举例

患者秦某,男,26 岁,在校研究生。首诊日期:2019 年 3 月 10 日。

主诉:头发油腻、脱落一月余,加重伴失眠 3d。患者自诉因研究生临近毕业,学业压力增加,一月前出现头发掉落,油腻,每天必须早晚洗两次头发,不洗则油腻,瘙痒,伴大量头屑,每天晨起枕头边可见数十根掉落头发,心情烦躁,夜不能寐,近 3d 出现彻夜不眠。平素饮食不规律,喜食肥甘厚味,经常熬夜,大便黏腻不成形。舌胖大,水滑,边齿痕明显,脉濡缓沉。辨证:肝郁脾虚证。治法:燥湿健脾,疏肝解郁。方药:白刺果 50g,茯苓 40g,桂枝 15g,炒白术 15g,苍术 15g,炒薏苡仁 30g,泽泻 15g,柴胡 15g,枳壳 10g,厚朴 15g,生龙骨 30g,生牡蛎 30g,姜半夏 15g,黄连 10g,羌活 10g,炙甘草 10g。七剂,水煎服,每日一剂。嘱清淡饮食,少熬夜。给予自制酊剂外擦,每日两次。2019 年 3 月 18 日二诊,头发油腻稍缓解,每天洗一次头发,睡眠改善,每晚能睡眠四五个小时。效不更方,继续服用前方七剂。2019 年 3 月 26 日三诊,脱发减少,晨起枕边掉发比之前减少一半,头屑减少,前期治疗有效,心情明显好转,睡眠好转,大便基本成形。前方去薏苡仁、黄连,易桂枝 10g,苍术 10g,生龙骨 15g,生牡蛎 15g,姜半夏 10g,加佩兰 10g。十剂。2019 年 4 月 18 日四诊,自诉基本无脱发,头皮瘙痒、头屑明显减少,3d 洗一次头发,睡眠好转,舌淡,苔薄,无水滑,齿痕明显减少。处方:白刺果 50g,茯苓 30g,桂枝 10g,炒白术 15g,柴胡 10g,枳壳 10g,姜半夏 10g,羌活 10g,佩兰 10g,炙甘草 5g。十剂,停用外擦酊剂。嘱调整作息,清淡饮食。两月后电话随访已经毕业,无脱发、油腻,大便恢复正常。

按:患者因学业繁重,精神压力大,导致肝气郁滞不疏,木失条达,血行不畅,肝郁气滞,横逆犯脾,平素饮食不节,脾失健运,湿邪阻滞,上犯毛窍,阻滞不通,故而头皮油腻、毛囊受损,致易掉发。肝郁气滞,母病及子,引起心火上炎,故而出现彻夜不寐。方中白刺果、茯苓健脾渗湿,薏苡仁助茯苓渗湿,白术、苍术健脾燥湿,枳壳、厚朴行气燥湿,羌活治毛囊湿邪之标,炙甘草补脾土,固护中州,诸药合用,使中焦脾土强健,治其根本;柴胡疏肝解郁,黄连清泻心火,龙骨牡蛎镇静安神,肝脾心三脏同治,外用酊剂涂擦,祛湿止痒。三诊时脱发、睡眠、大便好转,湿邪已除去部分,故诸药减量,并去黄连。内服外调的同时,对患者的心理安慰也有很大帮助。本病例前后共计治疗将近两月,与患者密切配合坚持服药亦有密切关系。患者依存性好也是本病能治愈的一个重要方面。

## 4  小结

脱发一病,虽说微妙,却也事大,本病属中医疑难杂症。长时间的脱发,不仅影响患者外观,而且疗效又难以速显,一般服药者常在 1 月左右始见疗效。本病以青年男女多发,久治疗效甚微,对患者的情绪产生诸多负面影响,甚至引起心理异常,严重影响患者生活质量[5]。多数患者因不能坚持服用中药而中途放弃。情绪对本病的发展与预后有重要意义,因此对患者的健康教育和心理疏导显得尤为重要,正如西方著名医学家特鲁多所言:"有时去治愈,常常去帮助,总是去安慰。"临证时,对患者耐心的安慰尤为重要,从情绪的调整,饮食的注意和生活方式的改善等多方面,增加患者治疗信心,提高依从性。

**参考文献**

[1]庄晓晟,许嘉家,郑优优,等.雄激素性秃发的分类和分级方法[J].临床皮肤科杂志,2012,41(12):768-771.

[2]Wang T L,Shen Y W,Zhou C,et al. Androgenetic alopecia in China:A survey in China six provinces [J]. Journal of Clinical Dermatology,2010,39(12):743-746.

[3]王馨雨,王子好.雄激素性脱发中西医研究进展[J].中国中医药现代远程教育,2019,17(06):122-124.

[4]王任,袁婷,吴承艳,等.脱发的中西医病因机制研究进展[J].世界中西医结合杂志,2016,11(07):1028-1030.

[5]王磊,范卫新,曹蕾,等.脱发患者生活质量调查[J].临床皮肤科杂志,2008(07):417-419.

# 中医辨证论治脑胶质瘤的临床体会

赵文金[1]　李娟芳[2]　赵多明[3]

(1. 甘肃省兰州市城关区九州中路社区卫生服务站;2. 商洛学院;3. 甘肃省中医院)

**摘要**　脑胶质瘤是最常见的中枢神经系统肿瘤,近 5 年来,其病死率在全身肿瘤中仅次于胰腺癌和肺癌,位列第三位。本文通过典型医案,阐述笔者论治脑胶质瘤的临床思路、辨证要点及中医治疗方案。

**关键词**　脑胶质瘤;临床体会

# Clinical experience of treatment of gliomas based on syndrome differentiation of traditional Chinese Medicine

**Abstract**：Gliomas are the most common tumors of the central nervous system. In the past five years, the mortality rate of gliomas is second only to that of pancreatic cancer and lung cancer, ranking the third. Through typical medical cases, this paper expounds the author′s clinical thinking, key points of syndrome differentiation and treatment plan of traditional Chinese medicine.

**Keywords**：glioma, clinical experience

神经胶质瘤是起源于大脑或脊髓的最常见肿瘤,占原发性中枢神经系统肿瘤的 43%~50%,可发生于中枢神经系统的任何部位,最常见的发生部位是大脑,发病率为十万分之四至十万分之五[1]。脑胶质瘤占颅内肿瘤的 50%~60%,可发生于任何年龄,约 2/3 集中在 45~70 岁,男性发病率高于女性[2],主要临床表现为癫痫,颅内高压所致的头痛、呕吐、视盘水肿以及局灶性神经功能障碍,如肢体偏瘫等。

脑胶质瘤患者中 50% 以上为恶性程度高、高级别的多形性胶质母细胞瘤(glioblastoma multiforme,GBM),年发病率约为十万分之三[2];其次为间变星形细胞瘤,分别占胶质瘤总数的 52%[3]和 10%以上。高级别脑胶质瘤发病率和病死率高[4],其生存期仅为一至两年,严重危及患者生命健康。

近年来,治疗脑胶质瘤首选手术疗法,但因脑胶质瘤具有侵袭性生长的特性[5],患处与周围组织常粘连致边界不清,手术难度较大,术后复发率较高[6],并发症较多。笔者遵从中医学整体观念及辨证论治思想,临证运用自拟方止痉消瘤汤送服脑瘤丸治疗脑胶质瘤,可延长患者生存期,提高生活质量。

## 1 典型医案

田某某,男,68 岁。内蒙古阿拉善右旗雅布赖盐业集团公司职员。初诊:2006 年 12 月 3 日。

主诉:头痛、头晕,伴恶心、呕吐 5 个月。

病史:患者自 2006 年 7 月初开始出现复视、头晕、呕吐、步态不稳等症状。2006 年 11 月,劳累后癫痫发作,发作时牙关紧闭、颈项强直、角弓反张,后昏睡不醒,由救护车护送至兰州某医院神经科住院诊疗。诊断为脑胶质瘤。建议到北京某医院手术治疗,但由于患者身体状况差,家属协商后于 2006 年 12 月来甘肃省水利水电工程局职工医院中医科就诊。症见:患者神志不清、精神恍惚,目光呆滞,瞳孔中度散大,对光反射消失。家属代诉其头痛如锥刺,视物模糊,偶有喷射性呕吐。舌暗、苔黄腻、脉沉细涩。

辨证:气血亏虚、痰热瘀阻证。

治则:益气养血,活血通络,清热化痰,熄风解痉,消肿散结。

处方:自拟方止痉消瘤汤送服脑瘤丸。

方药组成:制半夏 20g,制天南星 10g,胆南星 10g,夏枯草 30g,天麻 20g,钩藤 30g(后煎),蒺藜 30g,石见穿 30g,制白刺果 100g,当归 30g,川芎 30g,黄芪 50g,皂刺 30g,葛根 30g,丹参 30g,蔓荆子 20g,细辛 6g,鱼脑石 30g,重楼 20g,炙天葵子 20g,天竺黄 20g,炒酸枣仁 50g,防风 30g,白芷 30g,生姜 10g。

服法及剂量:十剂,水煎,每日一剂,分两次饭后温服。服用汤药时送服自拟脑瘤丸:由羚羊角(可山羊角替代剂量加大)、麝香(可人工合成替代或不用)、郁金、土鳖虫、天竺黄、壁虎、藏红花、人工牛黄、川贝母、血竭、汉三七、砂仁、石膏、珍珠、人参、天麻、梅片、胆南星、玳瑁(可水牛角替代剂量加大)、酸枣仁、全蝎子组成。具有豁痰开窍、化浊解毒、化痰软坚、熄风清脑、清瘀散结之功效。并嘱咐其禁猪肉、雄鸡、烟酒、海鲜等。

二诊(2006 年 12 月 15 日):由家属陪同,患者神志转清,自述头痛、头晕减轻,可以忍耐,仍觉视物模糊、恶心、乏力。效不更方,原方加夜明砂 20g,菊花 20g,30 剂,水煎,每日一剂,分两次饭后温服。继续送服脑瘤丸。

三诊(2007 年 1 月 20 日):患者自行来就诊,精神明显好转,自述头痛、头晕明显减轻,气力较前增加,食量改善,视物模糊好转。原法继续治疗。

四诊(2007 年 2 月 15 日):患者自觉神清气爽、视物恢复正常。停汤剂,给予脑瘤丸继续服用。嘱其勿劳累、勿生气。

连续治疗半年,2007 年 6 月中旬复查头颅 MRI,未发现特殊病变体征,脑肿瘤完全消失。痊愈后,身体感觉正常,生活自理,可骑自行车上街,从事中等体力劳动。2014 年随访,患者仍健在,身体健康。

## 2　医案分析

患者临床症状多样,中医准确诊断、辨证、处方用药需要抽丝剥茧,去繁从简,实属不易。本案病情复杂,诊治过程中四诊合参,抓主要矛盾,辨证明了,药简量轻,选择汤剂与丸剂同服,守方治疗,效果可见。方选黄芪、当归、丹参、川芎等益气养血、活血通络;半夏、胆南星、天竺黄等散结止痉;钩藤、夏枯草、天麻等熄风解痉;天葵子、制天南星、石见穿、鱼脑石、皂角刺、重楼等解毒散结消肿。全方共奏益气养血,活血通络,清热化痰,熄风解痉,消肿散结之功。肢体屈伸无力,可加鸡血藤 50g;颈项强直,可加制蜈蚣 3 条;视物模糊,可加夜明砂 20g、菊花 20g。然脑干肿瘤病情错综复杂,不可一法而治,如条件适合,需手术治疗者,应当机立断,不可延误病情。

## 3　结语

近年来胶质瘤发病率呈逐年增高的趋势,其恶性程度高,复发率高,致死率高,已经成为严重影响人类健康的恶性肿瘤之一。临床症状多样,可表现为头晕、头痛、躁动不安、恶心、呕吐等颅内压增高症状;或眼睑下垂等动眼神经麻痹症状;或眼球内斜、复视、嘴歪、面部麻木等展神经、面神经或三叉神经受累症状;或吞咽呛咳、声音嘶哑、舌肌麻痹和萎缩等延髓损害症状;或肢体肌力下降、肌张力增高、腱反射亢进及病理征阳性等锥体束受损症状。胶质瘤呈侵袭性生长,一般与正常的组织无明显分界,很难在不损伤大脑功能的前提下将其彻底清除,这样就会造成肿瘤的复发,导致治疗失败,预后差。笔者采用益气养血、活血通络、清热化痰、熄风解痉、消肿散结之法治疗脑干肿瘤患者,效果显著,期与同道共勉。

**参考文献**

[1]Oberoi RK Parrish KE,Sio TT,et al. Strategies to improve delivery of anticancer drugs across the blood-brain barrier to treat glioblastoma[J]. Neuro Oncol,2016,18(1):27-36.

[2]Gallego O. Nonsurgical treatment of recurrent glioblastoma[J]. Curr Oncol,2015 22(4):273-281.

[3]Reznik E,Smith AW,Taube S,et al. Radiation and immunotherapy in high-grade gliomas:Where do we stand[J]. Am J Clin Oncol,2018,41(2):197-212.

[4]Stupp R,Mason WP,van den Bent MJ,et al. Radiotherapy plus concomitant and adjuvant temozolomide for glioblastoma[J]. N Engl J Med,2005,352(10):987-996.

[5]苏祖禄,陈浩皓,苏海,等.显微镜手术对 87 例脑胶质瘤患者认知、生活能力及血流灌注和神经肽水平的影响[J].重庆医学,2014,43(5):534-536.

[6]杨松,唐万忠,何裕超,等.荧光素钠在脑胶质瘤手术中的定位应用[J].中国实用神经疾病杂志,2017,20(2):15-17.

# 中医治疗恶性黑色素瘤临床探析

赵文金[1]  赵多明[2]  李浩冉[3]

(1. 甘肃省兰州市靖远路街道社区卫生服务中心;2. 甘肃省中医院;

3. 石河子大学医学院第一附属医院)

**摘要**  总结笔者治疗恶性黑色素瘤的临床经验，笔者认为该病的主要病因病机为两虚（肾虚、脾虚)两郁(气郁、痰郁)四邪(风、寒、湿、火)攻,凝滞肌肤恶疾生。治法以温补脾肾,解毒散结,清热凉血,活血化瘀为主,中药汤剂、丸剂、膏剂内调外治,充分发挥中医药优势,临床取得较好疗效。

**关键词**  恶性黑色素瘤;中医治疗

# Clinical analysis of treatment of malignant melanoma with traditional Chinese Medicine

**Abstract**: The main etiology and pathogenesis of this disease are two deficiency (kidney deficiency,spleen deficiency),two depression(qi depression,phlegm depression),four evils(wind,cold, dampness,fire) attack,and stagnation of skin diseases. The main therapeutic methods are warming the spleen and kidney,detoxifying and dispersing the knot,clearing away heat and cooling blood,activating blood circulation and removing blood stasis. The traditional Chinese medicine decoction,pill and plaster are internally adjusted and externally treated,giving full play to the advantages of traditional Chinese medicine and achieving good clinical effect.

**Key words**: Malignant melanoma; TCM Treatment

恶性黑色素瘤(Malignant melanoma,MM)是指起源于神经嵴黑色素细胞,由表皮黑色素细胞恶变而成的一种恶性肿瘤。该病以中老年人多发,好发于面部及四肢,易发生局部扩展、淋巴及血行转移,50%~80%的晚期患者会发生肝转移,8%~46%会发生脑转移,死亡率极高,约占皮肤肿瘤患者的80%[1]。现代医学对于本病的治疗原则为一旦确诊应早期切除,中晚期以放化疗辅助治疗,延续生命。手术治疗虽然能收到一定疗效,但术后复发率高。对于晚期未发生基因突变的 MM,化疗仍是不可替代的治疗措施,但患者生存期短,极易复发、转移,引起严重的并发症,严重影响患者生活质量。随着医学科学技术发展,靶向药物的研制逐步深入开展,个体化的靶向治疗药物用于该病的治疗,对患者带来福音,但由于作用时间短且易产生耐药性、具有很高的治疗成本,多数患者不能持久坚持治疗。

近年来,中医药治疗肿瘤疾病逐渐受到社会广泛关注和认可,中医疗效确切、操作简单、经济实惠,中药在减轻患者术后不良反应,减轻化疗药物毒副作用,提高患者生活质量和生存率有较大的优势。中医治疗黑色素瘤重在调节人体气血阴阳平衡,扶正祛邪,治法多以中药内服调节免疫为主,兼以外用直接腐蚀去除瘤体。

笔者从事中医事业五十余载,在内、外、妇、儿等各科疾病诊治尤其是肿瘤方面进行了深入钻研,积累了丰富的临床经验,对各种良恶性肿瘤大胆尝试治疗,收效俱佳,治疗皮肤肿瘤时常以汤剂、丸剂内服以扶正化瘀祛邪,配以自制膏剂外敷去除瘤体,坚持以人为本的治瘤理念——带瘤生存,辨病与辨证相结合,个体化动态治疗。现将笔者治疗恶性黑色素瘤的临床经验分享如下。

## 1 寻根找因,辨识病机:两虚两郁四邪攻,凝滞肌肤恶疾生

恶性黑色素瘤归属于中医"黑子""黑疔""恶疮""翻花"等范畴。多数医家认为该病由"黑痣"演变而来,《外科正宗·黑子》记载:"黑子,痣名也。此肾中浊气混浊于阳,阳气收束,结成黑子,坚而不散。"由于先天真阳亏虚,肾中精气化生不足,使邪气凝聚,终成黑子。《诸病源候论·黑痣候》中提到"有黑痣者,风邪搏于血气,变化生也。夫人血气充盛,则皮肤润悦,不生疵痕。若虚损则黑痣变生"。指出黑色素瘤的形成基础是元气虚损,不能化生阳气,导致痰、血等凝结,发展成乌黑肿块,日久化热,出现溃烂、渗液、出血、流脓等症状[2]。《灵枢·痈疽》曰:"营卫稽留于经脉之中,则血泣而不行,不行则卫气从之而不通,壅遏而不得行,故热。大热不止,热胜则肉腐,肉腐则为脓。"说明其病因为营卫之气运行受阻,壅而化热生毒,热毒壅盛而腐肉成脓。笔者总结前人经验及结合自己的临床实践,认为正气不足(脾肾两虚尤其是先天肾精亏虚)是本病发生的内在原因,邪气侵袭(风、寒、湿、火)是发病的重要条件。此外,本病的发生与七情内伤、饮食不节等因素亦密切相关。或情志不畅,肝气郁结,久而化火,肝胆火毒循经而发,郁于皮肤,或因饮酒食甘,脾失健运,痰浊内生,结于肌肤。

综上,笔者总结出恶性黑色素瘤的病因病机为两虚两郁四邪攻,凝滞肌肤恶疾生。两虚即脾虚、肾虚;两郁即气郁、痰郁;四邪即风、寒、湿、火。

## 2 内服汤丸扶正兼化瘀,外敷膏药腐蚀去瘤体

治疗本病当分阶段论治,早期治疗重在补肾充元,健脾益气,使气血生化有源,行走通利,才可与邪争,所谓"有胃气则生,无胃气则死",同时逐渐加大祛邪力度;中期着重化瘀祛邪,清热解毒,兼顾脾肾;后期顾护在祛邪的基础上要重视温补肾阳,肾阳为人一身阳气之根本,肾阳复,阴寒之邪自去,病可愈。前期主要口服扶正抗癌汤,中期汤、丸、膏三管齐下,后期以丸剂固本巩效。

## 2.1 扶正抗癌汤

组成:白刺果100g,党参20g,炒白术30g,茯苓30g,猪苓30g,炒薏米30g,泽泻30g,蛇莓50g,制南星10g,金银花30g,制山慈姑20g,龙葵30g,苦参20g,白花蛇舌草30g(可乌梢蛇替代剂量加大),土茯苓30g,重楼30g,白鲜皮20g,地肤子20g,蜂房10g,半边莲30g,当归30g。中药引子:鲜生姜五片,大枣20枚,冬瓜100g,大米30g

功效:健脾补肾,除湿祛瘀,活血散结,清热解毒

特色用药:白刺果为甘肃道地药材,味甘,性平,具有健脾胃,滋补强壮,调经活血之效,为笔者临床健脾补气最常用之药。

## 2.2 扶正抗癌丸

组成:人工麝香(可人工合成替代或不用)、人工牛黄、白花蛇(可乌梢蛇替代剂量加大)、山慈姑、玳瑁(可水牛角替代剂量加大)、白术、女贞子、薏米、金银花、草红花、浙贝母、砂仁、重楼、汉三七、珍珠粉、制蟾酥、半边莲、水牛角、西洋参、制马钱子、灵芝、黑枸杞、补骨脂。

功效:活血化瘀,软坚散结,化痰祛瘀,补益气血。

制备方法:以上述药物按比例配置研细过80目筛备用,称取一定量的蜂蜜于蒸发皿中加热至沸,捞去漂浮的泡沫带有光泽,与药粉按比例混合(药粉与炼蜜比例为1:1),均匀地揉成面团样丸块,充分和匀,使其内外全部滋润,色泽一致,软硬适中,捏塑成大约直径3cm大小药丸,装瓶密封。

## 2.3 腐蚀皮仙膏

组成:黄连、斑蝥、大黄、食盐、血余炭、鸦胆子、炉甘石、生石灰、天然牛黄、纯碱。

制备及用法:将上述药共研细末,每取2g左右装置青霉素空瓶大小干净玻璃瓶内,用蒸馏水调糊状即可。用时将患者局部用75%酒精消毒后,根据病情面积大小用牙签蘸少许腐蚀皮仙膏点涂,着药面覆盖治疗面积即可。涂药5~10min后,患者可略有灼痛感,无其他不良反应,等皮肤病患处逐渐出现灰白色苍白圈,明显水肿,周围健康皮肤轻度红晕时,可用生理盐水或75%的酒精棉球擦干净药痂和腐蚀的赘生组织。

功效:拔毒祛腐,活血化瘀,软坚散结。

## 3 典型医案

祁某某,男,62岁,内蒙古阿拉善右旗陈家井10105号,牧民。初诊:2014年2月5日。

主诉:右侧耳后及耳前颊部皮肤肿物62年,出现瘙痒、溃烂1a。

病史:患者出生时发现其右侧耳后及耳前颊部皮肤肿物呈片状及流线型,外观与皮肤齐平,表面无破溃,有渗液,一直未予治疗。随着生长发育,肿物逐渐扩展增大,并高出皮肤,2009年始逐渐呈颗粒状,并出现破溃渗液。遂就诊于内蒙古某三甲医院,取病检结果示:基底细胞癌。未行手术,经保守治疗稍好转后出院。1a前自觉患处瘙痒不适,自行搔抓破溃流血,之后创面自行愈合,患处逐渐出现黑色皮损,体积增大,于2014年1月13日转入兰州某三甲医院住院诊疗,诊断为恶性黑色素瘤。医院建议行化疗及植皮术。患者及家属放弃治疗。后经类似病情患者多次推荐,今前来寻求治疗。症见患者神清、精神差,纳差,体形消瘦,右侧头面部、颈部可见多处散在

皮肤肿物,右侧耳后可见片状肿物约 7cm×7cm,右侧枕部约 3cm×3cm,右侧上唇约 3cm×15cm,右侧耳垂至胸骨上窝处可见肿物 20cm×2cm,形状不规则,呈流线型,表面粟粒状,右侧面部皮肤处及眼眶下可见多处黑色皮损,最大约 1~5cm,最小约 0.5~1.5cm,患处皮肤奇痒难忍,呈淡紫色。舌质淡,苔黄腻,脉濡。

辨证:脾虚痰凝、热毒瘀结证。

治则:健脾利湿,解毒散结,活血化瘀。

处方:自拟扶正抗癌汤(方药见前,七剂,水煎,每日一剂,分两次饭后温服)送服扶正抗癌丸,每次一丸,每日两次,外敷自拟腐蚀皮仙膏,每日一次。

二诊(2014 年 2 月 16 日):溃烂结痂已自行脱落,精神较前好转,食量有所增加,夜寐安。效不更方,仍觉乏力,原方加黄芪 60g,七剂,水煎,每日一剂,分两次饭后温服。继续送服扶正抗癌丸,外敷自拟腐蚀皮仙膏。

三诊(2014 年 2 月 24 日):复诊时患者头颈部肿块较前变小,未再出现溃破,瘙痒明显缓解,乏力改善,食纳可。原法继续治疗。

四诊(2014 年 3 月 25 日):1 月后患者头颈部肿块基本脱落,皮损处可见新鲜皮肤,无出血渗出。停腐蚀皮仙膏外敷,继续给予汤药合扶正抗癌丸巩固疗效。

**按语**

本例患者出生时即发病,本为先天禀赋不足,年轻时阳气盛尚可压制邪气肆虐;年过六旬,真阳渐衰,邪气肆意妄为,病情加重。若患者胃气充实,尚可抵制邪气,然其脾胃本虚,终致病情迅速发展。因此在治疗初期给予自拟扶正抗癌汤加减以健脾除湿,同时配以自拟腐蚀皮仙膏祛腐生新,全程予自拟扶正抗癌丸以温补脾肾、解毒散结、清热凉血、活血化瘀。该病案体现了抓住病机,精准用药,分段论治,不同中药剂型的灵活运用,收效迅速,减轻患者痛苦,明显改善生活质量,体现了中医药的巨大魅力。

**参考文献**

[1]黑色素瘤专家委员会.中国黑色素瘤诊治指南[S].2013 版.北京:人民卫生出版社,2013:17,29-30.

[2]茅婧怡,周洁,张明,茅伟安.恶性黑色素瘤的中医药治疗及研究进展[J].世界临床药物,2017,38(06):428-434.

# 重用甘遂治疗肝硬化腹水的体会

赵文金[1]　赵辉章[1]　赵多明[2]　何希瑞[2]　章志军[2]

（1. 甘肃省皇城绵羊育种实验场职工医院；2. 甘肃省中医院）

**摘要**　通过分析古今医药学者对甘遂在临床中的应用以及现代药理学研究，笔者认为甘遂在治疗肝硬化腹水方面有着广阔的前景，在指导临床实践方面具有重要意义。

**关键词**　肝硬化腹水；甘遂

# Treatment of ascites due to cirrhosis by reusing gansui

**Abstract**：By analyzing the clinical application and modern pharmacology research of Kansui by ancient and modern medical scholars, the author believes that gansui has a broad prospect in the treatment of ascites due to cirrhosis and has an important significance in guiding clinical practice.

**Key words**：cirrhosis ascites；gansui

肝硬化腹水属中医"膨胀病"范畴，是中医"风、疹、磁、膈"四大难治病之一，其文献记载最早见于《灵枢·水胀篇》。近年来中医学结合现代病理学、药理学知识，运用中医辨证论治思维，在消减腹水、改善肝肾功能、提高患者生活质量等方面取得长足进展，笔者也在多年临床工作中重用甘遂治疗肝硬化腹水取得显著疗效。本文将深入探讨甘遂治疗肝硬化腹水的药理基础及临床疗效，为中医药治疗肝硬化腹水提供一些思路及方法。

## 1　祖国医学对甘遂的认识

甘遂为大戟科大戟属（Euphorbia）植物甘遂（EuphorbiaKansuiT·N·Liou ex T·P·Wang）的干燥块根[1]，别名有主田、猫儿眼、苦泽等。主产于陕西、山西、河南等地，其中以陕西产者质量最佳。《珍珠囊》曰："味苦气寒，苦性泄，寒胜热，直达水热所结之处，乃泄水之圣药。"主治"大腹疝瘕，腹满，面目浮肿，留饮宿食，破症坚积聚，利水谷道。"《本经》曰："下五水，散膀胱留热，皮中痞热，气肿满。"

历代医家对甘遂的应用主要涉及臌胀、水肿、痰饮、结胸、产后血瘀、马脾风、癫痫、膈噎、便秘、两便不通、疝气、脚气肿痛、消渴等症,具有泻水饮、破积聚、通二便等功效[2]。

## 2 现代医学对甘遂的认识

现代药理学研究表明:甘遂能刺激肠管,增加肠蠕动,产生泻下作用。小鼠灌服生甘遂或炙甘遂的混悬液(6~9g/kg),出现泄泻现象,但动物无一死亡。小鼠灌服生甘遂或炙甘遂的乙醇浸膏(10~50g/kg),可出现明显泄泻,且生甘遂泻下作用较炙甘遂作用强,毒性也大,58只小鼠给药后11只死亡,而服炙甘遂者无死亡。甘遂煎剂无泻下作用,经乙醇提取后的残渣也无泻下作用,说明甘遂的泻下成分不溶于水,溶于乙醇,可能是一种难溶于水的黄色树脂状物质,说明甘遂多入丸散制剂,而不宜入汤剂煎服[3]。聂淑琴等[4]报道,甘遂生品、醋制品及甘草制品醇提物对小鼠致泻的 $ED_{50}$ 依次为 0.59、3.26、4.79,炮制后泻下作用减弱。

近代医家每慑于甘遂之毒性,虽知其斩夺之功,却畏其峻利而弃用。历代以来甘遂多醋制后使用。甘遂醋制后的引产和肠道刺激作用明显减弱,鉴于此,笔者使用大枣寓泻于补之,以改其猛虎之力为安全可靠的缓泻之方,从而达到扶正补虚的功效。笔者在临床工作中治疗肝硬化腹水 15 例,其中难治性腹水 6 例,均获得良效。所治患者均为患乙肝多年后引起的肝硬化腹水,接诊前患者均形体瘦怯,精神萎靡,腹大如鼓,巩膜黄,皮肤黄染,晦暗不鲜,胸痞纳差,饮食不化,小便短小,大便干结,舌质红,苔薄腻,脉细如滑,中医辨证为气血虚弱、水湿冷滥之症。在患者经治疗 60d 左右后,腹水全消,黄疸尽退,食欲大增,精神抖擞。再继续调治 20~30d 后复查,肝功能基本恢复正常,体重增加,随访两年,症状消失,均未复发。

## 3 医案举例

### 3.1 典型病例 1

张某,男,农民,52 岁,2003 年 3 月 12 日在甘肃省水利水电工程局职工医院就诊。接诊时,面色晦暗,右肋胀痛,腹部膨隆,疲乏无力,下肢水肿。超声检查:肝脾肿胀,肝区有密集小波,肝血管纹理紊乱。B 超提示:肝硬化,大量腹水。诊断为肝硬化腹水(失代偿期)。查体:身体肥胖,精神不振,巩膜无黄染,肝肋下二指,舌质暗,有小瘀斑,苔薄白,脉弦涩。选用醋制甘遂 1g 细末,每早空腹一次,并用 10~20 枚红枣煎汤送服。若已下利则不再加量;若未下利,每天加制甘遂 0.2g,逐渐递增至常用量为限。

按:应用醋制甘遂的目的[5]:引药入肝,增强活血化瘀止痛的作用;降低毒性,缓和药性;矫臭矫味,减少了不良气味,便于服用。继之用以软肝药(自拟三棱 20g、莪术 60g、鳖甲 60g、蚂蚁 60g、全虫 20g、茯苓 60g、黄芩 90g、太子参 90g、红花 30g 水煎口服,一日两次)活血化瘀,消肿散结,减少肝细胞坏死,促进肝细胞再生,扩张肝脏血管,增强血液循环。经治疗,患者症状基本消失,复查腹部 B 超提示:肝脾缩小,肝血管纹理趋于正常,随访至今未复发。经临床验证,在肝硬化腹水治疗中越早使用甘遂,预后及结果越好[6]。

### 3.2 典型病例 2

河池地区民族医院(广西)刘学冠报道:醋制甘遂粉治疗肝硬化腹水 15 例,其中男 11 例,女 4 例;年龄最小者 34 岁,最大者 65 岁;病情最长者 10a,最短者为 2a,平均 5a。炮制方法:取净甘遂适量,按每 kg 甘遂用 0.4~0.5kg 米醋比例拌匀,置于锅内用文火炒至微干后取出晾干,碾粉过80 目筛即制成醋甘遂粉,每 0.5g 装入一枚胶囊中备用。治疗方法:于早餐后服,每日一粒,一般连服 5~7d。疗效:通常在服药后不久即解稀水样大便,腹泻明显时可口服 10%氯化钾,每次 10ml,每日三次,以防钾损失过多,同时适当静脉滴注人血白蛋白、肝氨等以支持治疗,防止攻代太过而伤及正气。结果:显效 9 例,有效 4 例,无效 2 例,总有效率 86.17%。

## 4 讨论

肝硬化腹水是一种慢性肝病。由肝细胞变性、坏死,组织纤维增生和瘢痕收缩,形成肝硬化。肝硬化肝功能减退引起门静脉高压、脾大,从而影响蛋白质和维生素的吸收,最终导致腹水形成。肝硬化腹水归属于中医学"臌胀"范畴,以腹胀大、皮色苍黄、脉络暴露为特征。近年来本病发病率增高,严重危害着人民的生命健康,已引起医学界的广泛重视。中医在治疗该病方面积累了一定的经验,且疗效不断提高,通过以上资料显示甘遂在肝硬化腹水治疗中具有广阔的前景,值得进一步研究探讨。甘遂,苦寒有毒,入肾经。《本经》曰:"大腹疝瘕,腹满,面目浮肿,留饮宿食,破坚、积聚,利水谷道。"《药性本草》曰:"能十二种水疾,去痰水,痰饮,溢则为肿胀,甘遂能泻肾经湿气,治痰之本也,不可过服,但中病则伤可也。"经过笔者长期临床观察,甘遂在治疗肝硬化腹水患者上疗效显著。

通过临床实践,适度剂量的甘遂对肝肾等脏器没有损害。肝硬化腹水急性期,以甘遂为将攻之,有利于肝功能的修复,加速病灶的吸收。笔者重用甘遂治疗肝硬化腹水,根据中医用药特点,遵从中医学整体观念、辨证施治、灵活配伍原则,严格定期复查电解质、肝肾功能,据病情变化调整用药剂量、比例,及时纠正电解质紊乱,使肝硬化患者症状及体征得到缓解,腹水减少或消退。因此积极研究中药甘遂的性味归经、功效主治,能更好地指导临床用药,发挥中医中药治疗肝硬化腹水的优势。

### 参考文献

[1]国家药典委员会. 中华人民共和国药典[S]. 2005 年版. 北京:化学工业出版社,2005,60.

[2]彭培初,庄敏之. 我用甘遂[J]. 上海中医药杂志,2000(05):24-25.

[3]江苏新医学院. 中药大辞典[M]. 上海:上海科学技术出版社.

[4]聂淑琴,李泽琳,梁爱华,等. 炮制对甘遂、牛膝、苦杏仁特殊毒性及药效的影响[J]. 中国中药杂志,1996,21(3):153-156.

[5]叶定江. 中药炮制学(供中药类专业用)[M]. 上海科学技术出版社.

[6]魏晓燕. 甘遂临床应用心得[J]. 黑龙江医药科学,2000(04):37.

【《中国中医名人榜》(第一版),中国古籍出版社,2009】

# 第三章　经验用方

## 补中益气汤加减治疗重症肌无力的临床探析

赵文金[1]　李娟芳[2]　赵家康[1]

( 1. 甘肃省兰州市城关区靖远路街道社区卫生服务中心中医科;2. 商洛学院)

**摘要**　重症肌无力(Myasthenia Gravis,MG)是一种获得性自身免疫性疾病,常累及骨骼肌,临床表现为骨骼肌肌力减弱,典型者具有朝轻暮重,活动后加重,休息后减轻的疾病特点。MG病因尚未明确,西医治疗以糖皮质激素为主,虽有一定疗效,但也存在诸多不足,如用药周期长,撤药后易复发,且副作用明显并降低机体自身免疫力。中医学源远流长、博大精深,在治疗MG时有其特有的优势,可提高本病的治疗效果,并降低西药的副作用。现举医案介绍笔者运用补中益气汤治疗MG的辨证诊疗思路,以供临床医师参考。

**关键词**　重症肌无力;补中益气汤;中医临床

# linical analysis on the treatment of myasthenia gravis with Buzhong Yiqi Decoction

**Abstract**:Myasthenia gravis (mg) is a kind of acquired and refractory autoimmune disease involving neuromuscular joints. Its clinical manifestations are mainly skeletal muscle weakness and morbid fatigue. The typical cases are characterized by severe aging, aggravation after activity and relief after rest. The etiology of Mg is not clear yet. Western medicine mainly treats glucocorticoids. Although it has certain curative effect,there are many shortcomings,such as long medication cycle,easy to relapse after withdrawal,obvious side effects and reducing the body's own immunity. Traditional Chinese medicine has a long history,extensive and profound,and has its unique advantages in the treatment of Mg,which can improve the treatment effect of the disease and reduce the side effects of Western medicine. This paper introduces the dialectical diagnosis and treatment of Mg with Buzhong Yiqi Decoction for clinicians.

**Keywords**:myasthenia gravis;Buzhong Yiqi Decoction;clinical Chinese Medicine

重症肌无力是一种获得性自身免疫性疾病，主要是由血清中烟碱型乙酰胆碱受体抗体(Ach R-Ab)介导，在细胞免疫、体液免疫和补体参与下突触后膜乙酰胆碱受体(Ach R)被大量破坏，导致神经-肌肉接头处突触后膜传递功能障碍。临床上因受累骨骼肌范围及程度不同，出现不同的临床表现，如累及肢体肌肉时出现肢体乏力，并有午后、活动后症状加重，晨起、休息后症状减轻的特点；如累及眼睑肌、眼外肌、咽喉肌时出现眼睑下垂，复视或斜视，表情淡漠，咀嚼无力，吞咽困难，构音不清，呼吸困难等症状。值得注意的是，MG患者中有少部分人群由酪氨酸激酶(MuSK)抗体(肌肉特异性抗体)、低密度脂蛋白受体相关蛋白4(LRP4)抗体介导，主要临床表现为骨骼肌肌力减弱，活动后症状加重，休息及应用药物后症状明显减轻[1]。2016年，国外研究显示MG的年发病率为(8~10)/100万人[2]；国内相关文献报道MG的平均发病率约为7.4/(10万人·年)，其中女性为7.14/(10万人·年)，男性为7.66/(10万人·年)[3]。

MG累及机体免疫系统的疑难杂症，临床表现主要为四肢肌力减弱，伴疲劳性加重，侵犯机体多部位的肌肉，如眼睑肌、四肢肌、咽喉肌和呼吸肌等，严重时发生MG危象。现代医学尚未明确MG的病因病机，目前多采用免疫抑制剂(如糖皮质激素)、免疫球蛋白、血浆置换、胸腺切除术等治疗方法，收效甚微，且长期用药容易导致多种毒副作用产生[4]。临床研究表明，因胸腺为中枢免疫器官，MG患者做胸腺CT检查时发现其胸腺处于慢性炎症的病理状态[5]，约75%~90%的MG患者伴有胸腺异常，其中85%为胸腺增生，15%为胸腺瘤[6]。MG的病情演变与胸腺内发生的异常免疫应答直接相关，故可从治疗胸腺入手改善MG患者的临床症状。胸腺切除术已经成为治疗MG的常用方法之一，但患者的病情状况及身体状况千差万别，有些患者不具备手术指针，针对该类患者，采用中医学辨证论治常取得较好疗效，亦可提高MG的临床治愈率，减轻西药长期治疗的毒副作用[7-8]。

中医医学典籍中无"重症肌无力"这一病名的记载，历代中医学者根据患者眼睑开合不能、肢体力弱、吞咽困难、呼吸困难等临床表现，将其归属于"痿病""睑废""大气下陷"等范畴，又如《黄帝内经》之"视歧"、《证治准绳》之"视一为二"和"目珠不正"、《诸病源候论》之"睢目"和"偏视"、《圣济总录》之"眼睑垂缓"等。大多中医学者认为，脾气亏虚或脾肾两虚为MG的病机基础，辨证论治多以脾肾双补为主。根据中医基础理论的论述，脾为后天之本，主运化水谷精微，主四肢百骸，濡养肌肉，是气血生化之源，肝心脾肺肾及六腑的正常运行皆有赖于脾脏的濡养。正如《三因极一病证方论·五痿叙论》所述："人身五体内属五脏，若随情妄用，喜怒不节，劳佚兼并，致内脏精血虚耗，荣卫失度……使皮毛、筋骨肌肉痿弱无力，故致痿躄。"即指出了"痿躄之证属内脏气不足之所为也。"明代杨继洲云："脾胃乃一身之根蒂，五行之成基，万物之父母，安可不又其至健至顺哉。"《素问·痿论》提出治疗痿证的总则为"治痿独取阳明"。因脾胃为后天之本，肾为先天之本；肾为全身阳气、阴精之根本，"五脏之阳非此不能发，五脏之阴非此不能滋"；肾藏精生髓，充养于骨。故中医学认为MG患者脾胃虚损日久，脾胃运化水谷精微功能受损，精液不足，后天不能充养先天，导致先天之精亏耗，形成其总病机为"阳明虚则血少，不能润养宗筋，故驰纵；宗筋纵则带脉不能收引，故足痿不用"。MG发生发展的整个病理过程中，中医辨证以脾肾亏虚为主，其病机为后天脾胃运化不足，气血生化乏源，四肢百骸失于濡养，故MG的中医辨证论治倡导以补脾益肾为大前提，方药以补中益气汤加减为基本方剂。正如《灵枢·本神》"脾气虚则四肢不用"，《灵枢·经脉》曰："脾足太阴之脉……属脾络胃，上膈，挟咽，连舌本，散舌下。"又如《脾胃论》所述："脾病则下流乘肾，土克水则骨乏无力。"补中益气汤方药出自李杲《内外伤辨惑论……饮食劳倦论》云："内伤脾胃，乃伤其气……伤内为不足，不足者补之……温之、和之、调之、养之，皆补也。内伤不足之病，苟误认作外感有余之病而反泻之，则虚其虚也。"现代药理学研究表明，补中益气汤能维持机体体液免疫、细胞免疫正常运行，纠正机体免疫系统异常免疫应答，增强机体合成代谢，减弱机体分解代谢，提高外周血 T 细胞、自然杀伤细胞活性和血清 IgG[9~11]。

笔者从事中医临床工作五十余年，针对人体各系统疑难杂症、急危重症，具有丰富的临床诊疗经验，在临床诊疗 MG 患者时有较佳的中医思维，且用药遣方独具一格，兹介绍如下。

## 1 典型医案

患者：方某某，女，60 岁。甘肃省水利厅职工。初诊：2017 年 2 月 18 日。

主诉：左眼睑下垂伴眼球活动受限 3 个月，右眼睑下垂 1 个月。

病史：患者 3 个月前受凉感冒后出现左眼睑下垂，朝轻暮重，继而出现眼球运动受限，未规范诊疗。今为求中医诊疗至甘肃省水利水电工程局职工医院。症见：精神差，烦躁，双侧眼睑下垂、眼球运动受限、复视，腰膝酸软、耳鸣，自汗、乏力，腹胀、食欲差、腹泻、小便正常。舌质淡，苔薄白，脉细弱无力。

辨证：脾肾气虚证

治则：健脾益气，升举清阳

处方：补中益气汤加减

方药组成：红力参 10g（另煎），当归 30g，黄芪 30g，升麻 10g，炒白术 30g，菟丝子 15g，党参 30g，桑寄生 20g，茯苓 30g，炒山药 30g，炙甘草 10g，炙柴胡 15g，炮紫河车 15g，生姜 6g，红枣 15 枚。30 剂，水煎服，每日一剂，分早、中、晚三次口服。

二诊（2017 年 3 月 18 日）：经上述治疗一个月后，晨起一个半小时后方才出现眼睑下垂现象，自觉腰膝酸软、耳鸣症状较前缓解，全身无力、食欲不佳症状较前缓解，汗出减少。查体：舌红少苔，脉细。效不更方，处方：红力参 10g，党参 30g，茯苓 30g，炒白术 30g，炙甘草 10g，当归 30g，熟地 20g，炙黄芪 50g，炒白芍 30g，炙五味子 10g，麦冬 10g，川芎 20g，山萸肉 30g，泽泻 30g，炒鸡内金 30g，炒苡仁 30g。30 剂，服法同上。

三诊（2017 年 4 月 20 日）：服前方药 30 剂，患者双侧眼睑开合力显著增强，上睑肌的肌力试验（−），自觉全身乏力、腰膝酸软、耳鸣症状明显缓解，夜不能眠、出汗等症状亦明显改善，情志舒畅，食则有味，二便调。查体：舌质淡、苔薄白、脉沉细。处方：原方加制附子 10g（先煎），炒补骨脂 10g，肉桂 6g，鹿胶 10g，熟地 30g，砂仁 6g。十剂，服法同上，巩固疗效。

## 2 医案分析

眼睑属脾，脾主四肢肌肉，胃主受纳，眼睑开合不能，实为肾气先天不足，后天脾胃失养，气血匮乏不足，不能濡养肌肉所致，属于"痿病"范畴，所谓"治痿独取阳明"。此外，"五脏虚损，穷及必肾"，故采用健脾益气，补益肝肾法。本案患者采用补中益气汤大补中焦之气，温阳举陷，取得了满意效果。本方取黄芪、红参、白术、炙甘草补脾胃中焦之气;当归养血和血;升麻、柴胡助黄芪、红参升举阳气,使下陷之气得以升提;炮紫河车、菟丝子、桑寄生补益肝肾。诸药相合,起到阳升陷举的作用,三诊加制附子、炒补骨脂、肉桂温补肾阳,熟地补血滋阴,砂仁制约诸药滋腻。

## 3　结语

MG 是常破坏机体免疫系统功能的一种自身免疫性疾病,在 MG 的发生发展过程中,以体液免疫介导为主,细胞免疫及补体参与为辅,使现代医学束手无策,尚无找寻到完全根治方法。因病因不明,易反复发作,MG 患者进行体力活动后症状加重,且常伴随药物依赖性,治疗上无特效疗法和特效药物。现代研究表明,中药可多环节、多方面地对机体异常免疫进行调节[12],同时辨病与辨证相结合,注重个体差异性,综合调节机体免疫功能,使之恢复免疫稳态,是中医药治疗 MG 的优势之一。上述案例为 MG 的中医药治疗提供借鉴及参考。

**参考文献**

[1]李柱一.中国重症肌无力诊断和治疗指南(2015 年简版)[A].中华医学会第十八次全国神经病学学术会议论文汇编(上)[C].中华医学会(Chinese Medical Association),中华医学会神经病学分会(Chinese Society ofNeurology),2015:2.

[2]Carr A S,Cardwell C R,Mccarron P O,et al. A systematic review of population based epidemiological studies in Myasthenia Gravis[J]. BMC Neurology,2010,10(1):46.

[3]李媛,楚兰,张艺凡.重症肌无力免疫学机制研究进展[J].中国神经免疫学和神经病学杂志,2015,22(03):209-214.

[4]王维治.重症肌无力的治疗及其相关问题[J].中国神经免疫学和神经病学杂志,2011,18(05):310-313.

[5]Ströbel P,Chuang W Y,Marx A.Thymoma –Associated Paraneoplastic Myasthenia Gravis [M]// Myasthenia Gravis and Related Disorders. 2009.

[6]刘卫彬.免疫稳态与重症肌无力的目标治疗[J].中国现代神经疾病杂志,2014,14(10):839-842.

[7]胡明哲,崔赛男,李衍滨.中医药治疗重症肌无力的研究概况[J].湖南中医杂志,2017,33(03):163-165.

[8]张丽香,郭全,郭远瑾,等.温肾健脾方对重症肌无力患者免疫功能的影响[J].湖南中医药大学学报,2018,38(04):459-462.

[9]闫洁,张运克.张运克教授治疗眼肌型重症肌无力的临床经验[J].中国中医药现代远程教育,2015,13(21):26-28.

[10]雷洪伟.补中益气汤加减方治疗重症肌无力的临床经验总结[D].湖北中医药大学,2016.

[11]Ren J,Bai Y,Hao L,et al. Amelioration of experimental autoimmune myasthenia gravis rats by blood purification treatment using 4-mercaptoethylpyridine-based adsorbent [J]. Journal of biomedical materials research. Part A,2011,98A(4):589-595.

[12]周悦芳,范培红.中药免疫调节作用研究进展[J].时珍国医国药,2017,28(01):204-207.

# 桂枝去芍药加附子汤治疗胸痹一则

赵文金[1]　王涛[2]　牛炳蔚[1]

(1. 甘肃省兰州市城关区九州中路社区卫生服务站;2. 商洛学院)

**摘要**　总结中医治疗胸痹的诊疗思路,通过桂枝去芍药加附子汤治疗胸痹治疗医案,探析温阳化气、化痰祛瘀法对胸痹的治疗思路,为胸痹的中医临床治疗应用提供思路和依据。

**关键词**　胸痹;桂枝去芍药加附子汤

# Guizhi qushaoyao and Fuzi Decoction in the treatment of chest obstruction

**Abstract**: This paper summarizes the diagnosis and treatment ideas of traditional Chinese medicine for chest arthralgia,analyzes the treatment ideas of Warming Yang and removing Qi,resolving phlegm and removing blood stasis,and provides ideas and basis for the clinical treatment of chest arthralgia.

**Key words**: chest arthralgia;Guizhi qushaoyao and Fuzi Decoction

## 1　病因病机

胸痹最早载于汉·张仲景《金匮要略·胸痹心痛短气病脉证治第九》,该书认为胸痹基本病机为"阳微阴弦,即胸痹而痛",高度概括出张仲景对胸痹病机的总体认识,认为乃上焦阳气不足,阴邪即乘势而上,"邪之所凑,其气必虚",故而出现"喘息咳唾,胸背痛,短气"之症,治疗以辛温通阳、散胸中阴痹为主。仲师首次提出胸痹辨证论治之说,后世医家接踵而至。《医门法律·中寒门》记载:"胸痹心痛,然总因阳虚,故阴得乘之。"《类证治裁·胸痹》记载:"胸痹胸中阳微不运,久则阴乘阳位,而为痹结也"[1]。然,历代医家对于胸痹的病机认识并非一致,自明代以来诸如丹参饮、失笑散、血府逐瘀汤等活血化瘀之剂,逐渐被重视起来。以上两种认识,在胸痹的治疗中逐渐趋于主流,对后世影响深远。中医学中讲,心者君主之官,神明出焉,心主血脉而藏神,为阳中之阳。《金匮要略·胸痹心痛短气病脉证治第九》载有"阳虚知在上焦"之训,又云"胸中为阳之位,乃清旷之乡,难受一丝荫翳蒙蔽,蔽则阳气不布,窒而不通,不通遂痛矣",明确指出胸痹的基本病机多与胸阳不振,痰浊上泛,致心之脉络痰瘀凝结密切有关。笔者窃以为,为中医者,临床中切莫用西医思维来理解中医,中药须在中医理论指导下运用,告诫从医者遇此病勿用过阴寒之味,要擅用温阳化气、化痰祛瘀之法治疗胸痹。要对症下药,方能手到病除。

## 2 验案

王某,男,46岁,公务员。初诊:2014年10月11日。患者自诉十余年前无明显诱因出现胸前区满痛不适,往往因气候变冷而加剧。伴有咳嗽、短气、乏力不适,手足发凉,纳食一般,小便清长,大便尚调,舌质淡嫩,苔白略滑,脉沉弦而缓。此乃胸阳不振,阳不胜阴,阴气窃踞胸中,气血运行不利。辨证:心阳虚衰,阴液上袭证。治以温阳散寒,活血祛瘀。处方:桂枝20g,炮生姜10g,丹参30g,大枣12枚,炙甘草10g,炙黑附片10g(先煎)。中药七剂,水煎服,一日一剂。

二诊(2014年10月19日):连服七剂后患者自诉上述症状较前明显缓解,舌质淡嫩,苔白略滑,脉沉细。继续前方十剂,水煎服,一日一剂。

三诊(2014年10月30日):自诉前方十剂后多年的胸中闷痛不适减轻,心情畅快,精神大好,舌质淡,苔白稍水滑,脉细有力。前方去附子加瓜蒌10g,继服十剂以巩固治疗。

按语:以上案例患者为中年男性,以胸前区满闷不适为主要表现就诊,故中医诊断为胸痹,患者不适遇寒加重,同时伴有四肢发冷,此乃胸阳不振,脉络失于温煦,阴寒内凝,阳气不能布散而痹阻,心肺气血凝滞,循流不畅所致。方中桂枝温阳化气;附子乃大补元阳之主药,一切寒凝痼冷之结于脏腑筋骨,痹于经络血脉者,其力能升降、内达外散[2];附子与桂枝相配,温补心阳,以防亡阳之变;丹参"味苦色赤,性平而降,能入心包络破瘀",现代研究表明,丹参具有明显的抗心肌缺血损伤作用。而附子又为强心之要药,故二药合用可直达心包络之病邪所在。阴邪祛除而寒痰未消,瓜蒌为宽胸散结祛痰理气之要药,故三诊时去附子加入瓜蒌以使胸中寒痰驱散。

## 3 小结

本医案用方桂枝去芍药加附子汤,来源于《伤寒论》:"太阳病,下之后,脉促,胸满者,桂枝去芍药汤主之;若微寒者,桂枝去芍药加附子汤主之。"桂枝汤去阴柔酸敛、郁遏胸阳之性的芍药,组方特点由阳中有阴转变为辛温扶阳,再加上辛温雄浑的附子,全方回阳救逆、补火助阳之功显著,乃宣通胸阳之良剂。本案患者病久心阳不振,血脉失于阳气之温煦,气血运行滞涩不畅,就须用活血化瘀之丹参、化痰利气宽胸之瓜蒌皮。只有切入病机,方能达到确切的疗效。

**参考文献**

[1]杨涛,张炜宁,朱洁.叶天士辨治胸痹特色浅析[J].湖南中医杂志,2018,34(4):117-118.
[2]魏千程,燕忠生,孟庆常.张仲景运用附子特点和规律的探讨[J].中华中医药学刊,2007(7):1484-1485.

# 加味柴胡疏肝散辨治慢性萎缩性胃炎的体会

赵文金[1]　李娟芳[2]　郇增年[1]

(1. 甘肃省兰州市城关区九州中路社区卫生服务站;2. 商洛学院)

**摘要**　慢性萎缩性胃炎(Chronic Atrophic Gastritis,CAG)主要由慢性浅表性胃炎发展而来,其癌变率较高,又被称为癌前病变,是消化系统常见病。目前 CAG 的发病机制尚未阐明,初步认为与幽门螺旋杆菌(Helicobacter pylori,Hp)感染、免疫因素、年龄、十二指肠液反流、家族遗传史等有关。因抗菌药物不合理应用比例增高,使 Hp 耐药性不断增加。西医治疗 CAG 的疗效因个体差异并不稳定,增加了西医治疗难度。中医药对于 CAG 的治疗历史悠久,可减少西药治疗的不良反应,并逆转胃黏膜腺体萎缩、稳定病情,临床疗效显著。笔者临证运用加味柴胡疏肝散治疗 CAG,可延缓疾病进程,提高患者生活质量。现举医案阐述 CAG 的辨证思路及临床应用特点。

**关键词**　慢性萎缩性胃炎;柴胡疏肝散;幽门螺旋杆菌;辨证思路

# Experience in the treatment of chronic atrophic gastritis with modified Chaihu Shugan powder

**Abstract**：Chronic atrophic gastritis (CAG) is mainly developed from chronic superficial gastritis, with a high canceration rate, also known as precancerous lesions, which is a common disease of digestive system. At present, the pathogenesis of CAG has not been elucidated. It is preliminarily believed that CAG is related to Helicobacter pylori (HP) infection, immune factors, age, duodenal fluid reflux, family genetic history and so on. Due to the increasing proportion of irrational use of antibiotics, the drug resistance of HP is increasing. The efficacy of Western medicine for CAG is not stable due to individual differences, which increases the difficulty of Western medicine. Traditional Chinese medicine has a long history in the treatment of CAG, which can reduce the adverse reactions of Western medicine treatment, and reverse the atrophy of gastric mucosa glands, stabilize the condition, with significant clinical effect. The treatment of CAG with modified ChaiHuShuGan powder can delay the progress of disease and improve the quality of life of patients. This paper takes a medical case to illustrate the dialectical thinking and clinical application characteristics treatment of CAG.

**Keywords**：chronic atrophic gastritis；Chaihu Shugan powder；Helicobacter pylori；dialectical thinking

慢性萎缩性胃炎（chronic atrophic gastritis，CAG），是癌前疾病，属于消化系统疑难病范畴，是由多种病因引起的胃黏膜慢性炎症，病理特征主要为固有腺体萎缩、伴有不同程度的胃黏膜上皮及腺体的化生，临床上以上腹部饱胀、上腹部疼痛、恶心、嗳气及食欲不振等为主要症状特点[1]。近年来，随着人们生活方式的改变、精神压力的增加，纤维和电子显微胃镜技术的发展，CAG 的诊出率明显增加。目前在行胃镜检查的人群中有 7.5%~13.8%确诊为 CAG。国际卫生组织调查发现在 51~65 岁人群中，CAG 患病率高达 50%以上[2]。2010 年流行病学调查显示，慢性萎缩性胃炎发病率为 8%~10.9%[3]。有临床报道显示，世界范围内每年有 0.51%~1%CAG 患者发展为胃癌，胃癌仍是导致癌症相关死亡的第二大因素，在全球癌症发病率中占据第四位[4]。慢性萎缩性胃炎是胃癌前状态中最常见的一种疾病，健康胃黏膜向胃癌发展过程中，CAG 处于整个发展过程的中间阶段[5]。相关研究表明国外慢性萎缩性胃炎的癌变率为 8.6%~13.8%，而中国 CAG 的癌变率为 1.2%~7.1%[2]。

目前已明确，CAG 属多病因疾病，其发病可能与幽门螺杆菌感染、免疫因素、遗传因素、中枢神经功能失调、血管活性因子及细胞因子改变以及多种有害因素的刺激和感染有关，与胃癌的发生有一定的相关性[6-7]。近年来，西医治疗 CAG 主要是根除幽门螺旋杆菌、补充叶酸及维生素 B12、保护胃黏膜、改善胃动力等对症治疗，以缓解症状为主要目标，效果不是很理想。而 CAG 的早期诊断、早期治疗对降低胃癌发病率很有必要，尤其是当 CAG 伴癌前病变时，更需要引起足够的重视。中医药在 CAG 伴癌前病变的治疗中有着显著的优势[8-9]。

本病在中医脏腑归经体系里，归属于"胃脘痛""胃痞"等范畴，多由感受外邪、内伤饮食、情志失调和脾胃虚弱等因素损伤脾胃，引起脾胃升降失职、中焦气机不利而发病。肝在五行中属木，其特性主条达疏泄，脾胃属土，主运化与受纳水谷，脾胃与肝之间的关系为木土相克，或反侮之为"土壅木郁"，其病位在于胃腑，与肝、脾关系密切，病性为本虚标实、虚实夹杂。如《景岳全书·心腹痛》指出胃脘痛的寒热病机："胃脘痛证……因寒者常居八九，因热者十唯一二……盖寒则凝滞，凝滞则气逆，气逆则痛胀由生。"《证治汇补·心痛》云："服寒药过多，致脾胃虚弱，胃脘作痛。"寒为阴，热为阳，因而无论胃痞或胃脘痛，其病机总不外乎脾胃阴阳失调。叶天士在《临证指南医案》中指出了肝胃之间的联系，"醒胃必先制肝""培土必先制木""通补阳明，开泄厥阴""制肝木，抑胃土"。

## 1 典型医案

患者周某，女，40 岁。兰州市西固区人。初诊：2015 年 5 月 27 日。

主诉：上腹部胀痛不适一年余。

病史：患者自诉一年前因情志不遂后出现上腹部胀痛，痛连两胁，嗳气稍舒，郁怒痛增，遇冷痛增，遂就诊当地医院，行胃镜检查示：慢性萎缩性胃炎伴糜烂，幽门螺旋杆菌检查阳性。诊断为:慢性萎缩性胃炎伴糜烂,予口服"阿莫西林、克林霉素、雷贝拉唑、硫酸铝"治疗两周,上述症状稍缓解。此后每因情志不畅、饮食不节后上述症状反复发作。今为求进一步系统诊治,遂前来就诊。目下症见:患者神清,精神尚可,上腹部胀痛,痛连两胁,嗳气稍舒,纳食尚可,大便稍干,舌红,苔黄腻,脉弦细。查体:腹部平坦,上腹部压痛(+),余体征(−)。

辨证:肝气犯胃证

治则:疏肝和胃,理气止痛

处方:柴胡疏肝散加减

方药组成:制柴胡20g,炒白芍20g,制香附20g,炒金樱子15g,炒枳壳15g,制元胡30g,炙青皮10g,炒陈皮10g,姜厚朴20g,瓜蒌30g,炒莱菔子20g,炒槟榔15g,白刺果100g。共七剂,每日一剂,水煎服,饭后温服,每日两次。

二诊(2015年6月4日):患者胃脘、两胁部疼痛减轻,自觉上腹部怕冷,进食生冷后疼痛加重,大便通畅,舌苔变薄,脉弦细。患者气滞症状缓解,仍胃阳不足,治以疏肝和胃,温胃散寒为主。处方:原方去掉炒金樱子、炙青皮、炒莱菔子、炒槟榔。加炮干姜6g,桂枝10g,炒吴茱萸10g,佛手10g,炙甘草10g。共十剂,煎服法同上。

三诊(2015年6月15日):患者自诉服药后上述症状明显缓解,胃脘部畏寒减轻,舌苔变薄,脉弦细。效不更方,继续前方十剂巩固疗效。

## 2 医案分析

本案属于肝郁气滞,木郁土壅,脾胃升降失常,则气机不畅,壅阻胃络,故而疼痛。治疗原则是疏肝理气,伸其郁,导其滞,使中焦之气通畅,上下无碍,则胀痛可消。《黄帝内经》云:"肝欲散,急食辛以散之。"故疏肝常用辛香之品,既能理气,散肝郁,又能调理脾胃气机。方取柴胡、香附、金樱子、元胡、枳壳、青陈皮、槟榔、莱菔子等。方中加入酸味药白芍,可以抑制辛散太过。大便稍干,舌红,苔黄腻,乃腹气不畅,浊气内阻,故投瓜蒌清浊通便。使用通导之品,损伤胃阳,故方中加入温胃散寒之品以助胃阳。全方配伍共奏疏肝和胃,理气止痛之效,收效显著。

## 3 结语

现代医学针对CAG胃黏膜萎缩的病理改变尚无疗效确切的药物,西医治疗以抗幽门螺旋杆菌、保护胃黏膜等对症治疗为主,且因个体差异临床疗效不稳定。正常胃黏膜→浅表性胃炎→萎缩性胃炎→肠上皮化生→异型增生(中重度)→胃癌,是目前医学界广泛认可的胃癌前发展演变模式,积极干预并改善CAG消化道症状,在延缓CAG进一步恶化上有着至关重要的临床意义。中医药以整体观与辨证论治为指导思想,根据因时制宜、因地制宜、因人制宜为处方遣药原则,对CAG的治疗存在一定的优势。临床实践证实中医药可以改善CAG患者的临床症状,控制、延缓慢性萎缩性胃炎的病理进展,甚至可以逆转其病理改变,且不良反应小,适合长期服用,在CAG指南中被推荐使用[10-11]。

笔者运用加味柴胡疏肝散治疗慢性萎缩性胃炎,最大程度延缓病情进展、改善患者临床症状,提高临床疗效、减少癌变可能,值得临床医师借鉴应用。

**参考文献**

[1]高奎亮,李吉彦,解建国.慢性萎缩性胃炎伴肠上皮化生中医治疗进展[J].山东中医药大学学报,2018,42(04):363-366.

[2]Weck M N. Prevalence of Chronic Atrophic Gastritis in Different Parts of the World[J]. Cancer Epidemiology Biomarkers & Prevention,2006,15(6):1083.

[3]Adamu M A,Weck M N,Brenner G H. Incidence of chronic atrophic gastritis:systematic review and meta-analysis of follow-up studies[J]. European Journal of Epidemiology,2010,25(7):439-448.

[4]Ferlay J,Shin H R,Bray F,et al. Estimates of worldwide burden of cancer in 2008:GLOBOCAN 2008[J]. International journal of cancer. Journal international du cancer,2010,127(12):2893-2917.

[5]盛丽晴.基于清热化湿观点应用中药联合标准四联疗法提高萎缩性胃炎伴糜烂脾胃湿热证临床疗效及对PGR、G-17影响的研究[D].南京:南京中医药大学,2018.

[6]徐清喜,吴仁凯,刘姗姗.黄连温胆汤加减治疗慢性萎缩性胃炎脾胃湿热证35例[J].浙江中医杂志,2018,53(03):193.

[7]赵彬.慢性萎缩性胃炎胃黏膜中医微观辨证与癌前病变的特征分析[J].新中医,2018,50(03):149-153.

[8]李军祥,陈滟,吕宾,等.慢性萎缩性胃炎中西医结合诊疗共识意见(2017年)[J].中国中西医结合消化杂志,2018,26(02):121-131.

[9]严子兴,陈文辉,林晓英,等.慢性萎缩性胃炎中医药研究进展[J].光明中医,2018,33(10):1511-1514.

[10]姜宁,黄宣,范一宏,吕宾.中西医结合治疗胃癌前病变疗效的系统评价[J].中华中医药学刊,2015,33(01):149-154.

[11]张声生,李乾构,唐旭东,等.慢性萎缩性胃炎中医诊疗共识意见[J].中医杂志,2010,51(08):749-753.

# 加味痛泻要方治疗腹泻型肠易激综合征的体会

赵文金 [1]　赵多明 [2]　巩婷 [2]

(1. 甘肃省水利水电工程局职工医院中医科；2. 甘肃省中医院)

**摘要**　肠易激综合征(IBS)是一种以腹痛或腹部不适伴排便习惯改变为特征而无器质性病变的常见功能性肠病，中医学临床将其界定为"泄泻"，以肝郁脾虚、肾阳亏虚为其主要病机。本文主要介绍运用加味痛泻要方，通过疏肝健脾、温阳补肾之法治疗腹泻型肠易激综合征的临床体会。

**关键词**　腹泻型肠易激综合征；加味痛泻要方；临床体会

# Experience of modified Tongxieyaofang in the treatment of diarrhea type irritable bowel syndrome

**Abstract**：Irritable bowel syndrome (IBS) is a kind of common functional bowel disease characterized by abdominal pain or abdominal discomfort accompanied by changes in defecation habits without organic lesions, which is defined as "diarrhea" in TCM clinical practice, with liver depression and spleen deficiency and kidney yang deficiency as its main pathogenesis. This article mainly introduces the clinical experience of the treatment of diarrhea type irritable bowel syndrome by the method of soothing the liver and strengthening the spleen, warming the Yang and tonifying the kidney.

**Keywords**：diarrhea type irritable bowel syndrome；modified Tongxie Yaofang；clinical experience

腹泻型肠易激综合征(D-IBS)属于胃肠功能紊乱性疾病，临床上患者常因腹痛、腹泻反复发作而就诊，粪便呈糊状、稀水样，粪便中可有黏液，但一般无脓血，每日三五次，严重发作者腹泻一日可达十余次。某些患者有腹胀等消化不良症状，也有患者可出现诸如头痛、头晕、焦虑、抑郁等精神症状，但全身影响不明显。上述症状常可因饮食辛辣刺激食物、精神因素、劳累等刺激反复发作，甚至加重。本病呈隐匿性起病，慢性迁延，行电子胃镜、结肠镜及消化道钡餐均未见明显器质性病变，却因上述症状反复发作，严重影响患者的生活质量。据统计，本病欧美国家患病率为 10%~20%，中国为 10% 左右。肠易激综合征主要中青年患者居多，老年人少见，男女比例约为 1∶2[1]。有资料表明[2]，广州市居民肠易激综合征的患病率为 5.6%，而腹泻型肠易激综合征占 62.3%。

根据肠易激综合征的不同症状，中医临床将其分为：便秘型、腹泻型及混合型三类。本文主要探讨腹泻型肠易激综合征的治疗方法，并附两例典型病例报告如下：

## 1 临床资料

病例 1

患者王某，男，42 岁。于 2015 年 1 月 15 日来就诊，自诉间断性腹泻三年余，腹泻多为恼怒、饮食不节后发生，发作前常有腹部隐隐作痛，每于排便后腹痛明显减轻，有时便溏，偶伴有黏液，无脓血。曾多次至当地县医院、中医院就诊，电子结肠镜示：未见明显异常，诊断为肠易激综合征，并多次服中西药药物治疗(具体药物及剂量不详)，病情仍反复发作。现患者上述症状加重，腹泻每日可达 11 次，胁肋部偶有胀痛，怕冷，手足不温，夜寐差，纳食差，小便可，体重无明显减轻。查体：T:36.7℃，P:86 次/分，R:16 次/分，BP:108/76mmHg。发育良好，营养中等，精神差，痛苦面容，腹平坦，腹软，全腹无明显压痛、反跳痛，未触及明显包块，移动性浊音阴性。辅助检查：血常规、尿常规、便常规、生化全项无明显异常，电子结肠镜及全腹彩超均未见异常。舌淡胖、有齿痕，苔白腻，脉弦细。西医诊断：肠易激综合征(腹泻型)；中医诊断：泄泻(肝郁脾虚，肾阳亏虚)；治则：疏肝健脾，温阳补肾。处方：加味痛泻要方，具体处方如下：炒白术 15g，陈皮 10g，白芍 10g，防风 5g，山药 20g，干姜 10g，茯苓 15g，升麻 6g，乌梅 10g，白扁豆 15g，合欢花 10g，炙甘草6g。七剂，水煎分服，日一剂。同时嘱患者畅情志、调饮食、适起居。7d 后复诊，患者自诉无明显腹痛，腹泻次数减少，每天三四次，大便已成形，手足渐温，纳食尚可，夜寐安。舌淡，苔白，脉沉细。原方基础上去干姜、合欢花，继以七剂水煎分服。后随访，上述症状再无出现。

病例 2

患者张某，女，51 岁。患者因精神受刺激后反复出现胸胁胀满，常有叹息，腹痛，腹泻，水样便，每天四五次，无黏液，无脓血，肠鸣，嗳气，食少，腹部喜按，喜暖，腰酸困。患者常感疲乏无力，饮食欠佳，睡眠尚可，舌淡，苔白腻，脉沉细。行电子结肠镜、全腹彩超及三大常规检查，均无异常。西医诊断：肠易激综合征(腹泻型)；中医诊断：泄泻(肝郁脾虚，肾阳亏虚)；治则：疏肝健脾，温阳补肾。方药予以加味痛泻要方，具体如下：白芍 10g，白术 15g，陈皮 10g，防风 5g，山药 15g，茯苓 12g，干姜 6g，补骨脂 15g，炙甘草 6g。七剂，水煎分服，日一剂。后患者来门诊就诊三次，均根据病证用加味痛泻要方加减，腹泻、腹痛等不适均未发作。

## 2 现代医学对 D-IBS 的认识

目前现代医学对 D-IBS 的病因和发病机制还不太清楚，主要认为可能与精神因素、感染及菌群失调、内脏高敏感性、神经-内分泌-免疫异常、肠道动力异常、肠道气体异常等因素有关[3]；诊断主要以罗马Ⅲ诊断标准为依据[1]：(1)病程 6 个月以上，且近 3 个月以来持续存在腹部不适或腹痛，并伴有下列特点中至少两项：①症状在排便后改善；②症状发生伴随排便次数改变;③症状发生伴随粪便性状改变。(2)以下症状不是诊断所必备,但属常见症状,这些症状越多越支持 IBS 的诊断:①排便频率异常(每天排便大于三次或每周小于三次);②粪便性状异常(块状/硬便或稀水样便);③粪便排出过程异常(费力、急迫感、排便不尽感);④黏液便;⑤胃肠胀气或腹部膨胀感。(3)缺乏可解释症状的形态学改变和生化异常。治疗上主要致力于消除患者对本病及自身身体健康状况的顾虑,缓解临床症状,从而进一步提高生活质量这一目的。药物治疗主要给予缓解肠道痉挛、促胃肠动力、止泻、调节肠道菌群、抗抑郁等对症处理,并加以心理干预。同时饮食上忌辛辣刺激,注意休息。就目前现代医学治疗本病的方法来看,只能缓解患者某些个别不适症状,且病情容易反复发作。而中药加味痛泻要方可充分发挥其疏肝健脾、温阳补肾的功效,有效缓解患者腹泻、腹痛、情志抑郁等症状,从而取得良好预后。

### 3 祖国医学对 D-IBS 的辨病辨证论治

祖国医学将 D-IBS 归属于中医"泄泻病"范畴。病位主要在肠,与肝、脾、肾密切相关,病理因素常与湿邪关系最为密切,但同时可夹寒、夹热、夹食,其发病与情志因素有很大的关系。患者平素脾气暴躁、易怒或抑郁均可致其情志失调,肝郁气滞,木郁不达,久则伤脾,致肝脾不调;患者喜食辛辣刺激食物,郁郁寡欢,均可损伤脾胃,易导致脾土虚,叶天士在《临证指南医案·泄泻》中提出"阳明胃土已虚,厥阴肝风振动"之说,可见土虚木乘,致使脾运化水湿功能失调,水湿困脾。升降失常,清阳不升,浊阴不降,遂致泄泻,正如《黄帝内经》所说:"清气在下,则生飧泄;浊气在上,则生䐜胀……"《景岳全书·泄泻》指出:"凡遇怒气便作泄泻者,必先怒时夹食,致伤脾胃,故但有所犯,即随触而发,此肝脾二脏之病也,盖以肝木克土,脾气受伤而然。""若饮食不节,起居不时,以致脾胃受伤,则水反为湿,谷反为滞,精华之气不能输化,乃至合污下降而泻痢作矣。"若脾胃运化失司,可致小肠无以分清泌浊,大肠传导功能失调,水反为湿,谷反为滞,肠中湿热为患,亦可导致泄泻、肠鸣、腹痛。若患者脾病日久不愈,继而发展为肾阳亏虚,命门火衰,温煦脾土功能严重失调,使脾无以腐熟水谷,运化失常,从而引起泄泻。正如《张氏医通》所说:"肾脏真阳虚则水邪胜,水气内溢,必责脾而为泄泻。"故中医学认为本病病理机制主要为肝郁脾虚,肾阳亏虚。治则以疏肝健脾,温阳补肾为主,方用加味痛泻要方。

痛泻要方,记载于《丹溪心法》:"痛泻";《景岳全书》引刘草窗方。痛泻要方因其有补脾柔肝、祛湿止泻之功效,常用于肝脾不和之痛泻的治疗。正如《医方考》所说:"泻责之脾,痛责之肝,肝责之实,脾责之虚,脾虚肝实,故令痛泻。"加味痛泻要方在原方基础上加茯苓、山药、干姜。方中白术苦甘温,以补脾培土燥湿;白芍酸寒能柔肝缓急止痛,与白术相配伍,二者能以土中泻木;陈皮辛苦而温,燥湿理气,和胃醒脾;"肝欲散,急食辛以散之",故配伍防风,从而使其兼有辛散肝郁之功效;同时又与术、芍同用,辛散肝郁,香能疏脾,具有胜湿止痛以止泻。正如汪昂《医方集解·和解之剂》中所说:"此足太阴、厥阴药也。白术苦燥湿,甘补脾,温和中;芍药寒泻肝火,酸敛逆气,缓中止痛;防风辛能散肝,香能舒脾,风能胜湿,为理脾引经要药;陈皮辛能利气,炒香尤能燥湿醒脾,使气行则痛止。"四药合用,脾健肝柔而痛泻自止。茯苓性平,味甘、淡,甘能补益,淡可渗湿,为健脾渗湿常用药;山药补肾止泻,助茯苓益气健脾渗湿;干姜温中散寒,回阳温肾。若久泻,可加炒葛根、升麻以升阳止泻,因酸能治肝,涩能敛肠,故亦可加乌梅以涩肠止泻;若腹痛拘急,可加甘草,与芍药同用,缓急止痛。

现代医学药理研究示[4]芍药对家兔的肠管有很好地降低肌张力和抑制运动的作用。芍药甘草汤对横纹肌、平滑肌的痉挛具有镇静抑制作用;白术对小肠肠管活动有双向调节作用,当肠管兴奋时呈抑制作用,而肠管抑制时呈兴奋作用。通过离体肠管试验可以看出,陈皮煎剂对麻醉兔、犬的胃及肠运动均有直接抑制作用;山药对实验大鼠脾虚模型有预防和治疗作用,对离体肠管运动有双向调节作用,有助于消化。由此可见,加味痛泻要方不仅符合传统医学对 D-IBS 的辨证施治,而且也适合现代医学对此病的对症治疗。

## 4  体会

结合本文所述,从两例典型病例来看,中医药治疗 D-IBS 确实有着其独特的优势:病例1、2中患者均有腹泻,粪便呈水样,腹痛,泻后痛减,胁肋部胀痛,怕冷,手足不温,腹部喜按喜暖,夜寐差,纳食差,情绪不佳时上述症状发作。中医根据其临床表现及舌脉诊断为肝郁脾虚,肾阳亏虚之证,采用疏肝健脾、温阳补肾的治法,方用加味痛泻要方加减治疗。上述临床症状符合西医肠易激综合征罗马Ⅲ诊断标准,其辨证又符合 2010 年中华中医药学会脾胃病分会颁布的《肠易激综合征中医诊疗共识意见》:肝郁脾虚证主要症状:①腹痛即泻,泻后痛减,发作常和情绪有关;②急躁易怒,善叹息。次症:①两胁胀满;②纳少泛恶;③脉弦细;舌淡胖,也有齿痕。此外,本病的发生与情志因素有着极大的关系,而加味痛泻要方注重情志的调理,用陈皮、防风辛散肝郁,对临床症状的改善及预后起着很重要的作用。

综上,加味痛泻要方治疗腹泻型肠易激综合征体现了中医学辨证论治之法,用药合理,组方精准,标本兼顾,疗效确切,值得临床上长期应用。但是临床上运用加味痛泻要方的同时,也要嘱咐患者调整心态、愉悦心情,合理饮食,戒食辛辣刺激食物,从而有效地改善患者的生活质量。

**参考文献**

[1]葛均波.内科学[M].第八版.人民卫生出版社,398-401.

[2]尉秀清.广州市居民 IBS 及功能性便秘的流行病学调查[J].中华内科学杂志,2001,40(8):517-520.

[3]庞宗然.柴胡桂枝干姜汤加减治疗腹泻型肠易激综合征86例疗效观察[J].河北中医,2002,24(2):126-127.

[4]杨毅勇.加味痛泻要方治疗临床腹泻型肠易激综合征[J].同济大学学报(医学版),2006,27(6):34-36.

# 守宫海藻汤治疗乳癖

赵文金[1]　赵多明[2]　章志军[3]

（1. 甘肃省皇城绵羊育种实验场职工医院；2. 甘肃省中医院；3. 兰州理工大学）

**摘要**　目的：观察活血化瘀、疏肝理气类中药治疗乳癖的临床疗效。方法：采用自拟守宫海藻汤（海藻、壁虎粉、牡蛎、郁金、柴胡、橘核、浙贝母等）水煎服治疗本病68例。本方药对乳癖有散结解毒、消肿止痛、活血散瘀、疏肝破气、消痰软坚的功效。

**关键词**　守宫海藻汤；中医治疗；乳癖；辨证施治

# Treatment of mastia with Shougong Haizao Decoction

**Abstract**：Objective：To observe the clinical effect of traditional Chinese medicine for promoting blood circulation and removing blood stasis，soothing the liver and regulating qi in the treatment of mastophilia. Methods：68 cases of this disease were treated with self-made Shougong Haizao Decoction (seaweed，gecko powder，oyster，Yujin，bupleurum，orange kernel，Fritillaria thunbergii，etc.). This prescription has the effects of dispersing the structure and detoxification，detumescence and pain relief，activating blood circulation and removing blood stasis，dispersing liver and Qi，eliminating phlegm，softening and firmness.

**Keywords**：Shougong Haizao Decoction；traditional Chinese medicine treatment；mastophilia；syndrome differentiation and treatment

## 1　一般资料

68例患者均为门诊病例，年龄最大者49岁，最小者21岁，平均31岁，患者有不同程度的乳腺增生。

## 2　辨证分型

乳癖在临床实践中的常见分型为肝郁气滞：肝郁不舒，乳房胀满，结块胀痛随喜怒消长，时有刺痛，两胁胀痛，口苦烦躁，舌淡苔薄白，脉弦或细弦；冲任失调：乳房结块，隐痛或刺痛，痛有定处，经前肿块明显增大，经后减小变软，或伴月经不调、痛经、不孕等症，舌淡红苔白，脉细濡；脾虚痰凝：乳房肿块较大，但生长缓慢，质坚胀痛，表面光滑，推之可移，边界清楚，乳房外形不变，舌苔薄白,脉弦滑;肾虚血瘀:乳房结块日久,刺痛或隐隐作痛,痛处固定,伴腰酸乏力,经水少而色淡,或闭经、不孕等,舌暗或舌边有瘀点,苔薄白,脉沉细。

## 3 方药组成及功用

自拟守宫海藻汤,中药处方:海藻30g,壁虎粉3g(冲服),牡蛎80g,郁金15g,柴胡20g,香附20g,橘核20g,浙贝母20g,青皮10g,陈皮3g,当归20g,制乳香、没药各10g,木香6g,三七粉6g,红藤30g,夏枯草30g,蒲公英30g,丹参30g,瓜蒌30g,熟大黄6g。功能:散结解毒,消肿止痛,活血散瘀,疏肝破气,消痰软坚。

《中外证医案汇编》曰:"治乳症,不出一气字定之矣。脾胃土气壅,则为痛;肝胆木气郁,则为疽;正气虚,则为癌;气虚不摄,为漏;气散不收,为悬;痰气凝结,为癖、为核、为痞。气阻络脉,乳汁不行,或气滞血少,涩而不行。"若治乳从气字着笔,无论虚实新久、温凉攻补,各方之中夹理气疏络之品,使乳络舒通。经用自拟守宫海藻汤,患者先后全部治愈。

## 4 典型病例

病例1

患者,女,23岁,2008年6月初诊。患者半年前发现两乳有硬结块,伴抽掣样疼痛,牵引致双侧胸前区与腋下,经省级医院高频乳腺X线、轴外片检查疑诊为乳腺瘤、乳腺癌,医生嘱其手术治疗。遂就诊甘肃省水利水电工程局职工医院,患者情志不舒、夜寐差、脉弦、舌质淡、舌苔黄腻,并伴有胃胀、消化不良、便秘等症状,其左乳房外上限与右乳房外侧中上部可扪及数个质硬边界不清之包块,肿块大小为6cm×6cm、3cm×5cm、4cm×3cm、3cm×2cm,外观隆起,表面欠光滑,质硬,活动度差,与皮肤尚无粘连现象。患者心烦易怒,情志不舒,治疗予以自拟守宫海藻汤外加夜交藤50g,水煎服,共七剂,药已奏效,病有转机,守方再进,又服七剂后包块仅微痛、变软缩小,情绪好转,食欲渐增,夜寐好转,效不更方,嘱其原方再进12剂,而后肿块消失,病情痊愈,半年后两次随访,未见复发。

病例2

患者,女,36岁。患者患乳癖一年余,不能正常工作,于2003年3月21日在某医院经乳腺钼靶、高频乳腺X线、轴外片检查显示左右乳腺小叶增生,西药治疗不见好转。遂于2007年6月16日来甘肃省水利水电工程局职工医院中医科就诊。疼痛以乳房肿块处为主,同时向患侧腋窝、胸胁或肩背部放射,有时伴有乳头疼痛、瘙痒症状。服用守宫海藻汤数剂后自觉疼痛逐减,后继续服用两个疗程,1个月后小叶乳腺增生消失。

## 5 讨论

乳癖多与情志内伤、忧思恼怒有关,足阳明胃经过乳房,足厥阴肝经至乳下,足太阴脾经行乳外。若情志内伤,忧思恼怒则肝脾郁结,气血逆乱,气不行津,津液凝聚成痰;复因肝木克土,致脾不能运湿,胃不能降浊,则痰浊内生;气滞痰浊阻于乳络则为肿块疼痛。本病的基本病机为气滞痰凝,冲任失调,病位在胃、肝、脾三脏。

　　在实际治疗中,笔者发现疏肝解郁、理气散结多用柴胡、香附、郁金、青皮、荔枝核、橘核、王不留行、夏枯草等;活血化瘀常用当归、丹参、赤芍、桃仁、三棱、血竭等;补肾填精、调冲任常用菟丝子、仙茅、仙灵脾、鹿角霜、怀山药、枸杞子、淡吴茱萸等;化痰软坚多用半夏、浙贝母、牡蛎、海藻、昆布、白芥子、全瓜蒌、炮山甲(可人工饲养替代或不用)、莪术、山慈姑等;肿块疼痛者加炙乳香、没药;疼痛抽掣放射者多加僵蚕、炙全蝎、蜂房;月经紊乱者加地黄、白芍、当归、川芎;经痛者加桃仁、红花;冲任不调者加二仙汤;肿块较硬者加昆布、海藻、白芥子。本病很容易复发,治愈后,应避免过度疲劳、情绪波动,应注重补肾温阳以预防其复发。肾为先天之本,它控制着冲、任二脉,调节各种激素的分泌及平衡。因此,在治愈本病以后,根据辨证调补肾阴、肾阳,则可以预防其复发。

【《中国民间疗法》,2009,17(11)】

# 四磨汤对术后胃肠功能紊乱的治疗体会

赵文金[1]　赵小娟[2]　李彦龙[2]

(1. 甘肃省兰州市城关区九州大道 289 号赵文金中医诊所；2. 甘肃省中医院)

**摘要**　腹胀、腹痛、呃逆等胃肠功能紊乱症经常是由腹部手术引起的，严重者会造成术后粘连性肠梗阻。大量研究发现四磨汤能使胃肠蠕动增加，促进术后胃肠功能的恢复，降低腹胀及肠粘连发生风险。本文主要介绍四磨汤加减治疗术后功能性胃肠疾病的体会。

**关键词**　四磨汤；术后胃肠功能紊乱；临床经验

# Experience in the treatment of postoperative gastrointestinal dysfunction with Simo Decoction

**Abstract**：Abdominal distention, abdominal pain, hiccup and other disorders of gastrointestinal function are often caused by abdominal operation, and the severe cases will cause postoperative adhesive intestinal obstruction. A large number of studies have found that Simotang can increase gastrointestinal peristalsis, promote the recovery of postoperative gastrointestinal function, reduce the risk of abdominal distention and intestinal adhesion. This paper mainly introduces the experience of Simotang in the treatment of postoperative functional gastrointestinal diseases.

**Keywords**：Simotang；postoperative gastrointestinal dysfunction；clinical experience

　　术后胃肠功能障碍是指术后胃肠道协调运动非阻塞性延迟，导致胃肠内容物（包括气体、液体等）的累积，出现腹胀、腹痛、恶心、呕吐、肠鸣音减弱或消失、肛门停止排气排便等不适。胃肠功能紊乱等术后并发症，加重了患者的痛苦，对于身体恢复极其不利。因此，有必要促进术后胃肠功能的早期恢复。早期恢复胃肠道功能，缩短胃肠道动力抑制的时间，减轻肠管扩张，有助于促进机体恢复，减轻术后的痛苦，也有助于防止术后肠道细菌异位、菌群失调、毒素的吸收、感染、炎症反应及肠粘连梗阻等严重并发症的发生。还能减少液体的输入，增强机体抵抗力，缩短胃肠减压的时间，减少住院费用等。

## 1 西医机制

手术的创伤,解剖位置的改变,手术时牵拉、刺激后血肿、水肿压迫等应激反应,反射性刺激交感神经引起交感兴奋,激活交感神经系统,使胃肠交感神经抑制性活动增强。激活的交感神经纤维可以通过抑制胃肠神经丛的兴奋元抑制胃动力,也可以通过交感神经末梢释放的儿茶酚胺直接与胃平滑肌细胞膜上的受体结合抑制平滑肌细胞收缩;有些胃肠肽类的激素如胃泌素、血管活性肠肽、降钙素基因相关肽均会延缓胃排空。手术应激可致敏辣椒素脊髓传入神经元和促进胃壁内脊髓传入神经末端降钙素基因相关肽的释放,引起胃排空延迟[1];术后卧床,伤口疼痛不敢翻身运动、咳嗽,全身的代谢率降低,胃肠蠕动减弱,同时不习惯新的排便方式及环境,均导致上述症状产生。

## 2 中医病因病机

人体中的脏腑经络活动有赖于气机调畅。气为血之帅,气行则血行,气血调和,则人体得以维护健康,若气机不畅则百病由生。而气机之调达,主要靠肝气的疏泄,盖因肝属木,木旺于春,喜条达,具有生发条达之性,木能旺土,其气生发,能使脾土制化而调达,为"肝主疏泄",肝之疏泄功能正常,则气机调畅,气血调和,经络通利。疏泄不及,以致气机阻滞或郁结,便会出现胃脘痛,胸胁苦满,膈咽不通,食欲不下,心情烦闷抑郁。疏泄太过,气的生发过亢,而气的下降不及,表现为腹胀为主,以两胁及少腹最为明显,进而出现纳呆、嗳气、呕吐、泄泻等脾胃症状。

术后患者气机的正常运行被外来侵袭性损伤破坏,元气耗伤、脾胃受损、血失津伤,气虚血行不利,气机不畅,上下不能相通,不通则痛,不通则胀,不通则呃逆恶心,不通则反胃泛酸,同时腑气不通。腹部手术也会直接造成脾胃的损伤,使脾胃功能损伤,导致正气更虚,常表现为气血亏虚或阴阳两虚。具体而言,胃气不降,则糟粕不能下行,表现脘腹胀痛或便秘;胃气不降反升则发生呕吐,嗳气和反胃;脾气虚可致脾升不足或不升反降,表现为脾失健运,出现腹胀和泄泻。由于脾胃与大小肠以及肝脏关系密切,病理也可以相互影响,肝脏疏泄不及,则肝气郁结,木郁土壅,而为胸胁胀满,脘痞不食;疏泄太过,则肝气横逆,乘克脾胃,或为腹痛腹泻,或为呕吐泛酸,而成肝脾失调或肝胃不和。古人曰:"离经之血便是瘀。"手术操作中的损伤及出血,造成瘀血阻络,胃肠失去煦濡,运化传导失司。脏腑之内浊气壅滞,有形之邪阻滞,腑气不通,可见胃肠胀气、肠粘连、肠梗阻等。术后胃肠功能紊乱的病机特点,可以概括为正虚邪实,其表现特点是升降的逆逆。如果升多降少,主要表现为恶心、呕吐、呃逆、纳呆等上腹部的症状;若升降之气郁滞中焦、气机闭塞,则表现为腹痛、腹胀、痞满等;若降多升少,则致大便不爽、便秘等[2]。

患者对手术的紧张和忧虑类似于七情所伤,忧思过度,耗伤心气,影响气机升降出入,而致气机郁结。张秉成《成方便读》记载:"大抵此方所治,皆为忧愁思怒得之者多。因思则气结,怒则气上,忧愁不已,气多厥逆,故为上气喘急,郁闷不食等证。然气之所逆者,实也,实者泻之。"思动于心则脾应之,思为脾志,思虑太过,使脾气郁结、脾失升清,影响脾的运化,使气血生化乏源,使不思饮食,脘腹胀闷。将手术作为一种祛邪手段,亦伤及正气,气虚则气滞。

术后出现胃肠蠕动功能降低导致腹胀、痞满、腹痛等胃肠功能紊乱的症状正与四磨汤的病因病机相符合。

## 3 四磨汤功效及作用

四磨汤出自《重订严氏济生方》,其主要功效为行气降逆,宽胸散结,消积止痛。四磨是指将四味药物先磨浓汁再和水煎服的方法。由于方中诸药均较坚实、非久煎不能出其性,但煎煮过久又恐芳香气味散逸,而影响治疗效果,故用此法,取其"磨则味全"之意,故称"四磨汤"。主治肝气郁结,症见胸膈胀满,心下痞满,不思饮食。常用于婴幼儿乳食内滞引起的腹胀、腹痛、啼哭不安、厌食纳差、腹泻或便秘等症状;或中老年气滞、食积引起的脘腹胀满、腹痛、便秘以及腹部手术后促进肠胃功能的恢复。亦可用于治疗因七情失调所致气逆不降之证,服之行气导滞、止痛降逆。四磨汤方中以乌药行气疏肝解郁为君,沉香下气降逆平喘;槟榔行气导滞除心下痞满,为臣药。三药合用,行气疏肝消痞,下气降逆平喘。为了防止三药耗伤正气,又配以人参益气扶正,以行气降气而不伤气,为方中佐药。四药合用,共奏行气降逆,宽胸散结之功。

## 4 典型病例

病例 1

马某,女,26 岁。就诊时间:2015 年 5 月 15 日。

病史:患者外伤后腹部疼痛不适 11d,于 2015 年 5 月 15 日以脾破裂收治入院。入院后完善相关检查,明确诊断,在全麻下行"剖腹探查,脾切除术"。术后第一天,患者神清,精神差,自述上腹部胀满不适,打嗝,口苦,纳差,未进食水,未通气,无腹泻、呕吐,大便未解,小便引流正常。

诊查:身材中等,精神差,腹胀,两胁部不舒,术部伤口疼痛,无移动性浊音,肠鸣音减弱,舌红,苔薄白,脉弦。

辨证:痞满(气滞血瘀)

治法:活血化瘀,行气止痛。

处方:沉香 5g,槟榔 10g,党参 20g,乌药 15g,枳壳 20g,柴胡 15g,甘草 5g。

三剂,每日一剂,水煎分两次服。

病例 2

马某,男,19 岁。就诊时间:2015 年 5 月 13 日。

病史:患者因右下腹持续性疼痛半天,于 2015 年 5 月 13 日以"急性阑尾炎"收治入院。入院后完善相关检查,明确诊断,在全麻下行"阑尾切除术"。术后第一天,患者神清,精神欠佳,自述腹胀、腹痛,偶有打嗝,无恶心、呕吐,无发热,未通气,小便正常,大便未解,眠可。

诊查:腹胀重,偶有打嗝,无恶心呕吐,无移动性浊音,肠鸣音减弱,舌淡红,苔白腻,脉细弱。

辨证:腹胀(气滞血瘀)

治法:温中行气,活血化瘀。

处方:沉香 5g,槟榔 10g,党参 20g,乌药 15g,枳壳 20g,茯苓 20g,砂仁 5g,干姜 10g,白芍 20g。

三剂,每日一剂,水煎分两次服。

## 5　结果

两例患者在服用四磨汤后,术后第二天均通气通便,腹胀、腹痛、呃逆症状明显缓解。说明四磨汤对促进术后胃肠生理功能的恢复,促进胃肠蠕动,术后排气、排便,减轻腹胀、腹痛、呕吐等并发症有显著疗效。

## 6　体会

临床药理研究发现四磨汤可增加胃肠平滑肌张力,促进胃肠蠕动,作用持久、温和,有助于肠蠕动从不规则向规则性转变,促进了早期胃肠蠕动功能的恢复。四磨汤对肠蠕动功能有双向调节作用,既能增加肠蠕动,又能缓解肠痉挛,从而有利于肠功能的恢复[3]。应用于"以通为要"的术后患者,体现了"治未病"思想,也符合现代医学快速康复外科的要求,在术后早期应用,体现"上工治未病",避免"病已成而后药之,不亦晚乎?"的观点。服用四磨汤后,患者排气排便时间提前,肠鸣音恢复早,缩短了胃肠蠕动功能恢复的时间,有利于患者及早进食,减少液体输入,对维持稳定的内环境、体力的恢复、术后并发症的减少作用良好。以上两则案例的结果,均发现四磨汤对胃肠功能恢复有独特的效果,且经济、实惠,值得临床推广应用。在术后病人的调护上,注意饮食调节,既要营养,又要适合体质,易消化;精神应舒畅,避免刺激,适当锻炼,适寒温。

## 参考文献

[1]熊军,王尧华.中西医结合腹部术后胃肠动力紊乱临床研究[J].中国中西医结合外科杂志,2003,01(03).

[2]桂泽红,王树声.四磨汤促进术后胃肠功能恢复疗效观察[J].辽宁中医杂志,2005,32(9):558.

[3]刘宪,刘波涛.四磨汤口服液对子宫全切术后患者胃肠功能恢复的影响[J].中国现代药物应用,2009,3(12):23-25.

# 银翘散加减治疗风热型流行性感冒的临床探讨

赵文金[1]　李娟芳[2]　赵天来[1]

(1. 甘肃省兰州市城关区九州中路社区卫生服务站中医科;2. 商洛学院)

**摘要**　流行性感冒是常见的传染性疾病,患者主要的临床表现为急起高热、全身肌肉酸痛,伴咳嗽、咳痰等上呼吸道感染卡他症状,病情较重者出现病毒性肺炎、心脏损害、神经系统损伤等严重并发症,严重危害患者生命健康,甚至死亡[1]。银翘散是《温病条辨·上焦》第一方,在治疗风热型流行性感冒时,疗效显著,且缩短治疗周期。本文主要介绍笔者运用银翘散加减治疗风热型流行性感冒的临证思维及遣方处药原则。

**关键词**　流行性感冒;银翘散;传染性疾病

# Clinical study of Yinqiao Powder in the treatment of influenza of wind heat type

**Abstract**：Influenza is a common infectious disease.The main clinical manifestations of the patients are high fever,muscle ache,and catarrh symptoms of upper respiratory tract infection such as cough and expectoration.The patients with severe illness have severe complications such as viral pneumonia,heart damage and nervous system damage,which seriously endangers the life and health of the patients,even death. Yinqiao Powder is the first party of "differentiation of febrile diseases and Shangjiao". When it is used to treat influenza of wind heat type,its curative effect is significant and the treatment cycle is shortened. This paper mainly introduces the author's clinical thinking and the principle of prescription and treatment in the treatment of wind heat type influenza with yinqiao powder.

**Keywords**：influenza;yinqiao powder;infectious diseases

流行性感冒是常见的传染性疾病之一,四季均可发病,尤以冬春季多发,高发人群聚集在5~20岁。世界卫生组织研究表明[2-3]全球每年有5%~10%的成人和20%~30%的儿童罹患流行性感冒,导致300万~500万重症病例和29万~65万人死亡。研究表明[4],中国北方地区流行性感冒导致的死亡率为 18/10 万,中国南方地区流行性感冒导致的死亡率为 11.3/10 万。此外,老年人群、儿童、慢性病人群、免疫系统功能较差者等易感人群患病后更易出现一系列并发症,如:肺炎、心肌炎、脏器衰竭等,其死亡率会相对增高。

流行性感冒病毒属正黏病毒科,系 RNA 病毒,其核心成分为单链核糖核酸、核蛋白。流行性感冒依据核蛋白的抗原性分为 A 型(变异快,是导致世界性大流行的主要类型)、B 型(变异慢,多见于局部流行)和 C 型(不发生变异,见于散发流行)。流行性感冒患者和隐性感染者是流行性感冒的主要传染源,可经飞沫传播,潜伏期多在 7d 内,人群普遍易感,且可呈现出暴发式、大范围甚至世界性大流行。流行性感冒患者临床主要表现为急起高热、头痛、肌肉酸痛、咳嗽、咳痰、鼻塞、流涕、胃肠不适等症状[5],与普通感冒相比,流行性感冒具有突发性、易流行、病情重等特点。

祖国医学中无流行性感冒病名的记载,根据其临床表现归为"时行感冒""风温""瘟疫"范畴。《瘟疫论》指出:"夫瘟疫之为病,非风、非寒、非暑、非湿,乃天地间别有一种异气所感,"又云:"此气之来,无论老少强弱,触之者即病。"[6]本病多系气候反常,感受邪毒、疠气而发病。清代吴鞠通所著《温病条辨》中的银翘散是遵《黄帝内经》"风淫于内,治以辛凉,佐以苦甘;热淫于内,治以咸寒,佐以甘苦"之训;又宗喻嘉言芳香逐秽之说,用东垣清心凉膈散,辛凉苦甘之法而创制的经典名方,是防治流感疗效最有效的方剂之一,在实践中有广泛应用,主治"太阴风温、温热、瘟疫、冬温……热不恶寒而渴者"及"太阴温病,微恶风寒,服桂枝汤已,恶寒解,余病不解者[7]。"周红等[8]采用队列研究方法,对 4037 例甲型 H1N1 型流感病例资料和运用中医药进行治疗的患者用药情况做总结统计分析,认为外感风热组运用银翘散频率最高。王雪峰等[9]通过观察银翘散对流感病毒感染小鼠肺组织细胞的 Bcl-2 与 TGF-β 表达的影响,发现银翘散可以通过促进宿主细胞 Bcl-2 的表达,抑制 TGF-β 的释放,从而减少宿主细胞过度凋亡,保护肺组织。

## 1 典型医案

王某某,女,41 岁,工人。兰州市城关区人。

初诊:2008 年 10 月 11 日。

主诉:发热、头痛、咳嗽 1d。

病史:患者一天前因受热后突然出现发热,微恶寒,头痛、鼻塞、流黄浊涕、咽燥、咽痒痛、口渴欲饮、汗出不畅、周身酸楚,自行服用"速效感冒胶囊",症状未见明显缓解,于外院门诊行血常规检查示:白细胞数正常,淋巴细胞数升高。舌边尖红,苔薄黄,脉浮数。

辨证:风热犯肺,邪在卫分证

治则:辛凉解表,兼以清热解毒,益气养阴

处方:银翘散加减

荆芥 20g,薄荷 10g(后下),豆豉 10g,金银花 20g,连翘 10g,桔梗 10g,甘草 10g,炒牛蒡子 10g,浙贝母 10g,柴胡 20g,黄芩 10g,鱼腥草 30g,炙枇杷叶 20g,知母 10g,虎杖 15g,野菊花 20g,板蓝根 10g,玄参 20g,黄芪 50g,黄精 40g,天花粉 20g,五味子 20g。三剂,水煎,每日一剂,分三次饭后温服。

二诊(2008年10月15日):服上药后热退,诸症状有所减轻,发热减轻,恶寒较重,自觉头痛、周身不适,上方去连翘、虎杖、知母,加细辛10g,白芷10g。六剂,服法同上。

三诊(2008年10月22日):药后以上症状均明显缓解,但仍觉乏力、食欲不佳、寐不安,上方去细辛、鱼腥草,加鸡内金15g、酸枣仁20g以消食化积、养心安神。四剂,服法同上。

四诊(2008年10月28日):患者诸症缓解,食量增,睡眠好转,自觉乏力出汗。查舌淡、苔薄白、脉细,拟玉屏风散加减以善后。

## 2 医案分析

非时之气夹杂时行疫毒侵犯人体,肺主卫气,外邪入侵首先犯肺,卫气失于宣达,而出现恶寒、发热(多为高热);风热上壅,则头痛;风热犯肺,肺主呼吸,开窍于鼻,上系咽喉,肺气失宣,清窍不利,则出现鼻塞、流黄浊涕、咳嗽、咽痒痛;患者体质虚弱,卫表不固,稍有不慎,则乏力、平素反复易感,周身酸楚不适。舌质淡,苔薄黄,舌边尖红,脉浮数亦属于风热犯肺,邪在卫分证候。对于时行感冒的治疗,解表达邪的同时要重视益气扶正,在疏散药中酌加补正之品。治当辛凉解表,兼以清热解毒,益气养阴,方用银翘散加减。方中金银花、连翘,气味芳香,既能疏散风热,清热解毒,又可避秽化浊;野菊花、板蓝根、柴胡、黄芩共奏清热解毒、解表退热之功;黄芪补气益卫固表;黄精归肺、脾经,补脾益气;五味子益气生津。全方外散风热,内清热毒,为疏清兼顾,以疏为主之剂。此外,时行感冒流行期间需注意防护,尽量避免去人口密集的公共场所,防止交叉感染;采取空气消毒,煎服板蓝根、贯众、生甘草等预防措施,畅情志,慎起居,适寒温,多饮水;注意锻炼,增强体质,以御外邪。

## 3 结语

笔者研读医家吴鞠通的著作,在应用银翘散治疗流行性感冒时遵循了叶天士"在卫汗之可也,到气才可清气,入营犹可透热转气"的指导思想,时时不忘给邪以出路,防止病邪深入传变,体现出了"治未病"中"既病防变"的治病思维;从三焦辨证来讲,对于人体的上焦而言,逐邪外出属于既病防变,对中焦而言,"先安未受邪之地"属于未病先防。上述案例阐述了笔者应用银翘散加减治疗流行性感冒的辨证论治思维模式。

流行性感冒是一种传染性强、传播速度快并可引起严重并发症甚至死亡的疾病。本病病情轻者在1周左右可自愈,但病情较重并伴有严重并发症者需要住院治疗;亦有少数重症患者因呼吸或脏器衰竭而死亡。故对于流行性感冒要做到早诊断、早治疗、早隔离,并应用中西医结合的方式采取积极的治疗措施,把握好兼证和传变。上述案例为流行性感冒的中医药治疗提供借鉴及参考。

**参考文献**

[1]姚洁.流行性感冒的流行特征与预防控制分析[J].中国现代药物应用,2019,13(21):31-32.

[2]Newman LP,Bhat N,Fleming JA,et al.Global influenza seasonality to inform country-level vaccine programs:An analysis of WHO Flu Net influenza surveillance data between 2011 and 2016 [J]. PLoS

One,2018,13(2).

[3]Angela,Gentile,John,et al. Influenza in Latin America:A report from the Global Influenza Initiative (GⅡ)[J]. Vaccine, 2019.

[4]张玉凤.流行性感冒的预防机制及控制措施实施效果探究[J].中国药物与临床,2018,18(02):223-224.

[5]简燕红,杨翼龙,林立新.2014—2015年梅州市流行性感冒监测结果分析[J].河南预防医学杂志,2016,27(09):703-706.

[6]付鹏,杨东方,庄文元.陆懋修重订戴天章《广瘟疫论》探微[J].世界中医药,2017,12(10):2501-2503,2508.

[7]杨德福.论《温病条辨》银翘散中应有元参[J].新中医,2019,51(01):91-92

[8]周红,陶兰亭,徐慧聪,等.基于队列研究探讨中药复方治疗甲型H1N1流感用药规律[J].世界科学技术—中医药现代化,2011,13(05):777-782.

[9]王雪峰.银翘散对流感病毒感染小鼠Bcl-2与TGF-β表达的影响[A].第24届全国中医儿科学术研讨会、中医药高等教育儿科教学研讨会、儿科名中医讲习班论文汇编[C].福建:中华中医药学会儿科分会,全国中医药高等教育学会儿科教学研究会,中华中医药学会,2007:401-406.

# 自拟祛风牵正散治疗特发性面神经麻痹

赵文金[1]　李娟芳[2]　赵多明[3]

(1. 甘肃省兰州市城关区九州中路社区卫生服务站;2. 商洛学院;3. 甘肃省中医院)

**摘要**　特发性面神经麻痹(IFP)简称面神经炎或 Bell 面瘫。经大量临床资料论证,西医对本病的治疗以改善局部血液循环、减轻面神经水肿、缓解神经受压、促进神经功能恢复为基本治则,其中激素治疗占有主要地位,但应用激素副作用大。笔者临证运用自拟祛风牵正散治疗 IFP,可缩短治疗期,减少患者后遗症。现举医案阐述笔者治疗 IFP 的临床思路、辨证要点。

**关键词**　特发性面神经麻痹;激素治疗;自拟祛风牵正散;辨证要点

# Self–made Qufeng Qianzheng Powder for treatment of idiopathic facial paralysis

**Abstract**：Idiopathic facial paralysis (IFP) is called facial neuritis or Bell facial paralysis. Peripheral facial paralysis is caused by nonspecific inflammation of the facial nerve in the mammary foramen.It is a common neuropathy of the single nerve,and the most common cause of facial paralysis. It occurs in any season,at any age,in both men and women,and the proportion of men is slightly larger. According to extensive clinical data,we can conclude that western medicine treats this disease to improve local blood circulation,reduce facial nerve edema,relieve nerve compression,and promote neurological recovery. But during the treatment process,hormone therapy has a dominant position,and the use of hormones has many side effects. Zhao Wenjin,the chief physician,used the self–designed traditional Chinese medicine called Qufeng Qianzheng Powder to treat IFP,which can shorten the treatment period and reduce the sequelae of patients.The current medical case describes the clinical thinking and dialectical points of Mr.Zhao´s treatment of IFP.

**Key words**：Idiopathic facial paralysis;hormone therapy;Qufeng Qianzheng Powder

特发性面神经麻痹(idiopathic facial paralysis)(以下简称 IFP),亦称面神经炎或 Bell 麻痹,是因茎乳孔内面神经非特异性炎症所致的周围性面神经麻痹[1]。IFP 的年发病率为十万分之十五至十万分之三十[2]，是常见的脑神经单神经病，为面瘫的最常见原因。可发于任何季节、任何年龄，男女均可发病，男性略多，以 20~40 岁多见[3]，以单侧发病多见，左右脸发病率无差异。

IFP 常急性起病，面神经麻痹在数小时或数天达到高峰，临床表现以患侧面部表情肌瘫痪，额纹消失，不能皱额蹙眉，眼裂闭合不全或不能闭合，口角下垂，鼻唇沟变浅，露齿时口角歪向健侧，吹口哨、鼓气时漏气，部分患者伴有听觉过敏或舌前 2/3 的味觉障碍。现代研究本病的自然病程显示，75%~90%的病人可于发病后两周开始恢复，1~3 个月内康复，但仍有 10%~25%的病人因病情较重、治疗不及时或治疗方法欠佳等因素遗留有不同程度的面神经功能障碍，如面肌无力、面肌痉挛、面肌挛缩、联带运动、鳄鱼泪现象，严重影响患者的生活质量，既给患者的生活和工作带来极大的不便，也在精神上造成了巨大的压力和痛苦[4]。

祖国医学对 IFP 无明确的病名描述。根据 IFP 的临床表现，本病当属于祖国医学"口僻""面瘫"等范畴。此病最早见于《黄帝内经》，在《灵枢·经筋》载有："足之阳明，手之太阳……眦急不能卒视。"中医学认为其病机多因禀赋不足，素体虚弱，后天脾胃受损，气血生化乏源，营卫失调，气虚血少，脉络空虚，腠理疏松，加之起居不慎，风寒邪气侵入机体，后入经中络，致使面部阳明、太阳经络受阻，气血滞涩，经脉失于濡养，继而成僻。故面瘫之证应施以活血通络、止痛祛瘀之法。

笔者从事中医临床工作五十余年，积累了大量的临床诊治经验，擅治疑难杂病及危急重症，对特发性面神经麻痹的诊疗也有独到的见解，兹介绍如下：

## 1 典型医案

患者王某，男，56 岁，甘南州合作市某单位职员。初诊：2015 年 5 月 28 日。

主诉：左侧口角㖞斜及眼睑闭合不全 10d。

病史：患者自诉 10d 前晨起后自感左侧面部麻木，口角㖞斜、漏水，伴味觉减退，左眼闭合不全，左耳后乳突区疼痛，无恶心、呕吐，无肢体功能障碍。于 2015 年 5 月 3 日至兰州某三甲医院门诊神经科被诊断为特发性面神经炎，给予利巴韦林、银杏叶提取物片、甲钴胺、维生素 B 片、醋酸泼尼松、左氧氟沙星滴眼液、外擦剂等方案对症治疗。经治疗两周后，上述症状未见好转，患者要求采取中西医结合治疗，故于 2015 年 5 月 28 日来甘肃省水利水电工程局职工医院中医科就诊。症见：神清，精神欠佳，左侧口角㖞斜，左眼闭合不全，露白 4mm，左侧额纹较右侧明显变浅，左侧鼻唇沟变浅，左侧耳后乳突区压痛。面部肌电图提示：左面神经运动传导，口轮匝肌、眼轮匝肌记录潜伏期延长，诱发动作电位波幅均减低。上唇方肌记录潜伏期正常，诱发电位传导波幅降低。血常规提示：淋巴细胞比率 43%。

辨证：风毒袭络，脉络失和证。

治则：祛风通络，活血化瘀，清热解毒。

处方：自拟祛风牵正散。

方药组成：白附子 15g，蝉蜕 10g，僵蚕 10g，羌活 10g，板蓝根 30g，金银花 20g，鸡血藤30g，蒲公英 30g，紫花地丁 30g，防风 30g，党参 20g，制天南星 10g，白术 20g，黄芪 30g，秦艽 10g，钩藤20g（后下），桃仁 10g，红花 10g，天竺黄 10g，天麻 10g，加药引子生姜 3 片，大枣 15 枚，大米30g。每日一剂,水煎分早、中、晚三次送服。

配合口眼㖞斜外敷散:制马钱子 30g,蓖麻仁 50g,樟脑粉 10g,皂荚 50g,乳香 50g,没药 50g,制草乌 50g,细辛 20g,雄黄 10g,甘遂 20g,蜈蚣 10 条,全虫 20g,冰片 10g,麝香 2g(可人工合成替代或不用),巴豆 10g,共细末,麝香(可人工合成替代或不用)、樟脑、冰片另细兑内。用法:每取 20g 白酒鳝鱼血调糊状,装入 8~10cm 布袋,健患侧交替热敷,15d 一个疗程。

患病中药内调 15d 后,开始针灸取穴:太阳、翳风、下关、风池、颊车、迎香、承浆、人中、瞳子、足三里、上廉、四白、曲池、水沟。

外塞鼻孔面瘫散:白芷 10g,麝香 1g(可人工合成替代或不用),丁香 3g,细辛 5g,共细末,每取 1g 棉花包裹交换塞左右鼻孔中,1h 左右取出。

二诊(2015 年 6 月 12 日):经内调外敷 15d 后,患者自觉症状有所减轻,左侧口角㖞斜较前好转,耳后疼痛明显好转,味觉有所改善,左眼睑闭合仍不全,眼睑露白 3mm,左侧额纹及鼻沟较右侧减轻,自感迎风流泪,面部有麻木感。原方加菊花 15g,枸杞子 30g,全虫 6g,蜈蚣 3 条,继续配合内调、外敷、穴位针灸治疗 15d。

三诊(2015 年 6 月 28 日):服药后患者可稍做鼓腮、吹口哨动作,左侧额纹变浅明显好转,眼睑闭合较前有所好转,露白 2mm。有夜间睡眠差、纳差,前方加炒酸枣仁 30g,夜交藤 30g,炒白术 30g,炒鸡内金 30g,炒砂仁 6g(后下),藿香 10g,继续服用 15d。

四诊(2015 年 7 月 14 日):服药后患者自诉无不良症状。查体:鼓腮、吹口哨等动作均可完成,左侧额纹基本恢复,左眼闭合有所乏力,未见露白,再继续按一、二、三诊方案治疗 15d。

五诊(2015 年 7 月 30 日):患者自诉无不适,症状消失,复查面部肌电图提示基本正常。嘱患者配中药散剂再巩固治疗 15d,避免风吹、受寒,加强体育活动及营养补充。

六诊(2015 年 8 月 15 日):患者自诉一切正常,已经正常上班两周左右。

## 2 医案分析

特发性面神经麻痹中医称为"口僻",俗称"吊线风"。《灵枢·经筋》曰:"卒口僻,急者目不合,热则筋纵,目不开,颊筋有寒,则急引颊移口,有热则筋弛纵缓不胜收,故僻。"中医认为本病多为风邪外侵、兼夹毒邪,上犯面部脉络瘀滞所产生本病。在治疗上应当从风、热、虚、血共同论治,以祛风通络、活血化瘀、清热解毒、益气养血为主,从而达到风邪散、热毒清、血瘀通、虚则补的治疗效果。经过上述药物按疗程规律治疗,在早期及时配合治疗,功能都得以恢复。

## 3 结语

特发性面神经麻痹是指因茎乳突孔内面神经非特异性炎症所致的周围性面瘫的一类疾病,简称面神经炎或 Bell 面瘫。西医对本病的病因病机尚未明确,治疗上以改善局部血液循环,解除血管痉挛,促使局部水肿、炎症消退,尽可能早地恢复神经功能,防止过度牵引的肌肉麻痹[5]。特别重视皮质激素、维生素 B 群和神经营养药物及影响血液流变学药物的应用[6]。糖皮质激素扮演较为重要的角色,它能够起到抗炎、抗氧化、抑制血管源性水肿及保护脑神经元的作用[7],但大剂量应用糖皮质激素副作用较大,可以引起类肾上腺皮质功能亢进综合征,降低免疫水平,从而诱发或加重感染,还可诱发消化道溃疡的产生,对于高血压、糖尿病或有消化道溃疡的患者,糖皮质激素无法应用[7]。中西医结合以中医学整体观及辨证论治为理论指导,微观与宏观并重、病症结合,具有协同增效、取长补短之优势。笔者运用自拟祛风牵正散治疗特发性面神经麻痹,最大程度减少激素应用之副作用,最大限度提高临床疗效、减少后遗症发生,值得临床医师参考。

**参考文献**

[1]贾建平.神经病学[M].第七版.北京:人民卫生出版社,2008,339-343.

[2]孔岩,徐岢,郝亚南,等,简易面神经功能评价量表在特发性面神经麻痹评估中信度和效度[J].中国康复理论与实践,2015,21(02):224-227.

[3]李锐,贾永男,魏清琳."百会灸"配合针刺治疗气虚血瘀型面瘫20例[J].内蒙古中医药,2013,32(11):40-41.

[4]杜光辉,毛文静,刘斌.影响特发性面神经麻痹预后的相关因素分析[J].中国康复理论与实践,2016,22(04):464-468.

[5]江伟,何传斌,周俊明.特发性面神经麻痹急性期的综合治疗[J].临床和实验医学杂志,2012,11(01):18-19.

[6]曹世强,于金栋,吕丽柯,等.针刺配合中药治疗特发性面神经麻痹疗效观察[J].四川中医,2012,30(03):112-113.

[7]许新书,方波,胡文霞.膦甲酸钠联合强的松治疗急性特发性面神经麻痹的临床观察[J].医学理论与实践,2013,26(24):3259-3260.

# 第四章 临床研究

## 补肾益肝生发汤治疗脂溢性脱发 35 例临床观察

赵文金[1] 赵小娟[2] 赵天来[1]

(1. 甘肃省兰州市城关区九州中路社区卫生服务站;2. 甘肃省中医院)

**摘要** 目的:观察补肾益肝生发汤治疗脂溢性脱发的临床疗效。方法:将68例脂溢性脱发患者随机分为治疗组和对照组,治疗组采用补(固)肾益肝生发汤合外用香柏毛姜洗敷液中药治疗,对照组口服西药螺内酯加生发酊外用治疗。结果:治疗组总有效率为82.86%,对照组为75.76%,两组临床疗效比较,治疗组优于对照组(P<0.05)。结论:补(固)肾益肝生发汤内服加中药外洗治疗脂溢性脱发疗效明显。

**关键词** 脂溢性脱发;临床观察;补肾益肝生发汤

## Clinical observation on 35 cases of seborrheic alopecia treated by bushenyiganshengfa Decoction

**Abstract**:Objective:To observe the clinical effect of Bu (GU) Shen Yi Gan Sheng Fa Decoction on seborrheic alopecia.Methods:68 patients with seborrheic alopecia were randomly divided into the treatment group and the control group.The treatment group was treated with BU(GU) Shen Yi Gan Sheng Fa Tang combined with external application of Xiangbai maojiang washing and applying liquid,while the control group was treated with external application of Western medicine spironolactone plus Shengfa tincture.Results:the total effective rate was 82.86% in the treatment group and 75.76% in the control group. The clinical effect of the two groups was better than that of the control group (P<0.05). Conclusion:Bu (GU) Shen Yi Gan Sheng Fa Tang is effective in the treatment of seborrheic alopecia.

**Keywords**:seborrheic alopecia;clinical observation;bu (GU) Shen Yi Gan Sheng Fa Tang

脂溢性脱发(Seborrheic Alopecia,SA)是皮肤科的常见病,也是难治性疾病之一,近几年来其发病有上升趋势,而且日趋年轻化。由于影响美观,常给患者带来很大的精神压力和心理负担,因此对该病的研究逐渐受到关注[1]。现代医学认为其发病与遗传、性腺内分泌失调、皮脂分泌增多等多个因素有关。而且长期精神紧张、饮食失调、心理失衡及病菌感染亦为诱发或加重本病的重要因素[2]。脂溢性脱发属中医"蛀发癣""发蛀脱发"等范畴,主要病机为肝肾不足,湿热内阻,上蒸于头,脉络瘀阻。中医认为若先天不足,劳伤肝肾,发根失养;或为阴虚血热体质,耗血伤阴,复感风邪,阻塞毛窍;或饮食不节,过食肥甘厚味,辛辣酒类等,导致脾运化失司,久而湿热内生,上蒸于巅顶,侵蚀发根,终致毛发脱落。

西药在治疗本病上因其病因不明,治疗上针对性不强,副作用和不良反应甚至要大于治疗作用,在治疗本病上往往得不偿失。历代中医多采用祛风除湿法、凉血消风法、滋阴补肾法、化瘀通络法、健脾除湿法等予以治疗。虽然有多种治法,但每种方法都有一定的局限性。因此,笔者认为应该以中医理论为指导,从整体出发调节机体的阴阳平衡,采用中医内外合治,标本兼治,能提高疗效、缩短疗程。结合临床实践经验,自拟补(固)肾益肝生发汤治疗脂溢性脱发,发现其为一种疗效确切、安全可靠的纯中医药方剂。

## 1 临床资料

### 1.1 一般情况

68例脂溢性脱发患者均为2009年3月至2011年5月期间甘肃省水利水电工程局职工医院中医科门诊患者,按就诊先后顺序随机分为两组,治疗组35例,男27例,女8例。年龄20~49岁,平均(32.50±7.60)岁,病程0.32~5.0a,平均(2.13±0.60)a。对照组33例,男26例,女7例。年龄21~50岁,平均(29.2±5.30)岁,病程0.45~4.5a,平均(2.24±0.65)a。两组在性别、年龄、病程、症状等方面均无显著性差异(P>0.05)。

### 1.2 临床诊断标准

油脂分泌旺盛,头发油腻,或头屑明显,头发干燥,伴有瘙痒;头发弥漫性缓慢脱落,或头发稀疏[3]。

### 1.3 病例入选标准

①临床诊断符合脂溢性脱发;②年龄在18~50岁的门诊病人;③无严重全身性疾病,慢性消耗性疾病者(如甲状腺功能低下或亢进、甲状旁腺或垂体功能低下、性腺功能减退症、糖尿病等;④非药物性脱发者,治疗前1个月内未用过糖皮质激素或免疫抑制剂,1周内未服用过中药或抑制雄性激素的药物。

## 2 治疗方法

### 中药治疗组

以下简称治疗组,治以滋补肝肾,安神生发。口服补(固)肾益肝生发汤,药物组成:毛姜30g,制首乌30g,黄芪30g,白术20g,女贞子20g,白鲜皮20g,菟丝子20g,枸杞20g,山萸肉20g,当归20g,党参20g,没食子10g,桑葚子20g,寄生15g,黄精20g,夜交藤30g,炙甘草10g,生姜3片,大枣20枚(掰)。

辨证加减：①气血虚弱加黄芪 20g，党参 15g；②肝肾不足、腰膝酸软、头晕眼花，舌淡苔薄者加黄精 20g，女贞子 20g，菟丝子 20g，枸杞 20g；③肝郁气滞者，伴有心神不交、夜寐欠安、舌紫暗苔薄，脉弦细等加夜交藤 15g。④脾虚湿阻者，伴有纳谷不香，腹胀便溏，加白术 20g。采用自动煎药机煎取 4 次，每次约 30min，兑在一起，总药量约 1500ml，一天一剂，分三次口服。

外用香柏毛姜洗敷液，配方：香柏 50g，毛姜 30g，白矾 20g，苍耳子 20g，青葙子 50g，桑白皮 30g，血余炭 20g，王不留行 30g，五倍子 20g，苦参 30g，水煎 3500ml，温度 30℃~40℃，洗敷发部，反复用力按摩洗头，每日两次，时间约 30min 左右。

**西药对照组**

以下简称对照组，服用西药螺内酯 20mg，每日两次。另外用生发酊 0.15g 生药/ml，批号：200201016，北京同仁堂科技发展股份有限公司制药厂。每日一次，每次 1ml，从秃发中心开始逐渐向外涂于患处，同时按摩 3~5min。

以上两组治疗 3 个月为 1 个疗程，两个疗程后判定疗效。患者治疗期间均停用其他口服及外用药且同时注意饮食清淡，保持心情舒畅，起居有规律。

## 3 观察内容与方法

脱发(根)数/日，油腻性，瘙痒和脱屑程度及新发生长情况，每 7d 记录一次，并采用打分法，以积分多少作为衡量治疗效果的指标。同时观察病人用药后有无皮肤过敏和毒副反应。

**脱发** 无头发脱落记 0 分；<30 根/日记 2 分；≥30 根、<60 根/日记 4 分；≥60 根、<100 根/日记 6 分；≥100 根/日记 8 分。

**瘙痒** 无瘙痒记 0 分；轻度记 2 分；中度记 4 分；重度记 6 分。

**油腻性鳞屑** 适中记 0 分；少量记 2 分；中等量记 4 分；明显记 6 分。

**新发生长情况** 脱发处全部长出头发，色泽及粗细同正常记 0 分；脱发处长出 2/3 以上新发，毛发黑白粗细不均，记 2 分；长出 1/3 以上新发，毛发细软、色白，记 4 分；治疗后无新发或仅有少许毳毛长出记 6 分。

## 4 疗效标准[4]

痊愈：头皮瘙痒消失，无头屑及脱发，毛发粗细色泽正常，头部皮脂分泌适中，积分为零；显效：毛发生长较多，黑白相间，粗细不匀，头皮瘙痒及油腻性鳞屑明显减少，积分下降>70%；有效：有较多毳毛生长，瘙痒及头部皮脂分泌有所减少，积分下降在 30%~70%；无效：无毛发生长或有少许毳毛生长后又脱落，积分下降<30%。总有效率=[(治愈+显效+有效)/总例数]×100%。

## 5 统计学方法

采用 SPSS15.0 统计软件进行统计学分析。两组疗效比较采用 $X^2$ 检验。治疗前后病情平均评分比较用 t 检验。

## 6 治疗结果

表1结果显示,两组总有效率有显著性差异(P<0.05),说明中药治疗组疗效优于对照组。治疗组病人在治疗过程中没有出现皮肤过敏及毒副反应,外用药在治疗过程中未见不良反应。对照组病人在治疗过程中出现头皮瘙痒、红肿、起水疱等过敏反应,暂时停用,并按过敏性皮炎治疗,待过敏反应症状消失后继续治疗。

**表1 两组疗效比较**

| 组别 | N | 痊愈 | 显效 | 有效 | 无效 | 总有效率(%) |
|---|---|---|---|---|---|---|
| 治疗组 | 35 | 4 | 15 | 10 | 6 | 82.86* |
| 对照组 | 33 | 3 | 10 | 12 | 8 | 75.76 |

备注:*表示与对照组比较 P<0.05。

**表2 两组治疗前后病情评分变化($\bar{x}+s$)**

| 组别 | N | 治疗前 | 治疗后 | P |
|---|---|---|---|---|
| 治疗组 | 35 | 13.56±5.35 | 4.63±0.82 | <0.05 |
| 对照组 | 33 | 12.76±4.37 | 6.45±1.25 | <0.05 |
| P | | >0.05 | <0.05 | |

表2结果显示,治疗前两组评分无差异性(P>0.05);治疗后两组病情评分比较有统计学意义(P<0.05);治疗前后自身比较均有显著差异(P<0.05)。

## 7 典型病例

谢某,男,31岁,在甘肃省某单位机关工作。初诊2010年6月18日,因工作压力大,加上脑力劳动过度,精神紧张,夜寐不佳,半年前开始睡觉枕头脱发,洗头、梳头脱发更加严重,虽到处求医问药,均未见效,曾自购毛发再生精等外用药,疗效不显,特来甘肃省水利水电工程局职工医院中医科就诊。检查:头顶部头发稀疏,可见油腻状灰白色鳞屑,头顶部稍红,头发油亮黏结成束,用手抓梳头发可见随手指缝有脱发二三十根之多。毛发干枯易折稀少,伴头昏目眩,失眠多梦,腰膝酸痛,舌质淡而紫暗,舌苔薄黄,脉细涩。中医诊断为肝肾亏损型脂溢性脱发,证属肝肾不足、气血两虚、风邪乘之、气滞血瘀所致,需采用补益肝肾、养血祛风、活血化瘀之法,遂自拟补(固)肾益肝生发汤,每日一剂,复煎分三次内服,外用香柏毛姜洗敷液,反复用力按摩洗头,每日两次,时间约30min左右。按上述方法治疗一疗程后,原脱发处已有明显的细小毛发长出。原方内服外敷加减再进十剂后,皮损处新生的毛发长势良好。为了巩固疗效,再按原方加减继续治疗一疗程后,皮损处布满新生的毛发,随访至今,未见复发。

## 8 讨论

脂溢性脱发是皮肤科常见疑难病症之一,其病机复杂多变。早期医家认为肾、脾(胃)虚弱与脱发有关,近代医家认为虚、实(湿、热、瘀)夹杂为其病机关键。总的病机为肝肾亏损,血虚风燥,或湿热壅阻,上蒸巅顶所致[5]。《黄帝内经》云:"血气盛则肾气强,肾气强则骨髓充满,故发黑;血气虚则肾气弱,肾气弱则骨髓枯竭,故发白而脱落。"揭示了脱发的形成与肝肾不足、气血虚弱有关。《诸病源候论·毛发病诸候》亦云:"血盛则荣于头发,故须发美。若血气衰弱,经脉虚竭,不能荣润,故须发脱落。"若先天禀赋不足,后天脾肾失养,思虑过度,劳伤肝肾,则精血亏虚,发失濡养,发枯而落。总之,脱发的调治不离肝脾肾三脏。

现代医学认为该病是有遗传易感性,患者体内雄激素偏高,病程呈渐进性,无有效的治疗方法,治疗多用抑制雄性激素药物,因此在对照组选用螺内脂为观察治疗药物。目前西医治疗主要以延缓、减少脱发的发生和防治毛囊的萎缩为主,但内服药长期服用都有一定的不良反应,患者的依从性差。即使采用毛发移植,也不能从根本上解决头发继续脱落的问题。

中医学认为,本病与肝肾关系最密切,肝肾亏损,气血虚弱,气滞血瘀,阴血不足,腠理不固,风邪则乘虚而入,风盛血燥,发失所养而致脱落。《素问·五藏生成篇》"肾之合骨也,其荣发也",肾藏精,其华在发。如肾精亏虚,日久必损及肝,肝血亏虚,故精血不足,血虚致肝气郁结,气机不畅,以致气滞血瘀,不能上荣于发,这是导致毛发脱落的重要因素。本人自拟的补肾益肝生发汤,以当归为补血之要药,配伍黄芪以补气生血,枸杞子、桑葚、女贞子、山茱萸等以滋阴养血、补益肝肾,夜交藤以养心安神,白鲜皮以祛风除屑、燥湿止痒,制首乌以补益精血、固肾乌须,红枣引诸药上行,直达巅顶,甘草化生营卫、调和诸药。全方共奏滋补肝肾、养血生发之功。现代药理研究表明,枸杞子、桑葚富含维生素、卵磷脂、蛋白质、微量元素等物质,具有促进造血细胞生长、抗衰老、抗应激及增强免疫功能等作用[6]。故应用补肾益肝生发汤治疗肝肾亏损型脂溢性脱发取得很好疗效。观察结果显示,服用中药后患者头发油腻明显改善,脱发很快停止,疗效明显优于对照组,且无副作用。本临床观察表明服用补肾益肝生发汤治疗脂溢性脱发可获得较满意的临床疗效。

本方中的丹参加大用量活血化瘀,改善微循环障碍,起到了中西合璧的作用。方中重用黄芪补气,外护肌肤之阳,改善血行,以助运血之动力,使气旺而血亦行,为方中君药;辅以当归、丹参活血通络,养血柔肝,共为臣药;佐以枸杞子、菟丝子、制首乌滋补肝肾,又促进血液新生为使。方中的丹参祛瘀生新,补血生血养血,从而使皮损修复。本方汇集了滋补肝肾诸品,合而用之,全方君臣有续,佐使有节,共奏滋补肝肾养血祛风之功,力专效显,临床运用疗效显著。现代药理学研究表明,丹参和黄芪都能加强毛囊营养,促进毛发再生,菟丝子、女贞子、王不留行等具有明确的促雌激素样和抗雄激素活性作用[7]。范卫新等[8]应用小鼠触须毛囊体外培养模型,结果发现女贞子有促进体外培养的小鼠触须毛囊明显生长的作用,而丹参对体外培养毛囊生长有明显的抑制作用。张兴洪等[9]发现制首乌、女贞子等中药煎剂,能在一定程度上抑制猪毛囊细胞内凋亡,延缓生长期毛囊进入退行期。傅琳玲等[10]采用近交系乳鼠触须毛囊体外培养及同位素掺入技术,测定培养 24h 毛囊生长长度,结果显示黄芪水煎剂和女贞子水煎剂对体外培养毛囊有直接促生长作用。

中医药治疗脂脱方法多样,从整体上调节机体气血阴阳,在改善症状、延缓病程方面取得较好的临床疗效,但对生发尚未有所突破。笔者认为外治外涂或外洗有利于局部药液吸收生效,有着治标的优点,而内服汤剂则有调节整体,辨证求因的治本效能。临床实践观察到,用中药内服兼外治的方法比单纯外治的疗效更好。

本病与环境、精神心理因素、内分泌失调、过度劳累及药物等因素关系密切。精神因素对脱发起着主导作用,如过度的焦虑、抑郁、失眠等,引起毛囊神经病理性改变,可能是导致脱发的主要原因[11]。在治疗过程中,患者应加强身心调理,要有适当的休息和体育锻炼;要保持心情舒畅,切忌烦躁易怒,做好精神方面的护理;要忌食辛辣油腻之品,多吃维生素含量丰富的蔬菜和水果,适量补入微量元素锌;要积极地协助和配合医生发现诱发因素,并设法去除。与此同时,患者自己还要防止因过度搔抓及梳理而刺激毛发,有条件时,可配合针灸及梅花针治疗,以便头发生长。

## 参考文献

[1]李丽琼,张明.脂溢性脱发的中医药治疗进展[A].2010年中华中医药学会中医美容分会学术年会论文集[C].

[2]赵晖,陈家旭.脂溢性脱发的研究现状[J].时珍国医国药.2006,17(4):497-499.

[3]中华人民共和国卫生部.中药新药临床研究指导原则:第3辑[M].北京人民卫生出版社,1997:94-95.

[4]陈达灿,胡东流.中药"益发"治疗脂溢性脱发的临床与实验研究[J].实用医学杂志,1997,13(4):265.

[5]魏跃钢.辨证治疗脂溢性脱发84例[J].南京中医药大学学报.自然科学版,2002,18(4):251.

[6]李强,吴景东.养血通络生发汤治疗肝肾亏损型脂溢性脱发96例[J].河北中医,2009,31(1):104-124.

[7]赵虹.黄芪丹参为主治疗高雄激素血症的效果观察[J].现代中西医结合杂志,2005,14(4):466.

[8]范卫新,朱文元.55种中药对小鼠触须毛囊体外培养生物学特性的研究[J].临床皮肤科杂志,2001,30(2):81-84.

[9]张兴洪,范卫新.何首乌、女贞子等中药煎剂对体外培养的猪毛囊毛发生长的影响[J].中华皮肤科杂志,2005,38(2):102-103.

[10]傅琳玲,朱文元.单味中药对体外培养毛囊生长影响的研究[J].中国皮肤性病学杂志,2000,14(2):92-93.

[11]何云贵.秃顶生发灵治疗脱发218例临床观察[J].新中医,2011,43(4):71-72.

# 复方臌胀散治疗肝硬化腹水110例临床体会

赵文金[1]　赵多明[2]　史晓伟[2]

（1.甘肃省水利水电工程局职工医院中医科；2.甘肃省中医院）

**摘要**　目的：观察复方臌胀散治疗肝硬化腹水的临床疗效。方法：运用自拟复方臌胀散水煎服方法治疗本病110例。结果：110例肝硬化腹水患者的肝功能相关指标和临床症状都显著改善，显效率和总有效率分别为74%和95%。结论：复方臌胀散能够消减腹水，改善肝肾功能，提高患者生活质量，改善预后。

**关键词**　肝硬化腹水；复方臌胀散；甘遂；臌胀

# The Clinical Experience from 110 cases of Treating Cirrhosis by using Compound Euphorbia Powder

**Abstract**：The paper aimed at observing the clinical experience of 110 cases of cirrhosis by using Compound Euphorbia Powder. By using the medicine, the liver function and clinical symptoms of 110 cases had obvious improvement, and the significant efficiency and total efficiency are 74% and 95%. The conclusion is that the Compound Power can decrease the ascites and improve hepatorenal function.

**Key words**：Cirrhosis；Compound Euphorbia Powder；Euphorbia；hoove

肝硬化腹水是肝硬化的失代偿期表现，是多种慢性肝损害动态发展的严重阶段。肝硬化早期，归属于中医学"抵痕""积聚"范畴；肝硬化晚期产生腹水，肝硬化腹水发生来势缓慢，故治病之因虽与酒食不节、情致所伤、血吸虫感染等有关，但它的直接原因，当责与黄疸、胁痛、积聚等病症失治误治之后，迁延日久，使肝脾肾三脏功能失调，气血水淤积于腹内，以致腹部日渐胀大，而形成鼓胀。现代医学主要采用保肝、利尿等对症治疗，但是疗效欠佳，病情易反复，预后较差。祖国医学[1]对于慢性肝硬化腹水发病机理有独特见解，并且取得了单以西药治疗难以达到的治疗效果。本文回顾既往诊治的110例肝硬化腹水患者，通过对其理化检测指标及中医证候的分析，探讨自拟复方臌胀散治疗肝硬化腹水的临床疗效。

## 1 病因病理

肝硬化腹水是一种慢性肝病,据肝硬化难治性腹水的临床表现,将其归属于"臌胀""单腹胀"等范畴,并列入"风、痨、臌、膈"四大难证之一。《灵枢·水胀》曰:"鼓胀如何?岐伯曰:腹胀,身皆大,大与肤胀等也。色苍黄,腹筋起,此其候也。"《诸病源候论·水盅候》说:"此由水毒气结聚内令腹渐大,动摇有声……水盅也。"《类经·鼓胀》记载:"内伤脾肾,留滞于中,则心腹胀满,不能再食,其胀如鼓,故名鼓胀。"《医门法律·胀病论》曰:"胀病亦不外水裹、气结、血瘀……凡有症瘕、积块、痞块,既是胀病之根,日积月累,腹大如鼓,腹大如瓮,是名单腹胀。"鼓胀[2]的形成与气、血、水三者息息相关,而此三者在体内运行正常与否,又与肝脾肾的功能密切相关。肝为刚脏,体阴而用阳,肝气疏于疏泄条达,则气机不利,壅滞于腹中则生鼓胀;另外,肝郁不舒,则横犯脾土,以致运化失常,水湿停留,积蓄腹中,也生鼓胀。气与血关系密切[3],气为血之帅,气行则血行,气止则血止,即气滞可以导致血瘀,气血运行不畅,则津液不能疏布,日积月累,著而下去,聚于腹中,而腹胀且大。气滞血瘀[4]又可以影响到三焦的气化功能,以致三焦不利,水液停聚;同时肝病及脾,脾伤则运化失司,水谷不化精微而成混浊,湿凝为水,水停于腹则成鼓胀。病之日久,可累及肾,肾病则开合不利,二便失司,则进一步加剧水液停留;若肾阳不足,无以温煦脾土;肾阴亏损,肝木亦少滋荣,这样肝病及脾、脾病及肾,如此反复,使实者愈实,虚者愈虚,气滞、血瘀、水停、正虚交织在一起,构成了鼓胀的病理变化的实质。在鼓胀的形成过程中[5],气滞、血瘀、水停互为因果,是邪实的主要内容;正虚是气滞、血瘀、水停发展的必然趋势,本病的实质是实中夹虚、虚中有实的虚实夹杂之证,性属本虚标实。

## 2 临床资料

甘肃省水利水电工程局职工医院于 2005 年 1 月至 2012 年 12 月共收治肝硬化腹水的病人110 例,其中男 89 例,女 21 例,男女之比约 5:1;年龄 20~70 岁。参照西医诊断标准《临床诊疗指南消化系统疾病分册》[6],采用病证结合的双重诊断标准,西医诊断为肝硬化腹水;同时参照中医诊断新世纪第二版《中医内科学》[7]内的臌胀病,进行辨证分型。分析结果如下:110 例肝硬化腹水患者辨证主要分为四型,气滞湿阻证 32 例、水热蕴结证 25 例、阳虚水盛证 20 例、阴虚水停证20 例,其他 13 例。多数入选患者均有不同程度的血瘀表现,如:面色晦暗黧黑、蜘蛛痣、胁下疼痛、积块等表现。

**表 1 肝硬化腹水患者不同证型 ALB、DBIL、IBIL、TBA 比较($\bar{x}+s$)**

| 组别 | 例数 | ALB(g·L$^{-1}$) | DBIL(μmol·L$^{-1}$) | IBIL(μmol·L$^{-1}$) | TBA(μmol·L$^{-1}$) |
|---|---|---|---|---|---|
| 气滞湿阻证组 | 32 | 30.16±0.62 | 34.03±5.77 | 35.56±4.14 | 56.83±4.88 |
| 水热蕴结证组 | 25 | 27.49±0.78a | 50.69±9.84 | 32.64±4.52 | 63.63±8.09 |
| 阳虚水盛证组 | 20 | 30.15±0.97b | 28.54±7.03b | 27.16±3.78 | 50.02±5.56 |
| 阴虚水停证组 | 20 | 28.67±0.82 | 37.24±7.14 | 28.72±3.45 | 46.39±5.29b |

注:与气滞湿阻证组比较,$^a$P<0.05;与水热蕴结证组比较,$^b$P<0.05

### 2.1　治疗方法

复方臌胀散方药组成:猪苓、鳖甲、莪术、红花、甘遂、黄芩、砂仁、木香、白术、红枣等。

### 2.2　药物功效

清热燥湿,泻火解毒,泻水逐饮,消肿散结,化湿行气,止痛温中,健脾消食。《医学发明》云:"血者,皆肝之所主,恶血必归于肝,不问何经之伤,必留胁下,善主血故也。"病理发展先是"气滞",随之"血瘀",终则"水蓄"。故治先以行气,气行则血行,瘀通而水自下。红花、鳖甲、莪术常为活血化瘀软坚药;白术、木香益气扶正、健脾运脾、滋养肝肾;猪苓利水消肿;甘遂有泻水饮、破积聚、通二便等功效,配以黄芩、砂仁、木香、白术等制复方臌胀散,用红枣汤送服,从降改猛虎之力为缓泻之方,扶正补虚。

### 2.3　辨证施治

根据病程和正邪关系[8],一般发病初期多属肝脾失调,气滞湿阻,应根据病机,分清气滞、血瘀、湿热和水湿的偏盛,分别采用理气祛湿、行气活血、健脾利水等法,必要时亦可暂用峻剂逐水。病程日久[9],或素体虚弱,则出现脾肾阳虚或肝肾阴虚,治宜健脾温肾和滋养肝肾以治本为主,兼顾于标。

用法:每日两次,每次一袋(约3g),空腹红枣汤送服。

## 3　疗效观察

经观察疗效显著,B超检查腹水消失总共72例;有效:腹胀水肿,下肢浮肿消失,B超检查腹水消失总共33例;无效5例,总有效率95%。治愈患者停药3个月后未再复发,痊愈及有效患者3个月内症状无明显变化。说明自拟复方臌胀散疗效稳定、持久。

## 4　典型病例

李某,男,42岁。腹部胀大如鼓一年多,经多处诊治无效,于2005年6月来甘肃省水利水电工程局职工医院就诊。患者腹部胀大如鼓,面色晦暗,脉络暴露,胁腹刺痛,颈部胸部可见蜘蛛痣,手掌赤痕,疲乏无力,下肢有水肿。B超提示肝硬化,大量腹水,诊断为肝硬化腹水代偿期。方用复方臌胀散治疗,用药后若已泻下则不再加量;若未泻下,每天逐渐递增至常用量为限,以泻下利水为效。经用药腹部胀大如鼓消失,皮色稍变红润,胁腹刺痛,面色黯黑,颈部胸部血痣,呈丝纹状,手掌赤痕消失,能平卧,食欲明显增加,脉搏正常有力。此方服60d后,该病人各项症状均消,一切恢复正常,实属一个十分成功与典型的病例。

笔者用此法此方治疗类似病人较多,大多获得了满意的疗效,一部分痊愈,大部分显效,没有效果的仅占极小一部分。笔者对于肝硬化腹水的治疗方法具有普适性与可推广性,这是此病案最大的价值所在。

## 5　讨论

肝硬化腹水属于祖国医学"鼓胀"的范畴,历代医术有"单腹胀""蛊胀""膨亨"等不同名称。本病患者病程较长,正气损伤,邪实内滞,易形成寒热错杂、虚实兼具的复杂变化,临床治疗上颇为棘手。近年来本病发病率逐年增高,对人们身体健康和经济负担产生重要影响。中医在治疗该病方面积累了一定的经验,具有较好疗效。

笔者根据中医整体观念和辨证施治思想,依据中医遣方用药的特点,自拟"复方臌胀散"治疗肝硬化腹水,并定期复查电解质,随时调整用药量、比例,及时纠正电解质紊乱,使肝硬化患者症状及体征得到缓解,腹水减少或消退,取得了理想的临床效果。通过临床试验,以甘遂为主要成分的"复方臌胀散",不仅有利于肝功能的修复,而且可以加速病灶的吸收,减少腹水的形成。同时,为了提高临床效果,笔者还在治疗期间注重患者的心理调适,使患者保持稳定的情绪,树立战胜疾病的信心,积极配合治疗,这也为提高药物疗效创造了有利条件。

## 参考文献

[1]欧松,孙克伟.中医药治疗肝硬化腹水研究概述[J].实用中医内科杂志,2010,24(11):30-32.

[2]程志文,谢冬梅,姚立红,等.肝硬化腹水辨证分型论治近况[J].中西医结合肝病杂志,2009,19(06):380-382.

[3]国家药典委员会.中华人民共和国药典[S].2005年版.北京:化学工业出版社,2005,60.

[4]中华医学会.临床诊疗指南消化系统疾病分册[M].北京:人民卫生出版社,2005:87-88.

[5]周仲瑛,金实,李明富,等.中医内科学[M].第二版.北京:中国中医药出版社,2009:283-285.

[6]祝峻峰,蒋卫民.肝硬化难治性腹水诊治进展[J].中医药临床杂志,2008,12(20):637-640.

[7]武荣国,张宏伟,苏键娥.辨证治疗肝硬化难治性腹水30例[J].黑龙江医药科学,1999,22(4):51.

[8]陆磊,管其健,黄文锋.大橘皮汤治疗顽固性肝硬化腹水52例[J].河南中医,2002,22(4):32.

[9]李怀长.曹月英教授治疗顽固性肝硬化腹水临床经验[J].中华中医药杂志,2010,25(7):1045-1046.

# 复方黄芪健脾散联合美沙拉嗪治疗缓解期
# 溃疡性结肠炎的临床疗效观察

赵文金[1]　李娟芳[2]　毛鹏娟[1]　赵紫玮[1]

（1. 甘肃省兰州市城关区九州中路社区卫生服务站；2. 商洛学院）

**摘要**　目的：观察复方黄芪健脾散联合美沙拉嗪治疗缓解期溃疡性结肠炎的临床疗效。方法：收集 2018 年 1 月至 2019 年 1 月兰州市九州中路社区卫生服务站就诊的缓解期溃疡性结肠炎患者 40 例，随机分为治疗组（20 例），对照组（20 例），治疗组予复方黄芪健脾散合美沙拉嗪治疗，对照组予美沙拉嗪治疗。两组均治疗四周。治疗四周后，比较两组患者治疗前后主要症状（腹泻、便血、腹痛）评分、IBDQ 量表评分及临床疗效。结果：两组患者治疗后主要症状评分、IBDQ 评分均较治疗前明显改善（P＜0.05），且治疗组改善优于对照组（P＜0.05）；治疗组临床有效率 95.00%，高于对照组有效率 80.00%，两组临床疗效经秩和检验，P＜0.05，差异有统计学意义。结论：复方黄芪健脾散合美沙拉嗪治疗缓解期溃疡性结肠炎患者，临床疗效显著，可改善患者的临床症状，提高患者的生活质量。

**关键词**　复方黄芪健脾散；美沙拉嗪；溃疡性结肠炎

# Clinical Observation on the Therapeutic Effect of Fufang Huang Qi Jian Pi Powder Combined with Mesalazine in Relieving Ulcerative Colitis

**Abstract**：Objective：To observe the clinical efficacy of Fufang Huang Qi Jian Pi Powder combined with mesalazine in the treatment of ulcerative colitis in remission stage. Methods：40 patients with remission ulcerative colitis from January 2018 to January 2019 in the Jiuzhou Zhonglu Community Health Service Station of Lanzhou City were randomly divided into the treatment group （20 cases） and the control group （20 cases）. Fufang Huang Qi Jian Pi Powder combined with mesalazine，the control group was treated with mesalazine，and both groups were treated for 4 weeks. After 4 weeks of treatment，the main symptoms (diarrhea, blood in the stool, abdominal pain), IBDQ scale and clinical efficacy were compared between the two groups. Results: The main symptom scores and IBDQ scores of the two groups were significantly improved after treatment (P<0.05), and the improvement of the treatment group was better than that of the control group (P<0.05). The clinical effective rate of the treatment group was 95.00% higher than that of the control group. 80.00%, the clinical efficacy of the two groups was tested by rank sum test, P <0.05, the difference was statistically significant. Conclusion: Fufang Huang Qi Jian Pi Powder combined with mesalazine in the treatment of patients with ulcerative colitis in remission period has significant clinical effects, which can improve the clinical symptoms of patients and improve their quality of life.

**Key words**: Fufang Huang Qi Jian Pi Powder, mesalazine, ulcerative colitis

溃疡性结肠炎(ulcerative colitis, UC),是一种慢性非特异性肠道炎症性疾病。以腹痛、腹泻、黏液脓血便、里急后重为主要临床表现,病变主要位于直肠、结肠的黏膜、黏膜下层[1],病变呈连续性、弥漫性、表浅性分布,病理改变以溃疡糜烂为主。本病的病因尚未明确,其发病主要与免疫、遗传、感染、饮食及精神因素有关。UC 是一种临床上常见的消化系统疾病,其具体的致病病因尚未阐明。本病可发生于任何年龄的人群,且男女发病率无明显差异,但以中、青年人群常见[2]。

近年来,UC 的发病率逐年升高,部分患者还伴有肠外表现如眼睛、关节损害[3-4],世界卫生组织已将其列为现代医学难治疾病之一。由于直肠、结肠黏膜及黏膜下层的长期慢性炎症刺激,晚期 UC 常反复发作、迁延不愈,且 UC 相关性结肠癌的发病风险也逐渐增高,病程 30 年的 UC 患者结肠癌变可高达约 30%,给患者的身体健康与生活质量带来一定影响[5]。

目前,对于 UC 的治疗,临床上常采用药物治疗及手术治疗的方式,而缓解期患者通常选择药物治疗[6],主要目的在于维持长期缓解、防止并发症、降低住院和手术率、降低癌变的风险、提高生活质量。但由于 UC 的病因病机尚不明确,当前临床主要使用抗炎药物、免疫抑制剂、糖皮质激素等对症治疗,这类药物副作用大、复发率高、疗效不佳。近年来有研究表明单一的应用西药并不能完全减少本病的复发率,而应用中西医并用的治疗方法能够使病情趋于平稳且逐渐减轻,降低复发,提高患者生活质量。笔者采用复方黄芪健脾散治疗缓解期 UC 患者 40 例,临床疗效显著,现报道如下。

# 1 临床资料

## 1.1 诊断标准

### 1.1.1 西医诊断标准

参考中华医学会消化病学分会炎症性肠病学组制定的《炎症性肠病诊断与治疗的共识意见(2012)》[7]中符合轻至中度缓解期溃疡性结肠炎的诊断。

### 1.1.2 中医诊断标准

参考中国中西医结合学会消化系统疾病专业委员会制定的《溃疡性结肠炎中西医结合诊疗

指南(草案)》[8]，符合气血两虚证型。

### 1.2 纳入标准

纳入符合西医诊断标准、中医诊断标准中气血两虚证者；18~60周岁，轻-中度缓解期UC患者；签署知情同意书者。

### 1.3 排除标准

急性或重度UC者；感染性肠病、克罗恩病、放射性肠炎患者；合并中毒性肠扩张、肠梗阻、肠穿孔、癌变等并发症者；合并严重心脑血管疾病、肝肾功能不足者；妊娠或哺乳期妇女；对治疗药物过敏者；有精神类疾病或不能配合治疗者。

### 1.4 剔除与脱落标准

发生严重不良反应、并发症、病情进展者，仅做记录，不予疗效统计；服药依从性差，未完成治疗周期者。

## 2 研究方法

### 2.1 病例来源

纳入2018年1月至2019年1月就诊于兰州市九州中路社区卫生服务站且符合上述标准的UC患者40例。根据入组先后顺序按照随机数字表法分为治疗组20例、对照组20例。

### 2.2 治疗方法

对照组患者予美沙拉嗪0.5g，口服，每日三次（佳木斯录制药有限责任公司，国药准字H19980148）；治疗组患者予复方黄芪健脾散[炙黄芪100g、当归30g、炒白芍50g、党参50g、茯苓50g、炒白术50g、绞股蓝30g、炒砂仁20g(后下)、甘草10g、煨生姜10g、炒枣30枚]水煎服，每日一剂，每日分两次，并联合美沙拉嗪0.5g口服，每日三次。两组患者均治疗4周。

### 2.3 观察指标

#### 2.3.1 疗效性观察指标及方法

##### 2.3.1.1 主要症状评分

参照《中药新药临床研究指导原则(试行)》对患者腹泻、便血、腹痛症状进行评分。腹泻：0次/d、<4次/d、4~6次/d、大于6次/d，分别计0、2、4、6分；便血：无便血、少量便血、脓血便为主、全部脓血便或鲜血便分别计0、2、4、6分；腹痛：无腹痛、腹部隐痛、腹痛或胀痛、腹痛频，分别计0、2、4、6分。

##### 2.3.1.2 生存质量评分

采用Guyatt提出的炎症性肠病患者生活质量分析表(IBDQ量表)评估患者的肠道症状、全身症状、情感能力、社会能力四个方面，该量表准确性和可信度较高[9]。

#### 2.3.2 疗效判定标准

采用尼莫地平法计算疗效指数 [(治疗前症状积分-治疗后症状积分)/治疗前积分×100%]。治愈：疗效指数≥95%；显效：70%≤疗效指数<95%；有效：30%≤疗效指数<70%；无效：疗效指数<30%。

2.3.3 安全性观察指标

血、尿、粪常规检查;肝肾功能检查、心电图检查;服药期间出现的不良反应;治疗前后各检查一次。

2.4 统计学处理

采用 SPSS18.0 数据分析软件进行统计,等级资料用秩和检验,计量资料用 t 检验,规定 $P<0.05$,为差异有统计学意义。

## 3 研究结果

### 3.1 一般资料

本临床观察于 2018 年 1 月至 2019 年 1 月于兰州市九州中路社区卫生服务站纳入符合上述标准的 UC 患者 40 例,随机分为治疗组与对照组,各 20 例。其中治疗组中男性 11 例,女性 9 例;年龄最小者 19 岁,最大者 59 岁,平均年龄(44.24±8.25)岁;病程最短者两年,最长者 3a,平均病程(2.65±0.81);对照组中男性 10 例,女性 10 例;年龄最小者 18 岁,最大者 58 岁,平均年龄(45.68±9.36)岁;病程最短者两年,最长者 3.5a,平均病程(2.75±0.93)。两组患者的性别、年龄、病程比较差异均无统计学意义($P>0.05$),具有可比性。

### 3.2 两组治疗前后主要症状评分比较($\bar{x}±s$,分)

**表 1 两组治疗前后主要症状评分比较**

| 组别 | 例数 | 治疗前 | 治疗后 |
|---|---|---|---|
| 治疗组 | 20 | 14.10±3.20 | 7.45±2.25* |
| 对照组 | 20 | 13.25±2.80 | 6.80±1.75* |

注:*与治疗前比较,$P<0.05$;与对照组比较,$p<0.05$;说明两组治疗方法均可改善 UC 患者临床症状,且治疗组优于对照组。

### 3.3 两组治疗前后 IBDQ 量表评分比较($\bar{x}±s$,分)

**表 2 两组治疗前后 IBDQ 量表评分比较**

| 组别 | 例数 | 时间 | 肠道症状 | 全身症状 | 情感能力 | 社会能力 |
|---|---|---|---|---|---|---|
| 治疗组 | 20 | 治疗前 | 30.15±6.65 | 38.45±9.98 | 37.25±8.87 | 32.40±10.10 |
| | | 治疗后 | 49.78±9.25* | 56.43±11.89* | 53.63±10.45* | 52.78±12.30* |
| 对照组 | 20 | 治疗前 | 29.79±5.96 | 39.65±10.23 | 36.78±7.84 | 31.92±9.83 |
| | | 治疗后 | 41.98±7.35* | 46.67±10.94* | 45.48±11.78* | 40.97±12.01* |

注:*与治疗前比较,$P<0.05$;与对照组比较,$p<0.05$;说明两组治疗方法均能改善 UC 患者肠道、全身症状及情感能力、社会能力,且治疗组优于对照组。

### 3.4 两组临床疗效比较

**表4 两组临床疗效比较**

| 组别 | 例数 | 治愈 | 显效 | 有效 | 无效 | 愈显率 | 总有效率 | Z | P |
|------|------|------|------|------|------|--------|----------|------|------|
| 治疗组 | 20 | 10 | 6 | 3 | 1 | 80.00% | 95.00% | −2.104 | 0.038 |
| 对照组 | 20 | 8 | 5 | 3 | 4 | 65.00% | 80.00% | | |

注:两组临床疗效比较,经秩和检验,p<0.05,差异有统计学意义,说明治疗组治疗方法优于对照组。

### 4 讨论

祖国医学无溃疡性结肠炎的描述,根据其病因病机、临床表现,当归属于中医学"泄泻""痢疾""肠风"等病的范围。本病多由先天禀赋不足和(或)后天感受外邪、饮食肥甘、情志失调等因素综合导致脾胃运化失职,湿浊内蕴,郁化热毒,下注肠道,壅塞气血,以致肠腑气血凝滞,肉腐血败而下痢赤白而成疾,其湿热蕴肠,气滞络瘀为基本病机,脾虚失健为主要发病基础,饮食不调是主要发病诱因。本病病位在大肠,涉及脾、肝、肾、肺诸脏,部分涉及肺、心等脏,因脾胃居于中焦,胃受纳腐熟水谷,脾运化传输,二者为气机之枢纽,具有斡旋上下之功,若脾胃失调,水湿内蕴,郁热内生,浊热入血为毒,与气血胶结,肠络则伤。

本病为本虚标实之证,活动期以标实为主,主要为湿热蕴肠,气血不调;缓解期属本虚标实,主要为正虚邪恋,运化失健,且正虚多呈脾虚,故在治疗UC时应抓住脾胃的基本特性,注重健脾升清,畅通胃腑,调理脾胃升降之枢纽;在缓解期注重中药调理养生,一方面可阻止因病情继续恶化而导致复发,另一方面能使病情得以控制,达到为患者减轻痛苦,为医生争取治疗先机的目的。

笔者认为本病不只是结肠局部的病变,而是一种全身性疾病,其根本为脏腑功能障碍、阴阳平衡失调。根据中医整体观念、辨证论治的特色,总结出治疗缓解期UC的有效方剂复方黄芪健脾散,大大提高了临床疗效,在缓解临床症状的同时减少西药的副作用。方中黄芪为益气补中之要药;配合党参、白术、茯苓、甘草、绞股蓝增强补脾益胃、养血益气之功;当归、芍药滋养心肝,加砂仁醒脾和胃,则黄芪、当归、党参、白术、茯苓、甘草补而不滞;加姜、枣助党参、白术入气分以调和脾胃,全方共奏健脾益气,养血生津之功。此外,肝木克脾土,脾土生肺金,肝肺两脏又主全身气机之升降出入,气滞则湿聚,气行则湿散,气行则血行,在健脾的基础上多根据患者病情随证加用补气、理气之品则可事半功倍。

美沙拉嗪是5-氨基水杨酸类药物,其药理作用主要为抑制白三烯的释放,降低白细胞介素的分泌及释放,并能清除氧自由基,同时有效缓解炎性递质对肠道黏膜的损伤;第3版《溃疡性结肠炎诊治欧洲循证共识意见》中指出:对于轻中度的缓解期UC患者,美沙拉嗪是治疗的首选药物,因此本研究选择美沙拉嗪作为阳性对照治疗药物。

现代医学治疗本病主要是应用氨基水杨酸、类固醇激素、糖皮质激素类、免疫抑制剂和生物制剂等药物,必要时采取手术治疗,其不良反应较明显,稳定病情的效果差,难以保证长期稳定性。此外,部分患者还需长期依赖药物维持治疗,一旦停药容易复发,不仅给患者经济身体带来双重影响,而且容易产生耐药性。本研究表明应用复方黄芪健脾散联合美沙拉嗪可明显缓解患者腹痛、腹泻、便血等肠道及全身症状,并提高患者生活质量及情感能力。

**参考文献**

[1]Scaldaferri F,Gerardi V,Lopetuso L R,et al. Gut Microbial Flora,Prebiotics,and Probiotics in IBD:Their Current Usage and Utility[J]. BioMed Research International,2013,2013:1-9.

[2]Samaan M A,Bagi P,Vande Casteele N,et al. An Update on Anti-TNF Agents in Ulcerative Colitis[J]. Gastroenterology Clinics of North America,2014,43(3):479-494.

[3]Sandborn W J,Feagan B G,Marano C,et al.Subcutaneous Golimumab Induces Clinical Response and Remission in Patients With Moderate-to-Severe Ulcerative Colitis[J]. Gastroenterology,2014,146(1):85-95.

[4]Sandborn W J,Feagan B G,Marano C,et al. Subcutaneous Golimumab Maintains Clinical Response in Patients With Moderate-to-Severe Ulcerative Colitis[J]. Gastroenterology,2014,146(1):96-109.e1.

[5]D"Haens,G. Systematic review:second-generation vs. conventional corticosteroids for induction of remission in ulcerative colitis[J]. Alimentary Pharmacology & Therapeutics,2016.

[6]Gillespie D,Hood K,Farewell D,et al. Electronic monitoring of medication adherence in a 1-year clinical study of 2 dosing regimens of mesalazine for adults in remission with ulcerative colitis [J]. Inflammatory Bowel Diseases,2014,20(1):82-91.

[7]吴开春,梁洁,冉志华,等. 炎症性肠病诊断与治疗的共识意见[J].中国实用内科杂志,2018,38(09):796-813.

[8]陈治水,危北海,张万岱,等.溃疡性结肠炎中西医结合诊疗指南(草案)[J].中国中西医结合消化杂志,2011,19(01):61-65.

[9]周璐,陆星华.炎症性肠病患者的健康相关生存质量[J].中华内科杂志,2004(05):76-78.

# 复方黄鼬乌鸡羊肝丸治疗慢性再生障碍性贫血临床疗效观察

赵文金[1]　赵多明[2]　赵辉章[1]

(1. 甘肃省皇城绵羊育种实验场职工医院;2. 甘肃省中医院)

**摘要**　目的:探讨复方黄鼬乌鸡羊肝丸治疗不同中医证型慢性再生障碍性贫血的临床疗效。方法:将 58 例该病患者随机分为治疗组和对照组,治疗组再按中医证型分为肾阳虚证、肾阴虚证、阴阳两虚证分别予经验方复方黄鼬乌鸡羊肝丸Ⅰ、Ⅱ、Ⅲ号对症治疗;对照组给予西药环孢菌素 A 和康力龙治疗,比较各组治疗后疗效及外周血象、骨髓象的情况,评价治疗效果。结果:总有效率治疗组为 85.00%,对照组为 77.78%,两组比较,差异有统计学意义($P<0.05$);各组治疗前后外周血象各项指标改善程度比较,治疗组优于对照组,治疗组肾阳虚型优于肾阴虚型($P<0.05$);各组治疗前后骨髓增生程度无统计学差异($P>0.05$)。结论:复方黄鼬乌鸡羊肝丸治疗 CAA 的疗效明显优于西药环孢菌素 A 和康力龙。

**关键词**　黄鼬乌鸡羊肝丸;再生障碍性贫血;辨证施治;中医药疗法;临床疗效

# Compound Yellow weasel Wuji Yanggan Pill for Chronic Aplastic Anemia Clinical effect observation

**Abstract**:Objective:To investigate the clinical effect of Compound Yellow weasel Wuji Yanggan Pill on chronic aplastic anemia of different TCM syndromes. Methods:58 patients with this disease were randomly divided into the treatment group and the control group. The treatment group was further divided into kidney yang deficiency syndrome,kidney yin deficiency syndrome and yin-yang deficiency syndrome according to the traditional Chinese medicine syndrome type. The empirical formula compound Yellow weasel Wuji Yanggan pills Ⅰ, Ⅱ and Ⅲ were given symptomatic treatment respectively. The control group was treated with western medicine cyclosporine A and Kanglilong. The curative effect,peripheral blood picture and bone marrow picture of each group after treatment were compared and the therapeutic effect was evaluated. Results:the total effective rate was 85.00% in the treatment group and

77.78% in the control group. the difference between the two groups was statistically significant ($p<0.05$). Compared with the improvement degree of peripheral blood indexes before and after treatment in each group, the treatment group is superior to the control group, and the kidney yang deficiency type in the treatment group is superior to the kidney yin deficiency type ($p<0.05$). There was no significant difference in the degree of bone marrow hyperplasia between the groups before and after treatment ($P>0.05$). Conclusion: Compound Yellow weasel Wuji Yanggan Pill is obviously superior to cyclosporin A and Kanglilong in the treatment of CAA.

**Keywords**: Yellow weasel Wuji Yanggan Pill; Aplastic anemia; Treatment based on differentiation of symptoms and signs; Traditional Chinese medicine therapy; clinical efficacy

慢性再生障碍性贫血(chronic aplastic anemia, CAA)是骨髓造血功能衰竭的一组综合征,普遍认为与造血干细胞受损、骨髓造血微环境异常及免疫功能紊乱有关,是一种较常见的造血系统疾病,严重威胁人类健康及生活质量[1]。再障的主要表现为骨髓造血功能低下、全血细胞减少。临床表现为贫血、出血、感染。西医主要采用环孢菌素A(CsA)、抗淋巴细胞球蛋白/抗胸腺细胞球蛋白(ALG/ATG)等免疫抑制剂以及雄激素、造血生长因子、造血干细胞移植术(HSCT)等进行治疗[2]。虽然西医治疗再障取得了一些成效,但费用昂贵,副作用大,限制了其在临床的运用。近年来,有关中医药治疗再障的报道甚多。祖国医学治疗再障常将其与脏腑相联系,目前国内中医学术界认为再障的病因病机多与五脏功能失调有关[3]。本文作者以民间验方为基础,根据再障临床表现及发病特点按照中医临床分型,审证求因、辨证论治,取得了较好的疗效。现报道如下:

## 1 资料与方法

### 1.1 临床资料

58例CAA患者均为甘肃省水利水电局职工医院和甘肃省兰州市城关区九州中路社区卫生服务站2010年3月至2014年9月期间的门诊患者,均符合1987年第四届全国再生障碍性贫血学术会议CAA的诊断标准[4]。将所有患者随机分为中药治疗组和西药对照组,治疗组40例,男28例,女12例;平均年龄(45.46±8.56)岁,最小者22岁,最大者64岁;病程3~63个月,平均病程32.5个月;对照组18例,男10例,女8例;平均年龄(45.06±7.86)岁,最小者25岁,最大者65岁;病程3~70个月,平均病程36.5个月。入选时两组患者的性别、年龄、病程等经统计学处理差异无统计学意义($P>0.05$),具有可比性。

### 1.2 诊断及排除标准

#### 1.2.1 西医诊断标准[4]

入选病例均符合1987年第四届全国再障学术会议修订的CAA的诊断标准。CAA的诊断标准:(1)临床表现:发病缓慢,贫血、感染、出血均较轻;(2)血象:血红蛋白下降速度较慢,网织红细胞、白细胞、中性粒细胞及血小板值常较急性再障为高;(3)骨髓象:①3系或2系减少,至少一个部位增生不良,如增生良好,红系中常有晚幼红(炭核)比例升高,巨核细胞明显减少;②骨髓小粒中非造血细胞及脂肪细胞增加;(4)病程中如病情恶化,临床、血象及骨髓象与急性再障相似,则称重型再障Ⅱ型。

### 1.2.2 中医证候分型诊断标准[5]

中医辨证分型按照 1989 年 6 月中国中西医结合研究会血液病专业委员会第三届第二次学术座谈会颁布的分型标准,将治疗组分为肾阳虚型、肾阴虚型、阴阳两虚型。

肾阴虚型(12 例):证候:低热,眩晕耳鸣,手足心热,口渴咽干思饮,失眠多梦,出血明显,常有感染,舌红,少苔,脉细数。

肾阳虚型(18 例):证候:面色苍白,头晕无力,形寒肢冷,腰膝软弱,夜尿多,便溏,出血轻,舌质淡,舌体胖,边有齿痕,脉迟细或滑。

阴阳两虚型(10 例):证候:面白无华,畏冷,心悸气短,盗汗自汗,手足心热,渴不思饮,失眠遗精,便溏,少量出血,舌淡苔少,脉细数或虚大而数。

### 1.2.3 排除标准

所选病例临床资料不全者,疗程不足(未满六个月)者,或不按规定服药者,或中途退出者均不被纳入本研究之列。

### 1.3 治疗方法

中药治疗组:根据证型服用复方黄鼬乌鸡羊肝丸(Ⅰ号、Ⅱ号、Ⅲ号),每次一丸,每日三次,温开水送下,30d 为一个疗程,本药无明显副作用,唯遇发热时需暂停服,用药期间须慎风寒,忌房事。

西药对照组:环孢素 A,6mg/d/kg,分三次口服;康力龙每次 2mg,口服,每天三次,为保护肝功能同时口服肌苷片及多种维生素片。

两组均以 3 个月为一个疗程,连续治疗两个疗程后作疗效判定。若合并感染出现发热时,可按中医辨证方法给予汤剂或短期应用抗生素治疗;伴有出血时,可按中医"血证"辨证治疗,或短期配合使用西药止血剂;如贫血严重,生活不能自理者,可适当输血以改善症状。

### 1.4 复方黄鼬乌鸡羊肝丸药物组成

基础方:熟地黄 50g,山药 24g,山茱萸 24g,黄芪 40g,桑葚子 24g,西洋参 10g,枸杞子 24g,白术 40g,炙甘草 6g。Ⅰ号方:肾阴虚者加天冬 30g,女贞子 40g,川牛膝 20g,墨旱莲 60g,阿胶 30g(烊化);Ⅱ号方:肾阳虚者加附子 24g,鹿角胶 40g(烊兑),当归 24g,淫羊藿 30g;Ⅲ号方:阴阳两虚者加巴戟天 20g,肉苁蓉 20g,补骨脂 20g,菟丝子 24g,柏子仁 20g,麦冬 15g,石菖蒲 15g。发热者加水牛角片 30g,白薇 24g,连翘 30g;皮肤紫斑、齿龈出血等加阿胶珠 24g,仙鹤草 60g,茜草 60g,三七粉 6~10g,山羊肝 3 具,乌鸡、黄鼬各 3 只。

### 1.5 复方黄鼬乌鸡羊肝丸配制方法

将乌鸡、黄鼬去内脏存毛,将上述基础方加Ⅰ号方、Ⅱ号方、Ⅲ号方药分别纳入乌鸡和黄鼬腹内,缝合,以黄泥外糊厚 2cm,用桑柴火烧三四小时至鸡肉焦熟,去泥土,将残毛拔净,撕碎晾干,鸡肉、鸡骨、黄鼬肉骨及其内药物共研末备用;山羊肝蒸笼蒸熟,竹刀切片,灰瓦文火焙干,研极细末过筛,弃其筋杂,同前备用粉末共搅过筛拌匀,制成 5g 重蜜丸,即得药用复方黄鼬乌鸡羊肝丸Ⅰ号、Ⅱ号、Ⅲ号。

## 1.6 疗效评定标准[4]

按 1987 年中华血液学会第四届全国再生障碍性贫血学术会议制定的疗效标准判定疗效。

基本治愈:贫血和出血症状消失,血红蛋白:男性 120g/L,女性 100g/L;白细胞 $4×10^9/L$;血小板 $80×10^9/L$,随访 1a 以上未复发。

缓解:贫血和出血症状消失,血红蛋白:男性 110g/L,女性 90g/L;白细胞 $3.5×10^9/L$ 左右;血小板也有一定程度增加,随访 3 个月病情稳定或继续进步。

明显进步:贫血和出血症状明显好转,不输血,血红蛋白较治疗前 1 个月内常见值增长30g/L以上,并能维持 3 个月。

无效:经充分治疗后,症状、血象未达明显进步,判定前三条标准均应在 3 个月内不输血。

## 1.7 观察指标

### 1.7.1 中医证候主观

对头晕乏力、心悸气短、耳鸣以及面色唇甲苍白、形寒肢冷、腰膝酸软六个主症采用等级计分评价方法,即按无、轻、中、重四个等级,分别于治疗前、治疗 6 个月后做评分登记,观察治疗前后积分变化,再按尼莫地平法比较中医证候疗效。

### 1.7.2 外周血象

观察外周血中血红蛋白(HGB)计数、白细胞(WBC)计数、血小板(PLT)计数。

### 1.7.3 骨髓象

观察骨髓的增生程度。骨髓增生程度分级:Ⅰ级,增生极度活跃:成熟红细胞/有核细胞 1~2/1;Ⅱ级,增生明显活跃:成熟红细胞/有核细胞 10/1;Ⅲ级,增生活跃:成熟红细胞/有核细胞20~30/1;Ⅳ级,增生减低:成熟红细胞/有核细胞 50/1;Ⅴ级,增生严重减低:成熟红细胞/有核细胞 300/1。

## 2 统计学方法

采用 SPSS16.0 统计软件分析试验结果,计量资料在符合正态分布和方差齐性的情况下应用 t 检验,数据用均数±标准差($\bar{s}$)表示,组内比较用配对 t 检验,两组间比较用两独立样本 t 检验;因样本量小,等级资料用秩和检验。所有统计检验均采用双侧检验,并以 $P<0.05$ 认为所检验的差异具有统计学意义。

## 3 治疗结果

### 3.1 中医证候疗效比较

治疗组和对照组疗后比较,两组间差异有统计学意义($P<0.05$),表明治疗组在改善中医证候方面疗效明显优于对照组,见表 1。

**表 1　中医证候疗效比较**

| 组别 | 中医证型 | 例数 | 基本治愈 | 缓解 | 明显进步 | 无效 | 有效率(%) |
|------|---------|------|---------|------|---------|------|----------|
| 治疗组 | 肾阳虚 | 18 | 3 | 7 | 6 | 2 | 88.89 |
| | 肾阴虚 | 12 | 1 | 5 | 4 | 2 | 83.33 |
| 对照组 | 阴阳两虚 | 10 | 1 | 3 | 4 | 2 | 80.00 |
| | | 18 | 0 | 8 | 6 | 4 | 77.78 |

### 3.2　治疗前后外周血象的比较

结果表明,中药治疗组三种证型治疗后外周血象有明显改善,与治疗前相比差异有统计学意义 (P<0.05),中药治疗组三种证型治疗后与对照组比较,各项指标差异均有统计学意义(P<0.05),见表 2。

**表 2　治疗前后外周血象的比较($\bar{x}+s$)**

| 组别 | 中医证型 | 例数 | 时间 | HGB(g/L) | WBC(×10⁹/L) | PLT(×10⁹/L) |
|------|---------|------|------|----------|-------------|-------------|
| 治疗组 | 肾阳虚 | 18 | 治疗前 | 68.35±8.23 | 2.36±0.43 | 59.75±6.35 |
| | | | 治疗后 | 102.45±9.78* | 3.84±0.56* | 75.28±5.87* |
| | 肾阴虚 | 12 | 治疗前 | 58.56±7.65 | 2.23±0.76 | 43.18±5.62 |
| | | | 治疗后 | 86.85±12.24* | 3.12±0.82* | 64.23±7.23* |
| | 阴阳两虚 | 10 | 治疗前 | 72.36±8.35 | 2.73±0.52 | 45.75±7.35 |
| | | | 治疗后 | 98.45±8.69* | 3.73±0.64* | 61.32±6.56* |
| 对照组 | | 18 | 治疗前 | 49.20±7.63 | 2.46±0.35 | 47.45±6.12 |
| | | | 治疗后 | 89.28±9.25* | 3.67±0.27* | 67.36±8.26* |

注:*表示各组血象指标分别与治疗前比较有统计学差异,P<0.05

### 3.3　治疗前后骨髓象的比较

结果表明,治疗组中肾阳虚型和肾阴虚型治疗前后骨髓增生程度无统计学差异(P>0.05);肾阳虚型和肾阴虚型疗后骨髓增生程度有所好转,但与治疗前相比无统计学差异(P>0.05);说明治疗后病人骨髓象虽有一定改善,但无统计学意义,见表 3。

表3 治疗前后骨髓象的比较

| 组别 | 中医证型分组 | 例数 | 时间 | 骨髓增生程度 | | |
| --- | --- | --- | --- | --- | --- | --- |
| | | | | Ⅲ级 | Ⅳ级 | Ⅴ级 |
| 治疗组 | 肾阳虚 | 18 | 治疗前 | 0 | 10 | 7 |
| | | | 治疗后 | 2 | 12 | 4 |
| | 肾阴虚 | 12 | 治疗前 | 0 | 7 | 5 |
| | | | 治疗后 | 1 | 8 | 3 |
| | 阴阳两虚 | 10 | 治疗前 | 0 | 3 | 7 |
| | | | 治疗后 | 1 | 4 | 5 |
| 对照组 | — | 18 | 治疗前 | 1 | 8 | 9 |
| | | | 治疗后 | 2 | 10 | 6 |

## 4 讨论

慢性再障是一种难治性的骨髓造血功能障碍性疾病，临床以 WBC、Hgb 及 PLT 减少所致的贫血、感染和出血为主要特征。目前西医治疗"再障"主要是免疫抑制剂或造血干细胞移植,但免疫抑制剂常需多药联合应用,肝肾毒性及副作用较大,造血干细胞移植因供者来源及花费巨大等因素,临床应用受到限制[6]。

中医学文献中无再障病名的记载,但依其临床表现、病因与发病特点,多属于"虚劳""血虚""血证""血枯"等范畴[3]。根据中医理论,与造血有关的脏腑为心、肝、脾、胃、肾,尤其与肾的关系最为密切,国内学者根据"肾主骨、生髓、藏精、精血同源"理论认为,再障虽然表现为气血两虚,但病机在于肾虚,肾不藏精、生髓,髓不化血而致本病。另慢性再障病程较长,以血虚为主,病久必虚,虚久及肾,故肾虚是慢性再障病机之本[7]。本研究治疗 CAA 从肾着手,将再障患者辨证分型,分为肾阴虚、肾阳虚、肾阴阳两虚三型,自拟基础方,临证时根据患者正气的虚实,兼证的有无,肝脾肾之生克制化,正确应用标本缓急以及气血、脏腑辨证的原则,以补肾为主,确定Ⅰ号、Ⅱ号、Ⅲ号丸剂,采取滋补肾阴或温补肾阳之法治疗,参以健脾胃、益气血,佐以清热解毒、化痰逐瘀的中药,从而明显提高再障的疗效。

本研究以补肾为主,分证论治,将 40 例 CAA 患者按中医辨证分型为肾阴虚型、肾阳虚型和阴阳两虚型,分别给予复方黄鼬乌鸡羊肝丸Ⅰ号、Ⅱ号、Ⅲ号,观察半年后总有效率 85.00%,优于对照组的 77.78%,且所有患者均未发现毒副作用,对照组选用康力龙、环孢菌素 A 都是治疗慢性再障首选药物和常用药物;环孢菌素 A 其机理可能选择性作用于 T 淋巴细胞亚群,抑制T抑制细胞的激活和增殖,抑制产生 IL–2 和 r 干扰素;康力龙是口服雄激素,其在体内可以转化成具有活性的代谢产物,刺激肾脏产生红细胞生成素,同时刺激骨髓红系的合成[8]。

复方黄鼬乌鸡羊肝丸是根据民间经验秘方,结合再障中医病理病机理论创新而成,主要利用动物药及中草药扶正补虚祛邪的作用原理。黄鼬有治病健身的功效,历年来在民间广泛利用,有相关资料及医学相关书籍记载,它的药物可以单独口服使用也可以与其他十多味中药配合使用于血液病相关症状。实践证明可以很好地应对于血小板减少、再生障碍性贫血,可以有效地提升白细胞促进血红蛋白的生成,改善造血功能,缓解贫血症状。药丸中黄鼬骨肉不但含促进红细胞生成的有效成分,而且具有特殊凉血清热解毒作用。《黄帝内经》云:"羊为火畜,其性甘温。"《本章备要》亦云:"羊肉甘热属火,补虚劳益气血,壮阳道,开胃健力,其肝色青而明目"[9],故又选用山羊肝,其含铁丰富,铁质是产生红血球必需的元素,富含维生素 B2、维生素 A。维生素 B2 是人体生化代谢中许多酶和辅酶的组成部分,能促进身体的代谢。药用乌鸡富含极高滋补药用价值的黑色素,有滋阴、补肾、养血、添精、益肝、退热、补虚作用,能调节再障患者人体免疫功能。

从治疗再障的药物组成来看,补肾阳虚,方中附子、肉桂培补肾中之元阳,温里祛寒为君,以血肉有情之物骤补肾阳、益精血;补肾阴,则以熟地为君,滋肾水,填真阴,辅以山茱萸、阿胶、枸杞子;清虚热,养肝血,涩精而补肾阴,佐以菟丝子、黄芪,一则防诸药滋腻,二则取阳中求阴之意;当归养血和血,与补肾之品相配,以川牛膝为使,引诸药归肝肾。诸药配伍,共奏滋肾益阴、填精益血、清热培元之功效。此外,在复方黄鼬乌鸡羊肝丸的基础上加西洋参、黄芪益气健脾,以充生化之源,气旺则血生。同时,慢性再障多伴有血瘀和出血证候,故加鸡血藤破旧生新,养血活血;加仙鹤草收敛止血,同为佐。诸药合用,阴阳同补,共奏温肾健脾、填精益髓、补气养血、清热解毒、活血化瘀之功[10]。

滋阴补肾用乌鸡、女贞子、阿胶等;补肾助阳用附子、鹿角胶、当归、淫羊藿。中医认为肾为水火之脏,内寄阴阳,阴阳互根,"孤阴不生,独阳不长"[11]。有实验研究证明[12],补肾阳药可促进造血干细胞生长,故应在补阴基础上加用补阳药,以助血生。作者也主张:"善补阳者,必于阴中求阳,则阳得阴助而生化无穷;善补阴者,必于阳中求阴,则阴得阳升而泉源不竭。"在辨证治疗慢性再障的过程中,我们发现肾阴虚型疗效差于肾阳虚型,预后也不如肾阳虚型。同期治疗,二者外周血象升高程度均有显著性差异(P<0.05)。中药复方治疗的效果也显示出对肾阳虚型疗效显著,而对肾阴虚型则较差,体现了治疗慢性再障确实有"阳虚易治,阴虚难调"的现象存在。这与文献报道相一致[12]。临床疗效的观察除与辨证分型密切相关外,还与患者性别年龄、原发继发、有无并发症以及能否坚持治疗、饮食、情绪状态等有关[13]。本研究表明复方黄鼬乌鸡羊肝丸治疗 CCA 疗效优于西药康力龙和环孢菌素 A 的联合治疗,减轻骨髓造血功能的损伤。复方黄鼬乌鸡羊肝丸是治疗 CCA 的有效药物,值得进一步研究和开发。

**参考文献**

[1]NakaoS. Recent progress in the management of aplasticanemia. The Japanese journal of clinical hematology,2014,55(10).

[2]Young NS,Bacigalupo A,Marsh JC. Aplasticanemia:pathophysiology and treatment. Biol Blood Marrow Transplant,2010,16(1).

[3]杨淑莲,李君.再生障碍性贫血中医治疗进展[J].中国中医急症,2009,18(1):113-114.

[4]张之南主编.血液病诊断及疗效标准[M].第二版.北京:科学出版社,1998:33-36.

[5]杨崇礼.再生障碍性贫血[M].第二版.天津:天津科技翻译出版公司,2000:14.

[6]杨淑莲,王茂生,张文艺,等.凉血解毒汤配合西药对急性再生障碍性贫血患者生存质量的影响[J].河北中医,2009,31(3):397-398.

[7]张荣华,蒋文明,谭晶.右归补肾方治疗慢性再生障碍性贫血脾肾阳虚证临床疗效观察及分析[J].中医药导报,2011,17(4):29-30.

[8]陈英坤,胡令彦,胡明辉.中西医结合治疗慢性再生障碍性贫血临床观察[J].云南中医中药,2015,6(2):45-47.

[9]洪青,荆振海,罗戈南.滋阴清毒法联合环孢素与康力龙治疗慢性再生障碍性贫血64例临床观察[J].光明中医,2011,26(8):1666-1667.

[10]陈更福,张云霞,谢利平,等.水牛角地黄汤治疗慢性再生障碍性贫血265例临床观察[J].河北中医,2011,33(5):696-697.

[11]申玉通,申玉英.乌鸡丹结合辨证治疗慢性再生障碍性贫血192例[J].河北中医,2004,26(2):740-742.

[12]杨经敏,胡乃平,王展翔.儿童再生障碍性贫血中右归补肾方治疗慢性再生障碍性贫血[J].中国中医药信息杂志,2001,8(3):62-63.

[13]朱飞波,周郁鸿.再生障碍性贫血中医临床与实验研究[J].浙江中西医结合杂志,2008,18(11):720-722.

【《西部中医药》,2016,7】

# 复方硇砂斑蝥噎膈丸合PLF化疗方案治疗中晚期食管癌的疗效观察

赵文金[1]　赵多明[2]　李娟芳[3]

(1. 甘肃省兰州市城关区九州中路社区卫生服务站;2. 甘肃省中医院;3. 商洛学院)

**摘要**　目的:观察复方硇砂斑蝥噎膈丸合PLF化疗方案治疗中晚期食管癌的近期疗效。方法:选取2016年1月至2018年6月九州中路社区卫生服务站就诊的中晚期食管癌患者40例,随机分为两组,对照组20例给予PLF化疗方案治疗,观察组20例给予复方硇砂斑蝥噎膈丸合PLF化疗方案治疗,两组均持续治疗两个化疗周期。比较两组治疗后临床疗效,记录两组治疗前后中医症状积分和Karnofsky(KPS)评分,观察两组治疗期间化疗毒副反应发生情况。结果:治疗后,观察组KPS评分升高,优于对照组,差异有统计学意义(P<0.05);观察组中医证候评分降低,且低于同期对照组,差异有统计学意义(P<0.05);观察组治疗期间血液毒性、胃肠道反应等毒副反应发生率显著低于对照组(P<0.05)。结论:复方硇砂斑蝥噎膈丸合PLF化疗方案治疗中晚期食管癌临床疗效显著,可减少治疗期间不良反应,提升患者生活质量。

**关键词**　复方硇砂斑蝥噎膈丸;中晚期食管癌;PLF化疗方案

# Therapeutic effect of Fu Fang Lu Sha Ban Mao Ye Ge Wan combined with PLF chemotherapy on advanced esophageal cancer

**Abstract**: Objective:To observe the short–term effect of Fu Fang Lu Sha Ban Mao Ye Ge Wan combined with PLF chemotherapy regimen in the treatment of advanced esophageal cancer. Methods: Fouty patients with advanced esophageal cancer who were treated at the Jiuzhou Zhonglu Community Health Service Station from January 2016 to June 2018 were randomly divided into two groups, 20 patients in the control group were treated with PLF chemotherapy, and 20 patients in the observation group. The Fu Fang Lu Sha Ban Mao Ye Ge Wan combined with PLF chemotherapy regimen was given, and the two groups continued to treat 2 chemotherapy cycles. The clinical efficacy of the two groups was compared. The TCM symptom scores and Karnofsky (KPS) scores of the two groups before and after treatment were recorded. The incidence of chemotherapy side effects during the two treatments was observed. Results：After treatment, the KPS score of the observation group increased, and was higher than the control group, the difference was statistically significant (P<0.05). The TCM syndrome score of the observation group was lower than that of the control group, the difference was statistically significant (P<0.05)；The incidence of adverse reactions of nausea and vomiting, myelosuppression and neurosensory disturbance during the observation group was significantly lower than that of the control group (P<0.05). Conclusion：The compound sputum granules combined with PLF chemotherapy has a significant clinical effect in the treatment of advanced esophageal cancer, which can reduce adverse reactions during treatment and improve their quality of life.

**Keywords**：Fu Fang Lu Sha Ban Mao Ye Ge Wan；Advanced esophageal cancer；PLF chemotherapy

食管癌是一种高发病率和预后不良的消化道恶性肿瘤,在中国其发病率和死亡率分别居第五位和第四位,总体五年生存率较低,为15%~20%[1]。食管癌多发于中老年人,病理组织类型90%为鳞状细胞癌,40%~50%的患者在确诊时已发生局部侵犯或远处转移[4],失去手术治疗的时机。目前,现代医学治疗中晚期食管癌多以化疗为主,其能作用于原发灶、转移灶及亚临床转移灶,但治疗过程中不良反应较为严重,患者耐受性降低,治疗效果受限[5]。研究显示,中医辨证用药联合化疗既能减毒增效,提高患者的免疫力,还可提高患者对化疗的耐受性,进而提高有效率、降低不良反应发生率[6]。本研究探讨复方硇砂斑蝥噎膈丸合PLF化疗对中晚期食管癌患者的临床疗效及生活质量的影响,现报道如下:

## 1 临床资料

### 1.1 一般资料

选取2016年1月至2018年6月九州中路社区卫生服务站收治的中晚期食管癌患者40例,按照数字表法随机分为观察组和对照组。观察组20例,男12例,女8例;年龄38~76岁,平均(61.2±5.2)岁;癌症部位:上段6例,中段11例,下段3例;病程3~17个月,平均病程(9.58±1.24)个月;TNM分期:Ⅱ期9例,Ⅲ期11例。对照组20例,男11例,女9例;年龄39~77岁;平均(62.1±5.5)岁;癌症部位:上段5例,中段10例,下段5例;病程4~16个月,平均病程(9.51±1.26)个月;TNM分期:Ⅱ期8例,Ⅲ期12例。两组患者一般资料差异无统计学意义(P>0.05),具有可比性。

### 1.2 诊断标准

西医诊断标准依据2011年版《食管癌规范化诊治指南》中的食管癌诊断标准:①病理学检查或细胞学检查发现鳞状上皮细胞;②CT、MRI、PET-CT等影像学检查;③上消化道造影;④进食有异物感、进行性吞咽困难等症状及体征,结合免疫学检查[CEA、SCC等指标(符合①可明确诊断,符合②至④可考虑诊断]。食管癌临床分期标准:食管癌的分期为UICC和AJCC联合公布的

2009 年食管癌国际 TNM 分期。

中医诊断参照 2011 年版《中医肿瘤学》中有关噎膈-痰瘀互结证的临床症状制定。辨证标准：吞咽梗阻；胸膈满闷；呃逆嗳气；呕吐痰涎；肌肤甲错；食欲减退；颈项痰核。

### 1.3 纳入标准

①病理或细胞学检查诊断为食管鳞癌患者；②临床诊断分期为Ⅱ、ⅢⅠ期，无法手术治疗或术后复发、转移患者；③患者年龄为 40~80 岁；④卡诺夫斯基健康状况量表（KPS）评分≥60 分；⑤影像学上有可明确观察的病灶且病变长度 3~9cm；⑥患者预期生存期大于 3 个月，既往未接受任何手术及放化疗治疗；⑦无明显化疗禁忌症，无心肺功能障碍及严重内科疾病；⑧患者及家属自愿签署知情同意书。

### 1.4 排除标准

①不符合纳入标准者；②治疗期间未遵医嘱服药、依从性差，影响疗效判断；③用药期间出现过敏反应、严重毒副反应及并发症如胸腔积液、心包积液、肝肾功能障碍等其他严重疾病；④妊娠或哺乳期妇女、精神障碍患者。

## 2 研究方法

### 2.1 治疗方法PHam

将符合纳入标准的 40 例患者，随机分为两组，分别作为观察组和对照组。对照组给予 PLF（DDP+5-FU）化疗方案治疗，DDP（顺铂）20mg，d1 至 d5 静脉滴注，5-Fu（5-氟尿嘧啶）500mgd1—d5 静脉滴注；21d 为一个疗程，连续两个疗程。观察组在 PLF 化疗基础上给予复方硇砂斑蝥噎膈丸口服，中药组成为：制紫硇砂 5g，制斑蝥 0.5g，制蟾蜍 0.5g，人参 10g，炙黄芪 30g，白术 15g，薏苡仁 30g，制半夏 30g，煨生姜 10g，急性子 20g，檀香 12g，石见穿 30g，代赭石 30g，旋覆花 15g，海藻 15g，白芨 15g，三七 10g，当归 15g，川贝母 10g，郁金 15g，白英 15g，龙葵 15g，白花蛇舌草 30g（可乌梢蛇替代剂量加大），制半枝莲 30g，红枣 5 枚。诸药研磨后制成丸剂，一次一丸（约 3g），一日三次，嘱其唾液含化，细嚼后徐徐咽下，3 周为一个疗程，连续服用 6 周。

### 2.2 观察指标

#### 2.2.1 疗效指标

①中医证候评分；②KPS 评分；③化疗毒副反应如血液毒性、胃肠道反应、肝肾功能异常、神经毒性等。

#### 2.2.2 安全性指标

①肝、肾功能检查；②心电图、血、尿、便常规等常规检查；③因药物而引起的不良反应情况监测。

### 2.3 疗效评定

#### 2.3.1 KPS 评分评定

KPS 评分关于体力状况标准参考《临床肿瘤学进展》[7]的诊断标准：改善：治疗前后KPS 评分增高>10 分，维持 1 个月以上；稳定：KPS 评分保持不变，维持一个月以上；无效：KPS 评分减少>10 分，维持 1 个月以上。总有效率=（改善例数+稳定例数）/总例数×100%。

### 2.3.2 中医证候评分

根据食管癌的主要症状:吞咽梗阻,胸膈满闷,呃逆嗳气,呕吐痰涎,纳呆,口干咽燥,神疲乏力,消瘦,便干,声音嘶哑,计算得分。参照《中药新药临床研究指导原则》[8],将中医证候疗效分为显效、有效、无效。显效:中医临床症状、体征明显改善,症候积分减少≥70%;有效:中医临床症状、体征均有好转,症候积分减少≥30%;无效:中医临床症状、体征均无明显改善,甚或加重,症候积分减少小于<30%。疗效计算公式:[(治疗前积分−治疗后积分)/治疗前积分]x100%。

### 2.3.3 化疗毒副反应评价

按照 WHO 关于化疗毒副反应的标准。化疗毒副反应评价:通过观察和测定,依据 WHO 的分级分为五个标准:0、Ⅰ、Ⅱ、Ⅲ、Ⅳ度。

### 2.4 统计方法

选用 SPSS19.0 软件进行数据录入及分析,计数资料采用卡方检验,计量资料采用均数±标准差($\bar{x}\pm s$),等级资料比较采用秩和检验。治疗前后组内比较用配对 t 检验,组间差异用独立 t 检验。规定 P<0.05 为差异有统计学意义。

## 3 研究结果

### 3.1 两组患者治疗前 KPS 评分比较(见表 1)

**表 1　两组患者治疗前卡氏评分比较**

| 组别 | 例数 | KPS 评分 | P |
|------|------|----------|---|
| 观察组 | 20 | 73.68±5.82 | |
| 治疗组 | 20 | 74.31±3.92 | 0.532 |

### 3.2 两组患者治疗后 KPS 评分比较(见表 2)

两组患者 KPS 评分治疗前无统计学差异(P>0.05);治疗后,观察组改善者 12 例,稳定者 5 例,对照组改善者 5 例,稳定者 10 例;经分析,两组比较有统计学意义(P<0.05)。

**表 2　两组患者治疗后卡氏评分比较**

| 组别 | 例数 | 改善 | 稳定 | 无效 | 总有效率% |
|------|------|------|------|------|-----------|
| 观察组 | 20 | 12 | 5 | 3 | 85 |
| 对照组 | 20 | 5 | 10 | 5 | 75 |

### 3.3 两组患者治疗前后中医症状积分比较(见表 3)

两组患者中医症状积分治疗前无统计学差异(P>0.05);治疗后两组患者中医证候评分有不同程度降低,差异有统计学意义(P<0.05)。

表3　两组患者治疗前后中医症状积分比较

| 组别 | 例数 | 治疗前 | 治疗后 |
|---|---|---|---|
| 观察组 | 20 | 25.63±6.32 | 9.82±3.92 |
| 对照组 | 20 | 23.81±7.34 | 15.76±7.89 |

3.4　两组患者化疗后毒副反应比较(见表4)

治疗后,两组患者均出现不同程度的血液毒性,观察组较对照组白细胞下降程度轻,两组比较有统计学差异($P<0.05$),两组血红蛋白、血小板下降程度比较无显著差异($P>0.05$);两组患者消化道反应发生率相比有统计学差异($P<0.05$);两组肝肾功能损害较轻、神经毒性发生率较低,无显著性差异($P>0.05$)。

表4　两组患者治疗后血常规、肝功、肾功、消化道、神经系统反应比较

| | | 观察组 | | | | | | 对照组 | | | |
|---|---|---|---|---|---|---|---|---|---|---|---|
| | | 0 | I | II | III | IV | V | 0 | I | II | III |
| 血液毒性 | 白细胞 | 13 | 5 | 2 | 0 | 0 | 9 | 4 | 4 | 2 | 1 |
| | 血小板 | 18 | 1 | 1 | 0 | 0 | 15 | 3 | 2 | 0 | 0 |
| | 血红蛋白 | 16 | 3 | 1 | 0 | 0 | 11 | 6 | 3 | 0 | 0 |
| 肝功 | | 17 | 2 | 1 | 0 | 0 | 15 | 3 | 2 | 0 | 0 |
| 肾功 | | 18 | 2 | 0 | 0 | 0 | 17 | 3 | 0 | 0 | 0 |
| 消化反应 | | 14 | 5 | 1 | 0 | 0 | 8 | 8 | 3 | 1 | 0 |
| 神经毒性 | | 17 | 2 | 1 | 0 | 0 | 14 | 3 | 3 | 0 | 0 |

## 4　讨论

食管癌是现代医学的名称,根据其临床病症,宋·严用和《济生方》最早明确称之为"噎膈",《儒门事亲》中称为"食噎"。《素问·至真要大论》曰:"饮食不下,膈咽不通,食则呕。"指出其典型症状。古代医家对"噎膈"病因病机的认识,最早记载于《黄帝内经》:"三阳结,谓之膈。"古代医家认为噎膈的病因病机不外七情、酒食内伤,致痰、气、瘀互结,内生湿阻致津伤血燥;或年老体衰、脏腑阴阳失调,致血竭津枯,最终发为食道狭窄、滞巡、噎塞不通,噎膈乃成。正如《诸病源候论》曰:"忧恚则气结……使喧,喧者,塞不通也。"《临证指南医案》曰:"噎嗝之证,必有瘀血,顽痰,逆气,阻隔胃气。"本研究基于食管癌主要病因为肝脾肾功能失调,导致气、痰、血互结,引起津枯血燥而致食管狭窄、食管干涩的基本病机,根据食管癌中晚期正虚邪实的特点,治以标本兼顾、扶正祛邪为主,在健脾益气、清热养阴的基础上运用解毒破症、化痰散结、活血化瘀、降逆止呕之品。方中硇砂在《本草纲目》中有曰:"硇砂大热有毒之物,噎膈反胃、积块内症之病,用之则有神功。"具有消积软坚、破瘀散结之功;斑蝥具有破血逐瘀、散结消症、攻毒蚀疮之功,二者共为君

药,共奏软坚散结、破瘀消症之效;蟾蜍、急性子、海藻三者共为臣药,起消痰软坚、消肿止痛之效;龙葵、白花蛇(可乌梢蛇替代剂量加大)舌草、半枝莲、白英全草共奏清热解毒、利湿消肿之效;三七、当归养血活血;人参、黄芪、白术、薏苡仁四者补益脾胃,培补后天;代赭石、旋覆花、海藻、白芨和胃降逆止呕;檀香、郁金、川贝开膈下气降逆。诸药配伍共奏解毒破症、化痰散结、活血化瘀、降逆止呕、健脾益气、清热养阴之效。

本研究采用 KPS 评分可简单、客观地反映食管癌患者的生活质量情况,是食管癌患者生活质量评价的标准之一。比较 KPS 评分治疗前后的差异,发现观察组在改善患者生存质量方面优于对照组,且具有统计学差异(P<0.05)。中医症状积分是反映治疗效果的评价方法之一,经分析,两组中医症状积分有不同程度降低,且观察组在改善患者吞咽梗阻、胸膈满闷、呃逆嗳气、呕吐痰涎方面优于对照组,差异具有统计学意义(P<0.05),说明复方砒砂斑蝥噎膈丸联合 PLF 化疗方案可有效缓解中晚期食管癌的临床症状,提高患者生存质量。中晚期食管癌患者的治疗以化疗为主,而化疗会引起一系列的毒副作用,例如恶心呕吐、肝肾功损害、骨髓抑制、神经系统毒性反应等,是化疗方法的重要缺点,且加重患者身体及心理的负担。本研究观察组采用的治疗方案在减轻白细胞降低、消化道反应方面均优于对照组,差异具有统计学意义(P<0.05),说明复方砒砂斑蝥噎膈丸联合 PLF 化疗方案可相互取长补短,改善临床症状,减轻毒副反应,提高患者生活质量。

本次临床观察选取中晚期食管鳞癌患者 40 例,随机分为观察组 20 例采用复方砒砂斑蝥噎膈丸合 PLF 化疗方案,对照组 20 例采用 PLF 方案,治疗六周后两组对比观察。结果表明,观察组在改善患者临床症状、提高 KPS 评分、减轻化疗毒副反应方面均优于对照组。因本研究纳入病例数量较少,尚需大样本、前瞻性、随机对照研究,但可以为复方砒砂斑蝥噎膈丸合 PLF 化疗方案治疗中晚期食管癌患者提供更可靠的临床依据。

**参考文献**

[1]Arjun Pennathur,Michael K Gibson,Blair A Jobe,James D Luketich. Oesophageal carcinoma[J]. The Lancet,2013,381(9864).

[2]Freddie Bray,Ahmedin Jemal,Nathan Grey,Jacques Ferlay,David Forman. Global cancer transitions according to the Human Development Index(2008—2030):a population-based study[J]. Lancet Oncology,2012,13(8).

[3]Yin Weibo. Radiation oncology[M]. Beijing:Beijing Union Medical University Press,2008:553.

[4]Katrin M Sjoquist,Bryan H Burmeister,B Mark Smithers,John R Zalcberg,R John Simes,Andrew Barbour,Val Gebski. Survival after neoadjuvant chemotherapy or chemoradiotherapy for resectable oesophageal carcinoma:an updated meta-analysis[J]. The Lancet Oncology,2011,12(7).

[5]李晓宁,王澜,李润霄,等.三维适形放疗和放疗联合化疗对中晚期食管癌患者预后影响的比较[J].中国肿瘤临床,2016,43(03):111-115.

[6]陈颢.食管癌术后化疗配合中药调理临床观察[J].中华中医药学刊,2014,32(06):1527-1531.

[7]陈涛.中医辨证用药辅助化疗治疗食管癌的临床研究[D].山东中医药大学,2016.

# 清热活血解毒汤治疗银屑病60例疗效观察

张卓 [1]　赵多明 [2]　赵文金 [3]

(1. 甘肃省张掖市人民医院中医科; 2. 甘肃省中医院; 3. 甘肃省皇城绵羊育种实验场职工医院)

**摘要**　目的: 观察清热凉血、活血祛(化)瘀、除湿止痒, 解毒类中草药治疗银屑病的临床疗效; 方法: 采用自拟清热活血解毒汤(水牛角、蒲公英、青黛、金银花、紫草、丹参、丹皮、玳瑁(可水牛角替代剂量加大)、白茅根、白鲜皮、石膏、大黄、甘草等)水煎服及外用药洗癣方治疗本病60例; 结果: 60例患者, 痊愈32例, 占53.33%, 显效8例, 占13.33%, 有效7例, 占11.67%, 无效5例, 占8.33%, 总有效率91.67%; 结论: 本方药对治疗银屑病具有清热解毒、凉血活血兼具利湿、养血、祛风润燥之功效; 联用洗癣方, 内外结合, 标本兼顾, 疗效较好。

**关键词**　银屑病; 中医药疗法; 清热解毒剂; 活血祛瘀剂; 清热活血解毒汤

# Therapeutic effect of Qingre Huoxue Jiedu Decoction on 60 cases of psoriasis

**Abstract**: Objective: To observe the clinical effect of Chinese herbal medicine of clearing heat, cooling blood, promoting blood circulation, removing blood stasis, removing dampness and itching, and detoxifying on psoriasis; methods: the decoction of clearing heat, activating blood and detoxifying was prepared by ourselves Results: of the 60 cases, 32 cases were cured, accounting for 53.33%, 8 cases were effective, accounting for 13.33%, 7 cases were effective, accounting for 11.67%, 5 cases were ineffective, accounting for 8.33%, and the total effective rate was 91.67%. Conclusion: this prescription has the functions of clearing away heat and detoxification, cooling blood and activating blood, benefiting dampness, nourishing blood and removing wind and moistening dryness in the treatment of psoriasis Gu, the curative effect is good.

**Keywords**: psoriasis; traditional Chinese medicine therapy; Qingre Jiedu; Huoxue Quyu; Qingre Huoxue Jiedu Decoction

银屑病,中医文献称之为"白疕",亦称"松皮癣",俗称"牛皮癣";是皮肤科常见病和顽固性疾病。中医认为银屑病的病因病机主要为营血亏损,化燥生风,复感风热毒邪,肌肤失养所致[1]。现代医学认为其发病与遗传、感染、代谢障碍、内分泌失调、神经精神因素及免疫功能紊乱等多方面因素有关,发病机理复杂,病情缠绵难愈,易于复发,临床难以根治,缺乏特效药物。近年来,大量的研究表明中医药在治疗银屑病方面积累了丰富的经验,方法多样,用药灵活,疗效显著,副作用小,复发率低,具有较大的优势和广阔的前景。笔者于 2007 年 7 月至 2010 年 7 月在临床中采用自拟清热凉血解毒汤治疗银屑病患者 60 例,取得较好疗效,现总结如下:

## 1 临床资料

本研究纳入病例 60 例均为本院门诊患者,诊断依据国家中医药管理局发布的《中医病证诊断疗效标准》[2]评定,男 38 例,女 22 例;年龄 15~76 岁,平均年龄 35 岁,其中 15~45 岁 43 例,>45 岁 17 例;病程<1 年者 13 例,1~10a 者 22 例,>10 年者 25 例。中医辨证分型:血热型 48 例,血瘀型 5 例,血燥型 7 例;临床表现为皮疹基本泛发。所有病例在治疗前一个月内未接受过皮质激素、免疫抑制剂或其他方法治疗,无心、脑、肝、肾疾患及其他内科疾病,排除妊娠、哺乳期妇女和 15 岁以下儿童、精神病患者,并剔除未按规定用药者、治疗期间随意中止或更换治疗药物及方法以及资料不全、无法判定疗效的病例。

## 2 治疗方法

治疗原则为凉血解毒、活血化瘀;所有患者均采用清热活血解毒汤治疗。方药组成:水牛角 60g,蒲公英 100g,玳瑁 20g(可水牛角替代剂量加大)(细末冲服;分三次冲服),金银花 50g,紫草 20g,丹参 30g,丹皮 30g,白茅根 150g,白鲜皮 30g,石膏 50g,大黄 20g,甘草 10g。

服用方法:水煎三次,每次约 30min,兑在一起,总量约 1500ml,每日一剂,分三次服,第四次药渣加青黛 50g(后加),侧柏叶 100g,楮实子 50g,艾叶 50g,千里光 100g,狼毒 50g,黄柏100g,地骨皮 50g,水煎 6000mL。

中药外敷法:洗剂用洗癣方,先煎藜芦、苦参、草乌、皮硝、槐枝后去渣,再入雄黄、雌黄末,洗至不痒为度,数次可愈。内外合治以达到中医辨证,标本兼顾,提高疗效的目的。有效病例服用药物两周后即见红斑变淡、鳞屑减少、多数皮肿变平;四周后鳞屑脱净,红斑基本消退,瘙痒明显缓解。原方又服十剂,色素斑亦全部消退,停药观察五个月未见复发。

## 3 结果

### 3.1 疗效标准

根据卫生部颁布的《中药新药临床研究指导原则》,痊愈:皮损全部消退或仅留少量不明显的小块皮损,自觉症状消失;显效:皮损消退 70%以上,自觉症状基本消失;有效:皮损消退 30%~69%,自觉症状有所改善;无效:皮损消退不足 30%,或皮损无变化或加重,自觉症状无改善或加重。

### 3.2 疗效观察

本研究对象 60 例,痊愈 32 例,占 53.33%;显效 8 例,占 13.33%;有效 7 例,占 11.67%;无效 5 例,占 8.33%;总有效率为 91.67%。所有患者在服药过程中,未发现明显不良反应,检查血尿常规以及肝功能,均未发现异常。

### 4 典型病例

周某,女,36 岁,兰州市某运输公司职工。自诉 3a 前搬新楼装修后,四肢躯干渐感瘙痒,而后全身出现红色皮疹,逐渐增多。经某省级医院诊断为"寻常型银屑病",予多种西药治疗未见好转,渐有新的斑疹出现,遂又就诊某外省大医院行静脉封闭疗法、数种疫苗疗法、物理疗法、光化学疗法等联合治疗后病情未缓解,且逐渐加重。遂于 2008 年 8 月来甘肃省水利水电工程局职工医院中医科治疗。查体可见头皮颜面及躯干部有大片散在红斑,表面有白色鳞屑,四肢伸侧扩散或大片融合,有较厚的银白色鳞屑;患者神清、精神差,睡眠欠佳,二便调,舌质红,苔白黄腻,脉弦细。辨证:湿热内蕴、血热炽盛、毒热互结、血瘀壅肤;治宜清热凉血、解毒化斑;予清热活血解毒汤治疗,服用六剂后复诊,皮损逐渐消退,仅留有浅淡色素减退斑。效不更方,继服原方十剂以巩固疗效,随访一年未复发。

### 5 讨论

中医古籍中散见有关"癣"的记载,隋《诸病源候论》:"风湿邪气,客于腠理,复值寒湿与血气相搏所生。若其风毒气多,湿气少,则风沉入深,为干癣也。"干癣者"其中亦有虫"。《医宗金鉴》曰:"固由风邪客皮肤,亦由血燥难荣外。"《洞天奥旨》曰:"皆因毛窍受风湿之邪,而皮肤全无血气之润毒乃伏而生癣矣。"[3]中医学对此病的病因病机多有论述,认为银屑病的发病原因主要是血热、血燥、血瘀,多由外感六淫,过食辛辣,七情内伤等导致热毒内蕴,外壅肌肤,耗伤阴血,阻滞经脉、复受风热毒邪所致。本病的发生其血热是机体的内在因素,外感六淫之邪,发展为血燥。刘瓦利认为银屑病主要可分为血热、血瘀和血燥三型[4],血热型乃疾病之初发阶段,毒热偏盛,燔灼营血,因此治疗宜清热凉血、解毒祛风;血瘀型皮损肥厚浸润、颜色暗红、舌质紫暗或有瘀点瘀斑为辨证要点,治疗上宜活血通络、凉血解毒;燥型病程迁延日久,反复发作,阴血耗伤,治疗上应以养血润燥、解毒活血为主。

笔者通过总结各种治疗方法发现,治疗银屑病的中药主要集中在清热、活血、解毒、补血、祛湿等五类中药,而其中的清热、活血、解毒是中药组方的核心,故自拟方剂清热活血解毒汤治疗本病。舌苔厚腻、皮损鲜红热甚者加石膏;皮疹痒甚者加白鲜皮;腑实不通加大黄;有血瘀者加丹参;毒热盛者加羚羊角粉(可山羊角替代剂量加大)、生玳瑁(可水牛角替代剂量加大);咽喉肿痛者加金银花。血热型治则清热凉血解毒;血瘀型治则以活血软坚为主;血燥型治则以滋阴清热、养血润燥为主。

现代药理学研究证实,清热解毒类中药具有明显抗炎、抗菌作用,可缓解真皮乳头水肿,减少毛细血管通透性,抑制表皮过度增殖;活血化瘀药能扩张血管,改善微循环,纠正血液流变学异常;活血化瘀药与祛风药同用,还具有增强吞噬细胞功能和抗炎的作用。清热活血解毒汤中蒲公英、金银花等清热解毒;丹参、莪术活血化瘀;白鲜皮祛风止痒,诸药合用共奏清热解毒、活血祛风之效。娄卫海等[5]用凉血活血汤(白茅根、生地、紫草根、茜草根、羚羊角粉(可山羊角替代剂量加大)等)治疗进行期银屑病,并检测治疗前后血清白介素8(IL-8)、血浆血栓素B2,TXB2)、6-酮-前列腺素F1a(6K-PGF1a)的水平,随着病情的好转,上述指标均较治疗前降低。本方剂在此方基础上,根据中药的配伍规律,加入活血解毒类中药,共奏内清血中之热毒、外散肌表之风,可收良效。

在银屑病的治疗过程中,我们应注重外治辅助于内治,巩固疗效,减少复发或延长复发的时间。嘱患者避风寒、畅情志、调饮食、慎起居,病情稳定或进入静止期,适当加养阴药及活血药,可促进本病痊愈。

## 参考文献

[1]孙捷,张虹亚.中医药治疗银屑病的研究进展[J].甘肃中医,2007,20(7):95-97.

[2]国家中医药管理局.中医病证诊断疗效标准[M].南京:南京大学出版社,1994.154-155.

[3]吴海君,陈长勇.浅谈寻常型银屑病的证治体会[J].陕西中医,2002,23(11):1004-1005.

[4]黄敏.刘瓦利主任医师治疗寻常型银屑病的辨证用药经验[J].山西中医杂志,2006,1(7):35-36.

[5]栾立云,魏跃钢,于叶.中医药治疗银屑病机理研究进展[J].江苏中医药,2006,27(1):59-61.

【《陕西中医》,2011,32(4)】

# 痛风降酸溶石汤治疗痛风病 46 例

赵文金[1]　赵多明[2]　赵华[1]

(1. 甘肃省皇城绵羊育种实验场职工医院;2. 甘肃省中医院)

**摘要**　目的:观察降酸溶石汤治疗痛风病的临床疗效。方法:采用自拟痛风降酸溶石汤(金银花、忍冬藤、土茯苓、汉防己、车前子、丹皮、水牛角、地龙、金钱草、鹅不食草、鱼脑石、黄芪等)水煎服加外用药治疗本 46 例,并设对照组。结果:两组疗效有显著性差异(p<0.05),治疗组优于对照组。结论:本方药对治疗痛风病有清凉消肿、祛湿化浊、溶石散结、祛风通络、解毒止痛的功效,临床疗效较好。

**主题词**　痛风病;中医药疗法;别嘌醇;痛风降酸溶石汤

## 46 cases of Gout Treated by Tongfeng jiangsuanshi Decoction

**Abstract**: Objective: To observe the clinical effect of jiangsuanshi Decoction on gout. Methods:46 cases were treated with Tongfeng jiangsuanshi Decoction (honeysuckle, honeysuckle vine, tuckahoe, hanfangzi, Cheqianzi, Danpi, buffalo horn, earthworm, Lysimachia, goose does not eat grass, fish brain stone, astragalus, etc.) and external medicine. Results:there was significant difference between the two groups (P<0.05). Conclusion:this prescription has the effect of clearing away the cold and swelling, removing the dampness and turbidity, dissolving the stone and dissolving the knot, removing the wind and dredging the collaterals, detoxifying and relieving the pain, and the clinical effect is better.

**Keywords**:gout disease;traditional Chinese medicine therapy;allopurinol;Tongfeng jiangsuanshi Decoction

　　痛风是一种常见病、多发病,在欧美等发达国家比较多见,据资料统计,其发病率平均为 0.3%。中国痛风的发病率为 0.2%,是仅次于糖尿病的第二号代谢病,是临床难治性疾病之一。目前西医治疗主要采用秋水仙碱、非甾体抗炎药、降低血尿酸药及口服激素,疗效确切,但存在较严重的毒副反应[1]。而近年来运用中医药治疗痛风取得较好疗效,因此,探讨痛风病的中医治疗具有重要的临床意义。

## 1 临床资料

本研究纳入 69 例痛风患者均为本院门诊病例,诊断依据国家中医药管理局发布的《中医病证诊断疗效标准》。治疗组 46 例,男 42 例,女 4 例;年龄最小者 30 岁,最大者 75 岁,平均年龄 52 岁;病程 3 个月以内 8 例,3~6 个月 13 例,6 个月至 1 年者 16 例,1 年以上者 9 例;并见肥胖10 例,糖尿病 4 例,高血压 7 例。对照组 23 例,男 20 例,女 3 例;年龄最小者 32 岁,最大者 77 岁,平均年龄 54 岁;病程 3 个月内 3 例,3~6 个月者 6 例,6 个月至 1 年者 8 例,1 年以上者 6 例;并见肥胖 3 例,糖尿病 4 例,高血压 5 例。治疗前血尿酸定量均高于 430umoL/L,经统计学检验,两组性别、年龄,病程及症状无统计学差异($p>0.05$)。

## 2 治疗方法

### 2.1 治疗组

自拟方名:痛风降酸溶石汤;方药组成:忍冬藤 100g、金银花、石膏、水牛角、薏苡仁、车前子各 30g,土茯苓、赤芍各 60g,黄柏、萆薢、川牛膝、生鸡内金、鹅不食草、鱼脑石各 20g,地龙、秦艽各 15g(先煎 30min),熟军 10g,黄芪 50g,金钱草 150g。服用方法:水煎四次,每次约 30min,兑在一起,总量约 1500mL,每日一剂,分三次服;第四次药渣加芒硝 100g、食醋 250ml,再煎2000ml 药水浸泡四肢末端,温度 50℃为宜,时间 30~40min,一日两次;泡完后外用速效止痛擦剂,配方:硼砂 10g,枯矾、虎杖各 20g,龙脑 50g,芒硝 100g,95%酒精 500mL;配法:先将龙脑片溶化于酒精内,后再投入研成细末的硼砂、枯矾、虎杖、芒硝,混合后即可外用(放置时间越久则效果越好)。

### 2.2 对照组

使用别嘌醇片治疗,初始剂量 50mg,一日两次;每周递增 50~100mg,至一天剂量为200~300mg,分两三次服;服用两周后测血尿酸水平,如血尿酸降至正常水平,则不再增加剂量;如仍高于正常值,继续增加别嘌醇剂量,但一天最大量不可超过 600mg。血尿酸控制正常水平一个月后,剂量逐渐递减。上述两组治疗一个月为一个疗程,疗程结束后评定疗效。

## 3 疗效标准

依据国家中医药管理局发布的《中医病证诊断疗效标准》[2],治愈为临床症状消失,实验室检查正常;好转为关节肿胀消退,疼痛缓解,实验室检查有所改善;未愈为症状及实验室检查较服用药物前无变化。

## 4 治疗结果

治疗组 46 例,治愈 15 例,好转 26 例,未愈 5 例,总有效率 89.13%。对照组 23 例,治愈 5 例,好转 12 例,未愈 6 例,总有效率为 73.91%;经 X2 检验,两组有效率有显著性差异($p<0.05$),治疗组优于对照组。治愈患者停药 3 个月后未再复发并且 3 个月内症状无明显变化,说明痛风降酸

溶石汤疗效稳定、持久。

## 5 典型病例

刘某,男,51岁,患者因经常饮酒、食用海鲜,三年前突然出现双足第一跖趾、跗、踝等关节红肿疼痛,活动受限,经口服"秋水仙碱""消炎痛胶囊"后症状好转,关节多处仍有轻度红肿疼痛,尤以活动时加重,此后每遇聚会饮酒厚味和劳累后复发,疼痛如刀割样。以后上述症状逐渐加重并累及多个关节,每年发作2~5次,近半年来发作频次增加。此次就诊前数日无明显诱因复发,遂来院就诊。症见:双足第一跖、趾关节红肿疼痛,触之灼热,夜不能寐,伴见头疼、头晕、胃脘胀痛、不欲饮食、口干口苦、肢体倦怠,小便黄,大便干,舌质红,苔薄黄腻,脉滑数。门诊查血尿酸688umol/L;X线片提示右跖趾软骨缘邻近关节有不整齐透亮区。

西医诊断为痛风性关节炎;中医诊断为热痹,证属脾虚湿滞、湿热内蕴、痹阻经络证;治以清热利湿、清凉消肿、祛湿化浊、活血化瘀、溶石散结、祛风通络、解毒止痛;方用自拟痛风降酸溶石汤加山慈姑15g、延胡索20g,每日一剂;配合速效止痛剂外敷,每日三次,治疗两周后关节红肿热痛消失,下肢关节活动自如,纳食可,二便调,夜寐安,舌淡红、苔薄白、脉沉弦细。复查血尿酸360umoL/L。嘱患者禁酒,禁食高嘌呤食物,多饮水。一年后两次随访未再复发。

## 6 讨论

本病多由于风热湿侵袭,痹阻经络,流注关节导致局部气血运行不畅,关节红肿、灼热、疼痛,入夜尤甚。痛风辨证当属中医学"痹证"范畴。《素问·痹论篇》云:"风寒湿三气杂至,合而为痹也。"[3]治宜清热利湿,通络止痛,凉血消肿。方中黄柏、金银花、忍冬藤清热解毒;土茯苓、萆薢、防己清热利湿、祛风通络、消肿止痛;薏苡仁、车前子渗湿利水;赤芍、丹皮、水牛角凉血消肿;川牛膝能引药下行;地龙活血通络;石膏、大黄清热泻火;重用金钱草清热化石、溶石止痛,为治疗结石症之要药;鹅不食草亦利湿排石;鱼脑石功专化石消炎、解毒排石;鸡内金软坚散结;黄芪健脾运湿;生地黄滋阴清热。后两味药既可扶正又可防苦燥之药,耗气伤阴。

现代药理研究认为,黄柏、秦艽等对尿酸钠所导致的关节炎有显著的抗炎镇痛作用;黄芪、防己、薏苡仁等能抑制酸原酶活性,维持结缔组织结构与功能;地龙能抑制尿酸生成;土茯苓、萆薢能降低血尿酸;车前子、薏苡仁能促进尿酸从小便中排出;川牛膝、赤芍、大黄等能改善血液流变学[4];石膏有清热碱化尿液的作用;山慈姑有清热解毒、消瘀散结功能,药理研究证明山慈姑含秋水仙碱成分,能有效地缓解痛风的发作。

痛风性的关节炎现代医学认为是血尿酸增高而致的代谢性关节病,近年来由于生活水平的不断提高,本病在肥胖人群中发病有逐年增多的趋势。秋水仙碱、非甾体类消炎药、别嘌呤醇等药虽可减轻症状、降低血尿酸,但具有胃肠道不适、影响肾功能等副作用,大剂量长期使用可导致白细胞减少,秃发等[5]。因此运用中医药治疗本病,疗效显著,不良反应少,为临床医师治疗痛风性关节炎提供新思路、新方法。

**参考文献**

[1]韦少玲.痛风病的中医发病机制研究进展[J].光明中医,2009,24(6):1187-1188.

[2]国家中医药管理局.中医病证诊断疗效标准[S].南京:南京大学出版社,1994.

[3]梁煜,周学芳.活血通络利水法治疗痛风体会[J].陕西中医,2009,30(6):765-766.

[4]谭晴心.痛风肿痛宁治疗痛风性关节炎急性发作60例临床观察[J].现代中西医结合杂志,2005,14(10):1305-1306.

[5]张高峰,邱英明.中医药治疗痛风的研究进展[J].云南中医中药杂志,2008,29(1):47-48.

【《陕西中医》,2010,31(8)】

# 乌贝散加味治疗消化性溃疡疗效观察

赵文金[1]　赵小娟[2]　李彦龙[2]

(1. 甘肃省兰州市城关区九州大道 289 号　赵文金中医诊所;2. 甘肃省中医院)

**摘要**　目的:观察乌贝散加味治疗消化性溃疡(PU)的临床疗效。方法:将 100 例 PU 病人,随机分为治疗组 50 例,对照组 50 例。治疗组服用以乌贝散加味的中药,对照组服用雷贝拉唑肠溶胶囊,疗程均为四周。观察两组治疗前后中医症状积分及胃镜下疗效。结果:治疗组总有效率 89.6%,高于对照组的 73.9%;胃镜下总有效率 87.5%,高于对照组的 71.7%;其症状的改善亦优于对照组。结论:乌贝散加味治疗 PU 中医疗效优于西药,其疗效肯定,副作用小,无不良反应,值得临床推广。

**关键词**　乌贝散;消化性溃疡;中医药疗法

# Observation on the curative effect of wubeisan in the treatment of peptic ulcer

**Abstract**：Objective：To observe the clinical effect of wubeisan on peptic ulcer (PU). Methods：100 patients with PU were randomly divided into treatment group (50 cases) and control group (50 cases). The treatment group was treated with the decoction of Wubei powder,and the control group was treated with rabeprazole enteric coated capsule,the course of treatment was 4 weeks. Before and after treatment,the symptom score and the effect of gastroscopy were observed. Results：the total effective rate of the treatment group was 89.6%,higher than 73.9% of the control group;the total effective rate of gastroscopy was 87.5%,higher than 71.7% of the control group;the improvement of symptoms was also better than the control group. Conclusion：the curative effect of wubeisan is better than that of Western medicine. It has definite curative effect and no side effect. It is worthy of clinical application.

**Keywords**：wubeisan；peptic ulcer；traditional Chinese medicine therapy

消化性溃疡(peptic ulcer,PU)主要指发生于胃和十二指肠的胃黏膜急慢性病变。溃疡的形成有各种因素，现代医学认为其中酸性胃液对黏膜的自身消化作用是溃疡形成的基本病理因素。临床表现主要以上腹部疼痛，嗳气泛酸，恶心呕吐等为主，病程较长，迁延不愈，且易复发。笔者在临床实践中，采用乌贝散加味治疗该病，在改善患者临床症状，促进溃疡愈合方面具有较好疗效。现将有关研究结果总结报告如下：

## 1 资料与方法

### 1.1 一般资料

100 例病例均为 2012 年 1 月至 2014 年 10 月门诊患者，随机分为 2 组，各组性别、年龄、病程等比较，差异均无统计学意义(P>0.05)，具有可比性。见表 1。

**表 1 两组患者基本资料比较**

| 组别 | n | 性别(例) | | 年龄(岁) | | 平均病程(月) |
|---|---|---|---|---|---|---|
| | | 男 | 女 | 范围 | 平均 | |
| 治疗组 | 100 | 53 | 47 | 18~75 | 46.13±9.33 | 25.75±4.96 |
| 对照组 | 100 | 52 | 48 | 19~75 | 47.01±10.24 | 25.13±5.31 |

### 1.2 诊断标准

(1)西医诊断标准：依据《消化性溃疡的中西医结合诊治方案》(2003)[1]制定。

(2)中医诊断标准：消化性溃疡中医诊断标准参照《中医病症诊断疗效标准》[2]胃脘痛的诊断标准制定。消化性溃疡(脾胃虚寒证)中医证候诊断标准参照《消化性溃疡的中西医结合诊治方案》(2003)[2]的辨证标准拟定。

### 1.3 排除标准

①患有其他消化系统器质性病变者；②妊娠或哺乳期妇女；③合并有心血管、脑血管、肝肾或造血系统等严重原发性疾病、精神病患者。

### 1.4 脱落标准

①不能坚持治疗者；②出现严重不良事件或严重不良反应者；③临床试验过程中出现严重的其他并发疾病者；④病情恶化必须采取紧急处理措施者；⑤失访。

### 1.5 治疗方法

对照组：口服雷贝拉唑肠溶胶囊，每次 20mg，每日两次。

治疗组：予乌贝散加味治疗，方药组成：乌贝散 280g，黄芪 120g，官桂 45g，枳壳 60g，炒白术 45g，茯苓 45g，白芷 90g，甘草 30g。共为细末，每日服用三次，每次 5g，饭前用温开水冲服。禁忌生冷、辛辣食品。

两组疗程均为 4 周。治疗期间停用影响疗效评价的其他药物。

1.6 观察方法

**1.6.1 主要症状**

症状评分方法参照《中药新药临床研究指导原则》[3]拟定。

**1.6.2 安全性指标**

治疗前后检测患者血、尿、便常规及心电图、肝肾功能。

1.7 临床症候疗效判定标准

根据积分法判定中医证候总疗效指数(N)=(治疗前积分−治疗后积分)/治疗前积分×100%。①痊愈:患者用药后临床的症状消失或基本消失,N≥95%。②显效:患者用药后临床症状及体征明显改善,N≥70%。③有效:患者用药后临床症状及体征均有所改善,N>30%;④无效:患者用药后临床症状及体征较治疗前无明显改善或加重,N<30%。

1.8 胃镜疗效评价标准

①痊愈:溃疡及炎症均消失;②显效:溃疡消失,周围仍有炎症;③有效:溃疡面积缩小>50%;④无效:溃疡面积缩小<50%。

1.9 统计学方法

数据以均数±标准差(±s)表示。计量资料的组间比较采用 t 检验,计数资料的组间比较采用 χ2 检验,以 P<0.05 差异有统计学意义。

## 2 结果

2.1 病例脱落

本试验共脱落六例,脱落率为 6.0%。其中治疗组脱落两例(因出差),对照组脱落四例(疗效不佳)。两组间脱落率比较差异无统计学意义(P>0.05)。脱落例数未纳入统计分析。

2.2 两组患者临床疗效比较

总有效率治疗组为 89.6%,对照组为 73.9%,两组比较,差异有统计学意义(P<0.05)。

**两组患者临床疗效比较(%)**

| 组别 | n | 痊愈 | 显效 | 有效 | 无效 | 总有效率(%) |
|------|-----|------|------|------|------|-------------|
| 对照组 | 46 | 18 | 10 | 6 | 12 | 73.9 |
| 治疗组 | 48 | 25 | 13 | 5 | 5 | 89.6△ |

注:与对照组比较△P<0.05

2.3 两组患者治疗前后症状总积分比较

治疗组和对照组治疗前总积分经 t 检验,P=0.506(P>0.05),说明治疗组和对照组治疗前的总积分比较无统计学意义。基线可比:治疗组和对照组治疗后总积分经 t 检验,P=0.041(P<0.05),说明治疗组的疗效优于对照组。

**两组患者治疗前后症状总积分比较分($\bar{x}+s$)**

| 组别 | n | 治疗前总积分 | 治疗后总积分 |
|------|---|------------|------------|
| 对照组 | 46 | 25.32±5.48 | 16.42±3.12 |
| 治疗组 | 48 | 24.96±5.57△ | 9.38±3.26* |

注:与对照组治疗前总积分比较△P>0.05;与对照组治疗后总积分比较*P<0.05。

2.4 两组患者治疗后胃镜观察疗效

两组患者治疗后经胃镜观察,治疗组总有效率为87.5%,对照组总有效率为71.7%,差异有统计学意义(P<0.05)。

**两组患者治疗后胃镜观察疗效比较(%)**

| 组别 | n | 痊愈 | 显效 | 有效 | 无效 | 总有效率(%) |
|------|---|------|------|------|------|-----------|
| 对照组 | 46 | 17 | 10 | 6 | 13 | 71.7 |
| 治疗组 | 48 | 26 | 12 | 4 | 6 | 87.5△ |

2.5 安全性评估

治疗前后各组患者血、尿、便常规及心电图、肝肾功能均无明显变化。

## 3 讨论

祖国医学无消化性溃疡的概念,根据其临床表现,将其归属于"胃脘痛"范畴。《灵枢·邪气脏腑病型》篇指出:"胃病者,腹胀,胃脘当心而痛也。"这里的心痛就是指胃脘痛。《素问·举痛论篇》说:"寒邪客于肠胃之间,膜原之下,血不得散,小络引急,故痛。"饮食自倍,肠胃乃伤。忧思恼怒,气郁而伤肝,肝木失于疏泄,横逆犯胃,气机阻滞,不通而痛。饥饱失调,劳倦过度,久病脾胃受伤,经络受损,血瘀在络,瘀滞而痛,影响人们日常生活工作。

在中医脏腑学说中认为胃具有受纳、腐熟水谷、通降的生理功能,脾具有运化、升清、统血的生理功能,二者同居腹中,脾在胃的左方,以膜相连,互为表里,成为一体。脾胃的主要生理特性为脾宜升则健,胃宜降则和。二者任一脏腑受损,则易变生他病,同时肝脏与脾胃关系密切,肝脏有疏泄、调气机、藏血的生理功能,肝与胃(脾)是土木相克关系,脏腑功能正常则气机疏通畅达,脾胃才能升清降浊腐熟水谷,相互联系,共同完成饮食的消化、吸收及其精微物质的输布,从而滋养全身。若肝不疏泄,胃不通降,脾不运化腐熟水谷,脏腑功能失调,则脉络失养,瘀阻不通,引起胃脘痛。

乌贝散具有健脾益胃、吸腐抗酸、祛瘀生新、消肿止血、保护损伤面、愈合溃疡的作用;方中黄芪、官桂、枳壳、炒白术、茯苓具健脾温中,理气止痛的功效;白芷辛温,入阳明胃经可消肿而止痛,现代药理研究证明其对多种细菌有抑制作用;甘草性平入胃,既可补中益气,又能缓急而止痛,药理实验证实能缓解胃肠平滑肌痉挛及拟肾上腺素的作用,并抑制组织胺引起的胃酸分泌过多,具有抗炎、抗过敏反应作用。综观全方用药精当,配伍合理,共奏和胃补中,缓急止痛,抗酸敛疡之功。

本研究结果显示,治疗组临床疗效优于对照组(P<0.05),说明中药治疗 PU 疗效显著。胃镜下观察治疗组总有效率高于对照组(P<0.05),同时两组治疗后均改善了患者的症状(P<0.05),并且治疗组在改善患者症状方面优于对照组,说明应用中药治疗,可更好地改善患者的自觉症状,减轻患者的痛苦。

## 参考文献

[1]中国中西医结合学会消化系统疾病专业委员会.消化性溃疡的中西医结合诊治方案(草案)[J].中国中西医结合杂志,2005,25(5):478.

[2]国家中医药管理局.中医病症诊断疗效标准[M].南京:南京大学出版社,1994:9.

[3]郑筱萸.中药新药临床研究指导原则[M].北京:中国医药科技出版社,2002:151-155.

# 香萸暖宫汤治疗原发性痛经(寒凝气滞证)的临床观察

赵文金[1]  李浩冉[2]  严治梅[1]

(1. 甘肃省兰州市城关区九州中路社区卫生服务站;2. 石河子大学医学院第一附属医院)

**摘要** 目的:观察香萸暖宫汤治疗寒凝气滞型痛经(原发性)的临床疗效。方法:将70例寒凝气滞证原发性痛经患者分为治疗组和对照组各35例。对照组给予元胡止痛滴丸,每次20丸,每日两次;治疗组给予香萸暖宫汤,每次200ml,每日两次。两组均于月经前10d开始服用,连服3个月经周期。观察两组患者治疗前后中医临床证候积分及痛经积分,判定临床疗效。结果 治疗组总有效率为88.57%,对照组为57.14%,治疗组优于对照组(P<0.05)。两组治疗后中医临床证候积分、痛经积分明显降低,治疗组优于对照组(P<0.05)。结论:香萸暖宫汤治疗原发性痛经(寒凝气滞证)疗效显著,为进一步研究奠定了基础。

**关键词** 香萸暖宫汤;原发性痛经;寒凝气滞血瘀证;临床观察

# Clinical observation on the treatment of primary dysmenorrhea with Xiangyu Nuangong Decoction

**Abstract**:Objective:To observe the clinical effect of xiangyunuangong Decoction on dysmenorrhea (primary) of cold congealing qi stagnation type. Methods 70 patients with primary dysmenorrhea were divided into two groups:treatment group and control group. The control group was given Yuanhu Zhitong dropping pills,20 pills each time,twice a day;the treatment group was given Xiangyu Nuangong decoction,200ml each time,twice a day,both groups were taken 10 days before menstruation,three menstrual cycles in a row. Observe the clinical syndrome score and dysmenorrhea score of the two groups before and after treatment to determine the clinical effect. Results the total effective rate was 88.57% in the treatment group and 57.14% in the control group,which was better than that in the control group （P<0.05）. After treatment,the scores of clinical symptoms and dysmenorrhea in the two groups were significantly lower than those in the control group (P<0.05). Conclusion xiangyunuangong decoction is effective in the treatment of primary dysmenorrhea （cold coagulation and qi stagnation）,which lays a foundation for further study.

**Keywords**：Xiangyu Nuangong Decoction；primary dysmenorrhea；cold coagulation qi stagnation blood stasis syndrome；clinical observation

原发性痛经(Primary dysmenorrheal)又称为功能性痛经,是指生殖器官无明显器质性病变的行经疼痛,多见于青年妇女,在月经前后或在行经期间,出现周期性下腹部痉挛性疼痛,伴月经周期性发作,严重者可影响患者日常生活。观察发现[1],痛经的中医证候分型以实证居多,痛经均伴有血瘀,其中寒凝与气滞为最多见的两大证型。本研究运用香萸暖宫汤对寒凝气滞型痛经的临床疗效观察,以期中医药在妇科疾病发挥更显著的作用。

## 1 临床资料

### 1.1 诊断标准

西医诊断标准参照《妇科疾病诊断标准》[2]制定:①经期前后或行经期出现周期性的下腹疼痛或者其他不适,影响日常工作及生活;②妇科及 B 超检查无器质性病变。

中医诊断标准参照第七版《中医妇科学》[3]制定:①平素易怒,性善抑郁,经前或行经小腹坠胀,伴乳房胀闷不舒;②平素饮食喜冷饮寒凉之品,肢冷畏寒,行经时小腹胀闷伴冷痛,得热痛减;③疼痛为经前或行经时明显,行经不畅,血色紫暗伴有血块;④舌质紫暗或有瘀斑瘀点,脉沉弦或紧。

### 1.2 纳入标准

符合以上中西医诊断标准;中医辨证为寒凝气滞血瘀证者;年龄 18~49 周岁;近 3 月来未服用非甾体类抗炎药、激素及其他药物;患者知情同意。

### 1.3 排除标准

进一步检查发现妇科有器质性病变者;合并有肝肾功能不全及心脑血管疾病者;近 1 月患有急性感染性(如急性肾小球肾炎、泌尿系感染等)疾病者;对中药过敏者;正在接受其他临床试验者。

### 1.4 一般资料

70 例观察对象均来自甘肃省兰州市城关区九州中路社区卫生服务站 2017 年 1 月 1 日至 2017 年 12 月 31 日就诊的原发性痛经患者,采用随机分组(信封法)分为治疗组 35 例、对照组 35 例。治疗组年龄 20~40 岁,平均(25.15±4.32)岁;对照组年龄 21~43 岁,平均年龄(24.36±5.27),两组患者一般资料比较差异无统计学意义(P>0.05),有可比性。

## 2 方法

### 2.1 治疗方法

对照组：给予元胡止痛滴丸 (丸剂, 每盒 180 丸, 甘肃陇神戎发制药有限公司, 国药准字 Z20010024),药物组成:元胡、白芷。经前 10d 开始口服,每次 20 丸,每日两次,连服 3 个月经周期。

治疗组:给予香萸暖宫汤处方:香附 15g,吴茱萸 15g,元胡 20g,川芎 6g,炮附片 15g,桂枝 10g,鸡血藤 30g,当归 12g,党参 10g,炙甘草 10g,生姜 10g,丹皮 10g,莪术 10g,木香 5g。经期前 10d 开始服用,水煎服,每次 200ml,每日两次,温服,每次十剂,连服 3 个周期。

### 2.2 观察指标

观察两组患者治疗前后中医证候积分[4]、痛经积分[4]。

### 2.3 疗效判定标准

参照中药新药临床研究指导原则[4]制定:痊愈:治疗后症状消失,停药后连续半年未复发;显效:治疗后腹痛症状明显缓解,停药后连续 3 个月未复发;有效:治疗后腹痛程度及全身症状都有所减轻,停药后出现复发情况;无效:治疗后症状未见改善。

### 2.4 统计学方法

采用 SPSS19.0 统计学软件进行数据处理,计量资料以均数±标准差($\bar{x}\pm s$)表示,对所有数据进行正态性、方差齐性检验,两种检验均采用 t 检验统计分析;组间比较以 $x^2$ 检验分析。

## 3 结果

### 3.1 两组患者疗效比较

**两组患者临床总有效率比较(%)**

| 组别 | 例数(n) | 痊愈 | 显效 | 有效 | 无效 | 总有效率(%) |
|---|---|---|---|---|---|---|
| 治疗组 | 35 | 6 | 16 | 9 | 4 | 88.57%* |
| 对照组 | 35 | 2 | 7 | 11 | 15 | 57.14% |

注:n 表示例数;与对照组相比,*P<0.05

两组相比较,临床总有效率治疗组优于对照组,差异有统计学意义(P<0.05)。

### 3.2 两组患者治疗前后中医证候积分、痛经积分比较

**两组患者治疗前后中医证候积分、痛经积分比较($\bar{x}+s$)**

| 组别 | 时间 | n | 中医证候积分(分) | 痛经积分(分) |
|---|---|---|---|---|
| 治疗组 | 治疗前 | 35 | 18.56±3.95 | 13.75±7.92 |
| | 治疗后 | 35 | 5.89±3.28*△ | 5.67±2.31*△ |
| 对照组 | 治疗前 | 35 | 18.75±3.61 | 13.55±7.81 |
| | 治疗后 | 35 | 8.98±3.31* | 8.49±2.53* |

注:n 表示例数;与组内治疗前比较,*P<0.05;与对照组治疗后比较,△P<0.05

## 4 讨论

现代医学研究发现[5],痛经(原发性)的发病主要与月经来潮时子宫内膜中前列腺素的含量

增高有着密切的关系。痛经归属于中医学"行经腹痛"范畴,其病机关键点在"瘀",气滞、寒凝、血瘀均为不同程度的"瘀"。而今随着人们生活水平的不断改善,社会压力的增大,对于女性而言有着不同程度的挑战,情绪不畅易致气机郁滞,影响血脉运行;饮食习惯的改变,如过食冷饮寒凉,使气血凝滞,寒从中生,气滞和寒凝均影响气血疏通,月事行时,血行不畅,胞脉瘀阻更甚,故而痛经更甚。本研究意在观察香萸暖宫汤治疗寒凝气滞血瘀型痛经的临床疗效。运用行气散寒化瘀法对气滞寒凝血瘀型痛经进行治疗,收到较好疗效。本研究设计合理,排除年龄、生活方式等的差异,选方用药配伍合理,收到预期效果。

香萸暖宫汤由经典名方温经汤加减变化而来。温经汤始见于《金匮要略》,功可温经养血,活血调经。香萸暖宫汤以香附、吴茱萸为君,香附气香辛散,通十二经脉,治多怒多忧,调经理气,为女科之主帅,吴茱萸辛苦大热,温中下气,专入肝而旁及脾肾,降逆止痛,二药合用,使得肝气疏而寒凝散;元胡、川芎活血散瘀,理气止痛,炮附片、桂枝温通经脉,四药共助香附、吴茱萸之力;鸡血藤、当归养血活血,行血而不伤血;党参、炙甘草、生姜补中焦和胃气,使得气血化生有源;丹皮凉血,防止香附、吴茱萸、炮附片、桂枝等温散太过而伤血,莪术、木香行气除药滞,使药各达病所。全方配伍得当,共奏行气散瘀、温经暖宫之效,运用于临床,针对寒凝气滞证痛经有明显的疗效。

现代医学运用相关检测手段证明了温经汤对寒凝证患者子宫、卵巢、输卵管的血流动力学有明显的改善作用。王晓松等[6]研究发现温经汤可以明显促进寒凝证患者卵巢及子宫的血液供应。张英杰等[7]运用温经汤治疗寒湿凝滞型痛经,并运用红外线热扫描技术观察改善情况,结果显示经治疗下腹部腰骶部代谢热值较前明显提高,这为温经汤治疗痛经提供了可视化的影像依据。

本观察结果表明,香萸暖宫汤对于气滞寒凝血瘀型痛经临床症状有着明显的改善作用,其效果明显,不良反应少,安全可靠。但因条件有限,尚未将相关疗效指标如子宫动脉血流检测等进一步证明其临床疗效。在今后的工作中仍需做更深层次的研究,对中医药治疗妇科系列疾病提供更明确的临床及理论依据。

**参考文献**

[1]程芳,程红,曹俊红,等.原发性痛经中医证候分布特点探讨[J].中医学报,2013,28(8):1194-1196.

[2]来佩丽.妇科疾病诊断标准[M].北京:科学出版社,2001:327.

[3]张玉珍.中医妇科学[M].北京:中国中医药出版社,2002:131-134.

[4]中华人民共和国卫生部.中药新药临床研究指导原则(第一辑)[M].1993:267-271.

[5]谢幸,苟文丽.妇产科学[M].第八版.人民卫生出版社.2013:362.

[6]王晓松,刘小花,路帅,等.温经汤对月经病实寒证患者卵巢及子宫血流动力学的影响[J].中华中医药杂志,2017(2):861-863.

[7]张英杰,郑婷.通过红外线热扫描技术观察温经汤对寒湿凝滞型痛经的疗效机制分析[J].中国中西医结合影像学杂志,2018(3):186-188.

# 养肝化瘀抗癌散治疗原发性肝癌25例疗效观察

赵文金[1]　赵多明[2]　张卓[3]

(1. 甘肃省皇城绵羊育种实验场职工医院;2. 甘肃省中医院;3. 甘肃省张掖市人民医院中医科)

**摘要**　目的:观察养肝化瘀抗癌散治疗晚期原发性肝癌的临床疗效。方法:纳入晚期原发性肝癌患者25例,口服两个疗程抗癌散(21d为一个疗程),观察患者治疗前后临床症状、生活质量方面的差异。结果:用抗癌散治疗后患者生活质量评分提高,腹胀、纳差、疼痛症状改善,患者ALT(谷氨酸氨基转移酶)、AST(门冬氨酸氨基转移酶)、TBil(血清总胆红素)、AFP较治疗前明显下降,有显著差异(P<0.05)。结论:抗癌散能提高晚期肝癌患者的生活质量、改善临床症状。

**关键词**　原发性肝癌;生活质量;临床观察;抗癌散

## Observation on the therapeutic effect of Yanggan Huayu anticancer powder on 25 cases of primary liver cancer

**Objective**：To observe the clinical effect of Yanggan Huayu anticancer powder on advanced primary liver cancer.Methods：Twenty-five patients with advanced primary liver cancer were included in the study,and two courses of anti-cancer powder (21 days as a course) were taken orally.The differences of clinical symptoms and quality of life before and after treatment were observed.Results：after the treatment with Kangai powder,the patients´ quality of life score increased,abdominal distention,poor appetite and pain symptoms improved,ALT (glutamate aminotransferase),AST (aspartate aminotransferase),TBIL (serum total bilirubin) and AFP decreased significantly (P<0.05). Conclusion：Kangai powder can improve the quality of life and clinical symptoms of patients with advanced liver cancer.

**Keywords**：primary liver cancer;quality of life;clinical observation;anticancer powder

原发性肝癌(Primary Hepatic Carcinoma,PHC)是世界范围内常见的恶性肿瘤之一,其发病率及死亡率有逐步升高的趋势。据统计,每年全球肝癌发病率位居恶性肿瘤发病率的第五位,死亡率位居第三位[1-2],新患肿瘤患者中55%发生在中国。其起病隐匿,发展迅速,生存期短,严重危害人类的生命健康。大多数患者就诊时已发展到中晚期,目前西医治疗以外科手术及放化疗为主,但因其适应证的选择严格,手术操作技术要求高,费用高昂,手术成功率及远期存活率不高,不良反应较多,尚不能普遍开展。中医中药治疗本病不仅疗效稳定,而且对控制患者病情发展,提高生存质量,延长生存期有着重要意义。养肝化瘀抗癌散在临床上治疗实体肿瘤取得了较好疗效。2008 年 8 月至 2010 年 10 月笔者应用养肝化瘀抗癌散治疗晚期原发性肝癌 25 例,发现养肝化瘀抗癌散能提高晚期肝癌患者的生存质量和改善临床症状,现报道如下:

## 1 病因病机

中医学中没有原发性肝癌的病名,根据其临床症状及病因病机属于"积聚""肝积""鼓胀""胁痛"等范畴,认为其病因与寒邪、湿热及虚邪等侵袭人体,加之饮食不节,损伤脾胃或情志郁结、气滞血瘀而结成积。如《黄帝内经》载有:"血气稽留不得行,故宿昔而成积矣。"宋代《圣济总录》云:"瘤之为义,留置而不去也,气血流行不失其常,则形体平和,或余赘及郁结壅塞,则乘应投隙,瘤所以生。"唐容川的《血证论》中载:"瘀血在经络、脏腑之间,结为癥。"王清任在《医林改错》中指出:"肚腹结块,必有形之血也,血受寒则凝结成块,血受热则煎熬成块。"可见血瘀是肝癌的重要病理基础及临床表现,故临床上活血化瘀成为肝癌治疗中的重要方法。有医家认为肝癌的病因,不外乎内外两因,内因主要为饮食劳倦伤脾,脾不健运,或情志抑郁,肝失疏泄;外因主要为湿、热、毒邪内侵肝胆脾胃,化湿生热蕴毒,结于肝胆脾胃。肝癌的病机,实为本虚标实,本虚有气虚、血虚、阴虚、阳虚;标实有血瘀、气滞、痰湿、热毒。发病之初,多为肝郁脾虚,气血瘀滞;日久则气郁化火,湿热内生,致火毒内蕴,血瘀气壅;病至晚期,邪毒耗气伤血,则见肝肾阴虚、生风动血,或见阴阳两虚之证。

现代医学对本病病因尚未阐明,一般认为与病毒性肝炎、肝硬化、化学致癌物质如黄曲霉素、亚硝胺类化合物等关系密切。此外,与营养不良、饮酒、遗传因素等也有一定关系。肝癌在病理上大体分为巨块型、结节型、弥漫型三类,以巨块型与结节型最多。组织学类型可分为肝细胞肝癌、胆管细胞型肝癌、混合型三类。肝癌主要转移途径为血道、淋巴道及腹腔种植转移,血道中以肝内转移播散最多。此外,可转移至肺、骨、肾及脑等。

## 2 辨证施治

肝癌归属于祖国医学的肝积、膨胀、黄疸等范畴。其病机多为内伤七情、外感六淫、疫疠等致脏腑虚损,经络气血不和,气滞血瘀,毒瘀内蕴,日久而成,属于正虚邪实。临床常分为肝气郁结、湿热瘀毒、气滞血瘀、肝肾阴虚等。治疗原则为扶正固本,活血化瘀,解毒散结。李爽等[3]将肝癌患者分为肝郁脾虚、气滞血瘀、肝胆湿热和正虚瘀结四型,分别治以疏肝健脾、活血化瘀、解毒化湿利胆、滋阴清热。

## 3 临床资料

25 例患者均为本院门诊病人,患者均由省、市级医疗单位经 B 超、CT、核磁共振、甲胎球蛋白(AFP)等检查确诊为原发性肝癌。其中:男 18 例,女 7 例;年龄最小者 38 岁,最大者 65 岁,以 40

岁至 50 岁居多;其中伴有肝硬化病史 6 例,乙肝表面抗原阳性 9 例,兼有癌家族史 9 例。

## 4 治疗方法

笔者自拟养肝化瘀抗癌散,方药组成为黄芪、红枣肉各 100g,白术、山药、白芍、炙鳖甲各 60g,炙甘草 50g,太子参、当归、枸杞子、元胡、茯苓、女贞子、半枝莲、姜黄、枳壳、桂心、红藤、厚朴、蜈蚣、郁金、柴胡、丹参、制南星各 30g,龙葵、半夏、熟军、醋制甘遂各 20g,冬虫夏草 10g。

用法:诸药共研细末,每日三次,每次 12g,痛甚者每次可用 16g 并用白参、生姜、白术、茯苓桃仁各 10g,大枣 10 枚,水煎送服可食红枣。

## 5 观察指标及疗效评价

### 5.1 生活质量评分

采用孙燕教授于 1990 年制定的中国癌症患者生活质量调查问卷进行调查并评分[4],记录生存质量的变化。量表为封闭式问卷,含有 12 个条目,每个指标均有 5 个备选答案,要求患者在最合适的答案上做标记,各条目得分之和构成总分,得分越高,表示生存质量状况越好。生存质量分级:在 12 项指标中生存质量分为 60 分,生存质量极差者为≤20 分;差者为 21~30 分;一般为 31~40 分;较好者为 41~50 分;良好者为 51~60 分。

### 5.2 临床症状疗效评定

中医相关症状于治疗前后认真记录,比较治疗前后症状改善率。对于重度疼痛患者使用弱吗啡、吗啡类制剂后,若患者疼痛症状减轻或服用止痛药物剂量减少及停用均属于疼痛症状改善。

### 5.3 实验室指标

所有研究对象清晨空腹采血 5ml,离心后取血清检测 AFP、TBil、AST、ALT 含量。血清AFP 检测采用化学发光免疫分析法,所用仪器为 Beckman 公司 Access 全自动微粒子化学发光免疫分析仪,试剂盒由 Beckman 公司提供。严格按照说明书操作程序进行,在有效期内使用并设有室内质控,过程全自动化测定。测定血清 TBil、AST、ALT 用速率法在日立 7600 型全自动生化分析仪上完成,其中 TBil、AST、ALT 试剂由北京中生公司提供,实验过程严格按照第二版临床检验操作规程,并于 1d 内测定完毕。

### 5.4 健康状况自我评分标准

肿瘤病人的 KPS 卡氏评分标准 100 分:健康状况正常,无主诉或明显客观症状;90 分:能正常活动,有轻微或客观症状;80 分:能正常活动,有症状和轻微病态;70 分:生活能自理,但不能正常活动或工作;60 分:生活大部分能自理,但需他人帮助;50 分:生活大部分不能自理,经常治疗及护理;40 分:生活不能自理,需专科治疗及护理;30 分:生活完全不能自理,虽非危重,但需住院治疗;20 分:病情严重,必须接受支持治疗;10 分:垂危,病情急剧恶化;0 分:死亡。得分越高,健康状况越好,越能忍受治疗给身体带来的副作用,因而也就有可能接受彻底的治疗。得分越低,健康状况越差。若低于 60 分,许多有效的抗肿瘤治疗即无法实施。

## 6 统计学处理

应用SPSS13.0统计软件,样本率的比较用X2检验及Fisher精确概率法。P<0.05表示差异有统计学意义。

## 7 治疗结果

### 7.1 治疗前后生活质量比较

观察结果显示,用养肝化瘀抗癌散治疗两疗程后患者生活质量评分均有不同程度的提高,治疗前后差异显著,并具有统计学意义(P<0.05),见表1。

**表1 患者治疗前后生活质量比较(例)**

| 项目 | 良好 | 较好 | 一般 | 差 | 极差 |
|---|---|---|---|---|---|
| 治疗前 | 0 | 4 | 10 | 9 | 2 |
| 治疗后 | 2 | 7 | 12 | 3 | 1 |

### 7.2 治疗前后症状、体征改善情况比较

结果显示两组治疗后症状、体征均有改善,但差异无统计学意义(P>0.05),见表2。

**表2 治疗前后症状体征改善情况比较(例)**

| 项目 | 黄疸 | 食欲减退 | 恶心呕吐 | 疲乏 | 腹胀 | 纳差 | 肝区疼痛 |
|---|---|---|---|---|---|---|---|
| 治疗前 | 12 | 16 | 15 | 13 | 12 | 19 | 25 |
| 治疗后 | 9 | 8 | 6 | 10 | 5 | 11 | 24 |

### 7.3 实验室检查指标变化

治疗前后对照并经统计学检验,患者ALT(谷氨酸氨基转移酶)、AST(门冬氨酸氨基转移酶)、TBil(血清总胆红素)、AFP较治疗前明显下降(P<0.01或P<0.05),见表3。

**表3 治疗前后实验室检查指标变化($\bar{x}+s$)**

| | 治疗前 | 治疗后 |
|---|---|---|
| ALT(U/L) | 121.50±25.32 | 56.30±16.12** |
| AST(U/L) | 68.54±12.78 | 24.96±5.61** |
| TBiL(Lmol/L) | 56.29±15.76 | 25.14±8.42** |
| AFP(ng/ml) | 521.23±193.36 | 425.35±116.22* |

注:与治疗前比较,**P<0.05,**P<0.01

## 7.4 卡氏评分

治疗前卡氏评分为 55.86±4.28,治疗后为 67.45±4.58,经统计学检验,P<0.05,提示治疗后患者身体情况与生活能力有所改善。

## 8 典型病例

病例 1

南某,女,46 岁,曾患慢性肝炎,HBSAg 阳性,近来自觉上腹部不适,食则作胀,肝区稍有隐痛,形体逐渐消瘦。肝脏触诊质地偏硬,肝大肋下 10cm;B 超确诊为肝癌。经省级医院西医治疗,病情未见好转,后出现腹水,肝区疼痛明显加剧。疼痛发作时肌注一次杜冷丁 100mg 后疼痛才稍见缓解,随后肝区疼痛仍剧烈,改用大剂量鼠妇煎剂口服,服药后 30min,患者肝区疼痛明显减轻,每次药后上症可维持 3h 左右,尿量增加,腹水减少,其他腹部症状亦好转。60d 后经检查基本正常,继续服药一年后体查正常。

病例 2

李某,男,40 岁,经 CT、B 超放射性同位素扫描及细胞学检查诊为原发性肝癌。初诊:低热、肝区疼痛明显,呼吸困难,疲倦,消瘦,腹部胀满,腹围 96cm,腹壁静脉曲张,肝肋下 9cm,质硬表现凹凸不平,舌苔黄腻、质红紫暗、脉弦数;初诊为湿热蕴毒型,给予养肝化瘀抗癌散,服用 10d 以后肝区疼痛减轻;60d 以后肝肿大回缩,肿块消失,肝功正常,腹水消失,食欲正常;坚持服药一年诸症检查正常,追访已近 5a,尚健在,可以从事一般体力劳动。

## 9 讨论

原发性肝癌(简称肝癌)是中国常见恶性肝瘤之一。以中年男性发病率较高,临床表现为发热,肝区间歇性或持续性疼痛,上腹胀满、上腹肿块,食欲减退、消瘦、乏力等,亦有以腹泻、黄疸、消化道出血、急腹症为突出主诉者,更有以转移灶引起的症状为最初的表现者。主要体征为肝、脾肿大,肝掌,腹水等。并发症有消化道出血、肝昏迷、肿瘤破裂出血等。本病诊断主要依据典型的临床症状和体征,结合现代检查如甲胎蛋白检查、酶系检查、超声波检查、同位素扫描、CT 扫描、腹腔镜检查、病理性诊断等可确诊。目前现代医学对本病治疗,早期患者首选手术切除,中晚期患者采用局部放疗、化疗、肝动脉栓塞疗法、冷冻疗法和免疫疗法[5-8]等。手术切除为首选治疗方案,但由于该病起病隐匿、早期诊断率低,大多数患者在确诊时已属中晚期,故手术切除的机会较少,因而原发性肝癌因其治疗效果差、预后差,成为严重威胁人类生命健康的疾病。

肝癌可归属于中医学之"肝积、症瘕、积聚、鼓胀"等病证的范畴。中晚期肝癌属正虚邪实,邪实主要为气滞、血瘀、湿热、瘀毒为主,正虚以脾虚为主。现代研究表明中药具有健脾理气、清热解毒、活血化瘀、软坚散结的功效,有一定的抑制癌细胞、诱导癌细胞凋亡,保护肝脏功能,提高免疫功能,减轻不良反应等多方面效应[9]。中医药治疗原发性肝癌作用机制主要有:对肝癌细胞具有杀伤与抑制作用;诱导肝癌细胞凋亡;诱导肝癌细胞向正常分化;抑制 DNA、RNA 及蛋白质合成;对端粒酶活性的影响;调控癌基因的表达;抑制肝癌癌前病变;对免疫功能的调节作用;防止肝癌的转移与复发;与化疗、放疗联用的增效减毒作用。这些研究还不能全面揭示中药的抗肝癌机制[10]。

因此,笔者常在辨证论治的基础上,选用清热解毒类如半枝莲、柴胡等,活血化瘀类如郁金、丹参等,软坚散结类如海藻、夏枯草、牡蛎等。需要指出的是,治疗本病应采取理气化湿、清热散瘀之法,处方以枳壳疏理气机,助肝胆疏泄;半枝莲、夏枯草清热化湿解毒;炙龟板、炙鳖甲、元胡软坚散结;元胡活血散瘀、行气止痛;制半夏以和胃降逆;生甘草以调和诸药,共奏调理肝胆气机疏泄、清热化湿散瘀之效[11]。治疗上应正确处理本病标本关系,辨病与辨证结合,治理与调养相参,故常收良效。用养肝化瘀抗癌散治疗两疗程后患者生活质量评分均有不同程度的提高,患者ALT(谷氨酸氨基转移酶)、AST(门冬氨酸氨基转移酶)、TBil(血清总胆红素)、AFP较治疗前明显下降,治疗前后差异显著,并具有统计学意义(P<0.05)。结果显示两组治疗后症状、体征均有改善,但差异无统计学意义(P>0.05);治疗前后卡氏评分差异有统计学意义,提示治疗后患者身体情况与生活能力有所改善。本研究中对25例晚期肝癌患者的临床观察发现,养肝化瘀抗癌散能明显改善肝癌患者的生活质量,缓解肝癌引起的腹胀、纳差等症状,并对疼痛有较好的缓解作用,体现了中医药在治疗晚期原发性肝癌方面的独特优势。中医药抗肿瘤的根本目的是改善患者症状,预防转移与复发、延长生存期。治疗中虽知癌肿的客观存在,但不能拘泥于消散肿块,还是应从整体观念出发,使患者全身恢复新的平衡状态。临床观察结果亦证实养肝化瘀法能减轻患者的临床症状,改善肝功能,使部分患者达到较好的带瘤生存状态。因此,自拟养肝化瘀抗癌散值得在临床推广应用。

笔者认为,重视对原发性肝癌的临床治疗固然重要,但加强调养也不能忽略。在调养方面笔者常从以下几个方面着手[12~18]:首先应重视饮食调养,可嘱患者食用富于营养易消化的软食,忌食生冷油腻及硬性食物,忌用损害肝肾功能及对胃肠道有刺激性的食物和药物;其次是要注意劳逸结合,避免劳累,使气血调和,阴阳平衡;最后,加强心理调摄,在做好患者思想工作的前提下,可以采取公开性治疗,这样可以减少患者不必要的猜疑,减轻患者的抑郁情绪,从而积极配合治疗。

## 参考文献

[1]El-Serag HB,Rudolph KL. Hepatocellular carcinoma:epidemiology and molecular carcinogenesis[J]. Gastroenterology,2007,132(7):2557.

[2]Parkin DM,Bray F,Ferlay J,et al. Global cancer statistics,2002[J]. CA Cancer J Clin,005,55(2):74.

[3]李爽,冷卫兵,余鸿.传统中药治疗原发性肝癌研究进展[J].四川解剖学杂志,2008,16(1):45-46.

[4]罗健,孙燕.癌症患者生活质量指数量表的修订[J].中国心理卫生杂志,1999,13(1):4-7.

[5]韩佳.原发性肝癌126例手术治疗临床分析[J].中国医药导报,2009,4(29):33-34.

[6]毕晓霞,潘秀花,邹文蕙等.原发性肝癌肝动脉化疗栓塞术联合放疗45例疗效观察[J].中国当代医药,2010,3(17):36-38.

[7]欧盛钊.TACE术治疗原发性肝癌疗效影响因素分析[J].中国现代医生,2010,4(26):139.

[8]周晟,张彦彩,马建科.中西医结合介入灌注栓塞治疗原发性肝癌的研究进展[J].甘肃中医,2010,23(1):76-78.

[9]陈乃杰,金源,赖义勤,等.消癌平联合化疗治疗中晚期肝癌22例[J].中医杂志,2005,46(6):444-445.

[10]李爽,冷卫兵,余鸿.传统中药治疗原发性肝癌研究进展[J].四川解剖学杂志,2008,16(1):45-46.

[11]段绿化,卢文杰.中医药治疗原发性肝癌的思路探讨[J].中国中医药科,2010,17(4):342-343.

[12]安春绵,吕晓峰,李保义,等.中医药治疗原发性肝癌研究进展[J].河北中医,2010,32(9):1425-1426.

[13]梁超.原发性肝癌的中医药治疗现状[J].中国医院用药评价与分析,2010,10(1):95-96.

[14]李大鹏,陶岚,郭洁文,等.原发性肝癌的中医药治疗研究新进展[J].今日药学,2008,18(3):13-17.

[15]王素华.原发性肝癌的研究现状[J].中华实用中西医杂志,2005,18(21):1513-151.

[16]尹光忍,何世举.原发性肝癌的诊断及治疗现状[J].检验医学与临床,2010,7(17):1900-1901.

[17]谢渭芳,蔡洪培.原发性肝癌进展[J].中国实用内科杂志:临床前沿版,2006,26(12):1931-1933.

[18]钱军.原发性肝癌系统性化疗的临床进展[J].医学信息,2008,21(5):758-762.

【《西部中医药》杂志2011年8月第24卷】

# 养(滋)阴益气润肠汤治疗便秘86例

赵文金[1]　赵多明[2]　赵辉章[1]

(1. 甘肃省兰州市城关区靖远路街道社区卫生服务中心中医科;2. 甘肃省中医院)

**摘要**　目的:观察补气润肠、健脾行气类中药治疗便秘的临床疗效;方法:采用自拟养(滋)阴益气润肠汤(白刺果、白术、玄参、瓜蒌、枳壳、黄芪、党参、白芍、苁蓉、大蒜、首乌、当归)水煎服,治以理气通秘、增水行舟、健脾固肾为主治疗便秘病例86例；结果:86例患者,45例痊愈,占52.33%;18例显效,占20.93%;21例有效,占24.42%;2例无效,占2.33%;总有效率为97.67%;结论:养(滋)阴益气润肠汤对典型便秘病具有滋肾润燥、养阴润肠、益气健脾、行气通便的功效。

**关键词**　便秘;中医药疗法;滋阴益气润肠汤

# 86 cases of constipation treated with Yangyin Yiqi Runchang Decoction

**Abstract**:Objective:To observe the clinical effect of nourishing qi and moistening the intestines, invigorating the spleen and promoting the Qi in the treatment of constipation. Methods:86 cases of constipation were treated by Decoction of nourishing yin and moistening the intestines Decoction (Nitraria, Atractylodes macrocephala,Scrophularia,Fructus Trichosanthis,Fructus aurantii,astragalus,Codonopsis pilosula,Herba Cistanche,garlic,Radix Aconiti,angelica) In 86 cases,45 cases recovered,accounting for 52.33%;18 cases were effective,accounting for 20.93%;21 cases were effective,accounting for 24.42%;2 cases were ineffective,accounting for 2.33%;the total effective rate was 97.67%;conclusion: Yangyin Yiqi Runchang decoction has the effects of nourishing kidney and dryness,nourishing yin and Runchang,benefiting qi and spleen,and promoting qi and defecation for typical constipation.

**Keywords**:constipation;traditional Chinese medicine therapy;Ziyin Yiqi Runchang Decoction

便秘是指大便秘结不通,排便周期延长,或欲大便而艰涩不畅的一种临床症状,是临床上的常见病、多发病,可见于多个年龄段。中医学认为,便秘多是由于大肠传导糟粕功能失司引起,与脾胃等脏腑的关系极为密切。脾胃受病、燥热内结、气虚肠道无力、血虚肠道干涩或阴寒内结等导致便秘[1]，现代医学治疗多以通便导泻为主，但远期疗效不尽如人意，多对症使用果导片、乳果糖、开塞露及甘油灌肠剂等通便，通常只能短期缓解症状。近代药理研究表明，常用大黄、番泻叶会引起大肠黑斑病[2]，日久还易发生恶变，且停药后会出现便秘症状的反弹和加重，不宜长期服用。

笔者从事临床五十余年，对便秘的治疗有丰富的临床经验和独到的辨证方法。笔者认为治疗便秘须从整体出发，辨证施治，遵从保胃气、存津液的原则，采用"养阴益气"之法，同时应注重病因调节饮食、起居、情志等因素，开展综合对症治疗，方能取得远期疗效。现将他的论治诊疗思路以及他的自拟养(滋)阴益气润肠汤综合功效总结如下：

## 1　病因病机

关于便秘的病因病机，历代医家多从脏腑及气血津液等方面加以阐述，认为便秘病变之"脏腑"责之于脾、胃、肝、肾、肺；在"虚"责之于气血亏虚、津液不足；在"实"责之于气滞、燥热、血瘀。《黄帝内经》提出："五脏者藏精气而不泻，六腑者传化物而不藏。"六腑以通为用，饮食失节、七情内伤、气血阴阳亏虚致大肠传导功能的失常发为便秘。①饮食所伤：过食辛辣肥甘厚味，嗜酒致肠胃湿热，热伤津液致通降失常形成便秘；②情志所伤：情志过极，或精神紧张，生活无规律，忧思气结，气郁伤肝，肝气郁滞以致气机升降失常，大肠传导失常；气有余便是火，肝气不疏，郁而化火，灼伤津液，久则形成津亏肠涸；③气血阴阳亏虚，年老体衰，久病重病等致气血阴阳受损致津枯液少，推动无力，大肠传导失司。此外尚有肺气不降，大肠气机郁滞以及过用汗、利、燥热之剂等而导致便秘[3]。

## 2　辨证论治

积热内生，壅滞三焦，通降失常，腑气不通，治宜清解郁热，导滞通便；气机郁滞，升降失常，大便传导失司，治宜疏肝理气，润肠通便；气郁化火伤津，肠道传导迟缓，治宜养阴清热，润肠通便，佐以疏肝理气；肺脾气虚，传送无力，治宜益气建中，理气通便；气阴不足，肠失濡养，动力减弱，治宜益气养阴，通便；阴血亏虚，肠道失润，治宜养血润肠通便。

## 3　临床资料

86 例患者均为门诊病例，男性 32 例，女性 54 例；年龄最小者 16 岁，最大者 78 岁，平均年龄 39 岁；病程最短者 6 个月，最长者 3a，平均一年六个月。

## 4　诊断标准

根据《中医病证诊断疗效标准》"便秘"进行诊断[4]：①排便时间延长至 3d 以上一次，粪便干燥坚硬；②重者大便艰难，干燥如栗，可伴有少腹胀急，胃纳减退等症；③排除肠道器质性病变。

## 5　中药养阴益气润肠汤

以滋阴补肾、益气升清、润肠通便为治疗原则,方药组成:白刺果100g,白术80g,玄参30g,瓜蒌30g,枳壳30g,黄芪50g,白芍30g,苁蓉30g,大蒜20g,首乌30g,当归20g。随证加减:阴虚者加生地12g,丹皮12g;气滞加木香6g,沉香6g;气虚甚者加党参15g。大便通利后,恢复期应注重升提中气,加用柴胡6g,炙升麻6g。服用方法:每日一剂,水煎服,7d为一个疗程。

## 6　疗效标准

治愈:两天以内排便,便质转润,解时通畅,伴随症状消失;显效:两天以内排便,便质转润,排便欠畅,伴随症状缓解;有效:3d以内排便,便质先干后软,排便欠畅,伴随症状缓解;无效:症状无改善。

## 7　结果

86例便秘患者经综合治疗,45例痊愈,占52.33%;18例显效,占20.93%;21例有效,占24.42%;2例无效,占2.33%;总有效率为97.67%。用药期间未发现任何毒副作用。

## 8　典型病例

张某,男,46岁。患者平常忧愁思虑,情绪不稳,加上工作性质久坐少动,劳倦、恣饮酒浆,过辛热温补品,以致热毒壅盛。热毒留连于肠胃,耗伤津液,导致肠道燥热,以致肠道干涩燥结,形成便秘。患病11a,长期服用果导、大黄、番泻叶等泻下药,症状得到暂时缓解,随后便秘加重,虽有便意,但临厕努挣乏力,排便艰涩不畅,加之患者平素体弱,素有头眩、心悸、少眠多梦、唇爪白无华、神疲气怯、汗出气短,排便困难,偶伴肛裂出血,舌红,脉细弱,为气血两虚,脉不充之象。经重用白刺果、白术、玄参汤五后,排便困难缓解,再服15剂后症状基本消失,为了巩固疗效又服十剂,1a后两次随访未再复发。

## 9　讨论

便秘主要是因为肠道传导功能失常,粪便在肠内停留过久、燥结所致,亦与脏腑经络、气血、津液、情志皆有密切关系,是人体气血阴阳失调在肠道的局部表现。便秘病位在大肠,但与肾、脾、肺的脏腑功能失调密切相关。便秘为疾病之标,肾、脾、肺功能失调为病之本。[5]中医辨其虚实论治,实秘有热秘、气秘之分,虚秘有气虚、血虚、冷秘之别。治疗因证而施,热秘宣泄、清热润肠;气秘宣气行滞,从肝、从肺论治;气虚益气润肠;血虚宜养血润燥,兼阴虚者又当滋养阴血以润肠;冷秘宜温阳开闭。上述诸秘,应随证灵活运用,有时单一独见,有时相兼并见。如气秘延久化热,气秘与热秘并见,治疗以行滞、泻热并用;气虚失治、误治往往导致阳虚、脾肾阳衰,治疗宜益气、温阳并用。张景岳有云:"元气薄弱之人,而大便不行者,但察其胸腹下焦,若绝无腹胀实痞塞,急坠欲解等患,即是十日二十日不解,亦自无妨,切不可因其不便,施为疏导。"笔者遵其旨,乃集补中益气汤、增液汤、润肠丸等方之精义,以补气润肠为治则,以白刺果、白术、玄参、党参、黄芪为主治疗体虚便秘。该方寓疏于补、寓降于升,滋养并举,寒温互参,以冀中州自健,而腑气自通,以绝疾患根源。

养阴益气润肠汤具有润肠通便之效,方中当归补血润肠;白刺果又称沙樱桃、红珍珠,健脾益胃、调经活血以增强肠蠕动、润肠通便之功效;白术促胃肠分泌,增强肠蠕动功能;党参补中益气、生津养血,对神经系统有兴奋作用,增进新陈代谢,促消化,促进排便功能;玄参清热凉血、滋阴通便,对绿脓杆菌具有抑制作用;当归补血化瘀、调经止痛、润肠通便;黄芪补气升阴、生血行滞;白芍养血敛阴、润燥通便,有缓急止痛之功。方中重用何首乌30g,大补精血,且无收敛之性,能润肠通便;枳壳调畅气机,使滋补之品不碍,脾运以升清;瓜蒌清热化痰、利气宽胸、滑肠通便、散结消肿,现代药理研究,瓜蒌显著增加冠脉血流量、降血脂作用,诸药共奏益气活血、润肠通便之功。又因脾胃同居中焦,有升清降浊之功,浊阴之降,方有清气之升,升清降浊,才能使气机调畅,故在大便通畅后恢复期加用柴胡、升麻,以恢复脾胃的升清降浊功能。

因此,便秘的治疗以通腑为常法,并根据不同的病因病理,采用不同的治疗方法。中医对便秘的病因病机具有独到的见解,认为便秘虽属大肠功能失调,但发病有肠胃积热、气机郁滞、气血阴津亏虚及阴塞凝滞等,结合脏腑气血、津液的生理病理,治疗上善于从总体上进行气血阴阳的调节[6]。笔者认为可辨证为气机郁滞、阴津亏损、脾肾不足等论治,应遵循行气导滞、滋阴养血,补益脾肾等大法辨证用药。除了应用药物治疗便秘外,还应注重对患者的心理和生活习惯的指导,以消除患者因便秘而造成的紧张情绪,鼓励患者养成良好的定时排便习惯。嘱患者多饮水、多食含粗纤维较丰富的食物,加强平时的身体锻炼,经常进行腹部的按摩[7],都有助于预防和减轻便秘症状。

## 参考文献

[1]闫迪,李园,贾立群.便秘的中医分型及治疗——李佩文教授经验总结[J].中日友好医院学报,2010,24(1):57-58.

[2]孟玲,张迎泉.慢性功能性便秘的研究进展[J].现代中西医结合杂志,2006.15(19):2724-2725.

[3]陈智慧,李萍,吕晓.中医辨治便秘的体会[J].光明中医,2008,23(1):71—72.

[4]国家中医药管理局.中医病证诊断疗效标准[S].南京:南京大学出版社,1994.

[5]王跃振,马恒军.浅谈老年功能性便秘的中医辨证治疗[J].浙江中医药大学学报,20105(34):708-709.

[6]高红霞.便秘的中医研究近况[J].中华中医药学刊.2007,5(25):27-28.

[7]王建平.循证护理在恶性肿瘤便秘患者中的应用[J].现代中西医结合杂志,2009.18(14):1667-1668.

# 蚤休壁虎汤治疗乳癖 65 例

赵文金[1]　赵多明[2]　赵华[1]

（1. 甘肃省皇城绵羊育种实验场职工医院；2. 甘肃省中医院）

**摘要**　目的：观察活血化瘀、疏肝理气类中药治疗乳癖的临床疗效。方法：采用自拟蚤休壁虎汤（蚤休、壁虎、青皮、海藻、当归、浙贝等）水煎服治疗本病 65 例。结果：总有效率 95%，痊愈率 64%。结论：本方药对乳癖有散结解毒、消肿止痛、活血散瘀、疏肝破气、消痰软坚的功效。

**关键词**　乳癖；中医药疗法；辨证施治；蚤休壁虎汤

# 65 cases of mastophilia treated with flea rest gecko Decoction

**Abstract**：Objective：To observe the clinical effect of traditional Chinese medicine for promoting blood circulation and removing blood stasis，soothing the liver and regulating qi in the treatment of mastophilia．Methods：65 cases of the disease were treated with the decoction of flea rest gecko (flea rest，gecko，green skin，seaweed，angelica，Zhebei，etc.)．Results：the total effective rate was 95% and the recovery rate was 64%．Conclusion：this prescription has the effects of dispersing the structure and detoxification，detumescence and pain relief，activating blood circulation and removing blood stasis，dispersing liver and Qi，eliminating phlegm，softening and firmness．

**Key words**：mastia；traditional Chinese medicine therapy；syndrome differentiation and treatment；flea rest gecko Decoction

"乳癖"是常见的慢性乳腺疾患，即现代医学所指的"乳腺小叶增生"，又称"乳腺囊性增生症"，是一种卵巢内分泌功能失调所引起的妇科疾病。随着生存环境的变化，"乳癖病"是妇女多发病，占全部乳房疾病的 75%，已成为妇科危害极大的常见病。中医病因多责之于肝郁与痰瘀，分为肝郁痰凝、冲任失调两型。近年来，该病发病率逐年上升，笔者自拟蚤休壁虎汤治疗乳癖患者 65 例，采用中医独特的疗法，疗效显著，兹述如下：

## 1　乳癖的临床症状

《疡医大全·乳痞门论》云:"乳癖多由思虑伤脾、怒恼伤肝,郁结而成也。"其临床表现的主要症状是肿块和疼痛,少数人可有乳头溢液,肿块大多发生在乳房的一侧或两侧,其大小不等、形状卵圆,或呈条索状,好发于乳房外上象限,约占70%,以片块状为多见。肿块一般直径多在2cm以内,边界不甚清楚,质地软韧,推之活动;其皮色如常,与皮肤及深部组织无粘连,久不破溃,或伴有胀痛、刺痛、隐痛及刀割样痛,疼痛可向前胸、侧胸及腋下放射,经前尤甚,经后痛减或消失,如此反复发作。本病多见于20~50岁妇女,常伴有痛经或不孕症,月经初潮早、低胎产状况、大龄初孕和绝经迟的妇女为本病高发人群,个别患者久治不愈,或不随月经周期变化的乳腺局部增生且质地变硬者,需排除恶变的可能。

## 2　病因病机

乳腺解剖结构分为乳头、乳晕、乳房、乳络四部分。祖国医学依据经络循行分布:"乳头属足厥阴肝经,乳房属足阳明胃经,又由于冲任经脉系于肝肾,冲脉隶属阳明的关系。"[1]乳癖之名出于《中藏经》,中医认为妇女血气下行为经,上行为乳,血瘀于肝,经血多色紫黑成块,淤阻不畅则上冲于乳,因而导致经前乳房胀痛,经痛则减,久淤成块,不散则为乳癖[2]。本病多由情志不畅、肝气郁结、气滞血瘀;或肝火亢盛、忧思伤脾,湿邪水饮不化凝聚成痰,痰湿与血互结,乳络阻滞,气血不畅;或阳气不足、阴寒过盛,寒痰凝聚而成坚硬肿块,故临证可分为气滞血瘀、痰瘀互结和阳虚痰凝三型[3]。中医讲"气为百病之苗",怒则气上,气上则发火,火炼液则生痰,痰郁则生毒。正如《医宗金鉴》指出"经络阻隔,气血凝滞,毒火郁结,疮肿始成",或者七情内伤、瘀郁痰凝日久、冲任气血虚寒,则与肾阳受损有关,治愈则为较慢,如恶变者当需手术及放、化疗。

## 3　临床资料

一般资料:65例患者均为门诊治疗病例,年龄最大者50岁,最小者21岁,平均32岁,病程最短6个月,最长5年。

纳入标准:乳房胀痛,可触及包块、结节,或条索状物,伴有月经不调、痛经、不孕症等,乳腺X线确诊为增生者。

## 4　治疗方法

方药组成:蚤休壁虎汤;方药:海藻30g,壁虎粉3g(冲服),牡蛎80g,郁金15g,柴胡20g,香附20g,橘核20g,浙贝20g,青皮10g,蚤休20g,当归20g,制乳香、没药各10g,木香6g,三七粉10g(冲服),红藤30g,夏枯球30g,金银花30g,丹参30g,瓜蒌30g,熟军10g。

服用方法:水煎服,日一剂,分三次服用,每次500ml,10d为1疗程;随证加减:乳胀甚者加炮山甲(可人工饲养替代或不用)、刘寄奴;气虚乏力者加黄芪、党参;肿痛者加蒲公英;肾虚腰酸者加仙灵脾、仙茅、菟丝子;月经不调者加益母草。

## 5 疗效观察

疗效标准:参照国家中医药管理局《中医病证诊断疗效标准》拟定,治愈:乳房肿块及疼痛消失;好转:乳房肿块缩小三分之一以上,疼痛基本缓解或消失;无效:肿块缩小不足三分之一以上,症状缓解不明显。

治疗结果:65 例患者中,痊愈 42 例,有效 20 例,无效 3 例,总有效率 95%;治愈患者停药三个月后未再复发;痊愈及有效患者三个月内症状无明显变化,说明自拟蚤休壁虎汤疗效稳定、持久。

## 6 辨证施治

### 6.1 主证

单侧或双侧乳房发生单个或多个大小不等的肿块,伴胀痛或压痛,表面光滑,边界清楚,推之可动,增长缓慢,质地坚韧或呈囊性感。兼见肿块和肿胀每因喜怒而消长者,证属气滞痰凝;若每于月经来前加重,月经过后减轻者,则为冲任失调。病因机理主要为肝郁气滞、气滞痰凝、血瘀痰凝、冲任不和、脾肾阳虚、肝肾阴虚、气血两虚等。临床上辨证常分为四型:肝郁气滞、冲任失调、脾虚痰凝、肾虚血瘀。

### 6.2 施治

自拟"蚤休壁虎汤"的主治功能:散结解毒,消肿止痛,活血散瘀,疏肝破气,消痰软坚。在临床治疗中,笔者发现疏肝解郁、理气散结多用蚤休、柴胡、香附、郁金、青皮、荔枝核、橘核、王不留行、夏枯球等;活血化瘀常用当归、丹参、赤芍、桃仁、三棱、血竭等;补肾填精调冲任常用菟丝子、仙茅、仙灵脾、鹿角霜、怀山药、枸杞子、淡吴萸等;化痰软坚多用半夏、浙贝、牡蛎、海藻、昆布、白芥子、全瓜蒌、炮山甲(可人工饲养替代或不用)、莪术、山慈姑等;肿块疼痛者加炙乳香、没药;疼痛放射者多加僵蚕、炙全蝎、蜂房;月经紊乱者加地芍归芎;经痛者加桃仁、红花;冲任不调者加二仙汤;肿块较硬者加昆布、海藻、白芥子。

## 7 典型病例

病例 1

张某,女,23 岁,甘肃某校大三学生,2007 年 6 月来甘肃省水利水电工程局职工医院中医科诊治。患者半年前发现两乳有硬结块,伴抽掣样疼痛,牵引致双侧胸前区与腋下,经省级医院高频乳腺 X 线、轴外片检查疑为"乳腺瘤""乳腺癌"。医生嘱其手术治疗,情绪十分低落,形体消瘦,神情紧张。来甘肃省水利水电工程局职工医院诊治发现患者脉弦、舌质淡、舌苔黄腻,并伴有胃胀、消化不良、便秘等症状,其左乳房外上限与右乳房外侧中上部可扪及数个质硬边界不清之包块,肿块大小为 7.6cm×4.5cm,4.8cm×3.6cm,外观隆起,表面欠光滑,质硬,活动度差,与皮肤尚无粘连现象。患者心烦易怒、情志不舒,投以自拟蚤休壁虎汤外加夜交藤 50g,水煎服十剂,药已奏效,病有转机,守方再进。又滋服十剂,包块仅微痛、情绪好转、食欲渐增、包块变软缩小。效不更方,嘱其原方再进十剂后肿块消失,患者大为欢喜,嘱其再进数剂,以做巩固,半年后两次随访,未见复发。

病例 2

刘某,女,36 岁,兰州市某单位职工。患者患有"乳癖"一年余,于 2007 年 8 月 21 日在兰州大学附属第一人民医院经乳腺钼靶、高频乳腺 X 线、轴外片检查显示左右乳腺"小叶增生",西药治疗不见好转。遂于 2008 年 4 月 16 日来甘肃省水利水电工程局职工医院中医科就诊。疼痛以乳房肿块处为主,同时向患侧腋窝、胸胁或肩背部放射,偶伴有乳头疼痛和瘙痒,治疗予自拟"蚤休壁虎汤"口服数剂后自觉疼痛逐渐减轻,后继续服用两个疗程,一月后小叶乳腺增生消失。

## 8 讨论

本病的基本病机为气滞痰凝、冲任失调,病在胃、肝、脾三经。王鸿彬认为"乳癖病"病位在肝脾肾三脏,治疗应疏肝健脾、行气为先,辅以化痰散结、活血化瘀[4]。杨晓海认为乳癖的形成其根本为脾肾虚衰,痰瘀胶结是其病理关键[5]。还有研究发现乳癖发生与育龄妇女口服避孕药导致性激素失调有关[6],阚氏等临床研究表明肝郁痰凝型患者血清 $E^2$、PRL、$CD_4^+$、$CD_8^+$、$CD_4^+$、$CD_8^+$ 升高,$CD_3^+$ 下降;冲任不调型血清 PRL、$E_2$、P 升高,提示该病与内分泌免疫密切相关,临床适当结合内分泌免疫水平进行辨证有助于提高疗效[7]。

《外证医案汇编》云"治乳症,不出一气字定之矣。脾胃土气壅,则为痛;肝胆木气郁,则为疽;正气虚,则为癌;气虚不摄,为漏;气散不收,为悬;痰气凝结,为癖、为核、为痞。气阻络脉,乳汁不行,或气滞血少,涩而不行。若治乳从一气字著笔,无论虚实新久,温凉攻补,各方之中,夹理气疏络之品,使乳络疏通……"方中柴胡、青皮、香附疏肝理气为主药;当归、丹参等养血活血、改善血循环,促进组织修复;夏枯球、浙贝母、海藻、蚤休化痰散结;牡蛎软坚散结。根据现代医学研究海藻有助于黄体生成素的分泌。经用自拟"蚤休壁虎汤"对症治疗,辨证施治后,达到了显著的治疗效果。

笔者在临床中发现该病越来越年轻化,发病率呈上升趋势,而且是一个很容易复发的病种。治愈后,应尽量避免过度疲劳、过激的情绪波动,还应注重在补肾温阳以预防其复发,这和韩奎英的临床观察相一致。现今社会,人们生活、工作节奏加快,压力增加,心境的状况在默默发生变化,抑郁、焦躁、烦恼时时发生,成了乳癖形成的重要原因[8]。用中医中药治疗本病有很大的优势,也是目前最佳的治疗手段。因为它从根本上剖析了本病的发病原因、病理机制,针对疾病的病因病机辨证施治,治愈率高且无任何副作用;另外肾为先天之本,它控制着冲、任二脉,掌管着调节各种激素的活动及其平衡。因此,在治愈本病以后,根据辨证对肾阴、肾阳进行调补,则可以预防其复发。

**参考文献**

[1]张长永.中医治疗"乳癖"病48例体会[J].中国现代药物应用,2008,2(6):74-75.

[2]博鸿娟.中医治疗乳癖症[J].青岛医药卫生,1997,29(4):37.

[3]易竞雄.乳癖证治[J].甘肃中医,2008,21(1):38.

[4]杨晓海.中医治疗乳癖50例[J].江苏中医药,2003,24(2):34.

[5]王正炎.王鸿彬老中医治疗乳癖经验[J].国医论坛,1996(01):23

[6]张成秀.自拟消癖散结汤治疗乳癖100例体会[J].甘肃中医,2000,2:42-43.

[7]阙华发,阙振福,王荣初.乳腺增生病内分泌免疫变化与中医辨证分型相关性研究[J].中医杂志,2002,43(3):208-209.

[8]韩奎英.乳癖中医辨证治疗体会[J].中国保健杂志,2006,14(6):79.

【《中外名医风采》,2010,3】

# 自拟豆根垂盆汤治疗丙肝 36 例临床体会

赵文金[1]　赵多明[2]　牛炳蔚[1]

(1. 甘肃省兰州市城关区九州中路社区卫生服务站;2. 甘肃省中医院)

**摘要**　目的:观察豆根垂盆汤治疗丙肝的临床疗效。方法:收集 36 例确诊的丙肝患者,年龄在 20~80 岁,平均年龄 45 岁;其中女性患者 20 例,男性患者 16 例;病程较长者 10a,较短者 1a,给予自拟豆根垂盆汤煎服,两周为个一疗程,三个疗程后观察疗效。结果:总有效率 97%,痊愈率为 75%。结论:本方药对本病有益气活血健脾、滋阴补血养肝之效。

**关键词**　丙肝;中医药疗法;自拟豆根垂盆汤

# Clinical Experience of Treating 36 Cases of Hepatitis C with Self-made Dougen Chupen Decoction

**Abstract**: This paper aimed at observing the Clinical therapeutic effects of Subprostrate sophora & Sedum sarmentosum decoction which can treat hepatitis C. There are 36 cases whose ages are between 20 and 80, 20 patients are female and 16 are male. The course of disease ranges from one year to ten years. They are given Subprostrate sophora & Sedum sarmentosum decoction for six weeks, then we observe the effects. The total efficiency and cure rate are 97% and 75%. The conclusion is that the Subprostrate sophora & Sedum sarmentosum decoction can nourishing yin, tonifying blood and nourish the liver.

**Keywords**: Hepatitis C; TCM therapy Subprostrate sophora & Sedum sarmentosum decoction

丙型病毒性肝炎(hepatitis C virus, HCV),简称丙肝,是由人体感染丙型肝炎病毒而得。丙肝的传播途径有血液传播、母婴传播与性传播。丙肝起病隐匿,一般没有明显的临床症状,或伴有流感样症状、疲劳感、关节疼痛、体重减轻等,少数表现为黄疸,肝功能化验检查常提示谷丙转氨酶升高。HCV 的发病率正在逐年上升,中国的发病率约为[1]3.1%,其中在静脉吸毒、多次输血、血液透析人群中丙肝发病率高。本病极易转化为慢性,约有[2]70%的丙肝有可能发展为慢性肝炎,

20%发展成肝硬化,12%发展成肝癌,所以及时地发现丙肝并早期干预治疗尤为重要。丙肝的常规治疗方法[3]采用干扰素加利巴韦林联用,治愈率约为40%。近年来中药治疗丙肝取得了一定的临床疗效,目前研究尚处于初级阶段,未形成大规模的临床试验和更深入的科研实验。

## 1 诊断标准

在临床上[4]40%~75%急性丙肝病毒感染者无任何不适症状,只有血清ALT升高患者在求治其他疾病或体检时才被意外发现,或因有输血史或注射史,检测出抗-HCV阳性和ALT升高而被发现。感染HCV后,患者会出现周身不适、乏力、食欲减退、偶有恶心等症状,少数患者有肝区疼痛、黄疸等典型急性肝炎的临床症状,总体发病出现黄疸的病例较少,即使有黄疸也相对较轻,实验室检查ALT可正常或仅仅有轻度升高,部分患者ALT持续升高。

根据ALT的变动,一般将其分为三个类型[5]:

(1)反复发作型:此型为典型的HCV感染表现。ALT高于正常值,在正常值上下反复波动,时高时低,缓解期时ALT可恢复正常,肝活检结果表明,患者肝炎病变的严重程度不等。

(2)持续异常型:此型的ALT呈持续性升高,但ALT的数值仅比正常值高1~2倍。肝活检同样显示病变轻重程度不等的慢性肝炎改变。持续型和反复发作型,在急性期和慢性期感染均可见到。

(3)健康携带型:此型ALT正常,肝活检可能正常或显示不同程度的慢性肝炎改变。由于健康携带者仍可能存在病毒血症,所以ALT正常并不能否定丙肝的可能。

## 2 丙型肝炎中医证候分布

根据目前国内专家经验[6],对36例慢性丙型肝炎患者辨证分型,具体各证型主症、次症以及诊断标准如下:

正虚邪恋型:主症:乏力、面色无华、身重;次症:口腻或口淡、易汗、腹胀、腰酸,苔薄白腻,脉沉或细。

肝郁脾虚型:主症:胁肋胀痛、纳差、便溏;次症:面色萎黄或面色无华、身倦乏力、烦躁易怒、脘闷,苔白,脉弦细。

湿热中阻型:主症:口苦、泛恶,舌红苔黄腻;次症:尿黄、肢体困重、食欲不振、腹胀、大便黏滞,脉弦滑。

脾肾阳虚型:主症:腰膝酸软、大便溏薄、形寒畏冷;次症:面色白、夜尿清长、性欲减退或经闭、肢体浮肿,舌淡胖,脉沉细。

肝肾阴虚型:主症:五心烦热或午后潮热、胁肋隐痛、腰膝酸软;次症:双目干涩、耳鸣、盗汗、口干少津,舌红少苔,脉细或细数。

瘀血阻络型:主症:面色晦暗或黧黑、胁肋刺痛,舌暗红或有瘀斑;次症:肌肤甲错、齿衄或鼻衄、肢体麻木、经血色暗有瘀块,舌下络脉曲张,脉涩。

36例中正虚邪恋型18例,占50%,湿热中阻型5例,占6%,肝郁脾虚型9例,占25%,肝肾阴虚型3例,占8%,脾肾阳虚型4例,占11%。

## 3 各证型与主要理化指标的相关性

**表 1 丙型肝炎各证型患者主要理化指标($\bar{x}$+s)**

| 理化指标 | 肝郁脾虚 | 肝肾阴虚 | 脾肾阳虚 | 湿热中阻 | 瘀血阻络 | 正虚邪恋 |
|---|---|---|---|---|---|---|
| ALT(IU/L) | 72.0±4.48 | 76.1±6.02 | 56.3±4.63 | 91.3±4.80 | 69.5±6.64 | 73.4±2.77 |
| AST(IU/L) | 66.6±5.45 | 56.3±9.84 | 59.±3.33 | 83.4±6.80 | 59.7±8.40 | 49.7±3.34 |
| TBIL(μmol/L) | 26.6±8.23 | 17.7±9.45 | 16.8±3.23 | 21.7±3.65 | 14.83±7.78 | 18.03±4.33 |
| DBIL(μmol/L) | 7.69±4.26 | 6.20±3.82 | 5.76±4.39 | 7.56±1.84 | 6.38±3.38 | 6.71±3.27 |
| 白蛋白(g/L) | 41.57±6.26 | 43.61±4.23 | 43.77±4.65 | 43.53±4.99 | 40.65±4.78 | 41.32±3.43 |
| 球蛋白(g/L) | 32.38±5.34 | 34.50±5.45 | 35.11±6.33 | 33.31±5.35 | 31.77±4.98 | 33.17±5.31 |
| HCVRNA(log值) | 5.30±1.21 | 5.65±1.32 | 5.99±1.27 | 5.39±1.64 | 5.39±1.36 | 5.86±1.43 |

## 4 治疗方法

中药汤剂自拟豆根垂盆汤治疗。方药组成:山豆根、垂盆草、柴胡、黄芩、紫草、黄芪、大黄、蒲公英、五味子、五倍子、人参、砂仁、羚羊角(可山羊角替代剂量加大)、酸枣仁、赤芍、白刺果、首乌、枸杞子等。治疗疗程:两周为一个疗程,水煎服,一日一剂,分三次服用,每次500ml。

现代药理学研究发现[7]本方含果糖、蔗糖及景天庚蜜糖,除对卡他球菌有抑制作用外,对金黄色葡糖球菌、绿脓杆菌、大肠杆菌、白色葡糖糖球菌、甲型链球菌、肠炎杆菌、猪霍乱杆菌、福氏痢疾杆菌、宗氏痢疾杆菌均无抑菌作用。方中五味子[8]含五味子素、柠檬酸、苹果酸、酒石酸、单糖类、树脂、挥发油等,能明显降低四氯化碳引起的动物谷丙转氨酶升高,并对干细胞有一定保护作用。

## 5 治疗结果

36例患者经三个疗程治疗后,治愈27例(75%),有效8例(22%),总有效率为97%,均经理化复查结果显示。

## 6 典型病例

病例1

王某,男,38岁。十年前开始出现上腹部胀痛不适,进食后明显,伴有恶心、食欲减退、乏力及烦躁不安。在当地医院按胃病及胆囊疾病治疗后,症状缓解。时隔数月,上述症状再次发作,继续服用胃药及利胆药物治疗,症状有所缓解,但仍反复出现。三年前因上腹部胀痛加重,再次到当地医院检查,查出丙肝抗体阳性,HCV-RNA具体值不详,应用普通干扰素治疗一月后,病毒转阴,干扰素改为一周一次,三月后,因病毒反弹改为长效干扰素,应用一次后因白细胞及血小板减少,停用干扰素。10d 前复查 HCV-RNA:1.45E+07。为求进一步治疗,遂来到甘肃省水利水电工程局职工医院中医科治疗。入院症见:患者神志清,精神欠佳,体形消瘦,皮肤黏膜、巩膜无黄染,投以自拟豆根垂盆汤煎20 剂,病情较前明显缓解。守方再进,又服 20 剂,患者生活能力逐渐恢复正常,嘱其原方再进数剂,以做巩固。半年后两次随访,未见复发。

*病例 2*

张某,女,35 岁。患者自诉此次入院前三年劳累后出现乏力、恶心呕吐症状,余无其他不适,未予以重视。此后上述症状逐渐加重,并出现肝区疼痛,遂就诊当地,诊断为"丙型肝炎",予口服药物治疗(具体药物不详),症状未见明显缓解。此次入院前半年,患者出现肝区疼痛、黄疸、严重食欲不振,遂来甘肃省水利水电工程局职工医院中医科治疗。入院症见:患者身目皆黄,其色较晦暗,两胁胀痛,痛无定处,呕逆纳少,脘闷腹胀,畏寒肢冷,身体困倦,大便稀溏,小便色黄。舌质淡,苔白腻,脉弦。辨证:寒湿困脾,肝郁气滞脾虚。治宜疏肝解郁,益气活血,解毒祛邪,健脾和中。予自拟豆根垂盆汤治疗,十剂后复诊,食欲逐渐好转,精神略有恢复,继用数剂巩固疗效,观察至今身体康复,生活趋于正常。

## 7 讨论

由于 HCV 存在高度变异,同一患者体内同时可能会有多种病毒株的存在,病毒感染会使机体免疫功能下降,部分病毒株失去免疫系统的监控,长期存留体内攻击免疫功能,致使病情迁延反复。目前对于丙型肝炎的临床治疗[9]报道多以个人临床观察为主,根据治疗前后患者症状、体征、ALT 值及抗 HCV 转阴作为疗效判定标准,常缺乏统一的疗效考核标准,临床有待进一步研究完善。另一方面西药干扰素[10]等副作用大,常出现白细胞及血小板降低、脱发等。中医治疗采用病症结合的治疗模式,清热解毒、活血化瘀、疏肝解郁、健脾扶正等治法辨证运用,合理组方,在改善患者临床症状的同时,可能会抑制病毒复制,提高疗效,又可在某种程度上减少西药的毒副作用,起到减毒增效的作用,所以中西药结合治疗丙型肝炎具有广阔的前景。

笔者自拟豆根垂盆汤具有解毒利湿、活血化瘀、扶正养阴、清肝保肝的作用,既能够直接抑制丙肝病毒复制,又能够促进肝细胞再生,恢复肝脏功能,提高机体免疫力,临床收到较好疗效。本方使用人群广泛,不仅可用于急、慢性期丙肝,单独用药即可发挥疗效,而且可以与化学药物联用,而发挥双重功效,缓解因化学药物导致的不良反应,起到保肝护肝的作用,有利于丙肝患者的康复,值得临床推广应用。

**参考文献**

[1]上海曙光医院肝病科.慢性丙型肝炎中医辨证方案[A].全国第九届中医肝胆病学术会议论文汇编[C].2000:17-25.

[2]车念聪,付修文,高连印,等.北京地区慢性丙型肝炎中医证候学研究及辨证分型的初步调查[J].北京中医,2002,21(5):300-304.

[3]王灵台.中医药治疗慢性丙型肝炎的现状和展望[J].中国中西医结合肝病杂志,2008,28(1):11-12.

[4]王成宝,聂红明,李泓町.陈建杰教授治疗慢性丙型肝炎经验[J].河南中医,2010,30(5):440-441.

[5]陈建杰,王灵台,任进余,等.补肾冲剂治疗慢性丙型肝炎的临床研究[J].中国中西医结合消化杂志,2001,9(6):334-336.

[6]中华医学会肝病学分会,传染病与寄生虫病学分会.丙型肝炎防治指南[J].临床肝胆病杂志,2004,20(4):197.

[7]洪余发.中医辨证论治慢性丙型肝炎46例临床观察[J].衡阳医学院学报,2000,28(1):66-67.

[8]尤松鑫,周珉,薛博瑜,等.丙肝灵口服液治疗丙型肝炎的临床研究[J].中医杂志,1996,37(11):673-675.

[9]陈立华.丙型肝炎的特点及中医治法[J].中医杂志,1994,35(10):621-622.

[10]苏进才.丙型肝炎的中医论治[J].陕西中医学院学报,2003,26(1):24-25.

# 自拟金岩肿瘤丸治疗原发性肝癌 56 例的临床体会

赵文金[1]　赵多明[2]　赵辉章[1]

（1. 甘肃省水利水电工程局职工医院中医科；2. 甘肃省中医院）

**摘要**　目的：观察健脾化瘀解毒法治疗晚期原发性肝癌的临床疗效。方法：将 110 例患者随机分为治疗组 56 例，对照组 54 例，两组患者均给予一般对症、护肝基础治疗；治疗组在基础上加用自拟金岩肿瘤丸中药治疗，两组均以一个月为一个疗程，两个疗程后统计疗效。观察患者生活质量，中医症状改善情况，治疗前后肝脏瘤体变化及三月、半年、一年生存率。结果：治疗组生活质量 Karnofsky 评分改善优于对照组（P＜0.05）；治疗组胁痛、乏力、腹胀、纳呆等中医症状改善程度均优于对照组（P＜0.05）；治疗前后瘤体变化评定两组比较，差异无显著性意义（P＞0.05）；两组三个月生存率比较，差异无显著性意义（P＞0.05），但六个月、一年生存率，治疗组分别为48.2%、23.2%，对照组分别为 37.0%、13.0%，治疗组优于对照组，差异均有显著性意义（P＜0.05）。结论：金岩肿瘤丸治疗晚期原发性肝癌，可以提高患者生活质量、改善患者中医症状、延长生存期。

**关键词**　原发性肝癌；中医疗法；金岩肿瘤丸

# Clinical experience in the treatment of 56 cases of primary liver cancer with Jinyan tumor pill

**Abstract**：To observe the therapeutic effect of Jianpi Huayu Jiedu method on advanced primary liver cancer. Methods：110 patients were randomly divided into the treatment group （56 cases） and the control group （54 cases）. Both groups were given general symptomatic and liver protective treatment. The treatment group was treated with self-made Jinyan tumor pill with traditional Chinese medicine. Both groups were treated with one course of treatment for one month, and the curative effect was counted after two courses. The observation indexes were quality of life, improvement of TCM symptoms, changes of tumor body and survival time before and after treatment. Results：quality of life in the treatment group Karnofsky The improvement of scores was better than that of the control group （P<0.05）；the improvement of hypochondriac pain, asthenia, abdominal distention, Nadie and other symptoms in the treatment group was better than that of the control group（P<0.05）;the difference between the two groups in the evaluation of tumor changes before and after treatment was not significant(P>0.05);the difference between the two groups was not significant （P>0.05）,but the 6-month and 1-year survival rates in the treatment group were respectively 48.2%,23.2%,37.0% and 13.0% respectively in the control group. The difference between the treatment group and the control group was significant(P<0.05）. Conclusion:Jinyan tumor pill can improve the quality of life,improve the symptoms of traditional Chinese medicine and prolong the survival period of patients with advanced primary liver cancer.

**Keywords**：primary liver cancer;traditional Chinese medicine therapy;Jinyan tumor pill

原发性肝癌是中国消化系统肿瘤的常见病,外科手术早期干预治疗可提高患者生存率,但因多数患者早期无明显症状,难以早期确诊,故大部分患者在确诊时已经失去了进行根治手术的机会。对于不能切除癌肿的患者[1],可根据具体情况采用肝动脉结扎、肝动脉栓塞、肝动脉灌注化疗、微波热凝、全身化疗、免疫治疗等方法,但均不能取得满意的治疗效果,大多预后不良。原发性晚期肝癌多采用化学法疗法,但化疗不良反应较大,耗气伤阴,导致脏腑功能失调,严重影响患者的生活质量。中医药对肝癌具有较好疗效,笔者对 56 例晚期原发性肝癌患者运用金岩肿瘤丸治疗,不良反应小,取得较好疗效。现报告如下:

## 1 临床资料与方法

### 1.1 纳入标准

符合《中国常见恶性肿瘤诊治规范》[2](原发性肝癌分册)中原发性肝癌诊断和分期标准;中医辨证符合《中药新药临床研究指导原则(试行)》[3]中血瘀证、脾虚证。经 B 超、肝脏CT 及甲胎蛋白(AFP)测定证实为晚期原发性肝癌,并排除伴有消化道出血、肝性脑病及肝肾综合征等并发症者。预测能生存两月以上;Karnofsky 评分≥60 分。不愿意接受化疗、介入治疗及手术治疗的晚期患者。未接受过任何治疗,愿意接受本方案治疗,能按医嘱坚持服药,依从性好者。

### 1.2 一般资料

纳入病例均为 2009 年 1 月至 2012 年 1 月本院住院患者,共 56 例,男 42 例,女 14 例;年龄 30~83 岁,平均 56 岁;分期:Ⅱ期 21 例,Ⅲ期 35 例;其中巨块型 24 例,结节型 18 例,弥漫型 14 例;肝功能Child-Pugh 分级:A 级 15 例,B 级 30 例,C 级 11 例。对照组 54 例,男 45 例,女9例;年龄 28~78 岁,平均 55 岁;分期:Ⅱ期 15 例,Ⅲ期 39 例;其中巨块型 27 例,结节型 16 例,弥漫型 11 例;肝功能 Child-Pugh 分级:A 级 20 例,B 级 26 例,C 级 8 例。两组一般资料经统计学处理,差异均无显著性意义(P>0.05),具有可比性。

### 1.3 中医分型

#### 1.3.1 气滞血瘀型

七情所伤、肝气郁结,或感受外邪、阻滞气机,致气滞不畅,日久导致血行不畅,形成血瘀,聚集于肝,久而成积。其主要临床表现为[4]:胁痛剧烈,如锥刺状,痛牵腰背,固定不移,入夜尤甚,胁下痞硬,呃逆嗳气,纳差,恶心,或伴腹水,大便不实,乏力。舌淡苔白,舌质紫暗,以舌边为著,可见紫斑,脉弦涩。治宜行气活血,扶正解毒。

### 1.3.2 湿热蕴毒型

饮食不节,损伤脾胃;或七情所伤,肝郁气滞,横逆犯脾,损伤脾气;或外感湿热之邪,湿停于内,郁而化热,形成毒邪,留滞于肝,终成肝积。其主要临床表现为[5]:两胁痞硬,刺痛不移,发热汗出,心烦易怒,口干口苦,身目黄染,恶心少食,便结溺赤。舌苔白腻,舌质红稍暗,脉弦数滑。治宜清热利湿,利胆退黄。

### 1.3.3 脾虚湿困型

素体脾虚,或久病损伤脾气,脾虚则湿内生,运化失司,反侮肝木,久病及肝,而成肝积。其主要症状表现为[6]:身目黯黄如烟熏,纳少神疲,乏力气短,脘腹胀满,肢冷,或见腹大胀急,早宽暮急,大便溏薄,下肢水肿,小便不利,舌质淡胖,舌边齿痕明显,脉濡滑或微弱。治宜健脾益气,温阳祛湿。

## 2 治疗方法

对照组采用必要的护肝对症支持治疗。治疗组在对照组的基础上加用金岩肿瘤丸的中药治疗,处方:制蟾酥、大蒜、浙贝、雄黄、天然牛黄、蜈蚣、藏红花、人参、制马钱子、金银花、半枝莲、山豆根、石见穿、山药、白术、砂仁、苁蓉、山慈姑、重楼等。使用方法:共研细末,炼蜜丸(约6g),每日一次,红枣大米汤送服。两组均治疗两月(一月为一个疗程),治疗两个疗程后评价疗效,可继续治疗。

## 3 结果

### 3.1 两组生活质量变化比较

治疗组改善12例(21.4%),稳定30例(53.6%),下降14例(25.0%),有效率为75.0%。对照组改善7例(3%),稳定21例(9%),下降26例(8%),有效率为52%,两组比较,差异有显著性意义(P<0.05),说明经过两个疗程后,治疗组在患者生活质量改善方面优于对照组。

### 3.2 两组治疗前后中医症状积分变化比较

**表1 两组治疗前后中医症状积分变化比较($\bar{x}+s$)分**

| 组别 | n | 乏力 | 腹胀 | 上腹疼痛 | 纳呆 | 失眠 |
|------|---|------|------|----------|------|------|
| 治疗组 | 56 | 2.47±0.82 | 2.17±0.75 | 2.18±1.06 | 2.17±0.47 | 1.81±0.78 |
| | | 1.66±0.77 | 1.52±0.82 | 1.82±1.29 | 1.03±0.51 | 1.43±0.65 |
| 对照组 | 54 | 2.55±1.01 | 2.22±1.01 | 1.86±1.08 | 2.23±0.50 | 1.94±0.66 |
| | | 2.29±1.10 | 2.15±1.35 | 1.94±1.15 | 1.79±0.71 | 1.64±0.70 |

两组治疗前上腹疼痛、乏力、腹胀、纳呆、失眠各临床症状积分情况比较,差异均无显著性意义(P>0.05);治疗后两组上腹疼痛、乏力、腹胀、纳呆各临床症状积分分别比较,差异均有显著性意义(P<0.05);其中两组失眠积分比较,差异无显著性意义(P>0.05),提示金岩肿瘤丸中药能较

好改善患者上腹疼痛、腹胀、乏力、纳呆等临床症状。

### 3.3 两组生存率比较

治疗组和对照组 3 个月的生存率分别为 71.4%、66.7%；治疗组和对照组 6 个月、1a 生存率分别为 48.2%、23.2% 和 37.0%、13%，两组比较之后发现差异有显著性意义，说明金岩肿瘤丸能提高患者生存率，延长生存期。

## 4 讨论

祖国医学无肝癌的病名记载，根据肝癌具有右上腹肿块的临床症状，诸多医家认为《黄帝内经》记载的"在右胁下覆大如杯"当与肝癌相吻合。《诸病源候论》[7]所说的"肝积"等病邪与内伤七情、饮食失调有关，多见于老年人和脾肾衰败之人。其病机是因脏腑阴阳气血失调，外来的致病因素与机体内部所产生的病理因素如痰、湿、气、瘀等相搏结，日久结毒成癌。肝癌主要以两胁疼痛，腹部(肝区)肿块，腹胀纳差，恶心呕吐，渐则可以出现黄疸、臌胀为主症。其根本原因是正虚本亏，感受邪毒，邪毒内侵入肝，气机受阻，痰浊内生，血脉壅滞，久而形成肿块，发为本病。《医宗必读积聚》[8]曰："积之成也，正气不足，而后邪居之。"机体正气不足，邪气聚肝不散，是激发肝部癌变的主因。而正虚本亏以肝脾二脏亏虚为主。年高之人脾气渐虚，肝肾日衰，若七情、饮食、毒物等不良因素长期作用于机体，使气血痰湿毒凝聚于肝，得不到脾运之正化，便凝结成浊物，聚而变成肝癌。肝癌形成之后又嗜血耗气，使正气更虚，邪气更实。可见在肝癌的病理变化中，正虚与邪实并存，正气亏虚为病本，邪气聚结为其标，正虚不但是肝癌的易患因素，正不敌邪，癌瘤无羁，也是肝癌迅速增长的加重因素；而邪实往往以痰结湿聚、血瘀、瘤毒内阻等病理形式出现。在肝癌的标本定位中，整体正虚为本，局部肿瘤为标，正与邪的彼此起伏变化，反映着肝癌的动态标本特征。

金岩肿瘤丸主要适用于晚期原发性肝癌正气虚损，气血痰湿凝聚于肝，聚而成形所致的本虚标实之证。方中蟾酥味甘辛，性温，解毒消肿，《本草汇言》记载："能化解一切痰郁壅滞诸疾，如积毒、积块之证，有攻毒拔毒之功"；半枝莲清热解毒，消肿散结，是治疗肿瘤疾病的常用药；大蒜具有很好解毒消肿作用，《随息居饮食谱》中记载大蒜"生者辛热，熟者甘温，除寒湿，辟阴邪，下气暖中，消谷化肉，破恶血，攻冷积，治暴泻腹痛，通关格便秘，辟秽解毒，消痞杀虫；外灸痛疽，行水止衄"；人参有"补五脏、安精神、定魂魄、止惊悸、除邪气、明目开心益智"的功效，"久服轻身延年"；藏红花具有强大的生理活性，其柱头在亚洲和欧洲作为药用，有镇静、祛痰、解痉作用，用于胃病、调经、麻疹、发热、黄疸、肝脾肿大等的治疗；麝香性辛、温、无毒、味苦，入心、脾、肝经，有开窍、辟秽、通络、散瘀之功能；山慈姑有增强免疫功能和抗肿瘤作用。诸药合用具有软坚散结，清热解毒，活血化瘀，化痰通络，补坚培元，开窍醒神，祛风定惊，消肿定痛，熄风止痉，豁痰开窍之功。经过金岩肿瘤丸治疗后患者身体机能保持在一个比较稳定的状态，从而能够提高原发性肝癌患者的生活质量，生存期延长。

### 参考文献

[1]李瑞祥,王红云,马茂,等.CT引导下无水乙醇瘤内注射治疗原发性肝癌的临床研究[J].中国

全科医学,2004,7(21):1603-1604.

[2]周际昌.实用肿瘤内科学[M].北京:人民卫生出版社,1999:487-488.

[3]王琦璐.肿瘤内科治疗的疗效评定[M].北京:人民卫生出版社,1999:33-34.

[4]郑筱萸,任德权,曹文庄,等.中药新药临床研究指导原则[M].北京:中国医药科技出版社,2002:215.

[5]中华人民共和国卫生部医政司.中国常见恶性肿瘤诊治规范:原发性肝癌分册[M].第二版.北京:北京医科大学中国协和医科大学联合出版社,1991:10-11,54-55.

[6]中药新药临床研究指导原则(试行)[M].北京:中国医药科技出版社,2002:209,211-212,215.

[7]陈宁.中晚期原发性肝癌中药应用规律[J].陕西中医,1995,16(2):87.

[8]邹玺,王瑞平,胡玥.健脾化瘀药物对消化道肿瘤细胞的体外抑制作用[J].南京中医药大学学报,2010,26(1):33-35.

# 第五章　中药研究

## 大蒜产业开发前景浅探

赵文金[1]　赵多明[2]　赵哲章[1]

（1. 甘肃省皇城绵羊育种实验场职工医院；2. 甘肃省中医院）

**摘要**　简要阐述大蒜化学成分、药理作用，并对大蒜应用及发展方向提出展望。作者认为其在肝癌、肾癌、皮肤癌、食道癌、胃癌、结肠癌、膀胱癌、乳癌、子宫颈癌、血癌、肺癌等及心血管系统，具有多种药用价值。大蒜及其制品处于研究热、开发热、生产热、消费热阶段，市场需求极大，因此开发大蒜产品前景十分乐观。

**关键词**　大蒜化学成分；药理作用；用途；发展前景

## The prospect of garlic industry development

**Abstract**：In this paper, the chemical composition and pharmacological action of garlic are briefly described, and the application and development of garlic are prospected.The author thinks that it has a variety of medical value in liver cancer, kidney cancer, skin cancer, esophageal cancer, gastric cancer, colon cancer, bladder cancer, breast cancer, cervical cancer, blood cancer, lung cancer and cardiovascular system.Garlic and its products are in the stage of research, development, production and consumption. The market demand is great, so the prospect of developing garlic products is very optimistic.

**Keywords**：garlic chemical composition；pharmacological action；application；development prospect

在 20 世纪 70 年代，发现长江以北地区，胃癌患者死亡率最低的四个县中，山东省苍山县占第一位，栖霞县与苍山县相邻，胃癌发病率则是苍山县的 12 倍。两地风俗习性、生活起居相同，唯一不同之处为苍山县特产大蒜。这一不同之处引起国内外学者的高度关注，研究者发现大蒜有预防癌症的作用。因大蒜中的抗氧化物含量高，能起到预防癌症发生的作用；大蒜亦具有保护肝脏的作用，诱导肝细胞脱毒酶的活性，可以阻断亚硝胺致癌物质的合成，从而预防癌症的发生；同时大蒜中的锗和硒等元素可抑制肿瘤细胞的生长。实验发现，癌症发生率最低的人群就是血液中含硒量最高的人群。在防控胃癌上,大蒜可直接阻断亚硝胺类致癌物的合成和减少致癌物对胃壁细胞的损伤,增强胃的泌酸功能,减少胃内有害霉菌和细菌,降低致癌物合成的概率。值得注意的是,导致胃癌的"元凶"幽门螺旋杆菌是非常害怕大蒜中有机硫化合物的。

现代科学研究显示早在1957年,许多学者分别采用大蒜或其重要活性成分进行抑制肿瘤细胞的实验,均获得正面的效果。研究者针对不同类别的肿瘤进行实验,大蒜或其重要活性成分在预防肝癌、肾癌、皮肤癌、食道癌、胃癌、结肠癌、膀胱癌、乳癌、子宫颈癌、血癌、肺癌等肿瘤方面均获得明显的抑制癌化的效果。研究者倡导公民适当摄取大蒜,达到预防肿瘤及抑制癌化的作用。

## 1 大蒜的化学成分

大蒜的主要成分为大蒜辣素、大蒜新素,还含有挥发油、大蒜甙、蛋白质、脂肪、糖类、钙、磷、铁、维生素 B1 和 C 等,其中水分占 60.3%、蛋白质为 8.4%、油脂为 0.1%、糖类 28.7%;每 100g 大蒜约提供 138 千卡的热量、200g 磷、0.21mg 维生素 B1。

大蒜辣素化学名:2-Propene-1-sulfinothioic acid,S-2-Propenyl ester,分子式:$C_6H_{10}OS_2$,分子量:162.27,相对密度:1.112(20/4℃),折光率:1.561,水中溶解度:2.5%(10℃),与乙醇、乙醚及苯可混溶。大蒜辣素为黄色液体,有蒜臭气味,对热碱不稳定,对酸稳定。

大蒜新素化学名:二烯丙基三硫醚($CH_3$-CH=CH-S-S-S-CH=CH-$CH_3$),分子式:$C_6H_{10}S_3$,分子量:178,沸点:80℃~85℃(0.2kPa),相对密度:1.112(20/4℃),折光率:1.561,水中溶解度:2.5%(10℃),其水溶液 pH 为 6.5,静置时有油状物沉淀物形成。大蒜新素是一种淡黄色油状液体,不耐热,对碱不稳定,但对酸较稳定,难溶于水,可与乙醇、乙醚、氯仿和苯等混合。

## 2 药理作用

大蒜被誉为天然广谱抗生素,有多种生物活性,具有良好的抗癌、防癌作用。另外还有抗真菌、抗细菌、降血脂、降血压、防治动脉粥样硬化等作用[1]。

### 2.1 抑菌、杀菌、抗病毒作用

19 世纪巴斯德首先发现大蒜的抗菌活性。中国学者 20 世纪 50 年代开始,研究证实大蒜对多种致病细菌(葡萄球菌、链球菌、脑膜炎球菌、大肠杆菌、伤寒和副伤寒杆菌、痢疾杆菌、结核杆菌、百日咳杆菌、霍乱弧菌等)有抑制和杀灭作用。因此,大蒜被誉为天然广谱植物抗菌药,可预防流行感冒、流行性脑膜炎、流行性乙型脑炎,对大叶性肺炎、肺结核、伤寒及胃肠道细菌传染病等的发生有显著预防作用,并具有抗真菌作用。此外,大蒜可抑制人体内亚硝酸盐的合成,并可抑制胃内硝酸盐还原菌的生长。

紫皮大蒜挥发油中所含的大蒜辣素等具有明显的抗炎杀菌作用,尤其对上呼吸道感染、消化道感染、霉菌性角膜炎、隐孢子菌感染有显著抗炎杀菌作用。另据研究表明,大蒜中含有一种叫"硫化丙烯"的辣素,其杀菌能力可达到青霉素的 1/10,对病原菌和寄生虫都有良好的杀灭作用,可以起到预防流感、防止伤口感染、治疗感染性疾病和驱虫的功效。即使现在有了青、链、氯、金霉素等各种作用强大的抗菌素,但因大蒜不产生抗药性与黄连素或磺胺类药物无交叉感染,因此具有其独特的临床应用价值。

大蒜的抗真菌作用更为突出和重要,几乎无任何毒副作用。新疆药品检验所研究证实:冻干蒜粉片对白色念珠菌有明确的抑菌作用;对新型隐球菌的最小杀菌浓度优于制霉菌素;对新型隐球菌感染皮肤有明显治疗作用。白血病儿童合并霉菌性肺炎,当使用其他药物均无效时,冻干蒜片不仅治愈霉菌感染,还可改善其体质,亦对其血液病具有一定治疗效果。老年糖尿病人脚趾霉菌感染,使用多种药物经年不愈,服用新疆医保公司冻干蒜片后痊愈。

陆军 155 医院采用大蒜素治疗白血病合并口腔炎取得良好的疗效。大蒜制剂的抗病毒作用也十分重要。1:25 大蒜稀释液能完全抑制巨细胞病毒(Ad 169 毒株)生长,并且对正常细胞的生长无明显影响;0.015mg/ml 大蒜烯可杀灭单纯疱疹病毒。

### 2.2 降血脂、降胆固醇、抗凝,预防动脉硬化、脑梗死

Bordia 1981 年首先报告大蒜能防止血浆胆固醇升高和降低血脂,其降脂作用优于安妥明;Stephen 等人采用计算机多元回归处理了近 20 年来有关大蒜的研究资料并进行评价,肯定大蒜降胆固醇的功效,其降低胆固醇的幅度为 9%(0.44~0.74mmol/L,P<0.001),并具备抗血小板聚集、降低血液黏稠度、降低红细胞浓集,建议高胆固醇血症患者每天服用半颗大蒜。近年大量实验研究证实大蒜具有抗血小板凝聚、改善血液纤溶活性及外周微循环,显著降低血液黏稠度、红细胞浓集现象,并具有抗动脉粥样硬化、扩张血管、防治脑梗死等作用,对中老年人易患的常见病和多发病有肯定防治作用。研究发现,降低高脂血症和主动脉脂质沉积的有效成分是烷基二硫化物、蒜氨酸和蒜辣素。

### 2.3 保护肝脏,防治肝炎

大蒜能够抑制脂质过氧化酶对肝细胞膜结构的损耗而达到保护肝脏的作用,可以降低因四氯化碳诱发肝损伤引起的血清 ALT(丙氨酸氨基转移酶)和 AST(门冬氨酸氨基转移酶)的水平。大蒜阻止汞、镉等有害元素被肠壁吸收,加强肝脏的解毒功能,从而避免肝脏功能受损,用于肝炎的防治[2]。

大蒜治疗 50 例黄疸型传染性肝炎,4d 内黄疸消失者 21 例,一周内消失者 12 例,两周内消失者 9 例。主要症状以 1 周内消失者最多;治疗两天后食欲明显增加;肝脏肿大者,服用大蒜 4~38d 后肝脏体积恢复正常;伴有腹水者,服用大蒜 12~14d 后腹水消失[3,4]。

### 2.4 抑制肿瘤作用

山东苍山县以种植大蒜著称,当地居民常年以大蒜佐餐,胃癌死亡率为3.45/100000,无食用大蒜习惯的山东栖霞县其胃癌死亡率为40/100000。1983 年对山东 12 个地区,21 个胃癌死亡率不同的县市进行回顾性调查,对其中 2208 人进行不同时期的生活行为、饮食习惯等多种因素进行定量和半定量调查,并进行多因数和逐步回归分析,结果显示大蒜的食用量在各组的比较中,其相关系数、标准回归系数均居第一位,说明大蒜在 11 个因素中起首要的作用。一组学者在美国佐治亚州、夏威夷和希腊的一些地区的调查和研究结果显示,年食用大蒜 2kg 以上,对胃癌有防御作用,和中国有关的研究结果相似。Kristi 等对 IOWA 州的 41837 名妇女(年龄 55~59 岁)作流行病学研究发现,经常食用大蒜可减少 50%患结肠癌的危险。

大量研究证明,大蒜素能阻断或减少致癌物亚硝胺化合物的合成,阻断其他有毒化学品、重金属和毒素对机体的危害。大蒜素能激活肿瘤宿主巨噬细胞,使中性粒细胞、巨噬细胞和淋巴细

胞数量增多,包围癌细胞使其解体死亡或退行性变,从而增强免疫能力,刺激人体产生抗癌干扰素,并减弱 g 射线的致死作用,全面提高人体对癌细胞的抗御能力。大蒜素可以抑制肿瘤细胞有丝分裂,抑制癌细胞的生长,并且能显著杀灭肝癌细胞、人鼻咽癌细胞、Yosbida 癌细胞、胃癌细胞和白血病细胞等癌细胞。纯天然大蒜素肠溶片长期服用可以防治各类肿瘤,如胃肠癌[5]、肝癌等。

### 2.4.1 大蒜产生抑制肿瘤细胞作用的原因有以下几方面:

诱导肿瘤细胞凋亡:大蒜中的二烯丙基三硫(DATS)能活化 caspase,特异的 capsase23 抑制剂可抑制 DATS 诱导的 MGC803 细胞凋亡[6]。

对肿瘤细胞周期的影响:马锐等实验表明大蒜素对传代培养人胃癌细胞 SGC2 7901 和 BGC2 823 的生长均有明显抑制作用,且呈浓度依赖性,细胞周期被阻滞在 G2/M 期[7]。

抑制肿瘤细胞增殖或杀伤肿瘤细胞:体外实验表明大蒜液可间接或直接损伤癌细胞染色体的结构,由于染色体的退行性改变从而导致癌细胞核的退行性改变,最终导致癌细胞死亡。

阻断致癌物 N2 亚硝基化合物的合成:大蒜及其制剂是有效阻断 N2 亚硝基化合物的体内外合成的天然良药,赵景春等的研究表明大蒜提取液对 ENNG、MN 的致突变性有明显抑制作用[8]。

抗氧化、抗自由基作用:大蒜素的有效成分中所含的巯基和亲电子基团有清除活性氧和自由基的功能,从而对癌细胞具有毒害作用[9]。

对肿瘤宿主免疫的影响:高氏等研究证实大蒜中的含硫化合物大蒜素能促进 T 细胞激活,并对一些肿瘤细胞产生的肿瘤免疫抑制因子具有抑制作用,并促进吞噬细胞的吞噬功能[10]。

### 2.5 降血糖、提高机体对葡萄糖的耐受功能

Chang 及 Han 等发现,大蒜能提高果糖磷酸酶的活性,可改善实验鼠的糖代谢作用,并影响脂肪的合成,提示大蒜具有降血糖作用,提高机体对葡萄糖的耐受。Sheela 等发现大蒜有抗糖尿病作用,服用大蒜素剂量为 200mg/kg 时,血脂、血糖以及酸性和碱性血清磷酸酯酶、乳糖脱氢酶以及葡萄糖-6-磷酸酶活性显著降低,而 HMGCOA 还原酶和肝脏己糖磷酸激酶的活性提高。王美玲等报告,受试者每日口服大蒜素 120mg 共 50d,证明有提高正常人葡萄糖耐量的作用,其作用机理可能是大蒜能促进胰岛素分泌、增强组织细胞对葡萄糖的吸收利用,提高人体对葡萄糖的耐受量。

### 2.6 调节血脂,防治动脉粥样硬化性疾病以及心脑血管意外的发生

许多学者的研究证明,5-羟色胺释放和血栓烷 A2(TXA2)的生成增加会引起动脉粥样硬化,大蒜素具有降脂、抗栓、防止主动脉脂质的沉积作用,降低血小板黏附和聚集,实验证明给予大蒜素制剂之后上述各项指标均明显下降。研究还显示大蒜素有扩张血管作用,其扩管作用能增进血流和减少脑水肿的危险。大蒜中的阿霍烯(ajoene)能改变花生四烯酸的代谢,抑制纤维蛋白原的凝结及细胞核的释放反应,从而减少了血小板的聚集,阻止血栓的形成。

国内学者给 43 例脑梗死和动脉硬化病人每日口服大蒜素 120mg,10~14d 后血小板黏附率、胆固醇和纤维蛋白原浓度明显下降,纤维蛋白原酶活性增高 15%、凝血时间延长 22%。新疆药物研究所研究证明,冻干蒜粉能明显抑制血小板凝聚、降低血液黏度、改善血液的流变性能和微循环,降低血栓形成的危险。大蒜素对血栓、动脉硬化性疾病有肯定的疗效。因此经常服用大蒜素

制剂能防治高脂血症和主动脉脂质的沉积,防治血栓栓塞性疾病。

### 2.7　防治铅中毒

治疗 15 例铅中毒和 19 名铅吸收者,予以单纯口服大蒜片(每片 0.3g),每天三次,每次 4 片,连服 1 个月,消化道症状明显改善,尿铅全部降低到正常值以下,尿卟啉试验 85%以上转为阴性[11]。

### 2.8　其他作用

试验证明大蒜素片能明显降低血清中的过氧化脂质含量以及提高皮肤羟脯氨酸的含量,对阳虚动物模型有壮阳作用以及能增加氢化可的松处理小鼠的溶血素水平,进一步证明本品有改善和增强体质、提高机体免疫力以及延缓衰老作用。观察焦炉工连续食用大蒜半年,大蒜组唾液(SA)脂质过氧化(LPO)比服用前降低,谷胱甘肽过氧化物酶 B 提高,显示大蒜对焦炉工的生物膜和细胞免疫均有保护功能。将大蒜和人参做比较,发现蒜氨酸和大蒜乙醇提取液的体外抗氧化活性优于人参,体内对肝脏抑制超氧化物歧化酶的作用也优于人参,但是在脑内的作用较人参弱,提示了大蒜有延缓衰老作用。

## 3　大蒜的用途

### 3.1　临床用途

临床应用于抗菌、抗结核、抗真菌、抗滴虫,如肺部和消化道的真菌感染、隐球菌性脑膜炎、急慢性菌痢和肠炎、百日咳、肺结核等;并有降低胆固醇、甘油三酯和脂蛋白的作用。大蒜素可抑制痢疾杆菌、伤寒杆菌繁殖,对葡萄球菌、肺炎球菌等的繁殖亦有明显的抑制作用。临床上口服大蒜素可治疗动物肠炎、下痢、食欲不振等。目前大部分的研究致力于大蒜在防癌、抗氧化、预防心血管疾病等领域,针对大蒜的其他药用价值及对人体生理生化上的影响的研究较少。

### 3.2　农业用途

大蒜还在农业上用作杀虫、杀菌剂,也用于饲料、食品、医药上,作为饲料添加剂具有如下功能:

#### 3.2.1　增加肉仔鸡、甲鱼的风味

在鸡或甲鱼的饲料中加入大蒜素,可增加鸡肉、甲鱼的食用口感。

#### 3.2.2　提高动物成活率

大蒜有杀菌、防病、治病的作用,在鸡、鸽子等家禽的饲料中添加 0.1%的大蒜素,可将成活率提高 5%~15%。

#### 3.2.3　增加食欲

大蒜素有增加胃液分泌和胃肠蠕动功能,在饲料中添加 0.1%的大蒜素制剂,可增强食欲及促进消化。

## 4　大蒜产业的发展前景

大蒜作为特殊生理调节作用的功能食品,属于第三代食品,是 21 世纪食品的新兴代表。大蒜的特殊生理功能已引起世界范围的广泛关注,国际上正悄然掀起一场大蒜及其制品研究热、开

发热、生产热、消费热,新一轮的大蒜热潮正在国内外兴起,市场需求极大。大蒜深加工产品,包括速冻蒜米、脆制蒜米、脱水蒜片、蒜粉、蒜泥、蒜汁、大蒜饮料等,均取得了较好的经济效益。随着高科技的发展,目前一些科技含量更高的大蒜制品,如大蒜油、大蒜素,可用于医药、化妆品、食品添加剂等,国际国内市场开发利用的前景广阔,目前在美国、西欧、日本、韩国等国家,保健品消费最大的就是大蒜胶囊。

### 4.1　大蒜的价值体现

#### 4.1.1　大蒜具有广谱杀菌作用

明代《草本纲目》记载,大蒜有散痈肿、除风邪、杀毒气、疗毒癣、健脾胃、止霍乱、解瘟疫等功效,主治数十种疾病。现代医学证明,大蒜及其制品具有抑制或杀灭金黄色葡萄球菌、肺炎球菌、绿脓杆菌、伤寒杆菌、痢疾杆菌、结核杆菌、白喉杆菌、感冒杆菌等 20 多种病源菌的作用。

#### 4.1.2　大蒜对心血管系统的保健治疗作用

中国民间应用大蒜活血化瘀、通窍消积防治疾病已有千年历史。近代医学研究表明,大蒜具有降血脂、降血压及扩张血管作用,能增强蛋白溶解酶活性、抗血小板聚集、消除动脉硬化斑块,因而具有防治动脉粥状硬化的功能。北京中日友好医院采用大蒜注射液治疗脑梗死及冠心病患者,均取得明显效果。

#### 4.1.3　大蒜的抗癌作用

大量实验证明,大蒜能抑制胃内硝酸盐还原菌的生长,降低胃液中亚硝酸盐含量,阻断亚硝胺的合成,因而具有防治胃癌的作用。实验还证明,大蒜能直接破坏癌细胞遗传物的载体–染色体结构,引起癌细胞死亡。因此,大蒜对结肠癌、膀胱癌、皮肤癌、乳腺癌、肝癌及多种实体性肉瘤均有不同程度的防治和抑制功能。目前,大蒜已成为国际上公认的抗癌食品之一。

#### 4.1.4　大蒜能增强机体免疫功能

大蒜具有激活人体巨噬细胞的功能,促进激素的分泌,增强机体的免疫功能,具有抗病健身作用。

#### 4.1.5　大蒜的即效性

大蒜的即效性很强,大蒜经消化道吸收入血液循环后,可增加血液流动性,增强机体产热功能。将大蒜涂抹于机体红肿热痛处,能起到消肿止痒的作用,如将大蒜汁加水稀释后漱口,对感冒和咳嗽引起的咽喉肿痛有明显的消肿止痛效果。

#### 4.1.6　防止衰老和美容养颜的作用

在民间疗法上大蒜经常被用作外敷,近年来经研究发现,大蒜具有防止老化和美容养颜的功效。

#### 4.1.7　良好的调味作用

作为世界各国烹饪菜肴不可缺少的调味剂,自古以来就备受人们的喜爱,许多国家开设大蒜菜肴专卖店、大蒜拉面连锁店等。

### 4.2　大蒜产品的开发利用

#### 4.2.1　保健食品

用大蒜作为主要原料,添加黑芝麻、蜂蜜、蛋黄、大黑蚂蚁等,制成大蒜保健饮料,其风味独特、原料易得、工艺简单、成本低廉,富含蛋白质、多种维生素、微量元素及其他有效成分,是一种营养型多功能饮料,具有增强人体免疫力,促进新陈代谢、延缓衰老的功能。

### 4.2.2　食品调料

用脱水的大蒜,可做成蒜米、蒜精、蒜乳和蒜油,这些全天然的绿色大蒜系列调味品,保留了鲜蒜的有效成分和独特香味,不含任何有害的化学合成物质,无毒副作用,食用方便、营养丰富,是餐厅、家庭、宴席、旅游的佐餐佳品。

### 4.2.3　食品防腐剂

用大蒜为主要原料制成食品防腐剂,加入食品或喷淋在食品表面,具有显著的抗菌防腐作用,能够杀死或抑制食品内部或食品表面的病原微生物。

### 4.2.4　医药制品

大蒜精油是一种抗菌杀菌的药物,对多种球菌和大肠杆菌等有良好的抑制和杀灭作用。此外,还有降低胆固醇、甘油三酯和脂蛋白的功能,具有很强的降血脂和养护心血管系统的作用,可以制成片剂、口服液或葡萄糖滴注液临床使用,医用产品市场前景广阔。中科院和中国医药研究开发中心的科技人员已开发出了抗癌辅助治疗物——硒蒜胶囊,现已通过卫生部的初审,近期将进入临床试验阶段。该生物药的问世将给具有癌症家族史的人群和癌症术后复发、转移的人们带来福音。

### 4.2.5　饲料添加剂

在养殖饲料中添加大蒜素,可提高饲养家禽的体重、成活率等。国内现已建成用于饲料添加剂的年产 100 吨大蒜素油剂及 1000 吨大蒜素粉剂的工业化生产装置。

### 4.2.6　大蒜关联产品十分丰富

已经开发和正在开发的大蒜营养口服液、大蒜加工食品、大蒜酒、大蒜化妆品和沐浴用品、大蒜针灸等产品,将逐渐应用于日常生活中。

**参考文献**

[1]林青,乔竞原.大蒜素的药理与临床应用[J].首都医药,2004,11(6):38-39.

[2]永进胜次.大蒜的新药效[M].西北大学出版社,96.

[3]韩娜.大蒜素对肝损伤保护作用的观察[J].中华医学杂志.1991.

[4]韩娜.大蒜素保护肝功能的作用[J].中国药理学通报,1991.

[5]郭振.生活顾问.p34.

[6]肖晓岚,彭军,苏琦,等.二烯丙基三硫通过活化 Capase2,3 途径诱导人胃癌 MGC803 细胞凋亡[J].癌症,2006,25(10):1247-1251.

[7]马锐,何红梅,袁媛.大蒜素对人胃癌细胞株 SGC27901 和 BGC2823 生长的影响[J].肿瘤防治杂志,2005,12(4):268-270.

[8]赵景春,鄂文,刘叔平.大蒜提取液对 ENNG、MNU 致突变作用的抑制效应研究[J].北京教育学院学报,2000,14(3):45-47.

[9]扈启宽,李文梅,赵喜荣,等.大蒜对胃癌细胞 NFkB 活性的影响[J].解放军药学学报,2002,18

（1）:7-10.

[10]高玉民.大蒜化学性质及抗肿瘤作用[M].国外医学中医药分册,1993,15(10):1.

[11]吴炳根,等.大蒜的研究及应用[J].中级医刊.1981.

【《中国中医名人榜》(第一版),中国古籍出版社,2009 年 12 月】

# 中药复方及有效成分对神经细胞凋亡的影响

赵文金[1] 赵多明[2] 赵华[1]

(1. 甘肃省皇城绵羊育种实验场职工医院;2. 甘肃省中医院)

**摘要** 从神经细胞凋亡的角度概述了近年来关于中药复方制剂及有效成分在治疗神经系统疾病方面的研究进展。

**关键词** 神经细胞凋亡;中药复方;有效成分

## The effect of traditional Chinese medicine and its effective components on the apoptosis of nerve cells

**Abstract**: From the point of view of neuron apoptosis, this paper summarizes the research progress of traditional Chinese medicine compound preparation and its effective components in the treatment of nervous system diseases in recent years.

**Keywords**: neural cell apoptosis; traditional Chinese medicine compound; effective components

"凋亡(apoptosis)"源于古希腊语,意思是花朵上掉落的花瓣或深秋树上掉落的叶子。自1972年 Kerr 提出"细胞凋亡"这一词汇后,人们对细胞凋亡的研究逐渐深入,对细胞凋亡发生机理有了新的认识。近几年在凋亡信号传导途径以及细胞凋亡的基因调控等方面都取得了显著的进展。细胞凋亡之所以成为人们研究的一个热点,在很大程度上取决于细胞凋亡与临床疾病的密切关系。研究表明,凋亡与神经系统多种病理情况有关,如帕金森病、老年性痴呆、颅脑损伤以及缺血性脑血病等的发生发展,都与神经细胞凋亡机制有关。神经细胞凋亡机制及发生发展是一个复杂的多因素过程,目前尚未完全阐明。因此研究凋亡的影响因素、机制及抑制凋亡的机理,是神经系统疾病研究中的热点,中药复方有效成分组的特点是活性多样化,作用多靶点、多途径,对疾病的认识及治疗突出多层次、多脏器、多水平调理过程,具有多方面的神经保护作用。本文基于中药复方有效成分理论,从神经细胞凋亡的角度概述了近年来关于中药复方及有效成分在治疗神经系统疾病方面的研究进展。

## 1 中药复方有效成分组的基本概念

2002年,杜冠华[1]提出了"有效成分组学"的概念,复方的有效成分组(group of effective compounds,GEC)是指中药复方中所有与该复方临床应用目的密切相关的药理活性成分,为研究中药复方的组方科学性和合理性,探讨中药复方基本作用机理,为获得高效复方成分提供理论基础。局限于当前的科学技术手段,对于一个复方的研究,我们研究仍处在较为浅显的阶段,尚不能完全阐明中药复方的组方机理。将中药复方中与治疗作用无关的毒性成分、附加活性成分、无活性成分等去除,保留其有效成分组,去粗取精,逐步优化重组,即可制成剂量小、疗效高、容易质控的新型精简方剂。在此理论的指导下,王月华等对小续命汤等传统方剂的改进做了探索性研究。

## 2 中药复方及有效成分对神经细胞凋亡的影响

### 2.1 中药复方"小续命汤"

中药复方"小续命汤"首载于唐代孙思邈《千金要方》,后收入《医方集解》和《汤头歌诀》,被临床医师广泛应用。此方具有"温经通阳,扶正祛风"的功能,主治"正气虚弱,风寒初中经络所致半身不遂,口眼歪斜,语音失利,筋脉拘急,头痛颈强等",主要用于中风及中风后遗症的治疗[2]。小续命汤对神经系统具有保护作用,由12味中药组成:麻黄3g,桂枝3g,川芎3g,红参3g,甘草3g,附子3g,芍药9g,杏仁9g,生姜9g,黄芩9g,防己6g,防风6g。小续命汤石油醚提取物中主要成分为油脂和挥发油,桂皮醛为桂枝挥发油中的有效成分之一,具有解热、镇静催眠、抑菌、抗肿瘤、抗突变以及对心血管和神经系统的保护作用[3,4]。

杜冠华[5]课题组应用高通量筛选技术,建立新型的中药复方活性成分和作用机制研究模式,探讨中药复方小续命汤发挥药理作用的物质基础,观察中药复方小续命汤240个连续组分的抗氧化、抗过氧化氢损伤、抗谷氨酸损伤活性以及对神经细胞内钙离子的影响,并研究A120对β淀粉样蛋白毒性、过氧化损伤、谷氨酸损伤的保护作用及对β分泌酶活性的抑制作用。综合评价筛选结果,发现有三部分连续组分(Ll40,A30-60,A100-120)综合效果较好,这三部分重新组合作为抗阿尔茨海默病(Alzheimer's disease,AD)的有效成分组;连续组分L1-L40和A100-A120的综合作用效果较好,可将这两部分的连续组分重新组合,作为小续命汤抗脑缺血损伤的有效成分组,中药复方小续命汤可通过多组分、多靶点途径发挥其药理作用。

"异病同治"是中医辨证论治原则在临床上灵活运用的体现,辨证论治是中医精华之所在。通过本实验,还证实了中医的"异病同治"的药理学基础,小续命汤不仅对脑卒中有效,对AD也有一定的疗效。异病同治是中医辨证施治中常见方法,它体现了中医的整体观。

### 2.2 补阳还五汤

补阳还五汤源于《医林改错》,药物组成:黄芪18~20g,当归尾6g,赤芍4.5g,地龙3g,川芎3g,桃仁3g,红花3g;功效:补气、活血、通络,系祖国医学中治疗缺血性脑血管病的著名方剂。首都医科大学附属北京天坛医院神经内科王新高等[6]前期的研究结果也已证实其对大鼠脑缺血/再灌注损伤具有良好的保护作用,观察了补阳还五汤对脑缺血再灌注大鼠脑皮质神经细胞凋亡的影响、对线粒体的影响及对 Bcl-2/Bax 表达的影响,推测补阳还五汤可能通过影响 Bcl-2/Bax 的相对表达量,而影响 MPT 的开放程度,从而减少神经细胞凋亡,减轻脑缺血再灌注损伤,减小梗死灶,对神经损伤发挥修复作用;用豚鼠造成脊髓损伤引起后肢瘫痪,灌胃补阳还五汤4.5g/只,一日两次,连续 7d,取损伤部位做病理组织学检查,对照组神经元损伤 44.1%,给药组神经元损伤 26.4%,具有显著的修复作用;对周围神经损伤亦有修复作用,能显著提高损伤神经传导速度的恢复率。

### 2.3 其他中药复方

#### 2.3.1 中药复方脑得生

脑得生方药有效成分为川芎、红花、山楂水溶性部分,三七、葛根有效成分。脑得生主治中风后遗症,脑得生片是怀化正好制药有限公司生产的中成药。该药是以传统的中医药理论为基础,并结合现代实验药理等方法科学组方。由三七、川芎、红花、葛根、山楂等组成,根据中医药理论,本方具有活血化瘀、疏通经络、醒脑通窍的作用。现代药理学认为以上中药具有显著降低血脂、全血黏度和血浆黏度的作用,对积聚血小板有解聚和很强的抗血栓形成作用,并有扩张血管、增加脑血流量、改善微循环及脑缺血状态的作用。为了探讨复方脑得生发挥抗脑缺血作用的有效成分组及其作用机制,程新锐等采用多种技术结合,首先将中药复方中含有的成分进行分离,然后根据其功效主治建立了相应的损伤模型,并分别对所有组分进行了筛选,找出其治疗缺血性脑损伤的有效成分组,进行多方面作用的研究,进一步研究复方脑得生的作用机制和物质基础[7]。

#### 2.3.2 新配伍复方制剂

同济医院郭国际教授及研究生张永顺[8],研究复方中药制剂的加工过程及对脑梗死的治疗作用,他们筛选出水蛭(Hirudo)、川芎(Rhizoma chuanxiong)、银杏叶(Folium Ginkgo)三味中药配伍组成一个复方,研究中药复方制剂的加工过程及对缺血性脑梗死的治疗作用,使其具备溶栓、抗凝、扩血管、脑保护的功效,然后分别对上述三味中药进行有效成分的提取和鉴定。将提取物按一定的比例混合,加入适量的蒸馏水及增溶剂制成复方制剂,再对复方制剂中的有效成分进行鉴定。证明复方制剂中的各种有效成分基本不变,最后应用大鼠大脑中动脉梗死和血栓形成导致缺血性脑卒中的实验模型,观察复方制剂对脑缺血面积和由缺血造成的行为障碍的影响,同时进行了复方制剂抗血小板聚集的研究。结果表明该中药复方制剂明显缩小血栓形成后脑缺血面积,并能抑制由 ADP 诱导的大鼠血小板聚集,在同等剂量下脑保护作用强于单味中药银杏叶提取物,抗栓作用强于水蛭提取物,说明应用中药水蛭、川芎和银杏叶配伍制成的复方制剂对缺血性脑血管病有较好的治疗效果。

#### 2.3.3 心脑舒通

心脑舒通胶囊,是吉林道地药材蒺藜全草中提取的甾体皂苷,主要有效成分为呋甾醇和螺甾醇,已广泛应用于临床二十余年。主要用于心脑血管疾病的治疗,有较好的临床疗效。临床观察已证实,心脑舒通胶囊能增加脑动脉硬化和脑血栓形成后遗症患者的脑缺血部位的血供,改善脑循环,保护缺血脑组织。实验研究也表明,心脑舒通片对大鼠大脑中动脉阻断引起的行为学改变和脑梗死面积具有改善作用。刘雪梅等[9]前期实验亦证实,心脑舒通胶囊能明显抑制缺血再灌注大鼠脑内脂质过氧化反应,降低自由基损伤和酸中毒程度,减轻细胞凋亡。进一步研究心脑舒通胶囊发现其抗炎和抗凋亡作用, 并探讨其抗凋亡作用是否与炎性因子的表达存在着正相关。实验结果表明,脑缺血1.5h再灌注24h,大鼠血清和脑内TNF-α和IL-1β大量表达,神经细胞凋亡数量显著增加,明显水肿,组织结构疏松,尼氏小体明显减少,神经元丢失严重,给予心脑舒通胶囊治疗后,光镜下观察神经细胞数目较多,形态结构较清晰,核仁明显,尼氏小体增多,神经元形态规则;TUNEL染色发现凋亡细胞显著降低;大鼠血清和脑组织内TNF-α和IL-1β表达减少,说明心脑舒通胶囊能有效抑制炎性因子TNF-α和IL-1β的表达,降低神经细胞凋亡的数量,从而保护受损的脑组织。

## 3 其他有效成分

### 3.1 天麻及其提取物

天麻(Gastrodia elata B1,GE)为兰科天麻属多年生草本植物,具有熄风定惊、平肝潜阳、益智健脑、延缓衰老之功效。近年的研究显示天麻及其提取物天麻素(Gastrodin)、香草醇(Vanillylalcoho1)、香草兰醛(Vanillin)、对羟基苯甲醛(Phydroxybenzol dehvde)、对羟基苄醇(Phydroxybenzylalcoho1)等在神经损伤的多个环节起作用,同时涉及对胶质细胞和血管内皮细胞的影响。

Ha等[10,11]发现羟基苯醛(4-hydroxybenaldehyde)对r-氨基丁酸转氨酶(GABAtransaminaze, GABA-T)的抑制作用强于氨基烯酸(Vigabatrin)和丙戊酸(Valproic acid)。表明天麻提取物能够通过抑制GABA的降解,有效提高GABA的浓度,减少神经元的损伤。黄建梅等[12]观察了抗呆I号(由天麻素等中药提取物组成)对体外模拟脑缺血再灌注损伤原代培养海马神经元调控基因Bcl-2和Bax表达的影响,发现抗呆I号可通过上调神经元Bcl-2表达、下调Bax的表达对缺血再灌注损伤的神经细胞起到一定的保护作用。徐坚等[13]通过实验研究证明,天麻可上调神经元Bcl-2的表达和下调Bax和p53基因的表达,从而起到对缺血再灌注脑组织神经元的保护作用。有关天麻及其提取物的众多研究表明:天麻制剂能作用于神经元凋亡和坏死机制中的多个环节,展示出良好的药用前景。

### 3.2 白花丹参

白花丹参(Salvia miltiorrhiza bge.falba,Sal.)系多年生草本植物,为唇形科鼠尾草属,是丹参(Salvia miltiorrhiza bge)的白化变型。白花丹参的花冠为白色或淡黄色,不同于正品丹参的紫色或紫红色[14],主要分布于山东境内泰山山脉及其周边地区,为山东特产。有研究[15,16]证实,白花丹参与紫花丹参的化学成分基本相同,含有脂溶性成分丹参酮类、水溶性成分酚酸类等,且白花丹参多数部位有效成分含量高于紫花丹参,还有研究[17]表明白花丹参通过清除氧自由基、舒张微血管、促进血管新生、增加脑血流量等机制改善缺血部位的微循环,并且改善线粒体功能,降低脑细胞的凋亡。杭亮等[18]在大鼠急性缺血性脑损伤发生后早期给予白花丹参干预,可明显保护线粒体功能,降低脑细胞的凋亡,对神经元有明显的保护作用,提示白花丹参可有效对抗脑缺血再灌注损伤,增强脑组织对缺血缺氧的耐受性,发挥脑保护作用,从而对临床治疗缺血性中风,降低其死亡率和致残率具有重要作用。此研究为白花丹参在脑卒中治疗机制的研究提供了实验依据,对白花丹参的开发和临床应用具有重要意义。

## 4 总结

中药复方及有效成分对神经细胞凋亡影响作用的研究尚处于初级阶段，中药影响神经细胞凋亡的分子机制还未阐明；目前的研究多采用体外细胞培养技术，但此种方法也有其局限性，如细胞膜蛋白成分在体外环境下会发生变化，细胞间、细胞与间质间相互作用的改变以及缺少药物在体内的转化、代谢过程等；体内实验虽然更接近于临床，但影响因素很多，其结果能否与体外实验的结果相互支持十分关键，加强这方面的实验研究，探讨中药复方有效成分及单味中药治疗神经系统疾病的作用机制以及抑制神经细胞凋亡的具体机制非常必要，这对临床用药具有指导意义。总之，中药复方成分与细胞凋亡机制之间的研究工作前景广阔，但任重而道远。

笔者认为，对于复方研究应从其多重作用及中医整体观念出发，基于现代技术及有效成分组理论，优化有效分子组合，从而为从分子层次阐明中药配伍理论，揭示中药的药效物质基础及作用机理，为中医学临床应用提供新的思路与方法，也为具有自主知识产权的创新药物研制奠定科学基础。

### 参考文献

[1]杜冠华.中药复方有效成分组学研究[J].中成药,2002,24(11):878-880.

[2]李奎喜,李峥,王洲典.小续命汤新用[J].四川中医,2001,19(7):78.

[3]黄敬群,王四旺.桂皮醛药理研究进展[J].中国新医药,2004,3(9):61-63.

[4]Tsai CC,Liu IM,Cheng JT. Stimulatory effect of transcinnamaldehyde on norepinephrine secretion in cultured pheochromocytoma(PC-12)cells[J]. Acta Pharmacol Sin,2000,21(12):1174-1178.

[5]王月华,杜冠华.复方小续命汤抗AD有效成分组研究[J].中成药 2005,27(9):993-996.

[6]王新高,童萼塘,孙圣刚.补阳还五汤对脑缺血再灌注大鼠皮质神经细胞凋亡的影响[J].中国比较医学杂志,2005,15(6):364-367.

[7]程新锐.中药复方脑得生的有效成分组研究[D].中国协和医科大学,2006.

[8]张永顺,刘建青,郭国际.复方中药有效成分对实验性大鼠局灶性脑缺血的保护作用[J].中华医药杂志,2004,4(6):34-38.

[9]刘雪梅,张允岭,柳洪胜,等.心脑疏通胶囊对大鼠脑缺血再灌注损伤后IL-1β、TNF-α与神经细胞凋亡的影响[J].中华中医药杂志,2008,23(10):870-873.

[10]Ha JH,Shin SM,Lee SK,et al. In vitro effects of hydroxyben zaldehydes from Gastrodia elata and their analogues on GABA ergic neuro-transmission,and a structure activity correlation [J]. Planta Med, 2001(67):877-880.

[11]Ha JH,Lee DU,Le JT,et al.4-hydroxyben zaldehydes from Gastrodia elata BI is active in the antioxidation and GABA ergie neuro-modulation of the rat brain[J]. Ethnopharmacol,2000,73:329-333.

[12]黄建梅,唐一鹏,洪庆涛.抗呆I号对体外模拟脑缺血再灌注损伤海马神经元凋亡调控基因表达的影响[J].北京中医药大学学报,2002,25(1):38.

[13]徐坚,陶陶,何燕等.天麻及电针对大鼠脑缺血再灌注损伤及53基因表达的影响[J].中国医药学报,2004,19(11):659.

[14]董蕊,郑毅男.白花丹参中丹参酮成分的提取分离与含量测定[D].吉林农业大学硕士学位论文.2004.

[15]王培军,高长清,李蜜.丹参与白花丹参中丹参酮ⅡA的含量研究[J].甘肃中医,2004,17(4):42-43.

[16]张红波,郭凯,任启明.白花丹参中丹酚酸B等成分的图谱鉴别及含量测定[J].中国药业,2006,15(15):46.

[17]杭亮,王俊儒,杨东风等.紫花丹参和白花丹参不同部位有效成分的分布特征[J].西北农林科技大学学报(自然科学版),2008,36(12):217-222.

[18]王晓哲.白花丹参对缺血再灌注致脑损伤保护作用的研究[D].泰山医学院硕士学位论文,2009.

【《甘肃中医》,2010,23(10)】

# 第六章　研究进展

## 肌萎缩侧索硬化症的研究进展

赵文金[1]　李娟芳[2]　赵家康[1]

（1. 甘肃省兰州市城关区九州大道 289 号赵文金中医诊所；2. 商洛学院）

**摘要**　肌萎缩侧索硬化症（ALS）是神经系统常见病，属于运动神经元病（MND）范畴。该病好发于成年人，主要侵犯神经系统。病理研究表明，以慢性、进行性脑干颅神经运动核、脊髓前角及锥体束变性为主。临床上多见肌力减弱、延髓麻痹、肌肉萎缩及锥体束征，患病后多数患者的平均生存期为 3～5a。20 世纪以来，越来越多的学者关注此病，对该病的病因病机、诊断与治疗开展了大量的研究，但本病的病因学还未明确，实质性的治疗还有待突破。本文就 ALS 的发病机制、诊断学特点、目前治疗方法等方面予以系统论述，以期提高 ALS 的早期诊断率，探索综合、优化的治疗方案，阻断疾病恶化，提高患者的生存周期。

**关键词**　肌萎缩侧索硬化症；运动神经元病；治疗进展

# Advances in the study of amyotrophic lateral sclerosis

**Abstract**：Amtrophy lateral sclerosis （ALS） is a common motor neurone disease （MND），considered to be the most destructive adult disease neurodegenerative disease，its pathological changes to damage the front altimeter of the spinal cord，brain stem cranial neuromotor nuclei and cone beam chronic sexual degeneration，clinical manifestations of muscle weakness and atrophy，myelin paralysis and cone beam. The average survival time for most of its patients is 2~4 years. Since the 20th century，more and more scholars have paid attention to this disease，and have carried out a lot of research on the pathogenesis，diagnosis and treatment of the disease，but the cause of this disease has not yet been elucidated，and there is no specific treatment. This article systematically discusses the epidemiology，clinical examination and treatment status of ALS，in order to improve the early diagnosis rate of ALS，find optimized treatment plan，delay the disease process and improve the survival rate of patients.

**Keywords**：Amyotrophic lateral sclerosis；Motor neuron disease；treatment progress

运动神经元疾病(motor neuron disease，MND)是神经内科常见的神经变性疾病,好发于成年人,MND 最常累及上运动神经元(upper motor neuron，UMN)和下运动神经元(lower motor neuron，LMN)、脊髓、脑干和皮层运动区的功能常发生障碍[1]。其中,ALS 是运动神经元疾病的典型代表,是病死率较高的神经退行性疾病,且病程进展迅速,临床表现为进行性肌无力,肌肉萎缩,肌肉跳动和进行性肢体麻痹。患者在临床诊断为 ALS 3~5a 后,因其并发症吸入性肺炎、呼吸衰竭而死亡[2]。研究表明,一些 ALS 患者出现轻度认知障碍,甚至额颞叶痴呆(FTD)[3]。目前,尚未阐明 ALS 的病因和发病机理,并且没有专效的治疗药物,是现阶段临床公认的世界范围的难题。现将近年来有关 ALS 在流行病学、临床诊疗方面的研究进行回顾总结。

## 1 流行病学

肌萎缩侧索硬化症(ALS),也称"渐冻人症",常呈现逐渐发展趋势,表现为患处骨骼肌萎缩和麻痹,发病后存活期约为 3~5a[2-4],多数患者临床后期因呼吸衰竭而死亡。ALS 患者中多数为 40 岁以上的男性,其发病率为(1.07~11.31)/100000,男女比例相近[5]。为散发性ALS(SALS)约占人群的 90%~95%,家族遗传性 ALS(FALS)占比为 5%~10%,ALS 患者中青少年以家族性多见[6-7]。

## 2 发病机制

ALS 是一类异质性疾病,疾病的病理学改变尚未阐明。ALS 的致病机制是多因素过程,包括氧化应激、细胞内聚合物积累、轴突运输功能缺失等。大约 70%~80% 的 FALS 是 $Cn^{2+}/Zn^{2+}SOD1$ 或 C90ORF72 基因突变所致[8]。氧化应激反应导致脊髓内环境自身稳态被破坏,加之神经细胞轴突转运缺陷,多种原因共同作用,最终因神经细胞内线粒体功能障碍,使神经营养因子发生逆运输[9-11]。

目前,ALS 的发病机制尚不清楚,根据现有的临床研究,提出了以下假设,如氧化应激假说,线粒体功能障碍假说,谷氨酸兴奋毒性假说等[12]。

### 2.1 氧化应激假说

多种致病因素作用于机体后,细胞内氧自由基大量聚集,而细胞自身的抗氧化功能相对薄弱,此过程即为氧化应激。最终使有毒的氧自由基及其产物在各种组织与细胞中大量堆积。对 FLAS 患者进行基因监测发现,FLAS 患者群中有 20%发生 SOD1 基因突变[13]。ALS 患者的脊髓和大脑运动皮层中出现羟基衍生物含量升高,说明直接氧化的氨基酸[14]亦是 ALS 产生的原因。

### 2.2 线粒体功能障碍假说

线粒体在电子转移和氧化磷酸化过程中形成超氧化物,对维持氧化与抗氧化平衡十分重要[15]。线粒体功能正常与否直接影响神经元细胞能量代谢,若线粒体功能发生障碍,会导致一系列机体病症出现,甚至死亡[16]。

### 2.3 谷氨酸兴奋毒性假说

兴奋性神经递质谷氨酸,其具备在运动神经传导过程中起到传递神经元冲动的作用,而因各种致病因素导致神经元突触间隙中兴奋性神经递质谷氨酸含量增多，则其与受体过度结合,神经元最终因这种过度反应产生的毒性作用而损伤,甚至死亡。对 ALS 患者进行脑脊液检查,发现其谷氨酸水平高于正常人的脑脊液水平。在 ALS 模型小鼠的脊髓中亦发现谷氨酸水平升高[17]。

## 3　临床特点及诊断

ALS 的临床特征是症状性发作的,UMN 和 LMN 同时参与的运动功能障碍,且不具有感觉功能障碍。肌肉力量下降是 ALS 的首发症状,随之累及四肢肌肉,出现肢体无力或延髓功能障碍,更有甚者发展为 FTD 或因呼吸肌麻痹而窒息,甚至死亡。ALS 变异型患者会出现"连枷"或"桶人"综合征、"连枷腿"或"假性多发性中风综合征",这些变体 ALS 的疾病进展较慢。

ALS 在中年以后发展,为隐匿性发作,ALS 患者的典型病史为进行性、慢性进展的运动功能障碍,同时出现肌力减退、肌肉萎缩、延髓性麻痹和锥体束征。El Escorial 标准的使用标准化了 ALS 的诊断过程,该过程排除了可能由于 UMN 和 LMN 的参与以及疾病(包括患病部位和原发部位)加重而引起相似症状的其他疾病[18]。根据 ALS 患者的临床表现、实验室检查,可将 ALS 诊断分为以下三型,即明确 ALS、可能 ALS、很可能 ALS。

## 4　实验室检查

### 4.1　神经电生理学

神经电生理检查对诊断 ALS 及排除其他疾病具有重要意义,其早期临床意义其他检查无法比拟,同时也作为判断病情进展与治疗效果的有效方法之一。

#### 4.1.1　神经传导速度

该检查有助于 ALS 与其他神经系统疾病的鉴别诊断。吉兰-巴雷综合征是一种周围神经病变,其特点为髓鞘功能障碍。吉兰-巴雷综合征患者电生理检查发现,其神经传导速度在运动及感觉两方面均明显减慢,而 ALS 患者感觉神经传导速度正常,因 ALS 仅仅为运动神经元变性,进而导致轴突变性[19]。最近的研究发现,晚期 ALS 患者伴发不同程度的感觉神经损伤,但其电生理检查仍为阴性[20]。

#### 4.1.2　肌电图

目前,早期诊断 ALS 主要依靠肌电图检查,该检查在疾病初期即可见到运动神经元广泛变性,尤其适用于早期缺乏明确症状及体征者。ALS 的肌电图主要显示进行性去神经支配和慢性神经再生并存,但这种现象并非 ALS 独有。因此,肌电图诊断和 ALS 鉴别诊断的关键是确定神经源性损伤的程度。脊髓灰质炎后综合征患者的肌电图检查也可能发生,且颈椎病合并腰椎病、脊髓性肌萎缩症(SMA)、肯尼迪病,这类患者在进行肌电图检查时,均发现神经源性损伤广泛存在,值得在临床鉴别时结合临床表现及其他实验室检查进行综合分析[21]。

#### 4.1.3　重复神经电刺激(RNS)

1959 年,Mulder 等[22]首先提出了 ALS 患者可能出现神经肌肉接头功能异常。张为西等[23]发现,当难以将 ALS 与脊髓型颈椎病(CSM)区分时,RNS 具有积极意义。

### 4.2 神经影像学

#### 4.2.1 磁共振成像(MRI)

MRI 在 ALS 与其他神经系统疾病的鉴别诊断方面具有重要意义,ALS 患者行 MRI 检查时在脑部常可见到 ALS 特异性的异常信号, 如 T2WI 中央前回运动区的低信号带, 锥体束走行区 T2WI 异常高信号等,但 MRI 检查仍具有局限性。

#### 4.2.2 弥散张量成像(DTI)

当 ALS 患者的病变涉及白质束轴突和/或髓鞘时,FA (局部各向异性) 将降低到不同程度,ADC(表观扩散系数)和 MD(平均扩散)将增加到不同程度。MD 与疾病的病情进展程度相关,其变化可以显示疾病的进展并指示神经元的丧失,对于临床上被诊断为 ALS 的患者,MD 可有助于上运动神经元损伤的诊断[24]。

### 4.3 神经生化学

近年来,研究者发现,CSF 或血清磷酸化神经丝重链(pNfH)和胱抑素 C(CysC)有望成为 ALS 诊断的新标志物。临床上通过测定 pNfH 在脑脊液中的含量判断 ALS 患者轴突损伤程度,其敏感性为 71%,特异性为 88%。郑勇[25]检测 ALS 患者 CSF 和血清中粒细胞集落刺激因子(G-CSF)、粒细胞-巨噬细胞集落刺激因子(GM-CSF)的水平变化,得出结论 CSF 中 G-CSF 和 GM-CSF 的水平高低有助于 ALS 的临床分化和病情评估;CSF 中的 G-CSF 和 GM-CSF 水平测量值比血清中测量值更具临床意义,更有助于 AKS 早期诊断及病情评估。有学者研究表明,针对 ALS 患者每 4~6 个月测定一次其 CSF 中 CysC 含量,结果发现,患者病情进展快者 CysC 含量随病程发展而减少[26-27]。

## 4 神经遗传学

大约 20% 的 fALS 和 2% 的 sALS 与铜-锌超氧化物歧化酶 1(SOD1)基因突变有关,其致病机制可能与铜毒性有关[28],但是大多数 ALS 患者的遗传病因尚不清楚。继 SOD1 基因之后,学者们已经成功发现了 12 种与 ALS 发病相关的基因[29]VAPB 基因、SETX 基因、ALS2 基因、FIG4 基因、ATXN2 基因、SPGll 基因、ANG 基因、TARDBP 基因、FUS 基因、OPTN 基因、VCP 基因、UBQLN2 基因。仅仅 20% 的 fALS 病例和四分之三的 ALS 病例可以被遗传学解释,C9orf72 开放阅读框72 中内含子六核苷酸重复扩增是其最常见的遗传因素[30]。临床研究表明,小于 10% 的 ALS 患者中存在 SOD1、TDP 基因以及 FUS 突变[31]。

## 5 治疗策略

ALS 是由多因素导致的难治性疾病,且目前尚未研制出针对本病的特效药物及治疗方法。在 ALS 动物模型的研究中发现,ALS 动物模型对细胞治疗敏感, 但因 ALS 动物模型与人类有诸多差异,故未能得到广泛认可及应用。另外,目前干细胞移植虽然已经进入临床手术阶段,但因其手术数量较少,故临床上尚未达到动物模型和体外细胞试验的统计学意义。因此,重点着力ALS 的发病机制,并积极综合及探讨多领域的治疗方案对研发特异性的治疗药物和方案显得弥足珍贵。

### 5.1 药物治疗

临床上经常使用口服药物治疗 ALS,根据药物的生物学结构及理化性质可以分为:抗氨基酸兴奋毒性、抗氧化、抗凋亡、神经营养因子、免疫调节和抗炎类药物。利鲁唑归是第一个经FDA 批准用于治疗 ALS 的抗氨基酸兴奋毒性药物,其发挥疗效的药效学机制为:减少谷氨酸在神经元突出间隙的数量,通过抑制其受体表达,达到治疗目的。根据目前的临床实践总结,利鲁唑仅在延长 ALS 患者的生存期,推迟实施气管切开等方面具有作用,而实际的临床疗效甚微。

依达拉奉归属于自由基清除剂,在 2017 年经 FDA 批准,成为治疗 ALS 的第二个药物。该药减慢 ALS 患者的病程进展,延长患者生存期,但会出现皮肤瘀青、步履不稳以及皮疹等毒副作用。

### 5.2 细胞治疗

细胞治疗 ALS 患者的可能机制为:置换细胞,并保证运动神经元及其通路的功能正常发挥[32];且可起到营养神经、免疫调节、抑炎的作用,从而改善运动神经元细胞外环境。目前,通过鞘内、皮质内等途径可将细胞植入 ALS 患者体内,在全麻状态下,将自体 MSC 直接移植到 ALS 患者脊髓中。经过临床研究表明,通过手术将自体细胞直接移植到 ALS 患者脊髓中是可行的[33-34]。

#### 5.2.1 诱导的多能干细胞(hiPSCs)

多能干细胞(hiPSCs)可分化为神经元及神经胶质细胞,是细胞治疗的来源,亦可被利用建立实验模型,进行医学研究[35]。在 SIC 模型中移植 hiPSCs 后发现,hiPSCs 在损伤的脊髓中可分化为神经元、星形胶质和少突胶质细胞,进而起到恢复 SIC 模型的运动功能;同时观察得到:hiPSCs 的移植促进宿主和星形胶质细胞的 VEGF 表达,继而通过活化 AKT 信号传导通路,达到促进 ALS 中的细胞存活的效果。此外,移植的 hiPSCs 表达 GLT1,并促进维持谷氨酸稳态。该研究中 hiPSCNS 的移植对象为 SCI 疾病模型,但 hiPSCNS 的表达对神经功能的修复具有积极作用,故在 ALS 的治疗上具有较大的发展空间[36-38]。

#### 5.2.2 人类脊髓干细胞(HSSCs)

人脊髓干细胞(HSSCs)在移植后,一方面,表达兴奋性氨基酸转运蛋白,促进谷氨酸的再吸收在其运动神经元周围,同时生成营养因子;另一方面,分化成多种细胞,如 GLP-1 提供 ALS 患者神经保护[39]。HSSCs 还可表达 VEGF、GLP-1,实现了 GLP-1 的有效递送[40],虽研究表明,HSSCs 具有恶变风险,但准确的免疫抑制对 ALS 患者细胞移植的治疗效果具有重大意义。

#### 5.2.3 间充质干细胞(MSCs)

在 ALS 的模型中,小胶质细胞释放的介质刺激星形胶质细胞,故而抑制神经营养因子的表达,并激发其释放致炎物质,成为恶性循环。MSCs 通过刺激 CNS 干细胞,诱导 T 细胞免疫应答和减少脱髓鞘,借助正常的星形胶质细胞和小胶质细胞的免疫抑制作用诱导神经保护性微环境,释放可溶性分子,如:细胞因子和趋化因子,诱导原位免疫调节[41-43]。

### 5.3 大网膜移植手术

ALS 患者因其氧化应激反应,产生大量氧自由基及其代谢产物,从而导致大脑相应区域供血不足,产生一系列临床表现。大网膜移植可以通过重建血管改善脑内的供血不足现象,恢复椎体系和延髓发挥正常功能所需的营养物质，使受损区域神经修复所需的间充质干细胞得以补充，进而促进神经的再生与修复[44]。

5.4 呼吸支持

ALS患者中80%最终死亡原因为呼吸肌麻痹和感染所致的呼吸衰竭。改善呼吸功能对于ALS患者的益处有减缓肺功能下降速度、延长生存时间、提高运动耐受性以及改善认知功能。无创通气（noninvasive ventilation，NIV）可以减缓呼吸功能衰竭的时间，提高患者的呼吸功能。目前对于何时进行NIV辅助呼吸在国内外还没有定论，且ALS的指南关于NIV的施行时间一直在不断变化，但临床实践表明合理尽早使用NIV治疗，可以使患者从中受益。

5.5 营养管理

ALS患者后期因累及肋间肌、膈肌等，使得患者出现吞咽困难，以致患者日常能量摄入不足。又因其疾病本身使机体处于高代谢状态，进一步加重病情。营养不良、低体重是影响ALS患者生存周期的独立危险因素，当患者出现上述风险时，应及早进行肠内营养，纠正机体水钠、电解质酸碱平衡紊乱。ALS治疗指南（美国神经病学会制定）提出，ALS患者出现吞咽困难时，且满足肺活量大于预测值50%，此时为放置PEG的时机。

## 6 结语

ALS早期无典型的临床表现，因受累部位及范围不同，常表现出多种非特异性症状，早期诊断较困难，且容易造成误诊，导致发生较高的致残率。世界神经病学联盟要求临床医生对疑似患有运动神经元病的患者，均进行筛查，可以利用电生理检查进行初步诊断[45-46]。临床普遍认为，运动神经元病患者的早期只存在运动神经传导速度异常，而感觉神经传导处于正常范围内[47-48]。随着临床医学的发展，关于ALS的病因病机不断被深化及了解，相信通过不断的努力，我们终将实现ALS的早诊断、早治疗，最大限度地延长患者的生命周期，提高患者的生活质量。

**参考文献**

[1]Turner M R,Talbot K. Mimics and chameleons in motor neurone disease [J]. Practical Neurology, 2013,13(3):153-164.

[2]Chio A,Mora G,Calvo A,et al. Epidemiology of ALS in Italy：A 10-year prospective population-based study[J]. Neurology,2009,72(8):725-731.

[3]Strong M J,Grace G M,Freedman M,et al. Consensus criteria for the diagnosis of frontotemporal cognitive and behavioural syndromes in amyotrophic lateral sclerosis[J]. Amyotrophic Lateral Sclerosis, 2009,10(3):131-146.

[4]Garbuzova-Davis S,Rodrigues M C O,Hernandez-Ontiveros D G,et al. Amyotrophic lateral sclerosis：A neurovascular disease[J]. Brain Research,2011,1398(5):113-125.

[5]Deenen J C W,Horlings C G C,Verschuuren J J G M,et al. The Epidemiology of Neuromuscular Disorders：A Comprehensive Overview of the Literature[J]. J Neuromuscul Dis,2015,2(1):73-85.

［6］Sara Z,Karen C,Luz R,et al. A comprehensive review of amyotrophic lateral sclerosis ［J］. Surgical Neurology International, 2015,6（1）:171.

［7］Rowland L P,Shneider N A. Amyotrophic Lateral Sclerosis–NEJM ［J］. New England Journal of Medicine,2001.

［8］Turner,Martin R,Hardiman,et al. Controversies and priorities in amyotrophic lateral sclerosis［J］. Lancet Neurology,2013,12（3）:310–322.

［9］Gordon,Paul. Amyotrophic Lateral Sclerosis:An update for 2013 Clinical Features,Pathophysiology,Management and Therapeutic Trials［J］. Aging and Disease,2013,04（05）:295–310.

［10］Cozzolino M,Pesaresi M G,Gerbino V,et al. Amyotrophic Lateral Sclerosis:New Insights into Underlying Molecular Mechanisms and Opportunities for Therapeutic Intervention ［J］. Antioxidants & Redox Signaling,2012,17（9）:1277–1330.

［11］Pizzuti A,Petrucci S. Mitochondrial disfunction as a cause of ALS ［J］. Archives Italiennes De Biologie,2011,149（1）:113.

［12］王敏.肌萎缩性侧索硬化的发病机制和治疗研究进展[J].黔南民族医专学报,2017,30（04）:244–248.

［13］Chen H,Qian K,Du Z,et al. Modeling ALS with iPSCs Reveals that Mutant SOD1 Misregulates Neurofilament Balance in Motor Neurons［J］. Cell Stem Cell,2014,14（6）:796–809.

［14］Patai R,Nógrádi B,Engelhardt J I,et al. Calcium in the pathomechanism of amyotrophic lateral sclerosis–Taking center stage? ［J］. Biochemical & Biophysical Research Communications,2016,483（483）:1031–1039.

［15］Liu W,Yamashita T,Tian F,et al. Mitochondrial Fusion and Fission Proteins Expression Dynamically Change in a Murine Model of Amyotrophic Lateral Sclerosis ［J］. Current Neurovascular Research,2013, 10（3）:222–230.

［16］Blasco H Corcia P,Pradat P F,et al. Metabolomics in cerebrospinal fluid of patients with amyotrophic lateral sclerosis: an untargeted approach via high–resolution mass spectrometry ［J］. Journal of Proteome Research 2013,12（8）:3746–54.

［17］曾含漪,徐仁伵.肌萎缩侧索硬化运动神经元选择性损伤的可能发病机制[J].中国老年学杂志,2013,33（04）:972–975.

［18］杨娟,张成,任惠.肌萎缩侧索硬化症患者脑脊液和血液中的生物学标记研究进展[J].国际神经病学神经外科学杂志,2009,36（05）:433–436.

［19］张静,张哲成.肌萎缩侧索硬化电生理检查研究现状[J].生物医学工程与临床,2014,18（04）:402–407.

［20］赵海燕,邓敏,孙阿萍,等.肌萎缩侧索硬化感觉神经电生理和病理特点[J].北京医学,2007（09）:549–551.

［21］崔丽英.运动神经元病中神经电生理研究现状和进展[J].中国神经免疫学和神经病学杂志,2012,19（04）:247–249.

［22］Mulder D.Myasthenic syndrome in patients with amyotrophic lateral sclerosis［J］. Neurology,1959,9.

［23］张为西,吕建敏.运动神经元病的重复电刺激的研究［J］.临床神经病学杂志,1997(04):36-37.

［24］唐梅丽,陈鑫,刘斯润,等.磁共振扩散张量成像对肌萎缩侧索硬化症早期诊断的初步探索［J］.临床放射学杂志,2013,32(12):1749-1751.

［25］郑勇,臧大维.肌萎缩性侧索硬化患者粒细胞集落刺激因子的水平［J］.广东医学,2017,38(18):2806-2809.

［26］Hasegawa M,Arai T,Nonaka T,et al. Phosphorylated TDP-43 in frontotemporal lobar degeneration and amyotrophic lateral sclerosis［J］. Annals of Neurology,2010,64(1):60-70.

［27］Lorefice L,Murru M R,Fenu G,et al. A genetic association study of two genes linked to neurodegeneration in a Sardinian multiple sclerosis population:the TARDBP Ala382Thr mutation and C9orf72 expansion［J］. Journal of the Neurological Sciences,2015,357(1-2):229-234.

［28］Andersen P M,Al-Chalabi A. Clinical genetics of amyotrophic lateral sclerosis:what do we really know? ［J］. Nature Reviews Neurology,2011, 7(11):603-615.

［29］邹漳钰.中国肌萎缩侧索硬化患者超氧化物歧化酶1基因突变临床表型分析［A］.中华医学会第十七次全国神经病学学术会议论文汇编(上)［C］.中华医学会、中华医学会神经病学分会,2014:1.

［30］Dejesus-Hernandez M,Mackenzie I,Boeve B,et al. Expanded GGGGCC Hexanucleotide Repeat in Noncoding Region of C9ORF72 Causes Chromosome 9p-Linked FTD and ALS ［J］. Neuron,2011,72(2):245-256.

［31］Chronic inhibitory effect of riluzole on trophic factor production［J］. Experimental Neurology,2015,271:301-307.

［32］Stuppia G,Rizzo F,Riboldi G,et al. MFN2 -related neuropathies:Clinical features,molecular pathogenesis and therapeutic perspectives［J］. Journal of the Neurological Sciences,2015,356(1-2):7-18.

［33］Garbuzovadavis S,Thomson A,Kurien C,et al. Potential new complication in drug therapy development for amyotrophic lateral sclerosis.［J］. Expert Review of Neurotherapeutics,2016,16(12):1-9.

［34］Abdul Wahid S F,Law Z K, Ismail N A,et al. Cell-based therapies for amyotrophic lateral sclerosis/motor neuron disease［J］. Cochrane Database of Systematic Reviews,2016,11(11):CD011742.

［35］Lunn J S,Feldman E L. Stem cell technology for neurodegenerative diseases.［J］. Annals of Neurology,2011,70(3):353-361.

［36］Moujalled D,White A R. Advances in the Development of Disease-Modifying Treatments for Amyotrophic Lateral Sclerosis［J］. CNS Drugs,2016,30(3):227-243.

［37］Kassa R M,Bonafede R,Boschi F,et al. Effect of physical exercise and anabolic steroid treatment on spinal motoneurons and surrounding glia of wild-type and ALS mice［J］. Brain Research,2017,1657:269-278.

[38]Nemati S,Hatami M,Kiani S,et al. Long-term self-renewable feeder-free human induced pluripotent stem cell-derived neural progenitors[J]. Stem Cells & Development,2011,20(3):503-514.

[39]Boulis N M,Federici T,Glass J D,et al. Translational stem cell therapy for amyotrophic lateral sclerosis[J]. Nature Reviews Neurology,2011,8(3):172-176.

[40]Lunn J S,Hefferan M P,Marsala M,et al. Stem cells:comprehensive treatments for amyotrophic lateral sclerosis in conjunction with growth factor delivery[J]. Growth Factors,2009,27(3):8.

[41]Vázquez-Costa,Inmaculada,Alabajos A,et al. Safety and efficacy of botulinum toxin A for the treatment of spasticity in amyotrophic lateral sclerosis:results of a pilot study [J]. Journal of Neurology,2016,263(10):1954-1960.

[42]Thomsen G M,Gowing G,Svendsen S,et al. The past, present and future of stem cell clinical trials for ALS[J]. Experimental Neurology,2014,262:127-137.

[43]Mazzini L,Mareschi K,Ferrero I,et al. Mesenchymal stromal cell transplantation in amyotrophic lateral sclerosis:a long-term safety study[J]. CYTOTHERAPY,2012,14(1):56-60.

[44]Galic S,Oakhill J S,Steinberg G R. Adipose tissue as an endocrine organ [J]. Trends in Endocrinology & Metabolism Tem,2010,316(2):129.

[45]Hays A P,Naini A,He C Z,et al. Sporadic amyotrophic lateral sclerosis and breast cancer:Hyaline conglomerate inclusions lead to identification of SOD1 mutation [J]. Journal of the Neurological Sciences,2006, 242(1):67-69.

[46]刘超,韩建阁.认知神经科学研究中神经功能成像和神经电生理技术的应用进展[J].临床麻醉学杂志,2015,31(01):99-101.

[47]李晓光,刘明生,崔丽英.肌萎缩侧索硬化的临床分型、分期及病情评估[J].协和医学杂志,2018,9(01):69-74.

[48]师蕊婷,周建文,邓素雯,等.远端型遗传性运动神经元病家系全基因组外显子测序研究[J].中山大学学报(医学科学版),2015,36(02):209-214.

# 后　记

　　中医是一个十分辛苦的职业,但也是一项十分有意义的工作。我从事中医事业五十余年,深谙中医理论之博大精深,深知中医临床实践的艰辛与困惑,也深刻理解中医传承与创新的重大意义。

　　中医药是千年中华文化的重要载体,是打开中华文明宝库的钥匙。利用好、传承好、发展好中医药,既是对历史负责,也是对民族负责。众所周知,在漫长的历史发展过程中,中医药始终扎根本土、兼容并蓄,形成了独特的生命观、健康观、疾病观、防治观,体现了自然科学与人文科学的融合与统一,蕴藏着中华民族博大深邃的哲学思想。但随着现代医学技术的迅猛发展,中医的传统地位受到严厉冲击,中医的影响力正在逐步消减,中医药人才队伍建设面临困境,这已经引起党和国家的高度重视。2019 年 10 月 20 日,中共中央、国务院发布了《关于促进中医药传承创新发展的意见》,将保护、扶持、促进中医药发展上升为国家意志和国家战略,为新时代中医药事业的发展绘就了蓝图、指明了方向、提出了举措。

　　中医药要发展,传承是基础。我们要树立正确的中医观,深入挖掘中医药宝库中的精华,收集、整理中医药理典籍中的理法方药和思想精髓,让中医学的认识论和方法论成为中医传承的源头活水。中医药要发展,创新是前提。我们要积极构建中医药创新发展的体制机制,既要弘扬中医药核心价值,又要创新中医药技术方法,从而让中医服务强起来,把中药质量提上来,为健康中国建设贡献新的力量。中医要发展,队伍建设是关键。我们要加大宣传力度,将有志于中医药事业的莘莘学子、青年才俊吸引到中医药学府及临床实践中,打造人才培养高地,创新人才培养模式,为中医药事业的发展打好基础。作为一名奋战了半个多世纪的中医工作者,我衷心希望我们的中医事业后继有人、蒸蒸日上!

　　中医学是一门博大精深的学问,是一项至精至微的技能,是"普救含灵之苦"的神圣事业,是弘扬华夏文明的有效载体。要学好中医学,从事好中医这个职业,就必须修养德行、谨遵医德,就必须要博极医源、精勤不倦。回顾五十余年的从医生涯,我始终谨记往哲先贤的教诲,始终秉持"大医精诚"的精神,始终保持矢志不渝的态度,勤奋学习,潜心研究,博采众长,精心救治各种疑难杂症患者数以万计,同时充分利用业余时间总结从医心得,梳理临床经验,勤求古训,笔耕不辍,积沙成塔,终于编著成《赵文金中医学术思想及疑难杂症医案精粹》这本书。这既是本人从医生涯的心路历程，也是本人传承、推广中医的生动诠释，更是本人临床经验和智慧的总结与梳理。其中，"学术思想篇"主要介绍了本人主要的学术成果及学术思想形成的脉络。记述了本人学习、工作的历程及从知感悟。"专病论治篇"分别对 18 个内科病证的病因病机、辨证论治进行了深入的探析。"特色医案篇"共收集 45 例典型医案，包括内科医案 30 例，外科医案 8 例，妇科医案 4 例，其他医案 3 例。"验方简析篇"分别对 33 个经验方的组成、常用剂量、功用、主治、方解、用法进行了详细的介绍。"疑难杂症篇"主要介绍了 23 个病系共 318 个病种的治疗思路和方法。"民间骨伤妙方治疗篇"共收录 13 种筋骨损伤疾病的中医特色治疗方法。"学术论文篇"共收集了本人已发表或即将发表的 42 余篇论文及文献。这本书虽不能与名家大师的经典之作相提并论，但也凝聚了一名基层中医工作者的心血和经验，希望能为中医同行、后生晚辈起到抛砖引玉的作用。

　　本书在编写过程中得到了赵多山、车育锋、牛炳贵、马千里、赵多祝、赵多钦、赵多敏、赵玺善、张述民、尹淑琴、贾志雄、唐国娟、雷晓敏、赵紫玮、赵家康等的大力支持与协助，特此致谢！因本人水平所限，加之时间紧迫，书中不妥、欠缺之处，还望读者朋友海涵并指正！

赵文金

2020 年 5 月 22 日于兰州